全国普通高等医学院校护理学专业规划教材

内科护理学

主　编　赵　冰　张春梅

中国协和医科大学出版社
北　京

内容提要

本教材是“全国普通高等医学院校护理学专业规划教材”之一，系根据本套教材的编写指导思想和原则要求，结合专业培养目标和本课程要求的教学目标编写而成。内容涵盖了绪论、呼吸系统疾病患者的护理、循环系统疾病患者的护理、消化系统疾病患者的护理等。强化对理论和知识的掌握，以及技能的临床应用。此外，本教材还增加了教学课件、思维导图、能力测试等数字资源，丰富了教材内容，增强了线上和线下教学的联动性，以提升学生学习的主动性和积极性。

本教材主要供护理学（专科起点升本科）及相关专业使用，还可作为全日制本科与自学考试本科使用的参考书。

图书在版编目（CIP）数据

内科护理学 / 赵冰，张春梅主编. --北京：中国协和医科大学出版社，2025.4
全国普通高等医学院校护理学专业规划教材
ISBN 978-7-5679-2405-5

Ⅰ.①内… Ⅱ.①赵… ②张… Ⅲ.①内科学－护理学－医学院校－教材 Ⅳ.①R473.5

中国国家版本馆CIP数据核字（2024）第092200号

主　　编　赵　冰　张春梅
策划编辑　沈紫薇
责任编辑　郑成巍　涂　敏
封面设计　邱晓俐
责任校对　张　麓
责任印制　黄艳霞
出版发行　**中国协和医科大学出版社**
（北京市东城区东单三条9号　邮编100730　电话010-65260431）
网　　址　www.pumcp.com
印　　刷　三河市龙大印装有限公司
开　　本　889mm×1194mm　1/16
印　　张　42
字　　数　1050千字
版　　次　2025年4月第1版
印　　次　2025年4月第1次印刷
定　　价　99.00元

全国普通高等医学院校护理学专业规划教材
建设指导委员会

周谊霞（贵州中医药大学）
郑琳琳（辽东学院）
孟红英（江苏大学）
赵　冰（沈阳医学院）
赵丽萍（中南大学）
姜兆权（锦州医科大学）
韩　琳（兰州大学）
裘秀月（浙江中医药大学）
臧　爽（中国医科大学）

全国普通高等医学院校护理学专业规划教材
评审委员会

编者名单

主　　编　赵　冰　张春梅

副 主 编　赵　莹　刘　伟　李育梅　刘其兰

编　　者　（按姓氏笔画排序）

于　琳（辽宁中医药大学）

王　燕（河北中医药大学）

毛　旭（锦州医科大学附属第一医院）

史亚楠（浙江中医药大学）

刘　伟（河北中医药大学）

刘其兰（遵义医科大学附属医院）

祁　阳（辽宁何氏医学院）

李　颖（大连大学）

李育梅（温州医科大学附属第二医院）

束　敏（南京医科大学康达学院）

汪亚男（天津中医药大学第一附属医院）

张春梅（天津中医药大学）

林海燕（温州医科大学附属第二医院）

赵　冰（沈阳医学院）

赵　莹（牡丹江医科大学附属红旗医院）

殷月姮（南京医科大学）

梁诗晗（辽东学院）

魏云云（沈阳医学院）

编写秘书（兼） 魏云云（沈阳医学院）

出版说明

党的二十大报告提出，“推进健康中国建设”“把保障人民健康放在优先发展的战略位置”。在这一发展战略下，护理工作的范畴从个体向群体，从医院向家庭、社区、健康服务机构扩展，促进健康、预防疾病、协助康复、康养照护已成为护理专业实践的目标。专业实践领域的扩展和社会需求的源动力，驱动了人才培养的提速。20多年来，高等护理教育的规模迅速扩大，为了不断满足基层医疗卫生机构对高水平、高素质应用型人才的需求，我国大幅提升了护理学专业专升本招生规模。人才培养规模的快速提升，使得依托高质量、有权威的教材对教学活动进行规范，成为现阶段护理学专业专升本教育最为现实的需求。

教材是体现教学内容和方法的载体，在人才培养中起着至关重要的作用。加快推进护理学专业专升本教材体系建设，全面提升教材建设水平，是推动护理学专业建设、护理教育高质量发展的重要基础，是进一步深化护理教育教学改革、提高人才培养质量的重要环节。

为打造适应时代要求的精品教材，中国协和医科大学出版社联合全国40多所医学院校和医疗单位，开创性地组织了本套全国普通高等医学院校护理学专业规划教材（专科起点升本科）的编写工作。来自全国医学院校和医疗单位的300余名从事护理教育教学的教师、学者和临床一线护理工作者、管理者，秉承着护理学专业教材应体现终身教育的理念，在教材建设中对标一流，结合相关国家政策、行业标准，同时，立足当前国内护理学发展实际，紧密结合并充分体现当今护理事业及相关产业发展水平，融合思政内容，进行探索研究，悉心编撰。

本套教材涵盖护理学专业专升本课程共计24门，定位清晰、特色鲜明，具有如下特点。

一、全国首套成体系的护理学专业专升本教材

本套教材作为全国首套针对普通高等医学院校护理学专业（专科起点升本科）的规划教材，坚持“系统思维，明理致用”的编写理念，结合护理学专业专升本人才培养目标定位，找准教材重点、亮点和突破点，特色鲜明。

二、与时俱进，紧紧围绕需求导向

经过长期发展，高等护理学专业教材建设形成了鲜明的专业特色和质量品牌，在教材编写过程中，我们努力做到既遵循教学规律，又适应行业对人才的要求，主动对标健康中国战略需求，突出时代性与先进性，充分满足社会发展对护理学专业人才素质与能力的要求。

三、坚持立德树人，融入课程思政

把立德树人贯穿于教材编写的全过程、全方面，发挥中医药文化育人的优势，指导学生树立正确的世界观、人生观、价值观。

四、突出“三基五性”，注重内容严谨准确

遵循教材编写的“三基五性”原则。三基，即基本知识、基本理论、基本技能；五性，即思想性、科学性、先进性、启发性和实用性。教材编写充分考虑学科间的交叉与融合，注重理论与实践的结合，突出护理学专业专升本特点。

五、加强数字化建设，丰富拓展教材内容

发挥信息化技术的优势，数字赋能教材，以适应现代教育的需求。在纸质教材的基础上，强化数字化教材开发建设，融入更多实用的数字化教学素材，如教学课件、简述题、案例题及自测题等，丰富拓展教材内容。

在编写过程中，我们得到了教材建设指导委员会和教材评审委员会的大力支持和指导帮助，各位编者充分地展现了认真负责的精神，不辞辛劳，在宏大的护理学专业体系中梳理关键知识点，以帮助学生更快、更好地掌握护理学专业核心知识，在此，出版社深表谢忱！教材编写力求概念准确、内容新颖完整、理论联系实际，尽管力臻完善，但难免有不足与疏漏之处，请广大读者批评指正，使教材日臻完善。

前言

在当今社会，护理人员的角色不再仅仅局限于传统的护理工作，更拓展到了慢性病管理、健康指导、患者教育等多个领域，护理人才的培养要求也日益多元化。随着“健康中国2030”战略的实施，社会对护理人员的要求逐步提高，特别是在临床一线工作的护理人员，必须具备更强的临床思维能力、创新能力和团队协作能力。为了适应这一需求，本套教材将重点定位于培养具有实际操作能力和创新思维的应用型护理人才。

“内科护理学”是护理学专升本教育中的一门基础课程，具有十分重要的地位。不同于传统的内科护理学教材，本教材不仅注重理论知识的讲解，更加突出其应用性，结合护理实际需求进行内容创新。教材内容的设计充分考虑到当前护理行业的实际情况与发展趋势，力求为学生提供更符合行业需求的理论知识，使其能够在未来的临床工作中，迅速适应工作岗位的要求，发挥其专业优势。

本教材涵盖了内科常见病、多发病的护理内容，并结合临床实际，深入分析了各种护理方法和技术的应用，通过真实的案例分析、病历展示等形式，帮助学生更好地理解理论与实践的结合，从而培养出适应未来护理行业变化的高素质应用型人才。

本教材不仅注重知识传授，更注重思想引领，特别是在“立德树人”方面的作用。我们深知，内科护理学不仅仅是一门技术性学科，它背后承载着对患者的关怀与责任，对社会的贡献与承诺。因此，在教材的编写过程中，我们始终把“立德树人”作为贯穿始终的核心理念。

具体而言，本教材的素质目标中强调了护理职业的责任与使命，强调了人文关怀在护理工作中的重要性。我们通过案例等形式，引导学生在掌握专业知识的同时，培养起作为护理工作者应具备的职业情怀，让学生在未来的护理工作中，不仅做到专业过硬，而且能够以患者为中心，真正为患者的生命健康保驾护航。

在传统的护理学教育中，学生往往更注重理论知识的学习，而忽视了临床思维的培养和岗位胜任力的提升。我们深知，护理学是一门实践性极强的学科，学生的临床思维和岗位胜任力的提升，关系到他们能否在未来的职业生涯中发挥出应有的水平。为此，本教材特别注重在教学内容中融入临床思维的训练，并通过多种方式帮助学生提高其岗位胜任力。

首先，教材通过详细讲解内科疾病的基础知识、临床症状、诊断方法和治疗方案，帮助学生掌握全面的内科护理理论，打好坚实的知识基础。同时，在实际护理操作中，我们通过细致的整体护理、护理措施的讲解，帮助学生提升其临床实践能力。

其次，本教材每章都有病例分析与护理案例，结合具体情境让学生进行分析，培养其临床判断与决策能力。通过这些案例，学生能够更加深刻地理解理论知识的应用，培养灵活运用所学技能来解决实际问题的能力。此外，教材中特别强调了护理工作中的团队协作能力和沟通技巧，帮助学生提升其在人际关系和工作环境中的适应能力，从而更好地胜任未来的护理岗位。

最后，我们还特别注重培养学生的创新能力。护理学是一门不断发展的学科，新的技术、方法和设备层出不穷。在教材的编写过程中，我们融入了最新的护理技术和学科前沿内容，鼓励学生保持好奇心和探索精神，不断提高自身的综合能力和创新能力，为将来应对医疗护理领域中的各种挑战做好准备。本教材主要供护理学（专科起点升本科）及相关专业使用，还可作为全日制本科与自学考试本科使用的参考书。

通过这本教材，我们期望能够培养出更多具有扎实护理理论基础、优秀临床实践能力和崇高职业道德的应用型护理人才，为国家的健康事业、为患者的福祉提供有力的支持。

本教材的编者包括护理院校的教师和临床教师，感谢各位编者的支持！尽管力臻完善，难免有疏漏之处，恳切希望广大读者批评指正。

编　者

2024年9月

目 录

第一章 绪论……001

一、内科护理学的概述和重要性……002
二、内科护理学的发展历程……003
三、内科护理学的主要内容……004
四、内科护理学的学习方法与实践……005
五、内科护理学的未来发展方向……007
六、内科护理的工作理念……008

第二章 呼吸系统疾病患者的护理……011

第一节 总论……012
一、呼吸系统的结构功能特点……012
二、呼吸系统疾病的护理评估……014
三、呼吸系统常见症状和/或体征的护理……015
四、呼吸系统疾病常用诊疗技术……020
第二节 急性呼吸道感染……022
一、急性上呼吸道感染……022
二、急性气管-支气管炎……024
第三节 肺部感染性疾病……027
一、肺炎概述……027
二、细菌性肺炎……028
三、其他病原体所致肺部感染……031
四、肺脓肿……033
五、肺部感染性疾病患者的护理……035
第四节 支气管扩张症……038
一、概述……038
二、病因与发病机制……038
三、临床表现……039
四、辅助检查……039
五、诊断要点……040

六、治疗要点 …… 040
七、护理 …… 040
第五节 肺结核 …… 043
一、概述 …… 043
二、病因与发病机制 …… 044
三、病理 …… 045
四、临床表现 …… 046
五、辅助检查 …… 046
六、诊断要点 …… 047
七、治疗要点 …… 049
八、护理 …… 052
第六节 支气管哮喘 …… 054
一、概述 …… 054
二、病因与发病机制 …… 055
三、临床表现 …… 055
四、辅助检查 …… 056
五、诊断要点 …… 057
六、治疗要点 …… 058
七、护理 …… 060
第七节 慢性支气管炎和慢性阻塞性肺疾病 …… 064
一、慢性支气管炎 …… 064
二、慢性阻塞性肺疾病 …… 068
第八节 慢性肺源性心脏病 …… 076
一、概述 …… 076
二、病因与发病机制 …… 076
三、临床表现 …… 077
四、辅助检查 …… 077
五、诊断要点 …… 078
六、治疗要点 …… 078
七、护理 …… 078
第九节 肺血栓栓塞症 …… 081
一、概述 …… 081
二、病因与发病机制 …… 082
三、临床表现 …… 083
四、辅助检查 …… 084
五、诊断要点 …… 085
六、治疗要点 …… 085
七、护理 …… 087

第十节 肺癌 …… 090
一、概述 …… 090
二、病因与发病机制 …… 091
三、分类与临床分期 …… 092
四、临床表现 …… 094
五、辅助检查 …… 095
六、诊断要点 …… 096
七、治疗要点 …… 096
八、护理 …… 098
第十一节 胸膜疾病 …… 101
一、胸腔积液 …… 101
二、自发性气胸 …… 106
第十二节 呼吸衰竭和呼吸窘迫综合征 …… 113
一、呼吸衰竭 …… 113
二、急性呼吸窘迫综合征 …… 118
三、呼吸衰竭和急性呼吸窘迫综合征患者的护理 …… 121

第三章 循环系统疾病患者的护理 …… 127

第一节 总论 …… 128
一、循环系统的结构功能特点 …… 128
二、循环系统疾病的护理评估 …… 129
三、循环系统疾病常见症状和/或体征的护理 …… 131
四、循环系统疾病常用诊疗技术与护理 …… 133
第二节 心力衰竭 …… 142
一、慢性心力衰竭 …… 143
二、急性心力衰竭 …… 150
第三节 心律失常 …… 155
一、概述 …… 155
二、窦性心律失常 …… 155
三、房性心律失常 …… 157
四、房室交界区性心律失常 …… 160
五、室性心律失常 …… 162
六、心脏传导阻滞 …… 165
七、心律失常患者的护理 …… 168
第四节 心脏瓣膜病 …… 171
一、二尖瓣狭窄 …… 172
二、二尖瓣关闭不全 …… 176
三、主动脉瓣狭窄 …… 178

四、主动脉瓣关闭不全 …… 179
五、心脏瓣膜病患者的护理 …… 182
第五节 冠状动脉粥样硬化性心脏病 …… 185
一、概述 …… 185
二、稳定型心绞痛 …… 186
三、急性冠脉综合征 …… 192
第六节 原发性高血压 …… 203
一、概述 …… 203
二、病因与发病机制 …… 204
三、临床表现 …… 205
四、辅助检查 …… 206
五、诊断要点 …… 206
六、治疗要点 …… 207
七、护理 …… 211
第七节 心肌疾病 …… 215
一、扩张型心肌病 …… 215
二、肥厚型心肌病 …… 217
三、心肌炎 …… 219
四、心肌疾病患者的护理 …… 220
第八节 感染性心内膜炎 …… 223
一、概述 …… 223
二、病因与发病机制 …… 223
三、临床表现 …… 224
四、辅助检查 …… 224
五、诊断要点 …… 225
六、治疗要点 …… 226
七、护理 …… 226
第九节 心包疾病 …… 228
一、急性心包炎 …… 228
二、心包积液及心脏压塞 …… 230
三、缩窄性心包炎 …… 231
四、心包疾病患者的护理 …… 233

第四章 消化系统疾病患者的护理 …… 235

第一节 总论 …… 236
一、消化系统的结构功能特点 …… 236
二、消化系统疾病的护理评估 …… 237
三、消化系统疾病常见症状和/或体征的护理 …… 239

四、消化系统疾病常用诊疗技术 …… 244
第二节 胃食管反流病 …… 245
一、概述 …… 245
二、病因与发病机制 …… 245
三、临床表现 …… 245
四、辅助检查 …… 246
五、诊断要点 …… 247
六、治疗要点 …… 247
七、护理 …… 248
第三节 胃炎 …… 250
一、急性胃炎 …… 250
二、慢性胃炎 …… 252
第四节 消化性溃疡 …… 257
一、概述 …… 257
二、病因与发病机制 …… 257
三、临床表现 …… 258
四、辅助检查 …… 260
五、诊断要点 …… 260
六、治疗要点 …… 260
七、护理 …… 262
第五节 胃癌 …… 265
一、概述 …… 265
二、病因与发病机制 …… 265
三、分类 …… 265
四、临床表现 …… 266
五、辅助检查 …… 266
六、诊断要点 …… 267
七、治疗要点 …… 267
八、护理 …… 267
第六节 肠结核和结核性腹膜炎 …… 269
一、肠结核 …… 269
二、结核性腹膜炎 …… 271
三、肠结核和结核性腹膜炎患者的护理 …… 272
第七节 炎症性肠病 …… 274
一、溃疡性结肠炎 …… 274
二、克罗恩病 …… 277
第八节 肝硬化与肝性脑病 …… 280
一、肝硬化 …… 280

二、肝性脑病 …… 286
第九节　原发性肝癌 …… 291
一、概述 …… 291
二、病因与发病机制 …… 291
三、病理 …… 291
四、临床表现 …… 292
五、辅助检查 …… 293
六、诊断要点 …… 294
七、治疗要点 …… 294
八、护理 …… 295
第十节　急性胰腺炎 …… 298
一、概述 …… 298
二、病因与发病机制 …… 298
三、病理 …… 300
四、临床表现 …… 301
五、辅助检查 …… 302
六、诊断要点 …… 303
七、治疗要点 …… 303
八、护理 …… 304
第十一节　上消化道出血 …… 307
一、概述 …… 307
二、病因与发病机制 …… 307
三、临床表现 …… 308
四、辅助检查 …… 310
五、诊断要点 …… 310
六、治疗要点 …… 311
七、护理 …… 314

第五章　泌尿系统疾病患者的护理 …… 321

第一节　总论 …… 322
一、泌尿系统的结构功能特点 …… 322
二、泌尿系统疾病的护理评估 …… 324
三、泌尿系统疾病常见症状和/或体征的护理 …… 325
四、泌尿系统疾病常用诊疗技术 …… 328
第二节　肾小球疾病概述 …… 333
一、分类 …… 333
二、发病机制 …… 333
第三节　肾小球肾炎 …… 334

一、急性肾小球肾炎 …… 334
二、慢性肾小球肾炎 …… 337
第四节 肾病综合征 …… 340
一、概述 …… 340
二、病因与发病机制 …… 340
三、临床表现 …… 340
四、辅助检查 …… 341
五、诊断要点 …… 341
六、治疗要点 …… 342
七、护理 …… 342
第五节 尿路感染 …… 345
一、概述 …… 345
二、病因与发病机制 …… 345
三、临床表现 …… 346
四、辅助检查 …… 347
五、诊断要点 …… 347
六、治疗要点 …… 347
七、护理 …… 348
第六节 急性肾损伤 …… 349
一、概述 …… 349
二、病因与发病机制 …… 349
三、临床表现 …… 350
四、辅助检查 …… 350
五、诊断要点 …… 351
六、治疗要点 …… 351
七、护理 …… 351
第七节 慢性肾衰竭 …… 354
一、概述 …… 354
二、病因与发病机制 …… 354
三、临床表现 …… 354
四、辅助检查 …… 355
五、诊断要点 …… 355
六、治疗要点 …… 356
七、护理 …… 356

第六章 血液系统疾病患者的护理 …… 359

第一节 总论 …… 360
一、血液系统的结构功能特点 …… 360

二、血液系统疾病的护理评估 …… 362
三、血液系统疾病患者常见症状和/或体征的护理 …… 365
四、血液系统疾病常用诊疗技术 …… 368
第二节 贫血 …… 371
一、概述 …… 371
二、缺铁性贫血 …… 374
三、巨幼细胞贫血 …… 378
四、再生障碍性贫血 …… 382
五、溶血性贫血 …… 387
第三节 出血性疾病 …… 392
一、概述 …… 392
二、原发免疫性血小板减少症 …… 394
三、过敏性紫癜 …… 397
四、血友病 …… 400
第四节 弥散性血管内凝血 …… 405
一、概述 …… 405
二、病因与发病机制 …… 405
三、临床表现 …… 405
四、辅助检查 …… 406
五、诊断要点 …… 406
六、治疗要点 …… 407
七、护理 …… 407
第五节 白血病 …… 409
一、概述 …… 409
二、急性白血病 …… 410
三、慢性白血病 …… 418

第七章 内分泌系统疾病患者的护理 …… 424

第一节 总论 …… 425
一、内分泌系统的结构、功能特点 …… 425
二、内分泌系统疾病的护理评估 …… 428
三、内分泌系统疾病常见症状和/或体征的护理 …… 432
第二节 腺垂体功能减退症 …… 437
一、概述 …… 437
二、病因与发病机制 …… 437
三、临床表现 …… 438
四、辅助检查 …… 438
五、诊断要点 …… 439

六、治疗要点 …… 439
七、护理 …… 440
第三节 甲状腺疾病 …… 442
一、非毒性甲状腺肿 …… 442
二、甲状腺功能亢进症 …… 446
三、甲状腺功能减退症 …… 456
第四节 肾上腺皮质疾病 …… 461
一、库欣综合征 …… 461
二、原发性慢性肾上腺皮质功能减退症 …… 464
第五节 嗜铬细胞瘤 …… 468
一、概述 …… 468
二、病因与发病机制 …… 469
三、临床表现 …… 469
四、辅助检查 …… 471
五、诊断要点 …… 471
六、治疗要点 …… 471
七、护理 …… 472
第六节 糖尿病 …… 474
一、概述 …… 474
二、病因与发病机制 …… 474
三、临床表现 …… 476
四、辅助检查 …… 480
五、诊断要点 …… 481
六、治疗要点 …… 482
七、护理 …… 490
第七节 痛风 …… 496
一、概述 …… 496
二、病因与发病机制 …… 497
三、临床表现 …… 497
四、辅助检查 …… 498
五、诊断要点 …… 498
六、治疗要点 …… 499
七、护理 …… 500

第八章 风湿性疾病患者的护理 …… 503

第一节 总论 …… 504
一、概述 …… 504
二、风湿性疾病的护理评估 …… 504

三、风湿性疾病患者常见症状和/或体征的护理 …… 506
第二节　系统性红斑狼疮 …… 508
一、概述 …… 508
二、病因与发病机制 …… 508
三、临床表现 …… 509
四、辅助检查 …… 509
五、诊断要点 …… 510
六、治疗要点 …… 511
七、护理 …… 511
第三节　类风湿关节炎 …… 513
一、概述 …… 513
二、病因与发病机制 …… 513
三、临床表现 …… 514
四、辅助检查 …… 516
五、诊断要点 …… 516
六、治疗要点 …… 517
七、护理 …… 518
第四节　强直性脊柱炎 …… 520
一、概述 …… 520
二、病因与发病机制 …… 521
三、临床表现 …… 521
四、辅助检查 …… 521
五、诊断要点 …… 522
六、治疗要点 …… 522
七、护理 …… 523

第九章　神经系统疾病患者的护理 …… 525

第一节　总论 …… 526
一、神经系统的结构功能与疾病的关系 …… 526
二、神经系统疾病的护理评估 …… 534
三、神经系统疾病常见症状和/或体征的护理 …… 541
四、神经系统疾病常用诊疗技术与护理 …… 556
第二节　脑血管疾病 …… 562
一、概述 …… 562
二、短暂性脑缺血发作 …… 566
三、脑梗死 …… 569
四、脑出血 …… 578
五、蛛网膜下腔出血 …… 582

第三节 偏头痛 …… 587
一、概述 …… 587
二、病因与发病机制 …… 587
三、临床表现 …… 588
四、辅助检查 …… 589
五、诊断要点 …… 589
六、治疗要点 …… 589
七、护理 …… 590
第四节 多发性硬化 …… 592
一、概述 …… 592
二、病因与发病机制 …… 593
三、病理 …… 593
四、临床表现 …… 593
五、辅助检查 …… 595
六、诊断要点 …… 595
七、治疗要点 …… 595
八、护理 …… 596
第五节 帕金森病 …… 599
一、概述 …… 599
二、病因与发病机制 …… 599
三、病理 …… 600
四、临床表现 …… 600
五、辅助检查 …… 602
六、诊断要点 …… 602
七、治疗要点 …… 602
八、护理 …… 604
第六节 癫痫 …… 609
一、概述 …… 609
二、病因与发病机制 …… 610
三、临床表现 …… 611
四、辅助检查 …… 617
五、诊断要点 …… 617
六、治疗要点 …… 617
七、护理 …… 619
第七节 周围神经疾病 …… 622
一、总述 …… 622
二、三叉神经痛 …… 623
三、特发性面神经麻痹 …… 626

四、吉兰-巴雷综合征 …… 630
第八节 神经肌肉接头疾病和肌肉疾病 …… 634
一、概述 …… 634
二、重症肌无力 …… 636
三、周期性瘫痪 …… 642
参考文献 …… 647

第一章　绪　论

教学课件

学习目标

1. 素质目标

（1）具有爱岗敬业、无私奉献的精神和伦理观念。

（2）树立“以人的健康为中心”的护理理念。

（3）具有终身自我提升的能力。

2. 知识目标

（1）识记：内科护理学的基本概念、学习目标、任务和作用及工作理念、护理模式的转变。

（2）知道：内科护理学的发展过程、整体护理的概念。

3. 能力目标

（1）能够运用内科护理学的知识在疾病的预防、治疗和康复方面提供护理支持。

（2）通过绪论的学习，树立以人的健康为中心的护理理念。

案例

【案例导入】

患者，女，65岁。因持续口渴、多尿、体重下降而到医院就诊。经检查，诊断为2型糖尿病。入院后，患者的血糖控制不理想，且伴有轻度糖尿病足，医院为其制订了糖尿病治疗计划并开始治疗，同时安排了护理干预。患者情绪较为低落，表现出对治疗效果的不信任，并对长期药物治疗产生焦虑情绪。

【请思考】

1．按照“以人的健康为中心”的护理理念，该患者需要哪些方面的支持？

2．该患者的健康管理不仅仅依赖药物治疗，你认为在这个案例中，如何运用整体护理程序促进其身体、心理全面健康，获得社会支持，恢复正常的社会交往能力？

【案例分析】

一、内科护理学的概述和重要性

（一）内科护理学概述

内科护理学是护理学的一个重要分支，其主要关注内科疾病患者的护理理论、技能及临床实践方法。它涵盖了对内科疾病的预防、诊断、治疗、康复等各个阶段的护理工作，旨在提升患者的生活质量，促进患者身体康复，并减轻症状给患者带来的痛苦。内科护理不仅要求护理人员掌握护理技术，还要求护理人员具备扎实的医学知识和诊疗能力，理解疾病的发生、发展和对人体的影响。

内科护理学的核心在于提供以患者为中心的个性化护理，即通过对患者生理、心理、社会等多方面的全面评估，为每位患者制订符合其需求的护理计划。内科护理学的内容涵盖了从常见的呼吸系统、消化系统、循环系统等系统疾病的护理到较为复杂的肾脏疾病、内分泌及代谢性疾病的专科护理，是护理学科中综合性最强、内容最为广泛的学科。

（二）内科护理学在护理学中的地位

内科护理学在护理学中具有重要的地位。这一学科不仅覆盖面广，而且直接关系到患者的生命安全和康复质量。内科护理涉及内科疾病的整个治疗过程，不仅为临床医生提供支持，更是患者康复、生活质量得到提高的基础和保障。

从护理学的角度来看，内科护理是几乎每位护理人员都必须掌握的基本技能，无论是在综合医院还是在专科医院，内科护理都占有最重要的地位。此外，内科护理学还为其他学科的护理工作提供了基础知识和技能培训，如老年护理、社区护理和家庭护理等。内科护理学的知识体系与临床医学高度交叉，因此内科护理在患者的管理和治疗过程中起着不可替代的桥梁作用。

（三）内科护理的主要工作目标与任务

1. 促进康复　帮助患者恢复健康是内科护理的首要目标。内科护理工作涵盖了从疾病的急性期、慢性期到康复期的连续性护理，帮助患者尽快恢复健康、适应生活。

2. 减轻痛苦　内科疾病往往会伴随着不同程度的不适，护理人员的任务之一是通过适当的护理措施减轻患者的症状，提高他们的生活质量。护理人员需要在遵循医生治疗方案的前提下，通过运用护理程序制订有针对性的护理计划，解决临床护理问题。

3. 提升生活质量　除了关注患者的生理需求，内科护理还注重心理护理和健康教育，帮助患者适应疾病生活，增强其应对能力，最大限度地提高其生活质量。

4. 预防并发症　内科护理在疾病预防中起至关重要的作用，护理人员要关注患者的体征变化，及早识别潜在风险，并采取预防措施防止并发症的发生。例如，在长期卧床的患者中，预防压疮、深静脉血栓、坠积性肺炎等的发生是护理的重要任务之一。

5. 教育和支持患者 内科护理不仅关注患者的护理，更关注对他们的健康教育和心理支持。护理人员需要帮助患者了解自己的疾病，指导他们掌握基本的护理和康复技能，并提供情感上的支持，增强患者的康复信心。

综上所述，内科护理学在护理学中扮演了至关重要的角色，通过多方面的护理措施，帮助内科疾病患者度过病痛期，提升康复质量、生活质量，从而帮助患者实现全面的身心健康。这一学科的发展对提升医疗服务质量、优化患者就医体验具有重要的现实意义。

二、内科护理学的发展历程

（一）国际内科护理学的发展历程

内科护理学在国际上的发展经历了一个从无到有、不断完善的过程。19世纪是内科护理学的萌芽时期，以南丁格尔为代表的护理先驱们开始提出护理职业的系统理论和实践原则。南丁格尔在克里米亚战争中通过科学的护理方法显著降低了士兵的死亡率，她的“环境理论”是现代护理学的奠基石之一。此后，欧美国家逐步开始系统化地发展护理教育，将护理学从单纯的患者照护转变为一门独立的学科。

20世纪中期，随着科学技术的进步和医疗知识的丰富，内科护理学逐渐发展成为一门多学科交叉的专业学科。护理学家们开始探索疾病护理的标准化流程和规范，尤其在内科领域，护理学的研究内容逐渐丰富，包括慢性疾病管理、健康教育、心理护理等。至此，内科护理学不再只是对患者日常生活的护理，而是逐步向全面健康管理的方向转变。

进入21世纪，信息技术和大数据的引入为内科护理学的发展注入了新动力。通过电子病历、远程医疗和智能化设备的使用，护理人员能够更加精确和高效地提供护理服务。内科护理学的研究重点逐步从疾病护理转向疾病预防和健康促进，并强调个性化护理和家庭护理模式。现今，内科护理学不断向着更加人性化、精准化、智能化的方向迈进。

（二）我国内科护理学的发展历程

我国内科护理学的现代发展起步较晚，大约在20世纪初期才开始初步建立护理教育体系。1930年左右，随着西方医学护理体系的引入，我国开始设立专门的护士培训机构，系统化地培养护理人才。然而，受限于经济和社会环境，早期护理主要以简单的患者照护为主，护理学科体系尚不健全。

20世纪50年代，中华人民共和国成立后，护理教育逐渐受到国家的重视。全国各大医院设立了专门的护理部门，内科护理也逐渐从以往的单一护理形式向规范化方向发展。20世纪70年代以后，伴随着改革开放的进程，国内开始引入国际先进的护理理念和方法，我国内科护理学迅速发展，护理教育和科研水平逐步提高，护理工作逐渐由“以疾病为中心”向“以患者为中心”转变。

进入21世纪，我国内科护理学实现了跨越式发展。护理学科逐步走向专业化、细分化，内科护理学覆盖了心血管、呼吸、内分泌等多个亚专科。护理人员的培养质量显著提升，高校护理学专业和职业培训不断完善，护理人员在临床中的地位逐渐得到提高、职责逐渐受到重视。同时，我国内科护理逐渐向国际标准靠拢，并开始探索互联网、大数据等现代科技在护理中的应用，以为患者提供更加优质和个性化的护理服务。

（三）护理模式的演变：从单纯护理到整体护理

护理模式的演变是内科护理学发展的重要标志，反映了护理理念从单一的任务驱动转变为对患者全方位的关怀和支持。

1. **早期的任务护理模式** 在护理学发展的初期，护理工作主要集中在对患者的基础生活照顾上，护理人员的工作以执行医嘱和帮助患者完成日常生活为主。这一时期的护理模式相对单一，未能充分关注患者的心理、情绪和生活需求。

2. **功能性护理模式** 随着医疗技术的进步，护理工作变得更为复杂和专业。功能性护理模式应运而生，这种模式将护理工作划分为若干具体任务，由不同的护理人员负责各自的部分。功能性护理模式提高了工作效率，但也使得患者感到护理服务的分散和缺乏连贯性。

3. **团队护理模式** 20世纪中期，护理学界逐渐意识到单一、分散的护理模式难以满足患者的全面需求。团队护理模式将护理工作以团队的形式进行分配，每位团队成员负责一个患者群体的整体护理。这一模式提高了患者的满意度和护理的质量，标志着护理工作逐渐向以患者为中心的方向转变。

4. **整体护理模式** 现代内科护理学的核心是整体护理模式。整体护理模式强调护理人员不仅要关注患者的身体健康，还要从生理、心理、社会等多维度出发，提供全面的护理服务。整体护理要求护理人员在制订护理计划时全面考虑患者的需求和情况，重视健康教育和心理支持，以提升患者的生活质量和自我管理能力。这种模式更加符合现代医学的“生物-心理-社会”医学模式，体现了人性化和全面护理的理念。

三、内科护理学的主要内容

（一）常见内科疾病的护理

内科护理学的核心在于对常见内科疾病的专业护理。内科疾病涵盖了呼吸系统、循环系统、消化系统、泌尿系统、内分泌系统等多个方面，不同的疾病表现出不同的症状和护理需求。护理人员需要具备扎实的内科疾病知识，了解每种疾病的病因、症状、治疗和康复方法，以便提供有针对性的护理。护理人员在对常见疾病进行护理时，需根据每种疾病的特点制订个性化的护理计划，帮助患者改善症状，提高生活质量。

（二）护理诊断和护理计划的制订

护理诊断和护理计划的制订是内科护理中的关键步骤。护理诊断是护理人员通过对患者的症状、体征、生活状况等信息进行系统性评估后，做出的护理需求判断。护理诊断不同于医学诊断，重点在于识别患者的护理需求，而非疾病本身。

1. **护理诊断** 根据患者的生理、心理和社会状况，识别患者的护理问题，如疼痛、焦虑、呼吸困难、营养不良等。护理人员需要通过系统的观察和问诊，收集患者的相关信息，结合护理理论分析患者的需求，得出护理诊断。

2. 制订护理计划　在护理诊断的基础上，制订符合患者需求的护理计划。护理计划应包括护理目标、具体的护理措施和预期的护理效果。护理计划通常涵盖疾病症状的缓解、生活质量的改善、并发症的预防等内容，并确保护理措施的可执行性和科学性。

护理诊断和护理计划的制订能够帮助护理人员更好地识别患者需求，制订有针对性的护理策略，提高护理服务的效率和效果。

3. 临床观察与健康教育　临床观察是内科护理的重要内容之一，通过对患者生命体征、症状表现、情绪状态等的细致观察，护理人员可以及时发现患者的病情变化，采取必要的护理措施，预防并发症的发生。

护理工作不仅在于疾病护理，还包括对患者的健康教育。健康教育可以帮助患者了解疾病的成因、治疗方法和自我管理的方式，从而在日常生活中更好地照顾自己。健康教育通常涵盖饮食指导、生活习惯、药物使用等方面，帮助患者预防复发、减少并发症。

临床观察与健康教育的结合可以使患者对自身疾病有更深的理解，并能够在出院后继续保持健康的生活方式，降低疾病复发的风险。

4. 心理护理在内科护理中的作用　心理护理是内科护理的一个重要组成部分，许多内科疾病患者在治疗过程中会经历情绪波动，甚至出现焦虑、抑郁等心理问题。心理护理旨在通过护理人员的支持和关怀，帮助患者应对心理压力，增强其康复信心。

（1）减轻患者的心理压力：患者在治疗期间可能会感到紧张、焦虑，甚至绝望，护理人员需要通过沟通、倾听和关怀来缓解患者的心理负担，减轻其对疾病的恐惧。

（2）提供情感支持：护理人员可以为患者提供心理上的支持和慰藉，通过耐心交流，帮助患者调节情绪，增强他们的应对能力。

（3）心理教育：帮助患者正确认识疾病过程，使其了解治疗的必然性和康复的可能性。心理教育可以增强患者的自信心，激发他们积极面对疾病的信心，配合治疗和护理。

心理护理在内科护理中的作用不可忽视，它不仅能够提高患者的生活质量，还能通过心理支持增强其身体恢复的效果，是实现“以人的健康为中心”的护理理念的重要体现。

四、内科护理学的学习方法与实践

（一）理论学习和实践训练的关系

理论学习和实践训练是内科护理学教育的两个关键环节，两者相辅相成，共同构成护理学科教学的完整体系。

1. 理论学习　内科护理学的理论学习包括基础护理学知识、疾病的生理病理、药理学、心理学等方面的内容。扎实的理论基础使护理人员能够理解疾病的发生机制、护理措施的科学依据，以及各种护理技术的原理。在理论学习阶段，学生不仅要学习医学知识，还需要掌握相关法律法规、护理伦理和职业道德，以全面发展专业素养。

2. 实践训练　实践训练是将理论知识应用于临床护理的重要过程。通过模拟操作和实验实训，学生可以将理论学习的内容转化为实际护理技能，提高操作的熟练度和准确性。实践训练不仅让学生掌握如何实施护理，还培养了他们的观察能力、沟通能力和应急处理能力，帮助他们为临床护理工作打下坚实的基础。

理论学习是实践的基础，而实践训练则是对理论的检验和应用。两者相互促进，通过理论学习和实践训练的结合，学生能够更好地理解护理学的本质，提高临床护理的综合能力。

（二）案例分析在内科护理学中的作用

案例分析是内科护理学中常用的教学方法之一，它通过真实的临床病例帮助学生加深对理论知识的理解，提高其临床思维能力。

1. 加深理论理解　通过对具体案例的分析，学生可以更好地理解疾病的复杂性、护理计划的制订和护理措施的选择。案例分析能够使抽象的理论知识变得生动具体，帮助学生掌握知识点的实际应用。

2. 培养临床思维　内科护理工作复杂且多变，案例分析能够帮助学生提前接触各种病情的护理过程，锻炼其临床思维能力。在案例分析过程中，学生可以练习如何快速判断患者的需求，合理安排护理计划，并根据具体情况做出护理决策。

3. 提高问题解决能力　案例分析注重培养学生的独立思考和问题解决能力。学生在分析案例时需要识别患者的护理问题，寻找解决方案，并考虑可能的预后。这样的训练有助于学生在未来的临床实践中应对复杂情况，提高护理工作的效率和效果。

案例分析的作用在于通过真实场景的模拟，使学生能够在理论知识和临床实践之间架起桥梁，有效提升其临床判断和决策能力。

（三）实习与临床实践的重要性

实习和临床实践是护理教育的最后阶段，也是学生从“理论学习”到“临床实践”的关键过渡。通过在实际的医院环境中工作，学生可以将课堂上学到的知识应用于真实的护理工作中，积累实际操作经验。

1. 接触真实患者　实习让学生有机会直接接触患者，了解他们的需求，掌握与患者及其家属沟通的技巧。通过亲身体验，学生可以更好地理解患者在生理和心理方面的需求，从而提供更为人性化的护理服务。

2. 培养操作技能　临床实践是学生掌握护理操作技能的重要阶段。在护理环境中，学生可以熟悉各种设备的使用、护理操作的步骤及紧急情况下的处理流程，从而提高护理操作的规范性和准确性。

3. 增强应对能力　在实际工作中，患者的病情往往瞬息万变，护理人员需要具备较强的应急处理能力。实习和临床实践为学生提供了处理突发情况的机会，培养他们的应变能力和临床判断能力，使他们在未来的工作中能够更加从容地应对各种情况。

4. 提升团队协作能力　内科护理工作通常需要团队协作，学生在实习期间可以与医生、护士、药师等各专业人员合作，熟悉多学科合作的工作模式。通过团队协作，学生可以体会到护理工作中沟通和协调的重要性。

实习和临床实践为学生提供了真实的工作体验，使他们更好地适应临床护理环境，并在操作技能、沟通能力和应急处理能力上得到全面提升。通过实习，学生从理论转向实践，完成从“学生”到“护理人员”的角色转变。

五、内科护理学的未来发展方向

（一）科技进步对内科护理学的影响

随着科技的不断发展，内科护理学的实践和发展模式也发生了深刻的变化。新技术的应用不仅改变了传统的护理方式，还提升了护理工作的效率和质量。

1. 智能设备和监测技术的应用　随着可穿戴设备、远程监测系统的普及，护理人员可以通过智能设备实时监测患者的生命体征，如心率、血压、血氧饱和度等。这种实时监测技术可以帮助护理人员迅速发现病情变化并采取相应措施，从而预防突发情况的发生。

2. 精准护理　基因检测、人工智能、大数据等技术的发展使护理变得更加精准。通过基因分析，护理人员可以根据患者的个体特征和疾病特点，制订更加个性化的护理计划。同时，人工智能可以在数据分析中发现规律，帮助护理人员优化护理策略，从而提升护理效果。

3. 虚拟现实（VR）和增强现实（AR）在护理培训中的应用　虚拟现实和增强现实技术正在逐步应用于护理教育和培训中。护理人员可以通过虚拟场景模拟患者护理，提高对复杂护理场景的应对能力。这些技术不仅减少了实际操作中的风险，还大大提升了学生的临床实践技能操作的熟练度。

科技进步为内科护理带来了新的机遇，使护理工作更加高效、精准，并提升了患者的护理质量。未来，随着新技术的不断涌现，内科护理将继续朝着更加智能化、个性化的方向发展。

（二）信息化、智能化护理系统的引入

引入信息化和智能化护理系统是现代护理学发展的重要方向，这些系统能够提高护理管理效率、优化护理流程，并帮助护理人员更好地管理患者的信息和护理过程。

1. 电子健康记录（EHR）系统的应用　电子健康记录系统使护理人员能够轻松查阅患者的病史、治疗记录、用药情况等信息，减少了因信息缺失或误传导致的护理差错。EHR系统还可以帮助护理团队进行信息共享，提高多学科协作的效率。

2. 智能护理系统　智能护理系统集成了患者管理、药物管理、护理计划制订等多种功能，护理人员可以通过这些系统实现护理工作的自动化和精细化管理。例如，智能输液泵、药物分配系统等设备可以减少人工操作中的失误，提高用药安全性。

3. 远程护理平台的建设　信息化护理平台的建设为远程护理提供了技术支持。通过远程护理系统，护理人员可以与患者保持密切联系，及时了解患者的健康状况，为远程患者提供持续的健康指导和支持。

信息化和智能化系统的引入能够使护理工作更加高效和便捷，有助于提高患者的护理体验，并为护理人员提供支持，使其更加专注于患者的个体化护理需求。

（三）护理学科的交叉融合与多学科团队协作

现代医学的快速发展促使护理学科与其他学科不断交叉融合，形成了多学科协作的趋势。内科护理学在与其他学科的交叉中，能够更全面地满足患者的需求，促进整体护理的

发展。

1. **与医学影像学的结合** 护理人员通过学习医学影像学的知识，能够更加准确地理解患者的诊断结果，并在护理过程中提供更具针对性的照护。影像学在护理中的应用可以帮助护理人员了解患者的病变情况，制订更符合患者需求的护理计划。

2. **与心理学的结合** 心理护理在内科护理中起着至关重要的作用。通过与心理学的结合，护理人员能够更好地识别和处理患者的心理需求，帮助患者增强对疾病的应对能力。心理学知识的运用在提高护理质量、满足患者心理需求方面具有重要作用。

3. **与数据科学的结合** 大数据技术在护理中的应用不断扩大。护理人员可以利用数据分析技术，对大量的护理数据进行分析，识别出患者健康状况的变化趋势，预测可能出现的护理风险。数据科学的应用为内科护理提供了决策支持，提高了护理的精准性和前瞻性。

4. **多学科团队协作模式** 在内科护理中，多学科团队协作（MDT）模式逐渐受到重视。由医生、护士、康复治疗师、营养师等组成的护理团队能够为患者提供更加全面、系统的照护。MDT模式能够使患者在治疗过程中得到全方位支持，从而更好地促进患者康复。

护理学科的交叉融合和多学科协作有助于提升护理服务的质量，使患者能够在多学科团队的支持下获得全面的照护。随着护理学的不断发展，未来多学科协作将成为内科护理的重要发展方向。

六、内科护理的工作理念

（一）“以人的健康为中心”的护理理念

“以人的健康为中心”是现代护理学的核心理念之一，强调护理服务应以满足患者的需求为核心，而非仅仅执行医嘱或完成护理任务。这一理念要求护理人员在护理工作中始终关注患者的身心健康和情绪需求，尊重患者的个人权利，确保患者在整个护理过程中感到被尊重和关怀。“以人的健康为中心”的护理理念包含以下几个要点。

1. **尊重个体差异** 每个患者在疾病表现、康复能力、心理状态等方面都有独特之处。护理人员需要充分尊重患者的个体差异，为患者提供个性化的护理计划，使其得到最适合的治疗与护理。

2. **重视患者参与** 护理不仅是护理人员的单方面行为，而且是与患者的合作过程。这一护理理念鼓励患者参与自己的治疗和护理过程，让他们了解自身的健康状况和护理措施，从而增强其康复的主动性和信心。

3. **满足心理需求** 患者在疾病过程中不仅要应对生理上的不适，也可能面临情绪波动和心理压力。护理人员应关注患者的心理需求，通过沟通和支持来帮助患者减轻焦虑和恐惧，提高其心理适应力。

这种护理理念体现了护理服务的高度人性化，能有效提升患者的满意度和治疗效果，促进患者的全面康复。

（二）整体护理的概念与重要性

整体护理是现代护理学的一个核心概念，强调对患者的全面关怀，即从生理、心理、社会和文化等多维度为患者提供综合性的护理服务。整体护理不仅关注患者的疾病症状，更关注其生活质量、心理健康和社会适应能力。整体护理的重要性体现在以下几个方面。

1. 促进患者全面康复 整体护理注重患者的整体健康，帮助患者在身体康复的同时恢复心理健康和生活适应能力。这种全方位的护理有助于提升患者的生活质量，加速康复进程。

2. 提高护理质量 整体护理的理念使护理人员在制订护理计划时更为全面和科学，能够避免单一护理模式的局限性，提高护理服务的全面性和有效性。

3. 增强患者的自我管理能力 整体护理不仅是对疾病的管理，还包括健康教育和生活指导，使患者了解如何在日常生活中管理自身健康，预防疾病复发，从而建立良好的健康生活方式。

整体护理模式不仅是一种护理方法，更是一种护理理念的升华。它要求护理人员具备系统的医学知识、熟练的护理技能，以及丰富的沟通技巧，从而为患者提供高质量的护理服务。

（三）护理过程中的伦理和职业道德要求

护理过程中的伦理和职业道德是护理工作的基础，也是护理人员在临床实践中必须遵守的重要原则。内科护理涉及多种复杂情况，护理人员面临的职业道德要求尤为严格。主要包括以下几个方面。

1. 尊重患者的自主权 患者在接受治疗和护理时有权知晓自己的病情和治疗方案，并有权决定是否接受护理措施。护理人员应尊重患者的选择，保证其在知情的基础上做出决策，不强迫或误导患者。

2. 维护患者的隐私和保密 护理人员在工作中会接触到患者的个人隐私，包括身体隐私和病历信息。职业道德要求护理人员对患者的隐私严格保密，未经患者许可不得向无关人员透露其病情或个人信息。

3. 公正与公平 在护理过程中，护理人员应平等对待每一位患者，不因其年龄、性别、民族、社会地位等因素而区别对待。公正和公平的护理服务能够体现护理人员的专业素养和道德水准。

4. 关爱和同情心 内科护理中的许多患者可能面临身体疼痛和心理压力，护理人员的关爱和同情能够帮助患者在情感上得到支持。护理工作中的关爱不仅是职业要求，更是护理职业道德的核心。

5. 严谨、负责和慎独 内科护理过程复杂且涉及患者的生命安全，护理人员在每一个环节中都应保持高度严谨、负责和慎独的态度，确保护理措施准确、有效，避免因疏忽导致的不良后果。

在内科护理过程中，护理人员不仅需要掌握专业技能，还需在道德上保持高尚的职业操守。护理人员的伦理和职业道德表现直接影响患者的护理体验和康复过程，也是护理学科得以良性发展的基石。

知识拓展

人工智能（AI）与内科护理学的关系

AI系统可以为内科护理人员提供实时的决策支持。通过分析患者的多维数据，AI可以提供诊疗建议、提醒护理人员可能的药物相互作用、变态反应等，有助于提高护理决策的质量和安全性。例如，AI系统可以提醒护士某种药物剂量超标或与其他药物存在不良相互作用，从而避免用药错误。

AI技术与传感器和物联网结合，可以实时监测患者的生理参数（如心率、血压、体温、血氧饱和度等）。这些数据可以自动传输到护理系统，并通过AI分析预测患者病情变化，提供即时反馈。例如，对于心脏疾病患者，AI可以通过智能手环监测心率波动，实时监测是否有心脏疾病风险，并自动通知护理人员进行干预。

小结

思考题

1. 内科护理的主要工作目标和任务是什么？
2. “以人的健康为中心”的护理理念包括哪些要点？

更多练习

（赵　冰）

第二章　呼吸系统疾病患者的护理

教学课件

学习目标

1. 素质目标

（1）能与患者、家属及其他医务人员进行有效沟通、协作，为患者的护理问题找到最佳解决方案。

（2）面对患者复杂的病情能够沉着应对，妥善处理。

2. 知识目标

（1）鉴别：呼吸系统疾病常见症状和体征；判断呼吸系统常见疾病的临床表现，可以应用专科护理评估的方法对患者实施评估，分析出护理诊断，实施护理措施及健康教育。

（2）识记：呼吸系统疾病的治疗要点、辅助检查内容。

（3）知道：呼吸系统常见病的病因、病理、发病机制、并发症。

3. 能力目标

（1）能够通过患者的临床表现判断出呼吸内科患者常见疾病，实施护理评估，并制订护理计划，对患者实施有效的护理措施及健康指导。

（2）能够使用正确的护理措施解决呼吸系统常见护理诊断，如清理呼吸道无效、气体交换受损等。

案例

【案例导入】

患者，男，71岁。因“反复咳嗽、咳痰伴胸闷10余年，再发10日”就诊，门诊拟诊“慢性阻塞性肺疾病伴急性加重、呼吸衰竭”收住院。患者既往有吸烟史50余年，每日20支，未曾戒烟。入院时患者咳嗽明显，咳出少量黄色黏痰，在床上活动即感到胸闷、呼吸费力明显，吸氧休息后能缓解；动脉血气分析示pH 7.26、$PaCO_2$ 63mmHg、PaO_2 58mmHg、HCO_3^- 39.5mmol/L、碱剩余11.7mmol/L、SPO_2 88%。医嘱给予抗感染、止咳化痰药物治疗及吸氧改善氧合等治疗。入院后第2日患者出现一直处于睡眠状态，可唤醒，但很快又入睡。

【请思考】

1．根据该患者入院时的动脉血气分析报告，该患者属于哪个类型的呼吸衰竭？如何给予氧疗方案？给予该方案的依据是什么？

2．入院后第2日该患者一直处于睡眠状态，可唤醒，请问考虑该患者发生什么情况？处于什么状态？

3．该患者入院时最主要的护理诊断是什么？诊断依据是什么？需要采取哪些有针对性的护理措施？

【案例分析】

第一节　总　　论

一、呼吸系统的结构功能特点

（一）呼吸道

人体呼吸道以环状软骨为界，分为上、下呼吸道（图2-1-1）。

1．上呼吸道　包含鼻、咽、喉三部分。鼻腔是呼吸时气流进出的通道，对气体交换产

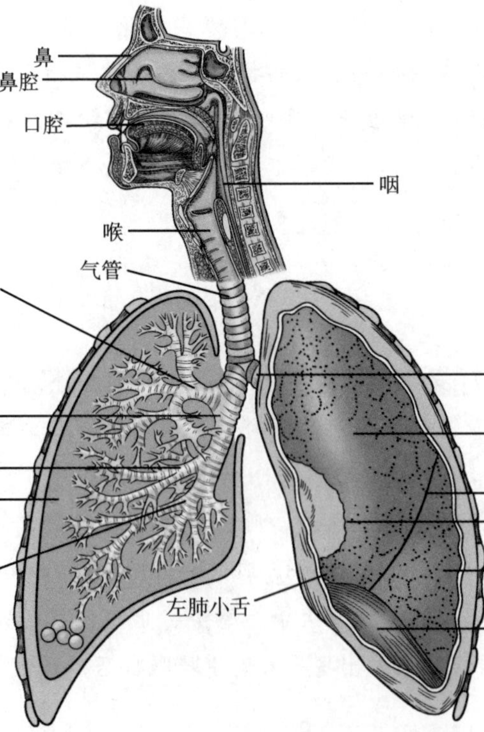

图2-1-1　呼吸系统构成示意图

生重要的作用。鼻腔内的鼻毛和黏膜表面的活性物质起到清洁、过滤的作用。同时，鼻腔可对气流进行加温加湿，避免干燥的空气刺激咽喉。咽是消化与呼吸的共同通道，咽部的会厌软骨在产生吞咽动作时将喉口关闭，避免食物和分泌物误入呼吸道。喉位于咽和气管之间，由甲状软骨、环状软骨、会厌软骨等构成。其中，甲状软骨和环状软骨之间的环甲膜是急性喉梗阻时进行穿刺的部位，可为气管切开争取时间。喉腔中部包含声带等组织，屏气时，声带、室带紧闭，呼吸暂停，胸腔压力固定，膈肌下降，腹肌收缩，利于负重、排便、分娩等动作。

2. 下呼吸道　环状软骨以下被称为下呼吸道。包含气管、左右主支气管和各级支气管。

下呼吸道是连接喉与肺的重要通道，有推动氧气进入肺部和使二氧化碳排出体外的作用。左主支气管较细长，呈水平走向；右主支气管较短粗，走向垂直，故右主支气管易受异物侵袭。气管和支气管壁组织结构相似，由内向外，分别是黏膜层、黏膜下层、外膜层。气管内壁的细胞和纤毛，能够清除呼吸道内的异物和黏液，保持呼吸道通畅。

（二）肺和肺泡

1. 肺　肺是人体重要的呼吸器官，具有呼吸调节、免疫防御、血液循环等功能。肺位于胸腔内，纵隔两侧，分为左、右肺两部分。左肺略狭长，分为两个肺叶。右肺短而宽，分为三个肺叶。肺外形呈圆锥形，上端称为肺尖，下端为肺底。外侧面为肋面，内侧面为纵隔面。

2. 肺泡　终末支气管末端的单层上皮细胞构成的半球状囊泡是肺泡。肺泡是肺部气体交换的主要部位，也是肺的功能单位。肺泡主要的结构是肺泡壁，肺泡有两种细胞构成：Ⅰ型细胞和Ⅱ型细胞。Ⅰ型细胞的细胞核略厚，其余部位扁平、较薄，覆盖全肺泡约95%的面积，其中的肺泡－毛细血管膜（呼吸膜）是进行气体交换的部位。Ⅱ型细胞的细胞核上方有较多板层小体，其内容物为肺泡表面活性物质，可以降低肺泡表面张力。

（三）肺循环

与体循环相比，肺循环具有低压、低阻和高容的特点，主要功能是完成机体的气体交换。从而完成氧气的进入和二氧化碳的排出，维持机体酸碱平衡。除此之外，肺循环也具有肺血管调节、免疫调节功能和淋巴循环的功能，从而保持人体的体液平衡。肺循环异常可导致慢性肺源性心脏病、肺栓塞、肺水肿、急性呼吸窘迫综合征（acute respiratory distress syndrome，ARDS）。

（四）胸膜与胸膜腔

胸膜是衬覆在胸壁内面和肺表面的浆膜，共两层，外层为壁层胸膜，内层为脏层胸膜。脏层胸膜与壁层胸膜在肺根处相互移行，形成胸膜腔。腔内有少量胸膜液，起到润滑的作用。正常情况下，胸膜腔内呈负压状态。若因外伤、疾病或生理因素引起气胸，此时，胸膜腔内压力值升高，甚至可呈正压状态。

（五）肺的呼吸功能

1. 肺通气　肺通气是肺与外界环境之间的气体交换过程。肺通气有助于降低吸气阻力、维持肺泡的稳定性，防止萎缩、防止肺水肿的发生。临床中，评价肺通气功能的指标包括每分通气量和肺泡通气量。

（1）每分通气量（minute ventilation，MV/V_E）：指每分钟进出肺的气体总量，等于潮气量

(tidal volume, V_T) × 呼吸频率 (f), 即 $MV/V_E = V_T \times f$。正常成人MV范围为6 ~ 9L/min。

(2) 肺泡通气量 (alveolar ventilation, V_A): 指每分钟进出肺泡进行气体交换气体量, 又称有效通气量。气体在呼吸道流通, 呼吸道内气体不能进入肺泡, 形成解剖无效腔。部分进入肺泡的气体因无相应的肺泡毛细血管血流进行气体交换, 称为肺泡无效腔, 二者合称生理无效腔 (dead space ventilation, V_D)。即 $V_T = (V_A - V_D) \times f$。肺泡通气不足可以使肺泡内二氧化碳不能有效排出, 导致二氧化碳在体内潴留, 严重者会出现Ⅱ型呼吸衰竭。

2. 肺换气　指肺泡与毛细血管中血液进行气体交换的过程。气体交换通过呼吸膜弥散的形式进行, 呼吸膜厚度、气体的分子量、分子的溶解度、气体分压差都会对肺换气产生影响。肺换气不足可导致低氧血症。

(六) 呼吸系统的防御功能

呼吸系统的防御功能可以有效阻挡有害物质损伤气道和肺组织, 具体如下。

1. 物理防御机制　一方面, 上呼吸道对吸入空气起到加温、加湿并有效过滤空气中的杂质。另一方面, 附着于黏膜层的分泌物、异物刺激呼吸道产生咳嗽、咳痰反射, 有助于有害物质排出。

2. 化学防御机制　免疫球蛋白、溶菌酶、谷胱甘肽、蛋白酶抑制药等可有效防御呼吸道感染。

3. 肺泡巨噬细胞的吞噬作用　对肺泡、肺间质、细支气管周围的吸入性颗粒、微生物起到吞噬和解毒作用。

4. 免疫机制　淋巴细胞、淋巴样组织、淋巴结等具有免疫功能的组织通过细胞免疫和体液免疫发挥防御作用, 以清除侵入的有害物质。

二、呼吸系统疾病的护理评估

(一) 病史

1. 患病过程评估　了解患者患病起病时间、主要症状和伴随症状, 如咳嗽、咳痰、胸闷、咯血等; 患者患病以来的情况, 如体重、饮食、睡眠、排泄等方面的改变, 对于老年人、身体虚弱者需评估日常生活能力; 询问患者发病以来进行的治疗和检查, 包含使用药物种类、剂量、使用方法、效果等。

2. 心理-社会状况评估　充分评估患者、主要照顾者对于疾病的认知程度, 包括疾病的发生-发展-转归等, 了解慢性疾病患者出院后基层社区保健资源的分布; 呼吸系统疾病患者多伴随病程长、病情迁延的特点, 故需要了解患者的心理状态, 包括情绪、行为等方面。关注患者是否有焦虑、抑郁等负面心理。

3. 生活史与家族史　了解患者生活、居住、工作环境, 包括空气污染、毒性物质、烟草接触史等, 有烟酒嗜好的患者需准确记录吸烟、饮酒的年数、量、种类。考虑部分疾病存在遗传的特征 (如支气管哮喘、肺癌), 故需要询问家族史。

(二) 体格检查

1. 全身状态　呼吸系统疾病的发生和加重多与感染有关, 患者可存在体温升高、呼吸脉搏增快。慢性疾病常伴有消瘦、体重下降，部分患者由于长期呼吸困难而呈现皮肤、黏膜、甲床发绀的现象。病情危重的患者可伴有意识障碍。

2. 头颈部　重症肺炎、大叶性肺炎、急性呼吸窘迫综合征等可出现鼻翼扇动，呼吸道感染可伴有咽喉充血、水肿，肺癌淋巴转移患者可触及淋巴结肿大，慢性肺源性心脏病、张力性气胸、哮喘持续状态时可见颈静脉怒张。

3. 胸部　视诊观察呼吸运动类型、呼吸频率和节律，触诊对比两侧胸廓扩张度、语音震颤和胸膜摩擦感，叩诊明确肺上界宽度、肺下界移动范围，听诊判断正常（异常）呼吸音。

4. 腹部与四肢　腹部触诊判断有无肝大，四肢检查判断有无杵状指（趾）。

（三）辅助检查

1. 血常规检查　血常规是判断呼吸系统疾病病因、并发症的常用手段。流感病毒引起的呼吸道感染会导致白细胞计数下降，细菌感染引起的肺炎会导致白细胞计数升高，肺癌患者红细胞计数、血红蛋白水平下降，肺栓塞和肺癌可导致血小板计数升高，变应性鼻炎、支气管哮喘患者嗜酸性粒细胞计数升高，肺炎的患者伴有C反应蛋白水平升高。

2. 痰液检查　通过痰液的外观、黏稠度、气味等特征可初步判断呼吸系统疾病的类型和严重程度。痰液细胞学检查可评估感染程度，痰液细菌学检查查明致病菌，痰液脱落细胞学检查可初步判断肺癌等疾病。

3. 病原微生物培养与药物敏感试验（药敏试验）　病原微生物培养可通过采集呼吸道、血液、胸腔积液标本明确病原体，并根据药敏试验结果选择敏感的抗生素进行治疗。其中，采集痰液标本时，疑似普通细菌感染需留取痰液量＞1ml，真菌感染、寄生虫需留取3～5ml，分歧杆菌需留取5～10ml。采集血培养标本时，需注意每瓶采集量为8～10ml，每次采集2～3瓶，采集最佳时机为寒战、高热初期或使用抗菌药物前。

4. 动脉血气分析　血气分析测定在危重症患者救治中占到重要的地位，有助于了解病情、鉴别诊断、观察疗效和估计预后。该检查可明确缺氧和/或二氧化碳潴留情况，以及机体酸碱状态、电解质紊乱程度等，对于指导氧疗和机械通气参数调节起到关键作用。

5. 影像学检查　影像学检查是诊断呼吸系统疾病的重要手段。胸部X线检查可以观察到肺部、胸膜、纵隔等部位的病变，胸部CT检查可通过X线断层扫描观察到难以发现的较小病变，MRI检查对于鉴别肿瘤与炎症具有较好的效果，支气管造影有助于诊断支气管扩张症、支气管狭窄、支气管异物等疾病。

6. 肺功能检查　肺功能检查是评估肺部功能的重要手段，可准确评估肺容量、通气（换气）功能、气道阻力、呼吸肌力量、肺弥散功能等，对诊断支气管哮喘、慢性阻塞性肺疾病（慢阻肺）、肺纤维化有重要的意义。

三、呼吸系统常见症状和/或体征的护理

（一）咳嗽与咳痰

咳嗽（cough）是延髓中枢受刺激后，引起胸腔突发性地收缩，造成肺部猛烈释放空气的动作。通常伴随声音并反复出现，咳嗽可使气道内分泌物和异物上移，配合咳痰可将分泌物排出。

咳痰（expectoration）是呼吸道内病理分泌物借助于支气管黏膜上皮细胞的纤毛运动、支气管平滑肌的收缩及咳嗽时的气流冲动，将呼吸道内的分泌物从口腔排出的动作。

1. 病因与诱因

（1）咳嗽

1）感染：细菌、病毒为主要病原体，常见于呼吸道感染、肺炎、支气管炎等。

2）理化因素：烟雾、粉尘、吸烟（含二手烟）、刺激性气体、冷空气等。

3）变态反应性疾病：支气管哮喘、咽喉炎等。

4）肿瘤：喉癌、支气管肺癌、纵隔肿瘤等。

（2）咳痰

1）支气管疾病：急（慢）性支气管炎、支气管哮喘、支气管异物、支气管肿瘤、支气管扩张症等。

2）肺部疾病：各类型肺部感染、肺部肿瘤、尘肺、肺气肿、肺水肿、肺梗死等。

3）其他疾病：风湿病、系统性红斑狼疮等。

2. 分类

（1）咳嗽的分类：咳嗽是人体的一种保护性呼吸反射，但长期频繁咳嗽将影响工作和生活，呈现病理状态。

1）按性质分类：咳嗽无痰或痰液量较少称为干性咳嗽，常见于急（慢）性咽喉炎、喉癌、急性支气管炎初期、支气管肿瘤等；咳嗽有痰称为湿性咳嗽，常见于慢性支气管炎、肺炎、肺脓肿等疾病。

2）按时间和规律分类：突发性咳嗽，常见于吸入刺激性气体或异物、肿瘤压迫气管或支气管分叉处；发作性咳嗽，见于百日咳和以咳嗽为主要症状的支气管哮喘（咳嗽变异性哮喘）等；长期慢性咳嗽，多见于慢性支气管炎、支气管扩张症、肺脓肿及肺结核；夜间咳嗽，常见于左心衰竭和肺结核患者。

3）按音色分类：咳嗽伴声音嘶哑，多为声带的炎症或肿瘤压迫喉返神经所致；鸡鸣样咳嗽，表现为连续阵发性剧咳伴有高调吸气回声，多见于百日咳、会厌疾病、喉部疾病或气管受压迫；金属音咳嗽，常见于纵隔肿瘤瘤体压迫气管；咳嗽音低或无力，多见于严重肺气肿和极度衰弱者。

（2）痰液的分类：正常情况下，痰液为无臭、无色略透明的黏液状。病理状态下，则可呈现颜色、气味、量和性状的改变。

1）按颜色分类：白色泡沫样痰或黏痰，见于急（慢）性支气管炎、支气管哮喘等；黄色脓痰，见于化脓性感染；铁锈色痰，见于肺炎链球菌肺炎；金黄色痰，见于金黄色葡萄球菌感染；粉红色泡沫样痰，见于急性肺水肿；黄绿色或翠绿色痰，见于铜绿假单胞菌感染；黑色痰，见于尘肺病。

2）按气味分类：厌氧菌感染时，痰液有恶臭味；大肠埃希菌感染时，痰液伴粪臭味；肺结核、肺癌、支气管扩张症时，痰液伴血腥味。

3）按量分类：痰液量的增减反映炎症性疾病的加重或转归。临床中，24小时痰液量在10～50ml为少量痰，50～100ml属于中等量痰，大于100ml属于大量痰，此时部分患者还会伴随剧烈咳嗽、胸闷、胸痛、呼吸困难等症状，需及时就医。

4）按性状分类：黏液性痰，多见于急（慢）性支气管炎、支气管哮喘、大叶性肺炎初期；浆液性痰见于肺水肿；脓液性痰，常见于细菌性感染疾病，如肺炎、肺脓肿等。支气管扩张症、肺脓肿患者咳痰量大且静止后出现分层现象（上层为泡沫、中层为浆液或浆液脓性、下层为坏死物）。

3. 伴随症状及其特点

（1）症状：具体如下。①发热：常见于急性上、下呼吸道感染，肺结核，胸膜炎。②胸痛：常见于肺炎、支气管肺癌、自发性气胸。③呼吸困难：常见于支气管哮喘、慢性阻塞性肺疾病、重症肺炎、胸腔积液、气道异物等。④咯血：支气管扩张症、肺结核、支气管肺癌多伴有不同程度咯血。⑤大量脓痰：见于支气管扩张症、肺脓肿。

（2）体征：具体如下。①哮鸣音：常见于支气管哮喘、气管异物等。②杵状指（趾）：常见于支气管扩张症、慢性肺脓肿、支气管肺癌。③干、湿啰音：多见于支气管哮喘、肺炎、肺脓肿等疾病。

（3）心理特征：患者可因长期慢性咳嗽或突发剧烈咳嗽、咳痰影响日常生活、饮食、睡眠等情况，继而出现焦虑、抑郁等不良情绪。

4. 护理

（1）主要护理诊断

清理呼吸道无效：与呼吸道分泌物增多、黏稠不易咳出或无效咳嗽有关。

（2）其他护理诊断

1）焦虑：与症状反复发作，影响日常活动有关。

2）潜在并发症：气胸、咯血等。

（3）护理措施

清理呼吸道无效

病情观察：密切观察、判断并记录咳嗽的规律，排痰的颜色、量、气味和性状，正确留取痰液标本并送检。

环境与休息：为患者提供安全舒适、温湿度适宜的室内环境，注意开窗通风，建议患者取半坐卧位或坐位，有利于呼吸和排痰。

饮食护理：考虑患者能量消耗较大，给予足够热量、维生素和蛋白质饮食，同时需增加饮水量，利于保持呼吸道黏膜湿润和痰液稀释，每日饮水量需在1500～2000ml。

口腔护理：痰液量大或伴有异味时，会影响患者心情和食欲。因此，在排痰、雾化治疗和食后应充分指导患者漱口，必要时需进行口腔护理。

促进有效咳嗽与排痰：包括湿化气道、有效咳嗽、胸部叩击、体位引流和机械吸痰。①湿化气道：采用雾化吸入使水分或药物能深而慢地进入气道，到达远端细支气管，促进痰液排出。②有效咳嗽：指导患者有效咳嗽的方法。患者取坐位，先进行5～6次深呼吸，最后一次吸气末短暂屏气同时咽喉部、胸部、腹部收缩，短暂而快速地将气道内痰液一次咳至咽喉部，再将痰咳出。③胸部叩击：通过叩击产生震动使附着于支气管黏膜的痰液脱落，易于排出。适用于身体虚弱、卧床、痰液无法自主排出者。操作方法如下：操作前听诊明确痰液潴留的位置，五指并拢、稍向内合掌，由外向内，由下向上叩击患者背部，力量适中，以患者耐受为宜。边叩击边鼓励患者咳嗽，应注意每次叩击时间为3～5分钟；叩击时间宜选在餐前30分钟或餐后2小时；叩击部位勿超过胸腔范围，不可叩击心前区、脊柱、乳房、骨隆突处。④体位引流：依靠重力作用，使支气管内分泌物流向气管，通过咳嗽排出体外。适用于支气管扩张症、肺脓肿等痰液量较多的患者。但对于心功能不全、严重心血管疾病、明显呼吸困难和发绀、出血性疾病、身体虚弱者，不可采用此方法，具体方法详见“第二章第四节支气管扩张症”。⑤机械吸痰：适用于痰液黏稠无法咳出、意识状态差或建立人工气道的患者。吸痰过程中动作需轻柔，避免损伤呼吸道黏膜；每次吸痰的时间应该小于15秒，以免引起缺氧。吸痰时要严格执行无菌操作，一根吸痰管只能使用一次；如痰液量大，需多次吸痰者，应间隔3～5分钟，待患者耐受后再进行。

（二）咯血

咯血（hemoptysis）是喉及喉以下呼吸道任何部位的血管破裂，血液经喉头至口腔咳出，是呼吸内科常见症状。

1. 病因与诱因　诱发咯血的原因较多，按出血部位可分为以下几类。

（1）支气管疾病：多见于急（慢）性支气管炎、支气管扩张症、支气管肺癌、气道异物、支气管血管瘘等。

（2）肺实质疾病：感染所致咯血见于肺结核、肺脓肿、肺真菌病、病毒性肺炎等，结缔组织疾病相关咯血见于系统性血管炎、肺挫伤等。

（3）肺血管原发病：二尖瓣狭窄、左心衰竭、肺动静脉畸形等。

（4）其他：弥散性血管内凝血（DIC）、应用抗凝药物、血友病等。

2. 主要症状及其特点

（1）先兆表现：患者伴有胸闷、咳嗽、背部疼痛、静息状态下呼吸困难或呼吸音减弱（消失）。

（2）咯血量的判断：临床中可根据咯血量判断咯血严重程度。每24小时咯血量＜100ml视为小量咯血；每24小时咯血量在100～500ml为中等量咯血；大咯血是每24小时咯血量＞500ml，或单次咯血量＞100ml，常见于支气管扩张症、支气管肺癌、肺结核等疾病。

（3）咯血与呕血的鉴别：咯血属于呼吸道出血，伴随咳嗽排出。血液鲜红，部分混有痰液，黑便少见。呕血多见上消化道出血，血液呈暗红或咖啡色，可有柏油样便。

（4）并发症：窒息、休克、肺不张、肺部感染等。

3. 护理

主要护理诊断

1）潜在并发症：有窒息的风险。

2）护理措施：参见本章第四节。

（三）肺源性呼吸困难

肺源性呼吸困难（pulmonary dyspnea）指呼吸器官病变导致吸气和/或呼气障碍，致使有效呼吸面积减少，肺组织弹性降低，血液中氧气缺乏、二氧化碳增多，引起呼吸中枢兴奋的现象。

1. 病因与诱因

（1）上呼吸道病变：常见于喉头水肿、气道内异物、白喉、咽喉壁脓肿、喉癌等。

（2）气管及支气管病变：常见于肿瘤、支气管炎、支气管哮喘、慢性阻塞性肺疾病等。

（3）肺部病变：肺炎、肺栓塞、肺气肿、肺纤维化、急性呼吸窘迫综合征、肺水肿、肺结核等。

（4）胸膜病变：常见于气胸、大量胸腔积液、严重胸膜肥厚等。

（5）纵隔病变：常见于纵隔肿瘤、炎症、畸胎瘤、纵隔气肿等。

（6）胸壁限制性疾病：常见于肋骨骨折、呼吸肌麻痹、重症肌无力等。

2. 主要症状及其特点

（1）吸气性呼吸困难：患者吸气明显费力。具体表现为喘鸣，吸气时出现三凹征（胸骨上窝、锁骨上窝及肋间隙凹陷），听诊可闻及高调哮鸣音。常见于气管狭窄，喉头水肿、气道内异物和肿瘤等。

（2）呼气性呼吸困难：与肺泡弹性减弱、支气管痉挛引起狭窄或阻塞有关。主要表现为呼气费力、呼气相延长，听诊可闻及哮鸣音。常见于慢性阻塞性肺疾病、支气管哮喘等。

（3）混合性呼吸困难：与肺部或胸膜疾病导致呼吸面积减少有关。表现为吸气、呼气均感费力，呼吸频率增快、深度变浅。常见于肺炎、胸腔积液、气胸等。

3. 护理

（1）主要护理诊断

1）气体交换受损：与小气道痉挛、肺泡呼吸面积减少、肺通气和/或换气功能障碍有关。

2）活动耐力下降：与长期频繁咳嗽影响进食或消耗过多有关。

（2）护理措施

1）气体交换受损

病情观察：监测患者生命体征和血氧饱和度，观察呼吸的频率、节律和深度判断呼吸困难的程度。病情严重者应安置于抢救室或重症监护室，严密监测生命体征、意识状态，以及有无胸痛、发绀表现，必要时可进行动脉血气分析。

环境与休息：提供安静舒适、温湿度适宜、远离变应原的病房环境。给予坐位或半坐位，有利于呼吸。

保持呼吸道通畅：鼓励患者咳痰，意识不清者可经口腔吸痰。必要时做好气管插管或气管切开的准备。

氧疗与机械通气：依据呼吸困难类型、严重程度，制订合理的氧疗方案或行机械通气治疗。氧疗过程中，准确记录用氧方式、时间、氧流量和氧浓度，评估用氧效果。使用高浓度高流量吸氧时，需严格控制吸氧时长，防止氧中毒。

用药护理：遵医嘱给予支气管扩张剂或兴奋药，观察用药效果和不良反应。

心理护理：呼吸困难会使患者产生焦虑、恐惧、紧张的情绪，继而加重呼吸困难。护理人员应给予心理支持，充分安慰和陪伴，保持患者情绪稳定。

2）活动耐力下降

姿势与体位：协助患者采取舒适体位，如半坐卧位或坐位，以利于膈肌运动，促进腹肌收缩和增加腹压。

环境：保持室内空气清新及温度、湿度适宜，减少刺激性气体或物品的接触。减少接触冷空气，寒冷季节外出时，应注意保暖。

饮食护理：鼓励患者多饮温水，湿化气道，少食多餐，避免进食刺激性食物。嘱患者戒烟酒。

用药护理：剧烈刺激性的干咳患者，遵医嘱给予适量镇咳药并观察不良反应。

四、呼吸系统疾病常用诊疗技术

（一）支气管镜检查术

纤维支气管镜是一种用于观察和诊断呼吸系统疾病的常用工具，可以直接观察到气管、支气管及肺部的微小变化，留取标本进行进一步检查，从而为诊断疾病提供重要的诊断依据。

1. 适应证

（1）原因不明的咯血或痰中带血。

（2）原因不明的咳嗽，难以用吸烟或气管炎症解释，或者疑似支气管、肺部肿瘤者。

（3）原因不明的喘息、喘鸣，需排除大气管梗阻或狭窄。

（4）支气管阻塞，表现为局限性肺气肿、局限性干啰音或哮鸣音，以及阻塞性肺炎或肺不张。

（5）痰细胞检查阳性，肺内未找到病变者。

（6）原因不明的声音嘶哑、喉返神经麻痹或膈肌神经麻痹。

（7）诊断不明的支气管、肺部疾病或肺部疾病诊断困难，需通过内镜做活检、刷检或冲洗进行细胞学及细菌学检查者。

（8）难以解释的痰液中找结核抗酸杆菌或肺结核并发肺癌者。

（9）治疗方面，如清除气道分泌物、治疗肺不张、止血、引导气管插管等。

2. 禁忌证

（1）一般状况差，身体虚弱者。

（2）肺功能严重受损，呼吸困难明显者。

（3）严重心脏病，心功能不全或频发心绞痛，明显心律失常者。

（4）严重高血压者。

（5）主动脉瘤，有破裂危险。

（6）近期大咯血、哮喘急性发作者需暂缓进行。

（7）有大出血倾向、凝血机制异常者。

（二）胸腔穿刺术

胸腔穿刺术（thoracentesis）是用于检查胸腔积液的性质，抽气、抽液减轻压迫症状，或者通过穿刺途径向胸腔内给药的一种诊疗技术。

1. 适应证

（1）诊断性穿刺：进行胸腔积液的常规、生化、微生物学及细胞学检查，明确积液性质，探索病因。

（2）治疗性穿刺：①抽出胸腔内积液、积气，减轻压迫，促进肺复张，缓解呼吸困难等症状。②冲洗胸腔，治疗脓胸。③作为给药途径，注入抗生素、抗癌药物、促胸膜粘连药物等。

2. 禁忌证

（1）体质衰弱、病情危重、心肺等器官的功能严重受损、恶病质等难以耐受穿刺术者。

（2）麻醉药物过敏者。

（3）有严重凝血功能障碍及出血倾向者，如未纠正凝血障碍不宜穿刺。

（4）疑为胸腔棘球蚴病者，穿刺可致感染扩散。

（5）穿刺部位或周围有感染者。

（6）患有精神疾病或不配合者。

（三）肺穿刺

肺穿刺是通过皮肤和肺部组织的穿刺，将针头或导管插入肺部取出组织或细胞、液体等，进行病理学组织与细胞学检查，以明确病灶的性质或病理类型，达到明确诊断的操作。

1. 适应证

（1）位于胸膜下或距离胸膜不远的肺外局限性病变性质不明者。

（2）弥漫性肺部疾病性质不明者，但经胸壁肺穿刺对这类疾病的诊断价值不高。

2. 禁忌证

（1）呼吸功能或心功能极差，评估不能耐受或有可能因穿刺造成气胸者。

（2）有出血倾向者。

（3）病变不能排除因血管畸形所致者。

（4）怀疑病变是肺包虫囊肿者。

（5）肺大疱位于穿刺部位附近或有严重肺气肿者。

（6）穿刺点皮肤有化脓性感染者。

知识拓展

肺康复训练

肺康复是在正确诊断、治疗、教育和心理支持的基础上，为患者提供个性化方案，改变慢性呼吸疾病患者结局的重要手段。有助于改善呼吸功能、减轻症状、提高活动耐力、促进疾病稳定。临床中肺康复需在疾病初期、病情变化、结束干预前进行常规评估、呼吸系统评估、静脉栓塞评估、烟草依赖等八个方面进行评估，实施戒烟指导、氧疗、运动管理、营养管理、心理护理等并贯穿全程。

资料来源：宫玉翠，陈洁雅，李平东，等. 慢性呼吸疾病肺康复护理专家共识［J］. 中华护理杂志，2020，55（5）：709-710.

思考题

1. 简述肺通气的原理。

2. 简述三种呼吸困难的不同。

3. 患者，女，68岁。因支气管扩张症入院，护士发现患者突然咯血150ml后咳嗽突然中断，呼吸极度困难，喉部有痰鸣音，表情恐怖，面目狰狞，双手乱抓。

请问：

（1）请结合病例，提出该患者可能存在的护理诊断。

（2）该患者最有可能发生的并发症是什么？

（3）护士应首先采取的措施是什么？

小结

第二节　急性呼吸道感染

一、急性上呼吸道感染

（一）概述

急性上呼吸道感染（acute upper respiratory tract infection，AURI）是由各种原因引起的上呼吸道炎症，简称上感，俗称“感冒”，是呼吸系统最常见的疾病。主要由病原体侵犯鼻、咽、喉部和扁桃体引起急性炎症反应。

AURI全年均可发生，冬、春季常见，有较强的传染性，多数预后良好，重症和并发症较少。儿童、老年人、孕妇及慢性疾病患者为该病的易感人群。

（二）病因与发病机制

1. 病因

（1）病毒感染：最常见。多种病毒可引起急性上呼吸道感染，如鼻病毒、冠状病毒、流感病毒、呼吸道合胞病毒等。

（2）细菌感染：较少见。常直接发生或继发于病毒感染后，如溶血性链球菌、肺炎链球菌、流感嗜血杆菌等。

（3）其他因素：空气污染、气温变化、免疫功能低下、混合感染等。

2. 发病机制

（1）机体防御功能降低：当人体免疫力下降时，上呼吸道黏膜屏障功能减弱，易受到外界病原体的侵袭。

（2）呼吸道局部防御降低：正常情况下，黏膜分泌黏液、纤毛运动及咳嗽反射等可清除呼吸道内的病原体。当局部防御机制受损时，病原体易在呼吸道内滞留并繁殖，导致感染。

（三）临床表现

1. 普通感冒　主要症状包括发热、喉咙痛、头痛、咳嗽、流涕、乏力等。患者常伴有鼻黏膜充血、水肿、分泌物增多、咽部轻度充血等体征改变。

2. 急性病毒性咽炎和喉炎　主要症状为咽喉不适、灼热感、咽喉疼痛、声音嘶哑等。患者可见咽喉部充血、水肿、有黏性分泌物或局部溃疡等。

3. 急性咽扁桃体炎　主要症状为明显咽痛、畏寒、发热，体温可达39℃以上。查体可见咽部红肿明显。

4. 并发症　鼻窦炎、中耳炎、肺炎、风湿热、病毒性心肌炎等。

（四）辅助检查

1. 血常规　病毒感染时，白细胞计数多正常或偏低，淋巴细胞比例升高。细菌感染时，白细胞计数正常或增多，可伴有中性粒细胞增多或核左移。

2. 病原学检查　常通过采集血清标本、咽拭子标本等进行微生物检测，区分病毒感染和细菌感染。

（五）诊断要点

根据鼻咽部的症状和体征，结合实验室检查结果及胸部X线检查阴性结果，可做出临床诊断。必要时需借助病毒分离、血清学检查和细菌培养等明确病原体。临床中还需与变应性鼻炎等鉴别。

（六）治疗要点

1. 对症治疗

（1）一般治疗：高热、病情较重或年老体弱者应卧床休息，多饮水，保持室内空气流通，防止受凉。

（2）头痛、发热、肌肉酸痛：酌情应用解热镇痛药，如对乙酰氨基酚0.5g，每4～6小时1次；复方阿司匹林每次0.3～0.6g等。

（3）鼻塞、鼻黏膜充血、咽痛：应用盐酸伪麻黄碱等收缩黏膜血管药物或使用1%麻黄碱滴鼻。

（4）打喷嚏、流涕：感冒可致鼻黏膜敏感性增高，打喷嚏、流涕频繁，可选用马来酸氯苯那敏或苯海拉明等抗组胺药物。

（5）咳嗽：对于咳嗽明显者，可给予右美沙芬、喷托维林、可待因等镇咳药物。

2. 病因治疗 通常无须进行积极的抗病毒治疗，伴有细菌感染时，可经验性使用抗菌药物治疗。

3. 中医中药治疗 对于病毒感染效果较好，如板蓝根、小柴胡颗粒等。

（七）护理

1. 主要护理诊断 舒适度减弱：与呼吸道病毒（细菌）感染引起鼻塞、流涕有关。

2. 其他护理诊断

（1）体温过高：与呼吸道病毒（细菌）感染有关。

（2）有体液不足的危险：与口咽干燥水分蒸发快，高热退热后大量出汗有关。

3. 护理目标

（1）患者体温控制在37.0℃以内。

（2）患者能够在协助下自行排痰。

（3）患者未发生高热惊厥和其他并发症。

4. 护理措施

舒适度减弱

1）休息与活动：发热时应卧床休息，注意开窗通风，保持病房内空气清新。调整至适宜的温度、湿度。

2）饮食护理：给予高蛋白、高维生素、热量充足、清淡易消化饮食，避免刺激性食物，鼓励患者多饮水。

3）病情观察：观察患者体温变化，注意有无并发症发生。如咳嗽加重、咳脓痰、体温升高，提示可能存在下呼吸道感染；如发热、头痛加重伴脓性鼻涕，可能伴有鼻窦炎；如恢复期出现心悸、胸闷、胸痛，提示合并病毒性心肌炎；若出现水肿、血尿、高血压，提示并发肾小球肾炎。

4）对症护理：高热患者应进行物理降温，必要时遵医嘱应用药物，热退出汗时，及时更换衣物，保持皮肤清洁干燥，注意保暖。进餐和咳痰后应给予漱口和口腔护理。

5）用药护理：应用抗生素治疗者，密切观察有无迟发型变态反应；应用解热镇痛药注意多饮食和保暖，避免大量出汗引起寒战和虚脱。

6）避免交叉感染：病毒和细菌可通过飞沫传播，应减少探视，保持距离，不与患者使用同一套餐具。患者打喷嚏、咳嗽、咳痰时，不宜面对他人，可使用纸巾遮挡。患者用过的物品需及时清洁消毒。

5. 护理评价

（1）患者能够达到预期护理目标，体温恢复正常。

（2）患者咳嗽、咳痰、头痛、肌肉酸痛等症状减弱或消失。

（3）患者住院期间未发生高热、惊厥。

6. 健康指导

（1）疾病知识指导：避免诱发因素，减少与患者直接接触，防止交叉感染；注意保暖，避免受凉、淋雨；感冒高发季节减少去公共场所的频率。鼓励患者痊愈后增强体质，每日保持适度的运动，劳逸结合，避免熬夜。

（2）用药指导：对于易感人群，鼓励注射流感疫苗或选择增强免疫力的药物。

（3）识别并发症：如长时间药物治疗后症状不缓解，甚至加重，出现中耳炎、水肿、血尿等症状，应及时就医。

二、急性气管-支气管炎

（一）概述

急性气管-支气管炎（acute tracheo-bronchitis）是由感染、理化因素刺激或过敏因素引起的气管支气管黏膜的急性自限性疾病。起病急，多发生于秋冬季节和气候寒冷地区。流感高发时期，该病发生率可增高。

（二）病因与发病机制

感染、非感染性因素均可导致疾病发生。

1. 感染　是最主要病因，包括细菌感染如流感嗜血杆菌、肺炎球菌等，病毒感染如腺病毒、流感病毒、冠状病毒，以及支原体、衣原体等。

2. 理化因素　气管、支气管因吸入过冷空气、粉尘、刺激性气体或烟雾使黏膜受到急性刺激和损伤。

3. 变态反应　对花粉、有机粉尘、真菌孢子或细菌蛋白质过敏，引起炎症。

（三）临床表现

1. 症状　呼吸道症状常作为首发症状出现，如咳嗽、咳痰。早期为干咳或伴少量黏痰，随后出现黏液脓痰或脓性痰，痰液量增多，偶尔可见痰中带血；咳嗽加重，可持续2～3周，甚至演变成慢性支气管炎。全身症状轻，伴有发热，大多数患者可在3～5天体温降至正常。

2. 体征　听诊时呼吸音增粗，两肺可闻及干、湿啰音，位置不固定。气道痉挛时，可闻及哮鸣音。

（四）辅助检查

1. 血常规　细菌感染时，白细胞和中性粒细胞计数升高；病毒感染时，白细胞计数正常。
2. 痰液检查　痰涂片细菌培养可明确致病菌。
3. 影像学检查　胸部X线片多无异常或仅有肺纹理增粗。

（五）诊断要点

根据病史、咳嗽和咳痰，两肺散在干、湿啰音，结合X线检查结果和周围血象，即可诊断。

（六）治疗要点

本病无特异性治疗药物，临床以对症治疗为主，最大限度地减轻症状，避免并发症的发生。

1. 镇咳　对于咳嗽频繁或剧烈咳嗽严重影响睡眠、工作、生活者，可酌情应用药物，如右美沙芬，每次30mg，口服，每6～8小时1次；喷托维林，每次25mg，口服，3～4次/天。

2. 祛痰　溴己新、乙酰半胱氨酸、氨溴索等均有化痰作用。

3. 抗感染治疗　普通感冒无须使用抗生素。对于满足1年内曾住院治疗、口服皮质类固醇、糖尿病或充血性心力衰竭其中之一且年龄≥80岁的患者，或者存在两项且年龄≥65岁的患者，可酌情使用抗菌药物。一般可选用青霉素类药物、头孢菌素、大环内酯类药物或氟喹诺酮类药物。

（七）护理

1. 主要护理诊断

清理呼吸道无效：与呼吸道感染、痰液黏稠有关。

2. 其他护理诊断

（1）气体交换受损：与炎症引起的气道痉挛有关。

（2）体温过高：与病毒（细菌）感染有关。

3. 护理目标

（1）患者咳嗽、咳痰等症状减弱或消失。

（2）患者舒适度增加。

（3）患者体温下降，恢复至正常。

4. 护理措施

清理呼吸道无效

1）休息与体位：协助患者取坐位或半坐位，有助于改善呼吸和咳嗽排痰。

2）促进排痰：指导患者深呼吸、有效咳嗽的方法，协助患者叩背排痰，必要时遵医嘱行体位引流和机械吸痰、雾化吸入等。

3）饮食护理：进食高热量、高维生素、清淡易消化的食物，多饮水。避免刺激性食物，戒烟酒。

4）用药护理：遵医嘱口服、静脉或雾化使用乙酰半胱氨酸等化痰药物，注意观察效果和不良反应。

5. 护理评价

（1）患者能够达到预期护理目标。

（2）患者生命体征恢复正常。

（3）患者咳嗽、咳痰等症状减弱或消失。

6. 健康指导

（1）疾病预防指导：积极预防急性上呼吸道感染，避免诱发因素。增强体质，提高呼吸道抵抗力。

（2）疾病知识指导：加强休息避免劳累，合理饮食，遵医嘱用药，如2周后症状不缓解，甚至加重应及时就医。

知识拓展

急性气管－支气管炎的中医疗法

急性气管－支气管炎任何季节均可发病，常见于冬季和秋冬交替季节。多为“风、寒、暑、湿、燥、火”六淫之邪和烟尘秽浊之气侵袭肺系所致。治疗方面：一是以宣降肺气止咳为治疗原则，可随风寒、风热、风燥等邪气不同而给予疏风散寒、疏风清热、疏风润燥等；二是重视降气化痰，使气顺痰消，则咳嗽易止；三是注意固护正气；四是注意长期调补预防发病。

资料来源：中华中医药学会肺系病分会，中国民族医药学会肺病分会．急性气管－支气管炎中医诊疗指南［J］．中国循证医学杂志，2021，21（12）：1365-1372.

小结

思考题

1．简述急性上呼吸道感染的常见护理措施。

2．患者，女，35岁。2天前无明显诱因下出现发热、咳嗽，体温最高37.5℃。伴有心悸、气短，无胸痛、发热、咯血、盗汗，无头痛、头晕、恶心、呕吐。患者在家未行特殊治疗，今来院就诊，查胸部CT示未见明显异常。以“急性支气管炎”收入院。患者自发病以来，神志清，饮食及睡眠均欠佳，二便正常。

请问：

（1）请结合病例，提出该患者可能存在的护理诊断。

（2）结合首优护理诊断，应给予哪些护理措施？

（3）1周后，该患者痊愈出院，出院前，护士应如何对其进行健康宣教？

第三节　肺部感染性疾病

一、肺炎概述

（一）概述

肺炎（pneumonia）是终末气道、肺泡和肺间质的炎症，可由病原微生物、理化因素、免疫损伤等引起，是呼吸道的常见病和多发病。

据世界卫生组织（WHO）报告，以肺炎为首的下呼吸道感染性疾病是引起死亡的第四大死因，2019年全球近260万人因肺炎死亡。多数情况下，肺炎预后不留瘢痕，肺的结构和功能能够恢复正常，但金黄色葡萄球菌、铜绿假单胞菌、肺炎克雷伯菌、真菌引起的肺炎可能导致肺组织坏死病变，形成空洞。高龄患者及有长期大量吸烟史、慢性心肺基础疾病史、低蛋白病史患者，通常住院时间较长，预后欠佳。

（二）分类

1. 按解剖分类

（1）大叶性肺炎：主要由肺炎链球菌感染引起，病变起始于肺泡，一般发生在单侧肺，多见于左肺下叶，也可同时或先后发生于两个以上肺叶，并迅速扩展至整个肺段，又被称为肺泡性肺炎。常骤然起病，多见于青壮年。

（2）小叶性肺炎：病变始于细支气管，并向周围或末梢肺组织发展，形成以肺小叶为单位、呈灶状散布的肺化脓性炎症。因病变以支气管为中心，故又称支气管肺炎。好发于小儿和年老体弱者。

（3）间质性肺炎：是多种原因引起的肺间质炎性和纤维化疾病，病变分布在支气管、细支气管和血管周围，以及小叶间隔的结缔组织内。早期的症状比较轻，缺乏特异性。

2. 按病因分类　感染性因素和非感染性因素均可导致肺炎发生，本节主要围绕感染性因素展开讨论。

（1）细菌性肺炎：最常见。致病菌包括革兰阳性菌如肺炎链球菌、金黄色葡萄球菌和革兰阴性杆菌如铜绿假单胞菌、流感嗜血杆菌等。

（2）病毒性肺炎：由腺病毒、冠状病毒、流感病毒等引起。

（3）非典型病原体所致肺炎：支原体、衣原体、军团菌等。

（4）真菌性肺炎：白念珠菌、曲霉菌、新型隐球菌、毛霉菌等。

（5）其他病原体：立克次体、寄生虫、原虫等。

3. 按患病环境分类

（1）社区获得性肺炎（community acquired pneumonia，CAP）：是在医院外罹患的感染性肺实质炎症，包括具有明确潜伏期的病原体感染而在入院后平均潜伏期内发病的肺炎。常见病原菌为肺炎链球菌和流感嗜血杆菌。

（2）医院获得性肺炎（hospital acquired pneumonia，HAP）：又称医院肺炎，指患者入院时不存在也不处于感染潜伏期，住院48小时后发生的肺炎。使用呼吸机、长期营养不良、潜在的心肺疾病、胃酸缺乏、免疫疾病等均可诱发HAP。常见致病菌为铜绿假单胞菌、大肠埃希菌和肺炎克雷伯菌。

4. 诊断要点

（1）明确诊断：根据患者症状、体征变化，结合实验室检查、影像学检查可确诊疾病。

（2）评估严重程度：确诊肺炎的患者需进行肺炎严重程度的评估。根据评估结果决定患者在门诊、普通病房或重症监护病房（ICU）治疗。这既能保障重症患者能够得到及时医治，还能确保医疗资源的合理分配。

1）CAP严重程度评估：CURB-65是判断CAP患者是否需要住院治疗的参考标准，包含5个条目，每条1分。其中，C为意识障碍，U为血尿素氮＞7mmol/L，R为呼吸频率≥30次/分，B为血压（收缩压≤90mmHg或舒张压≤60mmHg），65为患者年龄≥65岁。0～1分：原则上门诊治疗即可。2分：建议住院或在严格随访下进行院外治疗。3～5分：应住院治疗。但任何评分系统都应结合患者年龄、基础疾病、社会经济状况、胃肠功能及治疗依从性等综合判断。

2）重症肺炎评估：参考中华医学会呼吸病学分会修订的《中国成人社区获得性肺炎诊断和治疗指南（2016年版）》，如符合1项主要标准或3项及以上次要标准，即可诊断重症肺炎。①主要标准：具体如下。a.呼吸衰竭：需气管插管进行机械通气。b.循环衰竭：脓毒症休克或者经过积极的液体复苏后，仍需使用血管活性药。②次要标准：呼吸频率≥30次/分；患者的氧合指数≤250mmHg；胸部CT显示肺部出现多肺叶的浸润病变；出现意识障碍或定向障碍；血尿素氮≥7.14mmol/L；收缩压＜90mmHg，需要积极的液体复苏。

（3）确定病原体：通过痰涂片、痰培养、咽拭子采集、血象、胸腔积液检查有助于明确病原体，给予对症治疗。

5. 治疗要点

（1）抗感染治疗：是治疗肺炎最主要环节。可结合降钙素原（procalcitonin，PCT）的指标判断是否进行抗生素治疗。若PCT＜0.25ng/ml，一般无须使用抗生素；若PCT＞0.5ng/ml，符合用药指征。未明确致病菌前，可结合患者临床表现和近期收治患者特征进行经验性治疗，尽量选择广谱抗生素。之后参考细菌培养结果和药物敏感试验，给予特异性的抗生素治疗。抗生素治疗需在使用后48～72小时评价效果，抗生素治疗有效表现为24～72小时后体温下降，症状改善、白细胞逐渐降低或恢复正常。因病灶吸收缓慢，胸部X线片改变不明显。

（2）对症治疗：针对患者出现的咳嗽、咳痰、胸痛、高热等情况，给予镇咳、祛痰、补液、吸氧等处理，改善呼吸，供给营养，维持水、电解质、酸碱平衡。

（3）预防并及时处理并发症：伴随病情变化，肺炎链球菌肺炎、金黄色葡萄球菌肺炎等均有发生感染性休克的可能，应密切观察休克先兆，及时进行抗休克治疗。

二、细菌性肺炎

（一）肺炎链球菌肺炎

1. 概述　肺炎链球菌肺炎（streptococcal pneumoniae pneumonia）是由肺炎链球菌引起的肺部感染。通常起病急，以高热、咳嗽、寒战、血痰和胸痛为主要表现。

肺炎链球菌肺炎占全部CAP患者的半数以上，冬季与初春好发，多与呼吸道病毒感染相伴行。好发于无基础疾病的青壮年和老年人，通过及时、正确的抗菌药物治疗，绝大多数患者预后良好。但年老体弱、心肺功能差、免疫缺陷、病变广泛，导致多处肺叶受累或合并其他并发症者预后不佳。

2. 病因与发病机制

（1）病因：肺炎链球菌肺炎的主要病因是机体免疫力低下。当人体免疫力减弱时，易感染肺炎链球菌。此外，一些不良的生活习惯、环境因素、长期的精神压力等也可能影响免疫力，从而增加感染的风险。

（2）发病机制

1）入侵与定植：肺炎链球菌属于革兰阳性球菌，通过飞沫吸入、直接接触等途径进入人体，于口咽部定植，当机体免疫力低下时，细菌会迅速繁殖并扩散至下呼吸道，引起肺部炎症。

2）炎症反应：肺炎链球菌通过释放毒素和酶类物质，造成肺组织细胞受损，使肺组织产生充血、水肿和炎症反应。同时，细菌还可激活机体的免疫系统，释放大量炎症介质，如白细胞介素、肿瘤坏死因子等，进一步加重炎症反应。

3. 临床表现

（1）诱因：患者发病前多有淋雨、受凉、劳累、酗酒史或伴有上呼吸道感染的前驱症状。

（2）症状：该病起病急骤，体温升高，可至39～40℃，呈稽留热，伴寒战、全身肌肉酸痛，食欲缺乏；患者常伴有咳嗽、咳痰，痰液量较少，痰中可带血丝或呈铁锈色痰；胸痛，常在咳嗽或深呼吸时，痛感加重。

（3）体征：患者呈急性面容，面颊绯红，鼻翼扇动，皮肤灼热，口唇干燥或口周有单纯性疱疹，病变广泛时，可出现心率增快，发绀。患者早期患侧胸廓呼吸运动幅度减小、听诊呼吸音降低。中期为肺实变体征：触诊语颤音增强、叩诊呈浊音、听诊可闻及病理性支气管呼吸音和干、湿啰音，炎症累及胸膜时，伴胸膜摩擦音。

（4）并发症：感染性休克、胸膜炎、脓胸、心包炎等。

4. 辅助检查

（1）血常规检查：白细胞计数升高，中性粒细胞比例＞0.8，并有核左移或中毒颗粒。年龄体弱、免疫力低下者白细胞计数可不升高。

（2）痰涂片：革兰染色阳性及荚膜染色阳性。

（3）痰培养及血培养：明确病原体检查。

（4）影像学检查：肺炎早期，X线片显示肺纹理增粗，受累肺叶模糊。进展期，因肺泡内炎性渗出物增多，可见大片炎性浸润影或实变影，部分患者可见支气管充气征。伴胸腔积液者、肋膈角消失。消散期，X线片显示炎性浸润逐渐吸收，出现“假空洞”，多数患者可在3～4周内病灶消失。

5. 诊断要点　可结合症状、体征、X线检查结果，做出初步判断。病原菌检查是确诊本病的主要依据。

6. 治疗要点

（1）抗菌药物治疗：首选青霉素。一般疗程为14日，或者在退热后3日停药或改口服药物治疗，维持数日。青霉素过敏者，可使用喹诺酮类药物。

（2）支持治疗：降温、吸氧、镇咳化痰、补液、镇痛等。

（3）并发症处理：高热患者体温常在用药后24小时开始消退，或者在数日内逐渐下降，若3日后体温仍无法降低或下降后再次升温者，需考虑是否出现肺外感染如脓胸、心包炎或混合菌感染，并对症治疗。

（二）葡萄球菌肺炎

1. 概述　葡萄球菌肺炎（staphylococcal pneumonia）是葡萄球菌引起的急性肺部化脓性炎症，是医院获得性肺炎的常见类型。常发生于有慢性基础疾病或免疫功能受损的患者，病情较轻、经过及时有效的治疗者，预后通常良好。但免疫力低下、伴有严重并发症（如气胸、脓胸、支气管胸膜瘘）的患者，预后可能较差，死亡率较高。

2. 病因　葡萄球菌为革兰阳性球菌，可分为凝固酶阳性的葡萄球菌（如金黄色葡萄球菌）和凝固酶阴性的葡萄球菌（如表皮葡萄球菌），主要致病物质是毒素（如溶血毒素、杀白细胞素、肠毒素等）和酶，血浆凝固酶是化脓性感染的主要原因。

3. 主要感染途径　分为呼吸道传播和血源播散。

（1）呼吸道传播：呈大叶性分布或呈广泛融合性支气管肺炎，可导致肺气囊肿，囊肿破溃后可形成气胸、脓气胸等并发症。

（2）血源播散：皮肤葡萄球菌感染（如疖、痈、毛囊炎、蜂窝织炎、创口感染等）经血液循环，引起多处肺实变，形成多发性肺脓肿。

4. 临床表现

（1）症状：起病急骤，寒战、高热，体温高达39～40℃；胸痛、咳嗽、咳痰，痰量多，痰液颜色由黄痰逐渐变为脓血样痰或粉红色乳样痰；病情严重者，患病早期即可出现周围循环衰竭，老人、身体虚弱或HAP者症状可不典型。

（2）体征：早期可无阳性体征，与严重的中毒症状和呼吸道症状不相称，之后单侧或双侧肺部可闻及散在湿啰音。病情严重者或病变范围较大者可出现肺实变体征。

（3）并发症：气胸、脓气胸、支气管胸膜瘘、化脓性心包炎、脑膜炎等。

5. 辅助检查

（1）血液检查：血白细胞计数［（15～30）×10^9/L］和中性粒细胞比例明显增高，伴核左移、中毒颗粒、C反应蛋白增高。白细胞总数降低多提示预后严重。

（2）胸部X线检查：检查显示多处肺段或肺叶实变、空洞形成和肺气囊肿，并有易变性特征，表现为一处病变影像消失，另一处出现新病灶。

（3）其他检查：痰液、胸腔积液、血液和肺穿刺物培养检出葡萄球菌阳性具有诊断价值。

6. 诊断要点　根据典型临床表现、结合患者免疫力低下、全身中毒症状、X线征象、呼吸道分泌物涂片及培养可做出诊断。但本病早期临床表现与X线改变不相称，不易诊出。建议行肺CT检查有助于早期诊断。

7. 治疗要点

（1）抗菌药物治疗：应用敏感抗生素。可选用耐青霉素酶的半合成青霉素如苯唑西林钠、氯唑西林等或头孢菌素类如头孢呋辛钠等，联合使用氨基糖苷类如阿米卡星等。由于本病病程相对较长，故需遵循早期、联合、足量、交替、静脉给药原则，不宜频繁更换抗菌药物。

（2）支持治疗：降温、充分休息、补充能量、吸氧、脓胸或脓气胸积极引流等。

三、其他病原体所致肺部感染

（一）肺炎支原体肺炎

1. 概述　肺炎支原体肺炎（mycoplasmal pneumoniae pneumonia）是由肺炎支原体引起的下呼吸道感染。易在人群密集的环境中发生，主要通过飞沫传播和直接接触传播，好发于冬、春季。儿童和青少年为本病的易感人群。此外，老年人、慢性疾病患者和免疫系统较弱者也容易感染。

2. 病因与发病机制　肺炎支原体通过飞沫传播，侵入呼吸道黏膜上皮细胞并繁殖，引起局部炎症和免疫反应，导致肺组织损伤。

3. 临床表现

（1）咳嗽：咳嗽初期干咳，后转为顽固性剧烈咳嗽，常伴有黏稠痰液，偶带血丝。

（2）发热：呈现持续性的中度发热，体温多在37.5～38.5℃，热程为2～3周，少数患者可达数月。部分患者呈高热，体温为39～40℃。

（3）其他症状：部分患者存在腹泻、乏力、淋巴结肿大、肌肉酸痛、胸腔积液等症状。

4. 辅助检查

（1）血常规检查：白细胞计数通常正常或略高、略低，中性粒细胞、嗜酸性粒细胞略高，血小板减少。

（2）影像学检查：X线片示肺部多种形态的浸润影，呈节段性分布，以肺下野为多见，病变通常3～4周后自行消散。

（3）肺炎支原体特异性抗体检测：约2/3的患者冷凝集试验阳性。

（4）肺炎支原体抗原检测：可用于临床早期快速诊断，直接检测呼吸道标本中肺炎支原体抗原。

5. 诊断要点　支原体肺炎诊断需结合临床症状、肺部X线检查和实验室检查结果。

（1）临床症状：头痛、乏力、肌痛、鼻咽部病变、咳嗽、胸痛、脓痰和血痰。

（2）X线检查：胸部X线检查示肺部呈段性分布的纹理增加及网织状阴影。

（3）实验室检查：冷凝集试验。肺炎支原体感染引起的原发性非典型性肺炎患者的血清中常含有较高的寒冷红细胞凝集素，可与患者自身红细胞或“O”型人红细胞于4℃条件下发生凝集，在37℃时又呈可逆性完全散开。正常人血清抗红细胞抗原的IgM冷凝集素效价＜1∶16，效价＞1∶32为阳性（4℃）。

6. 治疗要点　以对症治疗为主，给予降温、镇咳、化痰、吸氧的处置。药物治疗首选大环内酯类药物如红霉素、阿奇霉素或氟喹诺酮类抗生素如左氧氟沙星等。

（二）肺炎衣原体肺炎

1. 概述　肺炎衣原体肺炎（chlamydia pneumoniae pneumonia）是由衣原体引起的急性肺部炎症，肺炎衣原体是导致衣原体肺炎的主要病原体。不同年龄人群均易感，主要发生于学龄儿童，可重复感染。

2. 病因与发病机制　肺炎衣原体是一种人类致病原，传播方式为人-人传播，主要通过呼吸道飞沫传播，也可通过污染物传播。

3. 临床表现　起病隐匿，早期表现为上呼吸道感染症状。临床上与肺炎支原体肺炎相似。通常症状较轻，表现为发热、寒战、肌痛、干咳、非胸膜炎性胸痛、头痛、不适和乏力，少有咯血。听诊肺部偶可闻及湿啰音。

4. 辅助检查

（1）血液检查：白细胞多正常或略高，红细胞沉降率增快。

（2）肺炎衣原体培养：取鼻咽部或咽后壁拭子、气管和支气管分泌物、肺泡灌洗液等标本培养。

（3）微量免疫荧光试验：是目前国际上最常用的肺炎衣原体血清学诊断方法。

（4）影像学检查：胸部X线片开始主要表现为单侧肺泡浸润，以后可进展为双侧间质和肺泡浸润。

5. 诊断要点　肺炎衣原体肺炎的临床表现及X线检查均无特异性，确诊依赖实验室检查。应用聚合酶链反应（PCR）进行检测对明确诊断有很大帮助。

6. 治疗要点　首选治疗为红霉素。除此之外，肺炎衣原体对氟喹诺酮类药物敏感，如氧氟沙星或托氟沙星，可用于成人患者的治疗，但不推荐儿童使用。

（三）病毒性肺炎

1. 概述　病毒性肺炎（viral pneumonia）是上呼吸道病毒感染、向下蔓延所致的肺部炎症。一年四季均可发生，多见于冬、春季，可暴发或散发流行，好发于小儿。

2. 病因与发病机制　病毒性肺炎为吸入性感染，引起成人肺炎的常见病毒为甲型流感病毒、乙型流感病毒、腺病毒、副流感病毒、呼吸道合胞病毒、冠状病毒等。病毒主要通过飞沫传播，也可通过接触污染的物品传播，传播广泛而迅速。以冬、春季多见，暴发或散在流行。婴幼儿、老年人、慢性基础病患者、免疫力差患者易发病，此类患者患病后有可能病情较重，严重者可导致死亡。患者可同时受一种以上病毒感染，并常继发细菌感染，免疫抑制宿主还常继发真菌感染。

3. 临床表现　不同病毒感染起始症状各异，多为急性起病，主要症状为鼻塞、咽痛、发热、头痛及全身肌肉酸痛，累及肺部后出现干咳、少量痰液，多呈白色黏液痰。重症者可出现呼吸频率增快、发绀等。

4. 辅助检查

（1）血液检查：白细胞计数正常、稍高或偏低，红细胞沉降率正常，痰涂片所见的白细胞以单核细胞居多，痰培养常无致病细菌生长。

（2）影像学检查：胸部X线片可见肺纹理增多，小片状浸润或广泛浸润，病情严重者双肺弥漫性结节性浸润，无坏死。病毒性肺炎的致病原不同，X线征象多样化。

5. 诊断要点　病毒性肺炎的诊断依据为临床表现及影像学结果，并排除由其他病原体引起的肺炎。确诊依赖病原学检查。

6. 治疗要点　对症治疗为主，卧床休息，注意隔离消毒，预防交叉感染；给予足量维生素及蛋白质，多饮水及少量软食；酌情静脉输液及吸氧，保持呼吸道通畅，及时清除上呼吸道分泌物等。原则上不宜应用抗生素预防继发性细菌感染，一旦明确感染，及时选用敏感抗生素。

（四）肺真菌病

1. 概述　肺部真菌感染（pulmonary fungal infection）是由真菌感染引起的支气管－肺部疾病。包括原发性和继发性肺部真菌感染。真菌孢子等被吸入人体肺部而致病称为原发性肺部真菌感染。体内其他部位真菌感染经淋巴或血液到肺部而致病，称为继发性肺部真菌感染。

2. 病因与发病机制

（1）内源性感染：从正常人口腔和上呼吸道寄生的真菌进入下呼吸道所致感染。

（2）外源性感染：由患者吸入带有真菌孢子的粉尘引起感染。

（3）继发性感染：体内其他部位存在真菌感染，经过血行或淋巴系统播散至肺，或者邻近器官的真菌感染直接蔓延侵犯肺组织。

3. 临床表现

（1）隐匿性感染：多无明显症状、体征改变，可自愈。

（2）流感样症状：发热、畏寒、头痛、流涕、关节痛、肌痛等。

（3）肺部症状

1）肺炎或支气管炎症状：最常见，可有发热、咳嗽、咳白黏痰或脓痰、咯血、胸闷、气喘等呼吸道症状，肺部可闻及干、湿啰音，可伴有少量至中量胸腔积液。

2）肺结核样表现组织胞浆菌病表现：类似肺结核，可有干咳、咯血、胸痛等呼吸道症状及午后低热、盗汗等“结核中毒症状”。

3）其他症状：肺脓肿、脓胸、肿瘤样改变、肺栓塞、肺梗死等。

4. 辅助检查

（1）直接涂片检查：留取标本可直接涂片镜检，片中发现菌丝即明确有真菌感染，但无法确定为具体真菌感染种类。

（2）痰、分泌物或血标本真菌培养：是诊断真菌感染的金标准。若标本来自无菌的密闭体腔或组织，如血、胸腔积液或支气管镜吸痰标本，即可明确病原菌。若痰、咽拭子或体表分泌物等标本，则无法排除污染所致，需多次从同一部位分离出同一种真菌才能明确诊断。

（3）其他检查：组织病理检查、分子生物学技术。

5. 诊断要点　肺真菌病诊断难度较大，须结合临床资料，如具有“机会感染”因素的患者，长期大量使用广谱抗生素、免疫抑制药、抗癌药史等。痰、胸腔积液、脓中找出真菌孢子和/或菌丝及抗原皮肤试验、血清学检查有助于证实诊断。

6. 治疗要点　应用抗真菌药物，去除诱发因素，提高全身抵抗力等。手术治疗少见。

四、肺脓肿

（一）概述

肺脓肿（lung abscess）是由多种病原菌引起的肺部化脓性、坏死性感染。发病过程为感染性炎症－坏死、液化－肉芽组织包裹形成脓肿。多见于壮年，男性多于女性。临床上将病程持续3个月以上不能愈合的肺脓肿称为慢性肺脓肿。

（二）病因与发病机制

1. 病因

（1）细菌感染：包括金黄色葡萄球菌、肺炎克雷伯菌、流感嗜血杆菌等。致病菌进入肺部后繁殖，导致感染和炎症，最终形成肺脓肿。细菌感染可通过呼吸道、血液、淋巴管等途径引起。

（2）病毒感染：常见病毒有流感病毒、腺病毒、呼吸道合胞病毒等。病毒感染后，肺部组织受到损伤，易于被其他细菌感染并发肺脓肿。

（3）真菌感染：相对少见，但在免疫功能受损的患者中较为常见。常见致病菌有球孢子菌、念珠菌等。

2. 发病机制 根据病因与发病机制的不同，肺脓肿可分为吸入性肺脓肿、血源性肺脓肿、继发性肺脓肿。

（1）吸入性肺脓肿：病原体多为厌氧菌。致病菌定植于口腔，在意识障碍、全身免疫力低下或气道防御力减弱时，可导致疾病发生。吸入性肺脓肿常为单发性，发病部位与支气管解剖有关。因右主支气管较左侧粗且陡直，吸入物易进入右肺。除此之外，受到体位变化影响。仰卧位时，好发于肺上叶后段或下叶背段；坐位时，好发于下叶后基底段；右侧卧位时，好发于右肺上叶前段或后段。

（2）血源性肺脓肿：因皮肤外伤感染、疖、痈、中耳炎或骨髓炎所致菌血症，细菌内栓子血行播散至肺，可引起小血管栓塞和坏死形成脓肿。

（3）继发性肺脓肿：多继发于其他肺部疾病如空洞性肺结核、支气管扩张症、支气管肺癌等。肺部邻近气管化脓性病变或外伤亦可导致脓肿形成。

（三）临床表现

1. 症状

（1）急性吸入性肺脓肿：起病急，患者畏寒、高热、体温高达39～40℃，伴有咳嗽、咳少量黏痰或黏液脓性痰。病变范围扩大时，可有气促伴精神不振、全身乏力和食欲缺乏。若感染不能及时控制，患者可于发病10～14天突然咳出脓臭痰及坏死组织，咳痰量可达300～500ml，静置后可分3层，之后体温逐渐下降，全身症状减轻。数周内，可逐渐恢复至正常。若肺脓肿破溃至胸膜腔，则伴有突发性胸痛、气促，出现脓气胸。

（2）慢性肺脓肿：慢性咳嗽、咳脓痰、继发感染和不规则发热等，常伴有贫血、消瘦等消耗症状。

（3）血源性肺脓肿：最早由原发病引起畏寒、高热等感染中毒症状，数日或数周后出现咳嗽、咳痰、痰量不多，咯血少见。

2. 体征 胸部体征与肺脓肿大小和部位有关。早期肺部无明显体征改变或仅在患侧可闻及湿啰音。伴随病情发展，可出现肺实变体征，闻及支气管呼吸音，脓腔增大时，可出现空瓮音；当病变累及胸膜，有胸膜摩擦音或胸腔积液体征。慢性肺脓肿患者常有杵状指（趾）、贫血和消瘦。

（四）辅助检查

1. 血常规检查　急性肺脓肿患者血白细胞总数可达（20～30）$\times 10^9$/L，中性粒细胞百分比在0.9以上，核左移明显，常有中毒颗粒；慢性肺脓肿患者血白细胞计数略升高或正常，可伴轻度贫血，红细胞沉降率加快。

2. 影像学检查　吸入性肺脓肿早期化脓性炎症阶段，胸部X线征象为大片浓密模糊炎性浸润阴影，边缘不清，分布在单个或多个肺叶或肺段。脓肿形成后，大片浓密炎性阴影中，出现圆形或不规则透亮区级液平面。消散期脓腔范围缩小，甚至消失，可残留少许纤维条索阴影。血源性肺脓肿一侧或双侧肺边缘可见多发、散在小片状炎性浸润影或边缘整齐的球形病灶，其中可见脓腔及平面或液化灶。胸部CT多有球形病灶，病灶内有液化或呈圆形的厚壁脓腔，脓腔内可有液平面出现，内壁不规则，周围有模糊炎性影。

3. 纤维支气管镜检查　有助于明确病因和病原学诊断和治疗。

（五）诊断要点

患者患病前多有麻醉、意识障碍、口腔感染、手术、醉酒、劳累等因素造成免疫力下降的病史，突发畏寒、高热、咳嗽、咳大量脓臭痰，结合血常规表现为白细胞和中性粒细胞计数增高及X线表现，可诊断急性肺脓肿。痰培养结果有助于病因学诊断。

（六）治疗要点

1. 抗感染治疗　吸入性肺脓肿以厌氧菌感染为主，首选青霉素治疗。可根据病情严重程度判断使用剂量，体温将至正常后，可将静脉输注改为肌内注射。若青霉素疗效不佳，可使用林可霉素或克林霉素、甲硝唑。血源性肺脓肿多为金黄色葡萄球菌感染，可选用耐青霉素酶半合成青霉素。抗生素治疗一般需维持8～12周，直至胸部X线片脓腔和炎症消失或仅有少量残留纤维化。

2. 脓液引流　通过应用祛痰药、雾化治疗、体位引流、机械吸痰、纤维支气管镜检查促进患者痰液引流，亦可经胸壁插入导管至脓腔进行引流。

3. 外科治疗适应证

（1）肺脓肿病程≥3个月，内科治疗效果不佳或脓腔过大（直径＞5cm）不易闭合者。

（2）大咯血经内科治疗无效或危及生命者。

（3）伴有支气管胸膜瘘或脓胸经抽吸、引流疗效不佳者。

（4）支气管阻塞限制气道引流者，如肺癌患者。

不能耐受手术者，可经胸壁插入导管至脓腔引流。

五、肺部感染性疾病患者的护理

1. 主要护理诊断

（1）体温过高：与肺部感染有关。

（2）清理呼吸道无效：与气道分泌物增多，痰液黏稠不易咳出有关。

（3）潜在并发症：感染性休克。

2. 其他护理诊断

（1）气体交换受损：与肺实质炎症导致有效呼吸面积减少有关。

（2）活动耐力下降：与疾病导致高热、疲乏、呼吸频率增快有关。

（3）疼痛：胸痛，与炎症累及胸膜有关。

（4）潜在并发症：气胸、支气管扩张症、呼吸衰竭等。

3. 护理目标

（1）患者体温恢复至正常。

（2）患者住院期间不发生院内感染。

（3）患者能维持呼吸道通畅，避免痰液阻塞气道引发窒息。

（4）患者能有效地咳嗽、咳痰。

（5）患者咳嗽、咳痰、咯血、胸痛等症状得到缓解或消失。

（6）患者不发生感染性休克，或者感染性休克发生时能及时被发现并得到积极的处理。

4. 护理措施

（1）体温过高

1）病情观察：密切监测患者的生命体征和病情变化，观察患者体温波动趋势，及时采取降温措施。

2）环境与休息：为患者提供温湿度适宜、安全舒适的病房环境。高热患者应卧床休息休息，减少机体消耗。

3）高热护理：患者体温过高时，可以采用物理降温方法，如温水擦拭患者的身体、放置冰袋等，以降低体温。护理人员在操作过程中应注意保暖，避免患者受凉。同时，可遵医嘱给予药物降温，应准确记录使用药物时间和剂量，观察不良反应。

4）饮食护理：给予患者足够热量、维生素、蛋白质的清淡易消化流食或半流食，减少高热引起的机体消耗，鼓励多饮水，利于补充水分、稀释痰液、促进代谢。

5）口腔护理：由于高热患者机体消耗增加，水分大量蒸发，口腔内唾液分泌减少，口腔黏膜干燥；咳出痰液时，痰液中的细菌易在口腔内繁殖；应用抗菌药物会导致口腔菌群失调。故患者应在晨起、餐后、咳痰后、睡前、雾化治疗后及时漱口，意识状态差者进行口腔护理，以提升患者的舒适感。口唇周围伴疱疹者，可涂抹抗菌软膏。

（2）清理呼吸道无效：护理措施参见本章第一节。

（3）潜在并发症：感染性休克。

1）病情监测：首先快速评估患者的病情，观察患者的意识状态、皮肤颜色、温度、湿度等，了解患者的生命体征和症状，配合医生迅速制订抢救计划，备好抢救物品，积极协助抢救，抢救过程中持续监测，配合医生调整抢救方案，保障患者安全。

2）保持呼吸道通畅：及时清理患者呼吸道分泌物，保持呼吸道通畅，防止窒息发生。对于意识不清的患者，可以采用气管插管或切开等方法来维持呼吸道通畅。

3）补充血容量：通过静脉输液、输血等方式来补充血容量，同时注意参考血压与中心静脉压的关系，平衡输液速度与量，避免心脏负担加重。

4）用药护理：遵医嘱合理使用多巴胺、间羟胺等血管活性药物，改善微循环；结合血气分析结果判断患者有无电解质紊乱和酸中毒，及时补液。伴明显酸中毒者可输注5%碳酸氢钠，但因配伍禁忌较多，建议新建一条静脉通道输注此药；抢救的同时，要尽快明确感染源，采取措施，控制感染。

5）准确记录：抢救过程中，护理人员要准确、详细记录护理过程，包括患者的病情变化、抢救措施的实施情况、药物使用等。为后续的治疗和护理提供重要参考。

5. 护理评价

（1）患者能够达到预期护理目标，生命体征恢复正常。

（2）患者住院期间未出现窒息和院内感染，咳嗽、咳痰、胸痛、咯血等症状减弱或消失。

（3）能够积极配合治疗，在护理人员的指导下进行有效咳嗽，未发生痰液阻塞气道现象。

6. 健康指导

（1）疾病知识指导：向患者和家属介绍肺炎的病因及诱因，加强体育锻炼、注意劳逸结合、纠正不良生活习惯，以增强体质。

（2）易感人群防护：对易感人群，如年老体弱者、慢性疾病患者，可接种流感疫苗、肺炎疫苗等。

（3）用药指导：嘱患者遵医嘱按时用药，勿自行停药或减量；定期随诊，出现咳嗽、咳痰、呼吸困难等异常状况时应及时就诊。

知识拓展

第48届南丁格尔奖章获得者成守珍：践行南丁格尔誓言42年

成守珍是中山大学附属第一医院护理部主任，从抗击“非典”疫情到昆明的重伤员救治，从汶川地震的生命救援到雪域高原和茫茫戈壁的基层帮扶，从带领131名医疗队员奔赴武汉开展“生死时速战”到跨越万里支援塞尔维亚，在42年的护理道路上，她践行南丁格尔誓言。新冠疫情发生后，2020年2月初，作为中山大学附属第一医院援鄂医疗队临时党总支书记，成守珍率领131人赴武汉一线抗疫61天，到华中科技大学协和医院，接管了两个病区，救治246名重症患者，将医护联合查房的经验带到了武汉，并给重症患者插管。她带领团队创建了“分组式”“一对一”救治护理体系和“双控”“五环”保障体系，确保高级生命支持顺利开展。她将坚持了20多年的“危重症患者医护联合查房”经验带到武汉，指导团队开展俯卧位通气、PiCCO监测、CRRT＋血液吸附、超声下鼻肠管置入、重症护理集束化等先进技术。成守珍从武汉归来后，又于2020年5月3日作为专家组成员赴塞尔维亚支援抗疫40天，与援塞专家组成员行程万里，走入22个疫情严重城市和84所定点救治医院等高风险场所，完成了25场救治和防护技术培训，帮助当地抗击新冠肺炎疫情。塞尔维亚的疫情得以有效控制，成为欧洲重症率、死亡率较低的国家之一。成守珍也因此获颁塞尔维亚最高荣誉勋章。

小结

思考题

1. 简述肺炎感染性休克患者氧疗的注意事项。

2. 简述肺脓肿患者体位引流的具体方法和注意事项。

3. 患者，男，35岁。因高热、咳嗽、咳痰持续3日入院治疗。患者因外出淋雨后咳嗽、发热，自服“感冒药”后效果不佳，高热持续。体格检查：体温39.3℃，脉搏90次/分，呼吸22次/分，血压110/85mmHg，呼吸运动增强，右肺语颤音增强，听诊呈湿啰音，呼吸音粗，伴有咳嗽、咳痰，痰液呈铁锈色。主诉：痰液较多、黏稠，不易咳出，深呼吸时右侧胸部疼痛。血液、痰液、影像学检查待查。初步诊断为右肺肺炎。

请问：

（1）请分析该患者现存或潜在的护理诊断。

（2）结合该患者“深呼吸时右侧胸部疼痛”的现象，简述应落实的护理措施。

（3）请结合病例，简述应给予患者的健康宣教。

第四节　支气管扩张症

一、概述

支气管扩张症（bronchiectasis），简称支扩。是各种原因引起的化脓性感染反复发生，致使直径大于2mm的中小支气管频繁损伤和/或阻塞，最终造成支气管壁结构破坏，引起支气管异常而持久性的扩张。

二、病因与发病机制

（一）病因

1. 感染　婴幼儿和儿童时期的下呼吸道感染是支扩最常见的原因。此外，部分麻疹、百日咳、肺炎、肺结核患者也会出现支扩症状。

2. 遗传因素　如α_1-抗胰蛋白酶缺乏、纤毛功能缺陷、囊性纤维化、巨大气管-支气管症、软骨缺陷等也会导致支扩发生。

3. 免疫因素　是欧美地区常见病因，包括低免疫球蛋白血症、免疫球蛋白A缺乏症、长期服用免疫抑制药、人类免疫缺陷病毒（HIV）感染等。

4. 气道阻塞和反复误吸　儿童多见于异物吸入气道，成人多见于吞咽困难者、胃食管反流症患者或毒性物质吸入导致气道结构和功能变化。

5. 其他疾病　如类风湿关节炎、系统性红斑狼疮、强直性脊柱炎等。

（二）发病机制

各种致病因素触发气道炎症，管腔内中性粒细胞释放炎症介质，破坏大气道弹力蛋白、软骨和肌肉，导致不可逆的支气管扩张（图2-4-1）。同时，在发生炎症的中小气道，巨噬细胞和淋巴细胞形成，黏膜浸润，导致气道壁增厚，最终形成气道阻塞。随着病情进展，炎症弥漫超出气道，致使周围肺实质纤维化。

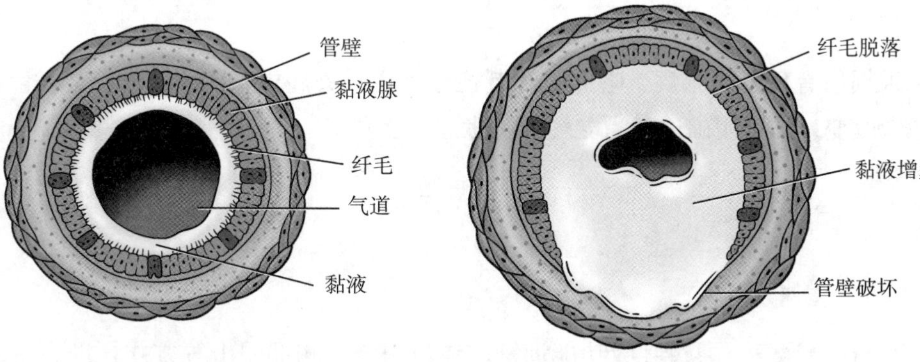

（a）正常支气管　　（b）支气管扩张

图2-4-1 支气管扩张示意图

三、临床表现

1. 症状 支扩症状具有隐匿性，逐年加重并伴急性发作。

（1）慢性咳嗽、咳脓（稠）痰：为最主要症状。初期可见大量黏痰，后期会出现脓性痰，晨起和夜间卧床时症状加重。痰液静置后，可出现分层现象，上层为泡沫层，中层为黏液层，下层为脓性物和坏死组织，还可能伴有细菌等。痰液量大，可以多达数百毫升，合并厌氧菌感染时痰液呈恶臭味。

（2）呼吸困难和喘息：见于痰液黏稠无法咳出、支气管广泛扩张、潜在慢阻肺者等。病情较重者，肺动脉高压导致的低氧血症和右心衰竭也会产生呼吸困难。

（3）咯血：50%～70%可出现咯血，常由于气道炎症反应加剧、血管畸形导致小动脉破裂，严重可引起窒息。干性支气管扩张患者以反复咯血作为唯一特征。

（4）全身症状：高热、食欲缺乏、盗汗、消瘦、贫血等。

2. 体征 病情严重或继发感染时可闻及下胸部、背部固定而持久的局限性干、湿啰音，有时可闻及哮鸣音，部分慢性患者伴有杵状指（趾），部分患者可伴有阻塞性肺炎、肺不张或肺气肿的体征。

3. 并发症 肺炎、肺脓肿、脓胸、慢性肺源性心脏病等。

四、辅助检查

1. 影像学检查 胸部X线检查可见囊腔，腔内可存在气液平面。气道壁增厚，纵切面可显示为“双轨征”，横切面显示“环形阴影”。高分辨率CT（HRCT）对支扩诊断的敏感性和特异性较高，是临床中支扩的首选检查手段。

2. 实验室检查 出现细菌感染时，血常规白细胞、中性粒细胞计数及C反应蛋白升高，合并免疫功能缺陷者可出现血清免疫球蛋白缺乏。

3. 肺功能检查　病情严重者，主要表现为第1秒用力呼气容积（FEV_1）、最大通气量、FEV_1/用力肺活量（FVC）及小气道用力呼气流速均降低，而残气量/肺总量增高。支气管扩张发展至广泛性肺纤维化时，可出现弥散功能障碍。

五、诊断要点

根据患者反复咳脓痰、咯血史和既往呼吸道感染病史，HRCT显示支气管扩张症的异常影像学改变，即可明确诊断为支气管扩张症。

六、治疗要点

（一）稳定期治疗

1. 改善通气　通过呼吸功能训练、体位引流、胸部叩击等方式帮助患者有效排痰，改善气道阻塞，控制咳痰症状，提高通气效率。

2. 祛痰治疗　常用药物如高渗制剂（生理盐水、甘露醇）、黏液溶解剂（口服或雾化用乙酰半胱氨酸等）、黏液动力剂（氨溴索口服及雾化剂）、黏液调节剂（如福多司坦等）。

3. 抗感染治疗　对于每年急性加重≥3次者，推荐接受长期（≥3个月）口服小剂量大环内酯类抗菌药物治疗如长期口服阿奇霉素或红霉素，有助于减少痰量和控制急性加重次数。

4. 手术治疗　本病以内科治疗为主，外科治疗少见，适用于内科治疗效果不佳，反复发作者于支扩病变局限时行肺叶切除术。

（二）急性加重期治疗

急性加重期的治疗需综合评估，抗菌药物治疗是关键。需结合痰培养结果选择抗菌药物，未出结果前可经验性治疗。必要时，可行支气管镜下灌洗及刷检取样进行微生物培养。

大咯血患者，药物治疗首选垂体后叶素，止血效果较好，但易诱发或加重内脏缺血。因此，冠心病、心力衰竭、孕妇及高血压患者慎用。在垂体后叶素禁忌者或治疗无效时，可使用酚妥拉明。临床中亦联合其他止血药物，如矛头蝮蛇血凝酶、卡络磺钠、巴曲酶等。

七、护理

1. 主要护理诊断

（1）清理呼吸道无效：与痰液量大、痰液黏稠、无力咳出有关。

（2）潜在并发症：大咯血、窒息。

2. 其他护理诊断

（1）营养失调：低于机体需要量，与长期反复继发呼吸道感染，导致机体消耗量增多有关。

（2）焦虑：与病情迁延，个体健康受到威胁有关。

（3）有感染的危险：与痰多黏稠，不易咳出有关。

3. 护理目标

（1）保持呼吸道通畅，进行有效的咳嗽、排痰，不出现痰液阻塞呼吸道的现象。

（2）避免发生窒息。

（3）住院期间避免发生医院内的交叉感染。

（4）尽快消除紧张、焦虑情绪，积极配合治疗。

4. 护理措施

（1）清理呼吸道无效

1）休息和环境：咯血量小时，取患侧卧位，可减少患侧胸部的活动度，既防止病灶向健侧扩散，又有利于健侧肺的通气功能。急性加重期或病情严重者需绝对卧床休息，提供清洁、温湿度适宜的环境。

2）饮食护理：给予患者高热量、高蛋白、高维生素饮食。保证足够入量；每日饮水量应在1500ml以上，以利于稀释痰液。

3）病情观察：密切关注病情变化及有无咯血、急性加重情况。准确记录痰液的色、量、性状和气味，必要时留痰标本送验。观察有无窒息的先兆症状，及时采取措施。

4）用药护理：遵医嘱应用抗菌药物、止血药物、支气管舒张药物等，观察疗效和不良反应。

5）体位引流：是根据患者病变部位，安置适当体位，利用重力作用使肺、支气管内分泌物排出体外，又称重力引流。①引流原则：病变部位处于高处、引流支气管开口处于低处。②引流的禁忌证：呼吸功能不全，有明显呼吸困难和发绀者；近期有大咯血者；严重的心血管疾病或年老体弱不能耐受者。③引流过程与注意事项：引流宜在饭前进行，晨起后或餐前进行效果最佳。也可在饭后1～2小时进行，每次15～20分钟，每日1～3次；依据病变部位不同采取不同体位，原则上抬高患肺，引流气管开口向下（图2-4-2）。引流前向患者

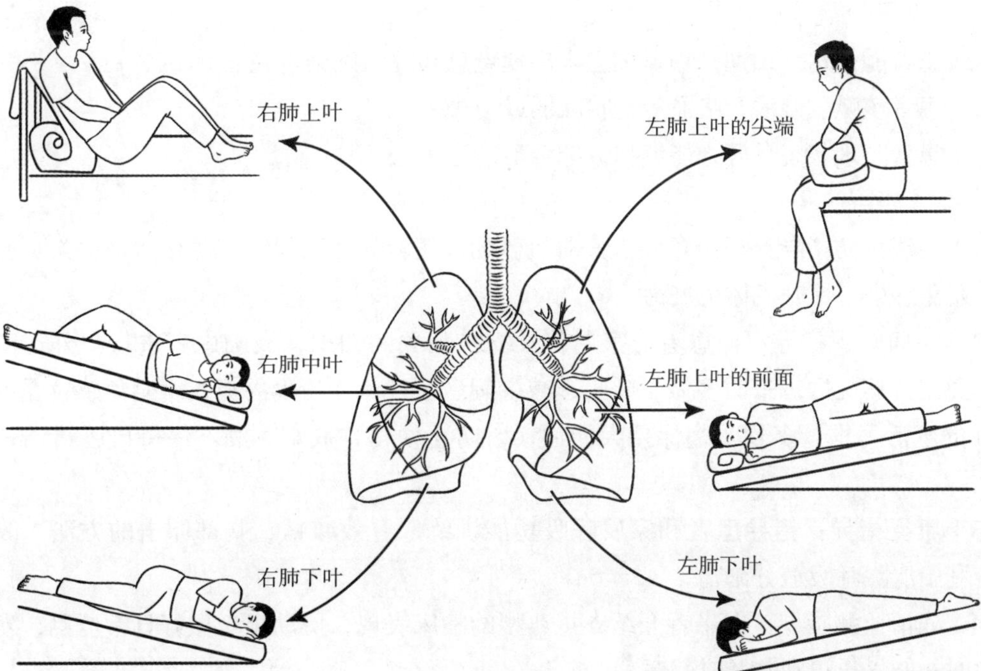

图2-4-2 体位引流示意图

做好解释，获得充分配合。测量生命体征、胸部听诊明确病变部位，引流前15分钟遵医嘱给予支气管舒张药物，协助患者调整引流体位，备好纸巾。引流中密切监测，观察患者有无出汗、脉搏细速、头晕、疲乏和对体位引流的耐受程度。若患者出现咯血、发绀、头晕、出汗、疲劳等情况应及时终止引流。痰量较多时，避免窒息。引流后协助患者取舒适卧位，充分休息，给予清水漱口，去除痰液气味，保持口腔清洁，减少呼吸道感染机会。观察痰液色、量、性状，复查生命体征和听诊肺部呼吸音及啰音变化，评估引流效果。

（2）潜在并发症：大咯血、窒息。

1）休息与体位：大咯血患者需绝对卧床休息，避免搬动。建议取患侧卧位，有助于呼吸，防止病情蔓延。

2）饮食护理：避免生冷刺激食物，诱发咳嗽，加重咯血。咯血期间宜进温凉食物，大咯血时绝对禁食。多饮水，保持排便通畅，避免用力排便时，腹压增高，诱发再次咯血。

3）识别窒息表现：先兆表现为情绪紧张、面色灰暗、胸闷、气促、咯血不畅、大咯血突然终止、喉部有痰鸣音等；窒息发生时，患者表情恐怖、张口瞪目、双手乱抓、大汗淋漓、唇指发绀、大小便失禁、意识丧失，甚至危及生命。

4）窒息的抢救配合：①一旦发生窒息，立即将患者置于头低足高45°俯卧位，头偏向一侧，轻拍背部，将血块排出。②清除口腔、鼻腔内血凝块。可连接吸痰管负压吸引，清除呼吸道内的积血，必要时配合医生气管插管或气管镜直视取出血块。③血块清除后，若患者自主呼吸未恢复，应行人工呼吸，给予高流量吸氧或遵医嘱使用呼吸兴奋药，同时密切关注病情变化，监测生命体征和凝血机制，警惕再窒息的发生。

5）窒息的预防：①观察咯血的变化，准确记录咯血量，定时测量呼吸、血压、脉搏，了解双肺呼吸音的变化等。②劝告患者身心放松，避免因紧张导致喉痉挛；慎用镇咳药，以免抑制咳嗽反射和呼吸中枢，使血块不能咳出引发窒息。③床旁备好急救用品，如吸痰器、气管插管和气管切开包等。

5. 护理评价

（1）患者能够达到预期护理目标，未出现窒息和院内感染。

（2）患者咳嗽、咳痰、咯血等症状减弱或消失。

（3）患者心理状态良好，能够积极配合治疗。

6. 健康指导

（1）疾病预防指导：减少危险因素对机体的侵袭，如注意保暖，尽量避免去人员密集的场所，避免感染。提升机体免疫力。

（2）疾病知识指导：向患者、家属普及支扩相关的知识，鼓励患者进行户外运动，增强机体免疫抗病能力。平时多做深呼吸，减少刺激性气体、粉尘的吸入。避免感冒受凉，养成良好的生活习惯，多饮水，保持大便通畅，防止便秘，戒烟、酒。保持口腔清洁，增加食欲。

（3）康复指导：指导患者和家属呼吸功能训练、有效咳嗽、胸部叩击的方法，改善呼吸，有利于清除呼吸道分泌物。

（4）病情监测指导：向患者介绍支扩典型的临床表现，协助患者做好日常监测，发生病情变化时，能尽早识别并及时就医。

知识拓展

支气管扩张症的管理

第一级：针对所有支扩患者的基本策略。治疗潜在的病因；气道廓清治疗，必要时肺康复治疗；酌情接种流感疫苗；急性加重时及时给予抗菌药物治疗；患者自我管理。

第二级：经过第一级治疗后，患者仍急性加重≥3次/年，建议重新评估痰微生物，考虑使用黏液活性药物，建议长期口服大环内酯类抗菌药物治疗。

第三级：经过第二级治疗后，患者仍急性加重≥3次/年，要视情况而定。可参考《英国胸科协会成人支气管扩张症指南》建议，每2～3个月给予静脉抗菌药物治疗，有条件的建议定期行支气管镜下廓清治疗。

资料来源：支气管扩张症专家共识撰写协作组，中华医学会呼吸病学分会感染学组. 中国成人支气管扩张症诊断与治疗专家共识［J］. 中华结核和呼吸杂志，2021，44（4）：311-321.

思考题

小结

1. 简述支气管扩张症的典型临床表现。

2. 简述支气管扩张症患者咯血时的紧急处理措施。

3. 患者，女，28岁。咳嗽、咳脓痰10余年，间断咯血，因今晨咯血约200ml来院就诊。患者主诉胸闷、咳大量脓痰，观察患者有口唇、甲床发绀，面色苍白。胸部X线片示左上肺有卷发样阴影，阴影中伴有液平面，患者有杵状指。

请问：

（1）该患者最可能的诊断是什么？

（2）如果给该患者进行体位引流，应选择的体位是什么？选择该体位的原因是什么？

（3）引流结束后，应给予该患者哪些健康宣教？

第五节 肺 结 核

一、概述

肺结核（pulmonary tuberculosis）是由结核分枝杆菌（mycobacterium tuberculosis，MTB）感染引起的肺部慢性传染性疾病。MTB可影响全身多个器官，但肺部受累最为常见。

据估计，全球约有1/3的人口曾感染MTB，2022年全球新发结核病数量约为1060万例，约130万人死于肺结核，用于结核病诊断、治疗和预防服务的费用估计为58亿美元，结核病的流行已经给世界各国带来了沉重的经济和社会负担。目前，我国结核病的疫情特点是高感染率、高患病率、高耐药率及低递降率。结核病仍然是一个严重的公共卫生问题和社会问题，也是我国需要重点控制的疾病之一。

二、病因与发病机制

（一）病因

结核分枝杆菌是一种细长、稍弯曲、两端呈圆形的杆菌，主要被划分为人型、牛型、非洲型和鼠型四类，其中，人型结核分枝杆菌是导致人类结核病的主要病原体，而其他几种类型导致的人类结核病较为少见。结核分枝杆菌具有较强的生命力，特别是在干燥、寒冷、酸性或碱性环境中，在干燥环境可存活6～8个月，甚至数年，阴湿环境中存活超过5个月。一般的化学消毒剂如除污剂或合成洗涤剂对结核分枝杆菌不起作用，但其对于湿热、紫外线和光照等条件较为敏感，在阳光直射下暴露2～7小时，结核分枝杆菌可被杀灭；紫外线灯照射30分钟也能显著减少其数量。此外，用70%的乙醇接触2分钟或煮沸5分钟也可以有效地杀灭结核分枝杆菌。将痰吐在纸上并直接焚烧是一种既简单又高效的灭菌方法。

（二）传播途径

肺结核主要通过飞沫传播。传染源主要是痰中带菌的肺结核患者，尤其是未经治疗者。患者在咳嗽、打喷嚏或大声说话时会释放出含有结核分枝杆菌的微滴，这些微滴可长时间悬浮在空气中，并可能被其他人吸入，导致感染。

（三）结核分枝杆菌感染和肺结核的发生与发展

1. 人体感染后的反应 结核分枝杆菌进入人体后，可发生两种主要反应。

（1）免疫反应：结核分枝杆菌作为细胞内寄生菌，主要引发细胞免疫，表现为淋巴细胞的致敏和吞噬细胞功能的显著提升。人体对结核分枝杆菌的免疫力分为非特异性免疫力和特异性免疫力。特异性免疫力通过接种卡介苗或自然感染结核分枝杆菌后获得，其效力相较于非特异性免疫力更强。然而，这两种免疫力的保护作用都是相对的。当机体免疫力强时，可以有效防止结核病的发生或使病变范围局限。然而在贫困、年老、糖尿病、硅肺及免疫缺陷等情况下，由于免疫力低下，个体更容易患结核病。

（2）Ⅳ型变态反应（又称迟发型变态反应）：在结核分枝杆菌侵入人体后的4～8周内，机体组织会对结核分枝杆菌及其代谢产物产生Ⅳ型变态反应。此时，若进行结核菌素皮肤试验，结果往往呈阳性。免疫力与Ⅳ型变态反应之间的关系复杂且尚未完全明确，但大致可以认为它们既有相似之处，也有各自独立的一面。变态反应并不等同于免疫力。

2. 原发感染与继发感染

（1）原发感染：是人体首次感染结核分枝杆菌。在初次感染后，若结核分枝杆菌未被完全清除，并在肺泡巨噬细胞内外生长繁殖，导致炎性病变，形成原发病灶。由于此时机体缺乏特异性免疫和变态反应，原发病灶中的结核分枝杆菌会被吞噬细胞携带至肺门淋巴结，引发淋巴结肿大。原发病灶和肿大的气管、支气管淋巴结合形成原发复合征。随着机体特异性免疫力的增强，原发病灶会迅速吸收或留下少量钙化灶，肿大的肺门淋巴结也会逐渐缩小、纤维化或钙化。然而，仍有少量结核分枝杆菌可能处于休眠状态，成为继发性结核病的潜在病灶。当人体免疫功能降低时，这些潜在病灶中的细菌可能重新生长繁殖，引发继发性结核病。

（2）继发感染：继发感染是人体在首次感染结核分枝杆菌后，再次受到该菌的感染。这通常是由于原发感染时潜伏下来的结核分枝杆菌重新生长、繁殖，称为内源性复发；也可能是由于再次接触到结核分枝杆菌而发病，称为外源性重染。由于机体对结核分枝杆菌已有一定的特异性免疫力，继发感染的病变往往较为局限，发展缓慢，不易发生全身播散。然而，局部病灶可能会出现渗出、干酪样坏死，甚至空洞形成。

继发性肺结核有两种发病方式。一种发病缓慢，临床症状轻微，多发生在肺尖或锁骨下区域，痰涂片检查常为阴性，预后较好。另一种发病迅速，几周内即可出现广泛的病变、空洞和播散，痰涂片检查阳性，具有传染性，是防治工作的重点，这种快速发病的类型多发生于青春期女性，以及营养不良、抵抗力弱及免疫功能受损的个体。肺结核的发生发展过程见图2-5-1。

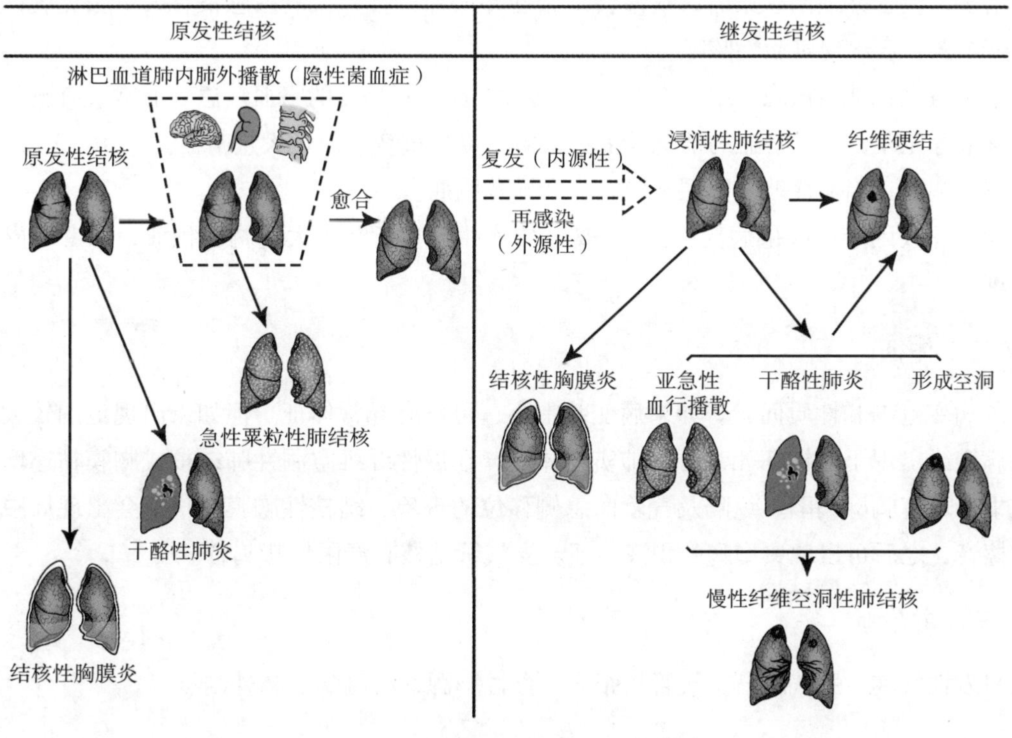

图2-5-1　肺结核病自然过程示意图

三、病理

结核病的基本病理变化主要包括渗出、增生（特别是结核结节的形成）和干酪样坏死。在结核病的早期或病灶恶化时，通常会出现渗出性病变。而增生性病变多发生在疾病恢复阶段，尤其是在病原体数量较少而机体抵抗力较强时，这时典型的改变是结核结节的形成，这被视为结核病的特征性病变。干酪样坏死则多发生在机体抵抗力减弱、病原体数量增多或免疫反应过于激烈时，这种坏死组织发生液化并通过支气管排出，进而形成空洞，其内含有大量的结核分枝杆菌。在肉眼观察下，病灶呈现为黄灰色，质地松脆，形状类似干酪，因此得名干酪样坏死。值得注意的是，在结核病的病理进程中，破坏与修复常常同时进行。因此，以上三种基本病变可同时存在且以某一种改变为主，而且可以互相转化。

四、临床表现

各型肺结核的临床表现不尽相同，但有共同之处。

（一）症状

1. 全身症状　以发热最常见，多为长期午后低热。部分患者会有乏力、食欲缺乏、盗汗和体重减轻等全身毒性症状。对于育龄女性，还可出现月经失调或闭经的情况。如果肺部病灶进展播散，可导致不规则高热和畏寒。

2. 呼吸系统症状

（1）咳嗽、咳痰：是最常见症状，多为干咳或咳少量白色黏液痰。肺部有空洞形成，痰量可增多；当合并细菌感染时，痰液会呈脓性并增加；合并厌氧菌感染有大量脓臭痰；合并支气管结核，会出现刺激性咳嗽。

（2）咯血：肺结核患者中，有1/3～1/2会出现不同程度的咯血。患者通常会有胸闷、喉痒和咳嗽等先兆，少量咯血的情况较多见，但少数严重者可出现大量咯血。

（3）胸痛：当炎症波及壁层胸膜时，会导致胸痛。

（4）呼吸困难：如果病变广泛和/或患结核性胸膜炎并有大量胸腔积液，患者可出现呼吸困难。

（二）体征

因病变范围和性质而异。如果病变范围小，可没有异常体征。但如果出现范围较大的渗出性病变或出现干酪样坏死，可有肺实变体征。在慢性纤维空洞性肺结核或胸膜粘连增厚的情况下，可有胸廓塌陷、纵隔及气管向患侧移位的现象。结核性胸膜炎早期会出现局限性胸膜摩擦音，之后可出现典型胸腔积液体征。支气管结核有局限性哮鸣音。

（三）并发症

自发性气胸、脓气胸、支气管扩张症、慢性肺源性心脏病、肺外结核等。

五、辅助检查

（一）痰结核分枝杆菌检查

是确诊最特异的方法，也是制订治疗计划和评估疗效的主要依据。直接涂片镜检最常用，如果抗酸杆菌呈阳性，基本可以确诊为肺结核。为提高检出率，建议收集患者深部痰液并连续多次送检。结核分枝杆菌培养的敏感性及特异性高于涂片法，一般需要培养2～6周，若培养至8周仍无细菌生长则报告为阴性。

（二）影像学检查

胸部X线检查是诊断肺结核的常规首选方法，有助于早期发现肺结核，进行诊断、分型、指导治疗及观察病情变化。胸部CT检查能发现微小或隐蔽性病变，了解病变范围并进行肺部病变鉴别。

（三）结核菌素试验

我国推广使用的方法是国际通用的结核菌素纯蛋白衍化物（purified protein derivative，PPD）皮内注射法。通常取0.1ml（5U）结核菌素，在左前臂屈侧上中1/3交界处做皮内注射，以局部出现7～8mm大小的圆形橘皮样皮丘为宜。注射72小时（48～96小时）后测量皮肤硬结的横径和纵径，得出平均直径［平均直径＝（横径＋纵径）/2］。阴性：硬结直径＜5mm或无反应。阳性：硬结直径≥5mm，其中＜10mm为一般阳性，10～15mm为中度阳性，＞15mm或局部出现双圈、水疱、坏死或淋巴管炎为强阳性。

结核菌素试验的阳性结果仅表明个体曾经感染过结核分枝杆菌，但并不意味着一定患有活动性结核病。结核菌素试验对于婴幼儿的诊断价值，相较于成人而言更为重要。因为随着年龄的增长，自然感染率逐渐增高。尤其是3岁以下的婴幼儿如果出现强阳性反应，通常被视为新近感染的活动性结核病的指标。结核菌素试验的阴性结果可能意味着没有结核分枝杆菌感染，但也存在其他可能性。例如，在初次感染结核分枝杆菌后的4～8周内，机体的变态反应可能尚未充分建立，导致试验结果为阴。当机体的免疫功能低下或受到抑制时，如严重营养不良、重症结核、肿瘤、人类免疫缺陷病毒（HIV）感染，以及使用糖皮质激素和免疫抑制药等情况，结核菌素试验结果也可能暂时为阴性。但随着情况的改善，结核菌素试验结果可能会再次转为阳性。

（四）纤维支气管镜检查

对支气管结核的诊断具有重要价值，同时也可以取肺内病灶进行活检，为病理学诊断提供依据。

六、诊断要点

（一）诊断方法

肺结核主要依据其症状、体征、肺结核接触史，结合影像学检查和痰结核分枝杆菌检查结果诊断。值得注意的是，部分患者可能无明显症状，因此体检时的X线检查是发现早期肺结核的主要手段。

（二）肺结核分类标准和诊断要点

1. **原发性肺结核**　初染结核，常见于少年儿童和初入城市的成人。症状轻微短暂，多有结核接触史，结核菌素试验多为强阳性。胸部X线片呈哑铃形阴影，包括原发病灶、引流淋巴管炎和肿大的肺门淋巴结，构成典型的原发复合征。原发病灶吸收快，不留痕迹（图2-5-2）。

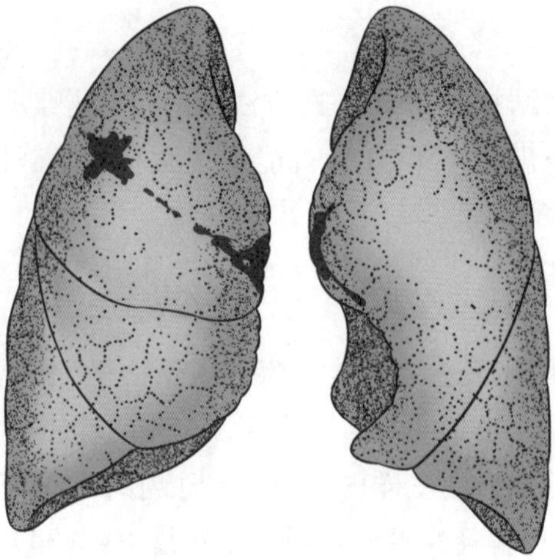

图2-5-2　原发性肺结核－原发复合征示意图

2. 血行播散性肺结核　常见于婴幼儿、青少年及部分成人，起病急，高热、中毒症状重，易并发结核性脑膜炎。X线片示双肺满布粟粒状阴影，均匀分布，结节直径约2mm（图2-5-3）。

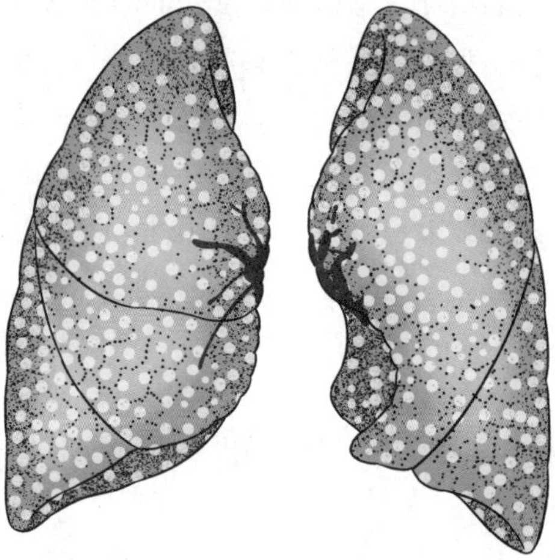

图2-5-3　急性粟粒性肺结核示意图

3. 继发性肺结核　多源于体内潜伏结核菌再活动，少数为外源性感染。继发性肺结核多见于成人，易复发。其中，浸润性肺结核是肺结核中最常见的一种类型，尤其多见于成人。

（1）浸润性肺结核：常发于肺尖和锁骨下，X线片示片状或絮状阴影，可融合成空洞。

（2）空洞性肺结核：空洞形态各异，伴支气管播散，患者通常会表现出发热、咳嗽、咳痰和咯血，并且患者痰中经常排菌。

（3）结核球：是一种球形病灶，通常由纤维组织包裹干酪样结核病变或阻塞性空洞内充满干酪物质形成。它一般呈单个出现，直径为1～3cm，多见于肺的上叶。在影像学上，结核球通常表现为轮廓清晰的球形块状影，其密度可能不均匀，可能包含钙化灶或透光区，周围还可能出现散在的纤维增殖性病灶，常被称为“卫星灶”。结核球是相对稳定的病灶，可能长时间保持静止状态，但当机体免疫力下降时，病灶可恶化进展。

（4）干酪性肺炎：主要发生于免疫力低下、体质虚弱的患者，或在大量结核分枝杆菌感染的情况下，或由于淋巴结支气管瘘导致淋巴结内大量干酪样物质进入肺内，可分为大叶性和小叶性两种类型。

（5）纤维空洞性肺结核：为肺结核未能及时发现或治疗不当，导致空洞长期不愈合，病情反复恶化。这种情况下，双侧或单侧的空洞壁会增厚，并出现广泛的纤维增生。可导致肺门抬高，肺纹理呈现垂柳样改变，纵隔向患侧移位，而健侧可能出现代偿性肺气肿（图2-5-4）。

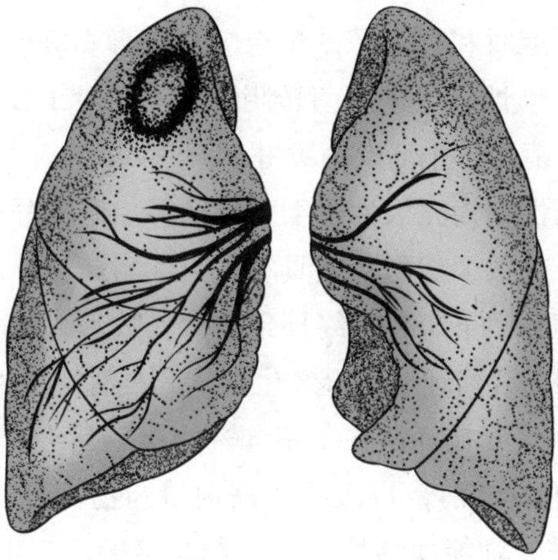

图2-5-4　纤维空洞性肺结核示意图

4. **结核性胸膜炎**　包括结核性干性胸膜炎、结核性渗出性胸膜炎和结核性脓胸，其中结核性渗出性胸膜炎是最为常见的形式。

5. **其他肺外结核**　这些病变通常根据受影响的部位和脏器来命名，如骨关节结核、肾结核、肠结核等。

6. **菌阴肺结核**　指在连续3次痰涂片检查及一次痰培养中均未发现结核菌的肺结核病例。其诊断主要依据以下标准：①典型的肺结核临床症状和胸部X线表现。②抗结核治疗有效。③临床应能排除其他非结核性肺部疾病的可能性。④PPD（5U）检测结果应为强阳性，血清抗结核抗体也呈阳性。⑤痰结核分枝杆菌聚合酶链反应（PCR）和探针检查也显示为阳性。⑥肺外组织病理证实结核病变。⑦在支气管肺泡灌洗液中检出抗酸分枝杆菌。⑧支气管或肺部组织病理证实存在结核病变。只要满足上述①至⑥项中的三项，或者满足⑦和⑧项中的任何一项，即可确诊为菌阴肺结核。

七、治疗要点

（一）肺结核的化学治疗

是一种关键的治疗方式，能迅速消灭患者病灶内大量繁殖的结核分枝杆菌，防止疾病的传播，并减少耐药性的产生。世界卫生组织在1991年正式将全程督导短程化学治疗（DOTS）策略确立为官方策略。DOTS是救治结核病患者的最有效手段，它不仅是预防结核病进一步扩散的最佳途径，也是遏制耐药性结核病极端恶化的重要希望所在。该策略已被国际社会广泛认可为最符合成本-效益原则的结核病控制方案。

1. 肺结核化学治疗的生物学机制

（1）细菌生长速率与药物功效：结核分枝杆菌根据其代谢活跃度分为A、B、C、D四群。A群细菌处于高速生长和繁殖状态，致病能力强，是细菌的主体部分，多位于巨噬细胞外和肺空洞的干酪液化区域，虽然对抗结核药物敏感，但易产生耐药变异。B群和C群细菌则处于半静止状态，分别藏匿于巨噬细胞内酸性环境和空洞壁坏死组织及干酪坏死灶内，对药物的抵抗力较强，被称为“顽固菌”。D群细菌为休眠状态，数量稀少，既无致病力也无传染性，对抗结核药物无反应。

多数抗结核药物，如异烟肼和利福平，在治疗的初期（48小时内）即能迅速杀灭A群细菌，显著降低细菌数量和传染性，促进痰菌转阴。然而，对于B群和C群细菌，药物的作用相对较弱，有效杀灭这些细菌是防止复发的关键。

（2）药物耐药性：耐药性分为先天性和继发性两种。结核分枝杆菌在自然繁殖过程中因染色体基因突变而产生的极少数天然耐药菌具有先天性耐药性。使用单一药物时，敏感菌被大量杀灭，但天然耐药菌却存活下来，最终导致治疗失败。结核分枝杆菌在与药物接触后发生诱导变异，使部分细菌能在含药环境中继续生存，其具有继发性耐药性。

（3）间歇化学治疗：结核分枝杆菌在与不同药物接触后会经历不同长度的延缓生长期。在细菌重新进入生长繁殖阶段之前，再次给予高剂量药物，可以持续抑制细菌直至最终消灭。例如，异烟肼和利福平分别能使结核分枝杆菌在接触后产生6～9天和2～3天的延缓生长期。间歇化学治疗不仅减少了给药次数和费用，还减轻了督导治疗的工作量和药物的不良反应。

（4）顿服法：与经常性维持较低药物浓度相比，抗结核药物在血液中达到高峰浓度时的杀菌作用更为优越。相同剂量的药物一次性顿服，其血药浓度峰值比每天分2次或3次服用高出3倍。

2. 化学治疗原则

（1）早期：一旦发现和确诊，立即启动化学治疗。早期阶段，病灶内的结核分枝杆菌多为生长旺盛的A群，病灶局部血流丰富，药物浓度高，药物能够发挥最大的杀菌作用，迅速控制病情，并显著降低传染性。

（2）规律：严格按照化疗方案规定使用药物，不得随意更改、遗漏或中断，避免细菌产生耐药性，确保治疗的有效性和持续性。

（3）全程：患者必须严格按照治疗方案，坚持完成整个规定的疗程，这是提高治愈率的重要手段和减少复发率的关键措施。

（4）适量：药物剂量必须严格控制在适当范围内。过小可能导致血药浓度不足，影响治疗效果，产生耐药性；而过大则可引发药物不良反应，对患者造成不必要的伤害。

（5）联合：根据病情及抗结核药物的作用特点，应联合使用两种或多种药物。联合用药能够杀灭病灶中不同生长速度的菌群，提高治疗效果，同时减少和预防耐药菌的产生，增强药物之间的协同作用。

3. 常用抗结核药物　抗结核药物根据其抗菌效能被划分为杀菌药和抑菌药两大类。只有当药物在常规剂量下，于血液（包括巨噬细胞内）中的浓度达到试管内最低抑菌浓度的10倍以上时，才能发挥杀菌作用，否则仅能发挥抑菌效果。异烟肼（INH, H）和利福平（RFP,

R）是两种全杀菌药，它们在巨噬细胞内外的浓度均足以杀灭结核分枝杆菌。其中，异烟肼是单一抗结核药物中杀菌力最强的，特别是其早期杀菌力尤为突出，对持续繁殖的结核分枝杆菌（A群）作用最为显著。利福平则对A、B、C群结核分枝杆菌均有作用。吡嗪酰胺（PZA，Z）和链霉素（SM，S）属于半杀菌药。吡嗪酰胺能够杀灭巨噬细胞内酸性环境中的结核分枝杆菌，是目前针对B群结核分枝杆菌最有效的半杀菌药。而链霉素则主要对巨噬细胞外碱性环境中的结核分枝杆菌有杀灭作用。乙胺丁醇（EMB，E）则是一种抑菌药，与其他抗结核药物联合使用时，可以延缓其他药物耐药性的产生。此外，还有其他抗结核药物，如乙硫异烟胺、丙硫异烟胺、阿米卡星、氧氟沙星和对氨基水杨酸等，它们也在结核病的治疗中发挥着重要作用。常用抗结核药物成人剂量、不良反应和注意事项见表2-5-1。

表2-5-1　常用抗结核药物成人剂量、不良反应和注意事项

药名（缩写）	每天剂量（g）	主要不良反应	注意事项
异烟肼（INH，H）	0.3	周围神经炎、偶有肝功能损害	避免与抗酸药同时服用，注意消化道反应、肢体远端感觉及精神状态
利福平（RFP，R）	0.45～0.60①	肝功能损害、过敏反应	体液及分泌物会呈橘黄色，使角膜接触镜永久变色；监测肝毒性及过敏反应；注意药物相互作用：利福平会加快口服避孕药、降糖药、茶碱、抗凝血药等药物的排泄，降低上述药物疗效
链霉素（SM，S）	0.75～1.00②	听力障碍、眩晕、肾功能损害	注意听力变化及有无平衡失调，用药前和用药后1～2个月进行听力检查；了解尿常规及肾功能的变化
吡嗪酰胺（PZA，Z）	1.5～2.0	胃肠道不适、肝功能损害、高尿酸血症、关节痛	监测肝功能，尤其是ALT水平；注意关节疼痛、皮疹等反应，监测血尿酸浓度
乙胺丁醇（EMB，E）	0.75～1.00③	视神经炎	检查视觉灵敏度和颜色的鉴别力（用药前、用药后每1～2个月1次）

注：①体重＜50kg用0.45g，体重＞50kg用0.6g；S、Z用量亦按体重调节。
②老年人每天0.75g。
③前2个月25mg/kg，其后减至15mg/kg。

4. 化学治疗方案　主要分为两个阶段：强化期和巩固期。强化期的目的是快速、有效地消灭大量繁殖的结核分枝杆菌，以控制病情的进一步发展；而巩固期则是针对生长速度较慢的结核分枝杆菌，旨在提高治愈率并减少复发的风险。整个治疗过程通常需要持续6～8个月。对于初次诊断为痰涂片检查阳性（涂阳）肺结核的患者，常用的治疗方案包括强化期2个月/巩固期4个月，复治为强化期2个月/巩固期6～10个月。①初治涂阳肺结核的常用治疗方案[含初治痰涂片检查阴性（涂阴）有空洞形成或粟粒性肺结核]：2HRZE/4HR、$2H_3R_3Z_3E_3/4H_3R_3$等。②复治涂阳肺结核的常用治疗方案：2HRZES/（6～10）HRE、$2H_3R_3Z_3E_3S_3$/（6～10）$H_3R_3E_3$或3HRZE/（6～10）HRE等。③初治涂阴肺结核的常用治疗方案：2HRZ/4HR、$2H_3R_3Z_3/4H_3R_3$。其中药物前面的数字分别代表强化期和巩固期的月数，而药物后面的下标代表每周服药的次数，无下标者表示为每天服用。

（二）对症治疗

1. 毒性症状　在有效的抗结核治疗1～3周内，毒性症状通常会消退，无须特殊处理。

然而，如果中毒症状严重，可以在应用有效抗结核药物的基础上，短期加用糖皮质激素，以减轻中毒症状和炎症反应。

2. 咯血 少量咯血时，建议患者卧床休息，患侧卧位，消除紧张情绪，并口服止血药。中等或大量咯血时，患者应严格卧床休息，确保气道通畅，防止窒息。对于大量咯血的患者，可以使用垂体后叶素，缓慢静脉注射（15～20分钟）或静脉滴注。必要时，可以通过支气管镜进行局部止血或插入球囊导管进行压迫止血。咯血窒息是致死的主要原因，因此需要严加防范并进行紧急抢救。

（三）手术治疗

适用于经合理化学治疗无效、多重耐药的厚壁空洞、大块干酪灶、结核性脓胸、支气管胸膜瘘和大咯血保守治疗无效等情况。

八、护理

1. 主要护理诊断

（1）知识缺乏：缺乏对疾病的认识及药物治疗的知识。

（2）营养失调：低于机体需要量，与机体消耗增加、食欲缺乏有关。

（3）潜在并发症：大咯血、窒息。

2. 其他护理诊断

（1）体温过高：与结核分枝杆菌感染有关。

（2）疲乏：与结核病毒性症状有关。

3. 护理目标

（1）患者知晓结核病病因及其预防。

（2）患者熟悉抗结核药物及其不良反应，能够规范服药。

4. 护理措施

（1）知识缺乏：缺乏对疾病的认识及药物治疗的知识。

1）用药指导：强调化学治疗重要性，指导患者按医嘱服药，完成全程化学治疗，提高治愈率。说明药物用法、疗程及可能不良反应，提醒患者检查肝功能及听力。出现不良反应及时联系医生，不要自行停药，多数反应经过处理可消除。

2）正确留取痰标本：护士应指导患者正确留取痰标本，其要点如下。患者需首先以清水漱口数次，以减少口腔杂菌污染；之后用力咳出深部第一口痰，并留于加盖的无菌容器中；标本留好后尽快送检，一般不超过2小时；若患者无痰，可用高渗盐水（3%～10%）超声雾化吸入导痰。通常初诊患者应留3份痰标本（即时痰、清晨痰和夜间痰），夜间无痰者，应在留取清晨痰后2～3小时再留1份。复诊患者应每次送检2份痰标本（夜间痰和清晨痰）。

3）休息：应根据患者的代谢功能、病灶情况等因素，为其量身定制合理的休息计划。对于重症患者，建议其卧床休息，以减少体力消耗；而对于轻症患者，提醒其避免过度劳累，确保获得充足的休息与睡眠。有效抗结核治疗4周以上且痰涂片证实无传染性或传染性极低的患者，可恢复正常生活，从而减轻患者的社会隔离感和焦虑情绪。

（2）营养失调：低于机体需要量。

1）制订饮食计划：肺结核为慢性消耗病，宜进行高热量、高蛋白、富含维生素及易消化饮食，忌烟酒、辛辣刺激食物。建议每日蛋白质摄入量为1.5～2.0g/kg，优先选用肉（包括鱼）、蛋、牛奶等优质蛋白源。同时，强调富含维生素的均衡膳食，多摄入新鲜蔬果，其中维生素C有助于病灶吸收，B族维生素则有助于调节神经、激发食欲。

2）增进食欲：应丰富膳食种类，引入易消化且能激发食欲的食物，如藕粉、山楂及应季水果。烹饪时，注重保留食物原味与营养，确保色香味俱全，营造愉悦的进餐氛围，促进消化。对于食欲缺乏者，建议采用少量多餐策略，减轻胃肠负担，确保营养持续供给。

3）监测体重：每周测体重1次并记录，以客观评估营养状态改善情况，为调整饮食计划及治疗方案提供依据。

（3）潜在并发症：大咯血、窒息。护理措施参见本章第四节。

5. 护理评价

（1）患者肺结核症状控制良好，药物副作用管理得当。

（2）护理问题有效解决，护理措施实施到位。

（3）结核病知识宣教到位，患者自我管理能力提升。

6. 健康指导

（1）疾病预防指导

1）控制传染源：肺结核病程长、易复发且具有传染性，一旦确诊，应将患者迅速转至专业的结核病防治机构进行统一管理，并实施长期随访，确保患者病情得到有效控制，降低传染风险。

2）切断传播途径：保持室内空气流通，经常开窗通风以降低结核病传播风险。对于涂阳肺结核患者，住院期间需实行呼吸道隔离，病房每日进行紫外线消毒。患者咳嗽或打喷嚏时，应使用纸巾遮掩口鼻，痰液应吐入带盖容器内，并进行消毒液浸泡或焚烧处理。接触痰液后需及时清洗双手。餐具应煮沸或使用消毒液浸泡消毒，同桌用餐时建议使用公筷。衣物、寝具、书籍等可定期暴晒杀菌。

3）保护易感人群：卡介苗接种是预防结核病的有效手段，对未感染的新生儿、儿童及青少年尤为重要。对于高危人群，如与涂阳肺结核患者密切接触者、HIV感染者等，可考虑进行化学药物预防，如服用异烟肼和/或利福平，以降低发病风险。

（2）疾病知识指导

1）合理安排休息与活动：确保充足的休息，逐步恢复体力，避免过度劳累导致病情加重。

2）保证营养均衡：摄入足够的蛋白质、维生素和矿物质，以增强身体抵抗力。戒烟酒，避免情绪波动和感染，以维护身体健康。

（3）用药指导与病情监测

1）强调规律、全程、合理用药的重要性，确保患者按照DOTS策略完成治疗。

2）治疗期间，定期复查胸部X线片，以观察肺部病变情况；同时检查肝、肾功能，以监测药物对身体的潜在影响。

3）观察药物疗效和不良反应，如有不适或出现异常症状，应及时就医并告知医生。

4）定期随访，监测病情变化，及时调整治疗方案，确保治疗效果。

知识拓展

《老年肺结核诊断与治疗专家共识（2023版）》

《老年肺结核诊断与治疗专家共识（2023版）》指出，老年肺结核是60周岁以上的肺结核患者。对于老年肺结核患者，制订治疗方案及治疗管理中应遵循以下治疗原则。

1. 根据年龄分层制订抗结核治疗方案，必要时给予个体化治疗方案。

2. 药物的减量及适当延长给药间隔 应根据患者的年龄、健康状况、疾病严重程度、体重等因素，综合考虑用药剂量及给药间隔，抗结核药物每日剂量可使用正常药量的1/2 ~ 3/4。

3. 积极有效治疗基础疾病及并发症 给予及时有效的治疗，一方面减轻症状促进改善患者整体状况，另一方面保证完成抗结核药物的疗程。

4. 关注药物之间的相互作用 抗结核药物种类不宜过多，更应注意药物之间可能发生相互作用。

5. 合理管理抗结核治疗的老年肺结核患者 应给直接督导治疗，给予患者综合关怀，给予营养支持，给予心理干预，监测药物不良反应。

小结

思考题

1. 简述结核菌素试验的方法和结果的判断。
2. 简述肺结核化学治疗的原则。
3. 护士应如何对肺结核患者进行健康宣教？

第六节　支气管哮喘

一、概述

支气管哮喘（bronchial asthma）简称哮喘，是一种以慢性气道炎症和气道高反应性为特征的异质性疾病，其发病机制较为复杂，涉及多种细胞和细胞组分的参与。哮喘症状包括喘息、气短、胸闷或咳嗽，夜间和凌晨易加重，多数患者可自行缓解或经治疗后缓解。

2019年，全球2.62亿人受哮喘困扰，45.5万人因此死亡，目前，我国成人哮喘的患病率为1.24%，我国哮喘患病率逐年上升，已成为全球哮喘病死率最高的国家之一。长期规范化治疗可使80%以上患者达到临床控制。预防哮喘发作也很重要，避免接触变应原、戒烟、保持空气清新等可降低风险，患者自我管理和教育也是关键。

二、病因与发病机制

（一）病因

1. 遗传因素　在哮喘的发病中占据重要位置。哮喘是一种具有多基因遗传倾向的疾病，家族中若有哮喘病史，个体患病风险会相应增加。亲缘关系越近，这种风险就越高。

2. 环境因素　变应原性因素包括室内变应原如尘螨、家养宠物和蟑螂，室外变应原如花粉和草粉，职业性变应原如油漆和活性染料，某些食物如鱼、虾、蛋类和牛奶，以及某些药物如阿司匹林和抗生素。此外，非变应原性因素如大气污染、吸烟、剧烈运动和肥胖等，也可能诱发哮喘。

（二）发病机制

哮喘发病机制尚未完全清楚，目前可概括为气道免疫-炎症机制、神经调节机制及其相互作用。气道炎症是哮喘发病的核心，而气道高反应性则是哮喘的基本特征。根据变应原吸入后的反应时间，哮喘反应可分为速发型哮喘反应（IAR）、迟发型哮喘反应（LAR）和双相型哮喘反应（DAR）。IAR在吸入变应原后迅速发生，15～30分钟达高峰，随后2小时内逐渐缓解。LAR则在吸入后约6小时发作，持续时间长且症状严重，常表现为持续性哮喘，这是气道慢性炎症的结果。

三、临床表现

（一）症状

哮喘的典型症状是发作性的呼气性呼吸困难，伴随着哮鸣音，患者还可能感到气促、胸闷或咳嗽。患者常在夜间及凌晨发作或加重。症状可迅速出现，持续数小时至数天不等，但经过平喘药物的治疗或自行缓解后，症状会减轻。哮喘的临床表现及严重程度在不同时间会有所变化，呈现出多变性的特点。一些青少年患者的哮喘症状往往在运动时出现，这种情况被称为运动性哮喘。此外，临床上还存在一些不典型的哮喘表现。这些患者可能没有喘息症状，但会出现发作性的咳嗽、胸闷或其他不适感。例如，以咳嗽为唯一症状的哮喘被称为咳嗽变异性哮喘，而以胸闷为唯一症状的则被称为胸闷变异性哮喘。

（二）体征

发作时胸部呈过度充气状态，双肺可闻及广泛的哮鸣音，呼气音延长。但在轻度哮喘或非常严重哮喘发作时，哮鸣音可不出现，称之为“沉默肺”。严重者常出现心率增快、奇脉、胸腹反常运动和发绀。非发作期体检可无异常。

（三）并发症

发作时可并发气胸、纵隔气肿、肺不张，长期反复发作和感染可并发慢性支气管炎、肺气肿、支气管扩张症、间质性肺炎、肺纤维化和肺源性心脏病。

四、辅助检查

（一）痰嗜酸性粒细胞计数

大多数哮喘患者诱导痰液中嗜酸性粒细胞计数增高（>2.5%），并且与哮喘症状相关。嗜酸性粒细胞计数可作为评价哮喘气道炎症指标之一，也是评估糖皮质激素治疗反应性的敏感指标。

（二）肺功能检查

1. 通气功能检测 在哮喘发作时，通常会表现为阻塞性通气功能障碍。这时，用力肺活量（FVC）可能保持正常或有所下降。关键的指标如第1秒用力呼气容积（FEV_1）、一秒率（FEV_1/FVC%）及呼气流量峰值（PEF）都会降低。同时，残气量及其与肺总量的比值会有所增加。其中，当FEV_1/FVC%低于70%或FEV_1低于正常预计值的80%时，这被视为气流受限的最重要判断标准。

2. 支气管激发试验（BPT） 此试验主要用于评估气道的反应性。当FEV_1下降超过20%时，试验结果为阳性，这提示存在气道高反应性。BPT主要适用于非哮喘发作期且FEV_1在正常预计值70%以上患者的检查中。

3. 支气管舒张试验（BDT） 此试验用于评估气道的可逆性改变。在吸入支气管舒张药物20分钟后，重复测定肺功能。如果FEV_1较用药前增加超过12%，并且其绝对值增加至少200ml，则试验结果为阳性，这表明存在可逆性的气道阻塞。

4. 呼气流量峰值（PEF）及其变异率测定 哮喘发作时，PEF通常会下降。哮喘的通气功能具有时间节律变化的特点，因此监测PEF的日间和周间变异率有助于哮喘的诊断和病情评估。当PEF的平均每日昼夜变异率（连续7天，每日PEF昼夜变异率之和除以7）超过10%或PEF周变异率{（2周内最高PEF－2周内最低PEF）/[（2周内最高PEF＋2周内最低PEF）×1/2]×100%}超过20%时，提示存在气道可逆性的改变。

（三）影像学检查

哮喘发作时，胸部X线片可见两肺透亮度增加，呈过度通气状态，缓解期多无明显异常。胸部CT在部分患者可见支气管壁增厚、黏液阻塞。

（四）特异性变应原检测

外周血变应原特异性IgE的升高，结合患者的病史，对于确定病因具有重要的诊断价值。

（五）动脉血气分析

严重哮喘发作时可出现缺氧。由于过度通气可使$PaCO_2$下降，pH上升，表现为呼吸性碱中毒。病情进一步恶化，可同时出现缺氧和CO_2滞留，表现为呼吸性酸中毒。当$PaCO_2$较前增高，即使在正常范围内，也要警惕严重气道阻塞的发生。

（六）呼出气一氧化氮（FeNO）检测

FeNO可以作为评估气道炎症和哮喘控制水平的指标，也可以用于判断吸入激素治疗的反应。

五、诊断要点

（一）典型哮喘的临床症状和体征

1. 喘息、气短、胸闷或咳嗽等症状反复发作，尤其在夜间和清晨更为频繁。这些症状通常与接触变应原、冷空气、理化刺激，以及毒性上呼吸道感染、运动等因素密切相关。

2. 在哮喘发作时，双肺可听到散在或弥漫性的哮鸣音，呼气相明显延长，这是典型的哮喘体征。

3. 这些不适的症状和体征，在经过治疗后或有时也能自行得到缓解。

（二）可变气流受限的客观检查

1. 支气管激发试验阳性。

2. 支气管舒张试验阳性。

3. 平均每天PEF变异率＞10%或PEF周变异率＞20%。

符合上述症状和体征，同时具备可变气流受限客观检查中的任意一条，并除外其他疾病所引起的喘息、气短、胸闷和咳嗽，可以诊断为哮喘。

（三）哮喘的分期及控制水平分级

哮喘可分为急性发作期、慢性持续期和临床缓解期。

1. 急性发作期　指的是哮喘症状如喘息、气短、胸闷或咳嗽的突然发作或原有症状加重，伴随着呼气流量的降低。这种发作常因接触变应原等刺激物或治疗不当而触发。哮喘急性发作的严重程度可划分为轻度、中度、重度和危重四级，见表2-6-1。

表2-6-1　哮喘急性发作的严重程度的分级

严重程度	临床表现
轻度	患者在步行或上楼时会感到气短，可能伴有焦虑情绪，呼吸频率稍有增加，肺部可闻及散在哮鸣音，但肺通气功能和血气检查通常正常
中度	患者在轻度活动后即感到气短，讲话时常常中断，呼吸频率进一步增加，可能出现三凹征，哮鸣音响亮且弥漫，心率加快，有时可观察到奇脉现象。使用支气管舒张药后，PEF占预计值的60%～80%，SaO_2为91%～95%
重度	患者在休息状态下也感到气短，端坐呼吸，言语受限，常表现出焦虑和烦躁，大汗淋漓，呼吸频率超过30次/分，三凹征明显，心率常超过120次/分。使用支气管舒张药后，PEF低于预计值的60%或绝对值低于100L/min，或者作用时间不足2小时，PaO_2＜60mmHg，$PaCO_2$＞45mmHg，SaO_2≤90%，pH可降低
危重	患者无法言语，出现嗜睡或意识模糊，呼吸运动异常，哮鸣音减弱或消失，脉率异常，严重低氧血症和高二氧化碳血症，pH显著降低

2. 慢性持续期　指患者虽未经历急性发作，但在长时间内仍有不同频度和程度的喘息、咳嗽、胸闷等症状，可能伴随肺通气功能下降。

3. 临床缓解期　指患者无喘息、气短、胸闷、咳嗽等症状，并维持1年以上。

六、治疗要点

虽然哮喘目前尚无法根治，但长期的规范化治疗能够使大部分患者达到良好，甚至完全的临床控制状态。哮喘治疗的核心目标是实现长期的症状控制，同时预防潜在风险的发生，即在最小有效剂量药物治疗或无须药物的情况下，使患者能够像正常人一样生活、工作和学习。

（一）确定并减少与哮喘发作相关的危险因素接触

对于部分患者来说，找到哮喘的变应原或其他非特异性刺激因素，并长期避免与之接触，是防治哮喘最有效的方法。

（二）药物治疗

哮喘药物主要分为控制药物和缓解药物。控制药物，也被称为抗炎药，是需要长期使用的药物，主要用于治疗气道慢性炎症，以维持哮喘的临床控制。缓解药物，也被称为解痉平喘药，是按需使用的药物，能迅速解除支气管痉挛，从而缓解哮喘症状。

1. **糖皮质激素** 是目前控制哮喘最有效的药物，它通过作用气道炎症形成的多个关键环节，从而有效控制炎症。糖皮质激素可以通过吸入、口服或静脉用药等多种方式灵活应用。

（1）吸入给药：吸入型糖皮质激素（inhaled corticosteroids，ICS）是哮喘首选治疗药物，常用倍氯米松、布地奈德等，通常需规律吸入1～2周或以上方能起效。根据哮喘病情选择吸入不同ICS剂量。长期吸入较大剂量ICS（＞1000μg/d），可采用低、中剂量ICS与长效β_2受体激动药、白三烯调节药或缓释茶碱联合使用等减轻副作用。布地奈德等雾化制剂起效快，适用于轻至中度急性发作。

（2）口服给药：泼尼松、泼尼松龙为常用口服药物，起始剂量为30～60mg/d，症状缓解后逐渐减量至≤10mg/d，之后停用或改用吸入剂，以吸入剂维持治疗。

（3）静脉用药：重度或严重哮喘应尽早静脉给激素，琥珀酸氢化可的松常用量100～400mg/d或甲泼尼龙80～160mg/d。无激素依赖者，可在短期（3～5天）内停药，有依赖者需延长给药并逐渐减量，转为口服和吸入维持治疗。

2. **β_2受体激动药** 分为短效β_2受体激动药（short-acting β_2 agonist，SABA）和长效β_2受体激动药（long-acting β_2 agonist，LABA）。其中，LABA又可以根据起效时间分为快速起效（数分钟）和缓慢起效（30分钟）两种。

（1）SABA：是哮喘急性发作首选，以吸入给药首选，常用沙丁胺醇和特布他林。吸入剂包括定量气雾剂、干粉剂和雾化溶液。按需间歇使用，不宜长期或单一使用，以防不良反应。

（2）LABA：常用于哮喘控制性治疗，与ICS联合使用效果更佳，常用沙美特罗和福莫特罗。ICS与LABA联合制剂常见，如氟替卡松/沙美特罗等。福莫特罗快速起效，可用于急性发作期的治疗。但LABA不能单独用于哮喘的治疗。

3. **白三烯（leukotriene，LT）调节药** 在哮喘治疗中发挥着重要的抗炎和舒张支气管平滑肌的作用。它是目前除ICS外，唯一可单独应用于哮喘控制的药物。这种调节药特别适用于阿司匹林哮喘、运动性哮喘及伴有变应性鼻炎的哮喘患者。通常通过口服给药，常用的药物有扎鲁司特和孟鲁司特。不良反应通常较轻微，主要是胃肠道症状，少数有皮疹、血管性水肿、转氨酶升高，停药后可恢复正常。

4. 茶碱类药物　茶碱类药物在哮喘治疗中兼具舒张支气管和气道抗炎作用。

（1）口服：氨茶碱、缓释茶碱，用于轻至中度哮喘急性发作和维持治疗，剂量为每天6～10mg/kg。缓释茶碱对夜间症状控制尤佳，常与ICS联合使用。

（2）静脉：例如，氨茶碱，用于重症和危重症哮喘，首剂负荷量为4～6mg/kg，加入葡萄糖溶液中缓慢静脉注射，注射速度不宜超过0.25mg/（kg·min），维持剂量为0.6～0.8mg/（kg·h）。每天最大剂量不超过1.0g（包括口服和静脉给药）。茶碱的主要不良反应包括恶心、呕吐、心律失常、血压下降及多尿。发热、妊娠、小儿或老年人，有肝、心、肾功能障碍及甲状腺功能亢进者尤需慎用。西咪替丁、喹诺酮类药物、大环内酯类药物等可影响茶碱代谢而使其排泄减慢，应减少用药量。

5. 抗胆碱药　抗胆碱药分为短效抗胆碱药（short-acting muscarinic antagonist，SAMA）和长效抗胆碱药（long-acting muscarinic antagonist，LAMA），前者可维持4～6小时，后者可维持24小时，用于舒张支气管和减少黏液分泌治疗哮喘。SAMA如异丙托溴铵，用于急性发作，常与β_2受体激动药联用，少数患者可能有口苦、口干等反应。LAMA如噻托溴铵，用于哮喘合并慢性阻塞性肺疾病，以及慢性阻塞性肺疾病患者的长期治疗。

6. 抗IgE抗体　主要用于经吸入ICS和LABA联合治疗后症状仍未控制，且血清IgE水平增高的重症哮喘患者。

7. 抗IL-5治疗　减少哮喘急性加重和改善患者生活质量，对于高嗜酸性粒细胞血症的哮喘患者治疗效果好。

（三）急性发作期的治疗

治疗目标是迅速缓解气道痉挛，纠正低氧血症，恢复肺功能，并防止病情进一步恶化或再次发作，同时积极预防并发症的发生。

1. 轻度发作　患者可通过定量吸入器（metered dose inhaler，MDI）吸入SABA，首小时内每20分钟使用1～2喷，随后调整至每3～4小时1～2喷。若效果不佳可考虑加服茶碱缓释片或加用短效抗胆碱药气雾剂吸入。

2. 中度发作　SABA首小时持续雾化吸入。可联合SAMA、激素或茶碱类药物增强疗效。若控制药物无效，尤其是在控制性药物治疗的基础上发生的急性发作应尽早口服激素并吸氧缓解症状。

3. 重度至危重度发作　首要任务是迅速且持续雾化吸入SABA、SAMA、激素及茶碱类药物，确保氧气供应。尽早静脉应用激素控制病情。治疗期间需关注水、电解质及酸碱平衡。若患者的病情仍然持续恶化，并出现如呼吸肌疲劳、$PaCO_2 \geq 45$mmHg或意识状态发生改变等紧急指征，应采取机械通气治疗。

（四）慢性持续期的治疗

需定期评估调整长期方案，维持控制水平。原则是最小量、简单联合、少不良反应、最佳控制。健康教育、控制环境和避免诱因贯穿全程。如方案无效，应升级至控制。控制并维持3个月以上且肺功能平稳，可考虑降级治疗。

（五）免疫疗法

免疫治疗主要分为特异性和非特异性两类。特异性免疫治疗，也被称为脱敏疗法，是通过制备诱发哮喘的各种特异性变应原（如螨虫、花粉、猫毛等）的不同浓度提取液，并采用皮下注射、舌下含服等方式给予对这些变应原过敏的患者。这种方法旨在提高患者对特定变应原的耐受性，从而使得他们在再次接触这些变应原时，哮喘的发作能够被有效抑制或减轻。此疗法适用于那些变应原明确，并且在严格的环境控制和药物治疗下仍无法良好控制的哮喘患者，治疗周期通常需要1～2年。另外，非特异性免疫治疗，如注射卡介苗及其衍生物、转移因子和疫苗等，也具有一定的辅助治疗效果。

（六）哮喘患者的健康教育与管理

为提升治疗效果、降低复发风险及改善患者生活质量的重要手段。

七、护理

1. 主要护理诊断

（1）气体交换受损：与支气管痉挛、气道炎症、气道阻力增加有关。

（2）清理呼吸道无效：与支气管黏膜水肿、分泌物增多、痰液黏稠、无效咳嗽有关。

（3）知识缺乏：缺乏正确使用MDI用药的相关知识。

2. 其他护理诊断

（1）活动耐力下降：与缺氧、呼吸困难有关。

（2）焦虑：与哮喘长期存在且反复急性发作有关。

（3）潜在并发症：呼吸衰竭、纵隔气肿等。

3. 护理目标

（1）患者呼吸平稳，无呼吸困难，呼吸频率与节律正常。

（2）患者排痰能力增强，咳嗽、咳痰症状有效减轻。

（3）患者能够正确使用MDI，自我护理能力加强。

4. 护理措施

（1）气体交换受损

1）环境与体位调整：确定变应原后，立即脱离相关环境。提供安静、舒适、温湿度适宜的休息空间，确保室内清洁、空气流通。根据病情调整体位，如端坐呼吸者提供床旁桌支撑。病房内避免摆放花草，不使用易过敏织物。

2）饮食护理：约20%成人和50%患儿可能因饮食不当诱发或加重哮喘。应提供清淡、易消化、高热量食物，避免硬、冷、油煎食品。对过敏食物如鱼、虾、蟹等应禁食，警惕酒石黄、亚硝酸盐等添加剂。劝有烟酒嗜好的患者戒烟酒。

3）口腔与皮肤护理：哮喘发作时，患者常大量出汗，因此需每日进行温水擦浴，及时更换衣物和床单，确保皮肤清洁、干燥与舒适。鼓励并协助患者在咳嗽后用温水漱口，保持口腔清洁，预防口腔感染。

4）情绪安抚与心理疏导：对于新近发生哮喘或重症发作的患者，常伴随紧张、惊恐等不安情绪。医护人员应增加巡视次数，耐心解释病情和治疗措施，给予患者心理疏导和安慰，帮助他们消除过度紧张情绪。这对于减轻哮喘症状、控制病情具有重要意义。

5）用药护理：是哮喘治疗中的重要环节，需密切观察药物疗效及不良反应。①糖皮质激素：吸入式治疗不良反应较少，但需注意口腔念珠菌感染或声音嘶哑，吸药后清水漱口、选用干粉吸入剂或除雾器可减轻。口服药饭后服用减少胃肠道刺激，替换口服剂时需同时使用2周再逐步减量，指导患者不得自行减量或停药。②β_2受体激动药：需规范使用，避免长期使用导致功能下降和耐药性。正确使用雾化吸入器，并观察心悸、骨骼肌震颤等不良反应。③茶碱类药物：静脉注射茶碱时，需确保药物浓度适中，注射速度不宜过快，注射时间应控制在10分钟以上，以预防中毒症状。茶碱类药物的常见不良反应包括恶心、呕吐、心律失常、血压下降及多尿等，严重情况下可能导致呼吸中枢兴奋，甚至抽搐和死亡。由于茶碱的“治疗窗”窄及茶碱代谢存在较大的个体差异，用药时监测血药浓度可减少不良反应的发生，其安全浓度为6～15μg/ml。此外，对于发热、妊娠、小儿、老年人及有心、肝、肾功能障碍和甲状腺功能亢进的患者，不良反应可能增加，需格外注意。当茶碱与其他药物如西咪替丁、喹诺酮类药物、大环内酯类药物合用时，可能影响茶碱的代谢，需相应调整用药量。④其他药物：抗胆碱药吸入后，部分患者可能感到口苦或口干。酮替芬则可能导致镇静、头晕、口干、嗜睡等不良反应，对于从事高空作业、驾驶或操作精密仪器的患者，需特别提醒注意。白三烯调节药的主要不良反应为轻微胃肠道症状，少数患者可能出现皮疹、血管性水肿、转氨酶升高等，但停药后通常可恢复。

6）氧疗护理：根据医嘱给予适当的氧疗，通常通过鼻导管或面罩进行，确保吸氧流量控制在1～3L/min范围内，同时吸入氧浓度一般不超过40%，以防止氧中毒。确保吸入的氧气温暖且湿润，避免因气道干燥和寒冷气流刺激而引发气道痉挛。在氧疗过程中，密切监测患者的动脉血气分析，以便及时调整氧疗方案。若哮喘严重发作，经常规药物治疗无效，或者患者出现意识障碍、$PaO_2<60mmHg$、$PaCO_2>50mmHg$等危急情况时，应准备机械通气，以确保患者的生命安全。

7）病情观察：哮喘治疗需关注前驱症状如黏膜过敏表现，发作时应观察患者呼吸情况，监测呼吸音、哮鸣音、动脉血气和肺功能。严重发作且治疗无效时，应准备机械通气。加强急性期患者监护，特别是夜间和凌晨，及时发现并处理病情变化。

（2）清理呼吸道无效

1）对于痰液黏稠患者，定时进行蒸汽或氧气雾化吸入，指导患者有效咳嗽，协助叩背排痰。若无效，可使用负压吸引器吸痰，确保呼吸道通畅。

2）哮喘急性发作时，患者易出汗、脱水，痰液黏稠易形成痰栓，加重呼吸困难。因此，鼓励患者每日饮水2500～3000ml，以稀释痰液。重症患者应建立静脉通道，按医嘱及时补液，纠正水、电解质及酸碱平衡紊乱。

3）需密切关注患者咳嗽情况、痰液性状及量，以便及时评估病情并调整治疗方案，确保最佳治疗效果。

（3）知识缺乏

1）定量吸入器（MDI）：MDI（图2-6-1）的正确使用对于保证吸入治疗的成功至关重要。在使用MDI时，需要患者配合呼吸动作，因此正确掌握使用方法尤为重要。首先，根据患者的文化层次和学习能力，提供相应的雾化吸入器学习资料。其次，演示MDI的使用方法，包

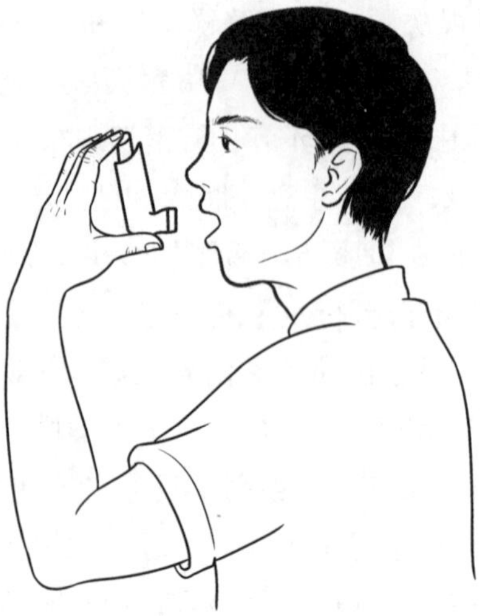

图2-6-1 定量吸入器示意图

括打开盖子、摇匀药液、深呼气至不能再呼时张口、将MDI喷嘴置于口中、双唇包住咬口、以慢而深的方式经口吸气并同时按压喷药、吸气末屏气10秒及缓慢呼气等步骤。为了让患者熟练掌握，指导患者反复练习，直至完全掌握。对于不易掌握MDI吸入方法的儿童或重症患者，还可使用带有储药罐的MDI，以简化操作、增加药物吸入量并减少口咽部刺激。

2）干粉吸入器：都保装置（图2-6-2）和准纳器（图2-6-3）是较为常见的类型。在使用都保装置时，指导患者如何旋转并拔出瓶盖、装药、先呼气再用力深长吸气及屏气等步骤。对于准纳器的使用，应详细解释如何准备装置、呼气、将吸嘴放入口中吸气、屏气及关闭装置等过程。

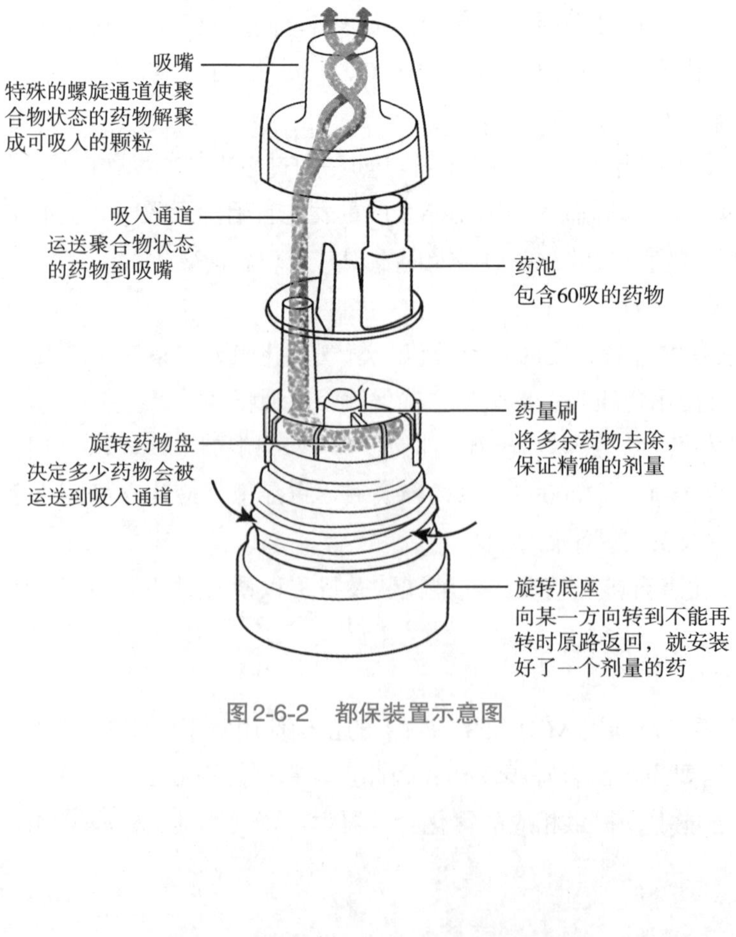

图2-6-2 都保装置示意图

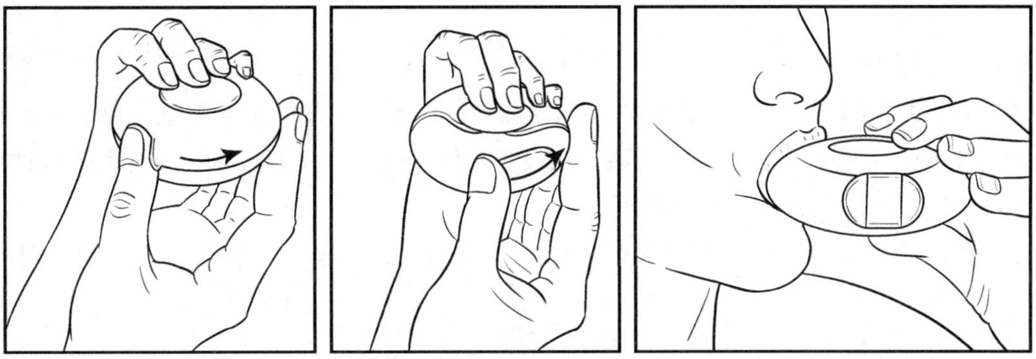

（a）打开　　（b）推进　　（c）吸入

图2-6-3　准纳器示意图

5. 护理评价

（1）患者呼吸状况显著改善，无呼吸困难及异常体征。

（2）患者排痰顺畅，咳嗽咳痰减轻。

（3）患者已掌握雾化吸入器相关知识及正确使用方法，实现有效自我管理。

6. 健康指导

（1）疾病知识指导

1）详细解释哮喘的诱因（如变应原、冷空气、剧烈运动、精神刺激等）、发病机制、控制目的及效果。

2）强调规范治疗可以有效控制病情，使患者能够正常生活和参与社会活动。

3）教育患者哮喘是一种可防可控的疾病，通过合理的治疗和管理，可以减少发作次数，提高生活质量。

（2）避免诱因指导

1）根据患者的具体情况，制订个性化的避免诱因策略。

2）避免接触已知的过敏食物和物质，减少精神刺激和剧烈运动，不养宠物，避免接触刺激性气体和烟雾。

3）预防呼吸道感染，注意个人卫生，保持室内空气清新。

4）在缓解期，建议加强锻炼和耐寒训练，如进行适量的有氧运动，增强体质，提高抵抗力。

（3）病情监测指导

1）教导患者识别哮喘发作的先兆和加重迹象，如咳嗽、喘息、胸闷、气短等。

2）学会紧急自我处理，如使用急救药物、保持冷静、寻求医疗帮助等。

3）教授患者使用峰流速仪监测呼气流量峰值，并记录哮喘日记，包括症状变化、用药情况、峰流速值等。

4）通过每日测量峰流速值并与标准值比较，判断哮喘控制程度，适时调整治疗方案。

（4）用药指导

1）患者需了解所用药物的名称、用法、用量及注意事项，掌握正确的吸入技巧，确保药物能够准确到达肺部。

2）嘱患者遵医嘱规范用药，不擅自停药或更改治疗方案，了解药物可能产生的副作用，如有不适及时就医。

（5）心理指导

1）关注患者的情绪变化，提供心理疏导和支持；保持规律的生活作息，保证充足的睡眠和休息时间；鼓励患者保持乐观情绪，积极参与体育锻炼和社会活动；动员家属和朋友参与哮喘管理，提供全方位的支持和鼓励。

2）利用社会支持系统，如加入哮喘患者互助组织，分享经验和心得，共同应对哮喘挑战。

知识拓展

《重度哮喘诊断与处理中国专家共识（2024）》

《重度哮喘诊断与处理中国专家共识（2024）》（以下简称《共识》）是第一份明确了2型和非2型哮喘定义及相关概念的中国哮喘专科共识，并提出2型哮喘是重度哮喘的主要类型，并包括变应性哮喘和嗜酸性粒细胞哮喘这两种表型。对于生物制剂治疗方面大篇幅的内容更新，其中在白细胞介素-4R（IL-4R）的部分，《共识》认可了度普利尤单抗对于阻断IL-4和IL-13通道的双重作用，明确了其在降低急性发作风险，改善哮喘控制、生活质量和肺功能及减少口服糖皮质激素（OCS）的使用方面的多种疗效。对于共患疾病方面，除详细列举了各类重度哮喘中需要重视的共患疾病（包括鼻炎、鼻窦炎、慢性阻塞性肺疾病等）外，还强调了评估这些共患疾病的重要性和必要性。

小结

思考题

1. 简述MDI的使用方法。
2. 简述重度支气管哮喘患者急性发作的临床表现。
3. 简述哮喘持续状态的护理措施。

第七节　慢性支气管炎和慢性阻塞性肺疾病

一、慢性支气管炎

（一）概述

慢性支气管炎（chronic bronchitis）简称慢支，是气管、支气管黏膜及其周围组织的慢性非特异性炎症。临床上以咳嗽、咳痰或伴有喘息为主要症状，呈反复发作的慢性过程。

（二）病因

慢性支气管炎的病因复杂，尚未完全明确，通常是由多种环境因素与个体因素长期相互作用的结果。

1. 吸烟 吸烟被视为最关键的环境致病因素之一，与慢性支气管炎发病率显著相关，吸烟群体患病风险高出非吸烟者2～8倍。烟草中的有害化学物质，如焦油、尼古丁等，严重损害呼吸系统，降低气道净化能力，增加黏液分泌，提高气道阻力，并可能诱发肺气肿。

2. 职业暴露 长期暴露于职业粉尘、化学物质、污染烟雾及室内不良空气中，同样会增加支气管炎的发病风险。

3. 空气污染 大气污染物如二氧化硫、二氧化氮等，也削弱气道功能，为细菌入侵提供温床。

4. 感染 病毒、细菌感染导致气管和支气管黏膜炎症损伤，加剧气道炎症，引发急性发作。

5. 其他因素 免疫功能异常、气道高反应性、自主神经功能失调、年龄增大等机体因素，以及气候等环境因素，均与慢性支气管炎的发生和发展有关。

（三）病理

慢性支气管炎的病理过程起始于支气管上皮细胞的变性、坏死和脱落，后期出现鳞状上皮化生。同时，纤毛结构也发生显著变化，变得短小、粘连、倒伏，甚至在某些情况下完全脱落。各级支气管的管壁会受到炎症细胞的浸润，导致黏膜出现充血、水肿，以及大量黏液滞留的现象。在病情的持续发展过程中，支气管黏膜下层的平滑肌可能会发生断裂和萎缩，而黏膜下和支气管周围的纤维组织则会出现增生。这种反复的损伤与修复过程会在气道内形成瘢痕，进一步加剧了气道的狭窄和阻塞。当慢性支气管炎发展到阻塞性肺气肿阶段时，病理变化更加明显。肺泡腔会扩大，肺泡弹性纤维发生断裂，导致肺组织的弹性降低，影响气体交换功能。

（四）临床表现

1. 症状 起病缓慢，病程通常较长，并可能因反复发作的急性症状而逐渐加重。表现为咳嗽、咳痰或伴有喘息。

（1）咳嗽：通常在早晨较为明显，睡眠时可能出现阵发性咳嗽或排痰，冬春季咳嗽可能加重。

（2）咳痰：通常为白色黏液或浆液泡沫性痰，偶尔可能带有血丝，清晨排痰较多。

（3）喘息或气促：喘息明显可能伴随哮喘症状，如伴有肺气肿，活动后可能出现气促。

2. 体征 早期通常无异常体征，急性发作期背部或双肺底可能出现干啰音、湿啰音，咳嗽后可能减少或消失。如伴有哮喘，可闻及广泛的哮鸣音，并伴有呼气相延长。

3. 并发症 阻塞性肺气肿、支气管肺炎、支气管扩张症。

（五）辅助检查

1. 胸部X线检查 在早期阶段，X线检查可显示无异常。然而，反复发作时，X线片会显示肺纹理增粗、紊乱，呈现网状或条索状、斑点状阴影，这种变化在双下肺尤为明显。

2. 肺功能检查 在疾病早期，呼吸功能检查表现正常。但如果存在小气道阻塞，最大呼气流速-容量曲线在75%和50%肺容量时的流量会明显降低。此外，使用支气管扩张药后，若$FEV_1/FVC < 70\%$，这可能意味着疾病已发展为慢性阻塞性肺疾病。

3. 血液检查　在细菌感染的情况下，血液检查会显示白细胞总数和/或中性粒细胞计数的增高，这是身体对感染做出的炎症反应。

4. 痰液检查　通过痰液检查，可以培养出导致感染的致病菌。涂片检查还可能发现革兰阳性菌或革兰阴性菌，或者大量破坏的白细胞和杯状细胞。

（六）治疗要点

1. 急性加重期的治疗

（1）控制感染：通常经验性地选择抗生素，病情轻微时口服，严重时则采用静脉给药，如左氧氟沙星0.4g/d，每天1次，口服；或罗红霉素0.3g/d，分1～2次口服；或阿莫西林2～4g/d，分2～4次口服；或头孢呋辛1.0g/d，分2次口服；或复方磺胺甲噁唑2片/次，每天2次，口服。若能培养出具体致病菌，则根据药敏试验选择最合适的抗生素。

（2）镇咳祛痰：可选用药物包括复方甘草合剂或复方氯化铵合剂每次10ml，每天3次；或溴己新每次8～16mg，每天3次；或盐酸氨溴索每次30mg，每天3次；或桃金娘油每次0.3g，每天3次。对于以干咳为主的患者，可使用镇咳药物如右美沙芬或其合剂等。

（3）平喘治疗：使用支气管舒张药，如氨茶碱每次0.1g，每天3次；或茶碱控释剂。也可考虑使用β_2受体激动药进行吸入治疗。

2. 缓解期的治疗与管理

（1）戒烟，并避免吸入有害气体和其他有害颗粒。

（2）加强身体锻炼，以增强体质，预防感冒。

（3）对于反复呼吸道感染的患者，可尝试使用免疫调节药或中医中药，如流感疫苗、肺炎疫苗和胸腺素等。

（七）护理

1. 主要护理诊断

清理呼吸道无效：与呼吸道分泌物增多、黏稠有关。

2. 其他护理诊断

（1）体温过高：与慢性支气管炎并发感染有关。

（2）潜在并发症：阻塞性肺气肿、支气管扩张症。

3. 护理目标

（1）预防慢性支气管炎的急性加重。

（2）提供有效的教育和支持，控制危险因素，增强患者及其家属对慢性支气管炎的自我管理能力。

4. 护理措施

清理呼吸道无效

1）保持呼吸道通畅：指导患者进行有效咳嗽，遵医嘱用药，进行雾化吸入等，以促进痰液排出。

2）饮食护理：注重营养摄入，建议高蛋白、高热量、高维生素、低脂、易消化的饮食，如瘦肉、蛋、奶、鱼、蔬菜和水果等。每天至少饮水1500ml。

3）减少急性发作：通过增强体质、预防感冒、戒烟等措施来降低急性发作的风险。

5. 护理评价

（1）患者发生慢性支气管炎急性加重的风险降低。

（2）患者生活方式得到改善，对治疗的依从性提高，整体生活质量有所提升。

6. 健康指导

（1）疾病预防指导

1）增强体质：通过合理的饮食和适度的锻炼来增强体质，提高身体抵抗力，预防感冒等呼吸道疾病。

2）戒烟：吸烟是慢性呼吸道疾病的重要危险因素，强烈建议患者戒烟，并避免吸入二手烟。

3）适度锻炼：推荐进行适度的有氧运动，如健身操、太极拳、跑步等，以提高身体功能，改善呼吸功能。同时，可以尝试耐寒训练，如冷水洗脸、冬泳等，以增强身体对寒冷环境的适应能力。

4）保证充足睡眠：充足的睡眠有助于身体恢复和免疫力提升，患者应确保每天有足够的睡眠时间，并平衡工作与休息，避免过度劳累。

（2）疾病知识指导

1）饮食调整：饮食宜清淡、营养、易消化，避免刺激性食物的摄入，如辛辣、油腻等。增加蔬菜、水果和全谷类食物的摄入，保持健康的饮食习惯。

2）改善居住环境：保持室内温湿度适宜，通风良好，以减少呼吸道刺激。定期清洁室内环境，避免灰尘和细菌滋生。

3）避免有害因素：除了戒烟，还应避免被动吸烟及有害理化因素，如化学气体、油烟等，以减少对呼吸道的损害。

4）寒冷季节防护：在寒冷季节外出时，应采取增加衣物、戴口罩等防护措施，以防病情加重。

（3）病情监测与管理

1）定期随访：患者应定期到医院进行随访，评估病情，了解疾病进展，并根据医生建议进行相应的治疗调整。

2）自我监测：学会自我监测病情，如观察咳嗽、咳痰、呼吸困难等症状的变化，及时记录并向医生反馈。

3）遵医嘱用药：严格按照医生的指导用药，不擅自调整药物种类或剂量，确保药物的有效性和安全性。

（4）健康教育与自我管理

1）了解疾病：患者应了解慢性呼吸道疾病的病因、症状、治疗方法及预防措施，以便更好地参与到自身健康管理中。

2）心理调适：保持积极乐观的心态，学会应对疾病带来的心理压力，必要时可寻求心理医生的帮助。

3）家庭支持：家属应了解患者的疾病情况，提供必要的支持和帮助，共同参与到患者的疾病管理中。

4）生活方式调整：除了饮食和锻炼，还应关注患者的睡眠、工作、休闲等方面的平衡，确保患者拥有健康的生活方式。

二、慢性阻塞性肺疾病

（一）概述

慢性阻塞性肺疾病（chronic obstructive pulmonary disease，COPD）简称慢阻肺，主要特征是持续存在的呼吸系统症状和气流受限，通常与显著暴露于有害颗粒或气体引起的气道和/或肺泡异常有关。肺功能检查对确定气流受限有重要意义，在吸入支气管舒张药后FEV_1/FVC＜70%表明存在持续气流受限。

COPD与慢性支气管炎和肺气肿紧密相关，当这些疾病的患者出现肺功能检查中的气流受限时，即可诊断为COPD。然而，如果仅有慢性支气管炎和/或肺气肿而无持续气流受限，则不能诊断为COPD。除此之外，尽管一些其他疾病也可能导致持续气流受限，如支气管扩张症、肺结核纤维化病变、严重的间质性肺疾病、弥漫性泛细支气管炎及闭塞性细支气管炎等，但这些疾病并不属于COPD的范畴。

COPD在呼吸系统疾病中相当常见，且其患病率和病死率均持续较高。据统计，预计到2030年，COPD将成为全球第四大死亡原因，全球疾病伤残调整生命年的第七大原因。随着吸烟率的上升和人口老龄化加剧，预计到2060年，每年可能有540多万人死于COPD及相关疾病。COPD已成为全球重要的公共卫生问题之一。

（二）病因与发病机制

本病的病因与慢性支气管炎有着诸多相似之处，往往是多种环境因素与机体内部因素长期交互影响所致。其发病机制涉及多个层面，具体如下。

1. 炎症机制　气道、肺实质及肺血管的慢性炎症是COPD的典型特征，其中中性粒细胞、巨噬细胞和T淋巴细胞等炎症细胞均积极参与了这一病理过程。

2. 蛋白酶-抗蛋白酶失衡机制　蛋白水解酶对组织具有损伤和破坏作用，而抗蛋白酶则能抑制多种蛋白酶的活性，其中α_1-抗胰蛋白酶的抑制效果尤为显著。当蛋白酶的数量增多或抗蛋白酶的数量不足时，都可能引发组织结构的破坏，进而产生肺气肿。吸入有害气体和有害物质及吸烟等危险因素，都可能影响蛋白酶与抗蛋白酶的平衡，加剧疾病的发展。

3. 氧化应激机制　多项研究表明，COPD患者的氧化应激水平较高。氧化物不仅可以直接破坏生物大分子，导致细胞功能障碍或死亡，还可能破坏细胞外基质，引发蛋白酶与抗蛋白酶的失衡，并促进炎症反应的发生。

4. 其他机制　自主神经功能失调、营养不良、气温变化等其他因素也可能在COPD的发病中发挥作用。

上述机制共同作用，最终导致小气道病变和肺气肿病变的产生，两者相互叠加，共同造成COPD的病理改变。

（三）临床表现

1. 症状　起病缓慢，病程较长，早期可以没有自觉症状。主要症状如下。

（1）慢性咳嗽：咳嗽是COPD的常见症状，尤其在晨间时最为明显，夜间可能出现阵咳或排痰现象，这种咳嗽常持续存在，甚至可能伴随患者终身。

（2）咳痰：患者通常咳出白色黏液或浆液性泡沫状的痰液，偶尔痰液中可能带有血丝，清晨时段排痰量相对较多，病情急性发作时痰量会增多，并可能变为脓性痰。

（3）气短或呼吸困难：是COPD的标志性症状，最初，这种症状可能仅在较剧烈活动时出现，随着病情发展，气短会逐渐加重，甚至在日常活动或休息时也会感到。

（4）喘息和胸闷：在病情急性加重期，由于支气管分泌物增多，胸闷和气促症状会加剧，重度患者或病情急性加重时，可能出现明显的喘息现象。

（5）其他：晚期COPD患者可能出现体重下降、食欲缺乏和营养不良等全身症状。

2. 体征　早期可无异常体征，视诊有桶状胸，部分患者呼吸变浅、频率增快等。触诊双侧语颤减弱。叩诊呈过清音，心浊音界缩小，肺下界和肝浊音界下降。听诊两肺呼吸音减弱、呼气期延长，部分患者可闻及湿啰音和/或干啰音。

3. COPD的病情严重程度评估

（1）COPD稳定期的病情严重程度评估

1）肺功能评估：可使用GOLD分级，COPD患者吸入支气管舒张药后FEV_1/FVC＜70%，再根据FEV_1下降程度进行气流受限的严重程度分级（表2-7-1）。

表2-7-1　COPD患者气流受限严重程度的肺功能分级

肺功能分级	患者肺功能FEV_1占预计值的百分比（%）
GOLD 1级：轻度	≥80
GOLD 2级：中度	50～79
GOLD 3级：重度	30～49
GOLD 4级：极重度	＜30

2）症状评估：可采用改良版英国医学研究委员会呼吸困难问卷（mMRC问卷）评估（表2-7-2）。

表2-7-2　mMRC问卷

mMRC分级	呼吸困难症状
0级	剧烈运动时出现呼吸困难
1级	平地快步行走或爬缓坡时出现呼吸困难
2级	由于呼吸困难，平地行走时比同龄人慢或需要停下来休息
3级	平地行走100m左右或数分钟后即需要停下来喘气
4级	因严重呼吸困难而不能离开家，或在家穿脱衣服即出现呼吸困难

3）急性加重风险评估：上一年发生2次及以上急性加重，或者1次及以上需要住院治疗的急性加重，均提示今后急性加重风险增加。

依据上述肺功能改变、临床症状和急性加重风险等，即可对稳定期COPD患者的病情严重程度做出综合性评估，并依据评估结果选择稳定期的主要治疗药物（表2-7-3）。

表2-7-3 COPD稳定期患者病情严重程度的综合性评估及主要治疗措施

患者综合评估分组	特征	上一年急性加重次数	mMRC分级或CAT评分	首选治疗药物
A组	低风险，症状少	≤1次	0～1级或<10分	SAMA或SABA，必要时
B组	低风险，症状多	≤1次	≥2级或≥10分	LAMA和/或LABA
C组	高风险，症状少	≥2次①	0～1级或<10分	LAMA，或LAMA加LABA，或ICS加LABA
D组	高风险，症状多	≥2次①	≥2级或≥10分	LAMA加LABA，或加ICS

注：SABA，短效β_2受体激动药；SAMA，短效抗胆碱药；LABA，长效β_2受体激动药；LAMA，长效抗胆碱药；ICS，吸入糖皮质激素。

①或因急性加重住院≥1次。

（2）COPD急性加重期的病情严重程度评估：细菌或病毒感染是导致病情急性加重常见的原因。COPD急性加重是咳嗽、咳痰、呼吸困难比平时加重，或痰量增多，或咳黄痰，需要改变用药方案。根据临床征象将COPD急性加重期分为3级（表2-7-4）。

表2-7-4 COPD急性加重期的临床分级

	Ⅰ级	Ⅱ级	Ⅲ级
呼吸衰竭	无	有	有
呼吸频率（次/分）	20～30	>30	>30
应用辅助呼吸肌群	无	有	有
意识状态改变	无	无	有
低氧血症	能通过鼻导管或文丘里面罩28%～35%浓度吸氧而改善	能通过文丘里面罩28%～35%浓度吸氧而改善	不能通过文丘里面罩吸氧或>40%吸氧浓度而改善
高碳酸血症	无	有，$PaCO_2$增加到50～60mmHg	有，$PaCO_2$增加到>60mmHg或存在酸中毒（pH≤7.25）

4. COPD并发症 慢性呼吸衰竭、自发性气胸和慢性肺源性心脏病等。

（四）辅助检查

1. 肺功能检查 在COPD的诊断中，FEV_1/FVC是一项非常敏感的指标。在患者吸入支气管舒张药物后，其FEV_1/FVC比值低于70%，即可确定存在持续的气流受限。

2. 影像学检查 在疾病的早期阶段，胸部X线片可能无明显异常变化。然而，随着病情的进展，胸部X线片上可能出现肺纹理增粗、紊乱及肺气肿等改变。胸部CT检查则能更详细地揭示COPD的小气道病变、肺气肿表现及可能出现的并发症。

3. 动脉血气分析 有助于判断患者是否出现低氧血症、高碳酸血症、酸碱平衡失调及呼吸衰竭等严重情况。

4. 其他 COPD合并细菌感染时，患者的外周血白细胞数量可能会增高，并出现核左移现象。同时，血C反应蛋白浓度也会升高。痰培养可能检出病原菌。

（五）诊断要点

结合吸烟等高危因素、典型的临床症状和体征，临床上可以初步怀疑COPD。然而，为了明确诊断，肺功能检查是不可或缺的。这一检查必须显示持续的气流受限，这是COPD诊断的必备条件。具体来说，在吸入支气管舒张药后，如果FEV_1/FVC低于70%，则可以确定存在持续的气流受限。同时，为了排除其他可能导致类似症状和肺功能改变的疾病，还需进行全面的评估。只有在满足这些条件的情况下，才可以明确诊断为COPD。

（六）治疗要点

1. 稳定期治疗

（1）患者教育与管理：其中戒烟是减缓肺功能损害的关键措施，也是最为有效的措施。

（2）支气管舒张药：根据患者的病情严重程度和药物反应，可选择不同种类的支气管舒张药。联合应用多种不同作用机制的支气管舒张药能够进一步增强治疗效果。具体药物如下。

1）β_2受体激动药：如沙丁胺醇气雾剂作为短效制剂，每次吸入100～200μg（1～2喷），疗效可持续4～5小时，每24小时≤12喷。长效制剂如沙美特罗和福莫特罗等每天吸入2次，茚达特罗每天吸入1次。

2）抗胆碱药：例如，异丙托溴铵气雾剂作为短效制剂，每次吸入40～80μg（2～4喷），持续6～8小时，每天使用3～4次。长效制剂则有噻托溴铵粉吸入剂，每天吸入1次，剂量为18μg/d。

3）茶碱类药物：如茶碱缓（控）释片，每次0.2g，每12小时服用1次；或氨茶碱，每次0.1g，每天服用3次。

（3）糖皮质激素：对于高风险患者，研究表明，长期吸入糖皮质激素与长效β_2受体激动药的联合制剂能显著提高运动能力、减少急性加重次数并提升生活质量。

（4）祛痰药：对痰不易咳出者可应用盐酸氨溴索每次30mg，每天3次；N-乙酰半胱氨酸每次0.6g，每天2次；或羧甲司坦每次0.5g，每天3次。

（5）长期家庭氧疗：对于COPD伴有慢性呼吸衰竭的患者具有显著益处，能提升生活质量和生存率，并对血流动力学、运动能力和精神状态产生积极的影响。适用条件包括：PaO_2＜55mmHg或SaO_2≤88%，无论是否伴有高碳酸血症；或PaO_2在55～60mmHg之间或SaO_2＜89%，同时伴随肺动脉高压、右心衰竭或红细胞增多症。一般采用鼻导管吸氧，氧流量控制在1.0～2.0L/min，每天吸氧时间应超过15小时。目标是在海平面静息状态下，使患者达到PaO_2≥60mmHg和/或使SaO_2提升至90%以上。

2. 急性加重期治疗

（1）确定病因和病情严重程度：需要明确导致病情急性加重的具体原因，并根据病情的严重程度来决定是门诊治疗还是住院治疗。

（2）支气管舒张药：同稳定期用药，对于喘息症状严重的患者，可给予较大剂量的雾化吸入治疗，如沙丁胺醇1000μg联合异丙托溴铵250～500μg，通过小型雾化器吸入，以缓解症状。

（3）低流量吸氧：氧疗是COPD急性加重期的基础治疗，可以通过鼻导管或文丘里面罩进行吸氧。鼻导管吸氧时，吸入的氧浓度与给氧流量密切相关，通常会将吸入氧浓度控制在28%～30%，以避免因氧浓度过高而导致的二氧化碳潴留。

（4）抗生素：COPD急性加重并有脓性痰是应用抗生素的指征。在选择抗生素时，需要考虑所在地的常见病原菌及其药物敏感性。

（5）糖皮质激素：住院治疗的急性加重期患者可以口服泼尼松龙30～40mg/d，或者通过静脉给予甲泼尼龙40～80mg/d，连续使用5～7天。

（6）机械通气：对于并发较严重呼吸衰竭的患者可使用机械通气治疗。

（7）其他：合理补充液体和电解质，以保持机体水、电解质平衡。

3. 外科治疗 仅适用于少数有特殊指征的患者，手术方式包括肺大疱切除术和肺减容手术。

（七）护理

1. 主要护理诊断

（1）气体交换受损：与气道阻塞、通气不足、呼吸肌疲劳、分泌物过多和肺泡呼吸面积减少有关。

（2）清理呼吸道无效：与分泌物增多而黏稠、气道湿度减低和无效咳嗽有关。

（3）焦虑：与健康状况的改变、病情危重、经济状况有关。

2. 其他护理诊断

（1）活动耐力下降：与疲劳、呼吸困难、氧供与氧耗失衡有关。

（2）营养失调：低于机体需要量，与食欲缺乏、摄入减少、腹胀、呼吸困难、痰液增多有关。

3. 护理目标

（1）患者呼吸平稳，呼吸困难减轻。

（2）患者排痰能力增强，咳嗽、咳痰症状减轻，生活质量改善。

（3）患者掌握呼吸功能锻炼方法，自我管理能力增强。

4. 护理措施

（1）气体交换受损

1）休息与活动：对于中度以上的COPD急性加重期患者，建议卧床休息，并协助其找到舒适的体位。对于病情更为严重的患者，建议采取身体前倾的姿势，以促使辅助呼吸肌参与呼吸。同时，根据患者的具体情况，安排适量的活动，确保其不会感到疲劳，且不会加重症状。在室内，应维持适宜的温湿度，冬季特别注意保暖，避免患者直接吸入冷空气。

2）病情观察：需要密切关注患者的咳嗽、咳痰及呼吸困难程度，并定期进行动脉血气分析，以及水、电解质和酸碱平衡的检查。

3）氧疗护理：呼吸困难伴低氧血症者，遵医嘱给予氧疗。采用鼻导管持续低流量吸氧的方式，氧流量控制在1～2L/min，以避免因吸入氧浓度过高而导致的二氧化碳潴留。对于COPD伴有慢性呼吸衰竭的患者，推荐进行长期家庭氧疗。氧疗有效的标志包括患者呼吸困难减轻、呼吸频率减慢、发绀现象减轻、心率下降及活动耐力的提升。

4）用药护理：患者需按医嘱服用抗生素、支气管舒张药和祛痰药，并密切注意药物的疗效及可能产生的不良反应。具体药物使用的细节和注意事项，可参见本章第六节。

5）呼吸功能锻炼：COPD患者为缓解呼吸困难，往往会通过增加呼吸频率来进行代偿，这一过程大多依赖辅助呼吸肌，即采取胸式呼吸。然而，相较于腹式呼吸，胸式呼吸的效率较低，容易导致患者疲劳。因此，应指导患者进行特定的呼吸训练，包括缩唇呼吸、膈式或腹式呼吸练习，以及使用吸气阻力器等，旨在增强胸部和膈肌的肌力与耐力，从而改善整体的呼吸功能。①缩唇呼吸：缩唇呼吸的技巧是通过缩唇形成的微弱阻力来延长呼气时间，增加气道压力，缩唇呼吸的核心在于利用缩唇产生的微弱阻力，来延长呼气时间，并增加气道压力，以减缓气道的塌陷（图2-7-1）。具体操作时，患者应闭嘴经鼻吸气，随后通过缩唇（类似吹口哨的动作）缓慢呼气，同时收缩腹部。在这个过程中，吸气与呼气的时间比应保持在1∶2或1∶3。②膈式或腹式呼吸：患者可选择立位、平卧位或半卧位，两手分别置于前胸部和上腹部。用鼻缓慢吸气时，膈肌会最大限度地下降，腹肌放松，腹部突出，同时手部能感觉到腹部上升（图2-7-2）。呼气时则通过口腔呼出，此时腹肌收缩，膈肌放松，并随着腹腔内压力的增加而上抬，从而推动肺部气体的排出，手部也能感受到腹部的下降。为了提高腹式呼吸的训练效果，有时可以在腹部放置小枕头等辅助物品。当吸气时，如果物体上升，就证明正在有效地进行腹式呼吸。这种缩唇呼吸和腹式呼吸的训练每天应进行3～4次，每次重复8～10次。需要注意的是，腹式呼吸会增加能量消耗，因此这种训练最好在疾病恢复期或出院前进行。

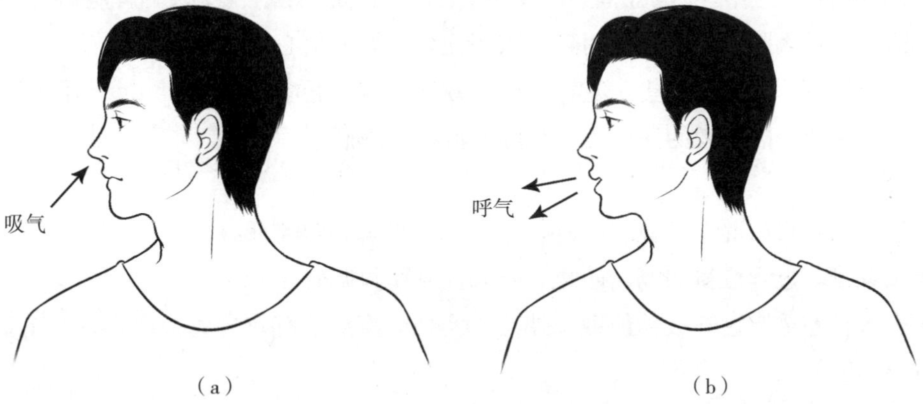

图2-7-1　缩唇呼吸法示意图

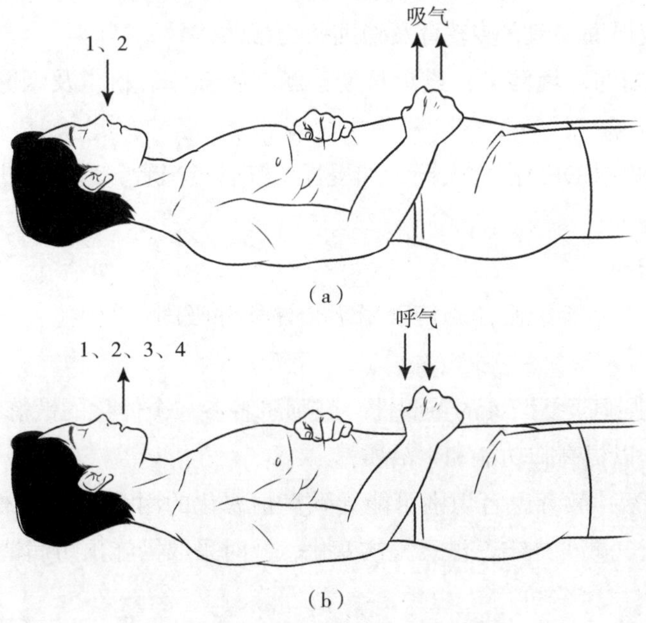

图2-7-2　膈式或腹式呼吸示意图

（2）清理呼吸道无效

1）保持呼吸道通畅：具体如下。①湿化气道：鼓励痰液多且黏稠的患者多饮水，遵医嘱进行雾化吸入，稀释痰液促咳出。②有效咳痰：早晨与睡前咳嗽排痰，采取坐位，头部前倾，放松双肩，双腿屈膝，前臂垫枕，双足着地，咳痰后恢复坐位并深呼吸。③协助排痰：护士或家属协助胸部叩击、体位引流或使用按摩器排痰。

2）用药护理：需密切观察药物的疗效及不良反应。例如，喷托维林作为非麻醉性中枢镇咳药，虽能有效止咳，但也可能导致口干、恶心、腹胀、头痛等不良反应。祛痰药如溴己新，偶尔会引起恶心、转氨酶升高等问题，因此消化性溃疡患者应慎用。而盐酸氨溴索作为润滑性祛痰药，不良反应相对较轻。

3）病情观察：密切观察咳嗽、咳痰的情况，包括痰液的颜色、量及性状，以及咳痰是否顺畅。

（3）焦虑

1）去除产生焦虑的原因：长期疾病、社交减少、经济压力可致患者自信下降，引发焦虑抑郁，抵触治疗。护士需主动沟通，了解困扰，消除焦虑因素。

2）帮助患者树立信心：与患者及其家属制订个性康复计划，深入了解病情与心理变化。通过避免诱因、呼吸肌锻炼、合理用药，减轻症状，增强信心。

3）应用放松技术：指导患者缓解焦虑的方法，如听轻音乐、下棋、参与游戏等娱乐活动，都可以有效地分散患者的注意力，减轻他们的焦虑感。

5. 护理评价

（1）患者的呼吸状况得到显著改善，无呼吸困难及异常体征。

（2）患者排痰过程变得顺畅，咳嗽、咳痰症状明显减轻。

（3）患者已熟练掌握呼吸功能锻炼技巧，实现对疾病的有效自我管理。

6. 健康指导

（1）疾病预防指导

1）戒烟：戒烟是COPD预防的关键措施。强烈建议吸烟者戒烟，以延缓肺功能下降。对于难以戒烟者，应提供戒烟宣传教育及辅助药物帮助。

2）减少职业暴露与环境污染：避免长期接触有害气体、粉尘及烟雾，减少职业暴露和环境污染对肺部的损害。

3）高危人群监测：COPD高危人群，如慢性支气管炎患者，应定期进行肺功能监测，以便及时发现并干预。

（2）疾病知识指导

1）评估呼吸困难：指导患者及其家属学会评估呼吸困难程度，合理安排生活与工作，避免过度劳累。

2）康复锻炼：强调康复锻炼的重要性，鼓励患者参与个体化的锻炼计划，如腹式呼吸、缩唇呼吸及步行等，以提高肺功能和生活质量。

3）识别恶化因素：教育患者识别可能导致病情恶化的因素，如传染病流行期避免去人群密集场所，恶劣天气减少外出，注意气候变化，及时采取措施预防病情加重。

（3）饮食指导

1）高热量、高蛋白质饮食：COPD患者因呼吸功能增强易导致营养不良，建议摄入高热量、高蛋白质的食物，以满足身体需求。若食欲缺乏，可采用少量多餐的方式进食。

2）避免餐前饮水：避免餐前和进餐时大量饮水，以免影响食欲和消化。对于腹胀者，建议选择软食，减轻胃肠负担。

3）禁食产气和易便秘食物：禁食汽水、豆类、油煎食物等产气食物，以及易导致便秘的食物，以减少胃肠道不适和肺部负担。

（4）家庭氧疗指导

1）正确使用氧疗设备：对于需要家庭氧疗的患者，应详细指导患者及其家属如何正确使用氧疗设备，包括如何调节氧流量、如何连接鼻导管等。

2）强调氧疗目的与必要性：向患者及其家属解释氧疗的目的和必要性，提高他们对氧疗重要性的认识。

3）安全使用注意事项：提醒患者及其家属注意氧疗设备的安全使用，确保供氧装置周围无烟火，防止氧气燃烧爆炸。同时，定期更换、清洁和消毒氧疗设备，确保患者的氧疗效果与安全。

4）监测氧疗效果：指导患者及其家属定期监测氧疗效果，如观察血氧饱和度变化，及时调整氧流量，确保氧疗的有效性和安全性。

知识拓展

2023慢性阻塞性肺疾病全球倡议（GOLD）慢性阻塞性肺疾病诊断、管理及预防全球策略

2023 GOLD对COPD急性加重的定义进行了较大修订，并扩充了评估及鉴别诊断内容。

1. COPD急性加重定义的更新　COPD急性加重被定义为14天内以呼吸困难和/或咳嗽和咳痰增加为特征的事件，可伴有呼吸急促和/或心动过速，通常与感染、污染或其他气道损伤因素引起的局部和全身炎症反应加重有关。

2. 疑似COPD急性加重应考虑的混杂因素　2023 GOLD提出诊断COPD急性加重时，需要鉴别临床表现类似的其他病因，根据其常见程度分为“最常见”（肺炎、肺栓塞、心力衰竭）和“次常见”（气胸、胸腔积液、心肌梗死和心律失常）。

3. COPD急性加重的评估指标及流程　①诊断及鉴别诊断。②症状、体征评估。③辅助检查。④病因判断。

4. COPD急性加重的治疗方案　抗生素治疗和经鼻高流量氧疗。

思考题

1. 简述长期家庭氧疗的适应证。
2. 简述保持COPD患者呼吸道通畅的护理措施。

小结

第八节　慢性肺源性心脏病

一、概述

肺源性心脏病（cor pulmonale）简称肺心病，指由于支气管–肺组织、胸廓或肺血管病变引起肺血管阻力增加，产生肺动脉高压，继而右心室结构和/或功能改变的疾病。根据起病缓急和病程长短，肺心病可分为急性肺心病和慢性肺心病两类。急性肺心病常见于急性大面积肺栓塞，本节重点论述慢性肺心病。

此病患病率呈现地域与生活习惯差异，北方及农村地区更高发，且随年龄增长而攀升。吸烟群体患病风险显著高于非吸烟者，而性别间差异不明显。冬春季节及气候突变期，是慢性肺心病急性发作的高危时段。

二、病因与发病机制

1. 病因

（1）支气管与肺部疾病：COPD尤为常见，占80%～90%。哮喘、支气管扩张症、肺结核及间质性肺疾病等也是常见的病因。

（2）胸廓运动障碍性疾病：较为少见，严重胸廓或脊柱畸形、神经肌肉疾病限制胸廓活动，导致肺部受压、支气管变形，影响气道引流，易反复感染，引发肺气肿或纤维化，最终诱发慢性肺心病。

（3）肺血管疾病：特发性或慢性栓塞性肺动脉高压、肺小动脉炎等疾病，都可能增加肺血管阻力，提高肺动脉压，使右心室负荷加重，进而发展成慢性肺心病。

（4）其他：原发性肺泡通气不足、先天性口咽畸形及睡眠呼吸暂停低通气综合征（sleep apnea hypopnea syndrome，SAHS）等，这些状况都可能引发低氧血症，导致肺血管收缩、肺动脉高压，最终发展为慢性肺心病。

2. 发病机制

（1）肺动脉高压的形成：不同疾病导致肺动脉高压的机制存在差异。本节主要探讨低氧性肺动脉高压，特别是COPD导致的肺动脉高压机制。

1）肺血管阻力增加的功能性因素：低氧性肺动脉高压中，肺血管收缩起关键作用。缺氧、高碳酸血症及呼吸性酸中毒共同作用下，肺血管发生强烈收缩与痉挛，尤以缺氧为首要驱动因素。缺氧时血管活性物质增多，肺血管收缩，提高平滑肌Ca^{2+}通透性，导致肺血管痉挛和阻力增加。高碳酸血症增加血管对缺氧敏感性，加剧肺动脉压升高。

2）肺血管阻力增加的解剖学因素：首先，COPD与支气管周围炎的长期反复发作，累及肺小动脉，诱发血管炎，导致肺血管阻力攀升，进而形成肺动脉高压。其次，肺气肿通过增高肺泡内压，压迫并狭窄或闭塞肺泡毛细血管，严重毁损毛细血管网，当减损超过70%时，肺循环阻力显著增加。再次，慢性缺氧促使肺血管重构，管壁张力上升，同时激发生长因子，促进平滑肌细胞、弹力纤维及胶原纤维的增生。最后，多发性肺微小动脉的原位血栓形成，加重肺动脉高压。

3）血液黏稠度增加和血容量增多：慢性缺氧使红细胞增多，血液黏稠度增加。同时，缺氧刺激醛固酮分泌，导致水钠潴留，缺氧又使肾小动脉收缩，肾血流减少也加重水钠潴留，血容量增多。血液黏稠度增加和血容量增多，可导致肺动脉压升高。

（2）心脏病变和心力衰竭：随着肺循环阻力的增加，肺动脉高压逐渐形成，右心为了克服这种升高的阻力而发挥代偿作用，导致右心室肥厚。然而，随着病情的进展，肺动脉压持续升高，右心最终会失代偿，进而引发右心衰竭。

（3）其他重要器官的损害：缺氧和高碳酸血症还会对其他重要器官如脑、肝、肾、胃肠及内分泌系统、血液系统等造成损害，引发多脏器的功能损害。

三、临床表现

（一）肺、心功能代偿期

1. 症状 COPD患者常出现咳嗽、咳痰及气促症状，活动后，患者可能感到心悸、呼吸困难、身体乏力，劳动能力明显下降，胸痛或咯血症状相对较少见。

2. 体征 患者展现出原发肺疾病的体征，可出现不同程度的发绀，肺气肿体征明显，可观察到肺动脉高压及右心室扩大的体征。

（二）肺、心功能失代偿期

1. 呼吸衰竭

（1）症状：呼吸困难显著加重，尤其在夜间，患者出现头痛、失眠、食欲缺乏等症状，白天可能表现为嗜睡，甚至出现肺性脑病的症状，如表情淡漠、神志恍惚、谵妄等。

（2）体征：皮肤发绀明显，球结膜充血、水肿，严重时，可能出现视网膜血管、视神经乳头水肿等颅内压升高的体征，腱反射减弱或消失，可能出现病理反射。因高碳酸血症，可出现周围血管扩张的表现，如皮肤可能出现潮红、多汗等周围血管扩张的表现。

2. 右心衰竭

（1）症状：患者气促、心悸症状明显，食欲缺乏，可能出现腹胀、恶心等消化道症状。

（2）体征：皮肤发绀显著，颈静脉怒张，心率加快，可能出现心律失常，剑突下可听到收缩期杂音，严重时甚至出现舒张期杂音，肝大并有压痛，肝颈静脉回流征阳性，下肢出现水肿，重症患者可能伴有腹水。

（三）并发症

肺性脑病、电解质及酸碱平衡紊乱、心律失常、休克、消化道出血、弥散性血管内凝血等。

四、辅助检查

1. 胸部X线检查 除了揭示肺、胸的基础疾病及急性肺部感染的特征，胸部X线检查还能显露出肺动脉高压的明显迹象。

2. 心电图检查 心电图在慢性肺心病的诊断中具有较高的阳性率，范围为60.1%～88.2%。其主要表现为电轴右偏及典型的肺性P波。

3. 超声心动图检查 超声心动图在慢性肺心病的诊断中同样具有较高的阳性率，为60.6%～87.0%。

4. 动脉血气分析　可发现患者存在低氧血症，甚至可能出现呼吸衰竭或合并高碳酸血症的情况。

5. 血液检查　在慢性肺心病患者中，常会出现红细胞及血红蛋白水平上升的情况，全血及血浆的黏度也可能增加。当心功能不全时，还可能伴随肾功能或肝功能的异常。

6. 其他　对于早期或处于缓解期的患者可进行肺功能检查。此外，痰细菌学检查有助于指导抗生素的选择。

五、诊断要点

根据患者有COPD或慢性支气管炎、肺气肿病史，或者有其他胸肺疾病病史，并出现肺动脉压增高、右心室增大或右心功能不全的征象，可做出诊断。

六、治疗要点

（一）肺、心功能代偿期

应采取综合治疗手段，以延缓基础疾病的进展并提升患者的免疫功能。重点预防感染，努力减少或避免病情的急性加重。加强康复锻炼，注重营养摄入，必要时可采用长期家庭氧疗或家庭无创呼吸机治疗等措施，以维持患者病情的稳定。

（二）肺、心功能失代偿期

主要遵循积极控制感染、保持呼吸道通畅、改善呼吸功能、纠正缺氧和二氧化碳潴留、控制呼吸衰竭和心力衰竭及处理并发症的原则。

1. 控制感染　根据痰培养及药敏试验结果选择适宜的抗生素。若无培养结果，则根据感染环境和痰涂片结果合理选用抗生素。常用的药物包括青霉素类、氨基糖苷类、喹诺酮类或头孢菌素类药物。需特别注意防范继发真菌感染的风险。

2. 改善呼吸功能　维持呼吸道通畅并优化通气换气功能，及时监测和纠正动脉血气异常。针对不同病情采取相应措施，包括体位引流、机械辅助排痰、低流量或高流量吸氧等基础治疗。

3. 控制呼吸衰竭　运用支气管舒张药和祛痰药，配合吸痰措施，确保呼吸道通畅，进而改善通气功能。实施合理的氧疗，必要时可考虑无创正压通气或气管插管有创正压通气治疗。参见本章第十二节。

4. 控制心力衰竭　大多数慢性肺心病患者在积极控制感染、改善呼吸功能及纠正缺氧和二氧化碳潴留后，心力衰竭症状会有所改善，尿量增加，水肿消退，因此无须常规使用利尿药和正性肌力药。然而，对于病情较重或治疗无效的患者，可酌情选用利尿药、正性肌力药或扩血管药物。

七、护理

1. 主要护理诊断

（1）气体交换受损：与肺血管阻力增高引起肺瘀血、肺血管收缩导致肺血流量减少有关。

（2）清理呼吸道无效：与呼吸道感染、痰多黏稠有关。

（3）活动耐力下降：与心、肺功能减退有关。

（4）体液过多：与心排血量减少、肾血流灌注量减少有关。

（5）潜在并发症：肺性脑病。

2. 其他护理诊断

（1）营养失调：低于机体需要量，与呼吸困难、疲乏等引起食欲缺乏有关。

（2）有皮肤完整性受损的危险：与水肿、长期卧床有关。

（3）潜在并发症：心律失常、休克、消化道出血。

3. 护理目标

（1）缓解慢性肺心病患者呼吸困难，维持稳定呼吸。

（2）减轻患者心脏负担，促进心功能恢复，提升生活质量。

（3）增强患者自我护理能力，包括使用医疗设备和病情监测。

4. 护理措施

（1）气体交换受损：护理措施参见本章第三节。

（2）清理呼吸道无效：护理措施参见本章第一节。

（3）活动耐力下降

1）解释休息对心肺恢复的重要性：让患者充分认识到充分的休息是心肺功能恢复的关键。在心肺功能受损的失代偿阶段，绝对卧床休息至关重要，建议采取半卧位或坐位等舒适体位，以减轻心脏负担，降低机体耗氧量，从而助力心肺功能的逐步修复，减缓心率并缓解呼吸困难。进入代偿期后，应鼓励患者根据自身状况，循序渐进地参与适量活动，活动强度以不引发疲劳、不加剧症状为宜。对于卧床患者，需定期协助翻身，变换体位，并在床上进行轻柔的肌肉活动，如上肢握拳伸展、下肢抬高等，以促进血液循环。此外，鼓励患者进行呼吸功能训练，通过合适的体位调整，如站立倚墙、坐位调整凳高及卧位抬高床头等，均有助于优化呼吸效率，提升活动耐力，促进整体康复进程。

2）病情观察：密切监测患者的生命体征和意识状态，注意有无发绀和呼吸困难的加重，定期进行动脉血气分析。观察有无右心衰竭的表现，以及头痛、烦躁不安、神志改变等异常情况，及时采取相应措施。

（4）体液过多

1）饮食护理：为患者提供高纤维素、易消化的清淡饮食，避免便秘和腹胀加重呼吸困难。限制高糖食物的摄入，以防痰液黏稠。在水肿、腹水或尿少的情况下，应限制钠和水的摄入，钠盐＜2g/d、水分＜1500ml/d、蛋白质1.0～1.5g/（kg·d）。碳水化合物摄入应控制在总热量的60%以下，以减轻呼吸负担。鼓励患者少食多餐，保持口腔卫生，必要时遵医嘱进行静脉营养补充。

2）用药护理：具体如下。①镇静药、麻醉药、催眠药：需谨慎，尤其对于二氧化碳潴留、呼吸道分泌物多的重症患者。②利尿药：应注意观察低钾、低氯性碱中毒等不良反应，及时补钾并避免夜间频繁排尿影响睡眠。③洋地黄类药物：应了解患者的用药史，并密切观察药物毒性反应。④血管扩张药：需关注心率和血压变化，以及可能的不良反应。⑤抗生素：要观察感染控制的效果和继发性感染的发生。

3）皮肤护理：慢性肺心病患者常出现营养不良和身体水肿，长期卧床易导致压力性损伤。因此，需观察全身水肿情况，指导患者穿宽松、柔软的衣服，定时更换体位或使用气垫床，以预防压力性损伤的发生。

（5）潜在并发症：肺性脑病

1）休息与安全：患者需绝对卧床休息，呼吸困难者可采取半卧位。对于有意识障碍的患者，应设置床挡进行安全保护，必要时安排专人护理。

2）氧疗护理：采用持续低流量、低浓度的氧疗方式，氧流量控制在1～2L/min，浓度维持在25%～29%，以避免高浓度吸氧抑制呼吸，加重缺氧和二氧化碳潴留。

3）用药护理：遵医嘱给予呼吸兴奋药，并密切观察药物的疗效和不良反应。如出现心悸、呕吐、震颤、惊厥等症状，应立即通知医生处理。

4）病情观察：定期监测动脉血气分析，密切观察患者的病情变化。如出现头痛、烦躁不安、表情淡漠、神志恍惚、精神错乱、嗜睡和昏迷等症状，应及时通知医生并协助处理。

5. 护理评价

（1）患者呼吸状况改善，呼吸困难减少，心功能逐步恢复。

（2）患者生活质量提高，自我护理能力增强，能正确使用医疗设备并有效监测病情，整体健康状况得到显著改善。

6. 健康指导

（1）疾病预防指导

1）高危人群教育：鉴于慢性肺心病常为原发肺胸疾病晚期的并发症，应针对高危人群（如长期吸烟者、有慢性支气管肺疾病史者）进行健康教育，强调吸烟的危害，并鼓励其积极戒烟。

2）防治原发病：COPD等慢性支气管肺疾病的防治措施，如避免吸入有害气体、增强体质、预防感冒等，以有效降低慢性肺心病的发病率。

3）生活方式调整：倡导健康的生活方式，包括合理饮食、保持适当运动、避免过度劳累等，以维护肺部及心脏健康。

（2）病情监测

1）明确病情变化征兆：应向患者及家属明确说明慢性肺心病病情变化的征兆，如体温升高、呼吸困难加剧、咳嗽剧烈、咳痰不畅、尿量减少、水肿明显或出现神志淡漠、嗜睡、躁动、口唇发绀加重等症状。

2）及时就医：一旦发现上述病情变化征兆，应立即就医，以便得到及时有效的治疗，防止病情进一步恶化。

3）定期监测：鼓励患者定期进行体检，如肺功能检查、心电图、超声心动图等，以评估病情及治疗效果，及时调整治疗方案。

4）记录病情变化：养成记录病情变化的习惯，包括症状出现的时间、程度、持续时间等，以便向医生提供准确的信息，有助于制定更合理的治疗方案。

（3）自我管理与健康教育

1）全面了解疾病：为患者及其家属提供全面的慢性肺心病知识指导，包括疾病的成因、症状、治疗方法及预防措施。

2）防治原发病：强调原发病治疗的重要性，遵医嘱按时服药，定期复查，以控制病情进展。

3）避免诱发因素：指导患者识别并避免可能导致病情恶化的诱发因素，如寒冷刺激、过度劳累、情绪波动等。

4）坚持氧疗：对于需要氧疗的患者，应指导其正确使用氧气设备，确保氧疗的有效性和安全性。

5）饮食与营养：注重饮食营养，确保营养支持，推荐高蛋白、高热量、易消化的食物，避免辛辣、刺激性食物。

6）适度锻炼：在病情缓解期，鼓励患者进行适度锻炼，如散步、太极拳等，以改善呼吸功能，增强免疫力。

知识拓展

中国控烟之父——翁心植

翁心植，内科专家，在慢性阻塞性肺疾病和肺心病防治方面进行了大量研究，组织了全国范围内的协作，取得了率先应用肝素治疗肺心病和在肺动脉高压诊治方面的一系列成果。他认为肺心病虽属心脏病，但究其根源绝大多数是由慢性支气管炎、肺气肿或肺部疾病引起的肺动脉高压所致心脏受损。为了攻克这一难题，他组织成立了全国肺心病防治研究小组，并分6大区在各省市成立了相应组织，形成了相互交流协作的严密组织网络。他在国内创建呼吸重症监护室，率先应用肝素治疗肺心病，效果显著。由他主持的全国首次50余万人吸烟情况调查的结果长期被国内外刊物所引用。他组织领导了我国的控烟工作并将其与世界接轨，推进了控烟工作的发展，被誉为“中国控烟之父”。

思考题

1. 简述肺源性心脏病患者的皮肤护理措施。
2. 简述肺性脑病的护理措施。
3. 简述肺源性心脏病患者的利尿药使用原则及用药护理。

小结

第九节　肺血栓栓塞症

一、概述

肺血栓栓塞症（pulmonary thromboembolism，PTE）是肺栓塞的最常见类型。肺栓塞（pulmonary embolism，PE）是以各种栓子阻塞肺动脉或其分支为病因的一组疾病或临床综合征。当栓子为血栓时，称为肺血栓栓塞症，以肺循环和呼吸功能障碍为主要临床特征。大多数肺栓塞由血栓引起，但也可以由脂肪、羊水和空气等引起。引起PTE的血栓主要来源于深静脉血栓（deep vein thrombosis，DVT）。其往往起病急，预后不佳，导致患者右心室肥厚，甚至右心衰竭，生活质量大幅下降，甚至可造成死亡等严重后果。

目前，PTE发病率、致残率、致死率均较高。PTE与DVT是一种疾病在不同部位、不同阶段的表现，两者合称为静脉血栓栓塞症（venous thromboembolism，VTE）。VTE已然成为世界性的重要健康问题。2018年，全球有10万人死于PTE，欧盟6个主要国家的症状性VTE发生例数每年＞100万，34%表现为突发性致死性PTE，我国住院患者中PTE的发生率为1.45%。

大面积PTE的病死率大于15%；PTE或VTE的30天全因死亡率为9%～11%，3个月死亡率为8.6%～17.0%；6个月内的复发率为2%～8%，5年复发率高达23%。PTE急性期后肺动脉血栓通常不能完全溶解，部分患者发展为慢性血栓性肺动脉高压症。同时，因PTE起病隐匿、症状不典型，临床上需要多学科共同参与以保障患者的安全。通过早期识别与诊断，及时有效的救治，规范的随访与管理，可降低PTE的死亡率和复发率，改善患者预后。

二、病因与发病机制

（一）危险因素

任何可以导致血液淤滞、静脉系统内皮损伤和血液高凝状态的因素，即Virchow三要素，都可以使DVT和PTE发生的危险性增高，可分为以下原发性和继发性两类因素。

1. **原发性因素** 主要由遗传变异引起，包括V因子突变、蛋白C缺乏、蛋白S缺乏和抗凝血酶缺乏等，以40岁以下的年轻患者无明显诱因反复发生DVT和PTE为特征。

2. **继发性因素** 是后天获得的易发生DVT和PTE的病理生理改变、医源性因素及患者自身因素，如创伤和/或骨折、脑卒中、心力衰竭、急性心肌梗死、恶性肿瘤、外科手术、植入人工假体、中心静脉插管、妊娠及产褥期、口服避孕药、各种原因的制动/长期卧床、长途航空和高龄等，这些因素可单独存在，也可同时存在并发挥协同作用。其中，高龄是独立的危险因素。

（二）发病机制

外周静脉血栓形成后，一旦血栓脱落，即可随静脉血流移行至肺动脉内，形成PTE（图2-9-1）。急性肺栓塞发生后，血栓机械性堵塞肺动脉及由此引发的神经－体液因素的作用，可以导致一系列循环和呼吸功能的改变。

1. **血流动力学改变** ①肺动脉压升高：肺血管阻塞后，机械阻塞及由此诱发的血管收缩可使肺血管阻力增加、肺动脉压升高。②右心功能不全：由肺动脉压升高导致右心室后负荷增加所致。③低血压休克：由右心功能不全、右心室压力升高使室间隔左移，导致左心室充盈减少、心排血量下降所致。④右心室心肌缺血：是PTE急性期的重要病理生理改变。由于主动脉内低血压和右心室压力升高，使冠状动脉灌注压降低，导致心肌处于低灌注状态，同时右心室后负荷增加使右心室耗氧量增加，两者相互作用导致心肌损害，逐渐形成恶性循环，最终导致死亡。

2. **呼吸功能不全** 主要是血流动力学改变所致，具体如下。①心排血量降低导致混合静脉血氧饱和度下降。②栓塞部位血流减少和非栓塞区血流增加导致通气/血流比例失调。③右心房压升高超过左心房压，使未闭合的卵圆孔开放，导致心内右向左分流。④栓塞部

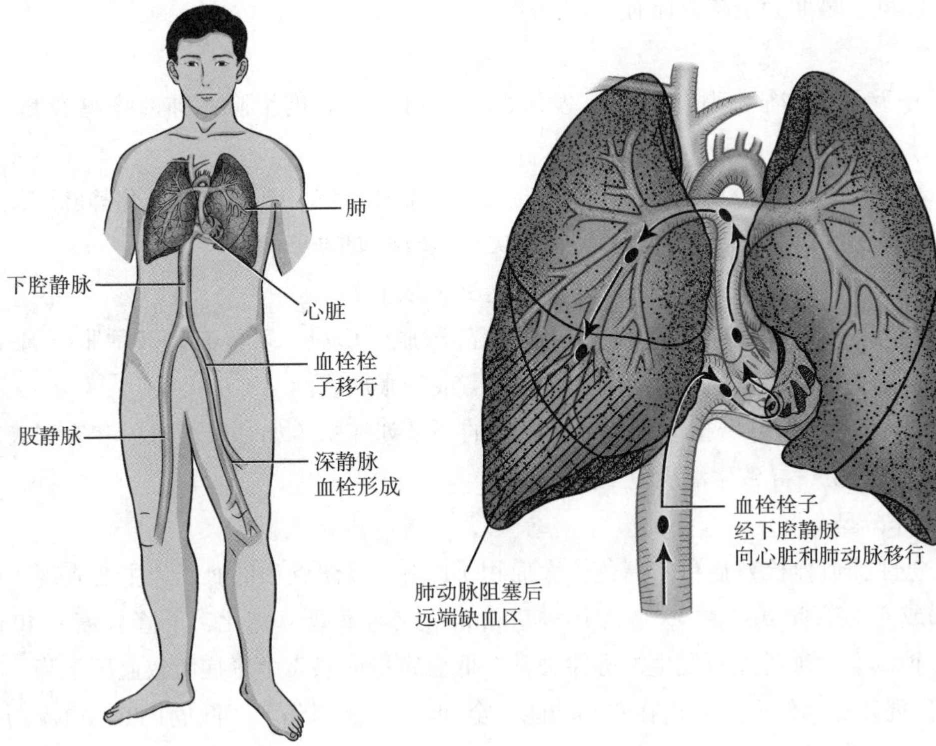

图2-9-1　PTE的形成机制示意图

位肺泡表面活性物质分泌减少，肺泡萎陷，呼吸面积减小。⑤由于各种炎性介质和血管活性物质释放引起毛细血管通透性增高，间质和肺泡内液体增多或出血，累及胸膜可出现胸腔积液。

3. 肺梗死（PI）　肺组织接受肺动脉、支气管动脉和肺泡内气体弥散三重氧供，故PTE患者很少出现PI，只有当患者同时存在心肺基础疾病或病情严重影响到肺组织的多重氧供时，才会导致PI。

4. 慢性血栓栓塞性肺动脉高压（chronic thromboembolic pulmonary hypertension，CTEPH）　急性PTE后血栓未完全溶解，出现血栓机化，致使肺血管管腔狭窄甚至闭塞，肺动脉压力持续升高，继而出现右心室肥厚，甚至右心衰竭。

三、临床表现

1. 症状　PTE的临床特点包括症状缺乏特异性和症状多样性，可从无症状、隐匿到血流动力学不稳定，甚至猝死。常见症状如下。

（1）不明原因的呼吸困难：多于栓塞后即刻出现，尤其在活动后明显，为PTE最常见的症状，约81%的患者存在呼吸困难。

（2）胸痛：包括胸膜炎性胸痛或心绞痛样胸痛。

（3）晕厥：可为PTE的唯一或首发症状。

（4）烦躁不安、惊恐，甚至濒死感：由严重呼吸困难和剧烈胸痛所致。

（5）咯血：常为小量咯血，急性PTE时，咯血主要反映局部肺泡的血性渗出，并不意味病情严重。当呼吸困难、胸痛和咯血同时出现时，称为“肺梗死三联征”。

（6）咳嗽：早期为干咳或伴有少量白痰。

2. 体征

（1）呼吸系统体征：呼吸急促、发绀，动脉血氧饱和度下降；肺部哮鸣音和/或细湿啰音。

（2）循环系统体征：心率加快，严重时可出现血压下降，甚至休克；颈静脉充盈或异常搏动；肺动脉瓣区第二心音亢进或分裂，三尖瓣区收缩期杂音。

（3）发热：多为低热，少数患者体温可达38℃以上。

3. 深静脉血栓　如肺栓塞继发于下肢深静脉血栓形成，可伴有患肢肿胀、周径增粗、疼痛或压痛、皮肤色素沉着和行走后患肢易疲劳或肿胀加重。

4. 肺栓塞后综合征　指患者PTE后出现的一系列症状（如呼吸困难）和客观表现（通气/血流比例失调），导致生活质量下降。

5. 临床分型

（1）急性肺血栓栓塞症：①高危（大面积）PTE，以休克和低血压为主要表现（由右心功能衰竭或心血管闭塞所致），收缩压＜90mmHg或与基线值相比，下降幅度≥40mmHg，持续15分钟以上。须排除新发生的心律失常、低血容量或感染中毒症所致血压下降。②中危PTE，未出现休克和低血压但存在右心功能不全和/或心肌损伤。③低危PTE，血流动力学稳定且无右心功能不全和心肌损伤，病死率＜1%。

（2）慢性血栓栓塞性肺动脉高压：常表现为呼吸困难、乏力、运动耐力下降，后期出现右心衰竭的临床表现。

四、辅助检查

（一）血液检查

急性PTE时，血浆D-二聚体升高，但对PTE无诊断价值，但若D-二聚体含量低于500μg/L，可基本排除急性PTE，配合Wells PTE临床可能性评分表，正确性更高。动脉血气分析表现为低氧血症、低碳酸血症，肺泡－动脉血氧分压差增大。

（二）心电图与超声心动图检查

大多数PTE患者可出现非特异性心电图异常，以窦性心动过速最常见。当有肺动脉及右心压力升高时，可出现V_1～V_4 ST段异常和T波倒置、$S_{Ⅰ}Q_{Ⅲ}T_{Ⅲ}$征（Ⅰ导联出现明显的S波，Ⅲ导联出现大Q波且T波倒置）等，观察到心电图的动态改变要比静态异常更具临床意义。超声心动图表现为右心室和/或右心房扩大、室间隔左移和运动异常、近端肺动脉扩张、三尖瓣反流和下腔静脉扩张等。

（三）下肢深静脉检查

包括超声检查和静脉造影等，超声检查为诊断DVT最简便的方法。

（四）影像学检查

1. 胸部X线检查　可见肺动脉阻塞征、肺动脉高压征及右心扩大征，前者表现为区域性肺纹理变细、稀疏或消失，肺野透亮度增加；后者表现为右下肺动脉干增宽或伴截断征，肺动脉段膨隆，右心室扩大。有些患者可见肺组织继发改变如尖端指向肺门的楔形阴影等。

2. 螺旋CT检查 是PTE确诊的手段，灵敏度为90%～95%，特异度达100%。直接征象表现为肺动脉内低密度充盈缺损，部分或完全包围在不透光的血流之间（轨道征），或呈完全充盈缺损。间接征象包括肺野楔形密度增高影，条带状高密度区或盘状肺不张，中心肺动脉扩张及远端血管分支减少或消失。

3. 放射性核素肺通气/血流灌注扫描 是PTE的重要诊断方法，以肺段分布的肺血流灌注缺损，并与通气显像不匹配为典型征象。

4. MRI或磁共振肺动脉造影（magnetic resonance pulmonary angiography，MRPA） 用于诊断段以上肺动脉内血栓及对碘对比剂过敏的患者。

5. 肺动脉造影 以肺动脉内对比剂充盈缺损，伴或不伴轨道征的血流阻断为直接征象，是目前临床诊断PTE的经典方法。但由于本检查为有创性检查，有发生严重甚至致命性并发症的可能，不作为首选检查和常规检查。

五、诊断要点

PTE的诊断一般按疑诊、确诊、求因3个步骤进行。疑诊是当患者存在DVT危险因素并出现不明原因的呼吸困难、胸痛、晕厥、休克，或者伴有单侧或双侧不对称性下肢肿胀、疼痛等，应进行相应的D-二聚体、动脉血气分析、心电图和超声心动图、胸部X线检查。经以上检查提示PTE者，应安排PTE的确诊检查，包括螺旋CT，V_A/Q扫描，MRI或MRPA，肺动脉造影4项，其中1项阳性即可明确诊断。同时应寻找PTE的成因和危险因素，进行下肢深静脉检查以明确有无DVT，并寻找DVT和PTE的诱发因素。慢性血栓栓塞性肺动脉高压的诊断除相关临床表现外，还需要影像学检查证实肺动脉阻塞。右心导管检查示静息肺动脉平均压＞25mmHg，活动后肺动脉平均压＞30mmHg；超声心动图检查示右心室壁增厚。

六、治疗要点

（一）一般处理

对高度疑诊或确诊PTE的患者，应进行严密监护，监测呼吸、心率、血压、静脉压、心电图及动脉血气的变化。应卧床休息，保持大便通畅，避免用力，以免促使深静脉血栓脱落。必要时可适当使用镇静、镇痛、镇咳等对症治疗。

（二）呼吸循环支持

有低氧血症者可经鼻导管或面罩给氧。对于出现右心功能不全且血压下降者，可使用多巴酚丁胺、多巴胺、去甲肾上腺素等。如果上述治疗无效，需要考虑进行外科治疗或使用体外膜肺氧合（extracorporeal membrane oxygenation，ECMO）治疗。

（三）抗凝治疗

抗凝能够有效预防血栓再形成和复发，为机体发挥自身的纤溶机制溶解血栓创造条件，是PTE和DVT的基本治疗方法。常用药物包括肝素和华法林，当临床疑诊PTE时，即可开始使用肝素进行抗凝治疗。

1. 肝素　包括普通肝素和低分子量肝素。普通肝素首剂负荷量2000～5000U或80U/kg静脉注射，继以18U/（kg·h）持续静脉滴注，应用时根据活化部分凝血活酶时间调整剂量，使注射后6～8小时内的APTT达到并维持于正常值的1.5～2.5倍。肝素在使用期间需监测血小板，以防出现肝素诱导的血小板减少症。低分子量肝素根据体重给药，每天1～2次皮下注射，无须监测APTT和调整剂量。常用的低分子量肝素包括那曲肝素钙、依诺肝素钠、达肝素钠。

2. 磺达肝癸钠　是一种小分子的合成戊糖，通过与抗凝血酶特异性结合抑制Xa因子而发挥抗凝作用。磺达肝癸钠需按体重给药，体重＜50kg、50～100kg和＞100kg时，其剂量分为5mg/d、7.5mg/d和10mg/d。

3. 华法林　在肝素/磺达肝癸钠开始应用后的第1天加用华法林口服，初始剂量为3.0～5.0mg/d。由于华法林需要数天才能发挥全部作用，因此需与肝素至少重叠使用5天，当国际标准化比值（INR）达到2.0～3.0，或凝血酶原时间（PT）延长至正常值的1.5～2.5倍并持续24小时，方可停用肝素，单独口服华法林治疗，并根据INR或PT动态调节华法林的剂量。口服华法林的疗程至少为3个月。对于栓子来源不明的首发病例，至少治疗6个月；对复发性VTE或危险因素长期存在者，应延长抗凝治疗时间至12个月或以上，甚至终身抗凝。妊娠期禁用华法林，改用肝素治疗。产后和哺乳期妇女可以服用华法林。

4. 新型口服抗凝药　如达比加群酯、利伐沙班、阿哌沙班，是直接作用于凝血因子发挥抗凝作用。

（四）溶栓治疗

包括静脉溶栓和导管溶栓。

1. 适应证　溶栓治疗可迅速溶解部分或全部血栓，恢复肺组织灌注，降低PTE患者的病死率和复发率，主要适用于大面积PTE患者。对于次大面积PTE，若无禁忌证，可考虑溶栓；而对于血压和右心室功能均正常的患者，则不宜溶栓。溶栓的时间窗一般为14天以内，但若近期有新发PTE征象，可适当延长。溶栓应尽可能在PTE确诊的前提下慎重进行，对有明确溶栓指征的患者，宜尽早开始溶栓。

2. 禁忌证　溶栓治疗的主要并发症为出血，以颅内出血最为严重，发生率为1%～2%，发生后死亡率高。因此，用药前应充分评估出血的危险性，溶栓治疗的绝对禁忌证有活动性内出血和近期自发性颅内出血。相对禁忌证包括2周内的大手术、严重创伤、分娩、器官活检或不能压迫止血部位的血管穿刺，10天内的胃肠道出血，1个月内的神经外科或眼科手术，3个月内的缺血性脑卒中，难以控制的重度高血压（收缩压＞180mmHg，舒张压＞110mmHg）、心肺复苏、血小板计数减少、妊娠，细菌性心内膜炎，严重肝、肾功能不全，糖尿病出血性视网膜病变，高龄（年龄＞75岁）等。对于致命性大面积PTE，上述绝对禁忌证亦应视为相对禁忌证。

3. 常用溶栓药物　①尿激酶（UK）2小时溶栓方案：20 000U/kg持续静脉滴注2小时；或负荷量4400U/kg，静脉注射10分钟，随后以2200U/（kg·h）持续静脉滴注12小时。②链激酶（SK）。负荷量250 000U，静脉注射30分钟，随后以100 000U/h持续静脉滴注12～24

小时。链激酶具有抗原性，故用药前需肌内注射苯海拉明或地塞米松，以防变态反应发生，且6个月内不宜再次使用。③重组组织型纤溶酶原激活物（rt-PA），50mg持续静脉滴注2小时。溶栓治疗后，应每2～4小时测一次APTT，当APTT降至正常值的2倍（≤60秒）时，即应启动规范的抗凝治疗。

（五）肺动脉导管碎解和抽吸血栓

适用于肺动脉主干或主要分支的高危PTE并存在以下情况者：溶栓治疗禁忌证、经溶栓或积极的内科治疗无效、在溶栓起效前很可能发生致命性休克。

（六）肺动脉血栓摘除术

手术风险大，死亡率高，需较高的技术条件，仅适用于经积极内科治疗无效的紧急情况（如大面积PTE）或有溶栓治疗禁忌证者。

（七）放置腔静脉滤器

为预防再次发生栓塞，可根据DVT的部位放置下腔静脉或上腔静脉滤器，置入滤器后如无禁忌证，宜长期服用华法林抗凝，定期复查有无滤器上血栓形成。

（八）慢性血栓栓塞性肺动脉高压的治疗

每天口服华法林3.0～5.0mg，根据INR调整剂量，保持INR为2.0～3.0；若阻塞部位处于手术可及的肺动脉近端，可考虑行肺动脉血栓内膜剥脱术；反复下肢深静脉血栓脱落者，可放置下腔静脉滤器。

七、护理

1. 主要护理诊断

（1）气体交换受损：与肺血管阻塞所致通气/血流比例失调有关。

（2）焦虑：与突发疾病及存在严重呼吸困难、胸痛等有关。

2. 护理目标

（1）患者情绪稳定，无焦虑表现。

（2）维持患者正常气体交换，做好用药护理，防止并发症发生。

3. 护理措施

（1）气体交换受损

1）保持氧气供需平衡：当患者突然出现呼吸困难、胸痛时，需立即通知医生，并安慰患者，协助取舒适体位。在持续监测和评估患者其他症状的同时给予吸氧、动脉血气分析和进行相关辅助检查的准备。①休息：包括生理和心理两方面。活动、呼吸运动加快、心率加快、情绪紧张和恐惧均可增加耗氧量，因此，应嘱患者绝对卧床休息，抬高床头或取半卧位，进行深慢呼吸，并通过采用放松术等方法减轻恐惧心理，降低耗氧量。②给氧：立即根据缺氧严重程度选择适当的氧浓度和给氧方式进行氧疗，以提高肺泡氧分压（P_AO_2）。对于轻度或中度呼吸困难的患者可采用鼻导管或面罩给氧，严重呼吸困难的患者则可能需要机械通气。

2）呼吸及重要脏器功能监测：对高度怀疑或确诊PTE的患者，需收住重症监护病房进行严密监测。内容如下。①呼吸状态：当出现呼吸浅促、动脉血氧饱和度降低、心率加快等表现，提示呼吸功能受损、机体缺氧。②意识状态：监测患者有无烦躁不安、嗜睡、意识模糊、定向力障碍等脑缺氧的表现。③循环状态：监测患者有无颈静脉充盈、肝大、肝颈静脉回流征阳性、下肢水肿及静脉压升高等右心功能不全的表现。严密监测血压和心率的改变。④心电活动：监测心电图动态变化，溶栓治疗后如出现胸前导联T波倒置加深，则提示溶栓成功、右室负荷减轻和急性右心扩张好转。

3）溶栓治疗的护理：按医嘱及时、正确给予溶栓药，监测疗效及不良反应。药物溶栓护理：按医嘱给予溶栓药，并对临床及相关实验室检查情况进行动态观察，评价溶栓疗效。溶栓治疗的主要并发症是出血，最常见的出血部位为血管穿刺处，严重的出血包括腹膜后出血和颅内出血，后者发生率为1%～2%，一旦发生，预后差，约半数患者死亡。因此，对溶栓治疗患者应做到：①密切观察出血征象，如皮肤青紫、血管穿刺处反复出血、血尿、腹部或背部疼痛、严重头痛、神志改变等。②严密监测血压，当血压过高时，及时报告医生并进行适当处理。③给药前宜留置外周静脉留置针，以方便溶栓过程中取血监测，避免反复穿刺血管。静脉穿刺部位压迫止血应加大力量并延长压迫时间。④溶栓治疗后，每2～4小时测一次PT或APTT，当其水平降至正常值的2倍时，遵医嘱开始应用肝素抗凝。

4）抗凝治疗的护理：具体如下。①肝素：在开始治疗后的最初24小时内每4～6小时监测APTT，达到稳定治疗水平后，改为每天监测。肝素治疗的不良反应包括出血和肝素诱导的血小板减少症（HIT），HIT的发生率较低，但一旦发生，常比较严重，因此在治疗的第1周应每1～2天、第2周起每3～4天监测血小板计数，若出现血小板迅速或持续降低至原来的70%以下，或血小板计数＜100×10^9/L，应报告医生停用肝素。②华法林：华法林的疗效主要通过监测国际标准化比值（INR）是否达到并保持在治疗范围进行评价，在治疗期间需定期监测INR。在INR未达到治疗水平时需每天监测，达到治疗水平时改为每周监测2～3次，共监测2周，以后延长到每周监测1次或更长时间监测1次。华法林的主要不良反应是出血，观察内容参见本章第九节。发生出血时用维生素K拮抗。应用华法林治疗的前几周还可能引起血管性紫癜，导致皮肤坏死，需注意观察。

5）消除再栓塞的危险因素：具体如下。①急性期：患者除绝对卧床外，还需避免下肢过度屈曲，一般在充分抗凝的前提下卧床时间为2～3周；保持大便通畅，避免用力，以防下肢血管内压力突然升高，致血栓再次脱落形成新的栓塞。②恢复期：需预防下肢血栓形成，如患者仍需卧床，下肢应进行适当的活动或被动关节活动，穿抗栓弹力袜，不在腘窝处放置垫枕，以免加重下肢循环障碍。③观察下肢深静脉血栓形成的征象：下肢深静脉血栓形成以单侧下肢肿胀最为常见，定期测量和比较双侧下肢的周径，并观察有无局部皮肤颜色改变，如发绀等。下肢周径的测量方法：大、小腿周径的测量点分别为髌骨上缘以上15cm处和髌骨下缘以下10cm处，双侧下肢周径差＞1cm有临床意义。

6）右心功能不全的护理：如患者出现右心功能不全的症状，需按医嘱给予正性肌力药物，限制水钠摄入，并按慢性肺心病进行护理。

7）低心排血量和低血压的护理：当患者心排血量减少，出现低血压，甚至休克时，应按医嘱给予静脉输液和升压药物，记录液体出入量，当患者同时伴有右心功能不全时，尤应注意液体出入量的调整，平衡低血压需输液和心功能不全需限制液体之间的矛盾问题。

（2）焦虑

1）评估焦虑程度：针对患者焦虑程度采取适当的措施。

2）增加安全感：当患者突然出现严重的呼吸困难和胸痛时，医护人员需保持镇定，避免紧张慌乱的氛围加重患者恐惧心理。护士应尽量多陪伴患者，告知目前的病情变化和需配合的事项，让患者树立信心，确信目前的治疗能有效帮助缓解症状，用患者能够理解的语言和方式解释各种设备、治疗措施和护理操作，并采用非语言沟通技巧，如抚摸、握住患者的手等增加患者的安全感，减轻恐惧心理。当病情骤变时，在不影响抢救的前提下，可允许家属陪伴在床边。

3）鼓励患者充分表达自己的情感：应用适当的沟通技巧促使患者表达自己的担忧和疑虑。

4. 护理评价

（1）住院期间患者达到氧供需平衡。

（2）呼吸及重要脏器功能监测到位。

（3）溶栓及抗凝药使用正确，无不良反应发生。

（4）患者情绪稳定，能够积极配合治疗，知晓并理解深静脉血栓的预防措施。

5. 健康指导

（1）疾病预防指导

1）对存在DVT危险因素者，需避免可能增加静脉血流淤滞的行为，如长时间保持坐位特别是坐时跷“二郎腿”及卧床时膝下放置枕头，穿束膝长筒袜，长时间站立不活动等，长途旅行应每1～2小时站起来走动。

2）对于卧床患者应鼓励进行床上肢体活动，不能自主活动的患者进行被动活动，病情允许时需协助早期下地活动和走路。不能活动者，将腿抬高至心脏水平以上，促进下肢静脉血液回流。

3）卧床患者可利用机械作用如穿加压弹力袜、下肢间歇序贯加压充气泵等促进下肢静脉血液回流。

4）指导患者适当增加液体摄入，防止血液浓缩。由于高脂血症、糖尿病等疾病可导致血液高凝状态，所以应积极治疗原发病。

（2）病情监测：对于长期卧床的患者，一旦发现一侧肢体出现疼痛、肿胀等症状，应高度警惕DVT的形成风险，需立即通知医护人员并寻求专业处理。同样，若患者突然感到胸痛、呼吸困难，并伴有咳血痰等现象，为PTE复发的迹象，需迅速向医护人员报告或立即就医。

（3）用药指导：对于PTE患者，出院后需持续口服华法林抗凝治疗，做好以下用药指导。①严格遵照医嘱服药，不可随意中断。②定期监测INR值，确保其在安全范围内（1.5～2.5），偏离时需立即就医调整。③日常生活中注意的细节：使用软毛牙刷及电动剃须刀以减少出血风险。一旦发现出血迹象，应迅速就医复查。④未经医生许可，切勿擅自服用阿司匹林或非处方药，以免与华法林产生不良相互作用。外出时，随身携带“服用抗凝药物”的标识。

知识拓展

《急性肺栓塞多学科团队救治中国专家共识》

急性肺栓塞是心血管死亡的重要原因之一，其早期救治涉及多个学科领域。国外经验表明，成立多学科肺栓塞救治团队（PERT）能显著提高救治效率，改善患者的临床结局。结合国内外经验，《急性肺栓塞多学科团队救治中国专家共识》（以下简称《共识》）提出了PERT的学科构成、管理架构、工作流程和网络协作等具体建议。首次提出的双阶段PERT理念，即诊断性PERT和治疗性PERT，详细阐述了诊断性PERT的适用情况，丰富了国际PERT实践的内容。此外，《共识》还提出了急性肺栓塞患者的分诊与救治流程，并评估了不同PERT启动方式的优劣。《共识》的推广有助于规范PERT中心的建设，提升我国肺栓塞的救治水平，为更多患者带来及时、有效的治疗。

资料来源：中华医学会心血管病学分会，中国医师协会心血管内科医师分会肺血管疾病学组，中国肺栓塞救治团队（PERT）联盟. 急性肺栓塞多学科团队救治中国专家共识［J］. 中华心血管病杂志，2022，50（1）：25-35.

小结

思考题

患者，男，73岁。因“呼吸困难2月余，下肢水肿1周”收住入院。患者于2月余前无明显诱因下出现呼吸困难，伴胸闷，程度不剧烈，无胸痛，偶有咳嗽、咳痰，无气促，无发热、畏寒，无恶心、呕吐，无头晕、头痛，无腹痛、腹泻等不适，当时未予重视。1周前无明显诱因下出现下肢水肿，按之凹陷，仍有呼吸困难、咳嗽、咳痰，无尿频、尿急、尿痛等，CT检查示右肺上叶、左肺动脉部分分支内栓塞。现为求进一步诊治就诊，急诊拟诊“肺栓塞”收住入院。四肢血管B超检查示右侧小腿肌间静脉丛血栓形成。

请问：

1. 肺栓塞的临床表现有哪些？

2. 肺栓塞与下肢水肿有哪些联系？

3. 该患者存在哪些护理问题，如何对其开展护理？应用抗凝药进行治疗时的注意事项有哪些？

第十节　肺　　癌

一、概述

肺癌（lung cancer）又称原发性支气管肺癌，是起源于呼吸道上皮细胞的恶性肿瘤。肺癌是严重危害人类健康和生命的疾病。

WHO公布的资料显示，2020年新发肺癌病例220万，病例数居全球各类恶性肿瘤第二位；死亡病例达180万，居全球因癌症死亡病例首位。我国国家癌症中心统计数据显示，2015年我国肺癌发病率和死亡率均居恶性肿瘤首位，其中新发肺癌病例78.7万，因肺癌死亡病例63.1万，男性均高于女性，且与以往数据相比，发病率和死亡率均呈上升趋势。多数肺癌早期无明显症状，约2/3的患者在确诊时已属晚期，且5年生存率低于20%。

肺癌预后取决于是否早发现、早诊断、早治疗。早期诊断的不足导致肺癌预后差，85%的患者在确诊后5年内死亡；只有约15%的患者确诊时病变局限，这些患者的5年生存率可高达50%。

二、病因与发病机制

肺癌的病因与发病机制至今尚不明确，研究表明，肺癌与下列因素存在相关性。

（一）吸烟

85%的肺癌患者均有时间长短不等的吸烟史，研究表明，烟草烟雾中含有高达69种已知的致癌物质。与不吸烟者相比，吸烟者发生肺癌的危险性增高10～25倍。吸烟是肺癌发生率和死亡率进行性增加的首要原因。开始吸烟年龄越小、吸烟时间越长、吸烟量越大，肺癌的发病率和死亡率越高。而戒烟后，肺癌发生的危险性则逐渐降低。

环境烟草烟雾（environmental tobacco smoke，ETS）又称二手烟、被动吸烟，也是与肺癌密切相关的重要原因之一。不吸烟者与吸烟者共同生活多年后，其患肺癌的风险将增加20%～30%。

（二）空气污染

大气污染包括室外大环境污染和室内小环境污染。城市中的汽车尾气、工业废气等均含有如苯并芘、氧化亚砷、放射性物质、NO、SO_2及不燃的脂肪族碳氢化合物等致癌物质。研究表明，城市居民的肺癌发生率高于农村，且随着城市化进度的加快而升高。室内被动吸烟、燃料燃烧和烹饪过程中均产生致癌物质。室内接触煤烟或其不完全燃烧物质则是肺癌致病的危险因素，女性对其更为敏感。

（三）职业致癌因子

目前已被确认的致癌物质包括石棉、砷、镍、铬、双氯甲基乙醚、多环芳香烃类、芥子气，以及铀、镭等放射物质产生的氡气和氡，微波辐射和电离辐射等。这些因素可使发生肺癌的危险性增加3～30倍，同时患者如吸烟则使危险程度升级。肺癌的形成是一个较长期的过程，可长达20年或更久，因此患者可能在停止接触致癌物质很长时间后才发生肺癌。

（四）饮食

有研究表明，成人水果、蔬菜的摄入量低及血清中β胡萝卜素水平低的人群，肺癌发生的风险也会随之增加。

（五）遗传和基因改变

近年来遗传因素与肺癌的相关性受到重视，肺癌的许多特征提示其发生可能存在家族相关性。肺癌可能是外因通过内因而致发病的，外因可诱发细胞的恶性转化和不可逆的基因改变，包括原癌基因的恶变、抑癌基因的失活、自反馈分泌环的活化及细胞凋亡的抑制等。肺癌的发生涉及一系列基因的改变，多种基因改变的累积才使细胞生长和分化失控而导致癌症发生。

（六）其他

结核病被美国癌症协会列为肺癌的致病因素之一，结核病患者患肺癌的危险程度是正常人群的10倍。另外，一些慢性肺部疾病如慢性阻塞性肺疾病、特发性肺纤维化、肺尘埃沉着病（尘肺）等，与肺癌的发生也可能存在一定的相关性。

三、分类与临床分期

（一）分类

1. 按解剖学部位分类

（1）中央型肺癌：发生在段及以上支气管的肺癌，鳞状上皮细胞癌和小细胞肺癌较多见。

（2）周围型肺癌：发生在段支气管以下的肺癌，腺癌较多见。

2. 按组织病理学分类

（1）非小细胞肺癌（non-small cell lung cancer，NSCLC）：常见，约占85%。

1）鳞状上皮细胞癌：简称鳞癌，分为角化型、非角化型和基底细胞样型。鳞癌多起源于段或亚段支气管黏膜，有向管腔内生长的倾向，早期常引起支气管狭窄，导致肺不张或阻塞性肺炎。癌组织易变性、坏死，形成空洞或癌性肺脓肿。鳞癌一般生长较慢，发生转移晚，5年生存率较高，常见于老年男性。

2）腺癌：分为黏液型、非黏液型或黏液/非黏液混合型。腺癌主要起源于支气管黏液腺，可发生于中央气道或细小支气管，倾向于气管外生长，也可循肺泡壁蔓延，临床多表现为周围型实质肿块或磨玻璃结节。由于腺癌内富含血管，局部浸润和血行转移较早发生，易累及胸膜引起胸腔积液。腺癌是肺癌最常见的类型，以女性多见。

3）大细胞癌：是一种未分化的非小细胞癌，较为少见，占肺癌的10%以下。转移较晚，手术切除机会大。

4）其他：腺鳞癌、肉瘤样癌、唾液腺型癌、淋巴上皮瘤样癌等。

（2）小细胞肺癌（small cell lung cancer，SCLC）：是一种低分化的神经内分泌肿瘤，细胞质内含有神经内分泌颗粒，具有内分泌和化学受体功能，能分泌5-羟色胺、组胺、儿茶酚胺等物质，可引起类癌综合征。SCLC常发生于大支气管，多为中央型，典型表现为肺门肿块和肿大的纵隔淋巴结引起的咳嗽和呼吸困难。SCLC增殖快速，早期广泛转移，初次确诊时60%～88%的患者已有肺外转移。

（二）临床分期

2015年国际肺癌研究协会（IASLC）公布了第8版肺癌TNM分期系统，肺癌的TNM分期见表2-10-1，TNM分期与临床分期的关系见表2-10-2。

表2-10-1 肺癌的TNM分期

	具体内容
原发肿瘤（T）	T_x：未发现原发肿瘤，或通过痰液细胞学或支气管灌洗查见肿瘤细胞，但影像学或支气管镜无法发现
	T_0：无原发肿瘤的证据
	T_{is}：原位癌
	T_1：肿瘤最大径≤3cm，周围包绕肺组织和脏层胸膜，支气管镜见肿瘤侵及叶支气管，但未侵及主支气管
	T_{1a}：肿瘤最大径≤1cm
	T_{1b}：肿瘤最大径＞1cm，≤2cm
	T_{1c}：肿瘤最大径＞2cm，≤3cm
	T_2：符合以下任何一个条件即归为T_2。肿瘤最大径＞3cm，≤5cm；侵犯主支气管（不常见的表浅扩散型肿瘤，无论体积大小，侵犯限于支气管壁时，虽可能侵犯主支气管，仍为T_1），但未侵及隆突；侵及脏层胸膜；有阻塞性肺炎，或者部分或全肺不张
	T_{2a}：肿瘤最大径＞3cm，≤4cm
	T_{2b}：肿瘤最大径＞4cm，≤5cm
	T_3：符合以下任何一个条件即归为T_3。肿瘤最大径＞5cm，≤7cm；直接侵及以下任何一个器官，包括胸壁（含肺上沟瘤）、膈神经、心包；全肺肺不张肺炎；同一肺叶出现孤立性癌结节
	T_4：肿瘤最大径＞7cm；无论大小，侵及以下任何一个器官，包括纵隔、心脏、大血管、隆突、喉返神经、主气管、食管、椎体、膈肌；同侧不同肺叶内出现孤立癌结节
区域淋巴结（N）	N_x：区域淋巴结无法评估
	N_0：无区域淋巴结转移
	N_1：同侧支气管周围和/或同侧肺门淋巴结及肺内淋巴结转移，包括原发肿瘤直接侵及的肺内淋巴结
	N_2：同侧纵隔内和/或隆突下淋巴结转移
	N_3：对侧纵隔、对侧肺门、同侧或对侧前斜角肌及锁骨上淋巴结转移
远处转移（M）	M_x：远处转移无法评估
	M_0：无远处转移
	M_1：远处转移
	M_{1a}：局限于胸腔内，包括胸膜播散（恶性胸腔积液、心包积液或胸膜结节）及对侧肺叶出现癌结节
	M_{1b}：远处器官单发转移灶
	M_{1c}：多个或单个器官多处转移

表2-10-2 TNM分期与临床分期的关系

临床分期	TNM分期	临床分期	TNM分期
隐性癌	$T_xN_0M_0$	ⅡB期	$T_3N_0M_0$；$T_{1a\sim2b}N_1M_0$
0期	$T_{is}N_0M_0$	ⅢA期	$T_4N_0M_0$；$T_{3\sim4}N_1M_0$；$T_{1a\sim2b}N_2M_0$
ⅠA期		ⅢB期	$T_{3\sim4}N_2M_0$；$T_{1a\sim2b}N_3M_0$
ⅠA1期	$T_{1a}N_0M_0$	ⅢC期	$T_{3\sim4}N_3M_0$
ⅠA2期	$T_{1b}N_0M_0$	ⅣA期	$T_{1\sim4}N_{0\sim3}M_{1a\sim1b}$
ⅠA3期	$T_{1c}N_0M_0$	ⅣB期	$T_{1\sim4}N_{0\sim3}M_{1c}$
ⅠB期	$T_{2a}N_0M_0$		
ⅡA期	$T_{2b}N_0M_0$		

四、临床表现

肺癌的临床表现与肿瘤所在的部位、大小、类型、发展阶段、有无并发症或转移密切相关。多数患者就诊时已表现出与肺癌有关的症状和体征，仅5%～15%的患者无症状。

（一）原发肿瘤引起的症状和体征

1. 咳嗽　为早期症状，多表现为无痰或少痰的刺激性干咳。随着病情发展，咳嗽加重，多为持续性，呈高调金属音性咳嗽或刺激性呛咳。黏液型腺癌者常咳大量黏液痰，继发感染时痰量增多，为脓性黏液痰。

2. 血痰或咯血　多见于中央型肺癌。肿瘤向管腔内生长出现间断或持续性痰中带血，当侵蚀大血管时，可引起大咯血。

3. 气短或喘鸣　肿瘤占位生长或发生转移所致肺门淋巴结肿大压迫主支气管或隆突，导致气道狭窄而出现呼吸不畅。当肺部出现广泛肿瘤侵犯时，可出现呼吸困难、气短、喘息，偶尔表现为喘鸣。

4. 发热　由肿瘤组织坏死引起，或由肿瘤引起的阻塞性肺炎所致，抗生素治疗效果不佳。

5. 消瘦　为恶性肿瘤常见症状。肺癌晚期由于肿瘤毒素、感染、疼痛等致食欲缺乏，可表现为消瘦或恶病质。

（二）肿瘤局部扩展所致的症状和体征

1. 胸痛　肿瘤侵犯胸膜或胸壁引起胸部不规则的钝痛、隐痛或剧痛，在呼吸、咳嗽时加重；侵犯肋骨、脊柱时可有压痛点，与呼吸、咳嗽无关。肿瘤压迫肋间神经时，胸痛可累及其分布区域。

2. 声音嘶哑　肿瘤直接压迫或转移至纵隔淋巴结压迫喉返神经（左侧多见）可引起声音嘶哑。

3. 吞咽困难　肿瘤侵犯或压迫食管可引起吞咽困难，也可引起气管-食管瘘，出现肺部感染相应的症状。

4. 胸腔积液　由肿瘤转移累及胸膜或肺淋巴回流受阻所致。

5. 上腔静脉阻塞综合征　肿瘤直接侵犯纵隔，或转移使淋巴结肿大压迫上腔静脉，或癌栓阻塞腔静脉均可导致静脉回流受阻。表现为颈面部及上肢水肿、颈静脉扩张和胸壁静脉曲张等。严重者皮肤可呈暗紫色，结膜充血，视物模糊，头晕、头痛。

6. 心包积液　肿瘤直接侵犯心包或阻塞心脏的淋巴引流导致心包积液。

7. 霍纳（Horner）综合征　肺上沟瘤是肺尖部肺癌，易压迫颈交感神经，引起患侧上睑下垂、瞳孔缩小、眼球内陷，同侧额部与胸壁少汗或无汗等表现。

（三）肿瘤远处转移引起的症状和体征

小细胞肺癌患者95%以上有胸外转移，其次为腺癌和大细胞肺癌患者（约为80%），鳞癌患者为50%以上。约1/3有症状的患者是胸外转移所致。

1. 中枢神经系统转移　颅内转移可引起颅内压增高的症状，如头痛、恶心、呕吐等，也可表现为眩晕、复视、共济失调、癫痫发作和偏瘫等。压迫脊髓束可引起背痛、下肢无力、感觉异常，甚至大小便失禁和截瘫等。

2. 骨骼转移 引起局部疼痛、压痛及病理性骨折。常见部位为肋骨、脊柱、骨盆和四肢长骨。

3. 腹腔内脏器转移 可转移至肝脏、胰腺、胃肠道、肾上腺等，表现为食欲缺乏、肝区疼痛或腹痛、肝大、黄疸、腹水及胰腺炎等症状。

4. 淋巴结转移 常见的是锁骨上淋巴结转移，位于胸锁乳突肌附着处后下方，质硬固定，逐渐增大、增多，多无疼痛和压痛。也较常见于腹膜后的淋巴结转移。

（四）胸外表现

指肺癌非转移性胸外表现或称为副肿瘤综合征（paraneoplastic syndrome），可出现在肺癌发现前、后，SCLC多见。

1. 内分泌综合征 指肿瘤细胞分泌一些具有生物活性的多肽和胺类物质，表现出相应的临床症状和体征。如抗利尿激素分泌异常综合征、异位ACTH综合征、高钙血症、异位分泌促性腺激素（男性乳房轻度发育、肥大性肺性骨关节病）等。

2. 骨骼-结缔组织综合征 包括原发性肥大性骨关节病、肌无力样综合征、多发性周围神经炎、亚急性小脑变性、皮质变性和多发性肌炎等。

3. 血液学异常及其他 1%～8%的患者有凝血、血栓或其他血液学异常表现。肺癌如伴发血栓性疾病则其预后较差。

五、辅助检查

（一）影像学检查

1. 胸部X线检查 是发现肺癌最常用的方法之一。但分辨率低，不易发现肺部微小结节和隐蔽部位病灶，对早期肺癌的检出存在局限性。

（1）中央型肺癌：肿瘤向管内生长可出现支气管阻塞征象，多为一侧肺门类圆形阴影，边缘毛糙，可有分叶或切迹；合并阻塞性肺炎或肺不张时，下缘可呈现为倒S状影像，是右上叶中央型肺癌的典型征象。肿瘤部分或全部阻塞支气管时，可形成局限性肺气肿、肺不张、阻塞性肺炎和继发性肺脓肿等征象。

（2）周围型肺癌：早期多表现为局限性小斑片状阴影，边缘不清，密度较淡，也可呈结节、网状、球状阴影或磨玻璃影。随着肿瘤增大，阴影逐渐增大，密度增高，呈圆形或类圆形病灶，边缘模糊不规则，可见切迹或呈分叶状，伴有脐凹征或细毛刺。

2. 胸部CT检查 CT分辨率更高，可检出直径约2mm的微小结节及隐蔽部位（如心脏后、脊柱旁、肺尖、肋膈角等）的病变，还可显示肺门及纵隔淋巴结肿大，明确病灶与周围气道和血管的关系。低剂量螺旋CT是早期肺癌筛查的最佳方式。

3. MRI检查 不推荐作为肺癌的常规检查。MRI在明确肿瘤与大血管之间的关系上优于CT，但发现肺部小病灶（＜5mm）则不如CT敏感。

4. PET和PET-CT检查 PET可以无创、动态地将机体的功能及代谢变化以形态学的方式进行显像。PET-CT将PET和CT相结合，可同时获得解剖定位和生物代谢信息，对发现早期肺癌和其他部位转移灶，以及肺癌分期和疗效评价均优于现有的其他影像学检查。

5. 骨γ闪烁显像　可了解有无骨转移。

（二）病理学检查

1. 痰脱落细胞检查　敏感性小于70%，但特异性高。取气道深部的痰液，及时送检，送检3次以上符合标准的痰标本可提高检查阳性率。

2. 胸腔积液细胞学检查　有胸腔积液的患者，可抽取积液进行细胞学检查，检出率为40%～90%，多次送检有助于提高阳性率。

3. 呼吸内镜检查

（1）支气管镜：支气管镜直视下活检加细胞刷检对中央型肺癌诊断阳性率可达90%左右。周围型肺癌可行经支气管镜肺活检，也可在X线、CT或导航技术引导下活检，提高阳性率。

（2）胸腔镜及纵隔镜：胸腔镜可用于胸膜下病变的诊断，同时可观察有无胸膜转移。纵隔镜可明确有无纵隔淋巴结转移，用于手术前评估淋巴结分期。

4. 针吸活检　包括经胸壁穿刺肺活检、浅表淋巴结活检及闭式胸膜针刺活检等。

5. 开胸肺活检　经上述多项检查仍未能确诊时，可考虑进行开胸肺活检。

（三）肿瘤标志物检测

目前尚无诊断敏感性和特异性高的肿瘤标志物。癌胚抗原（CEA）、神经元特异性烯醇化酶（NSE）、细胞角蛋白19片段及促胃液素（胃泌素）释放肽前体（ProGRP）检测或联合检测，对肺癌的诊断有一定的参考价值。

（四）基因诊断及其他

肺癌的发生被认为是原癌基因的激活和抑癌基因的缺失所致，癌基因产物如*C-MYC*基因扩增，*RAS*基因突变，抑癌基因*RB*、*P*53异常等有助于肺癌的诊断。基因检测还可用于识别靶向药物的最佳用药人群。

六、诊断要点

1. CT确定部位　临床症状或放射学征象怀疑肺癌的患者先行胸腹部CT检查，发现肿瘤的原发部位、纵隔淋巴结侵犯及其他部位转移的情况。

2. 组织病理学诊断　怀疑肺癌的患者必须进行标本的组织学诊断。

3. 分子病理学诊断　有条件时应同时进行肿瘤组织的分子病理学检测，以利于制定个体化的治疗方案。

七、治疗要点

肺癌的治疗需根据患者的身体状况、病理学类型、临床分期等合理地采取包括手术、化疗、放疗及靶向治疗等在内的多学科综合治疗模式，强调个体化治疗，以达到根治或最大限度地控制肿瘤、提高治愈率、改善生活质量、延长生存期的目的。

（一）手术治疗

外科手术是早期肺癌的最佳治疗手段，手术应力争根治性切除，并进行TNM分期，指导术后的综合治疗。胸腔镜（包括机器人辅助）等微创手术安全可行，对可行外科手术治疗的患者，在不影响肿瘤学原则的前提下推荐胸腔镜手术。

1. 非小细胞肺癌（NSCLC） Ⅰ期和Ⅱ期的患者，根治性手术切除是首选的治疗方式。T_3N_1，$T_{1\sim3}N_2$的ⅢA期患者需包括手术治疗联合术后化疗或放化疗等的多学科综合治疗方案。Ⅱ～Ⅲ期肺癌根治性手术后需术后辅助化疗。术前新辅助化疗可使原先不能手术的患者降低TNM分期而可以手术。

2. 小细胞肺癌（SCLC） 90%以上的患者就诊时已有胸内或远处转移，不推荐手术治疗。无纵隔淋巴结转移的$T_{1\sim2}N_0$的患者，可考虑肺叶切除和淋巴结清扫。所有术后的SCLC患者均需化疗。

（二）药物治疗

包括化疗和靶向治疗，主要用于肺癌晚期或复发患者的治疗。化疗还可用于术后辅助化疗、术前新辅助化疗及联合放疗的综合治疗等。化疗需严格掌握指征，综合考虑患者的疾病分期、身体状况、自身意愿、药物不良反应和生活质量等。如患者体力状况评分≤2分（0分为活动能力正常；1分为能自由走动及从事轻体力活动；2分为生活自理，＜50%的时间卧床；3分为生活部分自理，＞50%的时间卧床或坐轮椅；4分为卧床不起；5分为死亡），机体功能可耐受，可给予化疗。常用的化疗药物包括铂类药物（顺铂、卡铂、洛铂）、吉西他滨、培美曲塞、紫杉类药物（紫杉醇、多西他赛）、长春瑞滨、依托泊苷和喜树碱类似物（伊立替康）等。目前，一线化疗方案推荐含铂类药物的两药联合方案，二线化疗推荐多西他赛或培美曲塞单药治疗。一般治疗2个周期后评估疗效，需密切监测及预防不良反应，酌情调整药物和/或剂量。靶向治疗是以肿瘤组织或细胞的驱动基因变异及肿瘤相关信号通路的特异性分子为靶点，利用分子靶向药物特异性阻断该靶点的生物学功能，选择性地逆转肿瘤细胞的恶性生物学行为，从而达到抑制肿瘤生长，甚至使肿瘤消退的目的。目前，靶向治疗主要应用于非小细胞肺癌中的腺癌患者，对不适合根治性治疗晚期和转移的NSCLC有显著的治疗作用，并可延长患者生存期。靶向治疗成功的关键是选择特异性的标靶人群。

1. NSCLC 对化疗反应差，对于晚期和复发的NSCLC患者联合化疗方案可缓解症状和提高生存率。目前一线化疗推荐含铂的两药联合化疗，治疗4～6个周期。一线治疗失败者，推荐多西他赛或培美曲塞单药二线化疗。

2. SCLC 对化疗非常敏感，化疗是治疗SCLC的基本方案。一线化疗方案包括依托泊苷或伊立替康联合顺铂或卡铂，治疗4～6个周期。复发患者根据复发类型选择二线化疗方案或一线方案的再次使用。

（三）放射治疗

分为根治性放疗、姑息性放疗、辅助放疗、新辅助化放疗和预防性放疗等。根治性放疗适用于病灶局限、因各种原因不能手术的患者，辅以化疗，可提高疗效。姑息性放疗可抑制肿瘤的发展，延迟扩散和缓解症状。辅助放疗适用于术前放疗或术后切缘阳性的患者。预防性放疗适用于全身治疗有效的SCLC患者全脑放疗。肺癌的各种病理类型中，SCLC对放疗的敏感性最高，其次为鳞癌和腺癌。

（四）介入治疗

1. 支气管动脉灌注化疗　适用于失去手术指征，全身化疗无效的晚期患者。

2. 经支气管镜介入治疗　切除气道腔内肿瘤，解除气道阻塞和控制出血，延长患者的生存期。

3. 经支气管镜腔内放疗　可缓解肿瘤引起的阻塞、咯血症状。

4. 超声引导下的介入治疗　可直接将抗癌药物等注入肿瘤组织内。

（五）中医药治疗

包括单方、验方，与西药协同治疗肺癌，可减少患者化疗、放疗时的不良反应，促进机体抵抗力的恢复。

八、护理

1. 主要护理诊断

（1）疼痛：与肿瘤细胞浸润、肿瘤压迫或转移有关。

（2）营养失调：低于机体需要量，与癌症导致异常消耗、肿瘤压迫致消化道梗阻不畅及化疗致食欲缺乏而摄入不足等有关。

（3）恐惧：与对疾病及预后未知，不了解治疗计划及疾病和治疗对人体功能的影响，惧怕死亡威胁有关。

2. 其他护理诊断

（1）有皮肤完整性受损的危险：与接受放疗后皮肤受损，或长期卧床导致局部皮肤受压、伴营养不良等发生压力性损伤有关。

（2）潜在并发症：肺部感染、呼吸衰竭、放射性食管炎、放射性肺炎等。

3. 护理目标

（1）患者能正确描述自己的感受，通过药物与非药物干预疼痛得到有效缓解。

（2）患者了解疾病治疗计划和可能存在的风险，积极配合治疗，坦然面对，情绪稳定。

（3）患者维持一定的进食量，营养指标保持较良好的水平。

4. 护理措施

（1）疼痛

1）疼痛的观察和评估：评估疼痛的部位、性质、程度、持续时间，导致疼痛加重或缓解的因素，疼痛对进食、睡眠、活动及日常生活的影响程度。使用镇痛药的频率、作用及有无药物不良反应。

2）避免加重疼痛的因素：①预防上呼吸道感染，尽量避免咳嗽，必要时给予镇咳药。②活动困难的患者，搬动时应小心，尽量平缓轻柔地给患者变换体位，避免推、拉等动作，防止用力不当导致患者疼痛。③指导和协助胸痛患者用手或枕头护住胸部，以减轻深呼吸、咳嗽或体位变换引起的疼痛。

3）用药护理：①疼痛影响患者的情绪或日常生活时，应尽早建议遵医嘱使用镇痛药，用药期间加强观察，以确定有效镇痛的药物及剂量。尽量使用口服给药，按时用药，而不是在疼痛发作时再给药。②镇痛药剂量根据患者需求由小到大增加，直至患者疼痛消失为止。③及时评估药物的疗效，了解疼痛缓解及镇痛药作用持续时间，对生活质量的改善情况。根据评估的结果及时与医生沟通，按需调整用药方案。④加强药物不良反应的预防及护理，如阿片类药物有便秘、恶心、呕吐、精神紊乱等不良反应，指导患者多进食富含纤维素食物，或使用缓泻药，预防和缓解便秘。

4）心理护理：耐心倾听患者诉说，肯定患者存在的疼痛及疼痛对机体的影响，教会患者正确描述疼痛的程度及转移注意力的技术，与患者共同找出缓解疼痛的方法。为患者提供舒适、安静的环境。与家属共同做好患者的心理护理，调节患者的情绪和行为。

（2）营养失调：低于机体需要量。

1）饮食护理：①了解患者的饮食习惯、营养状态和饮食摄入情况，影响进食的因素（如有无口腔溃疡、呼吸困难、对餐饮的接受程度等）。②向患者及其家属强调增加营养与促进康复的关系，与患者及其家属共同制订既适合患者饮食习惯，又有利于疾病康复的饮食计划。原则上给予高热量、高蛋白、高维生素、易消化的食物，并注意调配食物的色、香、味。研究表明，多摄入水果、蔬菜有益于肺癌的预后。③提供轻松、舒适、愉快的进餐环境，尽可能安排患者与他人共同进餐，少量多餐；餐前休息片刻，做好口腔护理。④有吞咽困难者进食宜慢，采取半卧位，以免发生呛咳或吸入性肺炎，甚至窒息。因化疗引起胃肠道反应影响进食者，应根据情况给予相应的处理。

2）营养支持：具体如下。①肠内营养：不能经口进食或经口进食不能满足机体需要的患者，首先推荐通过肠内营养补充或提供维持机体必需的营养。②静脉营养：患者不能耐受肠内营养，存在肠内营养禁忌证或肠内营养不能满足机体需求时可静脉给予营养制剂，如脂肪乳、氨基酸、复方营养制剂等。

（3）恐惧

1）加强沟通：多与患者交谈，观察有无血压增高、紧张、烦躁不安、失眠、心悸等恐惧表现。了解患者的心理状态及对诊断、治疗的认知和理解程度。根据患者的年龄、性格、职业、文化程度等进行个体化的沟通，鼓励患者表达自己的感受，耐心倾听，建立良好的护患关系。

2）讨论病情：根据患者对疾病的认知和关心程度、心理承受能力及家属的意见，以适当的方式和语言与患者讨论病情、检查、治疗方案。引导患者面对现实，积极配合检查及治疗。

3）心理与社会支持：当患者得知自己患肺癌时，会面临巨大的心理应激，而心理应激的结果会对疾病产生积极或消极的影响。可通过多种途径为患者及家属提供心理与社会支持，鼓励患者及家属充分了解并积极参与治疗护理方案的制定与实施。介绍治疗成功病例，以增强患者治疗的信心。帮助患者建立良好有效的社会支持系统，指导家庭成员及朋友多关心患者，在患者出现负面情绪时给予积极的鼓励和帮助，使患者感受到关爱，激起生活的热情，保持积极的情绪，对抗疾病。

5. 护理评价

（1）患者了解疾病治疗计划，积极配合治疗。

（2）患者无不良情绪发生。

（3）患者无疼痛、不适发生或疼痛能及时得到干预缓解。

（4）营养支持方法正确有效，患者营养指标处于良好水平，无营养不良发生。

6. 健康指导 主要目标是帮助患者了解导致肺癌的高危因素，提高对疾病预防的认识，主动配合采取措施，积极改变日常生活习惯，积极配合治疗。

（1）生活习惯与工作环境的改善

1）注意保持生活、工作环境空气清新，通风效果好。定时进行生活、工作场所的开窗通风。

2）养成良好的生活习惯，不吸烟或及早戒烟。不吸烟及早戒烟可能是预防肺癌最有效的方法之一。鼓励患者戒烟，避免吸二手烟。有困难时可到戒烟门诊就诊，为患者提供帮助。

3）保持每天充足的新鲜水果、蔬菜摄入。合理安排休息及活动，增强机体抵抗力，避免呼吸道感染。

4）做好定期健康体检，肺癌高危人群应进行定期筛查，以早发现、早诊断、早治疗。

（2）疾病相关知识指导

1）告知患者肺癌的早期症状与体征，肺癌常用的辅助检查方法，让患者参与到对疾病的监测中。

2）督促患者坚持放、化疗等治疗。当出现呼吸困难、疼痛等症状加重或不能缓解时，应及时来院就医。

（3）心理指导

1）指导患者以积极的态度应对疾病带来的影响，调整心态尽早脱离心理应激，保持良好的精神状态，树立良好的战胜疾病的信心。

2）解释治疗过程中可能出现的不良反应及应对方法，使患者做好充分的心理准备，消除恐惧心理，顺利完成治疗方案。指导采取分散注意力的方法，如看书、听音乐等。鼓励患者进行力所能及的家务或社会活动，增强生活的信心。

（4）临终关怀指导：对肿瘤晚期的患者，指导家属做好临终前的关怀和护理，告知家属对症处理的具体措施，并做好陪伴护理，给予家属心理支持，营造温馨的休养环境使患者平静而有尊严地走完人生的最后旅途。

知识拓展

中华医学会肺癌临床诊疗指南（2024版）

《中华医学会肺癌临床诊疗指南（2024版）》（以下简称《指南》）在肺癌筛查部分，提出了吸烟患者即使戒烟15年后患肺癌的风险仍高于未吸烟者，并提出肺癌发病风险模型有望成为高危人群筛选的重要手段之一。《指南》在病理部分增加了对新辅助治疗后肺癌手术切除标本的病理评估，部分转录因子免疫组化染色对小细胞肺癌分型可能有帮助，分子检测部分提出可对标本进行一次性同步基于RNA与DNA的驱动基因变异检测。基于第9版TNM分期，《指南》对胸外科亚肺叶切除的人群选择及手术要求给予了更清晰的描述。此外，对于免疫新辅助、表皮生长因子受体（epidermal growth factor receptor，EGFR）–酪氨酸激酶抑制药（tyrosine kinase inhibitor，TKI）耐药后肺癌患者有了更多的治疗方法获批，而*EGFR*突变、*EGFR* 20ins、间变性淋巴瘤激酶（ALK）融合、*MET* 14外显子跳跃突变的晚期非小细胞肺癌患者也有了更多的药物选择。《指南》整合了近年来肺癌筛查、诊断、病理、基因检测、免疫分子标志物检测和治疗手段及随访等诊治方面的最新循证医学证据，为各级临床医师、影像、检验、康复等专业人员提供了合理的推荐建议。

资料来源：王忠照，唐昊.《中华医学会肺癌临床诊疗指南（2024版）》更新要点解读［J］. 海军军医大学学报，2025，46（1）：17-23.

思考题

小结

患者，女，57岁。因“呼吸困难半年，加重伴发热5天”于门诊查胸部CT，胸部CT示“左肺门占位，考虑肺癌，伴肺内多发转移；左侧胸腔少量积液”，门诊拟诊“呼吸困难待查、肺肿物”收住入院。入院后患者情绪沮丧，偶有哭泣不止现象，夜间几乎未入睡，阵发性咳嗽较剧烈，咳出少量黄色黏痰，食欲缺乏，进食量下降2/3。医嘱予抗感染、化痰、改善睡眠、左侧胸腔穿刺抽液引流等对症治疗，并予纤维支气管镜检查、肺穿刺后送病理。1周后病理回报（肺穿刺）肺腺癌。医嘱给予靶向治疗和化疗药物治疗。

请问：

1．肺癌的致病因素有哪些？发病有无性别差异？

2．该患者夜间咳嗽剧烈，无法入睡，你作为夜班值班护士应如何处理？

3．肺癌的诊断方法有哪些？

第十一节　胸膜疾病

胸膜是覆盖在胸膜腔内表面的一层薄膜，由覆盖于肺表面的脏层胸膜和覆盖于肋骨、膈肌和纵隔表面的壁层胸膜组成。壁层胸膜含有感觉神经和淋巴管，而脏层胸膜不含感觉神经。脏层和壁层胸膜之间是连续闭合的，正常情况下，胸膜腔内呈负压，确保肺处于扩张状态。

一、胸腔积液

（一）概述

胸膜腔位于肺和胸壁之间，是一个潜在腔隙。在正常情况下脏层和壁层胸膜表面有一层很薄的液体，简称胸液，在呼吸运动时起润滑作用。其形成与吸收处于动态平衡状态，任何因素使胸液形成过快或吸收过缓，均可导致胸液异常积聚，称为胸腔积液（pleural effusion），又称胸水。

胸液的形成主要取决于壁层和脏层毛细血管与胸膜腔内的压力梯度，有两种方向相反的压力促使液体的移动，即流体静水压和胶体渗透压。壁层胸膜毛细血管的流体静水压约为30cmH_2O，而胸腔内压约为-5cmH_2O，其流体静水压差为30cmH_2O-（-5cmH_2O）＝35cmH_2O，故液体从壁层胸膜的毛细血管向胸腔内移动。与流体静水压相反的压力是胶体渗透压梯度，血浆胶体渗透压约34cmH_2O，胸液含有少量蛋白质，其胶体渗透压约5cmH_2O，产生的胶体渗透压梯度为34cmH_2O-5cmH_2O＝29cmH_2O。因此，流体静水压与胶体渗透压的梯度差为35cmH_2O-29cmH_2O＝6cmH_2O，故液体从壁层胸膜的毛细血管进入胸膜腔。而脏层胸膜液体移动的净梯度接近零，故胸腔积液主要由壁层淋巴管重吸收。

（二）病因与发病机制

许多肺、胸膜和肺外疾病均可引起胸腔积液。胸腔积液可以根据其化学成分和发生机制不同分为漏出液、渗出液、血液、脓液和乳糜液，其中积液成分为后三者的又称血胸、脓胸和乳糜胸。常见的病因与发病机制如下。

1. **胸膜毛细血管内静水压增高** 如充血性心力衰竭、缩窄性心包炎、血容量增加、上腔静脉或奇静脉受阻等因素均可使胸膜毛细血管内静水压增高，使胸液形成增多，产生胸腔漏出液。

2. **胸膜通透性增加** 如胸膜炎症、系统性红斑狼疮、类风湿关节炎、胸膜肿瘤、肺梗死等，产生胸腔渗出液。

3. **胸膜毛细血管内胶体渗透压降低** 如低蛋白血症、肝硬化、肾病综合征、急性肾小球肾炎等，产生胸腔漏出液。

4. **壁层胸膜淋巴引流障碍** 如淋巴导管阻塞、发育性淋巴引流异常等，产生胸腔渗出液。

5. **损伤** 如主动脉瘤破裂、食管破裂、胸导管破裂等，产生血胸、脓胸和乳糜胸。

6. **其他** 药物与放射治疗、液体负荷过大、中心静脉置管穿破和腹膜透析等，都可以引起渗出性或漏出性胸腔积液。

（三）临床表现

1. **症状** 症状的轻重取决于积液量和原发疾病。

（1）呼吸困难：最常见，与胸腔积液的量有关，多伴有胸痛和咳嗽。少量胸腔积液无症状，当积液量超过500ml时，由于胸腔积液可使胸廓顺应性下降、膈肌受压、纵隔移位和肺容量下降，出现胸闷和呼吸困难，并随积液量的增多而加重。

（2）病因相关伴随症状：导致胸腔积液的病因不同，其伴随症状亦不同。结核性胸膜炎多见于青年人，常有发热、干咳；恶性胸腔积液多见于中年以上患者，伴有消瘦和原发部位肿瘤的症状；炎性积液多为渗出性，伴有咳嗽、咳痰和发热；心力衰竭所致胸腔积液为漏出液，伴有心功能不全的症状；肝脓肿所致的右侧胸腔积液可为反应性胸膜炎，亦可为脓胸，常伴有发热和肝区疼痛。

2. **体征** 少量积液时，体征不明显或可闻及胸膜摩擦音。中等量至大量积液时，患侧呼吸运动受限，肋间隙饱满；语颤减弱或消失，可伴有气管、纵隔向健侧移位；局部叩诊呈浊音；积液区呼吸音减弱或消失。肺外疾病引起的胸腔积液可有原发病的体征。

（四）辅助检查

1. **影像学检查** 胸部X线检查是用于发现胸腔积液的首要影像学方法，少量胸腔积液时，患侧肋膈角变钝或消失；中等量积液时，呈内低外高的弧形积液影；大量积液时整个患侧胸部呈致密阴影，气管和纵隔向健侧移位；平卧时积液散开，整个肺野透亮度降低。大量积液时常遮盖肺内原发病灶。CT或PET-CT检查可显示少量胸腔积液、肺和胸膜病变、纵隔和气管旁淋巴结病变，有助于病因诊断。B超检查灵敏度高，定位准确，临床上用于估计胸腔积液的量和深度，协助胸腔穿刺定位。

2. **胸腔积液检查** 对明确胸腔积液的性质和病因至关重要，疑为渗出液或性质不能确定时需经胸腔穿刺做胸腔积液检查，但如存在漏出液病因，则避免胸腔穿刺。

（1）外观和气味；漏出液透明清亮，静置后不凝。渗出液颜色不一，以草黄色多见，可有凝块。血性胸腔积液呈程度不等的洗肉水样或静脉血样。乳糜胸的胸腔积液呈乳状。巧克力色胸腔积液考虑阿米巴肝囊肿破溃入胸腔可能。黑色胸腔积液可能为曲霉感染。黄绿色胸腔积液见于类风湿关节炎。当厌氧菌感染时，胸腔积液常有恶臭味。

（2）比重和pH：漏出液比重＜1.018，渗出液比重＞1.018。正常胸腔积液pH在7.6左右，pH降低见于脓胸、食管破裂、结核性和恶性胸腔积液。

（3）细胞：正常胸腔积液中有少量间皮细胞或淋巴细胞。漏出液细胞数常＜100×10^6/L，以淋巴细胞与间皮细胞为主；渗出液细胞常＞500×10^6/L，主要是白细胞，中性粒细胞增多时，提示急性炎症；淋巴细胞为主则多为结核性或恶性。脓胸时，白细胞＞500×10^9/L。红细胞＞5×10^9/L时多由恶性肿瘤或结核所致；红细胞＞100×10^9/L则考虑创伤、肿瘤和肺梗死；胸腔积液红细胞比容＞外周血红细胞比容的50%时为血胸。40%～90%的恶性胸腔积液可查到恶性肿瘤细胞。

（4）生化成分：包括葡萄糖、蛋白质、类脂和酶。漏出液和大多数渗出液葡萄糖定量与血糖近似，当葡萄糖含量＜3.3mmol/L时可能为脓胸、类风湿关节炎、结核性或恶性胸腔积液，当葡萄糖和pH均较低，提示肿瘤广泛浸润。渗出液蛋白含量＞30g/L，而漏出液蛋白含量＜30g/L。类脂用于鉴别乳糜胸。胸腔积液中乳酸脱氢酶（LDH）水平是反映胸膜炎症程度的指标，其值越高，炎症越明显。渗出液的LDH含量增高，大于200U/L，且胸腔积液/血清LDH比值＞0.6；LDH＞500U/L常提示为恶性肿瘤或胸腔积液已并发细菌感染。胸腔积液淀粉酶升高可见于急性胰腺炎、恶性肿瘤等。结核性胸膜炎时，胸腔积液中腺苷脱氨酶（ADA）多高于45U/L。

（5）病原体：胸腔积液涂片查找细菌及培养，有助于病原学诊断。

（6）免疫学检查：结核性胸腔积液的干扰素水平增高。系统性红斑狼疮及类风湿关节炎引起的胸腔积液中补体C3、C4成分降低，免疫复合物的含量增高。系统性红斑狼疮胸腔积液中抗核抗体效价可达1∶160。类风湿关节炎胸腔积液中类风湿因子＞1∶320。

（7）肿瘤标志物：肿瘤标志物的测定可用于区别良、恶性胸腔积液。恶性胸腔积液在早期即可出现癌胚抗原（CEA）升高，且比血清更显著。

3. **胸膜活检** 对确定胸腔积液的病因具有重要意义，方法包括经皮闭式胸膜活检、胸膜针刺活检、胸腔镜或开胸活检。

4. **支气管镜检查** 用于咯血或疑有气道阻塞的患者。

（五）诊断要点

胸腔积液的诊断和鉴别诊断分3个步骤，即确定有无胸腔积液、区别漏出液和渗出液、寻找胸腔积液的病因。根据临床表现和影像学、超声检查，可明确有无胸腔积液和积液量。胸腔积液检查大致可确定积液的性质和原因。

（六）治疗要点

胸腔积液为胸部疾病或全身疾病的一部分，病因治疗尤为重要。漏出液常可在纠正病因后吸收。结核性胸膜炎、类肺炎性胸腔积液和脓胸，以及恶性胸腔积液的治疗如下。

1. 结核性胸膜炎

（1）一般治疗：包括休息、营养支持和对症治疗。

（2）抽液治疗：结核性胸膜炎患者胸腔积液中的蛋白含量高，易引起胸膜粘连，故应尽早抽尽胸腔内积液，防止或减轻粘连，同时可解除对心肺和血管的压迫作用，使被压迫的肺迅速复张，改善呼吸，减轻结核中毒症状。大量胸腔积液者首次抽液量不超过700ml，每周抽液2～3次，每次抽液量不应超过1000ml，直至胸腔积液完全消失。一般情况下无须在抽液后注入抗结核药物，但可注入链激酶预防胸膜粘连。

（3）抗结核药物治疗：详见本章第五节“肺结核”。

（4）糖皮质激素：疗效不肯定，如全身中毒症状严重、有大量胸腔积液者，可在有效抗结核药物治疗的同时，加用糖皮质激素，常用泼尼松每天30mg，分3次口服。

2. 类肺炎性胸腔积液和脓胸　类肺炎性胸腔积液一般胸腔积液量较少，经有效抗生素治疗后可吸收，大量胸腔积液时需胸腔穿刺抽液，胸腔积液pH＜7.2时需行胸腔闭式引流。脓胸治疗原则为控制感染、引流胸腔积液、促使肺复张、恢复肺功能。具体治疗如下。

（1）抗生素治疗；原则是足量应用，急性期可联合抗厌氧菌的药物，全身及胸腔内给药，疗程需体温正常后继续用药2周以上，以防复发。

（2）引流：为脓胸最基本的治疗方法，可采取反复抽脓或闭式引流。可用2%碳酸氢钠或生理盐水反复冲洗胸腔，然后注入适量的溶栓剂如链激酶、尿激酶或阿替普酶（rt-PA）使脓液稀释易于引流，但支气管胸膜瘘的患者不宜冲洗胸腔，以防细菌播散。慢性脓胸应改进原有的脓腔引流，也可采用外科胸膜剥脱术等。

（3）支持治疗：给予高热量、高蛋白、富含维生素的饮食，纠正水、电解质、酸碱平衡紊乱。

3. 恶性胸腔积液　是晚期恶性肿瘤的常见并发症，治疗方法包括原发病的治疗和胸腔积液的治疗。

（1）消除胸腔积液：恶性胸腔积液生长速度极快，常因大量积液压迫引起严重呼吸困难，甚至导致死亡，需反复穿刺抽液。必要时可用细管做胸腔内插管持续闭式引流，细管引流具有创伤小、易固定、效果好、可随时行胸腔内注入药物等优点。

（2）减少胸腔积液产生：反复抽液或持续引流可丢失大量蛋白，造成低蛋白血症，使胸膜毛细血管内胶体渗透压降低，进一步促使胸腔积液的产生，可采用化学性胸膜固定术和免疫调节治疗。化学性胸膜固定术指在抽吸胸腔积液或胸腔插管引流后，在胸腔内注入博来霉素、顺铂、丝裂霉素等药物，也可注入胸膜粘连剂如滑石粉等，使胸膜粘连减缓胸腔积液的产生。免疫调节治疗是在胸腔内注入生物免疫调节剂如短小棒状杆菌疫苗、白细胞介素-2、干扰素等，可抑制恶性肿瘤细胞、增强淋巴细胞活性，并使胸膜粘连。

（3）外科治疗：经上述治疗仍不能使肺复张者，可行胸－腹腔分流术或胸膜切除术。

（七）护理

1. 主要护理诊断

气体交换受损：与胸腔积液过量压迫导致肺扩张不充分，出现气体交换面积减少有关。

2. 其他护理诊断

（1）体温过高：与感染等因素有关。

（2）营养失调：低于机体需要量，与胸膜炎、胸腔积液引起高热、消耗状态有关。

（3）疼痛：胸痛，与胸膜摩擦或胸腔穿刺术有关。

3. 护理目标 通过实施正确的氧疗护理，使患者呼吸顺畅，无呼吸困难发生。

4. 护理措施

（1）氧疗护理：大量胸腔积液影响呼吸时按患者的缺氧情况给予低、中流量持续吸氧，以弥补气体交换面积的不足，改善患者的缺氧状态。

（2）减少氧耗：大量胸腔积液致呼吸困难或发热者，应卧床休息，减少氧耗，以减轻呼吸困难症状。胸腔积液消失后还需继续休养2～3个月，避免疲劳。

（3）促进呼吸功能：具体如下。①体位：按照胸腔积液的部位采取适当体位，一般取半卧位或患侧卧位，减少胸腔积液对健侧肺的压迫。②胸腔抽液或引流的护理：参见本章“胸腔闭式引流”的护理和“胸腔穿刺术”的护理。③保持呼吸道通畅：鼓励患者积极排痰。④呼吸功能锻炼：胸膜炎患者在恢复期，应每天督导患者进行缓慢的腹式呼吸。经常进行呼吸功能锻炼可减少胸膜粘连的发生，提高通气量。⑤缓解胸痛：胸腔积液患者常有胸痛，并随呼吸运动而加剧，为了减轻疼痛，患者常采取浅快的呼吸方式，可导致缺氧加重和肺不张，因此，需协助患者取患侧卧位，必要时用宽胶布固定胸壁，减少胸廓活动幅度，减轻疼痛，或遵医嘱给予镇痛药。⑥康复锻炼：待体温恢复正常，胸液抽吸或吸收后，及时鼓励患者逐渐下床活动，增加肺活量。⑦病情观察：注意观察患者胸痛及呼吸困难的程度、体温的变化。监测血氧饱和度或动脉血气分析的改变。在胸腔穿刺过程中应注意抽液速度、抽液量及患者呼吸、脉搏、血压的变化，如出现呼吸困难、剧咳、咳大量泡沫状痰，双肺满布湿啰音，则可能是胸腔抽液过快、过多使胸腔压力骤降，出现复张后肺水肿或循环衰竭，应立即停止抽液并给氧，根据医嘱应用糖皮质激素及利尿药，控制液体入量，必要时准备气管插管予机械通气。若抽液时发生头晕、心悸、冷汗、面色苍白、脉细等表现应考虑“胸膜反应”，处理见本章第一节“胸腔穿刺术”。穿刺后仍需继续观察其呼吸、脉搏、血压的变化，注意穿刺处有无渗血或液体渗出。

（4）胸腔穿刺术的护理

1）操作流程：具体如下。①患者体位：嘱患者反坐于有靠背椅子上，双前臂放于椅背上。不能起床者，可卧床取半卧位，患侧手臂上举抱住后枕部。②穿刺部位：患侧胸部叩诊实音或鼓音最显著处作为穿刺进针点。胸腔积液者常选择肩胛线第7、第8肋间隙，也可选择腋中线第6、第7肋间隙或腋前线第5肋间隙；气胸者一般选择患侧锁骨中线第2肋间隙。③穿刺方法：以穿刺点为中心螺旋形消毒皮肤，直径需达15cm，2%利多卡因局部浸润麻醉。

穿刺操作者左手示指和中指固定穿刺部位皮肤，右手持针沿穿刺点缓缓刺入胸壁，当针前端有突空感时，打开开关进行抽吸。穿刺及抽吸过程中严格无菌操作，同时注意避免损伤肺组织，并保持密闭性。抽吸结束后穿刺点局部再次消毒，覆盖无菌纱布，并予穿刺点压迫片刻后嘱患者静卧休息。④抽液抽气量：抽液减压者，首次抽液量不宜超过700ml，以后每次不超过1000ml；如为脓胸，每次尽量抽尽；如为诊断性抽液，抽取50 ～ 100ml送检即可。每次抽液、抽气不宜过多过快，防止胸腔内压骤然下降，发生复张后肺水肿或循环障碍、纵隔移位等意外发生。

2）护理：具体如下。①术前护理：向患者及其家属解释穿刺目的、操作步骤及术中需配合的注意事项，让患者提早做好心理准备，配合穿刺。术前指导患者练习穿刺体位摆放，并告知术中保持体位、不能随意活动，避免咳嗽及深呼吸，以免损伤脏层胸膜和肺组织。②术中配合：穿刺过程中密切观察患者的呼吸、脉搏、血压、面色等的变化，询问患者有无异常感觉，以判定对穿刺的耐受性。如患者感到不适，应立即减慢或停止抽吸。如患者出现头晕、心悸、出冷汗、面色苍白、胸部有压迫感或剧痛等表现，提示可能出现胸膜变态反应，应立即停止抽吸，取平卧位，遵医嘱皮下注射0.1%盐酸肾上腺素0.3 ～ 0.5ml，以及进行其他对症处理。③术后护理：记录穿刺的时间，抽液、抽气的量，胸腔积液的颜色、性质，以及患者术中情况；嘱患者静卧休息，鼓励深呼吸，促进肺膨胀；密切观察患者的呼吸、脉搏、血压、主诉症状等，注意有无血胸、气胸、肺水肿等并发症发生；观察穿刺部位，保持穿刺部位敷料清洁干燥，如局部出现红、肿、热、痛、液体溢出并伴体温升高，则及时通知医生。

5. 护理评价 患者氧饱和度逐步升高，维持较舒适的体位，呼吸功能得到改善。

6. 健康指导

（1）疾病知识指导：向患者及其家属讲解加强营养的重要意义，合理调配饮食，进食高热量、高蛋白、富含维生素的食物，增强机体抵抗力。合理安排休息与活动，逐渐增加活动量，避免过度劳累。

（2）用药指导：向患者及其家属解释疾病的特点及目前的病情，介绍所采用的治疗方法、药物剂量、用法和不良反应。对结核性胸膜炎的患者需特别强调坚持用药的重要性，即使临床症状消失，也不可自行停药；应定期复查，遵从治疗方案，防止复发。如出现呼吸困难或气短加重、咳嗽和咯血，可能为胸腔积液复发，需及时就诊。

二、自发性气胸

（一）概述

胸膜腔为不含气体的密闭潜在腔隙，当气体进入胸膜腔，造成积气状态时，称为气胸。气胸可分为自发性、外伤性和医源性三类。本节主要介绍自发性气胸。自发性气胸指肺组织及脏层胸膜的自发破裂，或胸膜下肺大疱自发破裂，使肺及支气管内气体进入胸膜腔所致的气胸。

自发性气胸为内科急症，多发生于年轻人，男性多见，女性与男性的发病比为1：（1.5～3.3）。气胸的预后取决于原发病、气胸的类型、有无并发症等，大部分气胸可以治愈，但复发率较高，约1/3气胸2 ～ 3年内可能同侧复发。复发性气胸可考虑外科手术或经胸腔镜治疗。

（二）病因与发病机制

自发性气胸分为继发性和原发性。继发性自发性气胸（secondary spontaneous pneumothorax，SSP）多见，多继发于肺部基础疾病；原发性自发性气胸（primary spontaneous pneumothorax，PSP），多发生于无基础肺疾病的健康人。随着胸部影像学检查（如CT和胸腔镜检查）的发展，一些之前认为没有肺部基础疾病的原发性自发性气胸患者，实质上有独立于肺小泡或肺大疱的肺气肿样改变、胸膜孔隙增加或脏层胸膜缺损。

1. **原发性自发性气胸**　多见于瘦高体形的男性青壮年，常规X线检查除可发现胸膜下肺大疱外，肺部无显著病变。胸膜下肺大疱的产生原因尚不清楚，可能与吸烟、瘦高体形、非特异性炎症瘢痕或先天性弹力纤维发育不良有关。航空、潜水作业时无适当防护措施或从高压环境突然进入低压环境也可发生气胸。抬举重物、用力过猛、剧咳、屏气，甚至大笑等可成为促使气胸发生的诱因。

2. **继发性自发性气胸**　由于肺结核、COPD、艾滋病合并卡氏肺孢菌感染、肺癌、肺脓肿等肺部基础疾病可引起细支气管的不完全阻塞，形成肺大疱破裂。有些女性可在月经来潮后24～72小时内发生气胸，病理机制尚不清楚，可能是胸膜上有异位子宫内膜脱落所致。脏层胸膜破裂或胸膜粘连带撕裂时，如导致其中的血管破裂可形成自发性血气胸。

气胸发生后，胸膜腔内压力增高，失去了负压对肺的牵引作用，且正压对肺产生压迫，使肺失去膨胀能力，导致限制性通气功能障碍，表现为肺容量减小、肺活量降低。但由于初期血流量并不减少，产生通气/血流比例下降、动静脉分流增加，从而出现低氧血症。大量气胸时，不但失去了胸腔负压对静脉血回心的吸引作用，而且胸膜腔内正压还对心脏和大血管产生压迫作用，使心脏充盈减少，导致心排血量减少，出现心率加快、血压降低，甚至休克。张力性气胸可引起纵隔移位，导致循环障碍，甚至窒息死亡。

（三）临床类型

根据脏层胸膜破裂口的情况和气胸发生后对胸膜腔内压力的影响，自发性气胸通常分为以下3种类型。

1. **闭合性（单纯性）气胸**　胸膜破裂口较小，随肺萎陷而闭合，气体不再继续进入胸膜腔。胸膜腔内压的正负取决于进入胸膜腔内的气体量，抽气后压力下降且不再复升。

2. **交通性（开放性）气胸**　胸膜破裂口较大或两层胸膜间有粘连或牵拉，使破口持续开放，吸气与呼气时气体自由进出胸膜腔。患侧胸膜腔内压在0cmH_2O上下波动，抽气后可恢复负压，但数分钟后压力又复升至抽气前水平。

3. **张力性（高压性）气胸**　胸膜破裂口呈单向活瓣或活塞作用，吸气时因胸廓扩大、胸膜腔内压变小而开启，空气进入胸膜腔；呼气时因胸膜腔内压升高压迫活瓣而关闭，使气体不能排出，致使胸膜腔内气体不断积聚，压力持续升高，可高达10～20cmH_2O，抽气后胸膜腔内压可下降，但又迅速复升。此型气胸对呼吸循环的影响最大，可迅速危及生命，应紧急抢救处理。

（四）临床表现

1. 症状

（1）胸痛：部分患者可能有抬举重物、用力过猛、剧咳、屏气或大笑等诱因存在，多数患者发生在正常活动或安静休息时，偶有在睡眠中发生。患者突感一侧针刺样或刀割样胸痛，持续时间较短，继之出现胸闷、呼吸困难。

（2）呼吸困难：严重程度与有无肺基础疾病及肺功能状态、气胸发生速度、胸膜腔内积气量及压力等因素有关。若气胸发生前肺功能良好，即使肺压缩80%也无明显呼吸困难。如原有严重肺功能减退，即使小量气胸，也可出现明显呼吸困难，患者不能平卧或取被迫健侧卧位。大量气胸，尤其是张力性气胸时，由于胸膜腔内压骤增、患侧肺完全压缩、纵隔移位，可迅速出现呼吸、循环障碍，表现为烦躁不安、挣扎坐起、表情紧张、胸闷、发绀、冷汗、脉速，甚至出现休克、意识丧失和呼吸衰竭。

2. 体征　取决于积气量。小量气胸时体征不明显。大量气胸时，出现呼吸增快，呼吸运动减弱，发绀，患侧胸部膨隆；气管向健侧移位，肋间隙增宽，语颤减弱；叩诊呈过清音或鼓音，心浊音界缩小或消失，右侧气胸时肝浊音界下降；左侧气胸或并发纵隔气肿时可在左心缘处听到与心脏搏动一致的气泡破裂音，称黑曼（Hamman）征。液气胸时，可闻及胸内振水音。血气胸如失血量过多或张力性气胸发生循环障碍时，可出现血压下降，甚至发生休克。如自发性气胸患者的呼吸频率＜24次/分，心率60～120次/分，血压正常，呼吸室内空气时SaO_2＞90%，两次呼吸间说话成句，此时称为稳定型气胸，否则为不稳定型气胸。

（五）辅助检查

1. 胸部X线检查　是诊断气胸的重要方法，可显示肺受压程度、肺内病变情况、有无胸膜粘连、胸腔积液及纵隔移位等。胸部X线片典型表现：被压缩肺边缘呈外凸弧形线状阴影，称为气胸线（图2-11-1），线外透亮度增强，无肺纹理。大量积气时，肺被压向肺门，呈球形高密度影，纵隔和心脏向健侧移位。合并积液或积血时，可见气液平面。积气量的大小

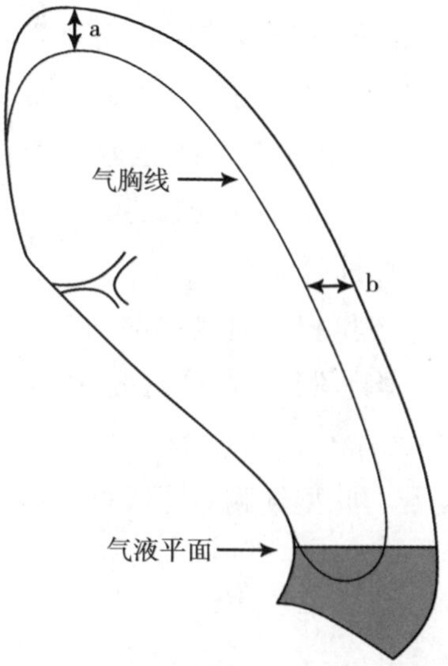

图2-11-1　气胸线与气胸容量示意图

可依据后前位胸部X线片上气胸线到侧胸壁的距离近似判断，当此距离为1cm和2cm时，气胸容量分别约占单侧胸腔容量的25%和50%，故气胸线到侧胸壁的距离<2cm为小量气胸，≥2cm为大量气胸。如从肺尖部测量，则气胸线到侧胸壁的距离<3cm为小量气胸，≥3cm为大量气胸。

2. 胸部CT检查　表现为胸膜腔内极低密度气体影，伴有肺组织不同程度的萎缩改变。CT对于小量气胸、局限性气胸，以及肺大疱与气胸的鉴别比胸部X线片更敏感和准确。

（六）诊断要点

根据突发性胸痛伴呼吸困难及相应的气胸体征，可初步诊断。胸部X线片或CT显示气胸线可确诊。若病情十分危重无法搬动患者拍摄胸部X线片，可在患侧胸腔体征最明显处试验穿刺，如抽出气体，可证实气胸的诊断。

（七）治疗要点

自发性气胸的治疗目的是促进患侧肺复张、消除病因及减少复发。

1. 保守治疗　适用于稳定型小量闭合性气胸，具体方法包括严格卧床休息、给氧、酌情给予镇静和镇痛等药物、积极治疗肺基础疾病。由于胸膜腔内气体的吸收有赖于胸膜腔内气体分压与毛细血管气体分压的压力梯度，高浓度吸氧（面罩吸入10L/min）可加大压力梯度，加快胸膜腔内气体的吸收。在保守治疗过程中需密切观察病情，尤其在气胸发生后24～48小时内。

2. 排气疗法

（1）胸膜腔穿刺排气：适用于小量气胸、呼吸困难较轻、心肺功能尚好的闭合性气胸患者。通常选择患侧锁骨中线外侧第2肋间为穿刺点（局限性气胸除外），皮肤消毒后，用胸穿针穿刺入胸膜腔，并用胶管（便于抽气时钳夹）将针头与50ml或100ml注射器相连进行抽气并测压，直到患者呼吸困难缓解为止。胸膜腔内气体较多时，1次抽气量不宜超过1000ml，每天或隔天抽气1次。

张力性气胸患者的病情危急，短时间内可危及生命，紧急时亦需立即胸膜腔穿刺排气。在无其他抽气设备时，为了抢救患者生命，可立即将无菌粗针头经患侧肋间插入胸膜腔，使胸膜腔内高压气体得以排出，达到暂时减压和挽救患者生命的目的。亦可将橡皮指套扎在该粗针头的尾部，在指套顶端剪一裂缝，使高压气体从小裂缝排出，待胸膜腔内压减至负压时，套囊塌陷，裂缝关闭，外界空气不能进入胸腔。

（2）胸腔闭式引流：对于呼吸困难明显、肺压缩程度较大的不稳定型气胸患者，包括交通性气胸、张力性气胸和气胸反复发作的患者，无论气胸容量多少，均应尽早行胸腔闭式引流。插管部位一般都取锁骨中线外侧第2肋间或腋前线第4、5肋间（局限性气胸和有胸腔积液的患者需经胸部X线片定位）。插管前，先在选定部位用气胸箱测定胸膜腔内压力以了解气胸类型，然后在局部麻醉（局麻）下将引流导管经胸部切口插入胸膜腔。大多数患者选用16～22F导管，有支气管胸膜瘘或机械通气的患者应选择24～28F大导管。导管固定后，另一端连接Heimlich单向活瓣或胸腔闭式引流装置进行引流，使胸膜腔内压力保持在-2～-1cmH_2O或以下，插管成功则导管持续逸出气泡，呼吸困难迅速缓解，压缩的肺可在几小时至数天内复张。肺复张不满意时可采用负压吸引。对于肺压缩严重、时间较长的患者，插管后应间歇夹闭引流管分次引流，避免胸膜腔内压力骤降产生肺复张后肺水肿。

3. **手术治疗** 自发性气胸的复发率为25%～54%，对于复发性气胸、长期气胸、张力性气胸引流失败、双侧自发性气胸、血气胸、胸膜增厚致肺膨胀不全或有多发性肺大疱的患者，可经胸腔镜行直视下粘连带烙断术，促使破口关闭；也可开胸行破口修补术、肺大疱结扎术或肺叶肺段切除术。手术治疗的成功率高，复发率低。

4. **化学性胸膜固定术** 对于气胸反复发生，肺功能欠佳，不宜手术治疗的患者，可胸腔内注入硬化剂，如多西环素、无菌滑石粉等，使产生无菌性胸膜炎症，两层胸膜粘连，胸膜腔闭合，达到预防气胸复发的目的。

5. **并发症及处理** 气胸患者常见的并发症包括纵隔气肿与皮下气肿、血气胸及脓气胸，根据临床情况给予相应处理。

（八）护理

1. **主要护理诊断**

潜在并发症：严重缺氧、循环衰竭。

2. **护理目标** 患者无缺氧、循环衰竭等并发症发生。

3. **护理措施**

潜在并发症：严重缺氧、循环衰竭

（1）休息与体位：急性自发性气胸患者应绝对卧床休息，避免用力、屏气、咳嗽等增加胸腔内压的活动。血压平稳者取半坐位，有利于呼吸、咳嗽排痰及胸腔引流。卧床期间，协助患者每2小时翻身1次。如有胸腔引流管，翻身时应注意防止引流管脱落。

（2）氧疗护理：根据患者缺氧的严重程度选择适当的给氧方式和吸入氧流量，以保证患者SaO_2＞90%。对于保守治疗的患者，需给予10L/min的高浓度吸氧，有利于促进胸膜腔内气体的吸收。

（3）病情观察：密切观察患者的呼吸频率、呼吸困难和缺氧情况、治疗后反应和治疗后患侧呼吸音的变化等，有无心率加快、血压下降等循环衰竭征象。大量抽气或放置胸腔引流管后，如呼吸困难缓解后再次出现胸闷，并伴有顽固性咳嗽、患侧肺部湿啰音，应考虑复张性肺水肿的可能，立即报告医生进行处理。

（4）心理护理：患者由于疼痛和呼吸困难会出现紧张、焦虑和恐惧等情绪反应，导致耗氧量增加、呼吸浅快，从而加重呼吸困难和缺氧。因此，当患者呼吸困难严重时，护士应做到在床旁陪伴，解释病情和及时回应患者的需求。做各项检查、操作前向患者解释其目的、注意事项，即使在非常紧急的情况下，也要在实施操作的同时用简明扼要的语言进行解释，不应只顾执行治疗，而忽视患者的心理状态。

（5）胸腔闭式引流的护理

1）胸腔闭式引流装置的准备：胸腔闭式引流有单瓶、双瓶和三瓶，目前有相应的一次性胸腔闭式引流装置［图2-11-2（a）、（b）］。由于一次性引流装置可以有效避免交叉感染，且消毒灭菌彻底，是临床常用的胸腔闭式引流装置。使用时需严格检查胸腔引流装置内包装和瓶体是否完好，并分别在水封腔和调压腔注入无菌蒸馏水或生理盐水至标记水位线，注水后将水封腔的加水口密封盖拧紧，确保处于密闭状态。如使用非一次性胸腔引流装置［图2-11-2（c）、（d）］，为了使胸膜腔内压力保持在1～2cmH_2O，需将连接胸腔引流管的玻璃管一端置于水面下1～2cm［图2-11-2（c）］。引流瓶塞上的另一短玻璃管为排气管，其下端应距离液面5cm以上。如同时引流液体时，需在水封瓶之前增加一贮液瓶［图2-11-2（d）］，使液体引流入贮液瓶中，确保水封瓶液面的恒定。为了防止负压过大造成肺损伤，确保患者安全，需在水封与负压吸引之间增加一调压瓶［图2-11-2（d）］。调压瓶中的压力调节管末端应根据所需负压的大小保持在水面下10～20cm处，并确保压力调节管的瓶外端处于开放状态，使负压过大时外界空气可以经压力调节管进入调压瓶内。确保引流装置安全：所有接口处要用胶带加固，防止脱开。引流瓶应放在低于患者胸部且不易绊倒的地方，任何时候其液平面都应低于引流管胸腔出口平面60cm，以防瓶内液体反流进入胸腔。引流管长度适宜，妥善固定于床旁，既要便于患者翻身活动，又要避免过长扭曲受压。密切观察水封瓶液面，确保水封瓶中的长管末端始终在液面下1～2cm。定时观察调压腔的液面，必要时添加无菌生理盐水确保调压腔的长管末端距离液面深度与要求的负压相符。

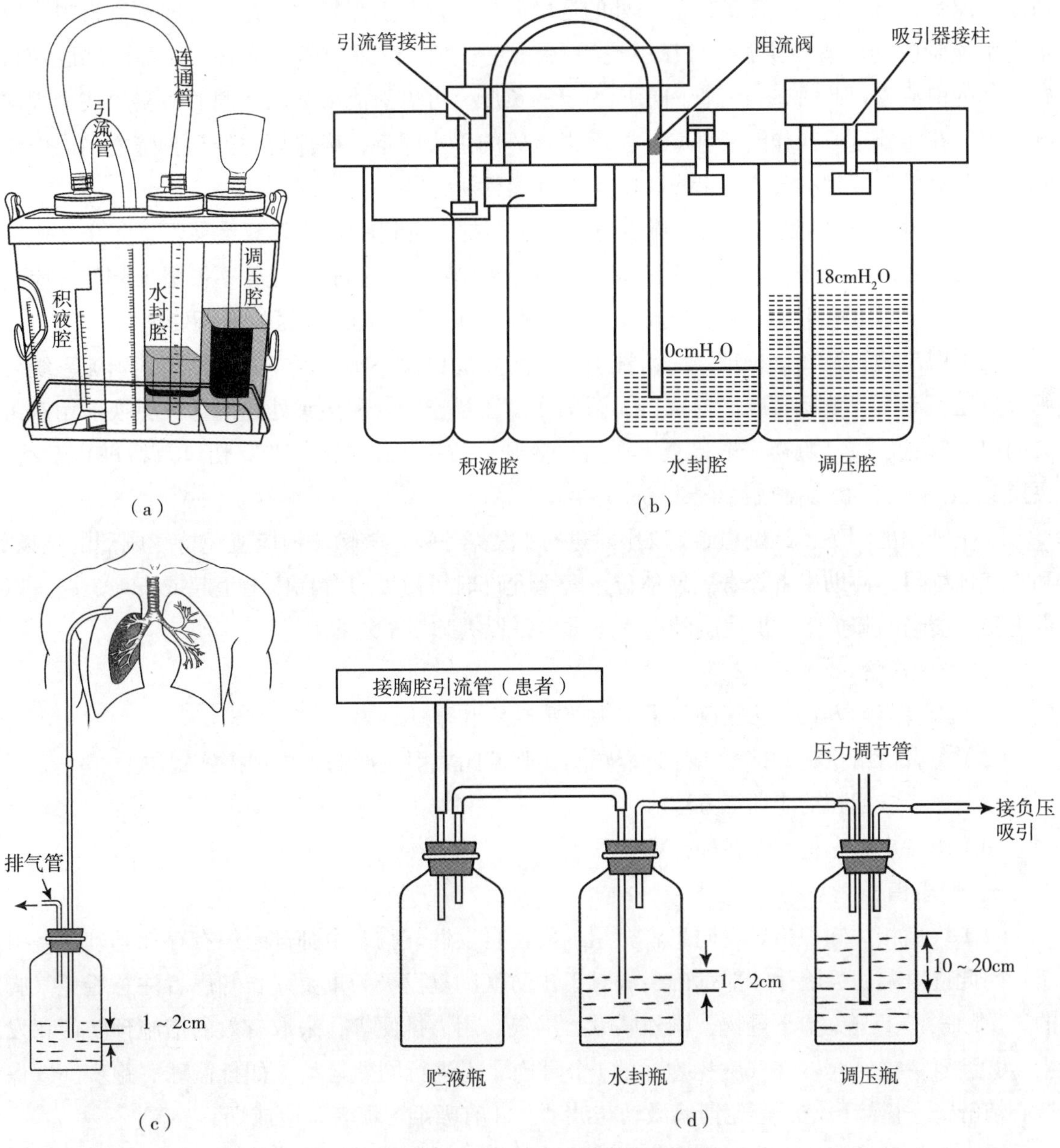

图2-11-2　胸腔闭式引流装置示意图

2）观察气体排出情况：放置胸腔管后，需定时观察有无气体自水封瓶液面逸出，刚开始时，患者在平静呼吸时即有气泡排出，随着肺的复张，排出的气泡逐渐减少。

3）观察引流管通畅情况：密切观察水封瓶内引流管内的水柱是否随呼吸上下波动，开始时，水柱的波动较大，待肺复张后，水柱波动范围逐渐减小。当看不到水柱波动时，可请患者做深呼吸或咳嗽，如水柱有波动，表明引流通畅。若水柱波动不明显，液面未见气泡冒出，患者无胸闷、呼吸困难，可能肺组织已复张；若患者症状缓解不明显，甚至出现呼吸困难加重、发绀、大汗、胸闷、气管偏向健侧等症状，可能为引流管不通畅或部分滑出胸膜腔，应立即通知医生及时更换导管或做其他处理。如同时引流液体，应定时观察和记录引流液的量、色和性状，为了正确及时了解各时间段的引流量，每次观察引流量后可在积液腔做一标记。如果出现引流液浑浊或超过70ml/h应及时通知医生。

4）防止引流管堵塞：引流液黏稠或血液时，应根据病情每1～2小时挤捏引流管1次，两手交替由胸腔端向引流瓶端方向进行顺序挤压，也可以一只手将近胸腔端的引流管折叠，阻断引流管，另一只手自引流管阻断处的远端开始，捏紧引流管并自近心端向远心端滑行以排空引流管内的液体，在滑行挤压引流管10cm左右时，继续捏紧引流管，松开近胸腔端折叠阻断的引流管，此时，引流管内形成一定的负压，可以引流出不太坚固的血凝块或凝固的纤维素。在实施这一操作时要注意，折叠引流管的手应固定，确保折叠处与胸壁之间的引流管在另一只手滑行时不会受到牵拉，防止引流管意外脱出。

5）意外脱管应急处理：搬动患者时需要用两把血管钳将引流管双重夹紧，防止在搬动过程中发生引流管滑脱、漏气或引流液反流等意外情况。若胸腔引流管不慎滑出胸腔，应嘱患者呼气，同时迅速用凡士林纱布及胶布封闭引流口，并立即通知医生进行处理。

（6）引流装置及伤口护理：一次性引流装置每周更换一次，但非一次性闭式引流系统需每天更换引流瓶。更换时应严格执行无菌操作，注意连接管和接头处的消毒。更换前用双钳夹闭引流管近心端，更换完毕检查无误后再放开，防止气体进入胸腔。伤口敷料每1～2天更换1次，有分泌物渗湿或污染则及时更换。

（7）肺功能训练：鼓励患者每2小时进行1次深呼吸、咳嗽（但应避免持续剧烈的咳嗽）和吹气球练习，协助患者经常更换体位，病情允许时可协助患者在床上坐起或下地走路，以促进受压萎陷的肺扩张，加速胸腔内气体排出，促进肺尽早复张。

4. 护理评价

（1）患者氧疗方式方法正确，未出现严重缺氧和循环衰竭。

（2）患者情绪稳定，排气治疗过程顺利，胸腔闭式引流通畅，护理措施到位。

（3）患者掌握肺功能训练方法。

（4）患者皮肤完整，无各种并发症发生。

5. 健康指导

（1）疾病相关知识指导：向患者介绍继发性自发性气胸多由肺部组织有存在基础疾病引起，因此遵医嘱积极治疗肺部基础疾病对于预防气胸复发极为重要。告知患者注意避免气胸的诱发因素：①避免抬举重物、剧烈咳嗽、屏气、用力排便等，采取有效的措施预防便秘发生。②注意劳逸结合，在气胸痊愈后的1个月内，不进行剧烈运动，如打篮球、跑步。③保持心情舒畅、情绪稳定，避免情绪激动与波动。④有吸烟习惯者，应戒烟。

（2）病情监测指导：告知患者气胸的症状特点，让患者做好自我监测，如出现突发性胸痛，随后即感到胸闷、气短，则可能为气胸复发，应及时到医院就诊。

知识拓展

一种新型数字胸腔引流系统

2014年，首个具有监测排气和引流功能的数字胸腔引流系统正式启用。这种新型数字胸腔引流系统自带真空泵，使由管道和集液瓶组成的密闭系统形成一个负压环境，促进胸膜腔内气体和液体的引流。该系统中还安置了气体和液体引流量监测器，可以实时精确地监测气体和液体的引流量。以每分钟排出气体的毫升数来精确监测气体排出速度，改变了传统胸腔引流装置通过观察引流瓶中气泡数估计气体排出量的方式。此外，该设备在胸腔引流管的胸腔端安装了压力感受器，可以实时客观地监测患者胸膜腔内压力，并通过反馈机制，自动调整系统内负压，使胸膜腔内压力维持在预设水平，其误差仅为0.1cmH_2O，从而可以有效地保证引流效果，促进肺复张。研究表明，与传统胸腔引流装置相比，这种新型的电子引流系统可以显著缩短胸腔引流管放置时间（平均缩短1.1天）；另外，便携式装置可以促进胸腔引流患者早期带管活动，增加舒适度，促进康复，从而缩短住院时间，减少并发症，降低医疗费用。

思考题

小结

患者，男，72岁。因“活动后呼吸困难1周”收入院。患者1周前无明显诱因下出现活动后呼吸困难，有胸闷，伴双下肢凹陷性水肿。无胸痛、咯血、头晕、头痛等不适。未予重视及诊治，症状无明显好转。现患者自感活动后呼吸费力较前加重，双下肢凹陷性水肿明显，偶有咳嗽，无明显咳痰、咯血等。遂至我院就诊，行CT检查。CT检查提示双肺胸腔积液，左肺萎陷，双肺多发结节，建议行CT增强扫描；主动脉、主动脉瓣及左侧冠脉钙化；左肾萎缩伴低密度灶。为求进一步诊治，门诊拟诊“胸腔积液”收住入院。

请问：

1. 胸腔积液的常见原因及症状有哪些？
2. 该患者出现胸腔积液的原因是什么？
3. 为了改善该患者呼吸功能，护士可采取哪些护理措施？

第十二节　呼吸衰竭和呼吸窘迫综合征

一、呼吸衰竭

（一）概述

呼吸衰竭（respiratory failure）简称呼衰，指各种原因引起的肺通气和/或换气功能严重障碍，以致在静息状态下亦不能维持足够的气体交换，导致低氧血症伴或不伴高碳酸血症，进而引起一系列病理生理改变和相应临床表现的综合征。由于临床表现缺乏特异性，明确诊断需依据动脉血气分析，若在海平面、静息状态、呼吸空气条件下，$PaO_2 < 60mmHg$，伴或不伴 $PaCO_2 > 50mmHg$，即可诊断为呼吸衰竭。

（二）病因与发病机制

1. 病因 呼吸过程由外呼吸、气体运输和内呼吸三个环节组成，当参与外呼吸（肺通气和肺换气）的任何一个环节发生严重病变，都可导致呼吸衰竭，具体如下。①气道阻塞性病变：如COPD、重症哮喘等，引起肺通气不足，导致缺氧和二氧化碳潴留。②肺组织病变：如严重肺炎、肺气肿、肺水肿等，导致有效弥散面积减少、肺顺应性减低、通气/血流比例失调，造成缺氧或合并二氧化碳潴留。③肺血管疾病：如肺栓塞可引起通气/血流比例失调，导致呼吸衰竭。④心脏疾病：如缺血性心脏病、严重心脏瓣膜病等可导致通气和换气功能障碍，从而导致缺氧和/或二氧化碳潴留。⑤胸廓与胸膜病变：如胸外伤造成的连枷胸、胸廓畸形、广泛胸膜增厚、气胸等，造成通气减少和吸入气体分布不均。⑥神经肌肉病变；如脑血管疾病、脊髓颈段或高位胸段损伤、重症肌无力等均可累及呼吸肌，造成呼吸肌无力或麻痹，导致呼吸衰竭。

2. 发病机制

（1）低氧血症和高碳酸血症的发生机制：各种病因通过引起肺泡通气不足、弥散障碍、肺泡通气/血流比例失调、肺内动-静脉解剖分流增加和氧耗量增加5个主要机制，使通气和/或换气过程发生障碍，导致呼吸衰竭。临床上往往是多种机制并存。

1）肺泡通气不足：健康成人在静息状态下有效通气量需达4L/min方能维持正常肺泡氧分压（PaO_2）和二氧化碳分压（$PaCO_2$）。当二氧化碳产生量增加时，需通过增加通气量来维持正常的$PaCO_2$。各种原因导致肺泡通气不足时，使进出肺的气体量减少，导致PaO_2降低和$PaCO_2$升高（图2-12-1），从而导致缺氧和二氧化碳潴留。

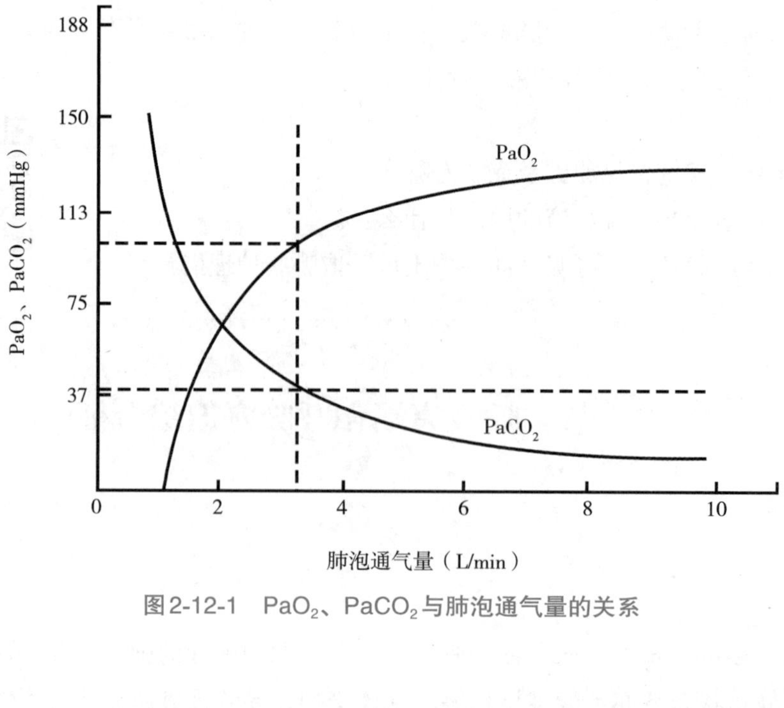

图2-12-1 PaO_2、$PaCO_2$与肺泡通气量的关系

2）弥散障碍：血液与肺泡内的气体交换是通过肺泡膜的物理弥散过程实现的。气体的弥散量取决于肺泡膜两侧的气体分压差、气体弥散系数、肺泡膜的弥散面积、厚度和通透性、气体和血液接触的时间等。当肺疾病如肺实变、肺不张可引起弥散面积减少，肺水肿、肺纤维化等使弥散距离增宽，导致弥散障碍。由于氧气的弥散速度和弥散能力均比CO_2慢和弱，故弥散障碍时通常以低氧血症为主。

3）通气/血流比例失调：通气/血流比例是每分钟肺泡通气量与每分钟肺毛细血管总血流量之比（V_A/Q），正常成人安静时约为4L/5L＝0.8。有以下两种情况可导致V_A/Q比例失调。①部分肺泡通气不足：由于COPD、肺炎、肺不张和肺水肿等原因，病变部位肺泡通气明显减少，而血流未相应减少，使$V_A/Q<0.8$，此时流经该区肺动脉的静脉血未经充分氧合便进入肺静脉中，称为肺动静脉分流或功能性分流，致PaO_2降低。②部分肺泡血流不足：当肺血管发生病变时，如肺栓塞等，使部分肺泡血流量减少，$V_A/Q>0.8$，导致病变区域肺泡内氧气不能充分利用，形成功能性无效腔增大，又称无效腔样通气。此时，进入肺泡内的氧气因血流量少而不能充分弥散；而健康肺区却因血流量增加而使V_A/Q低于正常，导致功能性分流增加，出现PaO_2降低。通气/血流比例失调通常仅导致低氧血症，而$PaCO_2$升高常不明显。

4）肺内动-静脉解剖分流增加：为V_A/Q比例失调的特例，常见于动静脉瘘。由于肺动脉内的静脉血未经氧合直接流入肺静脉，造成低氧血症。

5）氧耗量增加：当各种原因导致氧耗量增加时，可使肺泡氧分压下降，此时需通过增加通气量来弥补，若同时伴有通气功能障碍，则会出现严重的低氧血症。发热、寒战、呼吸困难和抽搐均可增加氧耗量，寒战时耗氧量可达500ml/min；严重呼吸困难时，用于呼吸的氧耗量可达到正常的十几倍。

（2）低氧血症和高碳酸血症对机体的影响

1）对中枢神经系统的影响：脑组织耗氧量大，为全身耗氧量的1/5～1/4，因此对缺氧十分敏感。通常供氧完全停止4～5分钟即可引起不可逆的脑损害。缺氧对中枢神经系统的影响程度取决于缺氧的程度（表2-12-1）和发生速度。

表2-12-1　缺氧程度对中枢神经系统的影响

缺氧程度	临床表现
$40mmHg \leq PaO_2 \leq 60mmHg$	注意力不集中、视力和智力轻度减退
$30mmHg \leq PaO_2 < 40mmHg$	头痛、烦躁不安、定向力和记忆力障碍、精神错乱、嗜睡、谵妄
$20mmHg \leq PaO_2 < 30mmHg$	神志丧失，甚至昏迷
$PaO_2 < 20mmHg$	数分钟即可出现神经细胞不可逆转性损伤

二氧化碳轻度增加时，对皮质下层刺激加强，间接引起皮质兴奋，患者往往出现失眠、精神兴奋、烦躁不安、精神错乱等；当二氧化碳潴留使脑脊液H^+浓度增加时，可影响脑细胞代谢，脑细胞兴奋性降低，抑制皮质活动，表现为嗜睡、昏迷、抽搐和呼吸抑制。这种由缺氧和二氧化碳潴留导致的神经精神障碍症候群称为肺性脑病，又称二氧化碳麻醉。

2）对循环系统的影响：缺氧和二氧化碳潴留均可引起反射性心率加快、心肌收缩力增强、心排血量增加。同时可使交感神经兴奋，引起皮肤和腹腔器官血管收缩，而冠脉血管主要受局部代谢产物的影响而扩张，血流量增加。严重缺氧和二氧化碳潴留可直接抑制心血管中枢，造成心脏活动受抑和血管扩张、血压下降和心律失常等严重后果。急性严重缺氧可导致心室颤动或心搏骤停。长期慢性缺氧可导致心肌纤维化、心肌硬化、肺动脉高压，最终发展为肺心病。

3）对呼吸的影响：缺氧和二氧化碳潴留对呼吸的影响都是双向的，既有兴奋作用又有抑制作用。当PaO_2＜60mmHg时，可作用于颈动脉体和主动脉体化学感受器，反射性兴奋呼吸中枢。但若缺氧缓慢加重，这种反射作用比较迟钝。另外，缺氧可对呼吸中枢产生直接抑制作用，且当PaO_2＜30mmHg时，抑制作用占优势。二氧化碳对呼吸中枢具有强大的兴奋作用，二氧化碳浓度增加时，通气量明显增加，但当$PaCO_2$＞80mmHg时，会对呼吸中枢产生抑制和麻痹作用，通气量反而下降，此时呼吸运动主要靠缺氧的反射性兴奋作用维持。

4）对消化系统和肾功能的影响：严重缺氧可使胃壁血管收缩，胃黏膜屏障作用降低。而二氧化碳潴留可增强胃壁细胞碳酸酐酶活性，使胃酸分泌增多，出现胃肠黏膜糜烂、坏死、溃疡和出血。缺氧可直接或间接损害肝细胞，使丙氨酸氨基转移酶上升；也可使肾血管痉挛、肾血流量减少，导致肾功能不全。

5）对酸碱平衡和电解质的影响：严重缺氧可抑制细胞能量代谢的中间过程，使能量产生减少，产生大量乳酸和无机磷，引起代谢性酸中毒。严重或持续缺氧可使能量产生不足，导致钠泵功能障碍，使细胞内K^+转移至血液，而Na^+和H^+进入细胞内，造成高钾血症和细胞内酸中毒。慢性二氧化碳潴留时肾脏排出HCO_3^-减少以维持正常pH，机体为维持血中主要阴离子的相对恒定，出现排Cl^-增加，造成低氯血症。$PaCO_2$增高（＞45mmHg）可使pH下降（＜7.35），导致呼吸性酸中毒。

（三）分类

1. 按动脉血气分析分类

（1）Ⅰ型呼吸衰竭：又称缺氧性呼吸衰竭，无二氧化碳潴留。血气分析特点为PaO_2＜60mmHg、$PaCO_2$降低或正常，见于换气功能障碍（通气/血流比例失调、弥散功能损害和肺动静脉分流）疾病。

（2）Ⅱ型呼吸衰竭：又称高碳酸性呼吸衰竭，既有缺氧，又有二氧化碳潴留，血气分析特点为PaO_2＜60mmHg、$PaCO_2$＞50mmHg，系肺泡通气不足所致。

2. 按发病急缓分类

（1）急性呼吸衰竭：由于多种突发致病因素使通气或换气功能迅速出现严重障碍，在短时间内发展为呼吸衰竭。因机体不能很快代偿，如不及时抢救，将危及患者生命。

（2）慢性呼吸衰竭：由于呼吸和神经肌肉系统的慢性疾病，呼吸功能损害逐渐加重，经过较长时间发展为呼吸衰竭。由于缺氧和二氧化碳潴留为逐渐加重，在早期机体可代偿，多能耐受轻体力工作及日常活动，此时称为代偿性慢性呼吸衰竭。若在此基础上并发呼吸系统感染或气道痉挛等，可出现急性加重，在短时间内PaO_2明显下降、$PaCO_2$明显升高，则称为慢性呼吸衰竭急性加重，其临床情况兼有急性呼吸衰竭的特点。

3. 按发病机制分类

（1）泵衰竭：由呼吸泵（驱动或制约呼吸运动的神经、肌肉和胸廓）功能障碍引起，以

Ⅱ型呼吸衰竭表现为主。

（2）肺衰竭：由肺组织及肺血管病变或气道阻塞引起，可表现Ⅰ型或Ⅱ型呼吸衰竭。

（四）临床表现

除呼吸衰竭原发疾病的症状、体征外，主要为缺氧和二氧化碳潴留所致的呼吸困难和多脏器功能障碍。

1. 呼吸困难　多数患者有明显的呼吸困难，急性呼吸衰竭早期表现为呼吸频率增加，病情严重时出现呼吸困难，辅助呼吸肌活动增加，可出现“三凹征”。慢性呼吸衰竭表现为呼吸费力伴呼气延长，严重时呼吸浅快，并发二氧化碳麻醉时，出现浅慢呼吸或潮式呼吸。

2. 发绀　是缺氧的典型表现。当SaO_2低于90%时，出现口唇、甲床和舌发绀。另外，发绀的程度与还原型血红蛋白含量相关，因此红细胞增多者发绀明显，而贫血患者则不明显。

3. 神经精神症状　急性呼吸衰竭可迅速出现精神紊乱、躁狂、昏迷、抽搐等症状。慢性呼吸衰竭随着$PaCO_2$升高，出现先兴奋后抑制症状。兴奋症状包括烦躁不安、昼夜颠倒，甚至谵妄。二氧化碳潴留加重时导致肺性脑病，出现抑制症状，表现为表情淡漠、肌肉震颤、嗜睡，甚至昏迷等。

4. 循环系统表现　多数患者出现心动过速，严重缺氧和酸中毒时，可引起周围循环衰竭、血压下降、心肌损害、心律失常，甚至心搏骤停。二氧化碳潴留者出现体表静脉充盈、皮肤潮红、多汗、血压升高；慢性呼吸衰竭并发肺心病时可出现体循环淤血右心衰竭表现。因脑血管扩张，患者常有搏动性头痛。

5. 消化和泌尿系统表现　急性严重呼吸衰竭时可损害肝、肾功能，并发肺心病时出现尿量减小。部分患者可引起应激性溃疡，进而发生上消化道出血。

（五）辅助检查

1. 动脉血气分析　$PaO_2 < 60mmHg$，伴或不伴$PaCO_2 > 50mmHg$，pH可正常或降低。

2. 影像学检查　胸部X线片、胸部CT和放射性核素肺通气/灌注扫描等可协助分析呼吸衰竭的原因。

3. 其他　肺功能检测能判断通气功能障碍的性质及是否合并有换气功能障碍，并可判断通气和换气功能障碍的严重程度。纤维支气管镜检查可明确大气道情况和获取病理标本。

（六）诊断要点

有导致呼吸衰竭的病因或诱因；有低氧血症或伴高碳酸血症的临床表现；动脉血气分析可判断呼吸衰竭的严重程度，胸部影像学、肺功能和纤维支气管镜检查可明确呼吸衰竭原因。

（七）治疗要点

呼吸衰竭的处理原则是保持呼吸道通畅，迅速纠正缺氧、改善通气、积极治疗原发病、消除诱因、加强一般支持治疗和对其他重要脏器功能的监测与支持、预防和治疗并发症。

1. 保持呼吸道通畅　气道不通畅可加重呼吸肌疲劳，气道分泌物积聚时可加重感染，并可导致肺不张，减少呼吸面积，加重呼吸衰竭，因此，保持气道通畅是纠正缺氧和二氧化碳潴留的最重要措施。①清除呼吸道分泌物及异物。②昏迷患者采用仰头提颏法打开气道。③缓解支气管痉挛：用支气管舒张药如β_2受体激动药、糖皮质激素等缓解支气管痉挛。急性呼吸衰竭患者需静脉给药。④建立人工气道：如上述方法不能有效地保持气道通畅，可采用简易人工气道或气管内导管（气管插管和气管切开）建立人工气道，简易人工气道主要有口咽通气管、鼻咽通气管和喉罩，是气管内导管的临时替代方式。

2. 氧疗　任何类型的呼吸衰竭都存在低氧血症，故氧疗是呼吸衰竭患者的重要治疗措施，但不同类型的呼吸衰竭其氧疗的指征和给氧方法不同。原则是Ⅱ型呼吸衰竭应给予低浓度（＜35%）持续吸氧，Ⅰ型呼吸衰竭则可给予较高浓度（＞35%）吸氧。急性呼吸衰竭的给氧原则：在保证PaO_2迅速提高到60mmHg或末梢血氧饱和度达90%以上的前提下，尽量降低吸氧浓度。

3. 增加通气量、减少二氧化碳潴留

（1）正压机械通气和体外膜肺氧合：对于呼吸衰竭严重、经上述处理不能有效地改善缺氧和二氧化碳潴留时，需考虑无创或有创正压机械通气。当机械通气无效时，可采用体外膜肺氧合（ECMO），为一种体外生命支持技术，通过部分或全部替代心肺功能，使其充分休息，为原发病的治疗争取更多的时间。

（2）呼吸兴奋药：呼吸兴奋药通过刺激呼吸中枢或外周化学感受器，增加呼吸频率和潮气量，改善通气。由于正压机械通气的广泛应用，呼吸兴奋药的应用不断减少。使用原则：①必须在保持气道通畅的前提下使用，否则会促发呼吸肌疲劳，加重二氧化碳潴留。②脑缺氧、脑水肿未纠正而出现频繁抽搐者慎用。③患者的呼吸肌功能应基本正常。④不可突然停药。主要用于以中枢抑制为主、通气量不足所致的呼吸衰竭，不宜用于因换气功能障碍为主所致的呼吸衰竭。常用药物多沙普仑等。

4. 病因治疗　在解决呼吸衰竭本身造成危害的前提下，针对不同病因采取适当的治疗措施。感染是慢性呼吸衰竭急性加重的常见诱因，因此需根据病原体进行积极抗感染治疗。

5. 一般支持疗法　包括纠正酸碱平衡失调和电解质紊乱、加强液体管理、维持血细胞比容、保证充足的营养及能量供给等。如呼吸性酸中毒的发生发展过程缓慢，机体常以增加碱储备来代偿，在呼吸性酸中毒纠正后，原已增加的碱储备会使pH升高，对机体造成严重危害，因此，在纠正呼吸性酸中毒的同时需给予盐酸精氨酸和氯化钾，以防止代谢性碱中毒的发生。

6. 重要脏器功能的监测与支持　重症患者需转入ICU进行积极抢救和监护，预防和治疗肺动脉高压、肺心病、肺性脑病、肾功能不全和消化道功能障碍，尤其要注意预防多器官功能障碍综合征（MODS）的发生。

二、急性呼吸窘迫综合征

（一）概述

急性呼吸窘迫综合征（ARDS）是由各种肺内和肺外致病因素所致的急性弥漫性、炎症性肺损伤引起的急性呼吸衰竭。临床上以呼吸窘迫、顽固性低氧血症和呼吸衰竭为特征，肺部影像学表现为非均一性、渗出性病变。主要病理特征为炎症导致的肺微血管通透性增高、肺泡渗出液中富含蛋白质，进而导致肺水肿和透明膜形成，常伴肺泡出血。病理生理改变以肺容积减少、肺顺应性降低和严重通气/血流比例失调为主。

（二）病因与发病机制

1. 病因 ARDS的病因尚不清楚。与ARDS发病相关的危险因素包括肺内（直接）因素和肺外（间接）因素两类。

（1）肺内因素：指对肺的直接损伤，具体如下。①生物性因素：如重症肺炎。②化学性因素：如吸入胃内容物、毒气、烟尘及长时间吸入纯氧等。③物理性因素：如肺挫伤、淹溺。据报道，国外与ARDS发病相关的最常见危险因素是误吸胃内容物，而我国最主要的危险因素是重症肺炎。

（2）肺外因素：包括各种类型的非心源性休克、非肺源性感染中毒症、严重的非胸部创伤、重度烧伤、输血相关急性肺损伤、胰腺炎、药物过量等。

2. 发病机制 ARDS的发病机制仍不十分清楚。虽然有些致病因素可以对肺泡膜造成直接损伤，但ARDS的本质是多种炎症细胞及其释放的炎性介质和细胞因子间接介导的肺炎症反应，是系统性炎症反应综合征（SIRS）的肺部表现。SIRS是一种机体失控的自我持续放大和自我破坏的炎症瀑布反应，在启动SIRS的同时，机体启动一系列内源性抗炎介质和抗炎性内分泌激素进行抗炎反应，称为代偿性抗炎症反应综合征（CARS）。如果SIRS和CARS在发展过程失去平衡，就会导致MODS，ARDS是发生MODS时最早受累也最常出现的脏器功能障碍表现。

（1）炎症细胞和炎症介质引起的损伤：在ARDS的病程发展中，炎症细胞和炎症介质起到十分重要的作用。如巨噬细胞、中性粒细胞、血管内皮细胞和血小板可以产生多种炎症介质和细胞因子，最主要的有肿瘤坏死因子α和白细胞介素-1，进而导致大量中性粒细胞在肺泡内聚集、激活，并通过“呼吸爆发”来释放自由基、蛋白酶和炎症介质，导致肺毛细血管内皮细胞和肺泡上皮细胞损伤，血管通透性增高和微血栓形成，大量富含蛋白质和纤维蛋白的液体渗出到肺间质和肺泡，形成透明膜，进一步导致肺间质纤维化。

（2）肺泡大量积水：肺泡表面物质减少，出现小气道陷闭和肺泡萎陷，使功能残气量和有效参与气体交换的肺泡数量减少，因而称ARDS患者的肺为“婴儿肺（baby lung）”，导致弥散和通气功能障碍、通气/血流比例失调和肺顺应性下降。另外，由于病变不均，重力依赖区（如仰卧时靠近背部的肺区）出现严重肺水肿和肺不张，通气功能极差；而非重力依赖区（如仰卧时靠近前胸壁的肺区）的肺泡通气功能基本正常，从而进一步加重肺内分流，造成严重的低氧血症和呼吸窘迫。

（三）临床表现

除原发病的表现外，常在受到发病因素攻击（严重创伤、休克、误吸胃内容物等）72小时内发生，表现为突然出现进行性呼吸困难、发绀，常伴有烦躁、焦虑、出汗，患者常感到胸廓紧束、严重憋气，即呼吸窘迫，氧疗不能改善，也不能用其他心肺疾病所解释。早期多无阳性体征或闻及少量细湿啰音，晚期可闻及水泡音及管状呼吸音。

（四）辅助检查

1. 胸部X线检查　胸部X线片表现以演变快速多变为特点。早期无异常或出现肺纹理增多，边缘模糊。继之出现斑片状并逐渐融合成大片状的磨玻璃或实变浸润影，晚期可出现肺间质纤维化改变。

2. 动脉血气分析　以低PaO_2、低$PaCO_2$和高pH为典型表现，后期可出现$PaCO_2$升高和pH降低。肺氧合功能指标包括肺泡－动脉血氧分压差［$P_{(A-a)}O_2$］、肺内分流（Q_S/Q_T）、呼吸指数［$P_{(A-a)}O_2/PaO_2$］、氧合指数（PaO_2/FiO_2，以PaO_2的mmHg值除以吸入氧浓度FiO_2获得）等，其中PaO_2/FiO_2为最常使用的指标，对建立诊断、严重程度分级和疗效评价均有重要意义。PaO_2/FiO_2正常值为400～500mmHg，ARDS时≤300mmHg。

3. 床边肺功能监测　表现肺顺应性降低和无效腔通气量比例（V_D/V_T）增加，但无呼气流速受限。

4. 心脏超声和肺动脉导管检查　通常仅用于与左心衰竭鉴别有困难时，一般肺毛细血管楔压（PCWP）＜12mmHg，若＞18mmHg则支持左心衰竭的诊断。但由于心源性肺水肿与ARDS有并存的可能性，目前认为PCWP＞18mmHg并不能排除ARDS。

（五）诊断要点

凡符合下列4项条件者可诊断为ARDS。

1. 有明确的ARDS致病因素且在1周内出现的急性或进展性呼吸困难。

2. 胸部X线平片/胸部CT显示两肺浸润阴影，不能完全用胸腔积液、肺叶/全肺不张和结节影解释。

3. 呼吸衰竭不能完全用心力衰竭和液体负荷过重解释。如果临床没有危险因素，需要用客观检查（如超声心动图）来评价心源性肺水肿。

4. 低氧血症，氧合指数≤300mmHg。用于计算氧合指数的PaO_2需在机械通气参数呼气末正压（PEEP）/持续气道内正压（CPAP）不低于5cmH_2O的条件下测定；根据氧合指数，可确定ARDS的严重程度，轻度为200mmHg＜PaO_2/FiO_2≤300mmHg，中度为100mmHg＜PaO_2/FiO_2≤200mmHg，重度为PaO_2/FiO_2≤100mmHg。

（六）治疗要点

ARDS的治疗原则同一般急性呼吸衰竭，主要治疗措施包括积极治疗原发病、氧疗、机械通气和调节液体平衡等。

1. 原发病治疗　是治疗ARDS的首要原则和基础，应积极寻找原发病灶并予以彻底治疗。原因不能明确时，都应怀疑感染的可能，治疗上宜选择广谱抗生素。

2. 氧疗　用面罩进行高浓度（＞50%）给氧，使PaO_2≥60mmHg或SaO_2≥90%。

3. 机械通气　一旦诊断为ARDS应尽早进行机械通气，以提供充分的通气和氧合，支持器官功能。轻度ARDS可试用无创正压通气（NIPPV），无效或病情加重时应尽快行气管插管进行有创机械通气。但由于ARDS病变的不均匀性和“小肺”特点，常规机械通气的潮气量可以使顺应性较好的处于非重力依赖区肺泡过度充气而造成肺泡破坏，加重肺损伤；而萎陷的肺泡在通气过程中仍维持于萎陷状态，使局部扩张肺泡与萎陷肺泡之间产生剪切力，进一步加重肺损伤。因此，目前ARDS机械通气主要采用肺保护性通气（lung protective

ventilation），主要措施如下。

（1）PEEP的调节：适当的PEEP可以使萎陷的小气道和肺泡重新开放，防止肺泡随呼吸周期反复开闭，并可减轻肺损伤和肺泡水肿，减少分流，达到改善氧合功能和肺顺应性的目的。但PEEP可增加胸腔正压，减少回心血量，因此使用时应注意：①对于血容量不足的患者，应补充足够的血容量，但要避免过量而加重肺水肿。②从低水平开始，先用5cmH_2O，逐渐增加到合适水平，一般为8～18cmH_2O，以维持PaO_2＞60mmHg。

（2）小潮气量：潮气量设在6～8ml/kg，使吸气平台压控制在30～35cmH_2O以下，防止肺泡过度充气，可允许一定程度的二氧化碳潴留和呼吸性酸中毒（pH 7.25～7.30），酸中毒严重时需适当补碱。

（3）通气模式的选择：目前尚无统一的标准，压力控制通气可以保证气道吸气压不超过预设水平，避免肺泡过度扩展而导致呼吸机相关肺损伤，较常用。其他可选的通气模式包括双相气道正压通气、压力释放通气等。高频震荡通气可改善患者的肺功能，但不能提高生存率。俯卧位辅助通气可进一步改善氧合。

4. **液体管理**　为了减轻肺水肿，需要以较低的循环容量来维持有效循环，保持双肺相对“干”的状态。在血压稳定的前提下，出入液量宜呈轻度负平衡。适当使用利尿药可以促进肺水肿的消退。一般ARDS早期不宜输入胶体液，因内皮细胞受损，毛细血管通透性增加，胶体液可渗入间质加重肺水肿。大量出血患者必须输血时，最好输新鲜血，用库存1周以上的血时应加用微过滤器，避免发生微血栓而加重ARDS。

5. **营养支持与监护**　ARDS时机体处于高代谢状态，应补充足够的营养。由于在禁食24～48小时后即可以出现肠道菌群异位，且全静脉营养可引起感染和血栓形成等并发症，因此宜早期开始胃肠营养。患者应安置在ICU，严密监测呼吸、循环、水、电解质、酸碱平衡等，以便及时调整治疗方案。

6. **其他治疗**　糖皮质激素、表面活性物质替代治疗、吸入一氧化二氮等可能有一定的价值。

三、呼吸衰竭和急性呼吸窘迫综合征患者的护理

1. **主要护理诊断**

（1）气体交换受损：与非心源性肺水肿、通气/血流比例失调等有关。

（2）清理呼吸道无效：与呼吸道感染、分泌物过多或黏稠、咳嗽无力及大量液体和蛋白质漏入肺泡有关。

2. **其他护理诊断**

（1）低效性呼吸型态：与不能进行有效呼吸有关。

（2）焦虑：与呼吸窘迫、疾病危重及对环境和事态失去自主控制有关。

（3）生活自理缺陷：与严重缺氧、呼吸困难、机械通气有关。

（4）营养失调：低于机体需要量，与气管插管和代谢增高有关。

（5）言语沟通障碍：与建立人工气道、极度衰弱有关。

（6）潜在并发症：误吸、呼吸机相关性肺炎、呼吸机相关肺损伤、重要器官缺氧性损伤等。

3. 护理目标

（1）患者氧疗达到预期效果，缺氧、呼吸困难得到及时缓解。

（2）患者呼吸道分泌物逐渐减少，痰液引流通畅。

4. 护理措施

（1）气体交换受损

1）体位、休息与活动：帮助患者取舒适且有利于改善呼吸状态的体位，一般呼吸衰竭的患者取半卧位或坐位，趴伏在床桌上，借此增加辅助呼吸肌的效能，促进肺膨胀。为减少体力消耗、降低氧耗量，患者需卧床休息，并尽量患者自理活动和不必要的操作。ARDS在必要时可采用俯卧位辅助通气，以改善氧合。在帮助患者放置俯卧位前，需做好患者眼睛的保护，涂上润滑剂；各种管导和引流管妥善放置防止意外脱出。

2）氧疗护理：氧疗能提高肺泡内氧分压，使PaO_2和SaO_2升高，从而减轻组织损伤，恢复脏器功能，减少耗氧量；降低缺氧性肺动脉高压，减轻右心负荷。因此，氧疗是低氧血症患者的重要处理措施，应根据其基础疾病、呼吸衰竭的类型和缺氧的严重程度选择适当的给氧方法。Ⅰ型呼吸衰竭和ARDS患者需吸入较高浓度（$FiO_2>50\%$）氧气，使PaO_2迅速提高到60mmHg或$SaO_2>90\%$。Ⅱ型呼吸衰竭的患者一般在$PaO_2<60$mmHg时才开始氧疗，应予低浓度（$<35\%$）持续给氧，使PaO_2控制在60mmHg或SaO_2在90%或略高，以防因缺氧完全纠正，外周化学感受器失去低氧血症的刺激而导致呼吸抑制，反而加重缺氧和二氧化碳潴留。

常用的给氧法有鼻导管、鼻塞和面罩给氧。鼻导管和鼻塞法使用简单方便，不影响咳痰和进食；但吸入氧浓度不稳定，高流量时对局部黏膜有刺激，故氧流量不能大于7L/min，用于轻度呼吸衰竭和Ⅱ型呼吸衰竭的患者。面罩包括普通面罩、非重复呼吸面罩和文丘里面罩（Venturi mask）。①使用普通面罩以5～8L/min的氧流量给氧时，FiO_2分别为约40%（5L/min）、45%～50%（6L/min）和55%～60%（8L/min），用于低氧血症比较严重的Ⅰ型呼吸衰竭和ARDS患者。②非重复呼吸面罩带有储氧袋，在面罩和储氧袋之间有一单向阀，患者吸气时允许氧气进入面罩内，而呼气时避免呼出废气进入储氧袋。面罩上还有数个呼气孔，并有单向皮瓣，允许患者呼气时将废气排入空气中，并在吸气时阻止空气进入面罩内，因此，这种面罩的吸入氧浓度最高，可达90%以上，常用于有严重低氧血症、呼吸状态极不稳定的Ⅰ型呼吸衰竭和ARDS患者。③文丘里面罩（图2-12-2）能够提供准确的吸入氧分数，在面罩的底部与供氧源之间有一调节器，可以准确控制进入面罩的空气量，并通过调节氧流量精确地控制空气与氧气混合的比例，因此能够按需要调节吸入氧浓度，对于COPD引起的呼吸衰竭尤其适用。

3）效果观察：氧疗过程中，应注意观察氧疗效果，如吸氧后呼吸困难缓解、发绀减轻、心率减慢，表示氧疗有效；如果意识障碍加深或呼吸过度表浅、缓慢，可能为二氧化碳潴留加重。应根据动脉血气分析结果和患者的临床表现，及时调整吸氧流量或浓度，防止氧中毒和二氧化碳麻醉。如通过普通面罩或无重复呼吸面罩进行高浓度氧疗后，不能有效改善患者的低氧血症，应做好无创或有创机械通气的准备，如选择有创机械通气，需配合医生进行气管插管和机械通气。

氧疗时应注意保持吸入氧气的湿化，以免干燥的氧气对呼吸道产生刺激作用，并促进气道黏液栓形成。输送氧气的导管、面罩、气管导管等应妥善固定，使患者舒适；保持其清洁

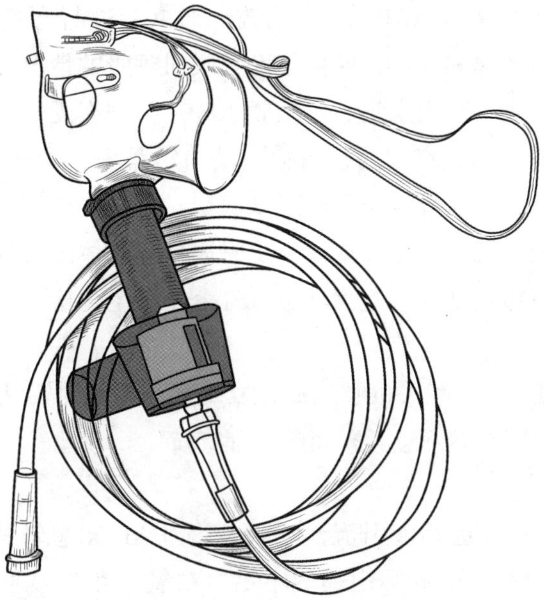

图2-12-2　文丘里面罩示意图

与通畅，定时更换消毒，防止交叉感染。

4）促进有效通气：指导Ⅱ型呼吸衰竭的患者进行腹式呼吸和缩唇呼吸，通过腹式呼吸时膈肌的运动和缩唇呼吸促使气体均匀而缓慢地呼出，患者肺内残气量，增加有效通气量，改善通气功能。

5）用药护理：按医嘱及时准确给药，并观察疗效和不良反应。静脉滴注时速度不宜过快，注意观察呼吸频率、节律、意识变化及动脉血气的变化，以便调节剂量。如出现恶心、呕吐、烦躁、面色潮红、皮肤瘙痒等现象，需减慢滴速。若经4～12小时未见疗效，或出现肌肉抽搐等严重不良反应，应及时通知医生。患者使用呼吸兴奋药时应保持呼吸道通畅，适当提高吸入氧浓度。

6）预防ICU谵妄和虚弱：ICU谵妄和虚弱是ICU患者两个最常见且具有严重不良后果的并发症，不仅会增加患者的ICU和住院死亡率，还与患者出院后身体功能和认知功能下降有关。严重缺氧、病情危重、机械通气、使用镇静药和镇痛药等因素使患者处于并发ICU谵妄和虚弱的高危状态。由于ICU谵妄和虚弱的发生是多种危险因素共同作用的结果，因此，主要采用针对多种危险因素的集束化预防措施，常用ABCDEF集束化干预，具体如下。A：对疼痛进行评估、预防和管理。B：针对使用镇静药的患者进行早期苏醒试验，对于有创机械通气的患者需进行早期自主呼吸试验，以达到早期撤机的目的。C：指镇静药和镇痛药的选择，由于应用镇静药和镇痛药是ICU患者发生谵妄的主要危险因素之一，因此，需选用相对导致谵妄风险较低的药物。D：需对ICU患者进行常规的ICU谵妄评估和管理，包括进行谵妄常规评估（每天2次）、反复定向训练、改善昼夜睡眠-苏醒周期、减少听力和视力障碍等。E：进行早期活动和早期锻炼。F：鼓励家属参与患者的照护。

7）心理护理：呼吸衰竭和ARDS患者因呼吸困难、预感病情危重等，常会产生紧张、焦虑情绪。应多了解和关心患者，特别是对建立人工气道和使用机械通气的患者，加强巡视，让患者说出或写出引起焦虑的因素，指导患者应用放松、分散注意力和引导性想象技术，以缓解紧张和焦虑情绪。

8）病情监测：呼吸衰竭和ARDS患者均需收住ICU进行严密监护。监测内容如下。①呼吸状况：呼吸频率、节律和深度，使用辅助呼吸肌呼吸的情况，呼吸困难的程度。②缺氧及二氧化碳潴留情况：观察有无发绀、球结膜水肿，肺部有无异常呼吸音及啰音。③循环状况：监测心率、心律及血压，必要时进行血流动力学监测。④意识状况及神经精神状态：观察有无肺性脑病的表现，如有异常应及时通知医生。昏迷者应评估瞳孔、肌张力、腱反射及病理反射。⑤液体平衡状态：观察和记录每小时尿量和液体出入量，有肺水肿的患者需适当保持负平衡。⑥实验室检查结果：监测动脉血气分析和生化检查结果，了解电解质和酸碱平衡情况。

9）急救配合与护理：备齐有关抢救用品，发现病情恶化时需及时配合抢救，赢得抢救时机，提高抢救成功率。同时做好患者家属的心理支持。

（2）清理呼吸道无效

1）保持呼吸道通畅：促进痰液引流，呼吸衰竭及ARDS患者的呼吸道净化作用减弱，炎性分泌物增多，痰液黏稠，引起肺泡通气不足。在氧疗和改善通气之前，须采取各种措施，使呼吸道保持通畅。具体方法如下。①进行有效的咳嗽、咳痰。②每1～2小时翻身1次，并给予叩背，促使痰液排出。③病情严重、意识不清的患者因其口、咽及舌部肌肉松弛，咳嗽无力，分泌物黏稠不易咳出，可导致分泌物及舌后坠堵塞气道，应取仰卧位，头后仰，托起下颌，并用多孔导管经鼻或经口进行机械吸引，以清除口咽部分泌物。如有气管插管或气管切开，则给予气管内吸痰，必要时也可用纤维支气管镜吸痰并冲洗。严重ARDS患者使用PEEP后常会出现“PEEP依赖”，如中断PEEP，即使是吸痰时的短时间中断也会出现严重低氧血症和肺泡内重新充满液体，此时需要更大的PEEP和较长的时间（通常＞30分钟）才能使患者恢复到吸痰前的血氧水平。因此，宜使用密闭系统进行吸痰和呼吸治疗，保持呼吸机管道的连接状态，避免中断PEEP。④饮水、口服或雾化吸入祛痰药可湿化和稀释痰液，使痰液易于咳出或吸出。

2）痰液的观察与记录：注意观察痰液的色、质、量、气味及实验室检查结果，并做好记录。按医嘱及实验室检查要求正确留取痰标本。发现痰液出现特殊气味或痰液量、色及黏稠度等发生变化，应及时与医生联系，以便调整治疗方案。

3）使用抗生素的护理：按医嘱正确使用抗生素，以控制肺部感染。密切观察药物的疗效与不良反应。

5. 护理评价

（1）患者氧疗达到预期效果，缺氧、呼吸困难及时得到缓解；患者情绪稳定，无谵妄发生。

（2）患者有效排出痰液，氧饱和度保持良好水平。

6. 健康指导

（1）自我管理与病情监测

1）了解疾病：患者应了解导致呼吸衰竭和呼吸窘迫综合征的常见原因，症状表现特点，发展与转归的条件与判断，预防与治疗的措施，以便很好地参与到自身健康管理中，理解康复保健的意义与目的。

2）家属的教育：向家属讲解疾病相关知识，使家属能帮助患者进行疾病管理、遵医嘱用药，鼓励患者建立积极的生活态度，支持患者健康行为的改变。

3）制订活动计划：回顾日常生活中所从事的各项活动，根据自身的具体情况指导制订合理的活动与休息计划。避免氧耗量较大的活动，并在活动过程中增加休息。指导合理安排膳食，加强营养素摄入，改善体质。

4）病情监测：避免劳累、情绪激动等不良因素刺激。若有气短、发绀加重等病情变化，则应尽早到医院就诊。

（2）用药指导：指导患者坚持按照医生的医嘱服药，不擅自调整药物种类及剂量。出院时详细将要使用的药物名称、用法用量及使用注意事项告知患者。

（3）康复指导

1）教会患者有效呼吸和咳嗽、咳痰技术，如缩唇呼吸、腹式呼吸、体位引流、叩背等方法，提高患者自我护理能力，延缓肺功能恶化。

2）指导并教会患者及其家属开展家庭氧疗的方法及注意事项。鼓励患者进行耐寒锻炼和呼吸功能训练，如用冷水洗脸等，以提高呼吸道的抗感染能力。

3）避免吸入刺激性气体，如患者有吸烟史，则劝导患者戒烟并尽量避免吸二手烟。尽量少去人群拥挤的场所，避免与呼吸道感染者接触，降低被感染的概率。

知识拓展

俯卧位通气的研究进展

俯卧位通气作为一种治疗ARDS的辅助方法，由皮尔（Piehl）等于1976年首先提出。多年来对俯卧位在治疗ARDS中的作用及机制进行了大量的动物实验研究和临床研究，已经证实俯卧位通气能通过多种途径和机制明显改善大多数ARDS患者的氧合状态。包括：①使萎陷的肺泡复张。②重新分布肺内通气，增加灌注较好的背侧肺组织通气量，减少肺内分流。③使潮气量分布均一化，一方面可减少肺内分流；另一方面可减少肺组织的剪切力，减少呼吸机相关性肺损伤的发生。④体位引流作用：促进气道内分泌物及液体的排出，改善通气和弥散功能，并可减少呼吸机相关性肺炎的发生。⑤改善血流动力学，降低心律失常的发生率。科克伦（Cochrane）图书馆出版的一项俯卧位通气降低ARDS患者死亡率的荟萃分析显示，虽然其总体效应并未达到统计学意义，但分组分析发现，对于有严重低氧血症（氧合指数＜100mmHg）患者发病后48小时内采取俯卧位通气且每天俯卧位通气时间≥16小时可降低死亡率。俯卧位通气的并发症有压力性损伤和气管插管阻塞。

小结

思考题

1. 简述ARDS的诊断要点。
2. 呼吸衰竭与ARDS患者如何预防ICU谵妄和虚弱？

更多练习

（祁　阳　于　琳　李育梅）

第三章　循环系统疾病患者的护理

教学课件

学习目标

1. 素质目标

（1）树立良好的职业道德，具有仁爱之心、责任意识、慎独精神与团队合作精神。

（2）具有评判性思维能力和思考创新的能力。

2. 知识目标

（1）鉴别：循环系统疾病常见症状和体征；判断循环系统常见疾病的临床表现，可以应用专科护理评估的方法对患者实施评估，分析出护理诊断，实施护理措施及健康教育。

（2）识记：循环系统疾病的治疗要点、辅助检查内容。

（3）知道：循环系统常见疾病的病因、病理、发病机制、并发症。

3. 能力目标

学生能够对循环系统疾病患者进行护理评估，制订合理的护理计划，具备能够观察和分析患者的病情变化并调整护理计划的能力。

案例

【案例导入】

患者，男，74岁。主诉："反复胸闷、气喘5年，加重3天"入院。患者5年前出现活动后胸闷、气喘，休息后好转，其间反复发作，多见于劳累、受凉后，活动耐力逐年下降，曾以"慢性心力衰竭"住院治疗。3天前过度体力劳动和受凉后，胸闷、气促加重，休息后无缓解，不可平卧，伴有咳嗽、咳痰、咳少量白色黏痰，伴有上腹部不适、食欲缺乏，恶心、呕吐（呕吐物为胃内容物）。无胸痛、咯血等症状。既往有高血压病史40年，最高210/105mmHg，平时服药不规律，血压控制欠佳。无脑卒中、糖尿病史。

体格检查：T 38.2℃，P 103次/分，R 23次/分，BP 175/95mmHg。双侧中下肺闻及湿啰音，心律整齐，各瓣膜听诊区未闻及病理性杂音；腹平软、无压痛，肝、脾肋下未触及，肝颈静脉反流征（＋），双下肢轻度凹陷性水肿。

辅助检查：多普勒超声心动图示全心扩大，左心射血分数30%。胸部X线检查示双肺纹理增粗，心影向左下扩大。血液检查：WBC 12.5×10^9/L，电解质正常，NT-Pro BNP＞300ng/L。

【请思考】

1．该患者最可能的医疗诊断是什么？有何依据？

2．请列出针对该患者的护理诊断。

3．请制定相应的护理措施。

【案例分析】

第一节 总 论

一、循环系统的结构功能特点

循环系统包括心脏、血管和调节血液循环的神经体液。其主要功能是为血液在体内的循环流动提供动力和运输通路，通过血液循环，将氧和营养物质输送给全身各器官、组织，并将代谢产物运走，以保障人体新陈代谢的正常运行。除此以外，循环系统还具有内分泌功能。

（一）心脏

1．**心脏结构** 心脏是一个中空器官，房间隔和室间隔分别将心脏分为左、右心房和左、右心室四个腔。左心房和左心室之间的瓣膜为二尖瓣，右心房和右心室之间的瓣膜为三尖瓣，左心室和主动脉之间的瓣膜为主动脉瓣，右心室和肺动脉之间的瓣膜为肺动脉瓣。心壁由心内膜、心肌层与心外膜组成。心内膜由内皮与内皮下层组成；心肌层主要由浅、中、深三层心肌纤维组成，是构成心壁的主要成分，心脏的四个腔当中，以左心室的心肌层最厚；心外膜为浆膜层，由间皮和薄层结缔组织组成，也是心包脏层，心外膜与心包壁层之间形成心包腔，内含少量浆液，起润滑作用。

2．**心脏传导系统** 按传导顺序依次包括窦房结、结间束、房室结、房室束、左右束支及其分支和浦肯野纤维网。窦房结自律性最高，为心脏正常起搏点，窦房结内的兴奋传至左、右心房肌，引发心房收缩。兴奋经结间束同时下传至房室结，再由房室束下传入心室，房室束分为左、右束支分别沿左、右心室内室间隔内膜下行，最后以细小分支即浦肯野纤维遍布于整个心室肌，引起心室收缩。

3．**冠状动脉** 供应心脏自身血液的血管，包括左、右冠状动脉，其主干均起源于主动脉根部左、右冠状窦。左冠状动脉主干分为前降支和回旋支，前降支主要为左室前壁、前乳头肌、室间隔前2/3、心尖和右室前壁的一小部分提供血液供应；回旋支主要为左心房、左室侧壁、左室前壁的一小部分和左室后壁的一部分和窦房结（约40%的人群）提供血液供应。与左冠状动脉相比，右冠状动脉无大的分支，其主干分出圆锥支、窦房结支、锐缘支等小分支，主要为右心房、房室结、右室侧壁、右室后壁、右室前壁的大部分、室间隔后1/3及左室后壁的一部分和窦房结（约60%的人群）提供血液供应。

（二）血管

血管包括动脉、毛细血管和静脉3类。动脉管壁含平滑肌和弹性纤维，在血管活性物质的作用下可收缩或舒张，进而改变血流阻力和影响局部血流量，故又称“阻力血管”。毛细血管是体内物质及气体交换的场所，又称“功能血管”。静脉逐级汇集毛细血管的血液后，将血液送回心脏，其管壁薄、弹性小、容量大，又称“容量血管”。阻力血管与容量血管对维持和调节心功能有重要作用。

（三）调节循环系统的神经-体液

1. 调节循环系统的神经因素　交感神经和副交感神经共同调节心血管活动。交感神经兴奋时，通过α和β_1受体，使心率加快，心肌收缩力加强，外周血管收缩，血管阻力增加，血压升高；副交感神经兴奋时，使心率减慢，心肌收缩力减弱，外周血管扩张，血管阻力减小，血压下降。

2. 调节循环系统的体液因素　体内存在多个循环系统体液调节因素。肾素-血管紧张素-醛固酮系统（renin-angiotensin-aldosterone system，RAAS）在调节钠钾平衡、血容量和血压方面发挥重要作用。血管内皮细胞生成的缩血管物质有内皮素、血管收缩因子，生成的扩血管物质有前列环素、一氧化氮。缩血管物质和扩血管物质的平衡对维持循环系统正常功能发挥重要作用。

二、循环系统疾病的护理评估

（一）病史评估

主要从患病及诊治经历、目前状况、相关病史、心理和社会状况、生活史五个方面进行系统评估。患病及诊治经历和目前状况是病史评估的重要内容，其中患病经历包括患病的起始时间、诱因、主要症状和特点及并发症情况，诊治经历主要包括既往诊查结果、治疗经历及效果，以及遵医嘱用药情况；目前状况评估包括目前的主要不适和病情变化。相关病史、心理和社会状况、生活史评估辅助疾病的诊断、治疗和护理，亦是开展整体护理和优质护理的重要依据。

（二）身体评估

1. 全身状态　①生命体征：是判断循环系统疾病患者病情状态的基础数据，如脉搏短绌常见于心房颤动，奇脉常见于心脏压塞。②面容与表情：急慢性病变均可呈现面容与表情变化，如心肌梗死患者常有痛苦貌，二尖瓣狭窄患者常表现出“二尖瓣面容”。③体位：严重心功能不全的情况下常不能平卧，如心力衰竭。④营养状态：严重疾病状态下因食欲缺乏可导致消瘦，如心力衰竭。有些营养状态是疾病的病因或诱因，如冠心病患者多肥胖。⑤杵状指：可见于慢性发绀型心血管疾病。

2. 皮肤与黏膜　皮肤与黏膜的颜色、温度、湿度，有无发绀、水肿等。

3. 肺部　有无干、湿啰音及啰音的位置、范围，有无胸腔积液。如左心衰竭肺淤血患者可闻及双肺底湿啰音。

4. 心脏血管　视诊心尖搏动的位置和范围，触诊有无震颤和心包摩擦感，叩诊心界大小，听诊心音、心率和心律。颈静脉是否充盈或怒张。

5. 腹部　有无腹水征和肝颈静脉回流征，有无异常肠鸣音。

（三）辅助检查

1. 血液检查　包括血常规、电解质、肝肾功能、血糖、血脂、脑钠肽和心肌坏死标志物及其他生化检查等。

2. 心电图检查　最常采用的是常规心电图检查。需要连续记录24～72小时的心电信号时，可开展动态心电图检查。若需要了解早期冠心病患者心功能状态，可开展运动心电图检查。除此以外，根据诊断需要还可开展遥测心电图、食管心电图、心室晚电位和心率变异性分析等。

3. 动态血压监测　采用血压测量和记录装置，设定时间间隔测量并记录24小时血压，以了解血压的波动变化。动态血压监测有助于早期高血压的诊断，协助鉴别原发性、继发性、难治性高血压，还可用来评价降压药的效果，指导合理用药。

4. 心脏影像学检查

（1）心脏超声检查：包括M型超声心动图、二维超声心动图、多普勒血流显像等。有助于了解心脏结构、心内或大血管内血流方向和速度、心瓣膜的形态和活动度、瓣口面积、心室收缩和舒张功能、判断存活心肌、了解冠脉侧支循环、评价血运重建效果等情况。

（2）胸部X线检查：可显示心脏和大血管的位置、轮廓，还可以观察心脏与毗邻器官的关系和肺内血管的变化。有助于肺动脉高压、肺水肿和肺淤血的诊断。

（3）心脏CT检查：冠状动脉CT造影已成为评估冠状动脉粥样硬化的有效方法，是筛查和诊断冠心病的重要影像学检查手段。

（4）MRI检查：因MRI在心脏、主动脉等软组织结构和功能诊断方面的优势，对心肌病、心包疾病、主动脉瘤、主动脉夹层等病变有重要诊断价值。延迟增强技术还可定量测定心肌瘢痕面积，识别存活心肌。

（5）放射性核素检查：以心肌各部位放射性物质聚集多少显示灌注心肌血供、心肌细胞活性和心脏功能，目前临床应用较多的是心肌灌注显像和PET。

5. 心导管术和血管造影　经外周血管，采用经皮穿刺技术，在X线透视下，将特制的导管送入右心或左心系统或分支血管内，测量不同部位的压力、血氧饱和度，测定心功能，记录心内局部电活动或注射对比剂显示心脏和血管图像，可获得准确的诊断资料。

三、循环系统疾病常见症状和/或体征的护理

（一）心源性呼吸困难

1. 病因与诱因　左心衰竭肺淤血是心源性呼吸困难最常见的病因，还可见于右心衰竭、心包积液、心脏压塞等。

2. 主要症状及其特点　心源性呼吸困难（cardiogenic dyspnea）是由各种心血管疾病引发的呼吸困难，左心衰竭导致肺淤血是其最常见的病因。常表现如下。①劳力性呼吸困难：是心源性呼吸困难的最早期表现形式，在体力活动时发生或加重，休息后缓解或消失。②夜间阵发性呼吸困难：是心源性呼吸困难的特征之一。即患者在夜间入睡后突感胸闷、气短而憋醒，被迫坐起深快呼吸。轻者数分钟至数十分钟后症状逐渐缓解；重者可见大汗、气喘、发绀、肺部哮鸣音，称为“心源性哮喘”。其发生机制包括：睡眠时迷走神经张力增高，小支气管收缩；平卧位时回心血量增加，肺淤血加重；平卧位时膈肌位置上移，肺活量减少等。③端坐呼吸：是严重肺淤血的表现，即静息状态下患者仍觉呼吸困难，不能平卧。高枕卧位、半卧位，甚至端坐位时方可好转。

3. 护理

（1）主要护理诊断

1）气体交换受损：与肺淤血、肺水肿或伴肺部感染有关。

2）活动耐力下降：与呼吸困难所致能量消耗增加和机体缺氧状态有关。

（2）其他护理诊断

1）焦虑：与慢性病程、疾病反复或加重有关。

2）营养失调：低于机体需要量，与慢性病程长期食欲缺乏有关。

（3）护理措施

1）气体交换受损：具体如下。①休息：呼吸困难明显者应卧床休息，减少活动量，以减轻心脏负荷，活动以不引起症状为宜；保持病房安静、整洁，适当开窗通风（避免对流风），每次15～30分钟，利于患者休息；辅助做好生活护理，患者应衣着宽松，盖被轻软，以减轻憋闷感。②体位：协助患者采取舒适、安全的卧位。劳力性呼吸困难者休息状态下一般无明显症状，患者可采取自主体位，以舒适为宜；夜间阵发性呼吸困难者，宜采取高枕卧位或半卧位，加强夜间巡视；端坐呼吸者，可安置床上小桌，背后垫枕，利于患者扶桌休息；患者要求坐于床沿者，可提供有扶手的座椅，谨防跌倒，同时加强安全教育。③氧疗护理：对于低氧血症者，纠正缺氧可保护心脏功能、减少缺氧性器官损害。应根据患者缺氧及二氧化碳潴留程度合理选择氧流量和氧疗装置。④控制液体入量：容量超负荷有加重心源性呼吸困难的风险。可根据肺部啰音范围、颈静脉怒张和水肿程度等临床表现，判断患者容量超负荷状况，同时结合每天出量决定入量，静脉输液时严格控制滴速，适当保持每日液体负平衡状态。⑤病情监测：密切观察呼吸困难有无改善，发绀是否减轻，听诊肺部湿啰音是否减少，监测动脉血气分析结果是否正常等。若出现呼吸困难加重、情绪烦躁、口唇发绀或血氧饱和度降低到90%以下，应立即报告医生。⑥心理护理：分析患者的情绪状态，及时安慰和疏导患者紧张、烦躁、焦虑的情绪。争取家属、朋友等社会支持，医护家属协同帮助患者树立战胜疾病的信心，稳定患者情绪。

2）活动耐力下降：具体如下。①评估活动耐力：了解患者过去和现在的活动型态，确定患者既往的活动类型、强度、持续时间和耐受力，判断患者恢复以往活动型态的潜力。②制订活动计划：根据患者的心功能状态、活动时的反应、活动受限程度。与患者及其家属共同协商确定循序渐进的活动计划，如每阶段的活动量、活动强度、持续时间和频度。③活动中监测：早期活动应在心电监护下进行，观察患者活动过程中的反应。若患者活动中表现出明显心前区不适、呼吸困难、头晕、视物模糊、面色苍白、冒冷汗、极度疲乏，监测数据出现呼吸＞30次/分，心率＞120次/分或基础心率增加20次/分以上，收缩压上升＞30mmHg或降低＞10mmHg时，应立即停止活动，以此作为限制最大活动量的指征。若休息3～5分钟后症状仍不缓解应及时报告医生，协助处理。④生活护理：协助和指导患者生活自理，卧床期间加强生活护理，包括饮食护理、皮肤与口腔护理等。进行床上主动或被动肢体活动，以保持肌张力，预防下肢静脉血栓形成。在活动耐力可及的范围内，鼓励患者尽可能生活自理，同时为患者的自理活动提供方便和指导，如抬高床头，使患者容易坐起；提供床上小桌，便于患者床上就餐；指导患者使用辅助设备如床栏杆、椅背、扶手等，以节省体力和保证安全；将经常使用的物品放在患者容易取放的位置。⑤出院指导：出院前根据患者病情及居家生活条件如居住的楼层、卫生设备条件及家庭支持能力等进行活动指导；指导患者在职业、家庭、社会关系等方面进行必要的角色调整。

（二）心源性水肿

心源性水肿（cardiogenic edema）主要由右心衰竭引起，心源性水肿的特点是首先出现于身体低垂部位，常见于卧床患者的腰骶部、会阴或阴囊，能起床活动患者的足踝、胫前，水肿为凹陷性、对称性。严重者出现胸腔积液、腹水等。此外，患者还可伴有颈静脉怒张、肝大、静脉压升高等。其发生机制主要是：①有效循环血容量不足导致肾血流量减少，继发性醛固酮分泌增多，导致水钠潴留。②体循环内压力升高导致毛细血管静水压增高，组织液回流减少。③右心衰竭并发淤血性肝硬化，肝功能下降，蛋白质合成减少；同时胃肠道淤血导致食欲缺乏，引发继发性低蛋白血症，最终导致血浆胶体渗透压下降。心源性水肿的护理详见本章第二节。

（三）胸痛

多种循环系统疾病可导致胸痛（chest pain）。常见病因包括冠状动脉粥样硬化性心脏病（心绞痛、心肌梗死）、肥厚型心肌病、主动脉瓣狭窄、急性心包炎、胸主动脉夹层动脉瘤、肺梗死、肺动脉高压等。胸痛的护理详见本章第五节、第七节、第九节。

（四）心悸

心悸（palpitation）是患者自我感觉心脏跳动的不适感。常见病因有首次突发的各种心律失常、各种器质性心脏病导致的心脏搏动增强及心血管神经症等。生理性情况下常见于健康人剧烈运动、精神过度紧张或过量吸烟、饮酒、饮浓茶或咖啡等。心悸一般无危险性，少数严重心悸可导致猝死。心悸的护理措施详见本章第三节。

（五）心源性晕厥

心源性晕厥（cardiogenic syncope）是由心脏病因导致心排血量骤减、中断或严重低血压而引起脑供血骤然减少或停止而出现的短暂意识丧失，常伴有肌张力丧失而跌倒的临床征象。根据脑缺血时间的长短可分为以下三种：近乎晕厥是心脏供血暂停约3秒，患者出现一过性黑矇，肌张力降低或丧失，但不伴有意识丧失；5秒以上可发生晕厥；超过10秒可出现抽搐，称为阿－斯综合征（Adams-Stokes syndrome）。心源性晕厥的常见病因包括严重心律失常（如病态窦房结综合征、三度房室传导阻滞、室性心动过速）和器质性心脏病（如严重主动脉瓣狭窄、梗阻性肥厚型心肌病、急性心肌梗死）。晕厥发作的持续时间短暂，先兆症状常不明显。多数晕厥患者预后良好，晕厥频繁发作者病情严重，需尽早诊治。心源性晕厥的护理详见本章第三节。

四、循环系统疾病常用诊疗技术与护理

（一）心脏起搏治疗

心脏起搏器简称起搏器，其通过发放一定形式的电脉冲刺激心脏，使之激动和收缩，即模拟正常心脏的冲动形成和传导，以治疗由某些心律失常所致的心脏功能障碍。心脏起搏技术是目前心律失常介入治疗的重要方法之一。

1．适应证

（1）植入式心脏起搏

1）明确的症状性心动过缓，建议植入起搏器。

2）指南指导下的疾病治疗和管理导致症状性窦性心动过缓者，临床需要继续治疗且没有其他代替治疗。

3）快慢综合征且症状由心动过缓引起者。

4）有症状的心脏变时功能不全者（患者活动时心率升高不明显），行植入式起搏并采用频率应答功能以提高活动心率。

5）永久性心房颤动且有症状性心动过缓，建议植入起搏器。

6）非可逆或非生理原因导致的获得性二度Ⅱ型房室传导阻滞、高度房室传导阻滞、三度房室传导阻滞，无论有无临床症状，均应植入起搏器。

7）存在病态窦房结综合征且有症状者。

8）反射性晕厥且年龄≥40岁，出现反复发作的无征兆的晕厥，并且记录到症状性的心脏停搏和/或房室传导阻滞。

9）有症状的束支阻滞者，且行电生理检查发现希氏束至心室间期≥70毫秒或者房室结以下位置阻滞的晕厥患者。

10）交替性束支传导阻滞患者。

近年来，随着起搏新技术的不断研发，起搏器治疗的适应证不断扩展，如预防和治疗长QT间期综合征的恶性室性心律失常，辅助治疗梗阻性肥厚型心肌病等。

（2）临时心脏起搏

1）阿－斯综合征发作、一过性高度或完全房室传导阻滞且逸搏心律过缓。

2）急性心肌梗死、药物中毒（如洋地黄类药物、抗心律失常药物等）、急性心肌炎、严重感染等危急情况下出现危及生命的缓慢型心律失常。植入临时起搏器之后，如评估患者有植入永久性起搏器的指征，应尽早更换为永久性起搏器。也可超速抑制治疗异位性快速性心律失常。

3）预防性起搏：心导管检查、心脏开胸手术治疗之后或抗快速性心律失常药物临床试验期间防止致命性心动过缓。

2. 方法

（1）植入式心脏起搏：适用于所有需长期起搏的患者。①单腔起搏：一根电极植入体内，电极与心脏接触部在右心室心尖部位。②双腔起搏：两根电极植入体内，一般将心房起搏电极导线顶端置于右心房，心室起搏电极置于右心室。③三腔起搏：三根电极植入体内，电极与心脏接触部位一根在右心房耳部，一根在右心室心尖部，一根通过冠状静脉窦口到达冠状静脉的某个分支。

（2）临时心脏起搏：采用电极导线经外周静脉（常用股静脉或锁骨下静脉）送至右心室，在推送电极导线时应进行连续心电监测，如观察到室性期前收缩则提示进入右心室。放置时间不能太久，一般不能超过1个月，以免感染。

3. 护理

（1）术前护理

1）术前检查：指导并协助患者做好必要的术前检查，如血尿常规、出凝血时间、胸部X线、心电图等检查。

2）备皮护理：植入式心脏起搏器术前备皮范围为颈部、左上胸部和腋下；临时心脏起搏器（经股静脉），术前备皮范围为会阴部及双侧腹股沟。

3）术前训练平卧位床上排尿，避免术后平卧位排尿困难。

4）药物相关护理：应用抗凝血药者，术前停药至凝血酶原时间恢复至正常范围内，不能停用者需常规准备止血药，以备术中止血用。此外，术前常规抗生素皮试。

5）心理护理：开展术前宣教，消除患者紧张情绪，必要时术前应用镇静药。

（2）术中护理：密切心电、血压监测，发现异常及时报告医生。了解患者疼痛及其他不适，随时做好安慰解释，帮助患者顺利配合完成手术。

（3）术后护理

1）休息与活动：①植入式心脏起搏器者保持平卧位或轻微左侧卧位4～6小时，可适当抬高床头30°～60°，术侧肘关节以下可自由活动，手掌可做握拳动作，术侧肩关节不宜过度活动。不可用力咳嗽，咳嗽剧烈者可应用镇咳药。②经股静脉安置临时心脏起搏器者绝对卧床，平卧位或左侧卧位，术侧肢体避免屈曲和过度活动。患者卧床期间需协助做好生活护理，术后首次下床动作宜缓慢，以防跌倒。

2）切口观察与护理：植入式心脏起搏器者局部加压包扎或切口局部沙袋加压6小时，每隔2小时放松5分钟。严格无菌换药，术后24小时换药1次，伤口无异常者2～3天换药1次。观察起搏器囊袋有无肿胀，切口有无渗血、红肿，局部有无疼痛、皮肤暗紫色、有波动感等出血、感染并发症。切口愈合良好者，一般术后第7天拆线（使用可吸收缝线者不需拆线）。安置临时心脏起搏器者需常规换药，防止感染。

3）密切监测：术后密切心电监护，评估起搏效果，并及时发现电极导线脱落或起搏器起搏、感知障碍等异常情况。

4）用药护理：一般不需常规抗生素预防感染，临时心脏起搏器置入者若留置时间长，可预防性应用抗生素。禁用活血化瘀药物，以防皮下出血。

5）并发症的观察与护理：临时心脏起搏最常见的并发症为导线移位。若心电图发现不起搏或间歇性不起搏，需及时重新调整导线位置。植入式心脏起搏一般经锁骨下静脉穿刺，需观察有无锁骨下动脉损伤、气胸、空气栓塞、血肿等并发症。

6）健康教育：避免进入强磁场和高电压场所，如磁共振室、变电站等。起搏器置入一侧肩关节早期避免剧烈活动，如举重物、打网球等。术后1个月、3个月、6个月定期随访1次，以后每3～6个月随访1次；接近起搏器使用年限需更换起搏器时应缩短随访时间，改为每1个月1次或更短的间隔期。

（二）心脏电复律

心脏电复律是在短时间内将一定强度的电流通过心脏，使全部或大部分心肌瞬间同时除极，然后心脏自律性最高的起搏点重新主导心脏节律，通常是窦房结。

1. 适应证

（1）心室颤动、心室扑动、无脉性室性心动过速是心脏电除颤的绝对指征。

（2）心房颤动和心房扑动伴血流动力学障碍者可选择电复律。

（3）药物及其他方法治疗无效或有严重血流动力学障碍的阵发性室上性心动过速、室性心动过速、预激综合征伴心房颤动者可选择电复律。

2. 禁忌证

（1）病程长达数年，心脏（尤其左心房）明显增大和心房内有新鲜血栓形成或近3个月有栓塞史者。

（2）伴有完全房室传导阻滞的心房颤动或扑动。

（3）伴有病态窦房结综合征的异位性快速心律失常。

（4）洋地黄中毒或严重低钾血症者暂时不宜电复律。

3. 电复律种类与能量选择

（1）直流电非同步电除颤：临床上用于心室颤动，此时已无心动周期，也无QRS波，应立即电复律。通常成人使用单相波除颤能量为360J，双向波能量为200J。有时快速的室性心动过速或预激综合征合并快速心房颤动均有宽大的QRS波和T波，除颤器在同步工作方式下无法识别QRS波而不放电，此时也可用低电能非同步电除颤，以免延误病情。

（2）直流电同步电复律：适用于除心室颤动以外的快速型心律失常。除颤器一般设有同步装置，选择“同步”键，则可使放电时电流正好与心电图上的R波同步。通常经胸壁体外电复律能量选择为：心房颤动和室上性心动过速为100～150J，室性心动过速为100～200J，心房扑动一般为50～100J。

4. 护理

（1）术前护理

1）术前宣教：介绍电复律的目的、过程及可能出现的不适和并发症，有紧张情绪者给予心理疏导和安慰，取得患者配合。

2）术前检查：遵医嘱开展术前检查，如心电图、血电解质等。

3）药物护理：术前24～48小时停用洋地黄药物，心房颤动者术前抗凝治疗。根据患者病情给予改善心功能、纠正低钾血症的药物。

4）患者准备：术前禁食6小时，排空膀胱。

5）物品准备：准备好除颤器、导电糊、纱布垫、生理盐水、地西泮、心电监护仪及抢救药品。

（2）术中护理

1）正式复律前准备：患者平卧于绝缘硬板床上，松解衣领、取出义齿，氧气吸入，开放静脉通道，采集12导联心电图。

2）清洁除颤部位皮肤，连接心电监护仪，确保心电监护电极片避开除颤部位。

3）除颤器连接电源并打开开关，定位并示波观察一个R波电压较高的导联，同步电复律者选择“同步”键。

4）遵医嘱给予地西泮0.3～0.5mg/kg缓慢静脉注射，麻醉深度以患者睫毛反射开始消失为宜。

5）充分暴露患者前胸，两电极板均匀涂满导电糊或包绕浸湿的生理盐水纱布，分别置于胸骨右缘第2、3肋间和心尖区，电极板之间的距离至少10cm，给电极板一定压力，确保与皮肤紧密接触。按“充电”按钮，充电至所需功率，务必嘱所有人避免接触患者和病床，两电极板同时放电，观察心电监护仪患者心律是否转为窦性心律。根据患者情况决定是否再次电复律。

6）复律过程中密切监测心电、血压指标，随时了解患者主诉，发现异常情况及时处理。

（3）术后护理

1）复律后卧床休息24小时，2小时内避免禁食，以免引起恶心、呕吐。

2）病情监测：持续心电监护24小时。密切观察意识、瞳孔、皮肤和肢体活动情况，注意复律后栓塞、心律失常、肺水肿的观察和识别，注意局部皮肤灼烧情况的观察和护理。一旦发现室扑、室颤等恶性心律失常，需紧急直流电非同步电除颤。

3）用药护理：遵医嘱给予抗心律失常药物以维持窦性心律。

（三）心导管检查术

心导管检查是通过心导管插管术（cardiac catheterization）进行心脏各腔室、瓣膜与血管的构造及功能的检查，包括右心导管检查与选择性右心造影、左心导管检查与选择性左心造影，是一种非常有价值的诊断方法。其目的是明确诊断心脏和大血管病变的部位与性质、病变是否引起了血流动力学改变及其程度，为采用介入性治疗或外科手术提供依据。

1. 适应证

（1）需做血流动力学检测者，从静脉置入漂浮导管至右心及肺动脉及其分支。

（2）先天性心脏病，特别是有心内分流的先心病诊断。

（3）心内电生理检查。

（4）室壁瘤需了解瘤体大小与位置以决定手术指征。

（5）静脉及肺动脉造影。

（6）选择性冠状动脉造影术。

（7）心肌活检术。

2. 禁忌证

（1）感染性疾病，如感染性心内膜炎、败血症、肺部感染等。

（2）严重心律失常及严重的高血压未加控制者。

（3）电解质紊乱，洋地黄中毒。

（4）凝血异常，有出血倾向者，现有出血性疾病或正在进行抗凝治疗。

（5）外周静脉血栓性静脉炎。

（6）严重心功能、肝功能或肾功能不全者。

3. 方法　一般采用赛丁格（Seldinger）经皮穿刺法，局麻后经动脉或静脉进行穿刺插管，右心导管术常用股静脉、上肢贵要静脉或锁骨下静脉，左心导管术常用股动脉，插入导管到达相应部位。连续测量并记录压力，必要时采血行动脉血气分析。根据诊断需要，注入对比剂，进行造影检查。

4. 护理

（1）术前护理

1）术前宣教：介绍手术的目的、意义，手术的大致过程及可能带来的不适和处理方法，消除患者紧张、焦虑情绪，取得患者配合。

2）术前检查：指导患者完成术前检查，如血尿常规、出凝血时间、血电解质水平、胸部X线检查等。

3）备皮准备：根据手术方式选择双侧腹股沟、会阴区或上肢、锁骨下静脉穿刺区进行备皮和清洁。

4）患者准备：患者衣着宽松，排空膀胱。术前不需要禁食，但术前一餐不宜过饱，以清淡饮食及六成饱为宜，不宜进食牛奶、海鲜、油腻食物，以免术后卧床期间出现腹胀、腹泻。穿刺股动脉者术前训练平卧位床上排尿。检查并记录双侧足背动脉搏动情况，便于术中、术后对照评估。

（2）术中护理

1）病情监测：术中密切心电、血压监测，发现异常及时告知医生。

2）心理护理：该手术为局麻手术，术中患者全程清醒状态，护理人员应陪伴在患者身旁并随时与患者交谈，了解患者主诉并分散患者注意力，缓解由于手术和陌生医疗环境带来的紧张、焦虑情绪。

3）用药护理：保持静脉管路通畅，遵医嘱随时给药。

4）术中配合：准确提供所需的各种器械和药品，完成术中记录。

（3）术后护理

1）活动与休息：术后卧床休息，协助患者做好生活护理。静脉穿刺者术后肢体制动4～6小时。动脉穿刺者穿刺处压迫止血15～20分钟后加压包扎，以1kg沙袋压迫穿刺口6小时，肢体制动12～24小时。观察穿刺点有无出血、血肿，检查足背动脉搏动情况，比较双侧肢端温度、颜色、感觉和运动情况，发现异常情况及时告知医生。

2）病情监测：密切监测生命体征，及时了解患者主诉，及时识别出血、心律失常、栓塞、感染、心脏压塞等并发症。

（四）射频消融术

射频消融术（radio frequency ablation，RFA）是通过心脏电生理检查技术在心内标测定位后，将电极导管经静脉或动脉送入心腔特定部位，释放射频电流导致局部心内膜及心内膜下心肌凝固性坏死，达到阻断快速性心律失常异常传导束和起源点的介入性技术。射频电流是一种正弦波形，是频率为300～750kHz的交流电流。

1. 适应证

（1）预激综合征合并阵发性心房颤动和快速心室率。

（2）房室折返性心动过速、房室结折返性心动过速、房速和无器质性心脏病证据的室性期前收缩和室性心动过速呈反复发作性，或者合并有心动过速心肌病，或者血流动力学不稳定者。

（3）发作频繁和/或症状重、药物预防效果差的心肌梗死后室速。

（4）发作频繁、心室率不易控制的房扑。

（5）发作频繁、症状明显的心房颤动。

（6）不适当窦性心动过速合并心动过速心肌病。

2. 禁忌证　同“心导管检查术”。

3. 方法　首先明确心律失常的诊断。经心内电生理检查，进一步确定消融靶点。选用射频消融导管引入射频电流。根据不同的靶点位置，经股静脉或股动脉置入消融导管，确认达到靶点。确定电极到位后，能量5～55W放电10～60秒。重复电生理检查，确认异常传导途径或异位兴奋灶消失。

4. 护理

（1）术前护理：在“心导管检查术”术前护理内容基础上，需注意以下措施。

1）术前检查：术前常规12导联心电图检查，必要时进行食管调搏和动态心电图检查。

2）用药护理：术前停用抗心律失常药物5个半衰期以上。心房颤动者术前需满足以下条件方可手术：服用华法林维持凝血酶原时间国际标准化比值（PT-INR）为2.0～3.0、服用新型口服抗凝药物（NOAC）至少3周或经食管超声检查确认心房内无血栓者。华法林抗凝达标者术前无须停药，需继续监测PT-INR并保证每日含维生素K的食物摄入稳定；服用达比加群、利伐沙班等新型口服抗凝药者，无须常规监测PT-INR，亦无须注意饮食对药物抗凝效果的影响，但严重肾功能不全者慎用。

（2）术中护理

1）心理护理：与患者沟通解释手术带来的不适或由于靶点选择困难导致的手术时间延长，以减轻患者的紧张、焦虑情绪，帮助患者顺利配合完成手术。

2）病情监测：术中密切监测心电、血压，识别并协助医生及时处理心脏压塞、心脏穿孔及房室传导阻滞等严重并发症。

（3）术后护理：在“心导管检查术”术后护理内容基础上，需注意以下措施。

1）术后描记12导联心电图。

2）并发症的观察与护理：及时识别和处理心脏压塞、心脏穿孔、房室传导阻滞、窦性停搏、气胸等并发症。

3）抗凝治疗：房颤消融者延长卧床时间，防止术后出血。根据出血风险决定术后重新恢复抗凝治疗的起始时间，常规术后12～24小时恢复抗凝治疗，出血风险高者可延长至术后48～72小时恢复抗凝治疗。至少继续维持2个月的华法林或新型口服抗凝药治疗。

（五）冠状动脉介入性诊断及治疗技术

冠状动脉介入性诊断及治疗技术包括冠状动脉造影术和经皮冠状动脉介入治疗技术。冠状动脉造影术（CAG）是临床判断冠状动脉病变并确定其部位和程度的最可靠的方法，为临床诊断的金标准。评定冠状动脉再灌注血流一般用TIMI试验所提出的分级标准，见表3-1-1。经皮冠状动脉介入治疗（PCI）是治疗冠心病的一种最常用、最成熟的介入技术。它是用心导管技术疏通狭窄甚至闭塞的冠状动脉管腔，从而改善心肌血流灌注的治疗方法，包括经皮冠状动脉腔内成形术（PTCA）、经皮冠状动脉内支架植入术、冠状动脉内旋切术、旋磨术和激光成形术。

表3-1-1　TIMI分级

TIMI分级	判断标准
0级	无血流灌注，闭塞血管远端无血流
Ⅰ级	对比剂部分通过，冠状动脉狭窄远端不能完全充盈
Ⅱ级	冠状动脉狭窄远端可完全充盈，但显影慢，对比剂消除也慢
Ⅲ级	冠状动脉远端对比剂完全而且迅速充盈和消除，同正常冠状动脉血流

1. 适应证

（1）冠状动脉造影术

1）药物治疗效果欠佳，估计要做血运重建的心绞痛患者；患者的心绞痛症状不严重，但其他检查提示多支血管病变、左主干病变。

2）不稳定型心绞痛，如新发生的心绞痛、梗死后心绞痛，变异型心绞痛。

3）急性心肌梗死患者。

4）冠心病的诊断不明确，需要做冠状动脉造影明确诊断，如不典型的胸痛，无创检查提示心肌缺血。

5）难以解释的心力衰竭或室性心律失常。

6）拟进行其他较大手术而疑诊冠心病的患者，包括心电图异常（Q波、ST-T改变）、不典型心绞痛和年龄＞65岁的患者；拟行心脏手术的患者，如年龄＞50岁应常规行冠状动脉造影。

（2）经皮冠状动脉介入治疗

1）稳定型心绞痛：左主干病变直径狭窄＞50%；前降支近段狭窄≥70%；伴左心室功能减低的2支或3支病变；心肌核素等检测方法证实缺血面积大于左心室面积的10%；任何血管狭窄≥70%伴心绞痛，且优化药物治疗无效；有呼吸困难或慢性心力衰竭，且缺血面积大于左心室10%，或存活心肌的血供由狭窄≥70%的血管供应者。

2）不稳定型心绞痛、非ST段抬高心肌梗死。

3）介入治疗后心绞痛复发，血管再狭窄的患者。

4）急性ST段抬高心肌梗死（STEMI）：具体如下。①直接PCI：a.发病12小时以内的STEMI患者。b.院外心搏骤停复苏成功的STEMI患者。c.合并心源性休克、急性严重心力衰竭，无论是否时间延迟。d.发病时间超过12小时，临床和/或心电图仍存在进行性缺血证据。②补救性PCI：溶栓治疗后仍有明显胸痛，抬高的ST段无明显降低，冠状动脉造影显示TIMI 0～Ⅱ级血流者。③溶栓治疗后PCI：溶栓后应尽早将患者转运至有PCI条件的医院，在溶栓后2～24小时内常规行冠状动脉造影术并对梗死相关血管血运重建治疗。

2. 禁忌证　以下是相对禁忌证，若因冠脉血管原因而危及患者生命急需行PCI时，则无须考虑禁忌证，但应做好充分的术前准备。

（1）无心肌缺血或心肌梗死症状和证据者。

（2）冠状动脉轻度狭窄（＜50%）或仅有痉挛者。

（3）近期有严重出血病史，凝血功能障碍，不能耐受抗血小板和抗凝双重治疗者。

（4）对比剂过敏、严重心肺功能不全不能耐受手术、晚期肿瘤、消耗性恶病质、严重肝肾衰竭者。

3. 方法 以下重点介绍CAG、PTCA及冠状动脉内支架植入术。

（1）CAG：是选用特制定型的心导管，经桡动脉、股动脉或肱动脉送到主动脉根部（目前最常选用经桡动脉途径），分别插入左、右冠状动脉口，注入对比剂，从而显示冠状动脉病变和部位的一种心血管造影方法。

（2）PTCA：是在冠状动脉造影确定狭窄病变部位后，将带球囊的导管送入冠状动脉到达狭窄节段，球囊到位后用压力泵加压扩张球囊，使狭窄管腔扩大，是冠状动脉介入治疗最基本的手段。药物洗脱球囊（DEB）是将表面附带有紫杉醇等抗再狭窄药物的球囊与病变的血管接触，球囊扩张时药物可释放入病变局部，起到治疗的作用。

（3）冠状动脉内支架植入术：支架植入术是在PTCA基础上发展而来的，球囊扩张完成后，根据残余狭窄的情况等选择是否植入支架。是将不锈钢或合金材料制成的支架植入病变的冠状动脉内，支撑其管壁，以保持管腔内血流畅通。

4. 护理

（1）术前护理：在“心导管检查术”术前护理内容基础上，需注意以下措施。

1）术前训练：术前进行屏气、咳嗽训练便于术中顺利配合。

2）用药护理：具体如下。①抗血小板药物用药护理：择期PCI者术前口服抗血小板药物，如阿司匹林、氯吡格雷或替格瑞洛；急诊PCI或术前6小时内给药者，遵医嘱给予上述负荷剂量的抗血小板药物。②华法林用药护理：术前服用华法林的患者，无须停用，但需要监测INR。服用新型口服抗凝药（NOAC）者，急诊PCI无须中断，但是择期手术者可考虑停药（通常停药12～24小时），用药过程中注意监测肾功能变化。

3）血管评估：桡动脉穿刺者，术前进行Allen试验，阴性者方可经桡动脉穿刺。股动脉穿刺者术前标记双侧足背动脉以便穿刺时监测。

4）心理护理：缓解患者恐惧、焦虑心理，稳定患者情绪。

（2）术中护理：在“心导管检查术”术中护理内容基础上，需注意以下措施。术中密切配合，当患者出现心悸、胸闷等不适时，应做好解释安慰。尤其在导管定位时、释放对比剂时及球囊扩张时，观察有无心律失常、心率和血压异常、心绞痛等，发现异常及时报告医生并采取有效处理措施。

（3）术后护理

1）了解患者静脉输液、切口和末梢循环情况，术中病变血管情况、植入支架个数、病变是否全部得到有效处理，抗凝药物用量，术中有无出现其他异常情况等。

2）病情严重者至少术后心电、血压监测24小时。血压不稳定者每15～30分钟测量1次，直至血压稳定后改为每小时测量1次。

3）术后即刻做12导联心电图，有症状者随时复查。

4）协助生活护理：嘱患者合理饮食、少食多餐，保持大便通畅。

5）穿刺部位的观察与护理：具体如下。①经桡动脉穿刺：穿刺点局部压迫4～6小时，压迫器压迫2～4小时后开始减压，气囊充气式压迫器每2小时缓慢抽气1～2ml，螺旋式压迫器每2小时放松1圈。减压过程中观察切口渗血情况，有渗血者还原压力直至止血，必要时报告医生重新压迫止血。②经股动脉穿刺：冠状动脉造影患者，可术后即刻拔出动脉鞘管。PCI术后患者，因术中应用肝素，术后需监测APTT达到正常值的1.5～2.0倍时可拔出鞘管，并常规按压穿刺点15～20分钟直至无活动性出血，继之加压包扎并肢体制动，1kg沙袋压迫6小时，穿刺侧肢体限制屈曲活动12～24小时后拆除弹力绷带自由活动。

6）并发症的观察与护理：具体如下。①急性冠状动脉闭塞：多表现为心率减慢或增快、血压下降，严重者可发生心室颤动、心室停搏而死亡，应及时告知医生，给予有效处理。②桡动脉穿刺主要并发症的预防与护理如下。a.桡动脉闭塞：确保术中充分抗凝，术后及时减压以预防桡动脉闭塞。b.前臂血肿：确保压迫器有效压迫住血管穿刺点，随时观察术侧肢体血肿和出血情况，一旦出血，应标记血肿范围并重新压迫止血。c.骨筋膜室综合征：当血肿快速进展导致骨筋膜室内压力增高至一定程度时，可导致动脉受压，进而引发手部缺血坏死，为术后严重并发症，较少发生。③股动脉穿刺主要并发症的预防与护理如下。a.穿刺侧出血或血肿：嘱患者术侧下肢保持伸直位，咳嗽或用力排便时压紧穿刺点，必要时重新包扎并延长压迫时间。b.腹膜后出血或血肿：多表现为血压降低、贫血、血细胞比容降低＞5%，腹股沟区疼痛、腹痛、腰痛，一旦诊断应及时输血，以免发生失血性休克。c.假性动脉瘤和动静脉瘘：多在鞘管拔除后1～3天内发生，假性动脉瘤表现为穿刺局部搏动性肿块和收缩期杂音；动静脉瘘表现为局部连续性杂音，发现后应立即局部加压包扎，必要时行外科手术治疗。d.穿刺动脉血栓形成或栓塞：若术后动脉止血加压和包扎过紧，可使动、静脉血流受阻而形成血栓。术后常规监测双足肢端动脉搏动情况，皮肤温度、颜色和感觉。静脉血栓脱落可引发致命性肺栓塞，应密切观察有无突发咳嗽、咯血和胸痛，积极配合给予抗凝和溶栓药物治疗。④低血压：多由拔出鞘管时的血管迷走反射所致，表现为血压下降伴有心率减慢、恶心、呕吐、出冷汗，严重者心搏骤停。协助医生拔除鞘管前局部麻醉减轻疼痛，备齐药品、除颤器等抢救用品。连接监护仪，密切监测心电、血压指标。⑤对比剂不良反应：部分患者注入对比剂后可出现皮疹、畏寒，严重者导致急性肾损伤。术后经静脉或口服补液，达到促进对比剂排出体外、保护肾功能和补充血容量的作用。高龄、肾功能不全者可术前3～12小时静脉应用生理盐水进行水化，但同时伴有慢性心功能不全者水化需谨慎，以免诱发急性肺水肿。⑥心肌梗死：病变处急性血栓形成所致。及时识别心肌梗死给予有效处理。⑦尿潴留：多由股动脉穿刺后，患者不习惯床上排尿所致。应术前训练床上排尿，给予心理安慰和疏导，通过听流水声等诱导排尿。必要时行导尿术。

7）支架植入者术后常规服用阿司匹林等抗凝药，严密监测有无出血倾向，定期检测血小板、出凝血时间。

8）术后指导患者遵医嘱继续服药，定期门诊随访。

知识拓展

福斯曼：亲手将导管插向自己心脏的科学狂人

沃纳·福斯曼于1904年出生于德国柏林。1922年10月，他考入弗里德里希·威廉大学（今柏林洪堡大学）医学院，1928年以优异成绩获得医学博士学位并就职于埃柏斯瓦尔德医院。当时心脏病死亡率极高，福斯曼目睹患者因未及时救治去世后，决心寻找新的救治方法。1929年春，他设想通过静脉插入导管直达心脏进行治疗，但这一想法被同行视为不可能。尽管如此，福斯曼仍坚信并制定了试验方案，甚至不顾劝阻，在自己身上进行了首次人体心导管插入术，成功将导管插入右心耳。此后，他多次试验并发表成果，却未受关注，还被赶出医院。1941年，美国医学家柯尔南特和理查兹改进其手术并投入临床，使心导管术成为诊治心脏疾病的重要手段。1956年，福斯曼与二人共同获得诺贝尔生理学或医学奖。

资料来源：周白瑜. 心导管术创始人Werner Forssmann［J］. 中国心血管杂志，2009，14(6)：481.

小结

思考题

1. 简述心源性呼吸困难的表现。
2. 简述心源性水肿的发病机制。
3. 简述循环系统常用的诊疗技术。

第二节 心力衰竭

心力衰竭（heart failure，HF）简称心衰，是由于心脏结构或功能性疾病导致心室充盈和/或射血功能受损，心排血量不足以维持机体组织代谢，以肺循环和/或体循环淤血、器官组织血液灌注不足为临床表现的一组综合征，主要表现为呼吸困难、体力活动受限和体液潴留。根据心衰发展速度可分为慢性心衰和急性心衰，慢性心衰在临床上更多见；按心衰发生的部位可分为左心衰竭、右心衰竭和全心衰竭；根据患者初次评估时超声心动图检查的左室射血分数水平，心衰可以分为射血分数降低的心力衰竭、射血分数中间值的心力衰竭、射血分数保留的心力衰竭和射血分数改善的心力衰竭。

《中国心力衰竭诊断和治疗指南2024》报告指出，发达国家成人心衰的患病率为1.0%～2.0%。我国城镇职工基本医疗保险信息管理系统数据（2021）调查显示，我国25岁及以上成人心衰患者约有1210万例，标准化患病率为1.10%，35岁及以上人群的心衰标准化患病率为1.38%。心衰患病率与年龄密切相关，根据年龄分段统计结果，在25～64岁、65～79岁、80岁及以上人群中，心衰的标准化患病率分别为0.57%、3.86%和7.55%。随着我国人口老龄化的加剧，心衰患病率仍有升高趋势。

一、慢性心力衰竭

（一）概述

慢性心力衰竭（chronic heart failure，CHF）简称慢性心衰，是心血管疾病的终末期表现和最主要死因。

（二）病因与发病机制

1．病因

（1）基本病因

1）心肌损害：原发性心肌损害包括缺血性心肌损害（如冠心病心肌缺血或心肌梗死）、心肌炎和心肌病，继发性心肌损害常见于内分泌代谢性疾病、心肌淀粉样变性、结缔组织病、心脏毒性药物等并发的心肌损害。

2）心脏负荷过重：具体如下。①压力负荷（后负荷）过重：常见于心室收缩期射血阻力增加的疾病，如高血压、主动脉瓣狭窄、肺动脉高压、肺动脉瓣狭窄等。②容量负荷（前负荷）过重：如心脏瓣膜关闭不全等引起的血液反流，先天性心脏病（室间隔缺损、动脉导管未闭等）引起的血液分流，慢性贫血、甲状腺功能亢进症、围生期心肌病等伴有全身循环血量增多的疾病。

（2）诱因：一些增加心脏负荷的因素可诱发有基础心脏病的患者发生心力衰竭。

1）感染：最常见、最重要的诱因是呼吸道感染，感染性心内膜炎也多见。

2）心律失常：各种类型的心律失常都可诱发心力衰竭，心房颤动是诱发心力衰竭的重要因素。

3）过度体力消耗或情绪激动：如妊娠晚期及分娩过程、剧烈运动等。

4）血容量增加：如摄入过多钠盐，过快、过多输液或输血。

5）治疗不当：如不恰当应用或停用利尿药或降压药等。

6）原有心脏病变加重或并发其他疾病：如冠心病发生心肌梗死、风湿性心脏瓣膜病出现风湿活动等。

2．发病机制　心衰是由心肌损伤导致病理性重塑，引起心室扩大和/或肥大。最初以肾素－血管紧张素－醛固酮系统、抗利尿激素激活和交感神经兴奋为主的代偿机制，尚能通过水钠潴留、外周血管收缩及心肌收缩力增强等维持正常心脏输出，但这些神经－体液机制最终将导致直接细胞毒性，引起心肌纤维化，致使心律失常及泵衰竭。

（1）Frank-Starling机制：心脏前负荷增加，使回心血量增多，心室舒张末期容积增加，从而使心排血量及心脏做功量增加。但同时也导致心室舒张末压力增高，心房压、静脉压继而升高，当左心室舒张末压＞18mmHg时，将出现肺淤血（图3-2-1）。

（2）神经－体液机制

1）交感神经兴奋性增强：心衰患者血液中去甲肾上腺素水平升高，作用于心肌β_1肾上腺素受体，使心肌收缩力增强并提高心率，以增加心排血量。但同时外周血管收缩，心脏后负荷增加，心率加快，使心肌耗氧量增加。去甲肾上腺素对心肌有直接毒性作用，促使心肌细胞凋亡，参与心室重塑的病理过程。此外，交感神经兴奋还可使心肌应激性增强而有促心律失常作用。

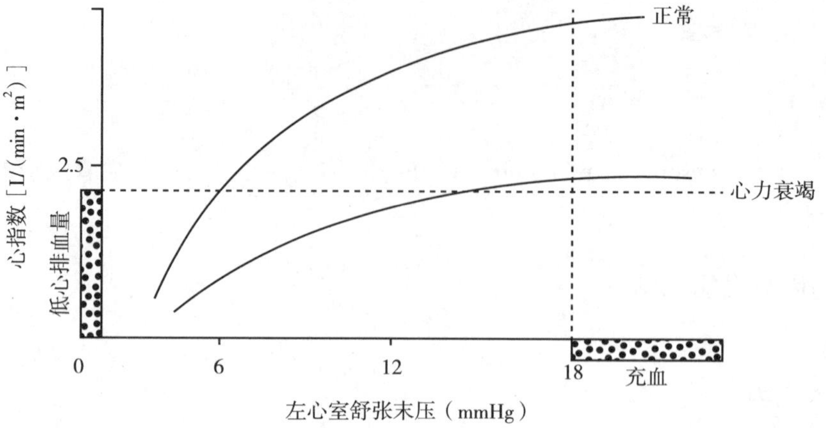

图3-2-1　左室功能曲线

2）肾素-血管紧张素-醛固酮系统（RAAS）激活：由于心排血量降低，肾血流量减少，RAAS激活，增强心肌收缩力，收缩周围血管，调节血液再分配，保证心、脑等重要脏器的血供；RAAS激活，促进醛固酮分泌，水钠潴留，增加体液量及心脏前负荷，起到代偿作用。但同时RAAS激活促进心脏和血管重塑，加重心肌损伤，促使心功能恶化。

3）其他体液因子的改变：除上述两个主要神经内分泌系统的代偿机制外，心力衰竭时还有多种体液因子参与调节，在心肌和血管重塑中起重要作用。如利钠肽类（包括心钠肽、脑钠肽和C型利钠肽）、抗利尿激素、内皮素、一氧化氮、缓激肽及一些细胞因子、炎症介质等均参与慢性心衰的病理生理过程。

（3）心室重塑：在心脏功能受损，心腔扩大、心肌肥厚的代偿过程中，心肌细胞、胞外基质、胶原纤维网等均发生相应变化，称为心室重塑，是心衰发生发展的基本病理机制。心肌细胞的能量供应不足及利用障碍导致心肌细胞坏死、纤维化是发生失代偿的一个重要因素。心肌细胞减少使心肌整体收缩力下降，纤维化的增加又使心室顺应性下降，重塑更趋明显，心肌收缩力不能发挥其应有的射血效应，经此恶性循环，最终导致不可逆转的终末阶段。

（4）心脏舒张功能不全

1）心肌主动舒张功能障碍：心肌能量供应不足时，钙离子回摄入肌浆网及泵出胞外的耗能过程受损，导致主动舒张功能障碍。常见于冠心病明显缺血时，在出现收缩功能障碍前即可出现舒张功能障碍。

2）心室肌顺应性减退及充盈障碍：主要见于心室肥厚如高血压及肥厚型心肌病，心室充盈压明显增高，当左心室舒张末压过高时，肺循环出现高压和淤血，即舒张性心功能不全，此时心肌的收缩功能尚可保持，心室射血分数正常，故又称左室射血分数正常的心力衰竭。

（三）临床表现

1．左心衰竭　主要表现为肺循环淤血和心排血量降低。

（1）症状

1）呼吸困难：包括劳力性呼吸困难、夜间阵发性呼吸困难和端坐呼吸，左心衰竭最主要的症状是不同程度的呼吸困难。

2）咳嗽、咳痰和咯血：肺泡和支气管黏膜淤血导致咳嗽、咳痰。常发生于夜间，坐位或立位时咳嗽可减轻或消失。痰液为白色浆液性泡沫状，偶尔带血丝。长期慢性肺淤血，肺静脉压力升高，使肺循环和支气管血液循环之间在支气管黏膜下形成侧支，血管一旦破裂可引起咯血。

3）全身症状：可出现疲倦、乏力、头晕、心悸，是心排血量降低，器官、组织血液灌注不足及代偿性心率加快所致。

4）少尿及肾功能损害症状：左心衰竭可导致肾血流量减少，出现少尿。长期慢性肾血流量减少可导致血尿素氮、肌酐升高，并可出现肾功能不全的症状。

（2）体征

1）肺部湿啰音：随着病情加重，肺部啰音可从局限于肺底部扩展至全肺。

2）心脏体征：除基础心脏病的体征外，均有心脏扩大、相对性二尖瓣关闭不全的反流性杂音、肺动脉瓣区第二心音亢进及第三心音或第四心音奔马律。

2. 右心衰竭　主要为体循环淤血的表现，具体表现如下。

（1）症状

1）消化道症状：是右心衰竭最常见的症状。包括胃肠道及肝淤血引起的腹胀、食欲缺乏、恶心、呕吐等。

2）呼吸困难：部分右心衰竭继发于左心衰竭，单纯性右心衰竭为分流性先天性心脏病或肺部疾病所致者，均有呼吸困难。

（2）体征

1）水肿：呈对称性、下垂性、凹陷性水肿，重者可延及全身，可伴有胸腔积液，以双侧多见，若为单侧，则以右侧更多见。

2）颈静脉征：颈静脉充盈、怒张是右心衰竭的主要体征，肝颈静脉回流征阳性更具特征性。

3）肝脏体征：肝脏因淤血而增大，伴压痛。持续慢性右心衰竭可致心源性肝硬化。

4）心脏体征：除基础心脏病的相应体征外，右心衰竭时右心室显著扩大，可出现二尖瓣关闭不全的反流性杂音。

3. 全心衰竭　右心衰竭继发于左心衰竭形成全心衰竭后，原有左心衰、呼吸困难等肺淤血的症状可因右心排血量减少而有所减轻。扩张型心肌病等表现为左、右心室衰竭者，左心衰的表现以心排血量减少的相关症状体征为主，肺淤血症状往往不严重。

4. 心功能分级与分期

（1）心功能分级：心力衰竭的严重程度常采用美国纽约心脏病协会（New York Heart Association，NYHA）的心功能分级方法（表3-2-1）。这种分级方案简便易行，临床应用最广，但仅凭患者的主观感受进行评价，短时间内变化的可能性较大，且个体间的差异也较大。

表3-2-1　NYHA心功能分级

心功能分级	患者症状
Ⅰ级	体力活动不受限。普通体力活动不会引起过度疲劳、心悸或呼吸急促
Ⅱ级	体力活动轻微受限。休息时舒适，普通的体力活动会导致疲劳、心悸、呼吸急促或胸痛
Ⅲ级	体力活动明显受限。休息时舒适，低于正常活动会导致疲劳、心悸、呼吸急促或胸痛
Ⅳ级	休息时亦有心力衰竭的症状，任何体力活动都会导致进一步的不适。无须静脉给药，且可在室内或床旁活动者为Ⅳa级，不能下床活动且需静脉给药维持者为Ⅳb级

（2）心力衰竭分期：由美国心力衰竭学会、欧洲心脏病学会心力衰竭协会、日本心力衰竭学会共同撰写的《心力衰竭的通用定义和分类》将心力衰竭分为四期（表3-2-2）。

表3-2-2 心力衰竭分期

心力衰竭分期	特点
A期（心力衰竭风险期）	患者有心衰风险但目前或既往无心力衰竭症状或体征，且没有心脏结构或生物标志物证据
B期（心力衰竭前期）	患者目前或既往无心力衰竭症状、体征，但存在心脏结构性病变或心功能异常或利钠肽水平升高的证据
C期（症状性心力衰竭期）	患者目前或既往存在心脏结构和/或功能异常引起的心力衰竭症状、体征
D期（晚期心力衰竭）	患者休息时有严重心力衰竭症状或体征，尽管接受了指南指导的管理和治疗，但反复住院，需接受高级治疗，如心脏移植、机械循环或姑息治疗

（3）6分钟步行试验（6MWT）：通过评定慢性心衰患者的运动耐力，评价心衰严重程度和疗效。测定患者在平直走廊里6分钟的步行距离：＜150m为重度心衰，150～450m为中度心衰，＞450m为轻度心衰。该评估方法简单方便，安全易行。

（四）辅助检查

（1）血液检查：脑钠肽（BNP）和氨基末端脑钠肽前体（NT-pro BNP）是心衰诊断、患者管理、临床事件风险评估中的重要指标。

（2）胸部X线检查：可反映有无肺淤血及肺淤血程度，心影大小及外形可为病因诊断提供重要依据，心脏扩大的程度和动态改变也可间接反映心功能状态。

（3）超声心动图检查：比X线检查更能准确地反映各心腔大小和心瓣膜结构及功能，是诊断心衰最主要的仪器检查。通过计算左室射血分数（LVEF）可反映心脏收缩功能，正常LVEF＞50%，≤40%提示收缩功能障碍；多普勒超声心动图可显示心动周期中舒张早期与舒张晚期（心房收缩）心室充盈速度最大值之比（E/A），是临床上最实用的判断舒张功能的方法，正常人E/A值不应小于1.2，舒张功能不全时E/A值降低。

（4）有创性血流动力学检查：包括右心导管检查、动脉内血压监测、肺动脉导管、脉搏波指示连续心排血量监测等，主要适用于血流动力学状态不稳定，病情严重且治疗效果不理想的患者。经静脉将漂浮导管插入至肺小动脉，测定各部位的压力及血液含氧量，计算心指数及肺毛细血管楔压，直接反映左心功能。正常时心指数＞2.5L/（min·m^2），肺毛细血管楔压＜12mmHg。脉搏波指示连续心排血量监测可估测血容量、外周血管阻力、全心排血量等指标，更好地指导容量管理，通常仅适用于具备条件的监护病房。

（5）心脏MRI检查：能评价左右心室容积、心功能、节段性室壁运动、心肌厚度、瓣膜及心包疾病等。因其精确度及可重复性而成为评价心室容积和室壁运动的金标准。

（6）其他：如心肺运动试验、放射性核素检查等。

（五）诊断要点

心衰的诊断应综合病因、病史、症状、体征、辅助检查指标，有明确的器质性心脏病是诊断的基础，特异的症状和体征是诊断心衰的重要依据，如左心衰竭肺循环淤血引起不同程度的呼吸困难，右心衰竭体循环淤血引起颈静脉怒张、肝大、水肿等。

（六）治疗要点

心衰的治疗目标是防止和延缓心衰的发生和发展，缓解临床症状，提高运动耐量和生活质量，降低住院率与病死率。治疗原则主要是采取综合治疗措施，包括对各种导致心功能受损的疾病进行早期管理，调节心衰代偿机制，减少其负面效应，阻止或延缓心室重塑的进展。

1. 病因治疗及消除诱因

（1）病因治疗：针对所有可能导致心脏功能受损的常见疾病如高血压、冠心病等，在尚未造成心脏结构改变前进行有效治疗。

（2）消除诱因：如积极选用适当抗生素控制感染，纠正心律失常、甲状腺功能亢进、贫血等。

2. 药物治疗

（1）利尿药：通过排钠排水减轻体液潴留，从而降低心脏的容量负荷，是心衰治疗中改善症状的“基石”，原则上在慢性心衰急性发作和明显体液潴留时应用。常用利尿药见表3-2-3。

表3-2-3　常用利尿剂

药物种类	药物名称	不良反应
袢利尿药	呋塞米、托拉塞米	易发生低钾血症
噻嗪类利尿药	氢氯噻嗪	胃部不适、呕吐、腹泻、高血糖、高尿酸血症、低钾血症等
保钾利尿药	螺内酯、阿米洛利	嗜睡、运动失调、男性乳房发育、面部多毛等，肾功能不全及高钾血症者禁用

（2）肾素-血管紧张素-醛固酮系统抑制药

1）血管紧张素转化酶抑制药（angiotensin converting enzyme inhibitor，ACEI）：通过抑制肾素-血管紧张素系统，发挥扩张血管作用，更重要的是在改善心室重塑中起关键作用，从而延缓心衰进展、降低远期死亡率。ACEI是慢性心衰治疗的首选药物。ACEI治疗应从小剂量开始，患者能够很好耐受后逐渐加量，至适量后长期维持终身用药，避免突然撤药。常用药物有卡托普利、贝那普利、培哚普利等。

2）血管紧张素Ⅱ受体阻断药（angiotensin Ⅱ receptor blocker，ARB）：当ACEI引起干咳、血管性水肿而不能耐受时，可改用ARB。常用药物有氯沙坦、缬沙坦、坎地沙坦、厄贝沙坦等。小剂量开始，逐步增至目标推荐剂量或可耐受最大剂量。

3）血管紧张素受体脑啡肽酶抑制药（angiotensin receptor neprilysin inhibitor，ARNI）：能抑制血管收缩，改善心肌重构，显著降低心衰住院和心血管死亡风险，改善心衰症状和生活质量，推荐用于射血分数降低的心衰患者。常用药物有沙库巴曲缬沙坦。

4）醛固酮受体阻断药：螺内酯是应用最广泛的醛固酮受体阻断药，对抑制心血管重塑、改善远期预后有很好的作用。

（3）β受体阻断药：可抑制交感神经激活对心衰代偿的不利作用，抑制心室重塑，长期应用能减轻症状、改善预后，降低死亡率和住院率。所有病情稳定的心衰患者均应服用β受体阻断药，有禁忌证或不能耐受者除外。为了减少β受体阻断药负性肌力作用的不良影响，原则上应待心衰情况稳定后从小剂量开始，逐渐增加剂量，适量长期维持。静息心率是评估心脏β受体有效阻断的指标之一，通常心率降至60次/分的剂量为β受体阻断药应用的目标剂量或最大可耐受剂量。常用药物有美托洛尔、比索洛尔、卡维地洛。症状改善常在用药后2～3个月出现。

（4）正性肌力药物

1）洋地黄类药物：洋地黄可增强心肌收缩力，抑制心脏传导系统，对迷走神经系统的直接兴奋作用是洋地黄的一个独特优点，可对抗心衰时交感神经兴奋的不利影响，但不足以取代β受体阻断药的作用。常用药物有地高辛、毛花苷C（西地兰）、毒毛花苷K等。地高辛适用于中度心衰的维持治疗，目前采用维持量法给药，0.125mg/d，口服，每天1次，70岁以上或肾功能损害者宜减量，必要时需监测血药浓度。毛花苷C、毒毛花苷K为快速起效的静脉注射制剂，适用于急性心衰或慢性心衰加重时，特别适用于心衰伴快速心房颤动者。

2）非洋地黄类正性肌力药：具体如下。①β受体激动药：静脉使用多巴胺2～5μg/（kg·min），能增强心肌收缩力，扩张血管，特别是肾小动脉扩张，而心率加快不明显，有利于心衰治疗。多巴酚丁胺是多巴胺的衍生物，两者短期静脉滴注在慢性心衰加重时起到帮助患者渡过难关的作用，连续使用超过72小时可能出现耐药，长期使用将增加死亡风险。②磷酸二酯酶抑制药：主要药物有米力农，能增强心肌收缩力。仅限于重症心衰治疗效果不好时短期应用。③左西孟旦：是一种钙增敏药，其正性肌力作用独立于β肾上腺素能刺激，可用于正接受β受体阻断药治疗的患者。该药在缓解症状和改善预后等方面有作用，且使BNP水平明显下降。

（5）其他：如伊伐布雷定、扩血管药物等。

3. 非药物治疗

（1）心脏再同步化治疗（cardiac resynchronization therapy，CRT）：对于慢性心衰伴心室失同步化收缩的患者，通过植入三心腔起搏装置，改善房室、室间和/或室内收缩同步性，增加心排血量，可改善心衰症状，提高运动耐量和生活质量，减少住院率并明显降低死亡率。CRT的Ⅰ类适应证包括：已接受最佳药物治疗仍持续存在心衰症状的窦性心律患者，LVEF≤35%，NYHA心功能分级Ⅱ～Ⅳ级、心室收缩不同步（QRS间期＞130毫秒）。

（2）左心室辅助装置（left ventricular assist device，LVAD）：适用于严重心脏事件后或准备行心脏移植术患者的短期过渡治疗和急性心衰的辅助性治疗。LVAD的小型化、精密化、便携化已可实现，有望用于药物疗效不佳的心衰患者，成为心衰器械治疗的新手段。

（3）植入型心律转复除颤器（implantable cardioverter defibrillator，ICD）：可用于心脏性猝死的预防。

（4）心脏移植：是治疗晚期心力衰竭的最终治疗方法，但因其供体来源及排斥反应而难以广泛开展。

（5）其他：如经皮左心室壁瘤减容术、经导管二尖瓣修复术、心血管再生及基因治疗等。

4. 舒张性心力衰竭的治疗 舒张性心衰治疗原则与收缩性心衰有所不同：应积极寻找并治疗基础病因，如治疗冠心病或主动脉瓣狭窄、有效控制血压等；β受体阻断药可通过减慢心率使舒张期相对延长而改善舒张功能，改善心肌顺应性；钙通道阻滞药（calcium channel blocker，CCB）降低心肌细胞内钙离子浓度，改善心肌主动舒张功能，降低血压，减轻心肌肥厚，主要用于肥厚型心肌病；ACEI能有效控制血压，改善心肌及小血管重塑，有利于改善舒张功能，最适用于高血压和冠心病患者的治疗；尽量维持窦性心律，保持房室顺序传导，保证心室舒张期充分的容量；对肺淤血症状明显者，可适量应用硝酸酯类药物或利尿药降低前负荷；在无收缩功能障碍的情况下，禁用正性肌力药。

（七）护理

1. 主要护理诊断

（1）体液过多：与右心衰竭致体循环淤血、水钠潴留、低白蛋白血症有关。

（2）活动耐力下降：与心排血量下降有关。

2. 其他护理诊断

（1）有皮肤完整性受损的危险：与长期卧床或强迫体位、水肿、营养不良有关。

（2）焦虑：与慢性病程、病情反复发作呈加重趋势、担心疾病预后有关。

（3）营养失调：低于机体需要量，与慢性心力衰竭长期食欲缺乏有关。

3. 护理目标

（1）能够执行饮食护理计划和遵医嘱用药，水肿或腹水减轻，皮肤完整无损伤。

（2）能够说出活动的意义，能够主动参与制订和执行活动计划，活动耐力增加。

4. 护理措施

（1）体液过多

1）体位：伴胸腔积液或腹水者宜采取半卧位。下肢水肿者如无明显呼吸困难，可抬高下肢，以利于静脉回流，增加回心血量，从而增加肾血流量，提高肾小球滤过率，促进水钠排出。注意患者体位的舒适与安全，必要时加用床挡防止坠床。

2）饮食护理：饮食应低盐、低脂、易消化，少量多餐。伴低白蛋白血症者可静脉补充白蛋白。钠摄入量2～3g/d。告知患者及其家属低盐饮食的重要性并督促执行。限制含钠量高的食品如腌或熏制品、香肠、罐头食品、海产品、苏打饼干等。注意烹饪技巧，可用糖、代糖、醋等调味品以增进食欲。心衰伴营养不良风险者应给予营养支持。

3）控制液体入量：心衰患者液体入量限制在1.5～2.0L/d，一般保持出入量负平衡约500ml，有利于减轻症状和充血。尽量避免输注氯化钠溶液。

4）使用利尿药的护理：遵医嘱正确使用利尿药，注意观察和预防药物的不良反应。袢利尿药和噻嗪类利尿药最主要的不良反应是低钾血症，从而诱发心律失常或洋地黄中毒，故应监测血钾。患者出现低钾血症时常表现为乏力、腹胀、肠鸣音减弱、心电图U波增高等。服用排钾利尿药时多补充含钾丰富的食物，如鲜橙汁、西红柿汁、柑橘、香蕉、枣、杏、无花果、马铃薯、深色蔬菜等，必要时遵医嘱补充钾盐。口服补钾宜在饭后，以减轻胃肠道不适；外周静脉补钾时每500ml液体中KCl含量不宜超过1.5g。噻嗪类利尿药还可能有胃肠道不适（呕吐、腹泻）、高血糖和高尿酸血症等。螺内酯的主要不良反应有男性乳房发育、面部多毛、嗜睡和运动失调等。利尿药的应用时间最好选择早晨或日间为宜，以免因频繁排尿影响患者的休息。

5）病情监测：每天在同一时间、同类着装、同一体重计测量体重，时间安排在患者晨起排尿后、早餐前最适宜。准确记录24小时液体出入量。有腹水者应每天测量腹围。

6）皮肤护理：保持床褥清洁、柔软、平整、干燥，定时协助或指导患者变换体位，膝部及踝部、足跟处可垫软枕以减轻局部压力。严重水肿者可使用气垫床。使用便盆时动作轻巧，勿强行推、拉，防止擦伤皮肤。嘱患者穿柔软、宽松的衣服。用热水袋保暖时水温不宜太高，防止烫伤。心衰患者常因呼吸困难而被迫采取半卧位或端坐位，最易发生压力性损伤的部位是骶尾部，可用减压敷料保护局部皮肤，并保持会阴部清洁干燥。有胸腔积液的患者喜患侧卧位，应注意受压部位的皮肤护理。

（2）活动耐力下降

1）制订活动计划：告知患者运动训练的治疗作用，鼓励患者体力活动（心衰症状急性加重期或怀疑心肌炎的患者除外），督促其坚持动静结合，循序渐进增加活动量。心功能Ⅱ级及以上的患者在专业人员指导下进行运动训练，6分钟步行试验可以作为制订运动量的重要依据。

2）活动中监测：若患者活动中有呼吸困难、胸痛、心悸、头晕、疲劳、大汗、面色苍白、低血压等情况，应停止活动。如患者经休息后症状仍持续不缓解，应及时通知医生。运动治疗中需要进行心电监护的指征包括：LVEF＜30%，安静或运动时出现室性心律失常，运动时收缩压降低，心脏性猝死、心肌梗死、心源性休克的幸存者等。

5. 护理评价

（1）能够说出控制食盐和液体摄入量的重要意义并能够正确执行饮食护理计划，能够遵医嘱使用利尿药并知晓其注意事项，水肿或腹水减轻或消失，皮肤无破损或压力性损伤。

（2）活动耐力较前增加，活动后无气短、疲乏、虚弱感。

6. 健康指导

（1）控制病因，预防诱因：积极治疗控制各种原发心血管疾病，如高血压、冠心病等。避免各种诱发因素，如呼吸道感染、情绪过分激动、过度劳累等。避免吸烟、饮酒，作息规律，养成良好的生活习惯。

（2）饮食指导：饮食宜低盐低脂、易消化、富营养，少食多餐，保证蔬菜、水果的摄入量，预防便秘。

（3）运动指导：告知患者运动锻炼对延缓心室重塑进程，改善心肺功能的重要意义。所有患有慢性稳定性心力衰竭尚可进行体力活动者，均应考虑进行适度的运动锻炼。运动前进行心肺功能评估，并根据评估结果制订个性化的运动计划。运动方式以有氧运动为主，抗阻运动为辅，循序渐进，提高运动依从性，运动过程中做好监测，保障运动安全。

（4）用药指导：遵医嘱服药，告知患者药物的名称、剂量、用法、作用与不良反应。指导患者掌握利尿药等基本治疗药物自我调整的方法，若3日内体重增加超过2kg，应考虑水钠潴留，此时应调增利尿药剂量；对于β受体阻断药、ACEI或ARB，需根据心率、血压调整用药，当不能确定如何调整用药时，需及时咨询医护人员。

（5）病情监测：指导患者学会自我病情监测，当呼吸困难加重、水肿较前明显，休息状态下心率较前增加15～20次/分时需及时就医。病情平稳状态下一般1～2个月随访1次。

（6）照顾者指导：指导家属和其他主要照顾者为患者提供社会支持和心理支持，提供必要的生活帮助，协助患者完成生理自理。帮助患者树立战胜疾病的信心，保持情绪稳定。

二、急性心力衰竭

（一）概述

急性心力衰竭（acute heart failure，AHF）是多种原因导致的心衰的症状和体征急性发作或急性加重的一种严重的临床综合征，主要表现为呼吸困难和急性肺水肿。急性心力衰竭包括急性左心衰竭和急性右心衰竭，临床上以急性左心衰竭最为常见，典型表现为严重呼吸困难、端坐呼吸、咳粉红色泡沫样痰等。

（二）病因与发病机制

1. 病因　急性心力衰竭来源于新发急性心衰或慢性心衰急性失代偿。新发急性心衰的病因主要有急性心肌梗死、高血压危象、重症心肌炎、急性心脏瓣膜病、严重心脏压塞和心律失常等。慢性心衰急性失代偿往往有一个或多个诱因，如血压显著升高、心律失常、心肌缺血、严重感染、慢性阻塞性肺疾病急性加重、围手术期、肾功能恶化等。

2. 发病机制　心脏收缩力突然严重减弱或左室瓣膜急性反流，心排血量急剧减少，左室舒张末压迅速升高，肺静脉回流不畅，导致肺静脉压快速升高，肺毛细血管压随之升高，使血管内液体渗入肺间质和肺泡内，形成急性肺水肿。

（三）临床表现

患者表现为突发严重呼吸困难，呼吸频率可达30～50次/分，频繁咳嗽，端坐呼吸，咳粉红色泡沫样痰，有窒息感，极度烦躁不安、恐惧。面色灰白或发绀，皮肤湿冷，大汗，尿量显著减少。肺水肿早期血压可一过性升高，如不能及时纠正，血压可持续下降直至休克。听诊时，两肺满布湿啰音和哮鸣音，心率快，心尖部第一心音减弱，可闻及舒张早期第三心音奔马律，肺动脉瓣区第二心音亢进。

（四）辅助检查

1. 血液检查　BNP和NT-pro BNP升高，但二者的排除意义大于其诊断意义，一般BNP＜100ng/L，NT-pro BNP＜300ng/L可排除急性心衰。其他血液检查还包括血常规、动脉血氧饱和度、肌钙蛋白、尿素氮、肌酐、电解质、血糖和D-二聚体等，根据病情需要适当检测。

2. 心电图检查　可呈现各种快速型或缓慢型心律失常，ST-T心肌缺血性表现。

3. 胸部X线检查　心影扩大，同时有肺淤血、肺水肿征象。

4. 超声心动图检查　对急性心衰的诊断价值大于胸部X线检查，是诊断急性心衰最主要的仪器检查指标。左室射血分数（LVEF）≤40%提示收缩功能障碍；心动周期中舒张早期与舒张晚期（心房收缩）心室充盈速度最大值之比（E/A）小于1.2，提示心脏舒张功能不全。

5. 有创性血流动力学检查　多在急性心衰血流动力学状态不稳定或病情严重治疗效果不理想时进行此项检查，通过心指数、肺毛细血管楔压和脉搏波指示连续心排血量监测结果辅助诊断和治疗。

6. 心脏MRI检查　可反映左右心室容积、心功能、心肌厚度、节段性室壁运动等。精确度高、可重复性，一般将其视为评价心室容积和室壁运动的金标准。

（五）诊断要点

急性心力衰竭的诊断主要基于病史和临床表现（病史、症状和体征），同时结合BNP和

NT-pro BNP、血氧饱和度、心电图、超声心动图、胸部X线检查等检查结果。

（六）治疗要点

1. **体位** ①当患者突发端坐呼吸、夜间阵发性呼吸困难时，提示肺水肿，需要提供高背、高枕等支托物协助患者取端坐位。②当患者出现持续性低血压，伴皮肤湿冷、苍白和发绀，尿量减少，意识障碍，口渴、口干等低血容量表现时，应迅速采取平卧位或休克卧位，抬高头部及下肢，以增加回心血量，并注意保暖。③半卧位或端坐位易导致心排血量减少，病情相对平稳时，应采取患者自感舒适的体位，以半卧位（角度30°以下）为宜。

2. **氧疗** 适用于有低氧血症的患者。首先应保证气道开放，立即给予鼻导管高流量给氧；面罩给氧适用于伴呼吸性碱中毒及未合并二氧化碳潴留、需高流量给氧的患者。

3. **救治准备** 迅速开放静脉通道，留置导尿管，心电监护及血氧饱和度监测等。

4. **遵医嘱用药**

（1）吗啡：可镇静，减少患者躁动，同时也通过扩张小血管而减轻心脏负荷。一般予2.5～5.0mg静脉缓慢注射，亦可皮下或肌内注射，观察患者有无呼吸抑制、血压下降等不良反应。伴明显和持续低血压、休克、意识障碍、COPD等患者应禁用吗啡。

（2）快速利尿药：呋塞米20～40mg静脉注射，4小时后可重复1次。可迅速利尿，有效降低心脏容量负荷过重，减轻呼吸困难。

（3）血管扩张药：可选用硝普钠、硝酸甘油静脉滴注，严格按医嘱定时监测血压，用输液泵控制滴速，根据血压调整剂量，维持收缩压在90～100mmHg。其中，硝普钠见光易分解，应现配现用，避光滴注，药物保存和连续使用不宜超过24小时，通常疗程不要超过72小时。

（4）正性肌力药物：①洋地黄类药物尤其适用于快速心房颤动或已知有心脏增大伴左心室收缩功能不全的患者。②非洋地黄类正性肌力药物，如多巴胺、多巴酚丁胺、米力农等，适用于低心排血量综合征，可缓解组织低灌注所致的症状，保证重要脏器血液供应。③左西孟旦适用于无显著低血压或低血压倾向的急性左心衰竭患者。

（5）氨茶碱：解除支气管痉挛，并有一定的增强心肌收缩、扩张外周血管作用。

5. **非药物治疗** ①无创机械通气或气管插管机械通气，应用于合并严重呼吸衰竭经常规治疗不能改善者及心肺复苏患者。②主动脉内球囊反搏适用于心源性休克患者，可有效改善心肌灌注，降低心肌耗氧量和增加心排血量。③连续性肾脏替代治疗用于高容量负荷且对利尿药抵抗、低钠血症且出现相应症状、肾功能严重受损且药物不能控制时，帮助滤除代谢废物和液体，维持体内稳态。④左心室辅助装置通过辅助心室泵血来维持外周灌注并减少心肌耗氧量，从而减轻心脏损伤，可用于高危冠心病和急性心肌梗死患者。⑤体外膜肺氧合（ECMO）用于在心脏不能维持全身灌注或者肺不能进行充分气体交换时提供体外心肺功能支持，急性心衰时可替代心脏功能，使心脏有充分的时间恢复，可作为心脏移植过渡治疗。

6. **出入量管理** 无明显导致低血容量的因素（大出血、严重脱水、大汗淋漓等）者每天液体摄入量一般宜在1500ml以内，不超过2000ml。保持每天出入量负平衡约500ml，严重肺水肿者负平衡为1000～2000ml/d，甚至可达3000～5000ml/d，以减少水钠潴留，缓解症状。如肺淤血、水肿明显消退，应减少水负平衡量，逐步过渡到出入量大体平衡。在负平衡下应定期检查电解质，注意防止低血容量、低钾血症和低钠血症等。

7. 病情监测 严密监测血压、呼吸、血氧饱和度、心率、心电图。观察患者意识、精神状态，皮肤颜色、温度及出汗情况，颈静脉充盈程度，肺部啰音或哮鸣音的变化，监测出入量和体重。了解NT-pro BNP、动脉血气分析、电解质、肝肾功能、心脏超声结果等。对安置漂浮导管者，严密监测血流动力学指标的变化。

8. 心理护理 恐惧或焦虑可导致交感神经系统兴奋性增高，使呼吸困难加重。应与患者及其家属保持密切接触，解释病情及救治情况，提供情感支持。

9. 做好基础护理与日常生活护理。

（七）护理

1. 主要护理诊断

（1）气体交换受损：与左心衰竭致肺循环淤血有关。

（2）有洋地黄中毒的危险：与高龄、肾功能减退等高危人群使用洋地黄类药物有关。

2. 其他护理诊断

有电解质失衡的危险：与体液过多、肾功能损害、利尿治疗有关。

3. 护理目标

（1）患者呼吸困难症状显著改善，发绀和肺部啰音缓解或消退，动脉血气指标好转或正常。

（2）患者及其家属能说出洋地黄中毒的表现，医护合作能够及时发现和治疗。

4. 护理措施

（1）气体交换受损

1）休息、体位：参见本章第一节。

2）氧疗护理：氧疗仅用于存在低氧血症（SpO_2＜90%）时，根据缺氧程度调节氧流量，使患者SpO_2≥95%。

3）用药护理：具体如下。①ACEI：主要不良反应有干咳、低血压和头晕、肾损害、高钾血症、血管神经性水肿等。在用药期间需监测血压，避免体位的突然改变，监测血钾水平和肾功能。若患者出现不能耐受的咳嗽或血管神经性水肿，应停止用药。②β受体阻断药：主要不良反应有体液潴留（可表现为体重增加）、心衰恶化、心动过缓和低血压等，应注意监测心率和血压，当患者心率低于60次/分或低血压时，应及时报告医生。

4）心理护理：焦虑、抑郁和孤独在心衰恶化中发挥重要作用，心理疏导可改善心功能，必要时请心理科会诊，酌情应用抗焦虑或抗抑郁药物。

（2）有洋地黄中毒的危险

1）预防洋地黄中毒：①洋地黄用量个体差异很大，老年人、心肌缺血缺氧、重度心衰、低钾血症、低镁血症、肾功能减退等情况对洋地黄类药物较敏感，使用时应严密观察患者用药后反应。②与奎尼丁、胺碘酮、维拉帕米、阿司匹林等药物合用，可增加中毒机会，在给药前应了解是否使用了以上药物。③必要时监测血清地高辛浓度。④严格按时按医嘱给药，用毛花苷C或毒毛花苷K时务必稀释后缓慢（10～15分钟）静脉注射，并同时监测心率、心律及心电图变化。

2）观察洋地黄中毒表现：洋地黄中毒最重要的反应是各类心律失常，最常见者为室性期前收缩，多呈二联律或三联律，其他如房性期前收缩、心房颤动、房室传导阻滞等，快速房性心律失常伴传导阻滞是洋地黄中毒的特征性表现。胃肠道反应如食欲缺乏、恶心、呕吐和神经系统症状如头痛、倦怠、视物模糊、黄视、绿视等在用维持量法给药时已相对少见。

3）洋地黄中毒的处理：①立即停用洋地黄。②低钾血症者可口服或静脉补钾，停用排钾利尿药。③纠正心律失常。快速性心律失常可用利多卡因或苯妥英钠，一般禁用电复律，因易致心室颤动；有传导阻滞及缓慢性心律失常者可用阿托品静脉注射或安置临时心脏起搏器。

5. 护理评价

（1）患者呼吸困难症状得以缓解，发绀和肺部啰音消失，动脉血气指标好转或正常。

（2）患者未发生或医护合作能够及时发现和治疗洋地黄中毒。

6. 健康指导 向患者及其家属介绍急性心力衰竭的病因、进展速度，指导其继续针对病因接受治疗。在静脉输液前主动向医护人员说明急性心力衰竭的病情，以便控制输液量和速度。

知识拓展

心力衰竭诊断和治疗指南

《中国心力衰竭诊断和治疗指南2024》（以下简称《指南》）对心衰的分类进行了更新。在临床实践和研究中，根据患者左室射血分数（LVEF）的不同和治疗后的变化，将心衰分为射血分数降低的心衰（HFrEF）、射血分数改善的心衰（HFimpEF）、射血分数轻度降低的心衰（HFmrEF）和射血分数保留的心衰（HFpEF）。此次分类将HFimpEF（定义为既往LVEF≤40%且随访期间LVEF＞40%并较基线增加＞10%）作为HFrEF的亚组，强调了LVEF改善并不代表心肌受损完全恢复或左心室功能恢复正常，希望临床医生能够明确HFimpEF患者仍需维持原有的HFrEF治疗，这一点非常重要。针对HFrEF的治疗，《指南》建议，无论患者是否合并糖尿病，除非有禁忌证或不耐受，钠–葡萄糖协同转运蛋白2抑制药如恩格列净、达格列净均可用于HFrFF的治疗，标志着心衰治疗由“金三角”转变为“新四联”，即对于所有HFrEF患者，应尽早使用肾素–血管紧张素系统抑制药、β受体阻断药、醛固酮受体阻断药、钠–葡萄糖协同转运蛋白2抑制药，以降低患者死亡率。

资料来源：中华医学会心血管病学分会，中国医师协会心血管内科医师分会，中国医师协会心力衰竭专业委员会，等. 中国心力衰竭诊断和治疗指南2024［J］. 中华心血管病杂志，2024，52(3)：235–275.

小结

思考题

1. 简述右心衰竭患者的典型体征。
2. 简述心功能分级及表现。
3. 简述洋地黄中毒的紧急处理措施。

第三节 心 律 失 常

一、概述

心律失常（cardiac arrhythmia）是心脏冲动的频率、节律、起源部位、传导速度或激动次序的异常。

（一）分类

1. **根据发生机制分类** 心律失常按其发生机制可分为冲动形成异常和冲动传导异常。

（1）冲动形成异常：具体如下。①窦性心律失常：窦性心动过速、窦性心动过缓、窦性心律不齐、窦性停搏。②异位心律：具体如下。a.被动性异位心律：逸搏与逸搏心律（房性、房室交界区性、室性）。b.主动性异位心律：期前收缩（房性、房室交界区性、室性）、阵发性心动过速（房性、房室交界区性、房室折返性、室性）、扑动与颤动（心房、心室）。

（2）冲动传导异常：具体如下。①生理性：干扰与房室分离。②病理性：窦房传导阻滞、房内传导阻滞、房室传导阻滞、束支或分支阻滞。③传导途径异常：预激综合征。

2. **根据心律失常发生时心率变化分类** 可分为快速性与缓慢性心律失常两大类。

（二）发病机制

1. **冲动形成异常**

（1）异常自律性：自主神经系统兴奋性改变或其内在病变，导致原有正常自律性的心肌细胞出现不适当的冲动发放。此外，原来无自律性的心肌细胞（如心房、心室肌细胞）在心肌缺血、药物、电解质紊乱、儿茶酚胺增多等病理状态下亦出现自律性异常增高导致各种快速性心律失常。

（2）触发活动：是心房、心室与希氏束-浦肯野组织在动作电位后产生除极活动，称为后除极。当后除极的振幅增高并达到阈值，可引起反复激动，若机体出现局部儿茶酚胺浓度增高、心肌缺血-再灌注、低钾血症、高钙血症及洋地黄中毒，持续地反复激动则构成快速性心律失常。

2. **冲动传导异常** 折返是快速性心律失常最常见的发生机制，产生折返的基本条件是传导异常，包括：①心脏两个或多个部位的传导性与不应期各不相同，相互连接形成一个闭合环。②其中一条通道发生单向传导阻滞。③另一通道传导缓慢，使原先发生阻滞的通道有足够时间恢复兴奋性。④原先阻滞的通道再次激动，从而完成一次折返激动。冲动在环内反复循环，产生持续而快速的心律失常。

二、窦性心律失常

正常窦性心律的冲动起源于窦房结，频率为60～100次/分。心电图显示窦性心律的P波在Ⅰ、Ⅱ、aVF导联直立，在aVR导联倒置；PR间期为0.12～0.20秒。窦房结冲动发放频率异常或窦房结不能产生冲动，或窦性冲动向心房的传导障碍所致的心律失常称窦性心律失常。根据心电图及临床表现分为窦性心动过速、窦性心动过缓、窦性停搏、窦房传导阻滞及病态窦房结综合征。

（一）窦性心动过速

成人窦性心律的频率超过100次/分，称为窦性心动过速（sinus tachycardia）。窦性心动过速通常逐渐开始与终止，其频率大多在100～150次/分。刺激迷走神经可使其频率逐渐减慢，停止刺激后又加速至原先水平。健康人可在吸烟、饮茶或咖啡、饮酒、体力活动或情绪激动等情况下发生窦性心动过速；某些病理状态，如发热、甲状腺功能亢进症（甲亢）、贫血、休克、心肌缺血、充血性心力衰竭及应用肾上腺素或阿托品等药物亦可引起窦性心动过速。窦性心动过速可无症状或有心悸感。

窦性心动过速的治疗应针对病因和去除诱发因素，如治疗心力衰竭、纠正贫血、控制甲亢及低血容量等等。戒除烟、酒、咖啡、茶等其他刺激物。必要时单用或联合应用β受体阻断药、非二氢吡啶类钙通道阻滞药（如地尔硫䓬）减慢心率。

（二）窦性心动过缓

成人窦性心律的频率低于60次/分，称为窦性心动过缓（sinus bradycardia）。窦性心动过缓常同时伴有窦性心律不齐（不同PP间期的差异＞0.12秒）。常见于健康的青年人、运动员及长期从事体力劳动者。急性下壁心肌梗死是窦性心动过缓在临床中最常见的病因，其他原因包括颅内疾患、严重缺氧、甲状腺功能减退、阻塞性黄疸，以及应用β受体阻断药、非二氢吡啶类钙通道阻滞药、洋地黄、胺碘酮或拟胆碱药等。不引起临床症状的窦性心动过缓通常无须特殊治疗。如因心率过慢，表现为头晕、胸闷、心功能不全时，可给予阿托品或异丙肾上腺素等药物提高心率，但长期应用往往效果不确定，易发生严重副作用，故应考虑心脏起搏治疗。

（三）窦性停搏

窦性停搏或窦性静止（sinus pause or sinus arrest）是窦房结不能产生冲动。心电图表现为在正常的窦性节律中，突然出现长的PP间期，P波与QRS波群均不出现，长的PP间期与基本的窦性PP间期无倍数关系。可由迷走神经张力过高、冠心病，尤其是急性下壁心肌梗死、心肌病、心肌炎、洋地黄或乙酰胆碱等作用引起。长时间的窦性停搏后，下位的潜在起搏点如房室交界处或心室，可发出单个逸搏或逸搏性心律控制心室。过长时间的窦性停搏且无逸搏发生时，患者可出现黑矇、短暂意识障碍或晕厥，严重者可发生阿-斯综合征，甚至死亡。治疗参见本章第三节（四）病态窦房结综合征。

（四）病态窦房结综合征

病态窦房结综合征（sick sinus syndrome，SSS）简称病窦综合征，是由窦房结病变导致功能减退，从而产生多种心律失常的综合表现。

病态窦房结综合征可表现为：①严重窦性心动过缓（50次/分以下）。②窦性停搏与窦房传导阻滞。③心动过缓-心动过速综合征（慢-快综合征）。④长间歇后可见房室交界区性逸搏心律或室性逸搏心律。出现头晕、黑矇、心悸、乏力等，严重者可发生心绞痛、晕厥等。引起窦房结功能减退的原因较多。如硬化与退行性变、淀粉样变性、甲状腺功能减退症、纤维化与脂肪浸润、某些感染（布鲁菌病、伤寒）等均可损害窦房结，导致窦房结起搏与窦房传导功能障碍。

无症状者不必治疗，仅定期随诊观察；对于有症状者应接受起搏器治疗。慢-快综合征患者发作心动过速时，单独应用抗心律失常药物可能加重心动过缓，应用起搏治疗后，患者仍有心动过速发作，则可同时应用抗心律失常药物。

三、房性心律失常

（一）房性期前收缩

房性期前收缩（atrial premature beats）是激动起源于窦房结以外心房任何部位的心房激动。

1. 病因　各种器质性心脏病患者、应用洋地黄类药物及肾上腺素、低钾血症、低钙血症等均可发生房性期前收缩。

2. 临床表现　主要表现为心悸，一些患者有胸闷、乏力症状，自觉有停跳感，有些患者可能无任何症状。多见于老年人，年轻人中也可见。

3. 心电图特征　①P波提前发生，与窦性P波形态不同。②PR间期＞120毫秒。③下传的QRS波群形态通常正常，少数无QRS波群发生或出现宽大畸形的QRS波群（图3-3-1）。④代偿间歇多不完全。

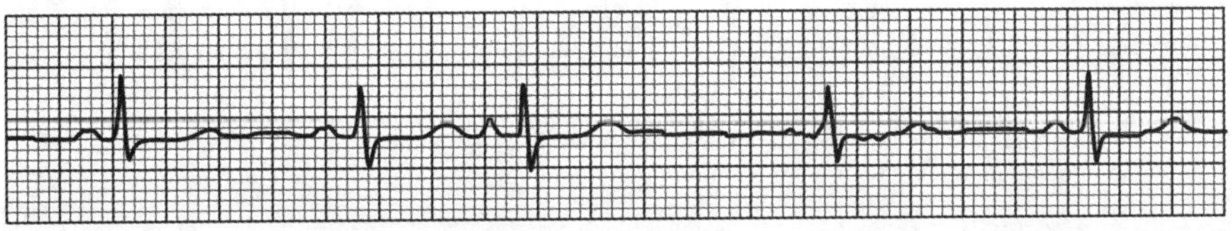

图3-3-1　房性期前收缩

4. 治疗要点　房性期前收缩通常无须治疗。消除各种诱因，吸烟、饮酒与咖啡均可诱发房性期前收缩，应劝导患者戒除或减量。当有明显症状或因房性期前收缩触发室上性心动过速时，可给予β受体阻断药、胺碘酮等药物治疗。

（二）房性心动过速

房性心动过速（atrial tachycardia）简称房速，系局限于心房的，包含多种起源于心房且无须房室结参与维持的心动过速。根据起源点不同，分为局灶性房性心动过速（focal atrial tachycardia）和多源性房性心动过速（multifocal atrial tachycardia），后者也被称为紊乱性房性心动过（chaotic atrial tachycardia），是严重肺部疾病常见的心律失常，最终可能发展为心房颤动。

1. 病因　冠心病、COPD、洋地黄中毒、大量饮酒，以及各种代谢障碍均可为致病原因。心外科手术或导管消融术后导致的手术瘢痕也可引起房性心动过速。

2. 临床表现　临床症状与心动过速的心室率、心动过速持续时间，以及基础心功能状态等相关。患者可有心悸、胸闷、头晕、胸痛、呼吸困难、乏力等症状，有些患者也可无任何症状。发作呈短暂、间歇或持续性。当房室传导比率发生变动时，听诊心律不恒定，第一心音强度变化。

3. 心电图特征　局灶性房性心动过速心电图特征表现（图3-3-2）：①心房率通常为150～200次/分。②P波形态与窦性P波不同，在Ⅱ、Ⅲ、aVF导联通常直立。③常出现二度Ⅰ型或Ⅱ型房室传导阻滞，呈2∶1房室传导者常见，但心动过速不受影响。④P波之间等电位线仍存在。⑤刺激迷走神经不能终止心动过速，仅加重房室传导阻滞。⑥发作开始时心率逐渐加速。

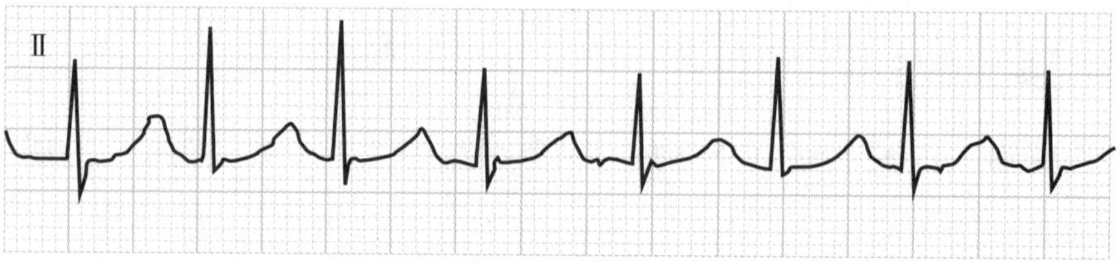

图3-3-2　局灶性房性心动过速

多源性房性心动过速心电图表现（图3-3-3）：①通常有3种或3种以上形态各异的P波，PR间期各不相同。②心房率100～130次/分。③大多数P波能下传心室，但部分P波因过早发生而受阻，心室律不规则，易发展为心房颤动。

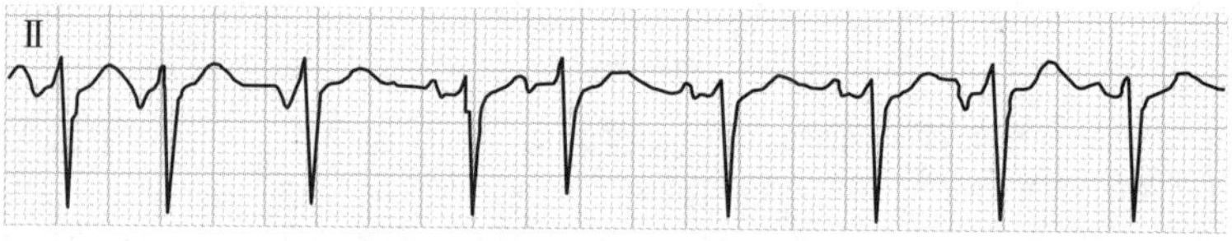

图3-3-3　多源性房性心动过速

4. 治疗要点　房性心动过速的处理主要取决于心室率的快慢及患者的血流动力学情况。如心室率不太快且无严重的血流动力学障碍，不必紧急处理。如心室率达140次/分以上，应进行紧急治疗。进行病因与诱因治疗，如纠正可能伴随的电解质紊乱、低氧血症、酸中毒等。控制心室率可选用洋地黄、β受体阻断药、维拉帕米等。转复窦性心律可用ⅠA、ⅠC或Ⅲ类（胺碘酮、伊布利特等）抗心律失常药。少数持续发作而药物治疗无效者，可考虑射频消融治疗。

（三）心房扑动

心房扑动（atrial futter）简称房扑，是介于房速和心房颤动之间的快速型心律失常。多见于伴有器质性心脏病的患者。

1. 病因　多发生于心脏病患者如风湿性心脏病、冠心病、高血压性心脏病、心肌病等。肺栓塞、慢性心力衰竭、甲状腺功能亢进症、酒精中毒者，也可能出现房扑。

2. 临床表现　房扑往往有不稳定的倾向，临床表现取决于心室率的快慢，以及是否伴有器质性心脏病。可恢复窦性心律或进展为心房颤动，但亦可持续数月或数年。房扑心室率不快时，患者可无症状；心室率快可引起心悸、胸闷、呼吸困难、头晕等症状。房扑心室率过快导致低血压时可诱发心绞痛与心力衰竭。

3. 心电图特征（图3-3-4）①P波消失，代之以规律的锯齿状扑动波，称为F波，扑动波之间的等电位线消失，频率常为250～350次/分。②心室率规则或不规则，取决于房室传导比例是否恒定。③QRS波群形态正常，有时可因室内差异传导或伴有室内传导阻滞而增宽。

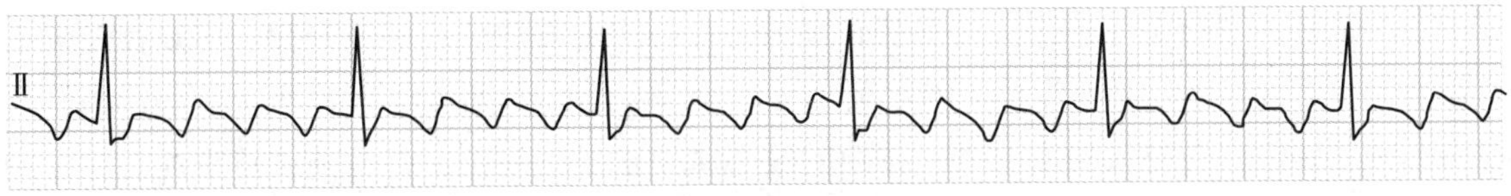

图3-3-4　心房扑动

4. **治疗要点**　直流电复律是终止房扑最有效的方法。减慢心室率的药物包括β受体阻断药、钙通道阻滞药（维拉帕米、地尔硫䓬）或洋地黄类药物（地高辛、毛花苷C）。ⅠA（如奎尼丁）、ⅠC（如普罗帕酮）和Ⅲ类抗心律失常药物有助于转复心律并提高复律后维持窦性心律的可能性，胺碘酮是目前临床上最常使用的转复房扑药物。房扑的药物疗效有限，射频消融术可根治房扑，对于症状明显或血流动力学不稳定者可选用。持续性房扑、反复发作性房扑，以及房颤与房扑相互转换者应给予抗凝治疗。具体抗凝策略同房颤。

（四）心房颤动

心房颤动（atrial fibrillation）简称房颤，指规则有序的心房电活动丧失，代之以快速无序的颤动波。是严重的心房电活动紊乱，是临床最常见的心律失常之一。

1. **病因**　房颤常发生于器质性心脏病患者，常见于冠心病、高血压性心脏病、风湿性心脏病二尖瓣狭窄、甲状腺功能亢进性心脏病等。可见于正常人，在情绪激动、运动或大量饮酒时可发生。房颤发生在无结构性心脏病的中青年，称孤立性房颤或特发性房颤。

2. **临床表现**　症状轻重主要受心室率快慢的影响，心室率在代偿范围内可无症状，但多数患者心室率较快，出现胸闷、心悸、气短等表现，出现低血压时诱发心绞痛或心力衰竭的概率增加。心脏病合并房颤者发生脑卒中的概率显著高于未合并房颤者，尤以二尖瓣狭窄或二尖瓣脱垂合并房颤者发生脑卒中的概率最高，栓子多来源于左心耳部。心脏第一心音听诊强弱不等，心律极不规则，脉搏短绌（多见于心室率快时）。

3. **心电图特征（图3-3-5）**　①P波消失，代之以大小、形态、间隔均不统一的颤动波，称为f波，频率为350～600次/分。②R-R间隔极不规则。③QRS波群形态多正常，偶尔可因室内差异性传导，QRS波群增宽变形（多见于心室率快时）。

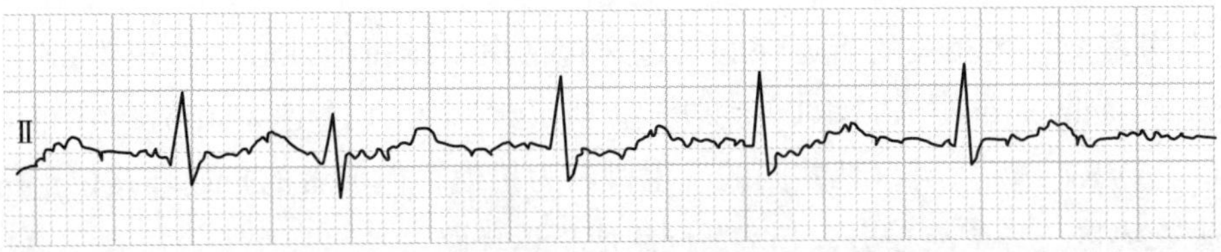

图3-3-5　心房颤动

4. **治疗要点**　心房颤动应治疗病因，转复并维持窦性心律及控制心室率，积极预防血栓栓塞、这是房颤治疗的基本原则。

（1）抗凝治疗：房颤患者栓塞风险较高，需行华法林抗凝治疗。对于非瓣膜病患者，需使用$CHADS_2$或CHA_2DS_2-VASc评分系统进行血栓栓塞的危险分层。$CHADS_2$评分简单易行，但对脑卒中低危患者的评估不够准确。故临床上多采用CHA_2DS_2-VASc评分系统。房颤患者抗凝治疗前需同时进行出血风险评估，临床上常用HAS-BLED评分系统。

（2）转复并维持窦性心律：将房颤转复为窦性心律的方法包括药物复律、电复律及导管消融治疗。ⅠA（奎尼丁、普鲁卡因胺）、ⅠC（普罗帕酮）或Ⅲ类（胺碘酮）抗心律失常药物均可转复房颤，转复成功率60%。胺碘酮致心律失常发生率低，是目前维持窦性心律常用药物，尤其适用于器质性心脏病者。房颤持续发作伴血流动力学障碍者首选电复律。对于药物治疗无效且症状明显的阵发性房颤患者，射频消融术可作为首选的治疗方法。

（3）控制心室率：持续性房颤患者选择减慢心室率治疗，同时进行抗凝治疗，预后与维持窦性心律无显著差别，治疗简便，尤其适用于老年患者。控制心室率的药物包括β受体阻断药、钙通道阻滞药和洋地黄类药物。可将静息心室率＜110次/分定为心室率控制的最初目标。对于房颤合并慢性心室率的患者或长RR间期且症状显著者，可考虑植入心脏起搏器治疗。

四、房室交界区性心律失常

（一）房室交界区性期前收缩

房室交界区性期前收缩（premature atrioventricular junctional beats）简称交界性期前收缩。冲动起源于房室交界区，可前向和逆向传导，分别产生提前发生的QRS波群与逆行P波，逆行P波可位于QRS波群之前（PR间期＜0.12秒）、之中或之后（RP间期＜0.20秒），QRS波群形态正常。当发生室内差异性传导时，QRS波群形态可有变化（图3-3-6）。对于交界性期前收缩，通常无须治疗。

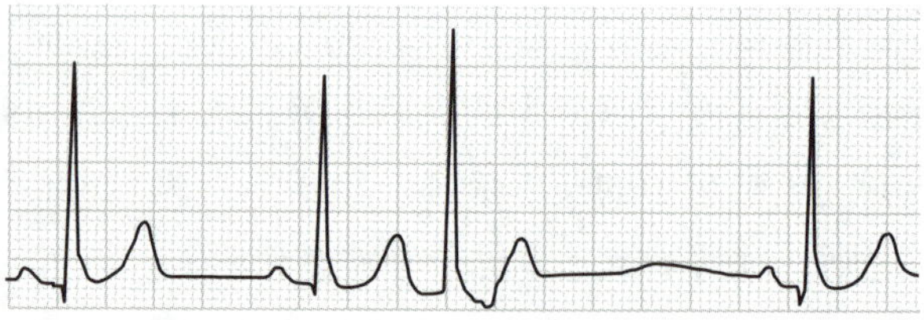

图3-3-6　房室交界区性期前收缩

（二）与房室交界区相关的折返性心动过速

临床上房室交界区相关的折返性心动过速包括房室结折返性心动过速（atrioventricular nodal reentrant tachycardia，AVNRT）和房室折返性心动过速（atrioventricular reentrant tachycardia，AVRT）两大类，其共同的发生机制为折返，但前者的折返环路位于房室结内，后者由房室交界区、旁道与心房、心室共同组成折返环路。

阵发性室上性心动过速（paroxysmal supraventricular tachycardia，PSVT）简称室上速。大部分室上速由折返机制引起。房室结内折返性心动过速是最常见的阵发性室上性心动过速。

1. **病因**　患者一般无器质性心脏病表现，不同性别与年龄均可发生。

2. **临床表现**　心动过速突然发作与突然终止，持续时间长短不一。发作时患者常有心悸、胸闷、头晕，少见有晕厥、心绞痛、心力衰竭与休克者。症状轻重取决于发作时心室率的快慢及持续时间。听诊心尖部第一心音强度恒定，心律绝对规则。

3. 心电图特征　心电图表现：①心率150～250次/分，节律规则。②QRS波群形态及时限正常，但伴室内差异性传导或原有束支传导阻滞者，其QRS波群形态异常。③P波为逆行性（Ⅱ、Ⅲ、aVF导联倒置），常埋藏于QRS波群内或位于其终末部分，与QRS波群保持固定关系。④突然起始，通常由一个房性期前收缩触发（图3-3-7）。

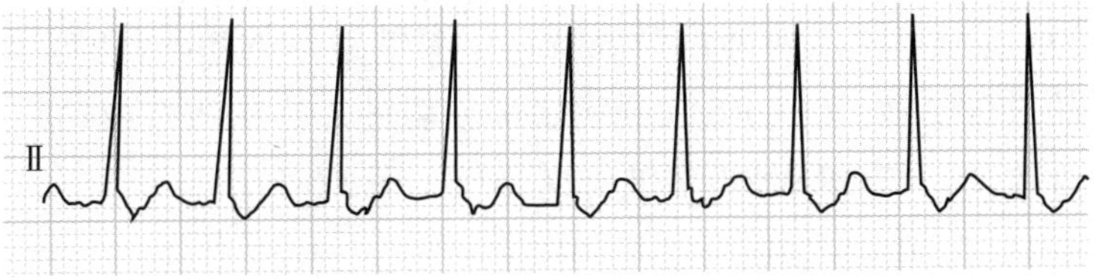

图3-3-7　阵发性室上性心动过速

4. 治疗要点

（1）急性发作期：应根据患者的基础心脏状况，既往发作情况及对心动过速的耐受程度及时进行适当处理。

1）非药物治疗：若患者心功能与血压正常，可尝试刺激迷走神经，如颈动脉窦按摩（患者取仰卧位，先行右侧，每次5～10秒，无效再按摩左侧，切莫双侧同时按摩）、瓦尔萨尔瓦（Valsalva）动作（深吸气后屏气、再用力作呼气动作）、诱导恶心、将面部浸没于冰水内等方法可使心动过速终止。多次尝试失败，应选择药物治疗或直流电复律。部分患者应用药物后再次实施刺激迷走神经的方法可能会成功。

2）药物治疗：首选腺苷，起效迅速，副作用为胸部压迫感、呼吸困难、面部潮红、窦性心动过缓、房室传导阻滞等，但其半衰期短于6秒，副作用即使发生亦很快消失；腺苷无效时可改用静脉注射维拉帕米，这两类药物有效率达90%以上；若合并心力衰竭、低血压或宽QRS波心动过速，尚未明确室上性心动过速的诊断时，不应选用钙通道阻滞药，宜选用腺苷静脉注射；β受体阻滞剂以短效制剂为宜，伴心功能不全者可选用洋地黄类药物；升压药物（如去氧肾上腺素、间羟胺或甲氧明）通过反射性兴奋迷走神经终止心动过速，适用于合并低血压者，但忌用于老年人、高血压和急性心肌梗死患者。

3）电复律治疗：当患者出现严重心绞痛、低血压、充血性心力衰竭表现或者急性发作应用上述药物无效时，应立即直流电复律。但应注意，已应用洋地黄类药物者不应接受电复律治疗。

（2）预防复发：导管消融技术已十分成熟、安全、有效且能根治心动过速，应优先考虑应用。暂不能行导管消融术者，可考虑应用长效β受体阻断药、长效钙通道阻滞药或洋地黄类药物。

（三）预激综合征

预激综合征（preexcitation syndrome）又称沃-帕-怀（Wolf-Parkinson-White，WPW）综合征，心电图呈预激（冲动提前激动心室的一部分或全部）表现，临床上有心动过速发作。

1. 病因　发生预激的解剖学基础是，除有正常的房室传导组织以外，还存在一些由异常心肌纤维组成的肌束。连接心房与心室之间者称房室旁道或肯特（Kent）束。另外尚有较少见的旁道即心房－房室束、房室结－心室纤维和分支－心室纤维。

2. 临床表现　心室预激本身不引起症状，但心室预激表现者其快速型心律失常的发生率为1.8%，并随年龄增长而增加。其中80%为房室折返性心动过速，15%～30%为心房颤动，5%为心房扑动。频率过快的心动过速（特别是持续发作的房颤）可恶化为心室颤动或导致心力衰竭、低血压。

3. 心电图特征　房室旁道典型预激表现：①窦性搏动的PR间期短于0.12秒。②某些导联的QRS波群超过0.12秒。③QRS波群起始部分粗钝，称预激波或δ波，终末部分正常。④ST-T波呈继发性改变，与QRS波群主波方向相反（图3-3-8）。

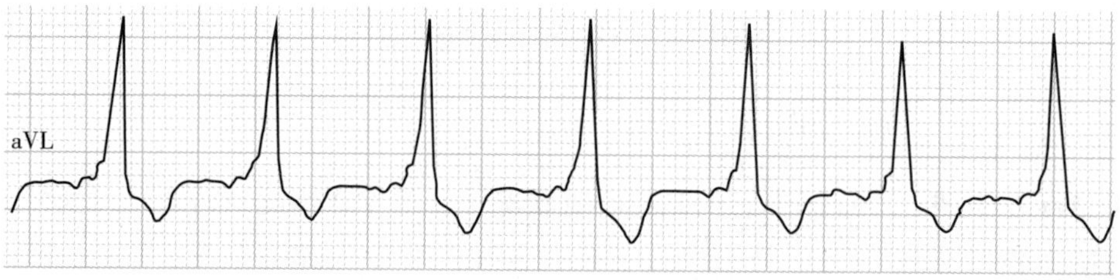

图3-3-8　预激综合征

预激综合征发作房室折返性心动过速，最常见的类型是通过房室结前向传导，经旁道作逆向传导，称正向房室折返性心动过速，QRS波群形态与时限正常。约5%的患者折返路径恰巧相反：经旁道前传、房室结逆向传导，产生逆向房室折返性心动过速，QRS波群增宽、畸形，易与室性心动过速混淆。预激综合征患者亦可发生心房颤动与扑动，若冲动沿旁道下传，由于其不应期短，会产生极快的心室率，甚至演变为心室颤动，应特别警惕。

4. 治疗要点　若患者从无心动过速发作或偶尔发作但症状轻微，需要通过危险分层决定是否接受射频消融治疗，心律失常风险为高危，以及即将从事特殊行业工作（如飞行员）的患者应给予射频消融治疗。如患者频繁发作、症状明显，亦应积极治疗，治疗方法包括药物治疗和射频消融治疗。

预激综合征患者发作正向房室折返性心动过速，治疗方案可参照房室结内折返性心动过速，首选药物为腺苷或维拉帕米静脉注射，也可选普罗帕酮。预激综合征患者发作心房扑动与颤动，伴有晕厥或低血压时，应立即电复律。治疗药物宜选择延长房室旁路不应期的药物，如普鲁卡因胺或普罗帕酮。应注意，静脉注射胺碘酮与维拉帕米会加速预激综合征合并房颤患者的心室率，甚至还会诱发心室颤动，故应禁用。洋地黄缩短旁路不应期，使心室率加快，亦不能使用。经导管消融旁道作为预激综合征患者室上性心动过速发作的根治措施，应列为首选，并可考虑在较早期应用，可取代大多数药物治疗。

五、室性心律失常

（一）室性期前收缩

室性期前收缩（premature ventricular beats）又称室性早搏，简称室早，是房室束及分叉以下异位兴奋灶提前除极而产生的期前收缩，是一种最常见的心律失常。

1. 病因　正常人与各种心脏病患者均可发生室性期前收缩，其发病率随年龄增长而逐步增高。心肌炎症、缺血、缺氧、麻醉和手术等均可使心肌受到机械、电、化学性刺激而发生室性期前收缩，常见于冠心病、心肌病、心肌炎、风湿性心脏病与二尖瓣脱垂者。此外，药物中毒（洋地黄类药物、奎尼丁）、电解质紊乱、过量烟酒、精神不安等亦能诱发室性期前收缩。

2. 临床表现　室性期前收缩通常无特异性症状，患者是否有症状或症状的轻重程度与期前收缩的频发程度无直接相关。患者一般表现为心悸、胸闷、心脏停搏感或代偿间歇后有力的心脏搏动。听诊时，室性期前收缩的第二心音强度减弱，只能听到第一心音，随后出现较长的停歇。桡动脉搏动减弱或消失。

3. 心电图特征　心电图表现：①提前发生的QRS波群，时限常超过0.12秒、宽大畸形，其前无相关P波。②ST段与T波的方向与QRS主波方向相反。③室性期前收缩与其前面的窦性搏动之间期（称为配对间期）恒定，后可出现完全性代偿间歇。④室性期前收缩的类型：室性期前收缩可孤立或规律出现。每个窦性搏动后跟随一个室性期前收缩称为二联律；每两个窦性搏动后出现一个室性期前收缩为三联律；连续发生两个室性期前收缩称成对室性期前收缩。连续三个或以上室性期前收缩称室性心动过速。同一导联内，室性期前收缩形态相同者，为单形性室性期前收缩；形态不同者称多形性或多源性室性期前收缩（图3-3-9）。

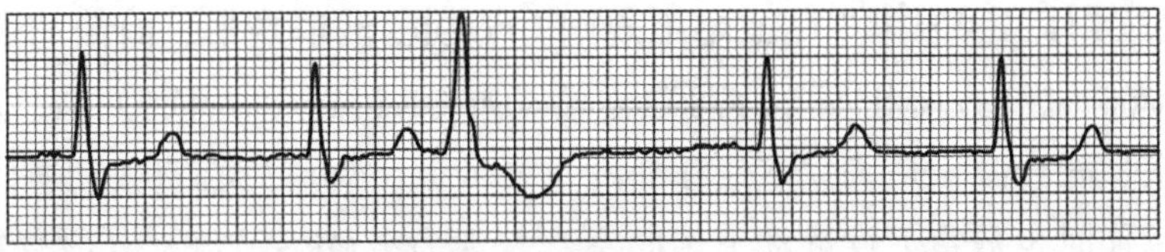

图3-3-9　室性期前收缩

4. 治疗要点

（1）无器质性心脏病：对于无器质性心脏病的患者，室性期前收缩不会增加其发生心脏性死亡的危险性，不建议应用抗心律失常药物治疗，更不应该静脉应用抗心律失常药。如有明显症状，应向患者说明其良性预后，减轻焦虑；避免诱发因素如咖啡、浓茶、应激状态；药物宜选用β受体阻断药、普罗帕酮等，不宜使用胺碘酮。若患者症状明显，抗心律失常药物效果不佳或不能应用抗心律失常药物，且无器质性心脏病可考虑行射频消融治疗。

（2）器质性心脏病

1）急性心肌缺血：对于急性心肌梗死并发室性期前收缩，首选再灌注治疗，不主张预防性应用抗心律失常药物。如果进行再灌注治疗前已经出现频发室性期前收缩、多源性室性收缩，可在纠正病因时应用β受体阻断药，尤其是及时纠正电解质紊乱如低钾、低镁血症。避免使用ⅠA类抗心律失常药物，因为药物本身可引起其他类型心律失常，增加总死亡率和猝死风险。

2）急性肺水肿或严重心力衰竭并发室性期前收缩者：治疗应针对改善血流动力学障碍，同时注意有无洋地黄中毒或电解质紊乱（低钾、低镁血症）。

3）慢性心脏病变：心肌梗死后或心肌病患者常伴室性期前收缩，应避免使用Ⅰ类抗心律失常药物，因其本身有致心律失常作用，虽能有效减少室性期前收缩，但总死亡率和猝死的风险反而增加。β受体阻断药对室性期前收缩的疗效不显著，但可降低心肌梗死后猝死发生率、再梗死率和总死亡率；口服β受体阻断药有禁忌证的患者可选择胺碘酮抗心律失常治疗。

（二）室性心动过速

室性心动过速（ventricular tachycardia）简称室速，是起源于房室束及分叉以下的特殊传导系统或心室肌的连续3个或3个以上的异位心搏。及时正确地识别和治疗室速具有非常重要的临床意义。按室速发作持续时间和血流动力学改变可分为非持续性室速（发作时间＜30秒，可自行停止）、持续性室速（发作时间＞30秒，不能自行停止）、无休止性室速（室速不间断反复发作，其间可有窦性心律，但大部分时间为室速）。

1. 病因　室速常发生于各种器质性心脏病患者，最常见为冠心病，其次是心肌病、心力衰竭、二尖瓣脱垂、心瓣膜病等。室速偶可发生在无器质性心脏病者，称为特发性室速。少部分室速与遗传因素有关，又称为离子通道病，如长QT间期综合征、Brugada综合征等。

2. 临床表现　室速临床症状的轻重取决于发作时心室率、持续时间、基础心脏病变和心功能状态的不同。非持续性室速的患者通常无症状。持续性室速常伴明显血流动力学障碍与心肌缺血，临床上可出现心绞痛、晕厥、低血压、气促、少尿等。听诊心律轻度不规则。如发生完全性室房分离，则第一心音强度经常变化。

3. 心电图特征（图3-3-10）①3个或3个以上的室性期前收缩连续出现。②心室率常为100～250次/分。③节律规则或略不规则。④QRS波群畸形，时限超过0.12秒，ST-T波方向与QRS波群主波方向相反。心房独立活动与QRS波群无固定关系，形成室房分离。⑤心室夺获与室性融合波：是确立室速诊断的重要依据。偶可见心室激动逆传夺获心房。心室夺获是室速发作时少数室上性冲动下传心室，表现为窄QRS波群，其前有P波；室性融合波的QRS波群形态介于窦性与异位心室搏动之间，其意义为部分夺获心室。

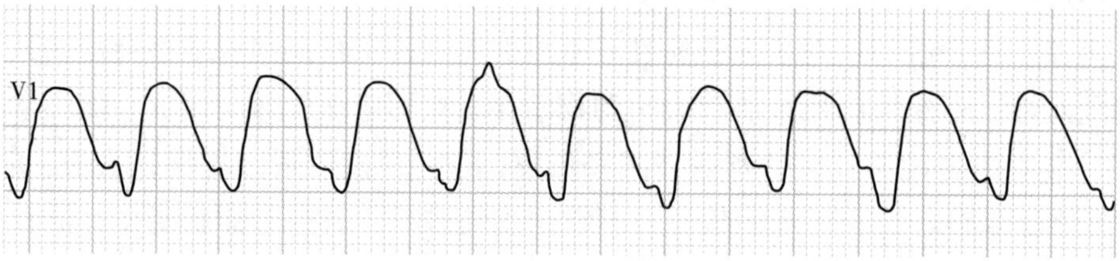

图3-3-10　室性心动过速

4. 治疗要点

（1）治疗原则：对于室速的治疗一般遵循的原则如下。有器质性心脏病或有明确诱因者应首先给予针对性治疗；无器质性心脏病者发生非持续性室速，如无症状或血流动力学影响，处理的原则同室性期前收缩；持续性室速发作，无论有无器质性心脏病，均应给予治疗；有器质性心脏病的非持续性室速亦应考虑治疗。

（2）终止发作：室速患者如无血流动力学障碍，首选胺碘酮、利多卡因、β受体阻断药静脉注射。若患者已发生低血压、休克、心绞痛、脑部血流灌注不足等症状，应迅速施行电复律。对尖端扭转型室速，应去除导致QT间期延长的病变及停用有关的药物，治疗可试用镁盐、异丙肾上腺素，对心动过缓和明显长间歇依赖者可使用临时心脏起搏，ⅠA或Ⅲ类抗心律失常药物（如普鲁卡因胺、胺碘酮、索他洛尔）可使QT间期更加延长，属禁用。针对室速持续发作者，可经静脉插入电极导管至右室，应用超速起搏终止心动过速。

（3）预防复发：应积极寻找及治疗诱发持续室速的各种可逆性病变，如缺血、低血压、低钾血症等。治疗充血性心力衰竭有助于减少室速的发生。窦性心动过缓或房室传导阻滞时，心室率过缓时利于室性心律失常的发生，可给予阿托品或临时起搏器治疗。在药物预防效果大致相同的情况下，应选择潜在不良反应较少的抗心律失常药。

（三）心室扑动与心室颤动

心室扑动（ventricular flutter）与心室颤动（ventricular fibrillation），简称室扑和室颤，为致死性心律失常。常见于缺血性心脏病。是最严重、最危险的心律失常，对血流动力学的影响相当于心室停搏。

1. 病因　抗心律失常药物，特别是引起QT间期延长与尖端扭转的药物，严重缺氧、缺血、预激综合征合并房颤与极快的心室率、电击伤等亦可引起。

2. 临床表现　临床症状包括抽搐、意识丧失、呼吸停顿，甚至死亡。听诊心音消失、脉搏触不到、血压亦无法测到。伴随急性心肌梗死发生而不伴有泵衰竭或心源性休克的原发性心室颤动，预后较佳，抢救存活率较高，复发率较低。相反，非伴随急性心肌梗死的心室颤动，一年内复发率高达20%。

3. 心电图特征（图3-3-11、图3-3-12）①心室扑动呈正弦图形，波幅大而规则，QRS波群呈单形性，频率150～300次/分（通常在200次/分以上），有时难与室速鉴别。②心室颤动的波形、振幅与频率均极不规则。③无法辨认QRS波群、ST段与T波。④持续时间较短，如不及时抢救，一般心电活动在数分钟内迅速消失。

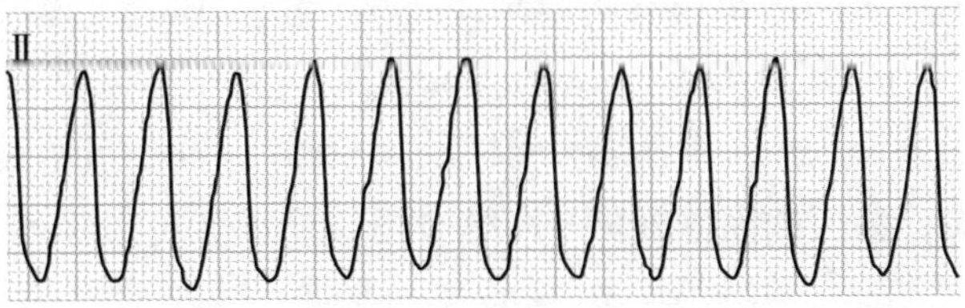

图3-3-11　心室扑动

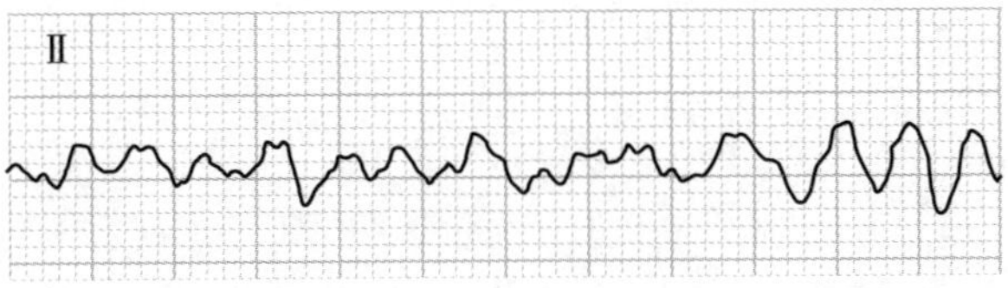

图3-3-12　心室颤动

4. 治疗要点　心室扑动和心室颤动一旦发生，应立即进行电除颤，同时配合胸外心脏按压和人工呼吸，并经静脉注射复苏和抗心律失常药物等抢救措施。

六、心脏传导阻滞

心脏传导阻滞（cardiac block）是由解剖或功能失常造成的永久性或暂时性冲动传导障

碍，可发生于心脏传导系统的任何水平。如发生在窦房结与心房之间，称窦房传导阻滞。在心房与心室之间，称房室传导阻滞。位于房内，称房内传导阻滞。位于心室内，称室内传导阻滞。

按传导阻滞的严重程度，通常将其分为三度，即一度（传导延缓）、二度（部分激动传导发生中断）和三度（传导完全中断）。按传导阻滞发生情况，可分为永久性暂时性、交替性及渐进性。

本节重点阐述房室传导阻滞和室内传导阻滞。

1. 房室传导阻滞　房室传导阻滞（atrioventricular block，AVB）是房室交界区脱离了生理不应期后，心房冲动传导延迟或不能传导至心室。房室传导阻滞可以发生在房室结、希氏束及束支等不同的部位。

（1）病因：部分健康的成人、儿童及运动员可发生一度或二度Ⅰ型房室传导阻滞，可能与静息时迷走神经张力增高有关，常发生在夜间。多见于病变情况，如冠心病急性心肌梗死、冠状动脉痉挛、心肌炎、心内膜炎、心肌病、急性风湿热、主动脉瓣狭窄伴钙化、心脏肿瘤（特别是心包间皮瘤）、先天性心血管疾病、原发性高血压、心脏手术损伤；也可见于电解质紊乱（如高钾血症）、药物中毒（如洋地黄）及心脏浸润性病变（如淀粉样变、结节病或硬皮病）等。

（2）临床表现：一度房室传导阻滞患者通常无症状，二度房室传导阻滞患者可有心悸与心搏脱漏症状，二度Ⅰ型房室传导阻滞患者第一心音强度逐渐减弱并有心搏脱漏，二度Ⅱ型患者有间歇性心搏脱漏，但第一心音强度恒定。二度Ⅰ型房室传导阻滞较二度Ⅱ型和三度房室传导阻滞常见，前者多为功能性或病变位于房室结或希氏束的近端，预后较好；后者多为器质性病变，病变大多位于希氏束远端或束支，易发展为完全性房室传导阻滞，预后较差。三度房室传导阻滞是最严重的房室传导阻滞类型，第一心音强度不恒定，第二心音可呈正常或反常分裂，间或听到响亮亢进的第一心音（大炮音）。其临床症状取决于心室率的快慢与伴随病变，症状包括乏力、头晕、晕厥、心绞痛、心衰等。若心室率过慢导致脑缺血，患者可出现暂时性意识丧失，甚至抽搐，即阿-斯综合征，严重者可致猝死。

（3）心电图特征

1）一度房室传导阻滞：心电图主要表现为PR间期延长（PR间期＞0.20秒）。QRS波群形态与时限多正常（图3-3-13）。

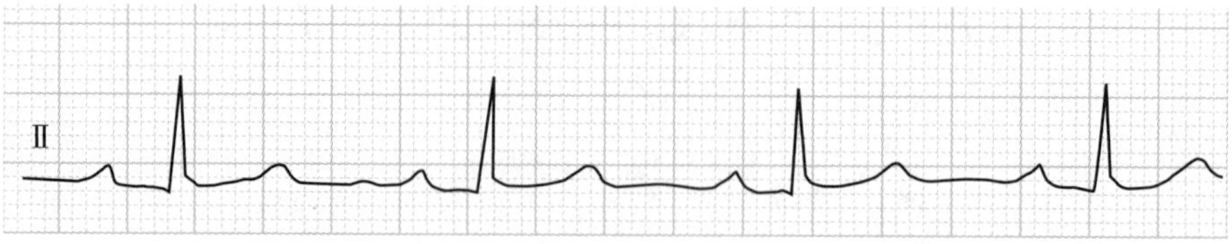

图3-3-13　一度房室传导阻滞

2）二度房室传导阻滞：具体如下。①Ⅰ型（图3-3-14）：a.PR间期进行性延长（通常每次延长的绝对增加值多呈递减），相邻RR间期进行性缩短，直至一个P波受阻不能下传至心室。b.包含受阻P波在内的RR间期小于正常窦性PP间期的2倍，最常见的房室传导比例为3∶2或5∶4，该型较少发展为三度房室传导阻滞。②Ⅱ型（图3-3-15）：心房冲动传导突然阻

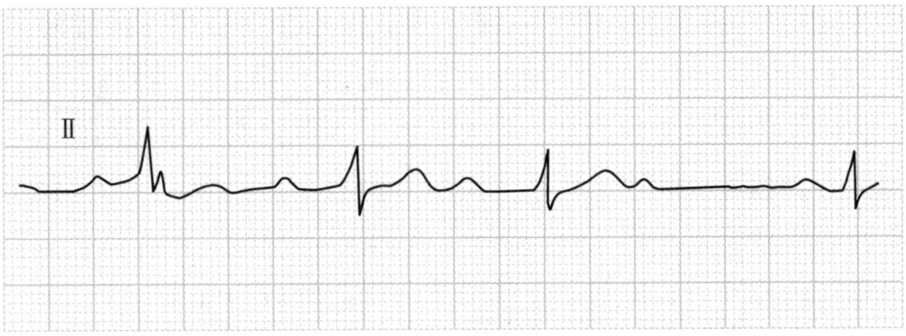

图3-3-14　二度Ⅰ型房室传导阻滞

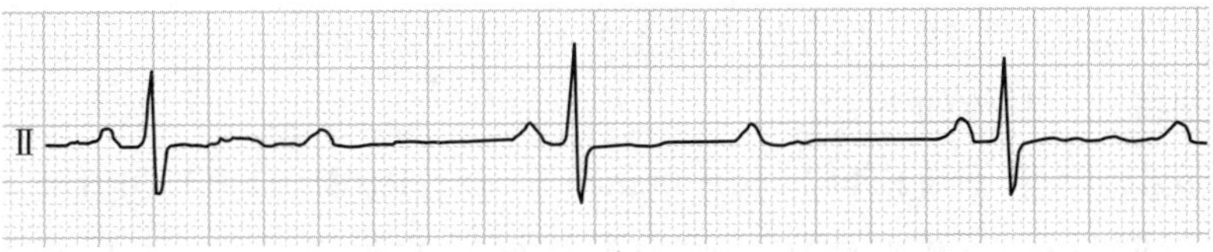

图3-3-15　二度Ⅱ型房室传导阻滞

滞不能下传至心室，下传搏动的PR间期大多正常且恒定不变。若QRS波群正常，阻滞可能位于房室结内，当QRS波群增宽、形态异常时，阻滞多位于房室束-浦肯野系统。本型易转变为三度房室传导阻滞。

3）三度房室传导阻滞：心电图表现如下（图3-3-16）。①心房与心室活动各自独立、互不相关。②心房率快于心室率，心房冲动来自窦房结或异位心房节律（房性心动过速、扑动或颤动）。③心室起搏点通常在阻滞部位稍下方。如位于房室束及其附近，心室率为40～60次/分，QRS波群正常，心律较稳定；如位于室内传导系统的远端，心室率可在40次/分以下，QRS波群增宽，心室率常不稳定。

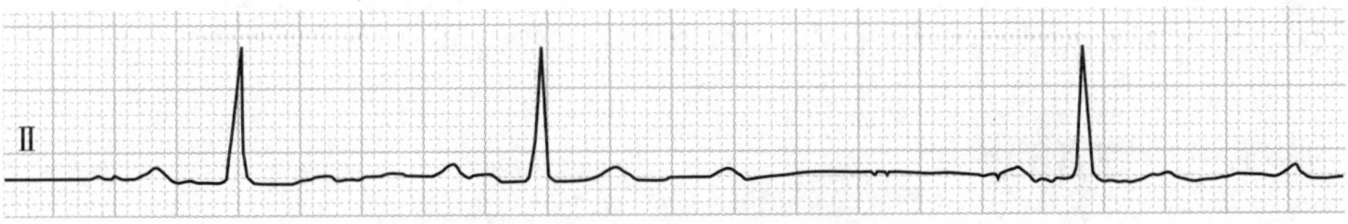

图3-3-16　三度房室传导阻滞

（4）治疗要点：应针对不同的病因进行治疗。一度房室传导阻滞与二度Ⅰ型房室传导阻滞心室率不太慢的患者，无须特殊治疗。二度Ⅱ型或三度房室传导阻滞心室率慢，伴有明显症状或血流动力学障碍，甚至阿-斯综合征发作的患者，应给予起搏治疗。

阿托品可提高房室传导阻滞患者心率，适用于阻滞位于房室结的患者。异丙肾上腺素适用于任何部位的房室传导阻滞，但应用于急性心肌梗死时应十分慎重，因可能导致严重室性心律失常。阿托品、异丙肾上腺素使用超过数天，往往效果不佳且易发生严重的不良反应，仅适用于无心脏起搏条件的应急情况。因此，对于症状明显、心室率缓慢者，应及早给予心脏起搏治疗。

2. 室内传导阻滞　室内传导阻滞（intraventricular block）又称室内阻滞，指房室束分叉以下部位的传导阻滞，是室上性的激动在心室内传导过程中发生异常，从而导致QRS波群时限延长及形态发生改变。室内传导系统由三个部分组成：右束支、左前分支、左后分支。室内传导阻滞病变可波及单支、双支、三支。心电图上表现为右束支传导阻滞、左束支传导阻滞、左前分支传导阻滞、左后分支传导阻滞。本节重点介绍右束支传导阻滞和左束支传导阻滞。

（1）病因：右束支传导阻滞较为常见，可发生于风湿性心脏病、高血压、冠心病、先天性心脏病和肺源性心脏病等。此外，正常人也可发生右束支阻滞。左束支阻滞常发生于充血性心力衰竭、急性心肌梗死、高血压性心脏病、风湿性心脏病、冠心病、急性感染、奎尼丁与普鲁卡因胺中毒与梅毒性心脏病等。左前分支传导阻滞较为常见，左后分支传导阻滞则较为少见。

（2）临床表现：单支、双支传导阻滞通常无临床症状。偶可听到第一、第二心音分裂。完全性三分支传导阻滞的临床表现与完全性房室传导阻滞相同。

（3）心电图特征：具体如下。

1）右束支传导阻滞（right bundle branch block，RBBB）：①QRS波群时间≥0.12秒。②V_1、V_2导联呈rsR'，R'波粗钝，此为最特征性的改变。③V_5、V_6导联呈qRS型，S波增宽有切迹；aVR导联呈QR型，其波宽而有切迹。④T波方向与QRS主波方向相反。⑤QRS形态和完全性右束支阻滞相似，但QRS波群时间＜0.12秒，则为不完全性右束支阻滞。

2）左束支传导阻滞（left bundle branch block，LBBB）：①QRS波群时间≥0.12秒。②V_1、V_2导联呈rS波（其r波极小，S波明显加深增宽）或呈宽而深的QS波。③V_5、V_6导联R波增宽，顶峰粗钝或有切迹；T波方向通常与QRS波群主波方向相反。④QRS波群时间＜0.12秒，则诊断为不完全性左束支传导阻滞。

（4）治疗要点：应针对不同病因进行治疗。慢性单支阻滞无临床症状者，无须抗心律失常药物治疗；双分支传导阻滞有可能进展为完全性房室传导阻滞，应密切观察与随访。急性前壁心肌梗死发生双分支传导阻滞，伴有晕厥或阿-斯综合征发作者，应及早考虑心脏起搏治疗。慢性心衰并发左束支传导阻滞是考虑CRT的重要指征。

七、心律失常患者的护理

1. 主要护理诊断

（1）活动耐力下降：与心律失常导致心悸或心排血量减少有关。

（2）潜在并发症：猝死、血栓形成、栓塞。

（3）有受伤的危险：与心律失常引起的头晕、晕厥有关。

2. 其他护理诊断

（1）焦虑：与心律失常反复发作、疗效欠佳、疾病知识欠缺、住院环境及仪器设备陌生感有关。

（2）恐惧：与室性心动过速无休止发作、ICD反复放电有关。

（3）潜在并发症：心力衰竭。

3. 护理目标

（1）患者活动耐力逐步增加。

（2）患者及其家属能说出猝死的可能原因，理解心电监护的重要意义。

（3）患者及其家属知道药物的使用方法，能够严格遵医嘱服药。

（4）患者及其家属能够说出心律失常发作导致头晕、晕厥后，对患者可能造成的损伤。

4. 护理措施

（1）活动耐力下降

1）休息与体位：保证患者有充足的休息与睡眠。当心律失常发作导致胸闷、心悸、头晕等不适症状时，采取高枕卧位、半卧位或其他舒适体位，尽量避免左侧卧位，因左侧卧位时患者常因感觉到心脏的搏动而不适感加重。

2）氧疗：心律失常伴呼吸困难、发绀等缺氧表现时，给予氧气吸入，根据缺氧程度调整氧流量。

3）活动指导：评估患者心律失常的类型与临床表现，与患者和家属共同制订活动计划。病情严重者，如窦性停搏、二度Ⅱ型或三度房室传导阻滞、严重的室性心动过速者应卧床休息，减轻心脏负担。对于无器质性心脏病的心律失常患者，可维持正常工作和生活，保持情绪稳定，避免过度劳累。

4）用药护理：对于急性及出现严重血流动力学障碍的心律失常患者，应重视药物治疗，尽快终止或改善心律失常，必要时联合电复律。严格遵医嘱给药，一般静脉注射时速度宜慢，多数要求5～15分钟（腺苷除外）内注完，静脉滴注时尽量使用输液泵调节速度。注意观察药物的疗效和不良反应，胺碘酮静脉用药易引起静脉炎，配液浓度不宜过高，并应选择大血管，同时严密观察穿刺局部情况，防药物外渗。所有抗心律失常药物使用过程中均应密切观察患者意识状态、生命体征，必要时监测心电图，注意用药前、用药中及用药后的心率、心律、心电图变化。常用抗心律失常药物的不良反应见表3-3-1。

表3-3-1　常用抗心律失常药物的不良反应

分类	代表药物	不良反应
Ⅰ类		
Ⅰa类	奎尼丁	窦性停搏、房室传导阻滞、尖端扭转型室性心动过速；食欲缺乏、恶心、呕吐、腹泻、视觉和听觉障碍、意识模糊、皮疹、血小板减少、溶血性贫血等
Ⅰb类	利多卡因	窦房结抑制、室内传导阻滞，感觉异常、意识模糊、眩晕、谵妄、昏迷等
Ⅰc类	普罗帕酮	窦房结抑制、房室传导阻滞、心力衰竭加重，眩晕、视物模糊、口中金属味、胃肠道不适等
Ⅱ类	普萘洛尔	低血压、心动过缓、心力衰竭，支气管哮喘加重、乏力、间歇性跛行、雷诺现象等
Ⅲ类	胺碘酮	心动过缓、偶发尖端扭转型室性心动过速，肺纤维化、肝硬化（偶发）、甲状腺功能亢进或减退、角膜色素沉着、胃肠道反应等
Ⅳ类	维拉帕米	低血压、心动过缓、房室传导阻滞，偶致肝毒性、血地高辛浓度增高等

（2）潜在并发症：猝死。

1）评估危险因素：评估引起心律失常的病因，如有无冠心病、心力衰竭、心肌病、心肌炎、药物中毒，有无电解质紊乱（如低钾血症、高钾血症）和低氧血症、酸碱平衡失调等。

2）心电监护：对于严重心律失常者，应持续心电监护。发现频发（每分钟5次以上）、多源性、成对或呈R-on-T现象的室性期前收缩，室性心动过速，预激综合征伴发心房颤动，窦性停搏，二度Ⅱ型或三度房室传导阻滞等，立即报告医生。安放监护电极前注意清洁皮肤，用乙醇棉球去除油脂，电极放置部位应避开胸骨右缘及心前区，以免影响心电图检查和紧急电复律；定期更换电极片（1～2天更换电极片1次或电极片松动时随时更换）。

3）急救配合　对于高危患者，应留置静脉导管，床旁备好抗心律失常药物、除颤仪、临时心脏起搏器等。一旦猝死，立即配合抢救。

（3）潜在并发症：血栓形成、栓塞。

1）用药护理：严格遵医嘱应用抗凝药物，观察药物疗效及不良反应。①华法林：华法林作为维生素K拮抗药，其抗凝效果受遗传、饮食等因素影响较大，用药过程中应注意饮食搭配与组成相对稳定，及时监测血INR值并调整用药量，保持血INR值为2.0～3.0。患者常规口服华法林2～3天后，每日或隔日监测1次INR值，达目标值后维持至少2天。之后，根据监测结果的稳定情况数日至1周监测1次，出院后结果稳定的患者可每月监测1次。②新型口服抗凝药物（NOAC）：常用药物有利伐沙班、达比加群等，为非维生素K拮抗药，受饮食等外界环境影响较小，出血风险低、安全性好。其半衰期较短，用药后12～24小时作用消失，需保证用药依从性，以达抗凝效果。如发生漏服现象，可在规定时间内补服（每日2次的药物漏服6小时以内补服，每日1次的药物漏服12小时以内补服）。

2）病情监测：监测患者生命体征、凝血状态、意识状态和皮肤温度、下肢肿胀程度等脑栓塞或下肢深静脉血栓形成的相应表现，一旦发现立即告知医生。

3）急救配合：一旦发现血栓形成或栓塞，立即配合做好溶栓治疗及其相应护理。

（4）有受伤的危险

1）评估危险因素：评估患者及其知情者晕厥发作前有无诱因或先兆症状，了解晕厥的持续时间、伴随症状等。必要时动态监测心律失常的类型。

2）避免诱因：告知患者避免咖啡、浓茶等兴奋性食物摄入，避免剧烈活动、情绪激动或持续紧张状态。当出现头晕、黑矇等先兆症状时，应立即停止动作、平卧，以防止跌倒受伤。

3）休息与活动：心律失常频繁发作，伴有头晕、晕厥或曾有跌倒病史的患者，应注意多休息，并协助患者完成生活护理。活动量以患者舒适，不出现头晕、心悸等症状为宜，活动过程中动作宜慢，减少快速改变体位等行为。

4）治疗护理：缓慢型心律失常患者可予阿托品、异丙肾上腺素等药物，症状明显药物治疗难以纠正者考虑心脏起搏治疗。对其他快速型心律失常患者可遵医嘱给予抗心律失常药物，配合同步或非同步直流电复律或射频消融治疗，并注意做好治疗后相应的健康宣教。

5. 护理评价

（1）患者能依据活动计划开展活动，活动耐受力逐步增加。

（2）患者未发生猝死，或者医护合作能够及时发现和治疗猝死。

（3）患者未发生血栓、栓塞，或者医护合作能够及时发现和治疗血栓、栓塞。

（4）患者住院期间未发生受伤。

6. 健康指导

（1）疾病知识指导：向患者及家属介绍心律失常的病因、诱因及防治知识，告知良好生活习惯对预防心律失常的重要意义。日常劳逸结合，保证充足的睡眠，保持乐观、稳定的情绪，戒烟酒，避免浓茶、咖啡、兴奋性饮品，避免饱餐、感染等。积极纠正低钾血症，心动过缓者避免过度屏气，以免迷走神经兴奋加重心动过缓。

（2）用药指导：告知患者严格遵医嘱服用抗心律失常药物、抗凝药物，不可自行增减药量、调整用药种类，更不可随意停药。告知患者药物疗效和可能的不良反应，出现不良反应及时就医。

（3）病情监测：教会患者自测脉搏、血压的方法，及时识别病情变化。服用抗凝药者监测牙龈、皮肤有无渗血、瘀斑。

（4）照顾者指导：指导家属及其他主要照顾者掌握心肺复苏技术，对心搏骤停的患者及时开展心肺复苏，挽救患者生命。

知识拓展

心房颤动分期

2023年，美国心脏病学会（ACC）、美国心脏协会（AHA）、美国胸科医师协会（ACCP）和美国心律学会（HRS）根据最新的临床证据，更新并发布了《2023 ACC/AHA/ACCP/HRS 心房颤动诊断和管理指南》(以下简称《指南》)。《指南》对心房颤动（房颤）分期进行了更新，为临床医护人员提供了一个更清晰、更全面的管理框架。更新后的房颤分期为以下4期。

1期：房颤风险期，存在可改变和不可改变的房颤风险因素。

2期：房颤前期，存在导致房颤的结构性或电生理性改变，如心房扩大或频繁房性期前收缩。

3期：分为4个阶段。3A：阵发性房颤（间歇性，持续时间≤7日）。3B：持续性房颤（持续时间＞7日，并需要干预）。3C：长期持续性房颤（持续时间超过12个月的连续房颤）。3D：成功的房颤消融（房颤消融或手术干预后无房颤）。

4期：永久性房颤，患者已进入稳定的房颤状态，不再考虑节律控制，主要聚焦于症状控制和卒中预防。

思考题

1. 简述心房颤动的心电图表现。
2. 简述阵发性室上性心动过速非药物终止的措施。
3. 简述二度Ⅱ型房室传导阻滞的心电图表现。

小结

第四节　心脏瓣膜病

心脏瓣膜病（valvular heart disease，VHD）是由炎症、黏液样变性、先天性发育异常、缺血性坏死、创伤等原因引起的心脏瓣膜狭窄和/或关闭不全所致的心脏疾病。正常情况下，心脏瓣膜开放使血液向前流动，心脏瓣膜关闭则可防止血液逆流，从而保证心脏内血流单向流动。当瓣膜狭窄时，心腔压力负荷增加；瓣膜关闭不全时，心腔容量负荷增加。这些血流动力学改变可导致心房或心室结构改变及功能异常，最终出现心力衰竭、心律失常等临床表现。临床以二尖瓣受累最为常见，其次是主动脉瓣。

风湿性心脏病（rheumatic heart disease，RHD）是风湿炎症导致的瓣膜损害，简称风心病。主要累及40岁以下人群，2/3的患者为女性。随着人口寿命的延长和动脉硬化的增加，钙化性主动脉瓣狭窄和瓣膜黏液样变性的发病率不断增高。

病变累及两个及以上瓣膜的称为联合瓣膜病，临床以二尖瓣合并主动脉瓣病变多见，见图3-4-1。

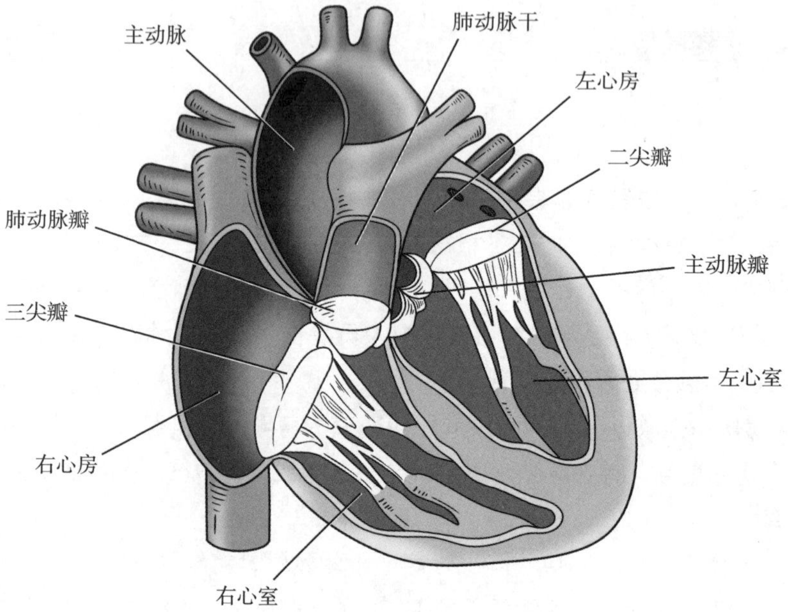

扫码看彩图

图3-4-1 心脏瓣膜示意图

一、二尖瓣狭窄

二尖瓣狭窄（mitral stenosis，MS）是风湿性心脏瓣膜病中最常见的病变。二尖瓣从急性风湿病变后至少需要2年或更长的时间才能形成明显的狭窄。多次反复发作的急性风湿热患者比仅发作一次的患者出现瓣口狭窄要早。死亡原因中心力衰竭为62%、血栓栓塞为22%、感染性心内膜炎为8%。抗凝治疗后栓塞发生率有所减少，手术治疗后患者的生活质量和存活率有所提高。

（一）病因

二尖瓣狭窄的病因多见于急性风湿热后，部分患者可无风湿热病史，但多有反复链球菌感染所致的扁桃体炎或咽峡炎。致病菌主要为A族乙型溶血性链球菌感染。

（二）病理

风湿热反复发作侵及二尖瓣后，瓣膜交界处粘连融合，瓣叶增厚、挛缩、变硬、钙化，导致瓣口狭窄，限制瓣叶活动。狭窄的瓣口粘连增厚形似“鱼口”状，为隔膜型二尖瓣狭窄；腱索粘连融合短缩向二尖瓣方向形成“漏斗”状，为漏斗型二尖瓣狭窄。

（三）病理生理

本病的病理生理改变是心脏舒张期血液流入左心室受限，左心房压力异常增高，进一步引起肺静脉和肺毛细血管压力增高。正常成人二尖瓣口面积（mitral valve area，MVA）为4.0～6.0cm^2。

1. **轻度狭窄**　瓣口面积2.5cm^{2}以上，左心房压力升高导致左心房代偿性肥厚、扩张以加强收缩。

2. **中度狭窄**　瓣口面积1.6～2.5cm^2，左心房扩大超过代偿极限，左房内压力持续升高，导致肺循环淤血。

3. **重度狭窄**　瓣口面积＜1.5cm^2，由于长期的肺循环压力增高，使右心室后负荷过重，导致右心室肥厚、扩张，最终导致右心衰竭（右心受累期）。

体循环、肺循环见图3-4-2。

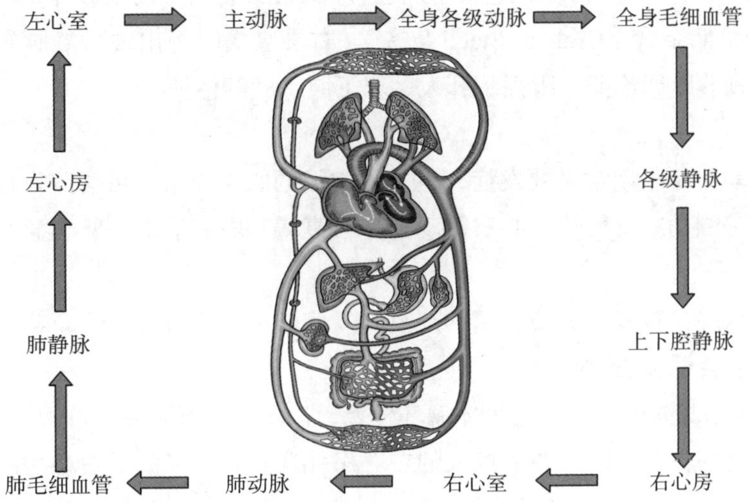

图3-4-2　体循环、肺循环示意图

（四）临床表现

1. **症状**　患者一般在二尖瓣中度狭窄（瓣口面积减少到1.6cm^{2}以下）时出现临床症状。临床表现主要由左心衰竭引起，最终发展为全心衰竭。

（1）呼吸困难：是最常见的早期症状，表现形式多为劳力性呼吸困难，在劳累、精神紧张、感染、性活动、妊娠或心房颤动时诱发或加重。严重时可出现夜间阵发性呼吸困难和端坐呼吸。

（2）咳嗽：常见干咳无痰或泡沫样痰，尤其在冬季明显，常在夜间睡眠或劳动后出现。与支气管黏膜淤血水肿引起支气管炎或左心房增大压迫左主支气管有关。

（3）咯血

1）大咯血：是由于严重二尖瓣狭窄，左心房压力突然增高，肺静脉压增高，支气管静脉破裂出血所致，可为二尖瓣狭窄首发症状，多见于二尖瓣狭窄早期。

2）痰中带血或血丝痰：常伴夜间阵发性呼吸困难，与支气管炎、肺淤血、肺毛细血管破裂、肺部感染有关。

3）肺梗死：咳胶冻状暗红色痰，为二尖瓣狭窄合并心力衰竭的晚期并发症。

4）粉红色泡沫样痰：急性肺水肿的特征性表现，由肺毛细血管破裂导致。

（4）血栓栓塞：二尖瓣狭窄严重并发症。约20%患者在病程中可发生体循环栓塞，其中发生栓塞者约80%伴有心房颤动。

（5）其他症状：左心房显著扩大、左肺动脉扩张压迫左喉返神经可引起声音嘶哑，压迫食管引起吞咽困难；右心衰竭时可出现食欲缺乏、腹胀、恶心等消化道淤血症状。

2. 体征

（1）重度二尖瓣狭窄者常呈二尖瓣面容，口唇及双颧发绀。

（2）视诊心前区隆起；触诊心尖部可触及舒张期震颤，右心室扩大时剑突下可触及收缩期抬举样搏动；叩诊心界于第3肋间向左扩大；听诊心尖区S_1亢进，呈拍击性，亦可闻及开瓣音，开瓣音的出现提示二尖瓣瓣膜弹性和活动性良好。心尖区可闻及舒张中、晚期低调隆隆样杂音，呈递增型，局限，以左侧卧位、呼吸末及活动后明显。P_2亢进或伴分裂，由于肺动脉扩张引起相对性肺动脉瓣关闭不全，在胸骨左缘第二肋间可闻及收缩期喷射音和递减型高调叹气样舒张早期杂音（Graham-Steell杂音）。右心衰竭时可出现颈静脉怒张、肝颈静脉反流征（亦称肝颈静脉回流征）阳性、肝大、双下肢水肿等体征。

3. 并发症

（1）心房颤动：是早期常见并发症，也是最常见的心律失常；可为阵发性，也可转为持续性或永久性心房颤动。突发快速心房颤动为左心衰竭和右心衰竭，甚至急性肺水肿的常见诱因。

（2）急性肺水肿：重度二尖瓣狭窄的严重并发症。主要表现详见本章第二节急性心力衰竭，如不及时救治会危及患者生命。

（3）血栓栓塞：20%的患者可发生体循环栓塞，以脑栓塞最多见，亦可发生于四肢、脾、肾、肠系膜动脉栓塞，栓子多来源于扩大的左心房伴房颤者。来源于右心房的栓子可导致肺栓塞。

（4）肺部感染：较常见，感染后常诱发或加重心力衰竭。

（5）感染性心内膜炎：较少见。

（五）辅助检查

1. 胸部X线检查 肺静脉压增高可导致肺淤血的迹象，肺门增大，边缘模糊，上肺纹理增多；肺静脉压＞10mmHg可导致肺间质组织的液体渗漏，小叶间的液体积聚在双侧肋膈角区产生线性条纹，即小叶间隔线，称为Kerley B线；肺静脉压进一步增高＞30mmHg，肺间质液进入肺泡腔，出现肺泡水肿，中下肺野内可见片状模糊影，典型表现为蝶翼状。胸部X线片显示左心房、右心室增大，心脏呈梨形（二尖瓣型心脏）。

2. 心电图 窦性心律者可见“二尖瓣型P波”（P波增宽＞0.12秒，伴切迹或双峰，Ptf-V_1终末负性向量增大，PV_1先正后负），提示左心房肥大（图3-4-3）；电轴右偏和右心室肥厚表现。常合并房颤。

3. 超声心动图 是确诊该病最敏感、最可靠的方法

（1）M型超声心动图：可见二尖瓣前叶呈“城墙样”改变（EF斜率降低，A峰消失），后叶与前叶同向运动，瓣叶回声增强。

（2）二维超声：可以观察瓣叶的活动度、瓣叶的厚度、瓣叶是否有钙化，以及是否合并其他瓣膜的病变等。

（3）经食管超声：有利于左心耳及左心房附壁血栓的检出。

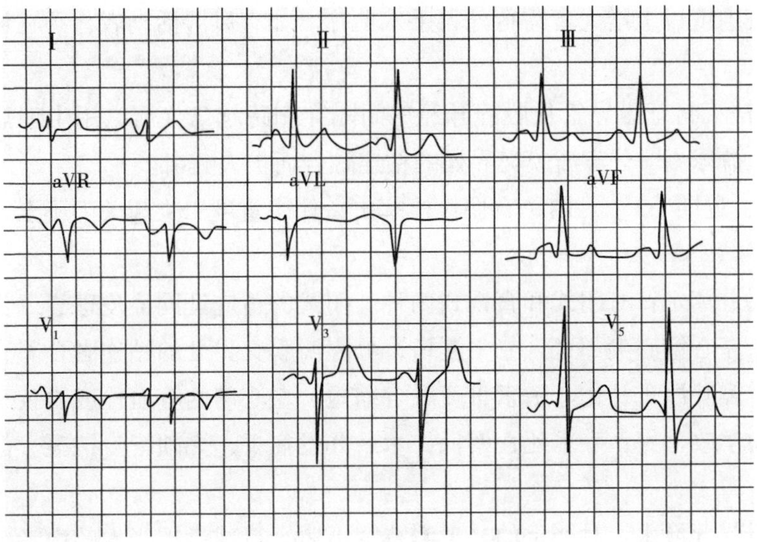

图3-4-3　左心房肥大心电图

（4）彩色多普勒血流显像：实时观察二尖瓣狭窄的射流，有助于连续多普勒正确定向。

（5）连续波或脉冲波多普勒：能较准确地测定舒张期跨二尖瓣的压差和二尖瓣口面积，能较准确判断狭窄严重程度。

（六）诊断要点

心尖区低调隆隆样舒张期杂音、X线检查或心电图示左心房增大可以诊断二尖瓣狭窄，超声心动图检查可明确诊断。

（七）治疗要点

治疗原则为预防风湿活动，控制病情进展，改善心功能，减轻症状，防治并发症。

1. 一般治疗　推荐预防性抗风湿治疗，避免重体力劳动或剧烈活动；根据离子情况限制钠盐摄入。

2. 并发症治疗

（1）心房颤动：控制房颤诱发因素、减慢心室率、维持窦性心律，预防血栓栓塞。具体治疗方法详见本章第三节。

（2）急性肺水肿：治疗原则与急性左心衰竭所引起的肺水肿相似，注意避免使用扩张小动脉为主的血管扩张药，应选择扩张静脉系统、减轻心脏前负荷为主的硝酸酯类药物；心房颤动伴快速心室率时，可静脉注射去乙酰毛花苷以起到减慢心室率的作用。

（3）血栓栓塞：左心房附壁血栓的形成与左心房扩大程度及心房颤动持续时间呈正相关。对合并有慢性心房颤动的患者，若无禁忌，宜长期口服华法林抗凝，预防血栓形成及栓塞事件发生，尤其是脑卒中的发生。监测国际标准化比值（INR）达到2.5～3.0。

（4）右心衰竭：限制钠盐摄入，应用利尿药等。详见本章第二节。

3. 介入和手术治疗　是治疗本病的有效方法。常用的介入及手术方法有经皮球囊二尖瓣成形术、二尖瓣分离术、人工瓣膜置换术。

（1）经皮球囊二尖瓣成形术（percutaneous balloon mitral valvuloplasty，PBMV）：仅适于单纯的二尖瓣狭窄患者。二尖瓣中、重度狭窄有症状者；超声检查证实左心房血栓；经内科正规治疗心脏中度以上增大者需行外科手术治疗。如有风湿活动者，须在风湿活动控制半年后再考虑手术。

1）手术方法：将球囊导管从股静脉经房间隔穿刺跨越二尖瓣，用生理盐水和对比剂各半的混合液体充盈球囊，分离瓣膜交界处的粘连融合而扩大瓣口。

2）禁忌证：近期（3个月内）有血栓栓塞史，伴中重度二尖瓣关闭不全，右心房明显扩大及脊柱畸形等。

（2）二尖瓣分离术：有闭式和直视式两种。闭式的适应证同经皮球囊二尖瓣分离术，开胸后将扩张器由左心室心尖部送入二尖瓣口，分离瓣膜交界处的粘连融合。直视式适用于有手术指征，伴有瓣叶严重钙化、腱索重度融合缩短、左心房内有血栓或再狭窄者。直视分离术术后血流动力学改善好，手术死亡率低，术后并发症少，无须终身抗凝。但由于手术复发率较高，已逐步淘汰。

（3）人工瓣膜置换术：对严重的二尖瓣狭窄不适合行球囊扩张术的患者，可以进行二尖瓣置换术。适应证：①重度MS合并严重症状（NYHA Ⅲ～Ⅳ级）的患者，非外科手术高风险，不适合或既往经皮球囊二尖瓣成形术失败。②中度MS患者，合并其他需要手术的心脏疾病。③严重MS患者，虽然接受充分的抗凝治疗，但仍出现复发性血栓事件。手术应在有症状而无严重肺动脉高压情况下考虑。

二尖瓣人工瓣膜置换术的瓣膜分为机械瓣膜和生物瓣膜。机械瓣膜耐用，不易产生排斥反应，但是需要终身抗凝，有出血风险；生物瓣膜不需长期抗凝，排斥反应少见，会因生物瓣膜进行性衰退或感染性心内膜炎等损伤失效，15～20年需要更换。

人工瓣膜置换术手术死亡率和术后并发症均高于分离术。术后存活者心功能可恢复较好，提高了患者生活质量和存活率。

二、二尖瓣关闭不全

（一）病因

二尖瓣瓣叶、瓣环、腱索、乳头肌等任何一个或多个部分发生结构异常或功能失调均可导致二尖瓣关闭不全，当左心室收缩时，血液反流入左心房。急性严重反流伴血流动力学不稳定者，如不及时手术干预，死亡率极高。慢性二尖瓣关闭不全患者出现症状后则预后不佳。多数患者术后症状和生活质量改善，较内科治疗存活率明显提高。

1. **风湿性** 最常见的病因是风湿热，女性多见。风湿性损害导致瓣叶纤维性肥厚、挛缩，甚至钙化；腱索肥厚、缩短，甚至融合；瓣环发生不对称性扩张等均导致二尖瓣关闭不全。二尖瓣关闭不全常与二尖瓣狭窄合并存在。

2. **非风湿性** 以腱索断裂最常见，其次为感染性心内膜炎、二尖瓣黏液样变性、缺血性心脏病等。

（二）病理生理

心室收缩时，部分血液反流入左心房，使左心房负荷增加，逐渐产生代偿性扩大或肥厚；心室舒张时，左心房将过多的血液流入左心室，左心室负荷增加，从而引起左心室代偿性肥厚，进而导致左心衰竭。

1. 急性二尖瓣关闭不全 突然大量反流的血液使左心房压力和肺静脉压力急剧增高，导致肺淤血及急性肺水肿的发生。

2. 慢性二尖瓣关闭不全 代偿早期左心室舒张末容量和压力可不增加。如果同时合并二尖瓣狭窄，心力衰竭、左心扩大发生较早，扩大的左心房和左心室在较长时间内适应容量负荷增加。随着病程的延长，持续严重的过度负荷增加，左心房压力和左心室舒张末压明显升高，导致肺淤血、左心衰竭；晚期出现肺动脉高压和右心衰竭，终致全心衰竭。

（三）临床表现

1. 症状

（1）急性：轻者仅表现为轻微劳力性呼吸困难，严重者短时间内有急性左心衰竭、心源性休克表现，病情短时间内恶化。

（2）慢性：临床表现轻重取决于二尖瓣反流的严重程度和关闭不全的进展速度等。病变轻、心功能代偿良好时可持续终身无症状；病变重者因反流时心排血量下降，表现为疲乏无力、心悸、胸闷、呼吸困难等症状；发展至晚期则表现为右心衰竭表现，食欲缺乏、肝大、少尿、双下肢水肿及胸腔积液、腹水等。

2. 体征

（1）急性：触诊心尖搏动可呈抬举样搏动；听诊心尖区可闻及收缩期粗糙样吹风样杂音，出现急性肺水肿时两肺可闻及干、湿啰音。累及腱索、乳头肌时可闻及乐鸣音（类似海鸥鸣样杂音）。

（2）慢性：触诊心尖搏动向左下移位；叩诊心界向左下扩大；听诊第一心音减弱（心室舒张期过度充盈使二尖瓣漂浮）、第二心音分裂（左心室收缩期缩短，主动脉瓣提前关闭）。严重反流可出现第三心音（收缩期心房存留大量血液迅速流入左心室），心尖区可闻及短促的舒张期隆隆样杂音。二尖瓣关闭不全的典型杂音为心尖区闻及全收缩期吹风样杂音，杂音强度≥3/6级，向左腋下和左肩胛下区传导，可伴有收缩期震颤。

3. 并发症

（1）心力衰竭：急性者早期可出现，慢性者晚期可出现。

（2）心房颤动：重度二尖瓣关闭不全者多见。

（3）感染性心内膜炎较多见，栓塞则相对少见。

（四）辅助检查

1. 胸部X线检查 轻度二尖瓣关闭不全可无明显改变；重度二尖瓣关闭不全时，左心房、左心室均增大，肺动脉段突出；晚期可见右心室增大，心影呈球形。

2. 心电图 轻度二尖瓣关闭不全者心电图可正常，严重者可有左心室肥厚及劳损，继发性ST-T改变。左房增大时可伴发房颤，窦性心律可见二尖瓣型P波。

3. 超声心动图 M型超声示左心房、左心室扩大；彩色多普勒血流显像和脉冲多普勒超声是判断二尖瓣关闭不全的敏感指标，可对二尖瓣反流进行半定量和定量诊断。

（五）诊断要点

急性二尖瓣关闭不全者，有明确病因，突然出现呼吸困难，心尖区出现典型的收缩期杂音，X线检查提示心影不大而肺淤血明显。慢性者主要的诊断依据是心尖区典型的收缩期吹风样杂音伴左心房和左心室扩大。超声心动图可明确诊断二尖瓣关闭不全。

（六）治疗要点

1. 内科治疗 急性二尖瓣关闭不全内科治疗目的是减少反流量，降低肺静脉压，增加心排血量。慢性者无症状时无须特殊治疗，但应定期随访。重点在预防风湿热及感染性心内膜炎的发生。

2. 手术治疗 是治疗二尖瓣关闭不全的根本措施。

（1）急性二尖瓣关闭不全：在药物控制的基础上采取紧急或择期手术治疗。

（2）慢性二尖瓣关闭不全：二尖瓣关闭不全手术适应证如下。①重度二尖瓣关闭不全伴NYHA心功能分级Ⅲ级或Ⅳ级。②NYHA心功能分级Ⅱ级伴心脏大，左心室收缩末期容量指数（LVESVI）＞30ml/m²。③重度二尖瓣关闭不全，LVEF下降，左心室收缩及舒张末期内径增大，LVESVI高达60ml/m²，虽无症状也应考虑手术治疗。

常用的手术方法有二尖瓣修补术和二尖瓣置换术。前者适用于瓣膜损伤轻而活动度较好者，瓣叶无钙化，腱索无严重增厚者，手术死亡率较低，术后射血分数改善良好，无须终身抗凝。后者适用于瓣膜损坏严重者。

三、主动脉瓣狭窄

（一）病因

主动脉瓣狭窄（aortic stenosis，AS）的病因有三种，即先天性病变、退行性变和炎症性病变。先天性畸形或退行性变是AS常见病因，男性多于女性。无症状者的存活率与正常群体相似，3%～5%的患者可发生猝死。三联征出现提示预后不良。成功的经皮主动脉瓣置换术能大幅降低患者1年内的死亡率。

（二）病理生理

正常主动脉瓣口面积3.0～4.0cm²。当主动脉瓣口面积减少至正常的1/3前，临床上可以代偿；当主动脉瓣口面积≤1.0cm²时，左心室射血受阻使主动脉血明显减少，引起心、脑及全身动脉缺血；同时因左心室后负荷过重而导致左心室壁向心性肥厚。

（三）临床表现

1. 症状 患者早期无症状，当主动脉瓣口面积≤1.0cm²时出现典型临床三联征：呼吸困难、心绞痛和晕厥。

（1）呼吸困难：早期可有乏力、心悸、气促、眩晕等症状；晚期95%患者表现为劳力性呼吸困难，可作为首发症状出现。随着病程进展，可出现夜间阵发性呼吸困难、端坐呼吸或急性肺水肿。

（2）心绞痛：是最早出现也是最常见的症状。心绞痛常提示主动脉瓣口面积重度狭窄，产生原因可能与心肌肥厚所致需氧量增加和冠状动脉血流量相对减少所致供氧不足，从而引起心肌缺血有关。常于运动诱发，休息或舌下含服硝酸酯类药物可缓解。

（3）晕厥：黑矇或短暂意识丧失，可为首发症状。常在运动中、运动后或突然改变体位时出现。发病机制可能为劳作时外周血管扩张，心排血量不能相应增加；此时心肌严重缺血，心肌收缩力下降导致心排血量进一步减少，造成脑组织供血不足引起。休息时晕厥多由心肌缺血引起的严重心律失常如持续性室性心动过速、高度房室传导阻滞、严重窦性心动过缓、房颤等导致心排血量骤减所致。

2. 体征　收缩压降低，舒张压正常，脉压变小。触诊脉搏细弱而缓慢，心尖部可触及收缩期抬举样搏动；叩诊心界正常或轻度向左扩大。听诊第一心音正常，第二心音减弱或消失，可呈逆分裂音。典型杂音为胸骨右缘第2肋间闻及粗糙而响亮的收缩期喷射性杂音，3/6级以上，呈递增-递减型，可向颈部传导，常伴震颤。

3. 并发症

（1）心律失常：10%患者可发生心房颤动，导致严重低血压、晕厥或肺水肿；亦可出现房室传导阻滞、室性心律失常。

（2）心脏性猝死：多发生于先前有症状的患者。

（3）充血心力衰竭：发生左心衰竭后，未进行手术治疗者死亡率较高。

（4）感染性心内膜炎、体循环栓塞、胃肠道出血等较少见。

（四）辅助检查

1. 胸部X线检查　显示左心室正常或轻度扩大，升主动脉根部有狭窄后扩张。

2. 心电图　轻者心电图正常，重度狭窄时可出现左心室肥厚劳损和左心房增大表现。

3. 超声心动图　确诊主动脉瓣狭窄的重要方法。二维超声示左心室壁增厚，主动脉根部狭窄后扩张，开放幅度减低；主动脉瓣钙化、增厚、融合。彩色多普勒超声心动图可见血流于瓣口下方加速形成的五彩镶嵌射流。通过测定主动脉口面积及跨瓣压差可评估瓣膜狭窄程度。

（五）诊断要点

根据典型胸骨右缘第2肋间闻及粗糙而响亮的收缩期喷射性杂音较易诊断主动脉瓣狭窄，超声心动图可以确定诊断。

（六）治疗要点

1. 内科治疗　内科治疗主要是预防风湿热。轻度狭窄无症状者定期随访。在进行牙科、胃肠道和生殖泌尿道手术及器械检查时，应预防应用抗生素。中重度狭窄者避免剧烈活动，防止晕厥加重或猝死；心力衰竭者控制钠盐摄入，慎用利尿药，用量不宜过大，以免引起心排血量减少；心房颤动时尽早对症治疗，防止发生急性左心衰竭。

2. 介入和手术治疗　主要包括人工瓣膜置换术（是成人主动脉瓣狭窄的主要治疗方法）、直视下主动脉瓣分离术、经皮主动脉瓣球囊成形术和经导管主动脉瓣置换术。凡出现临床症状者，均考虑介入或手术治疗。

四、主动脉瓣关闭不全

（一）病因

主动脉瓣关闭不全（aortic incompetence，AI）根据发病情况分为急性和慢性两种。

1. 急性主动脉瓣关闭不全 见于感染性心内膜炎、胸部创伤、主动脉夹层或人工瓣膜撕裂。

2. 慢性主动脉瓣关闭不全

（1）风湿热：约2/3的患者是由风湿性心脏病导致主动脉瓣本身病变，常合并主动脉狭窄和二尖瓣病变。

（2）先天性畸形、感染性心内膜炎、退行性主动脉瓣病变和主动脉瓣黏液样变性引起主动脉瓣关闭不全。

（3）因梅毒性主动脉炎、马方（Marfan）综合征等引起主动脉根部扩张，导致主动脉瓣相对关闭不全。

急性重度主动脉瓣关闭不全患者如不及时手术常死于心力衰竭；慢性主动脉瓣关闭不全者一旦症状出现，病情迅速恶化。术后患者大部分有明显临床改善，左心室功能有所恢复，但恢复程度和术后远期存活率低于主动脉瓣狭窄者。

（二）病理生理

心室舒张时，主动脉内血液大量反流至左心室，左心室既接受左心房流入的血液，又接受主动脉反流的血液，导致左室舒张末容量增加出现左心室离心性肥厚、扩张。左心室心肌肥厚使心肌耗氧量增加，同时主动脉内血液反流，导致冠状动脉灌注减少，引起心肌缺血。心室收缩时，左心室大量血液又进入主动脉使收缩压增高，故脉压增大。

（三）临床表现

1. 症状

（1）急性主动脉瓣关闭不全：可出现突发呼吸困难，不能平卧，全身大汗，频繁咳嗽，咳白色或粉红色泡沫样痰，重者可出现烦躁不安，神志模糊，甚至昏迷。

（2）慢性主动脉瓣关闭不全：可在较长时间无症状。随反流量增加，出现与心排血量增加有关的症状如心悸、心前区不适、头颈部强烈动脉搏动感等。心力衰竭的症状早期为劳力性呼吸困难，随着病情进展，可出现夜间阵发性呼吸困难和端坐呼吸。由于心脏明显增大，心排血量减少，亦可出现胸痛，心绞痛发作较主动脉瓣狭窄时少见。

2. 体征

（1）急性主动脉瓣关闭不全：第一心音减弱或消失；肺动脉高压时可闻及肺动脉瓣区第二心音亢进，常可闻及病理性第三心音和第四心音；肺部可闻及哮鸣音或细小水泡音；严重者可出现发绀、脉搏细速、血压下降等休克征象。

（2）慢性主动脉瓣关闭不全：触诊心尖搏动向左下移位，呈抬举性搏动。听诊胸骨左缘第3、第4肋间可闻及高调递减型叹气样舒张早期杂音，坐位前倾、呼气末明显，向心尖区传导。重度反流者，常在心尖区听到舒张中晚期隆隆样杂音（Austin-Flint杂音），其产生机制是：①由于主动脉瓣反流，左心室血容量增多及舒张期压力增高，将二尖瓣前侧叶推起处于较高位置引起相对二尖瓣狭窄所致。②主动脉瓣反流血液与由左心房流入的血液发生撞击、混合，产生涡流，引起杂音。

（3）周围血管征：收缩压增高，舒张压降低，脉压增大。重度关闭不全者可出现周围血管征，如点头征（De Musset征）、水冲脉（water-hammer pulse）、股动脉枪击音（Traube征）

和毛细血管搏动征，听诊器压迫股动脉可闻及双期杂音（Duroziez双重音）。

3. 并发症 心力衰竭、感染性心内膜炎、室性心律失常较常见。

（四）辅助检查

1. 胸部X线检查 左心室明显增大，升主动脉和主动脉根部扩张，心腰加深，呈靴形心（主动脉型心脏）。

2. 心电图 慢性主动脉瓣关闭不全患者心电图可有左心室肥厚和劳损，电轴左偏，见图3-4-4；如有心肌损伤可见传导阻滞、房性和室性心律失常。急性者可见窦性心动过速，ST-T改变。

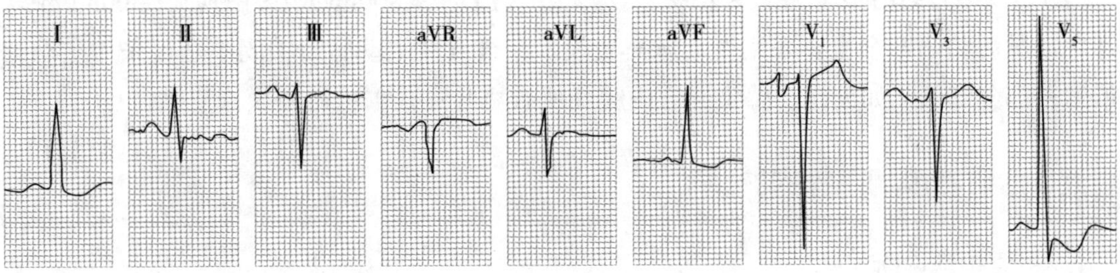

图3-4-4 左心室肥厚劳损（电轴左偏）

3. 超声心动图 是诊断主动脉瓣反流高度敏感及准确的方法。二维超声心动图可见主动脉瓣增厚，舒张期关闭不全；多普勒超声心动图显示主动脉瓣下方全舒张期反流。

（五）诊断要点

根据典型主动脉瓣区舒张期杂音，较易诊断主动脉瓣关闭不全。超声心动图是明确诊断的有效检查手段。

四种心脏瓣膜病杂音鉴别要点见表3-4-1。

表3-4-1 四种心脏瓣膜病杂音鉴别要点

杂音特点	二尖瓣狭窄	二尖瓣关闭不全	主动脉瓣狭窄	主动脉瓣关闭不全
部位	心尖区	心尖区	主动脉瓣一区	主动脉瓣二区
出现时期	舒张中晚期	全收缩期	收缩期	舒张早期
性质	低调隆隆样 递增型	吹风样 粗糙、响亮	喷射性 高调、粗糙 递增递减型	叹气样 较柔和 递减型
强度	—	≥3/6级	≥3/6级	—
传导	局限	左腋下 左肩胛下	颈部	胸骨左缘 心尖部
与体位和呼吸运动关系	左侧卧位更明显	—	—	前倾坐位 深呼气后暂停呼吸

（六）治疗要点

1. 内科治疗　应积极预防链球菌感染与风湿活动，预防感染性心内膜炎，积极治疗心律失常。避免过度体力劳动及剧烈运动，限制钠盐摄入。左心室功能正常无临床症状者需定期随访。

2. 手术治疗　人工瓣膜置换术是治疗主动脉瓣关闭不全的主要手段，应在心力衰竭症状出现前施行。

（1）手术适应证：①有症状和左心室功能不全者。②无症状伴左心室功能不全者，经系列无创检查显示持续或进行性左心室收缩末容量增加或静息射血分数降低者。③若症状明显，即使左心室功能正常者。

（2）手术的禁忌证：LVEF ≤ 15% ～ 20%，LVEDD ≥ 80mm 或 LVEDVI ≥ 300ml/m²。原发性主动脉瓣关闭不全主要采用主动脉瓣置换术，继发性主动脉瓣关闭不全可采用主动脉瓣成形术；部分病例（如创伤、感染性心内膜炎所致瓣叶穿孔）可行瓣膜修复术。

五、心脏瓣膜病患者的护理

1. 主要护理诊断

（1）体温过高：与风湿活动、并发感染有关。

（2）活动无耐力：与心排血量下降有关。

（3）潜在并发症：栓塞。

2. 其他护理诊断

（1）气体交换受损：与左心衰竭导致的肺淤血有关。

（2）体液过多：与右心衰竭导致体循环淤血、水钠潴留、低蛋白血症有关。

（3）睡眠型态紊乱：与呼吸困难、不能平卧有关。

（4）潜在并发症：心律失常、急性肺水肿、猝死、电解质紊乱。

（5）焦虑：与慢性病程呈加重趋势，担心疾病预后、手术、工作、生活等有关。

（6）有感染的危险：与机体抵抗力下降有关。

（7）知识缺乏：缺乏与疾病及手术前后相关的预防和保健知识。

3. 护理目标

（1）患者体温恢复正常。

（2）患者活动耐力增强，进行自理活动时不感到心悸、气短、胸闷、乏力、呼吸困难。

（3）患者未出现栓塞或出现栓塞症状护士能及时发现、及时配合医师治疗。

4. 护理措施

（1）体温过高

1）病情观察：测量体温，观察热型，根据体温升高程度决定测量频次；必要时给予物理降温或遵医嘱给予药物降温，半小时后测量体温并记录降温效果。出汗多的患者及时更换衣服、被褥，要注意保暖，防止受凉。观察有无风湿活动的表现，如皮肤环形红斑、皮下结节、关节红肿及疼痛等。

2）饮食护理：给予高热量、高蛋白、高维生素、清淡、易消化饮食，少食多餐，避免过饱；有心力衰竭者根据离子情况适当控制钠盐摄入。

3）用药护理：遵医嘱给予抗生素及抗风湿药物治疗。苄星青霉素是由青霉素的二苄基乙二胺盐与适量缓冲剂及助悬剂混合制成，使用前要询问青霉素过敏史，常规进行皮试；注射后注意观察有无变态反应和注射局部的红肿、疼痛。

4）保持大便通畅：适当进食粗纤维食物，预防便秘。发生便秘者，勿用力排便，遵医嘱使用开塞露、蓖麻油等通便药物。

（2）活动无耐力

1）根据患者心功能分级制订活动计划，适当进行户外活动，以不出现胸闷、心悸、气短为宜；有房颤、心力衰竭者应卧床休息，鼓励并协助患者定时翻身，指导预防VTE的活动方法，防止下肢深静脉血栓形成。病情平稳后指导患者逐渐增加活动量，有度、有序、有恒完成，让患者和家属知晓适度活动的重要性。

2）有风湿活动的患者应卧床休息，减少活动。如观察患者有发热、关节疼痛、皮肤环形红斑等风湿活动症状及时告知医生。

（3）潜在并发症：栓塞。

1）评估栓塞的危险因素：阅读超声心动图报告，知晓患者有无心房、心室扩大及附壁血栓；心电图有无异常，尤其是有无心房颤动；是否因心力衰竭而活动减少、长期卧床。

2）休息与活动：左房内有巨大附壁血栓者应绝对卧床休息，以防血栓脱落造成其他部位栓塞。病情允许时的活动指导同“活动无耐力”的护理措施。

3）用药护理：遵医嘱应用抗心律失常、抗血小板聚集的药物，密切观察药物疗效及不良反应。抗血小板聚集的药物可导致胃肠道反应、牙龈出血、血尿、柏油样便等不良反应，密切观察有无出血倾向；定期检测凝血酶原时间。抗心律失常药物护理措施详见本章第三节。

4）栓塞的观察与处理：超声心动图显示有附壁血栓、心房颤动、长期卧床患者需密切观察有无栓塞征象，如脑栓塞（头痛、失语、偏瘫、口角歪斜、四肢活动障碍、瞳孔变化等）、肺栓塞（胸痛、呼吸困难）、肾栓塞（腰痛、血尿）、四肢动脉栓塞（肢体剧烈疼痛、四肢动脉搏动减弱、皮肤温度异常）、肠系膜栓塞（剧烈腹痛），一旦发生，立即报告医生并配合诊治。

5）确诊有附壁血栓的患者，指导其情绪保持平稳，避免屏气，预防便秘，防止血栓脱落。

5. 护理评价

（1）患者体温下降并维持在正常范围，伴随症状和体征消失。

（2）患者能按照护理活动计划完成日常生活自我照顾，无疲乏、无力、胸闷、气促症状发生。

（3）患者知晓发生栓塞的危险因素，能主动采取预防措施。

6. 健康指导

（1）疾病知识指导：①尽可能改善潮湿、阴暗居住环境，保持室内空气流通、温暖干燥、阳光充足。②积极预防和控制感染。适当锻炼，避免重体力劳动、剧烈运动或情绪激动而诱发或加重心力衰竭；如出现呼吸困难、乏力、食欲缺乏、下肢水肿、少尿等症状，请及时就医。③育龄妇女在医师指导下，选择妊娠与分娩时机。④在拔牙、扁桃体摘除、内镜检查、导尿术、分娩、人工流产等手术操作前应告知医生心脏瓣膜病病史，便于预防性使用抗生素，防止发生感染性心内膜炎。⑤告知患者及家属本病的病因、诱因、病程进展特点，定期门诊复查。⑥有手术适应证者告知患者尽早择期手术，以改善心脏功能，提高生活质量。术后一般休息3～6个月为宜。

（2）饮食指导：加强营养，提高机体抵抗力。宜高蛋白、丰富维生素、低脂肪均衡饮食，少量多餐，避免过饱。少食含维生素K多的食物如菠菜、花椰菜、猪肝、西红柿等，以免降低抗凝药物的药理作用。

（3）用药指导：指导患者遵医嘱按时按量服药，不可擅自停药或增减剂量。①抗凝、抗血小板聚集药物：指导患者注意观察有无牙龈出血、口腔黏膜及鼻腔出血、黑便、血尿、皮肤青紫或瘀斑等症状，发现异常及时就医。定期复查凝血指标，根据结果遵医嘱调整用药。②置换生物瓣患者需抗凝3～6个月，置换机械瓣患者需终身抗凝。③利尿药：使用利尿药护理措施详见本章第二节。

（4）心理指导：鼓励患者树立战胜疾病的信心，做好长期与疾病作斗争的思想准备。鼓励家属与患者多沟通交流、多陪伴，减轻患者心理负担；病情严重的育龄期女性不宜妊娠，应做好患者及家属的思想工作。

知识拓展

几代医者造“中国心”

让“中国心”起飞，关键在于自主创新。

1965年6月12日，上海第二军医大学附属长海医院心脏外科研究组成功地为一名严重心脏病患者安装了我国自行设计和制作的人造心脏二尖瓣瓣膜，我国首例人造心脏瓣膜置换手术成功了！中国有了治疗心脏瓣膜病变的“中国心”。这也揭开了我国心脏外科史上崭新的一页。2017年，中国首个完全自主知识产权的第二代介入瓣膜产品——J-Valve心脏瓣膜通过国家药监局产品注册批准。这标志着国产创新的经血管介入生物主动脉瓣膜向全面覆盖老年退行性心脏瓣膜病患者更进一步。

有数据显示，全世界约有8000万名心力衰竭患者，我国心力衰竭患者保守估计也有1600万人。我国每年心脏移植数量仅几百例，大量患者在等待中死亡。我国某医院自2009年起与中国运载火箭技术研究院在国内最早开展第三代人工心脏——植入式磁液悬浮心室辅助装置的研究，该产品被命名为“HeartCon”，又称“火箭心”。这颗纯国产的“火箭心”结束了我国对终末期心力衰竭治疗无能为力的局面，为我国重症心力衰竭患者及其家庭带来福音。

思考题

小结

1. 患者，女，52岁。务农。6年前开始出现劳累后心悸、气短，休息后能缓解。3年前开始出现活动后呼吸困难，于当地医院住院治疗，好转后出院。1年前开始上述症状反复发作，反复在当地医院就诊治疗。近2天由于感冒，再次出现气短，咳嗽，咳白色泡沫样痰，呼吸困难、不能平卧，腹胀，食欲缺乏，急诊入院。入院后进行护理评估：既往曾患风湿性关节炎。体格检查：T 36.5℃，P 102次/分，R 28次/分，BP 100/70mmHg，双颧绀红，呼吸急促，口唇发绀，指压双下肢凹陷性水肿，平复缓慢；心尖区触及舒张期震颤，叩诊心界向左扩大，听诊心率为124次/分，第一心音强弱不等，节律不规则，心尖部可闻及低调隆隆样舒张中晚期杂音，脉搏短绌。辅助检查：X线提示左心房增大；超声心动图可见二尖瓣钙化粘连，二尖瓣口面积为1.4cm^2；心电图示心房颤动，电轴右偏，P波呈双峰型。

请问：

（1）请叙述该患者的初步诊断及诊断依据。

（2）该患者除了病例中提及的并发症，还可能有哪些并发症？

（3）请按照首优次优原则提出4个现存护理诊断并准确描述相关因素。

2. 如何对心脏瓣膜病患者进行生活指导？

第五节　冠状动脉粥样硬化性心脏病

一、概述

冠状动脉粥样硬化性心脏病（coronary atherosclerotic heart disease）指冠状动脉（冠脉）发生粥样硬化引起管腔狭窄或闭塞，导致心肌缺血缺氧或坏死而引起的心脏病，简称冠心病（coronary heart disease，CHD），又称缺血性心脏病（ischemic heart disease）。冠状动脉与其支配区域见图3-5-1。

冠心病是动脉粥样硬化导致器官病变的最常见类型。本病多发生于40岁以上的成人，脑力劳动者明显高于非脑力劳动者。冠状动脉粥样硬化在性别方面也有很明显的差异，男性发病早于女性，女性在更年期后发病率明显增加。近年来，冠心病发病有年轻化趋势，严重危害人类健康。

（一）病因

冠状动脉粥样硬化原因是多方面的，目前认为血脂异常、高血压、糖尿病、肥胖、吸烟等是其发病的主要危险因素。而其发病的次要危险因素则包括缺少体力活动，进食过多的动物脂肪和胆固醇、糖和钠盐，遗传因素，A型性格等。其他危险因素还包括血中同型半胱氨酸增高、纤维蛋白原及某些凝血因子增高，微量元素锰、锌、硒摄入少，铅、镉、钴摄入较多等。

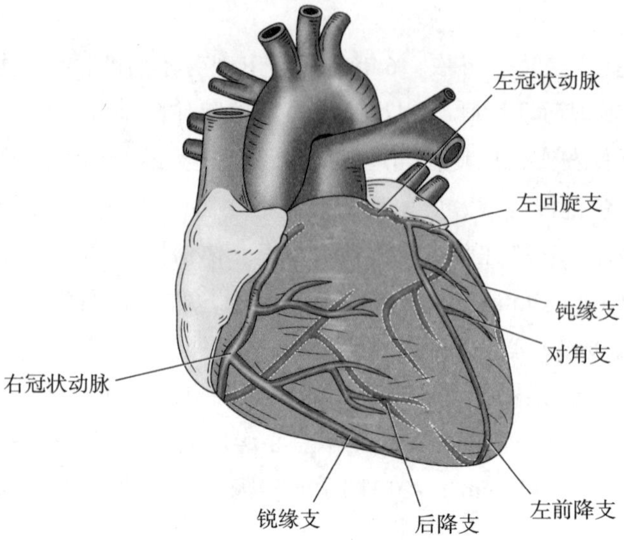

图3-5-1 冠状动脉与其支配区域示意图

（二）临床分型

1979年世界卫生组织曾将冠心病分为五型：①隐匿型或无症状型冠心病。②心绞痛。③心肌梗死。④缺血性心肌病。⑤猝死。近年趋向于根据发病特点和治疗原则不同分为两大类：①慢性冠脉综合征（chronic coronary syndrome，CCS），又称慢性冠状动脉疾病。CCS包括以下情况：伴稳定心绞痛症状和/或呼吸困难的疑似冠心病患者，新发心力衰竭或左心功能障碍的疑似冠心病患者，急性冠脉综合征（acute coronary syndrome，ACS）后1年内或近期血运重建的无症状或症状稳定患者，初次诊断或血运重建1年以上的无症状或有症状患者，疑似血管痉挛或微血管疾病的心绞痛患者，筛查时发现的无症状冠心病患者。②ACS包括不稳定型心绞痛、非ST段抬高心肌梗死、ST段抬高心肌梗死和猝死。其中猝死是冠心病中最严重的临床类型。

本章重点介绍慢性冠脉综合征中的稳定型心绞痛和急性冠脉综合征中的心肌梗死。

二、稳定型心绞痛

稳定型心绞痛（stable angina pectoris），又称劳力性心绞痛，是在冠状动脉狭窄的基础上，由心肌负荷的增加而引起心肌急剧、暂时的缺血与缺氧所引起的临床综合征。典型表现为劳力负荷增加后发作性胸骨后压榨性疼痛，可放射至心前区和左上肢尺侧面，持续数分钟，经休息或舌下含服硝酸酯类药物后迅速消失。

稳定型心绞痛患者除用药物或血管重建手段防止心绞痛再次发作外，从阻止动脉粥样硬化进展、预防心肌梗死等方面综合管理可明显改善预后。决定预后的主要因素为冠脉病变累及心肌供血的范围和心功能。大多数稳定型心绞痛患者能生存很多年，但也有发生急性心肌梗死或猝死的危险。有室性心律失常或传导阻滞者预后较差。合并糖尿病者预后明显差于无糖尿病者。

（一）病因与发病机制

1. 病因　最常见的是冠状动脉粥样硬化引起的血管管腔狭窄和/或痉挛，其次是重度主动脉瓣狭窄或关闭不全、先天性冠状动脉畸形、冠状动脉扩张症、冠状动脉栓塞、肥厚型心肌病等。

2. 发病机制　正常情况下，冠状动脉循环血流量有很大的储备，通过神经和体液调节，其血流量可随身体的生理情况有显著的变化。在剧烈活动或情绪激动等情况下，心肌对氧的需求量急剧增加时，冠状动脉可适当扩张，血流量增加至休息时6～7倍以满足心肌需求。当冠脉有狭窄时，一旦心脏负荷突然增加，冠脉不能相应扩张增加心肌供血，或者当冠脉痉挛使血液供应不能满足心肌代谢的需要时，导致心肌血液供求之间矛盾加深，引起心肌短暂的、急剧的缺血缺氧，即可引起心绞痛发生。

心肌缺血缺氧导致体内乳酸、丙酮酸等代谢产物堆积，刺激心脏内自主神经的传入纤维末梢，经第1～5胸交感神经节和相应的脊髓段传至大脑产生痛觉。这种痛觉常反映在与自主神经进入水平相同脊髓段脊神经所分布的区域（胸骨后、左肩、左臂内侧、环指或小指）。

（二）临床表现

1. 症状　以发作性胸痛为主要临床表现，胸痛的特点如下。

（1）诱因：发作常由重体力劳动、体力活动、情绪激动（如愤怒、焦急、过度兴奋等）所诱发，饱食、寒冷、吸烟、心动过速、休克等亦可诱发。疼痛多发生于劳累或情绪激动的当时，而不是在劳累之后。典型的稳定型心绞痛常在相似的条件下重复发生。

（2）部位：主要在胸骨体上段或中段之后，范围如手掌大小，也可横贯前胸，界限不清。常放射至左肩、左臂内侧、环指和小指，或者至颈、咽、下颌部、牙床。

（3）性质：常为压迫、发闷或紧缩感，也可有烧灼感、钳夹感、喝辣椒水样，但不像针刺或刀扎样锐性痛，偶伴濒死感。有些患者仅觉胸闷不适而无胸痛，甚至描述不清楚性质。

（4）持续时间：心绞痛一般持续数分钟至十余分钟，多为3～5分钟，很少超过半小时。

（5）缓解方式：一般在停止原来诱发症状的活动后即可缓解，舌下含服硝酸甘油或硝酸异山梨酯能在几分钟内缓解。

2. 体征　不发作时一般无异常体征。心绞痛发作时患者可见面色苍白、皮肤发冷或出汗、血压升高、心率增快。心尖部听诊可出现奔马律，也可在心尖部闻及收缩期杂音，原因为乳头肌缺血导致功能失调引起二尖瓣关闭不全所致。

（三）辅助检查

1. 实验室检查　血糖、血脂检查可了解冠心病危险因素；胸痛明显者需查血清心肌损伤标志物，包括心肌肌钙蛋白I或T、肌酸激酶（CK）及其同工酶（CK-MB），以与ACS相鉴别；查血常规注意有无贫血；必要时需查甲状腺功能。

2. 心电图检查

（1）静息时心电图约半数患者在正常范围，也可能有陈旧性心肌梗死的改变或非特异性ST段和T波异常。有时出现房室或束支传导阻滞或室性、房性期前收缩等心律失常。

（2）心绞痛发作时绝大多数患者可出现暂时性心肌缺血引起的ST段移位。因心内膜下心肌更容易缺血，故常见反映心内膜下心肌缺血的ST段压低（≥0.1mV），发作缓解后恢复（图3-5-2）。有时也可以出现T波倒置。在平时有T波持续倒置的患者，发作时可变为直立（“假性正常化”）。

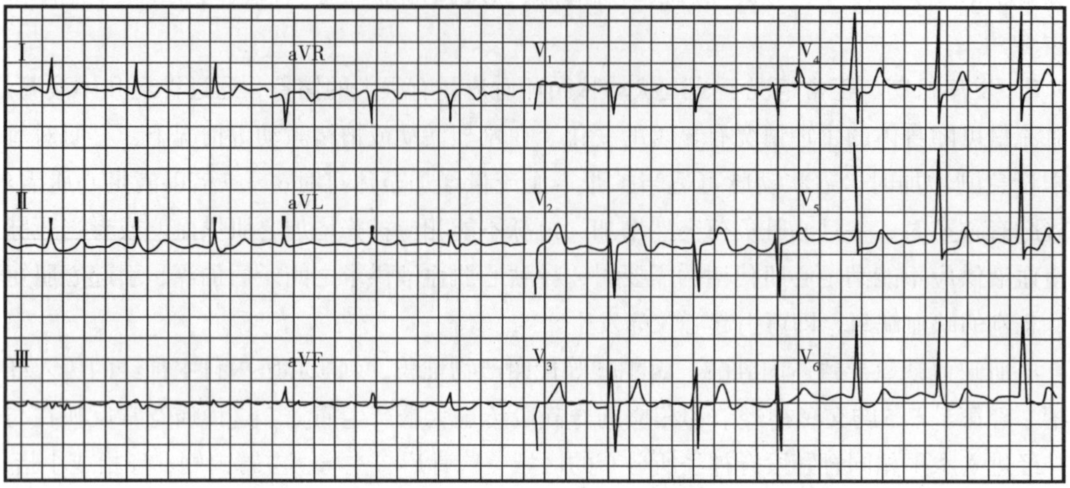

图3-5-2 心绞痛发作时的心电图

注：Ⅰ、Ⅱ、Ⅲ、aVF、V_4～V_6导联ST段压低。

3. 胸部X线检查 可无异常发现，若已伴发缺血性心肌病的患者则可见心影增大、肺充血等。

4. 放射性核素检查 可显示心肌缺血区的部位和范围。

5. 多层螺旋CT冠状动脉成像（CTA） 可进行冠状动脉二维或三维重建，用于判断冠状动脉管腔狭窄程度和管壁钙化情况，能够检测出其他检查无法发现的前期动脉硬化。冠状动脉CTA有较高阴性预测价值，若未见狭窄病变，一般不用进行有创检查。

6. 有创性检查

（1）冠状动脉造影（CAG）：是诊断冠心病的金标准，具有确诊价值，对治疗方案的选择及判断预后有重要意义。具体操作方法详见本章第一节。

（2）冠脉内超声显像（IVUS）：冠脉内光学相干断层显像（OCT）、冠脉血流储备分数测定（FFR）及最新的定量冠脉血流分数（QFR）等用于冠心病的诊断并有助于指导介入治疗。

7. 超声心动图 可以观察心室腔的大小、心室壁的厚度及心肌收缩状态；另外，还可以观察到陈旧性心肌梗死时梗死区域的运动消失及室壁瘤形成。稳定型心绞痛患者的静息超声心动图大部分无异常表现。

（四）诊断要点

根据典型心绞痛的发作特点和体征，结合年龄和存在冠心病危险因素，除外其他原因所致的心绞痛即可诊断。心绞痛发作时心电图检查ST-T改变可支持心绞痛诊断。未捕捉到发作时心电图者可行心电图负荷试验。冠状动脉CTA有助于无创评价冠脉管腔狭窄程度及管壁病变性质和分布。冠状动脉造影可以明确冠状动脉病变的严重程度，有助于明确诊断和决定进一步治疗。

加拿大心血管学会（CCS）把心绞痛严重程度分为四级，见表3-5-1。

表3-5-1　心绞痛严重程度分级

分级	临床表现
Ⅰ级	一般体力活动（如步行和登楼）不受限，仅在强、快或持续用力时发生心绞痛
Ⅱ级	一般体力活动轻度受限。快步、饭后、寒冷或刮风中、精神应激或醒后数小时内发作心绞痛。一般情况下，平地步行200m以上或登楼一层以上受限
Ⅲ级	一般体力活动明显受限，一般情况下平地步行200m内或登楼一层引起心绞痛
Ⅳ级	轻微活动或休息时即可发生心绞痛

（五）治疗要点

稳定型心绞痛的治疗原则是改善冠脉血供、降低心肌耗氧，改善患者症状，提高生活质量，预防心肌梗死和死亡，延长生存期。预防新的动脉粥样硬化发生发展和治疗已存在的动脉粥样硬化病变是关键。

1. 发作时治疗

（1）休息：发作时立刻休息，尽量避免各种诱发因素，如过度劳累、剧烈活动、情绪激动、饱餐等，冬季注意保暖。

（2）药物治疗：可选用作用较快的硝酸酯类药物，这类药物可以扩张冠状动脉增加冠脉血流量，还可以扩张外周血管，减少静脉回心血量，减低心脏前后负荷，从而缓解心绞痛。①硝酸甘油0.5mg，舌下含化，1～2分钟即开始起作用，约半小时后作用消失。第一次含服硝酸甘油时应注意直立性低血压发生。②硝酸异山梨酯5～10mg，舌下含化，2～5分钟见效，作用可维持2～3小时。

2. 缓解期治疗　尽量避免各种明确诱发因素。①改善缺血、减轻症状的药物：包括β受体阻断药、硝酸酯类药物、钙通道阻滞药、曲美他嗪、尼可地尔、中医中药治疗等。②预防心肌梗死，改善预后的药物：包括环氧化酶抑制剂（阿司匹林）、P2Y12受体阻断药（氯吡格雷和替格瑞洛）、降低LDL-C的药物（首选他汀类药物）、ACEI或ARB。非药物治疗主要包括运动锻炼疗法、血管重建治疗。

3. 血管重建治疗　采用药物保守治疗还是血运重建治疗，需要根据冠脉的病变解剖特征、患者临床症状及当地医疗中心手术经验等综合判断决定。

（1）经皮冠状动脉介入治疗（percutaneous coronary intervention，PCI）：PCI是一组经皮介入技术，包括经皮球囊冠状动脉成形术、冠状动脉支架植入术和斑块旋磨术、冠脉内激光成形术、冲击波球囊治疗术等。与内科保守治疗相比，PCI术能使患者的生活质量提高，但是心肌梗死的发生率和死亡率无明显差异。支架内出现再狭窄和血栓是影响其疗效的主要因素。随着新型药物洗脱支架及新型抗血小板药物的应用，冠状动脉介入治疗效果也不断在提高。

（2）冠状动脉旁路移植术（coronary artery bypass graft，CABG）：CABG通过取患者自身的大隐静脉、桡动脉等作为旁路移植材料，一端吻合在主动脉，另一端吻合在病变冠状动脉段的远端；也可游离左内乳动脉与病变前降支远端吻合，来改善病变冠状动脉分布心肌的血液供应（图3-5-3）。此手术创伤较大、存在一定风险，与患者术前冠脉病变程度、心功能状态及有无并发症有关。术后移植的血管还有闭塞风险，应根据个体化不同权衡利弊，慎重考虑手术适应证，对全身情况能耐受开胸手术者，左主干合并2支以上冠脉病变（尤其是病变复杂程度评分，如SYNTAX评分较高者），或多支血管病变合并糖尿病，病变严重扭曲伴重度钙化者，CABG应作为首选。

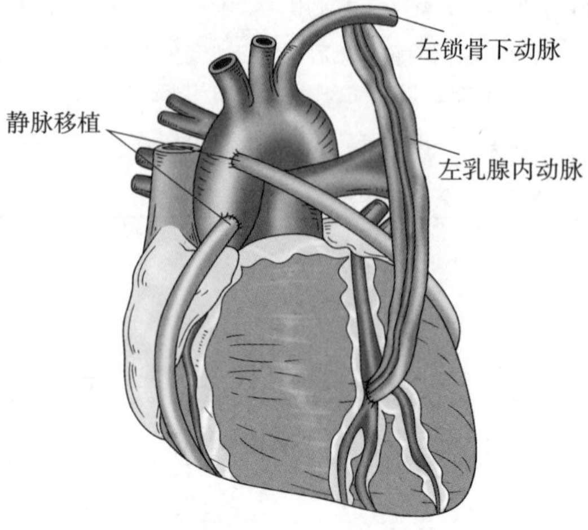

扫码看彩图

图3-5-3　冠状动脉旁路移植示意图

（六）冠心病的二级预防

预防冠状动脉粥样硬化和冠心病属于一级预防，已有冠心病和心肌梗死病史者还应预防再次梗死和其他心血管事件称为二级预防。冠心病的二级预防可归纳为A、B、C、D、E五个方面（表3-5-2）。

表3-5-2　冠心病二级预防

代号	释义
A	
aspirin	抗血小板聚集（阿司匹林或氯吡格雷、替格瑞洛）
Anti-anginal therapy	抗心绞痛治疗，如硝酸酯类药物治疗
B	
beta-blocker	预防心律失常，减轻心脏负荷
blood pressure control	控制血压
C	
cholesterol lowing	控制血脂水平
cigarettes quitting	戒烟
D	
diet control	控制饮食
diabetes treatment	治疗糖尿病
E	
education	向患者及其家属进行有关冠心病的相关知识教育
exercise	鼓励有计划的、适当的运动锻炼

（七）护理

1. 主要护理诊断

（1）疼痛：胸痛，与心肌缺血、缺氧有关。

（2）活动耐力下降：与心肌氧的供需失调有关。

2. 其他护理诊断

（1）知识缺乏：缺乏纠正危险因素、控制诱发因素及预防心绞痛发作的知识。

（2）焦虑：与心绞痛反复频繁发作有关。

（3）潜在并发症：心肌梗死。

3. 护理目标

（1）患者主诉疼痛程度减轻或消失，能够避免不良诱发因素。

（2）患者能按照护理计划进行活动，主诉活动时舒适感逐渐增加。

4. 护理措施

（1）疼痛：胸痛。

1）休息与活动：心绞痛发作时应立即停止正在进行的活动，就地休息。缓解期调整日常生活，避免劳累，保持不致发生疼痛等不适症状的体力活动为宜。

2）饮食护理：低盐、低动物脂肪、低热量、低胆固醇饮食，适量摄入优质蛋白，多食蔬菜、水果和粗纤维食物，避免暴饮暴食。预防便秘。

3）心理护理：根据患者现存或潜在的情绪状态，安慰患者，解除紧张不安情绪，以减少心肌耗氧量。

4）疼痛观察：评估患者胸痛部位、性质、程度、持续时间，严密监测血压、呼吸、心率、心律及心电图变化；观察患者有无出冷汗、恶心、呕吐等伴随症状。如果患者心绞痛持续时间较长，用硝酸甘油不缓解，或者出现呼吸急促、血压增高或下降、心率减慢，同时有恶心、呕吐、烦躁不安、出冷汗等症状时，应警惕急性心肌梗死的发生，立即通知医生并配合其做相应的处理。

5）用药护理：心绞痛发作时立即给予舌下含服硝酸甘油或硝酸异心梨酯，用药后注意观察患者胸痛变化情况，如服药后3～5分钟仍不缓解可重复使用。静脉滴注硝酸甘油时应使用微量泵控制滴速，嘱患者不要擅自调节输液速度，以防低血压发生。部分患者用药后可出现颜面潮红、头胀痛、头晕、心动过速、心悸、血压下降等不适症状，告知患者是药物所产生的血管扩张作用导致，以解除顾虑，同时通知医生给予相应处理。应用他汀类药物时，应监测转氨酶及肌酸激酶等生化指标，及时发现药物可能引起的肝功能损害和肌病。采用强化降脂治疗时，应注意监测药物的安全性。

6）减少或避免诱因：疼痛缓解后，与患者一起分析引起心绞痛发作的诱因。保持排便通畅，切忌用力排便，以免诱发心绞痛；调节饮食，禁烟酒；保持良好心态，改变焦躁易怒、争强好胜的性格等。

（2）活动耐力下降

1）评估患者由于心绞痛发作而带来的活动受限程度。

2）制订活动计划：根据患者活动能力制订合理的活动计划。心绞痛发作时应立即停止活动；缓解期应鼓励患者参加适当的体力劳动和体育锻炼，适当运动有利于侧支循环的建立，提高患者的活动耐力。最大活动量以不发生心绞痛症状为宜，避免竞赛活动和屏气用力动作；避免精神过度紧张的工作和长时间工作。对于规律性发作的劳力性心绞痛，可在就餐、排便、外出等活动前服用硝酸甘油进行预防性用药。

3）观察与处理活动中不良反应：监测患者活动过程中有无胸痛、呼吸困难、脉搏增快等反应，出现任何不适应立即停止活动，并给予含服硝酸甘油、吸氧等处置。

5. 护理评价

（1）患者疼痛程度减轻或消失。

（2）患者能按照活动计划进行日常活动，活动耐力逐渐增加。

6. 健康指导

（1）疾病知识指导：生活方式的改变是冠心病治疗的基础。应保持良好的生活习惯，具体如下。①合理膳食，低热量、低胆固醇、低盐、低脂肪、高维生素、易消化饮食为原则。限制动物脂肪、蛋黄及动物内脏的摄入，摄入胆固醇量控制在300mg/d以内为宜；盐摄入量不超过5g/d，可随季节、活动量、出汗多少适当增减，若心功能不全，则应更少；限制含糖高的食物和饮料的摄入，多食蔬菜、水果和粗纤维食物如芹菜、糙米等。避免饱餐。②戒烟限酒。③适量运动。运动方式应以有氧运动为主，建议每日30分钟，每周运动至少5天为宜。运动的强度和时间因病情和个体差异而不同。各种活动以患者不感疲劳、气促、胸部不适为宜。肥胖者控制体重。④心理平衡。调整心态，减轻精神压力，逐渐改变急躁、易怒性格，保持心态平和。可采取放松技术或与他人交流的方式缓解压力。每天中午最好保证半小时午睡时间。⑤洗澡不宜在饱餐或饥饿时进行，时间不宜过长，在洗澡时不要上锁以防意外发生影响救治。

（2）避免诱发因素：告知患者及家属过劳、情绪激动、饱餐、用力排便、寒冷刺激等都是心绞痛发作的诱因，应注意尽量避免。

（3）病情监测指导：教会患者及家属心绞痛发作时应立即停止活动或舌下含服硝酸甘油。如服用硝酸甘油不缓解，或心绞痛发作比以往频繁、程度加重、疼痛时间延长，应立即到医院就诊，警惕心肌梗死的发生。不典型心绞痛发作时可能表现为牙痛、上腹痛等，要及时就医。告知患者应定期复查心电图、血糖、血脂、肝功能等。

（4）用药指导：指导患者出院后严格遵医嘱用药，不要擅自增减药量，自我监测药物的不良反应。随身携带硝酸甘油以备急需。硝酸甘油见光、受潮易分解，应放在棕色瓶内密闭保存，以免见光潮解失效。药瓶开封后每6个月更换1次，以确保疗效。对于规律性发作的劳累性心绞痛，可以在就餐、外出、排便前含服硝酸甘油。如果服用普通剂量的硝酸甘油不能缓解，或者短时间内再次发作、程度加重、持续时间延长，要警惕心肌梗死的发生，应立即拨打“120”及时就诊。

三、急性冠脉综合征

急性冠脉综合征（acute coronary syndrome，ACS）是一组由急性心肌缺血引起的临床综合征，主要包括不稳定型心绞痛、非ST段抬高心肌梗死、ST段抬高心肌梗死、冠心病猝死。急性冠脉综合征发病的主要病理基础是不稳定粥样斑块破裂或糜烂导致冠状动脉内急性血栓形成，血小板激活在其发病过程中起着非常重要的作用。

（一）不稳定型心绞痛和非ST段抬高心肌梗死

不稳定型心绞痛（unstable angina，UA）/非ST段抬高心肌梗死（non-ST-segment elevation myocardial infarction，NSTEMI）合称非ST段抬高急性冠脉综合征。这类患者临床上病情不稳定性会进展至心肌梗死，应给予足够的重视。

1. 病因与发病机制　UA/STEMI的发病机制主要在于冠脉内不稳定的粥样斑块破裂或

糜烂继发病理改变，使局部心肌血流量明显下降。斑块内出血、斑块纤维帽出现裂隙、表面有血小板聚集和/或冠状动脉痉挛收缩均可导致缺血加重。也可因劳力负荷诱发心绞痛，但劳力负荷中止后胸痛并不能缓解。

2. 临床表现　UA胸痛的部位和性质与稳定型心绞痛相似，但通常程度更重，持续时间更长，休息时也可发生。其临床表现主要有以下三种。①恶化型心绞痛：即原有稳定型心绞痛，在1个月内疼痛发作的频率增加，程度加重、时间延长、诱发因素变化，应用硝酸酯类药物缓解疼痛作用减弱。②初发型心绞痛：1个月之内新发生的心绞痛，由较轻的负荷所诱发。③变异型心绞痛：其特征为静息心绞痛，休息状态下发作心绞痛或轻微活动即可诱发，表现为一过性ST段抬高，是UA的一种特殊类型，其发病机制为冠状动脉痉挛。

3. 诊断要点　根据典型临床症状、心电图改变（新发生或一过性ST段压低≥0.1mV，或者T波倒置≥0.2mV）、心肌损伤标志物测定可以做出UA/NSTEMI诊断。两者区别主要根据心肌损伤标志物的测定，心肌损伤标志物未超过正常范围时方能诊断UA。

4. 治疗要点　UA患者的病情发展较难预料，疼痛发作频繁或持续不缓解的患者应立即住院。

（1）一般治疗：立即卧床休息，心电监测。有呼吸困难、发绀者应吸氧，维持血氧饱和度达到95%以上；如有必要应重复检测心肌坏死标志物。无论血脂是否增高均应尽早使用他汀类药物。

（2）缓解疼痛：烦躁不安、剧烈疼痛者可给予吗啡5～10mg，皮下注射；单次含服或喷雾吸入硝酸酯类药物往往不能缓解症状，一般建议每隔5分钟一次，共用3次，如仍无效，可用硝酸甘油或硝酸异山梨酯持续静脉滴注或微量泵输注，以5～10μg/min开始，每5～10分钟增加10μg/min，直到疼痛症状缓解。硝酸酯类药物静脉滴注疗效不佳，而无低血压等禁忌证者，应尽早使用β受体阻断药；治疗变异型心绞痛以钙通道阻滞药作为首选药物。

（3）抗血小板和抗凝治疗：阿司匹林、氯吡格雷和肝素（包括低分子量肝素）是UA中的重要治疗措施，可以有效防止血栓形成，阻止病情向心肌梗死方向发展。溶栓药物有促发心肌梗死的危险，不推荐应用。

（4）其他：对于病情特别严重而保守治疗效果不佳者，心绞痛发作时ST段压低＞0.1mV，持续时间＞20分钟，或血肌钙蛋白升高者，可行急诊冠脉造影，考虑进行PCI治疗。UA患者病情稳定出院后应继续抗凝和调脂治疗，以促使斑块稳定。缓解期治疗方案与稳定型心绞痛相同。

5. 护理　不稳定型心绞痛和非ST段抬高心肌梗死护理按照急性ST段抬高心肌梗死护理即可。

（二）急性ST段抬高心肌梗死

心肌梗死（myocardial infarction，MI）指在冠状动脉病变的基础上，发生冠状动脉供血急剧减少或中断，使相应的心肌因严重、持久地急性缺血导致的心肌坏死。急性ST段抬高心肌梗死（STEMI）临床表现有持久的胸骨后剧烈疼痛、发热、血清心肌坏死标志物增高及心电图进行性改变。可发生心律失常、休克或心力衰竭。

本病既往在欧美常见，美国35～84岁人群中年发病率男性为71%、女性为22%，每年约有150万人发生急性心肌梗死、45万人发生再梗死。根据中国心血管疾病报告数据，AMI

发病率在不断增高，死亡率整体呈上升趋势。预后与梗死范围的大小、侧支循环产生的情况及治疗是否及时有关。急性期住院病死率过去为30%左右，监护治疗后降至15%左右，应用溶栓疗法后降至8%左右，施行介入治疗后降至4%左右。死亡多发生在第1周内，尤其在发病的数小时内，发生严重心律失常、休克或心力衰竭者病死率更高。

1. 病因与发病机制

（1）病因：心肌梗死的基本病因是冠状动脉不稳定斑块破裂、糜烂基础上出血和管腔内血栓形成，造成一支或多支血管管腔持续完全闭塞。一旦血供急剧减少或中断使心肌严重而持久地急性缺血达20～30分钟及以上，即发生AMI。其他原因如冠脉血管持续痉挛，亦可导致冠状动脉完全闭塞。

（2）发病机制：促使斑块破裂出血及血栓形成的诱因如下。①休克、脱水、出血、外科手术或严重心律失常，致心排血量骤降，冠状动脉灌流量锐减。②晨起6时至12时交感神经活动增加，机体应激反应增强，心肌收缩力、心率、血压增高，冠状动脉张力增高。③在饱餐特别是进食多量脂肪后，血脂增高，血黏稠度增高。④重体力劳动、情绪过分激动、剧烈活动、血压剧升或用力排便时，致左心室负荷明显加重。

2. 病理

（1）冠状动脉病变：多数STEMI患者冠脉内可见在粥样斑块的基础上有血栓形成，冠脉痉挛引起的管腔闭塞可无严重动脉粥样硬化。

1）左前降支闭塞：引起所支配区域左心室前壁、心尖部、下侧壁、前间隔和二尖瓣前乳头肌梗死。

2）右冠状动脉闭塞：引起所支配区域左心室膈面（右冠状动脉占优势时）、后间隔和右心室梗死，并可累及窦房结和房室结。

3）左回旋支闭塞：引起所支配区域左心室高侧壁、膈面（左冠状动脉占优势时）和左心房梗死，也可能累及房室结。

4）左主干闭塞：引起左心室广泛梗死。

（2）心肌病变：冠脉闭塞后20～30分钟，受其供血的心肌即有少数坏死，开始了AMI的病理过程。1～2小时绝大部分心肌呈凝固性坏死，心肌间质充血、水肿，伴多量炎症细胞浸润。以后坏死的心肌纤维逐渐溶解，形成肌溶灶，随后逐渐形成肉芽组织。

继发性病理改变：在心腔内压力的作用下，坏死心壁向外膨出，可产生心脏破裂（心室游离壁破裂、心室间隔穿孔或乳头肌断裂）或逐渐形成心室壁瘤。坏死组织1～2周后开始吸收，并逐渐纤维化，在6～8周形成瘢痕愈合，称为陈旧性心肌梗死。

3. 临床表现

（1）症状

1）先兆症状：大部分患者在起病前数日至数周有乏力、气短、胸部不适、烦躁、活动时心悸等前驱症状，其中以新发生心绞痛（初发型心绞痛）或原有心绞痛加重（恶化型心绞痛）最为突出。心绞痛发作较以往性质剧烈、持续时间长、频繁，硝酸甘油疗效差，诱发因素不明显。疼痛时伴心动过速、大汗、恶心和呕吐，或者伴有心力衰竭、严重心律失常，同时心电图出现ST段一过性明显抬高或压低，T波倒置或增高，即不稳定型心绞痛情况，如及时住院处理，可使部分患者避免心肌梗死发生。

2）疼痛：为最早、最突出的症状，多发生于清晨，诱因多不明显。其性质和部位与心绞痛相似，但程度剧烈，呈难以忍受的压榨、窒息样的疼痛，伴有大汗、烦躁不安、恐惧及濒死感，持续时间可长达数小时或数天，休息和含服硝酸甘油无效。部分患者疼痛可向上腹部放射而被误诊为胃痉挛、急性胰腺炎等急腹症，或者向颈部、下颌、背部放射而被误诊为牙痛等其他系统疾病。少数急性心肌梗死患者可无疼痛，开始即表现为休克或急性心力衰竭。

3）发热：体温可升高至38℃左右，很少超过39℃，持续约1周，伴心动过速或过缓、白细胞增高和红细胞沉降率增快等。一般在疼痛发生后24～48小时出现，由坏死物质吸收引起。

4）胃肠道症状：疼痛剧烈时常伴频繁的恶心、呕吐和上腹胀痛、肠胀气；重者可出现呃逆。与迷走神经受坏死心肌刺激和心排血量降低、组织灌注不足有关。

5）低血压和休克：疼痛期可出现血压下降。休克多在起病后数小时至1周内发生，发生率为20%左右，主要为心源性。如果疼痛缓解而收缩压仍低于80mmHg，有面色苍白、皮肤湿冷、脉细而快、烦躁不安、大汗淋漓、尿量减少（尿量＜20ml/h），神志迟钝，甚至昏厥者则为休克的表现。主要与心肌大面积坏死、心排血量急剧下降有关。

6）心律失常：见于75%～95%的患者，多发生在起病1～2天内，24小时之内最多见。临床以室性期前收缩多见，如室性期前收缩频发（每分钟5次以上）、成对出现或者呈非持续性室性心动过速、多源性或落在前一心搏的易损期时（RonT），多为心室颤动的先兆。前壁心肌梗死易发生室性心律失常，下壁心肌梗死易发生房室传导阻滞。心室颤动是心肌梗死24小时内的主要死亡原因。

7）心力衰竭：主要为急性左心衰竭，见于32%～48%的患者，可在起病最初几天内发生，或者在疼痛、休克好转期出现，为梗死后心肌收缩力显著减弱或不协调所致。患者表现为呼吸困难、咳嗽、发绀、烦躁等，重者出现肺水肿，随后可出现颈静脉怒张、肝大、双下肢水肿等右心衰竭的表现。右心室心肌梗死者可一开始就出现右心衰竭表现，伴血压下降。

根据有无心力衰竭表现及其相应的血流动力学改变严重程度，AMI引起的心力衰竭按Killip分级法可分为四级（表3-5-3）。

表3-5-3　KilliP分级

分级	临床表现
Ⅰ级	尚无明显心力衰竭
Ⅱ级	有左心衰竭，肺部啰音＜50%肺野
Ⅲ级	有急性肺水肿，全肺大、小、干、湿啰音
Ⅳ级	有心源性休克等不同程度或阶段的血流动力学变化

（2）体征：叩诊心脏浊音界可正常也可轻至中度增大。听诊心率多增快，第一心音减弱，可出现第四心音（心房性）奔马律，少数有第三心音（心室性）奔马律；个别患者在起病第2～3天出现心包摩擦音，还有个别患者在心前区可出现粗糙的收缩期杂音或伴收缩中晚期喀喇音。除急性心肌梗死早期血压可增高外，患者几乎都有血压降低。如伴有心律失常、休克或心力衰竭，可出现相关体征。

（3）并发症

1）乳头肌功能失调或断裂：发生率可高达50%。二尖瓣乳头肌因缺血、坏死等使收缩功能发生障碍，造成二尖瓣脱垂及关闭不全。轻者可以恢复，重者可见于下壁心肌梗死，乳头肌整体断裂，左心功能衰竭，迅速发生急性肺水肿，在数天内死亡。

2）心室壁瘤：发生率为5%～20%，主要见于左心室。后期可导致左心衰竭、栓塞、心律失常。

3）栓塞：见于起病后1～2周，发生率为1%～6%。如由左心室附壁血栓脱落所致，则引起脑、肾、脾或四肢等动脉栓塞；由下肢静脉血栓脱落所致，则产生肺动脉栓塞。

4）心脏破裂：少见，常在起病1周内出现，多为心室游离壁破裂，造成心包积血引起急性心脏压塞而猝死。

5）心肌梗死后综合征：在心肌梗死后数周至数月出现，发生率为1%～5%，可反复发生。表现为心包炎、胸膜炎或肺炎，有发热、胸痛等症状，有可能为自身程度反应所致。

4．辅助检查

（1）心电图：包括特征性改变和动态性变化。

1）特征性改变：STEMI心电图特点：在面向透壁心肌坏死区的导联上出现宽而深的Q波（病理性Q波）；在面向坏死区周围心肌损伤区的导联上出现ST段呈弓背向上明显抬高；在面向损伤区周围心肌缺血区的导联上出现T波倒置；在背向心肌坏死区的导联出现与以上相反的改变，如R波增高，ST段压低和T波直立并增高（图3-5-4）。

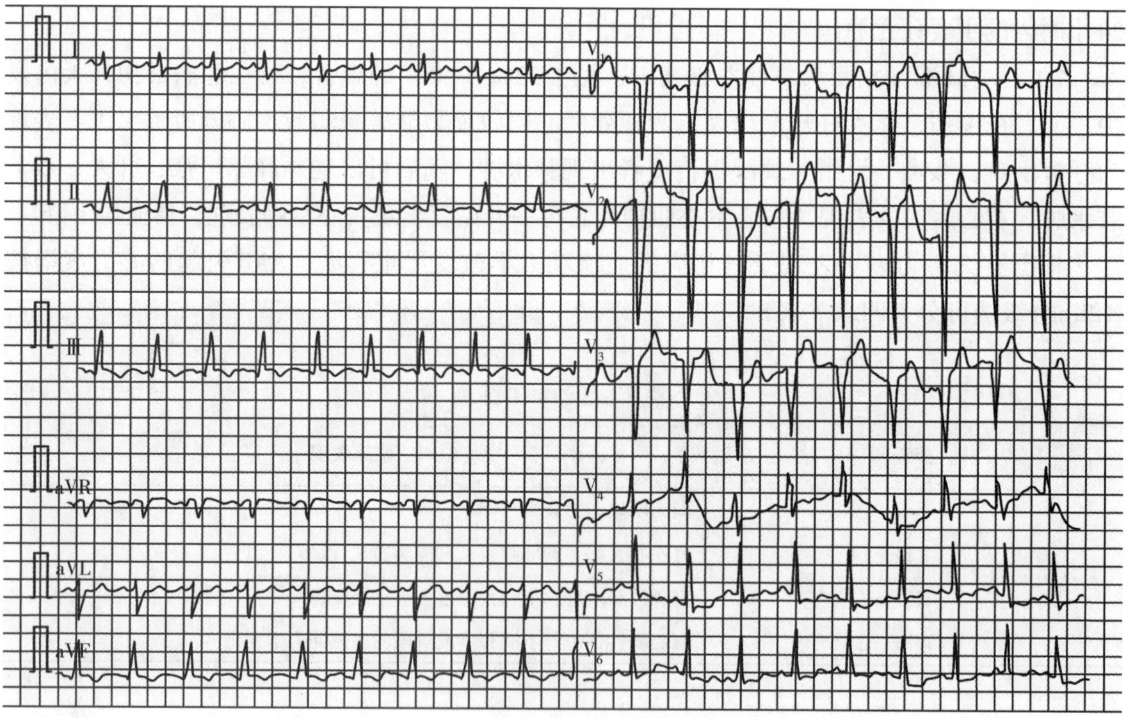

图3-5-4 急性前间壁心肌梗死心电图

NSTEMI心电图特点：无病理性Q波，ST段压低≥0.1mV，aVR导联ST段抬高，或有对称性T波倒置，为心内膜下心肌梗死所致。亦可无病理性Q波，无ST段变化，仅有T波倒置改变。

2）动态性变化：①在起病数小时内可无异常或出现异常高大两肢不对称的T波，为超急性期改变。②数小时后，ST段呈弓背向上明显抬高，与直立的T波形成单相曲线；数小时至2天内出现病理性Q波，同时R波减低，为急性期改变（图3-5-5）。Q波在3～4天内稳定不变，以后大多永久存在。③如果AMI早期不进行治疗干预，抬高的ST段可在数日至2周内逐渐回到基线水平，T波逐渐平坦或倒置，为亚急性期改变。④数周至数月后，T波呈V形倒置，两肢对称，为慢性期改变。T波恢复到直立往往需要数月至数年，其中部分可能长期存在。⑤NSTEMI则表现为普遍压低的ST段（除aVR，有时V_1外），继而出现倒置加深的T波，ST段和T波的改变持续存在1～2天以上，但始终不出现Q波。

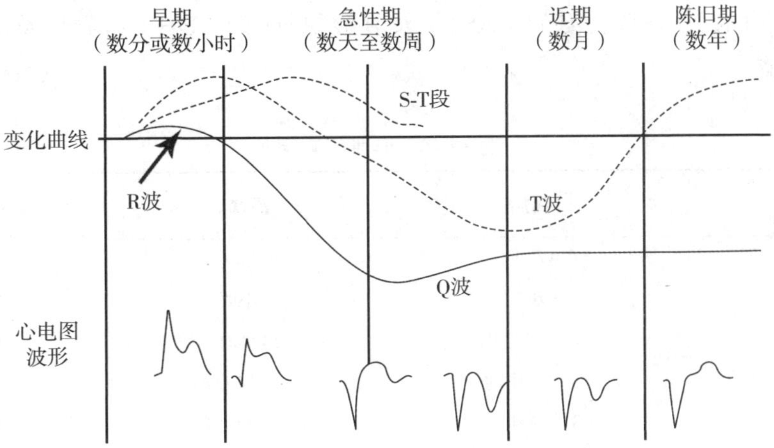

图3-5-5　急性ST段抬高心肌梗死心电图动态演变过程示意图

3）定位诊断：STEMI定位和范围可根据特征性心电图所出现的导联来判断。

前间壁：V_1～V_3。局限前壁：V_3～V_5。广泛前壁：V_1～V_5或V_6。下壁：Ⅱ、Ⅲ、aVF（图3-5-6）。高侧壁：Ⅰ、aVL。正后壁：V_7～V_9。Ⅱ、Ⅲ、aVF导联伴右胸导联（尤其是V_3R）ST段抬高，是下壁并发右心室心肌梗死的参考指标。

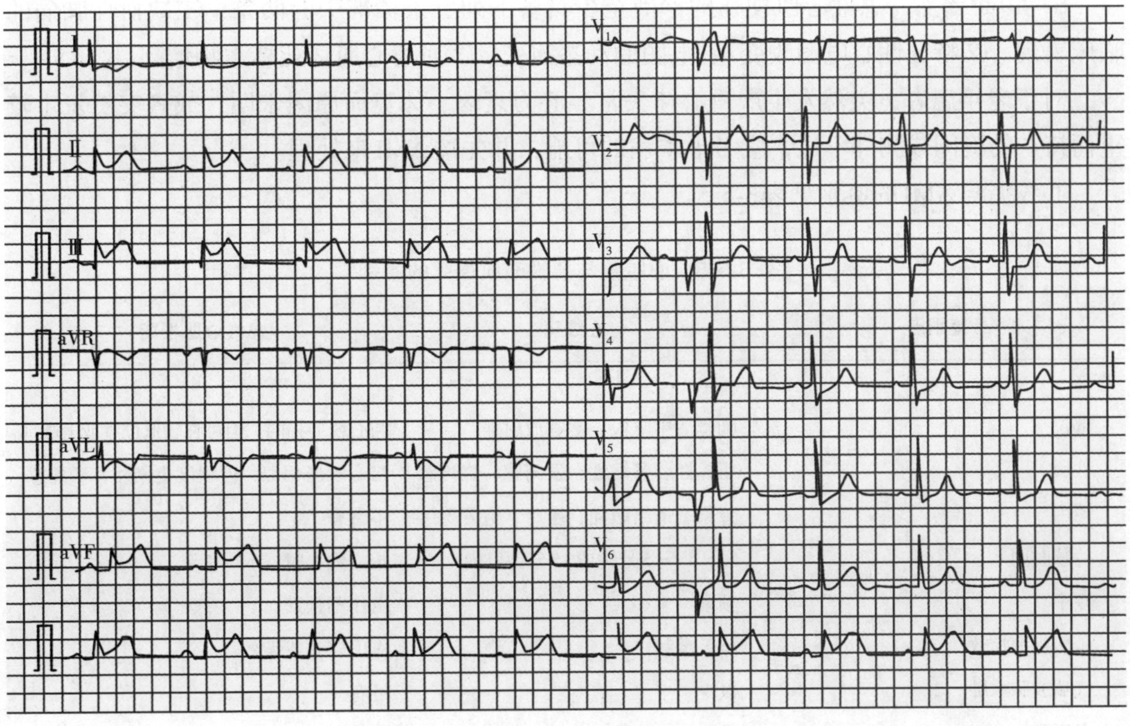

图3-5-6　急性下壁心肌梗死心电图

（2）实验室检查

1）血液检查：起病24～48小时后可出现白细胞计数增高，中性粒细胞增多，红细胞沉降率增快，C反应蛋白增高，可持续1～3周。

2）血清心肌坏死标志物测定：对心肌坏死标志物的测定应综合评价。心肌酶起病后出现时间、高峰出现时间、恢复时间详见表3-5-4。其中肌钙蛋白I（cTnI）或T（cTnT）特异性很高，是诊断心肌坏死最特异和敏感的首选指标。血清磷酸肌酸激酶同工酶（CK-MB）增高程度能较准确地反映梗死范围，其高峰出现时间是否提前有助于判断溶栓治疗是否成功。血清肌酸激酶（CK）、谷草转氨酶（AST）及乳酸脱氢酶（LDH）特异性及敏感性均不高，但仍有参考价值。

表3-5-4　心肌酶测定

心肌酶	起病	高峰	恢复
CK-MB	4小时	16～24小时	3～4天
CK	6小时	12小时	3～4天
AST	6～12小时	24小时	3～6天
cTnI	3～4小时	11～24小时	7～10天
cTnT	3～4小时	24～48小时	10～14天
肌红蛋白	2小时	12小时	24～48小时

（3）放射性核素检查：可显示心肌梗死的部位与范围，观察左心室壁的运动和左心室的射血分数，有助于判断心室功能、诊断梗死后造成的室壁运动失调和心室壁瘤。

（4）超声心动图检查：有助于了解区域性心室各壁的运动异常及左心室或右心室功能降低程度，并能对心肌梗死的部位和范围做出判断。

5. 诊断要点　急性心肌梗死的诊断至少具备下列三条标准中的两条：①缺血性胸痛的临床表现。②特征性心电图改变/心电图的动态演变。③血清心肌坏死标志物增高。

对于老年患者，突然发生严重心律失常、心力衰竭、休克而原因未明，或者突然发生较重而持久的胸闷或胸部不适，应考虑本病的可能，并先按AMI来处理。

心绞痛与AMI的鉴别见表3-5-5。

表3-5-5　心绞痛与急性心肌梗死的鉴别

鉴别点	心绞痛	急性心肌梗死
疼痛		
部位	胸骨后中下段，常有放射痛	与心绞痛相同，但可在较低位置或上腹部
性质	压榨性、紧缩性、发闷感、烧灼感	与心绞痛相似，但程度更剧烈，濒死感
诱因	劳累、情绪激动、寒冷、饱餐等	不常有
持续时间	短，1～5分钟或15分钟以内	长，数小时或1～2天
频率	频繁	发作不频繁
硝酸甘油疗效	显著缓解	作用较差或无效
气喘或肺水肿	极少	可有
血压	升高或无显著改变	可降低，甚至发生休克

续 表

鉴别点	心绞痛	急性心肌梗死
心包摩擦音	无	可有
坏死物质吸收的表现		
发热	无	常有
血白细胞增加（嗜酸性粒细胞减少）	无	常有
红细胞沉降率增快	无	常有
血清心肌坏死标志物升高	无	有
心电图变化	无变化或暂时性ST段和T波变化	有特征性和动态性变化

6. **治疗要点** 治疗原则是尽快恢复心肌的血液灌注（到达医院后30分钟内开始溶栓或90分钟内进行PCI）以保护和维持心脏功能，挽救濒死心肌，防止梗死扩大，缩小心肌缺血范围。及时处理严重心律失常、泵衰竭等各种并发症，防止猝死。

（1）一般处理：患者未行再灌注治疗之前，应绝对卧床休息，保持环境安静，防止不良刺激，解除焦虑；加强病情监测，出现呼吸困难和发绀的患者，持续氧气吸入，氧流量为2～4L/min，以增加心肌供氧；无禁忌证者可嚼服肠溶性阿司匹林，目的是抗血小板聚集，为溶栓治疗前的常规用药。

（2）解除疼痛：选用以下药物尽快解除疼痛。

1）哌替啶50～100mg肌内注射或吗啡5～10mg皮下注射。

2）硝酸甘油0.3mg或硝酸异山梨酯5～10mg舌下含服，亦可静脉滴注。

3）β受体阻断药，如无禁忌应在发病24小时内尽早口服给药，可减少心肌耗氧量，改善缺血区心肌的氧供需失衡，缩小梗死面积，降低急性期病死率。

（3）抗血小板和抗凝治疗：抗血小板治疗常联合应用阿司匹林、氯吡格雷或替格瑞洛等抗血小板药物；抗凝治疗常选用普通肝素或低分子量肝素等药物。抗凝过程中监测凝血酶原时间。

（4）再灌注心肌治疗：血管开通的时间越早，挽救的心肌越多。治疗措施是起病3～6小时内，最多在12小时内使堵塞的冠状动脉再通，使心肌得到再灌注，濒临坏死的心肌可能得以存活或使坏死范围缩小，改善预后。

1）介入治疗：有条件的医院应尽快（在接诊后90分钟内）对具备适应证的患者实施PCI，详见本章第一节。

2）溶栓治疗：无禁忌证应立即（接诊后30分钟内）溶栓治疗，应用尿激酶或重组组织型纤溶酶原激活剂，进行冠状动脉内给药或静脉用药，可使堵塞的冠状动脉再通，心肌得到再灌注，预后改善。发病3小时内，心肌梗死溶栓治疗血流完全灌注（TIMI 3级）率高，获益最大。常用药物有尿激酶（UK）、链激酶（SK）、重组组织型纤维蛋白溶酶原激活物（rt-PA）。

适应证：2个或2个以上相邻导联ST段抬高，或病史提示AMI伴左束支传导阻滞，起病时间＜12小时，患者年龄＜75岁；ST段显著抬高的MI患者年龄＞75岁，经慎重权衡利弊仍可考虑；ST段抬高的MI发病时间已达12～24小时，如有进行性缺血性胸痛，广泛ST段抬高者可考虑。

禁忌证：既往发生过出血性脑卒中，1年内发生过缺血性脑卒中或脑血管事件；颅内肿瘤；近期（2～4周）有活动性内脏出血；可疑主动脉夹层；入院时严重且未控制的高血压

（＞180/110mmHg）或慢性严重高血压病史；目前正在使用治疗剂量的抗凝药或已知有出血倾向；近期（2～4周）创伤史，包括头部外伤、创伤性心肺复苏或较长时间（＞10分钟）的心肺复苏；近期（＜3周）外科大手术；近期（＜2周）曾有在不能压迫部位的大血管性穿刺术。

溶栓再通的判断标准：根据冠状动脉造影观察血管再通情况直接判断（TIMI分级达到2～3级者表明血管再通），或根据心电图提示抬高的ST段于2小时内回降＞50%；胸痛2小时内基本消失；2小时内出现再灌注性心律失常（短暂的加速性室性自主节律，房室或束支传导阻滞突然消失，或者下后壁心肌梗死的患者出现一过性窦性心动过缓、窦房传导阻滞或低血压状态）；血清CK-MB峰值提前出现（14小时内）等间接判断溶栓是否成功。

（5）消除心律失常：必须及时消除心律失常，以免转变成严重心律失常，甚至猝死。一旦有频发室性期前收缩、室性心动过速等，应按医嘱静脉注射利多卡因50～100mg，继续以1～4mg/min静脉滴注维持。

（6）控制休克：补充血容量，应用升压药；纠正酸中毒、保护肾功能、避免脑缺血等。

（7）抗心力衰竭治疗：主要是纠正急性左心衰竭，以吗啡和利尿药为主，也可选用血管扩张药。急性心肌梗死发生24小时内尽量避免使用洋地黄制剂（由于心肌梗死早期出现的心力衰竭主要是坏死心肌因间质充血、水肿引起顺应性下降所致，左心室舒张末期容积不增加)。右心室梗死（引起右心衰竭伴低血压）慎用利尿药。

（8）其他治疗：下列疗法可能有助于挽救濒死心肌，有防止梗死扩大、缩小缺血范围、加快愈合的作用，但尚未完全成熟或疗效尚有争论，可根据患者具体情况考虑选用。

1）钙通道阻滞药：早期如有心率增快等交感神经功能亢进表现，但β受体阻断药禁忌者，可考虑使用钙通道阻滞药中的地尔硫䓬，可降低心率和心肌耗氧，缩小心肌梗死面积，但要注意低血压和负性肌力作用，不推荐急性心肌梗死患者常规使用。

2）极化液疗法：10%葡萄糖500ml＋胰岛素10U＋10%氯化钾1.5g静脉滴注，治疗目的是促进心肌摄取和代谢葡萄糖，使钾离子进入细胞内，恢复细胞膜的极化状态，有利于心脏的正常收缩，减少心律失常。

3）伊伐布雷定：β受体阻断药有禁忌或最大耐受剂量后窦性心率仍偏快者，可使用伊伐布雷定降低窦性心率，从而降低心肌耗氧量。

（9）康复和出院后治疗：提倡AMI恢复后进行康复治疗，循序渐进进行体育锻炼，有利于活动耐力的增加。

7. 护理

（1）主要护理诊断

1）疼痛：胸痛，与心肌缺血缺氧、坏死有关。

2）活动无耐力：与心排血量减少心肌氧供需失调有关。

3）有便秘的危险：与进食少、活动少、不习惯床上排便有关。

（2）其他护理诊断

1）自理能力缺陷：与急性期医源性限制和疾病影响有关。

2）焦虑/恐惧：与剧烈疼痛伴濒死感及担心疾病预后有关。

3）知识缺乏：缺乏心肌梗死预防、介入治疗、预后相关知识。

4）潜在并发症：心力衰竭、心律失常、心源性休克、猝死。

5）体温过高：与坏死组织吸收有关。

6）心排血量减少：与心肌大面积坏死有关。

7）组织灌流量改变：与心排血量急剧下降导致休克有关。

8）气体交换受损：与心肌梗死后心脏收缩舒张功能显著减弱或不协调有关。

9）舒适的改变：恶心，与坏死心肌刺激迷走神经有关。

（3）护理目标

1）患者知晓并能够主动避免引起疼痛的诱因，熟知常用药物作用及不良反应，疼痛程度减轻或消失。

2）患者知晓活动计划并能按计划进行活动，活动耐力增强，活动后无不适主诉。

3）患者能说出预防便秘的措施，未发生便秘。

（4）护理措施

1）疼痛：胸痛。①休息：AMI患者宜安置在冠心病监护病房（CCU），急性期绝对卧床，保证精神和体力双重休息，限制探视，稳定患者情绪。②镇痛：遵医嘱给予吗啡或哌替啶镇痛；给予硝酸甘油或硝酸异山梨酯改善心肌供血，并及时询问患者疼痛及其伴随症状的变化情况；注意有无呼吸抑制、脉搏加快等不良反应，随时监测血压、心电图等变化。③用氧：间断或持续吸氧，根据SaO_2调整氧流量，以增加心肌氧供应量，达到缓解疼痛的目的。④溶栓治疗护理：溶栓治疗前应详细询问病史，了解有无禁忌证，无禁忌证者应做好血常规、血小板计数、出凝血时间、血型、心肌坏死标志物的检测。迅速建立静脉通道，选择前臂较粗、易固定的血管，遵医嘱使用溶栓药物。注意观察患者神志，观察穿刺部位、皮肤黏膜有无出血，观察大小便颜色。若发现鼻黏膜出血、牙龈出血、穿刺点出血等，应及时报告医生。溶栓期间进行连续心电监护，详细记录做心电图的日期、时间，以判断溶栓效果。⑤饮食护理：起病后4～12小时内给予流质饮食，以减轻胃扩张。随后改为半流质饮食，第2～3天可吃软质饮食，给予低热量、低脂、低胆固醇、适量蛋白质、丰富维生素、产气少的饮食，少量多餐。⑥心理护理：AMI发病急、病情重，患者易产生紧张、焦虑、恐惧等心理而使病情加重，因此要做好心理状态的评估，要有足够耐心去关心体贴患者，向患者介绍CCU的环境、监护仪的作用等，解释不良情绪会增加心脏负荷和心肌耗氧量，不利于病情的控制和恢复。

2）活动无耐力：具体如下。①制定个体化运动处方：急性期绝对卧床休息，保持环境安静舒适，限制探视；护理人员协助患者翻身、进食、洗漱、擦身、排便等。如无并发症，24小时后可逐渐在床上做四肢主动运动，逐渐在床上、床边或椅上坐起，每日3～5次，每次20分钟，起坐动作要缓慢；2～3天逐步过渡到离床站立和在室内缓步走动；第5～7天后可帮助患者从室内逐步到室外行走，并根据病情逐渐增加活动量，以不出现呼吸困难、胸闷、胸痛和眩晕等症状为度。如有并发症，则适当延长卧床时间。缓解期一般无须卧床休息，调整日常生活与工作量，保持适当的体力活动，鼓励患者自理生活，密切观察患者活动后的反应。②活动时的监测：康复训练应该在护理人员监护下进行，以不引起不适感为度，注意观察心率、血压、心电图的变化。运动时心率增加＜10次/分可以加大运动量。如果患者出现下列情况应减缓运动或停止运动：胸痛、心悸、呼吸困难、头晕、乏力等；心肌梗死3周内，运动时心率变化超过20次/分或血压变化超过20mmHg；心肌梗死6周内活动时，心率变化超过30次/分或血压变化超过30mmHg；心电图上出现心律失常或ST段改变等。

3）有便秘的危险：①增加饮食中纤维素的含量，指导患者多食蔬菜和水果，无糖尿病者每日清晨给予蜂蜜加温开水同饮。②遵医嘱予以缓泻剂及软化剂。③指导患者每日顺时针方向进行腹部按摩，增加肠蠕动，养成定时排便的习惯。④可协助患者床边使用坐便器，排便时应提供隐秘条件如屏风遮挡。⑤一旦出现排便困难，应立即通知医师，协助使用开塞露或低压灌肠，避免排便用力增加心肌耗氧。

（5）护理评价

1）患者的疼痛症状消失。

2）患者能说出限制最大活动量的指征，参与制订活动计划，主诉活动耐力增强，活动后无不适及并发症。

3）患者能陈述预防便秘的措施，未发生便秘。

（6）健康指导

1）疾病知识指导：教会患者认识与本病相关的危险因素，积极做到全面综合的二级预防，预防再次梗死和其他心血管事件。AMI恢复期患者应调节饮食，减少再梗死，即低饱和脂肪和低胆固醇饮食，要求饱和脂肪占总热量的7%以下，胆固醇＜200mg/d。养成良好的排便习惯，保持大便通畅。AMI后继续吸烟发生再梗死和死亡的危险会大大增加，故应积极劝导患者戒烟。

2）心理指导：对心肌梗死患者的焦虑情绪应予以充分理解，并指导患者以平和的心态正确面对自己的疾病。告诉家属要积极配合和支持患者，创造有利于身心修养的家庭环境，必要时争取患者工作单位领导和同事的支持。

3）康复指导：合理安排休息与活动，保证充足睡眠。适当参加力所能及的体力活动，个人卫生活动、家务劳动、娱乐活动等也对患者有益。恢复期进行康复锻炼，帮助患者制订个性化运动计划，逐渐增加运动量。心肌梗死后经2～4个月的体力活动及锻炼后，可酌情恢复部分或较轻工作，不宜从事重体力劳动、长期驾驶、高空作业及其他精神紧张度高的工作。

4）用药指导与病情监测：指导患者随身携带硝酸酯类药物，并告知使用方法，注意药物的保存方法，过期立即更换。出院后坚持遵医嘱用药，尤其是双抗药，不得自行停药、换药或改变剂量，严格遵医嘱定期复查。

5）家庭急救指导：教会患者及家属及时发现病情变化和自救的紧急措施。当心肌梗死发作时，应采取以下措施：①立即就地休息，尽量放松，注意保暖。②立即拨打“120”，切忌勉强步行。③有条件者立即吸氧。④舌下含服硝酸甘油或硝酸异山梨酯，可以连续多次服用，也可以舌下含服速效救心丸、复方丹参滴丸等药物。⑤教会家属心肺复苏的基本技术以备急用。

知识拓展

“心”的希望——胸痛中心

胸痛中心的建设目的是能够快速有效地救治心肌梗死等以急性胸痛为主要临床表现的危及生命的重症患者，由急诊科、心内科、心外科、导管室、心电室等科室人员共同建设的急救绿色通道。胸痛中心的建立方便了胸痛患者及时就诊及确诊，通过一系列规范的检查避免误诊或者漏诊，大大降低了胸痛患者的病死率，改善了患者的预后及生活质量。

思考题

1. 患者，男，65岁。退休。主诉：2年前开始出现胸痛，于从事体力活动或运动后出现，呈压榨性疼痛，持续7～8分钟，休息后可缓解，故一直未到医院就诊。1天前早晨进食后突发胸骨后疼痛，疼痛剧烈，持续时间较长，近40分钟缓解。入院当晚22时再次发作胸痛，持续约1.5小时仍不缓解，伴恶心、呕吐1次，呕吐物为胃内容物，当晚23时30分由家属送入急诊科。急查心电图示Ⅰ、Ⅱ、Ⅲ、aVL、aVF导联ST段呈弓背向上抬高伴T波倒置。急查相关实验室检查示肌酸激酶同工酶（CK-MB）6.06ng/ml、LDH 347U/L，肌钙蛋白阳性。空腹血糖5.6mmol/L，胆固醇6.01mmol/L、甘油三酯3.5mmol/L、低密度脂蛋白3.7mmol/L。经与家属沟通同意行PCI，直达导管室，1小时后安全返回病房，植入支架1枚。患者自发病以来无咳嗽、咳痰及咯血，无发热，无气短及胸闷。护理体检：神志清，言语流利，T 36.8℃，P 62次/分，R 20次/分，BP 98/66mmHg。

请问：

（1）为了明确诊断，该患者还需要做哪项检查？

（2）请根据临床表现及心电图提示做出临床诊断。

（3）请按照首优次优原则提出4个现存护理诊断并准确描述相关因素。

（4）请为该患者制定主要护理措施。

2. 心绞痛与心肌梗死的鉴别要点有哪些？

小结

第六节　原发性高血压

一、概述

原发性高血压（essential hypertension）是以体循环动脉压升高为主要临床表现的心血管综合征，简称高血压病。高血压病是心脑血管疾病最重要的危险因素之一，可损伤重要脏器，如心、脑、肾的结构和功能，最终导致这些器官的功能衰竭。极少数的高血压患者，血压增高是由某些确定的疾病或病因引起的，称为继发性高血压（secondary hypertension）。

我国高血压病流行病学和患病率存在地区、城乡和民族差异。男性高于女性，北方高于南方，大中城市患病率较高。不同民族间患病率有所不同。高血压早期很多患者无不适主诉，直至发生临床事件如脑血管意外、冠心病、肾功能损害等情况时才就诊，因此高血压病常被称为“隐形杀手”。

绝大部分高血压可以预防，可以控制。高血压一旦发生，就需要终身管理。高血压的危害性除与患者血压水平相关外，还取决于同时存在的其他心血管疾病危险因素、靶器官损害及合并的其他疾病情况。如得到合理正确的治疗，一般预后良好。死亡原因以脑血管疾病常见，其次为心力衰竭和肾衰竭。2015年最新调查显示，我国人群高血压知晓率、治疗率和控制率分别为51.6%、45.8%和16.8%，依然很低，高血压病防治工作仍然十分艰巨。

高血压的定义为未使用降压药物的情况下诊室收缩压≥140mmHg和/或舒张压≥90mmHg。根据血压升高的水平，将高血压分为1、2、3级（表3-6-1）。

表3-6-1 血压水平分类和定义

分类	收缩压（mmHg）		舒张压（mmHg）
正常血压	＜120	和	＜80
正常高值血压	120～139	和/或	80～89
高血压	≥140	和/或	≥90
1级高血压（轻度）	140～159	和/或	90～99
2级高血压（中度）	160～179	和/或	100～109
3级高血压（重度）	≥180	和/或	≥110
单纯收缩期高血压	≥140	和	＜90

注：当收缩压和舒张压分属于不同分级时，以较高的级别作为标准。以上标准适用于任何年龄的成年男性和女性。

二、病因与发病机制

（一）病因

目前认为原发性高血压是在一定的遗传背景下，由于多种环境因素共同作用，导致正常的血压调节机制失代偿所致。高血压的危险因素包括家族史、年龄、种族、钠盐摄入过多、肥胖、过量饮酒、压力、缺乏运动等，因此高血压是多因素、多环节、多阶段和个体差异性较大的疾病。

1. 遗传因素　高血压有明显的家族聚集性。有研究表明，约半数以上的高血压患者有家族史。有高血压病家族史的子女高血压的发病率可达46%。

2. 环境因素

（1）饮食：不同地区人群血压水平和高血压患病率与钠盐平均摄入量呈正相关，摄入钠盐过多导致血压升高主要见于对钠盐敏感的人群。钾摄入量与血压水平呈负相关。蛋白质摄入过多、饮食中饱和脂肪酸摄入较高也会引起血压增高。

（2）精神应激：脑力劳动者高血压发病率高于体力劳动者，从事精神紧张度高的职业者、长期在噪声环境中听力敏感性减退者高血压也较多。值得注意的是这类患者休息后症状和血压会有一定程度的改善。有研究表明，规律、适当的运动锻炼可有效降低血压和降低高血压发病率。

（3）吸烟：吸烟可使交感神经末梢释放去甲肾上腺素增加而使血压增高，还可以通过氧化应激损害一氧化氮介导的血管舒张，引起血压增高。

3. 其他因素

（1）肥胖：超重和肥胖是血压升高的重要危险因素，血压与体重指数（BMI）呈正相关，腹型肥胖者更容易发生高血压。

（2）药物：服避孕药妇女血压升高发生率及程度与服药时间长短有关。口服避孕药引起的高血压一般为轻度，可以逆转，在终止服药后3～6个月血压可恢复正常水平。

（3）睡眠呼吸暂停低通气综合征：SAHS患者中50%有高血压，血压升高程度与SAHS病程和严重程度有关。

（4）大气污染：暴露于PM2.5、PM10、SO_2和O_3等污染物均伴有高血压发生风险和心血管疾病死亡率增加。

（5）饮酒：过量饮酒也是高血压的危险因素，对于饮酒引起血压增高的个体，限酒和戒酒可以降低血压。

（二）发病机制

1. 激素机制——肾素－血管紧张素－醛固酮系统激活　肾小球入球动脉的球旁细胞分泌肾素，可将血管紧张素原水解为血管紧张素Ⅰ，经血管紧张素转换酶的作用转化为血管紧张素Ⅱ，后者致使小动脉平滑肌强烈收缩，引起血管阻力增加，还可刺激肾上腺皮质分泌醛固酮，使肾小管对钠的重吸收增加，造成水钠潴留，其结果均导致血压升高。

2. 肾脏机制——水钠潴留　多种原因引起的肾性水钠潴留，机体为避免心排血量增高，全身阻力小动脉收缩加强，导致外周血管阻力增高。

3. 神经机制——交感神经系统活性亢进　反复过度紧张和长期精神刺激引起大脑皮质兴奋与抑制过程失调，交感神经活动增强，血浆儿茶酚胺浓度增高，全身小动脉收缩，外周血管阻力增高，致使血压上升。

4. 胰岛素抵抗　胰岛素抵抗导致继发性高胰岛素血症，使肾对水钠重吸收增加、交感神经系统活性亢进，从而使血压升高。

5. 血管机制　大动脉和小动脉血管重构在高血压发病中起着重要作用。细胞膜离子转运异常，血管内皮细胞生成、激活和释放各种血管活性物质如一氧化氮（NO）、前列环素（PGI_2）、内皮素（ET-1）、内皮依赖性血管收缩因子（EDCF）均影响动脉结构和弹性。

6. 血浆同型半胱氨酸增高　更多研究表明，我国人群叶酸普遍缺乏，导致血浆同型半胱氨酸水平增高，与高血压发病呈正相关，尤其增加高血压引起脑卒中的风险。

三、临床表现

（一）症状

大多数患者起病缓慢，早期症状不明显，在体检时发现血压升高或发生心、脑、肾等并发症时才被发现。常见症状有头痛、头晕、视物模糊、耳鸣、失眠，颈项板紧、疲劳、心悸、乏力等，症状较重时可出现鼻出血等，典型高血压头痛在血压下降之后可消失。

（二）体征

体格检查可有周围血管搏动、血管杂音、心脏杂音等，以颈部、两侧肋脊角、上腹部脐两侧、腰部肋脊处的血管杂音比较常见。听诊可闻及主动脉瓣区第二心音亢进、收缩期杂音或收缩早期喀喇音。

（三）并发症

1. 心脏病变　血压长期升高可形成高血压性心脏病，最终导致左心衰竭。高血压可促使冠状动脉粥样硬化的形成，并使心肌耗氧量增加，可出现心绞痛、心肌梗死和猝死。

2. 脑血管病变　包括各种出血性或缺血性脑卒中、高血压脑病等。

3. 肾脏病变　长期血压升高，可引起肾小动脉硬化，肾功能减退，导致高血压肾病及慢性肾衰竭。早期表现为尿量增加、轻度蛋白尿、镜下血尿或管型尿，控制不良者可发展为慢性肾衰竭。

4. 眼底改变　眼底出血、渗出或视神经乳头水肿，视力、视野异常。

5. 主动脉夹层形成并破裂。

6. 鼻出血。

（四）高血压急症或亚急症

高血压急症是原发性或继发性高血压患者，在某些诱因作用下，血压突然和明显升高（一般为180/120mmHg），伴有进行性心、脑、肾等重要靶器官损害的表现。高血压急症包括高血压脑病、颅内出血（脑出血和蛛网膜下出血）、脑梗死、急性心力衰竭、急性冠状动脉综合征（不稳定型心绞痛、急性非ST段抬高和ST段抬高心肌梗死）、主动脉夹层、子痫、急性肾小球肾炎；胶原血管病所致肾危象、嗜铬细胞瘤危象及围手术期严重高血压等。

少数患者发病急骤，血压明显升高，舒张压持续在130mmHg以上，并有眼底出血、渗出或视神经乳头水肿，出现头痛、视力迅速减退，肾损害明显，称为恶性高血压。本病进展快，如不及时给予治疗，预后差，可死于肾衰竭、脑卒中或心力衰竭。

高血压急症与亚急症的主要区别是有无新近发生的急性进行性严重靶器官损害。

四、辅助检查

（一）基本项目

包括血液检查（包括血常规、血糖、血脂、血尿素氮、肌酐和血电解质等）、尿常规检查（包括尿蛋白、尿糖、尿沉渣等）及心电图。

（二）推荐项目

包括超声心动图、动态血压监测、X线检查、血同型半胱氨酸测定、眼底检查。

动态血压监测为用小型携带式血压记录仪测定24小时血压动态变化，对高血压的诊断有较高的价值。目前动态血压监测正常参考范围：24小时平均血压＜130/80mmHg，白天血压均值＜135/85mmHg，夜间血压均值＜120/70mmHg。动态血压监测可以协助判断血压升高的严重程度和昼夜节律，评价药物疗效。

（三）选择项目

可疑继发性高血压患者可检查血浆肾素活性、血和尿醛固酮、动脉造影、肾和肾上腺超声、CT等项目。

五、诊断要点

（一）诊断要点

高血压诊断主要根据诊室测量的血压值，采用经核准的水银柱或电子血压计，测量安静休息坐位时上臂肱动脉部位血压，一般需非同日测量3次血压，收缩压均≥140mmHg和/或舒张压均≥90mmHg可诊断高血压。值得重视的是，患者既往有高血压病史，正在服用降压药物，血压虽然正常，也可诊断为高血压。一旦诊断为高血压，必须鉴别是原发性还是继发性。

（二）高血压危险度分层

根据血压水平、其他心血管危险因素、合并靶器官损害及并发症情况将患者分为低危、中危、高危和很高危险组，具体分层标准见表3-6-2。用于危险度分层的心血管疾病危险因素包括：血压升高水平（1、2、3级）、其他心血管危险因素［男性＞55岁、女性＞65岁、吸烟或被动吸烟、糖耐量受损或空腹血糖受损、血脂异常、早发心血管疾病家族史（一级亲属发病年龄＜50岁）、腹型肥胖（男性腰围≥90cm、女性腰围≥85cm或BMI≥28）、血同型半胱氨酸升高≥10μmol/L］、糖尿病、慢性肾脏病（CKD）、靶器官损害（左心室肥厚、蛋白尿和/或血肌酐轻度升高、动脉粥样硬化斑块、视网膜动脉狭窄等）、并发症（心脏疾病、脑血管疾病、肾脏疾病、周围血管病和视网膜病变等）情况。

表3-6-2 高血压患者心血管危险水平分层

其他危险因素和病史	血压130～139和/或舒张压85～89mmHg	高血压		
		1级	2级	3级
无	—	低危	中危	高危
1～2个其他危险因素	低危	中危	中/高危	很高危
≥3个其他危险因素或靶器官损害或CKD 3期，无并发症的糖尿病	中/高危	高危	高危	很高危
临床并发症，或CKD≥4期有并发症的糖尿病	高/很高危	很高危	很高危	很高危

六、治疗要点

高血压的治疗目的是使血压下降达到或接近正常范围，预防或延缓靶器官损害。

血压控制目标：主张血压控制目标值＜140/90mmHg。慢性肾病、心力衰竭或病情稳定的冠心病合并高血压患者，血压控制目标值＜130/80mmHg；老年收缩期高血压患者，收缩压控制在150mmHg以下，如果能够耐受可降至140mmHg以下。注意应尽早将血压降至目标血压水平，但并非越快越好；老年人、病程较长、已经有靶器官损害或并发症的患者，降压速度宜缓慢；同时要注意糖代谢、脂代谢、尿酸代谢等多重心血管危险因素协同控制。

（一）生活行为干预

适用于所有高血压患者，包括已使用药物治疗者。

1. 减轻体重　将BMI控制在＜24，体重降低对改善胰岛素抵抗、糖尿病、高脂血症和左心室肥厚有益。

2. 减少钠盐摄入　每人每日食盐量以不超过6g为宜。

3. 补充钙和钾盐　每人每日进食新鲜蔬菜400～500g，牛奶500ml，可以补充钾1000mg和钙400mg。

4. 减少脂肪摄入　膳食中脂肪量应控制在总热量的25%以下，少吃或不吃肥肉和动物内脏。

5. 戒烟、限制饮酒。

6. 增加运动　运动有利于减轻体重和改善胰岛素抵抗，稳定血压水平。

7. 减轻精神压力，保持心理平衡。

（二）降压药物治疗

1. 治疗对象　高血压2级或以上患者；高血压合并糖尿病，或者已经有心、脑、肾靶器官损害或并发症患者；凡血压持续升高，改善生活方式后血压仍未获得有效控制者。

2. 基本原则　使用降压药物应遵循以下四项原则，个体化、起始剂量选择、优先选择长效制剂及联合用药。

（1）个体化：根据患者具体情况、血压水平、危险分层、合并症、药物有效性和耐受性，兼顾患者经济状况及个人意愿，选择适合患者的降压药物。

（2）起始剂量选择：一般患者采用常规剂量，老年人初始治疗时通常采用较小的有效治疗剂量，以后根据需要逐步增加至足量，部分患者可考虑起始联合治疗。

（3）优先选择长效制剂：长效药物每天只需给药1次，有持续24小时降压作用，可以有效控制夜间血压与晨峰血压，更能有效预防心脑血管并发症，增加治疗依从性。

（4）联合用药：可增加降压效果又不增加不良反应，在低剂量单药治疗效果不佳时，可以采用两种或两种以上降压药物联合治疗。我国临床主要推荐应用优化联合治疗方案：ACEI/ARB＋二氢吡啶类CCB；ACEI/ARB＋噻嗪类利尿药；二氢吡啶类CCB＋噻嗪类利尿药；二氢吡啶类CCB＋β受体阻断药。次要推荐使用的联合治疗方案：利尿药＋β受体阻断药；α受体阻断药＋β受体阻断药；二氢吡啶类CCB＋保钾利尿药；噻嗪类利尿药＋保钾利尿药。

3. 常用降压药物分类　常用降压药名称、剂量及用法详见表3-6-3。

表3-6-3　常用降压药物名称、剂量及用法

药物分类	药物名称	每日剂量（mg）（起始剂量～足量）	用法（每日）
二氢吡啶类CCB	硝苯地平片	10～60	2～3次
	硝苯地平缓释片	10～60	2次
	硝苯地平控释片	30～60	1次
	苯磺酸氨氯地平片	2.5～10.0	1次
	苯磺酸左旋氨氯地平片	2.5～5.0	1次
	马来酸左氨氯地平片	2.5～5.0	1次
	非洛地平片	2.5～10.0	2次
	非洛地平缓释片	2.5～10.0	1次
	拉西地平片	4～8	1次
	尼群地平片	10～40	1～2次
	盐酸贝尼地平片	4～8	1次
	盐酸乐卡地平片	10～20	1次

续　表

药物分类	药物名称	每日剂量（mg）（起始剂量～足量）	用法（每日）
非二氢吡啶类CCB	盐酸维拉帕米片	80～480	3次
	盐酸维拉帕米缓释片	120～480	1～2次
	盐酸地尔硫䓬缓释胶囊	90～360	1～2次
噻嗪类利尿药	氢氯噻嗪片	25～100	1～2次
	吲达帕胺片	0.625～2.500	1次
	吲达帕胺缓释片	1.5	1次
袢利尿药	呋塞米片	40～80	1～2次
	托拉塞米片	5～10	1次
	盐酸阿米洛利片	2.5～5.0	1～2次
保钾利尿药	氨苯蝶啶片	25～100	1～2次
醛固酮受体阻断药	螺内酯片	40～80	1～3次
	依普利酮片	50～100	1～2次
β受体阻断药	富马酸比索洛尔片	2.5～10.0	1次
	酒石酸美托洛尔平片	100～200	1～2次
	琥珀酸美托洛尔缓释片	47.5～95.0	1次/日
	阿替洛尔片	12.5～50.0	1～2次
	盐酸普萘洛尔片	30～200	3～4次
α受体、β受体阻断药	盐酸拉贝洛尔片	200～2400	2次
	卡维地洛片	12.5～50.0	1～2次
	盐酸阿罗洛尔片	20～30	2次
ACEI	卡托普利片	25～150	2～3次
	马来酸依那普利片	10～40	2次
	盐酸贝那普利片	10～40	1～2次
	赖诺普利片	2.5～80	1次
	雷米普利片	2.5～10	1次
	福辛普利钠片	10～40	1次
	培哚普利叔丁胺片	4～8	1次
	盐酸咪达普利片	2.5～10	1次
ARB	氯沙坦钾片	25～100	1次
	缬沙坦胶囊	80～160	1次
	厄贝沙坦片	150～300	1次
	替米沙坦片	20～80	1次
	坎地沙坦酯片	4～12	1次
	奥美沙坦酯片	20～40	1次
	阿利沙坦酯片	240	1次
血管紧张素受体脑啡肽酶抑制药（ARNI）	沙库巴曲缬沙坦钠片	50～400	1次
α_1肾上腺素受体阻断药	甲磺酸多沙唑嗪片	1～16	1次
	盐酸哌唑嗪片	1.5～15.0	2～3次
	盐酸特拉唑嗪片	1～20	1～2次
中枢性作用药物	利血平片	0.1～0.5	1次
	盐酸可乐定片	0.2～0.9	2～4次
血管平滑肌扩张药	盐酸肼屈嗪片	40～300	4次
肾素抑制药	阿利吉仑片	150～300	1次

4. 常用降压药物的主要药理作用及不良反应

（1）利尿药：主要作用是通过排钠、减少细胞外容量、降低外周血管阻力使血压下降，适用于轻、中度患者。降压起效较平稳、缓慢，持续时间相对较长。主要不良反应是低钾血症和影响血脂、血糖、血尿酸代谢。

（2）β受体阻断药：通过抑制中枢和周围RAAS，抑制心肌收缩力和减慢心率发挥降压作用，降压起效较迅速、强力，适用于各种不同程度高血压，尤其是心率较快的中、青年患者或合并心绞痛患者。主要不良反应是心动过缓、乏力、四肢发冷。

（3）CCB：通过阻滞电压依赖L型钙通道，减少细胞外钙离子进入血管平滑肌细胞内，减弱兴奋-收缩耦联，降低阻力血管的收缩反应。主要不良反应有面部潮红、心率增快、头痛、下肢水肿。

（4）ACEI：主要通过抑制循环和组织中的血管紧张素转化酶（ACE），从而减少血管紧张素Ⅱ（ATⅡ）生成，同时抑制激肽酶使缓激肽酶降解减少。主要不良反应是刺激性干咳和血管性水肿。

（5）ARB：通过阻滞组织ATⅡ受体亚型，更充分有效地阻断ATⅡ的血管收缩、水钠潴留与重构作用。此类药物不良反应较少，禁忌证与ACEI相同。

（6）ARNI：沙库巴曲缬沙坦是由脑啡肽酶抑制药沙库巴曲和缬沙坦按摩尔比1∶1组成的新型单一共晶体。共晶体结构相比于复方制剂，具有药物成分构成比恒定、贮存稳定性好、可显著提高药物溶解度和口服生物利用度等优势。治疗对象和禁忌证与ACEI类似。

（三）高血压急症的治疗

对于高血压急症，必须采取迅速有效的措施，在数分钟至1小时内将血压降至安全范围，使衰竭的脏器功能得到改善或恢复，降低死亡率。

1. 治疗原则

（1）及时降低血压：对于高血压急症选择适宜有效的降压药物，静脉泵入给药，同时监测血压。如果情况允许，及早开始口服降压药治疗。

（2）控制性降压：高血压急症患者如短时间内血压急骤下降，有可能使重要器官的血流灌注明显减少，应采取逐步控制性降压。一般初始阶段（1小时内）血压控制的目标为平均动脉压的降低幅度不超过治疗前水平的25%。在随后的2～6小时内将血压降至较安全水平，一般为160/100mmHg左右；如果能耐受，临床情况稳定，在随后24～48小时逐步降至正常水平。降压后如果发现重要器官缺血表现，血压降低幅度应变小，在随后的1～2周内再将血压逐步降至正常水平。

（3）合理选择降压药：处理高血压急症的药物，要求起效迅速、作用持续时间短、停药后作用消失较快、不良反应较小。

（4）避免使用的药物：应注意有些降压药物不适宜用于高血压急症。不主张用利血平治疗高血压急症，治疗开始时不宜使用强效利尿降压药。

2. 降压药的选择与应用

（1）硝普钠：同时扩张动脉和静脉，降低心脏前、后负荷，使血压下降。开始以0.3～0.5μg/（kg·min）速度静脉泵入，逐渐增加剂量以达到降压作用，以后根据血压情况调节滴注速度。临床常用最大剂量为10μg/（kg·min）。硝普钠可用于各种高血压急症，在通常剂量下不良反应轻微，有恶心、呕吐、肌肉颤动。

（2）硝酸甘油：扩张静脉和选择性扩张冠状动脉与大动脉，降低动脉压作用不及硝普钠。开始以5～10μg/min速度静脉滴注。主要用于高血压急症伴急性心力衰竭或冠状动脉综合征。不良反应有心动过速、面部潮红、头痛和呕吐等。

（3）尼卡地平：二氢吡啶类钙通道阻滞药，作用迅速，持续时间较短，降压同时改善脑血流量。主要用于高血压急症合并急性脑血管疾病或其他高血压急症。不良反应有心动过速、面部潮红。

（4）拉贝洛尔：兼有α受体阻断作用的β受体阻断药，5～10分钟起效，持续时间3～6小时。不良反应有头晕、直立性低血压、心脏传导阻滞等。

七、护理

1. 主要护理诊断

（1）疼痛：头痛，与血压增高有关。

（2）有受伤的危险：与头晕、视物模糊、意识改变或发生直立性低血压有关。

（3）潜在并发症：高血压急症。

2. 其他护理诊断

（1）活动无耐力：与长期血压升高致心功能减退有关。

（2）焦虑：与血压控制不满意、已发生并发症有关。

（3）知识缺乏：缺乏疾病预防、保健知识和高血压用药知识。

3. 护理目标

（1）患者头痛症状减轻或消失。

（2）患者掌握高血压和直立性低血压的临床表现和预防措施，住院期间无受伤情况出现。

（3）患者能自觉避免高血压急症的诱发因素，知晓高血压急症的表现，一旦出现高血压急症，能够及时寻求帮助并得到有效控制。

4. 护理措施

（1）疼痛：头痛。

1）减少引起或加重头痛的因素：为患者提供安静、温暖、舒适的环境，尽量减少探视。护士操作应相对集中，动作轻巧，防止过多干扰患者。头痛时嘱患者卧床休息，抬高床头，改变体位时动作要慢。避免劳累、情绪激动、精神紧张、环境嘈杂等不良因素。向患者解释头痛主要与高血压有关，血压恢复正常且平稳后头痛症状可减轻或消失。指导患者使用放松技术，如心理训练、音乐治疗、缓慢呼吸等。

2）用药护理：遵医嘱应用降压药物，密切监测血压变化以判断疗效。注意观察药物不良反应，如噻嗪类利尿药可引起低钾血症、血尿酸代谢异常，痛风患者禁用；保钾利尿药可引起高钾血症，不宜与ACEI合用，肾功能不全者慎用；β受体阻断药可导致心动过缓、乏力、四肢发冷，对心肌收缩力、窦房结及房室传导有抑制作用，并可增加气道阻力，急性心力衰竭、哮喘、病态窦房结综合征、房室传导阻滞患者禁用；二氢吡啶类钙通道阻滞药可引起心率增快、面部潮红、头痛、下肢水肿等，非二氢吡啶类钙通道阻滞药可抑制心脏收缩功能和传导功能，导致二度至三度房室传导阻滞；血管紧张素转化酶抑制药主要可引起刺激性干咳和血管性水肿。

3）病情观察：每天定时测量血压，必要时血压监测。严密观察患者头痛、头晕程度，持续时间，是否伴有视物模糊、耳鸣、恶心、呕吐等症状，一旦发生高血压急症和心、脑、肾、眼等并发症，立即通知医生并积极配合处理。

（2）有受伤的危险

1）避免受伤：定时测量患者血压并做好记录。患者有头晕、耳鸣、视物模糊等症状时，应嘱患者卧床休息，如厕或外出时一定有人陪伴。伴恶心、呕吐的患者，应将痰盂放在患者伸手可及处，呼叫器放在患者手边，防止取物时跌倒。避免迅速改变体位，活动场所应设有相关安全设施，必要时加用床挡。

2）直立性低血压的预防及处理：直立性低血压是在体位变化时发生的血压突然过度下降（先让患者平卧5分钟后测量血压，改为直立位后1分钟和3分钟再分别测量血压，若站立位血压较平卧位时收缩压/舒张压下降＞20/10mmHg，或下降幅度为原来血压的30%以上），同时伴有头晕或晕厥、乏力、心悸、出汗、恶心、呕吐等供血不足的症状。①向患者讲解直立性低血压的表现，尤其是在联合用药、服首剂药物或加量时应特别注意。②预防方法：避免长时间站立，尤其在服药后最初几小时；改变姿势，特别是从卧位、坐位起立时动作宜缓慢；服药后应休息一段时间再进行活动；不宜大量饮酒。③一旦发生直立性低血压，应平卧，且下肢取抬高位，以促进下肢血液回流。

（3）潜在并发症：高血压急症。

1）病情监测：密切监测血压变化，一旦发现血压急剧升高、剧烈头痛、呕吐、大汗、视物模糊、面色及意识状态改变、肢体运动障碍等症状，立即通知医生。

2）高血压急症护理：①患者绝对卧床休息，抬高床头，避免一切不良刺激和不必要的活动，协助生活护理。②安抚患者情绪，必要时应用镇静药。③并发急性左心衰竭者给予高流量氧疗，加强生命体征监测。④昏迷的患者应保持呼吸道通畅，头偏向一侧，防止窒息；烦躁或抽搐的患者应防止咬伤或坠床。⑤迅速建立静脉通道，遵医嘱尽早应用降压药物进行控制性降压。应用硝普钠时注意避光，持续监测血压，严格遵医嘱控制输注速度。加强巡视，防止药液外渗，一经发现外渗或静脉炎及时处理。⑥当患者出现剧烈头痛、恶心、呕吐时，考虑为脑水肿，可遵医嘱使用20%甘露醇250ml静脉滴注，也可遵医嘱使用地塞米松；对抽搐的患者，可遵医嘱静脉注射地西泮或10%水合氯醛保留灌肠，密切观察药物不良反应。

3）避免诱因：向患者讲明高血压急症的诱因，应避免情绪激动、劳累、寒冷刺激和随意增减药量。

5. 护理评价

（1）患者头痛症状减轻或消失。

（2）患者能够掌握高血压和直立性低血压的临床表现和预防措施，未发生受伤。

（3）患者能够自觉避免高血压急症的诱发因素，未发生高血压急症或高血压急症得到了及时有效控制。

6. 健康指导

（1）疾病知识指导：让患者了解自己高血压分级、危险因素、同时存在的临床疾病情况及危害，了解长期随诊和控制高血压及终身治疗的必要性。指导患者知晓预防直立性低血压的措施，患者在床上起身时应缓慢并在床边坐片刻后再缓慢站起，且不要长时间静止站立，可做一些腿部运动以增加静脉回流。教会患者及其家属正确测量血压的方法，并做好记录，每次就诊携带记录，作为医生调整治疗方案的依据。

（2）生活方式指导：告知患者改变不良生活习惯，不仅可以预防或延迟高血压的发生，还可以降低血压，提高降压药物的疗效，从而降低心血管风险。

1）饮食指导：①给予清淡、易消化的低盐饮食，告知患者钠盐可升高血压，增加高血压的发病风险，建议钠盐摄入＜6g/d，推荐钾的摄入量3.5～4.7g/d，减少味精、酱油等调味品的使用及咸菜、火腿、卤制、腌制等食品的摄入。②限制总热量，尤其要减少脂肪摄入，膳食脂肪量应控制在总热量的25%以下；尽量不吃动物内脏、蛋黄等。③营养均衡，适量补充蛋白质，宜进食新鲜蔬菜、水果、奶制品，增加膳食中钙、钾的摄入。少食多餐，避免过饱；对伴心脑血管疾病的高血压患者，可常吃黑木耳、银耳；有习惯性便秘者，宜多食水果，尤其是香蕉，多喝蜂蜜水（糖尿病患者注意根据血糖情况按照医生指导选择水果种类和量）。

2）运动指导：体育锻炼可增加能量消耗、降低血压、改善糖代谢。根据患者年龄、高血压分级及危险度分层不同选择适宜的运动方式，如慢跑、太极、散步、快走、跳舞等运动。注意劳逸结合，运动强度、时间和频率以患者不出现不适症状为宜，避免竞技性和力量型运动。常用的运动强度指标为运动时最大心率（170－年龄），运动频率每周5～7天，每次持续30～60分钟。运动形式可采取有氧、抗阻和伸展运动等，以有氧运动为主。高危患者运动前需进行评估。

3）控制体重：高血压患者应控制体重，使BMI＜24，男性腰围＜90cm，女性腰围＜85cm。告知患者高血压与肥胖密切相关，减轻体重可以改善降压药物的效果及降低心血管事件的风险。控制能量摄入和增加体力活动是减重重要措施。

4）戒烟限酒：吸烟是心血管事件的主要危险因素，被动吸烟也会显著增加心血管疾病危险。指导患者戒烟，必要时可药物干预。指导患者限酒，不提倡高血压患者饮酒。

5）心理指导：针对患者个性特点，通过有效的沟通方式，耐心向患者解释病情，帮助患者预防和缓解精神压力。保证充足的睡眠，指导患者使用放松技术，如心理训练、音乐治疗、缓慢呼吸等。学会自我心理调节，避免情绪激动，以免诱发血压升高。

综上所述，牢记生活方式干预“八部曲”——减少钠盐摄入、增加钾摄入，合理膳食，控制体重，不吸烟，限制饮酒，增加运动，心理平衡，管理睡眠，能帮助患者进一步管理血压水平。

（3）用药指导

1）强调长期药物治疗的重要性，避免并发症的发生；血压降至理想水平后应继续服用维持量以保持血压相对稳定，对于无症状者更应该强调这一点。

2）遵医嘱按时按量服药，告知有关降压药的名称、剂量、用法、作用及不良反应，并提供书面说明材料。

3）不能擅自突然停药，如果突然停药，可导致血压波动。如经过治疗血压得到控制，在主治医师的指导下才可以逐渐减少剂量。冠心病患者突然停用β受体阻断药可诱发心绞痛、心肌梗死等。

4）告知患者在服用扩张血管药物后避免立即活动，避免长时间站立，避免突然改变体位，避免洗热水澡、蒸汽浴，避免大量饮酒。

（4）家庭血压监测指导：家庭血压测量可获取日常生活状态下患者的血压信息，在增强患者参与诊治的主动性、改善患者治疗依从性等方面具有指导优势。应教会患者及其家属正确的血压监测方法，推荐成人采用经过标准化方案验证的上臂式电子血压计测量血压。血压未达标者，建议每天早晚各测量血压1次，每次测量2～3遍，连续7天，以后6天血压平均值作为医生治疗的参考。血压达标者，建议每周测量1次。指导患者掌握测量技术，规范操作，如实记录血压测量结果，随访时提供给医护人员作为治疗参考。

（5）定期随访：经治疗后血压达标、危险分层属低危，可每1～3个月随访1次；血压未达标者或新发现的高危者，建议每2周随访1次。当出现血压异常波动或出现症状时，随时就诊。

知识拓展

高血压初步诊断评估简易流程

《中国高血压防治指南（2024年修订版）》推荐的高血压初步诊断评估简易流程见图3-6-1。

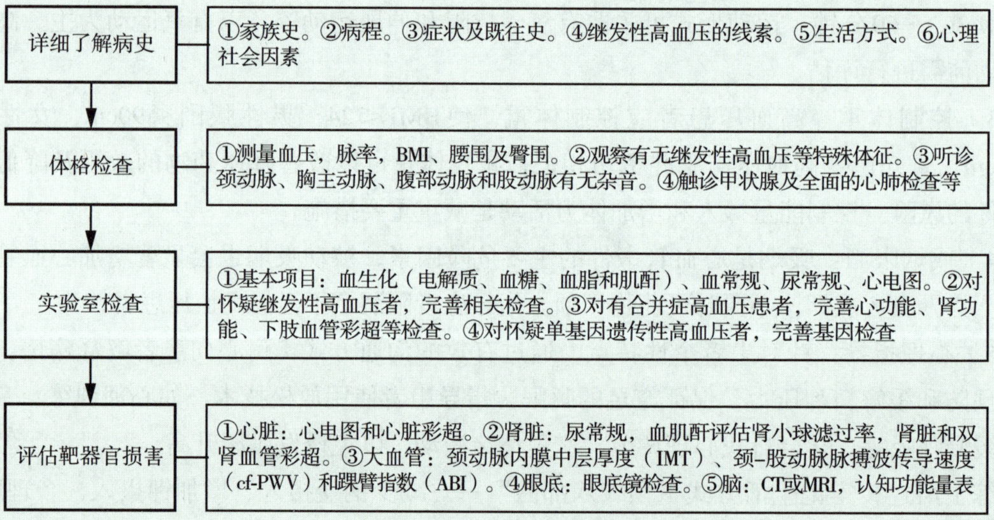

图3-6-1　高血压初步诊断评估简易流程示意图

小结

思考题

1．患者，男，50岁。4年前出现头晕、头胀，有时伴有耳鸣、心悸，劳累紧张时加重，曾就诊于社区医院，当时测血压180/100mmHg，给予降压药物治疗后症状缓解。此后间断服用降压药控制血压，平时血压波动在（145～170）/（95～105）mmHg。入院当日与同事发生冲突后血压升至250/120mmHg，伴有剧烈头痛、视物模糊、呕吐、意识障碍。头颅CT提示脑水肿。

请问：

（1）根据该患者目前出现的症状体征考虑可能的诊断是什么？依据是什么？

（2）该患者诊断为几级高血压？心血管危险分层是什么？依据是什么？

（3）目前对该患者应采取哪些护理措施？

2. 请结合《“健康中国2030”规划纲要》，简述如何帮助高血压患者建立健康生活方式。

第七节　心 肌 疾 病

心肌疾病是由不同病因（以遗传性病因最常见）引起的心脏机械活动异常和/或心电功能障碍，这种病变是器质性的，病理学上表现为心室不适当的扩张或肥厚，并影响心脏的收缩或舒张功能，最终可导致重度心力衰竭、房性或室性心律失常或栓塞。目前心肌疾病的具体分类如下。①遗传性心肌病：肥厚型心肌病、右心室发育不良心肌病、左心室致密化不全、离子通道病（长QT间期综合征、Brugada综合征、短QT间期综合征、儿茶酚胺敏感性室速等）。②混合型心肌病：扩张型心肌病、限制型心肌病。③获得性心肌病：感染性心肌病、心动过速心肌病、心脏气球样变、围生期心肌病。

由其他心血管疾病继发的心肌病理性改变不属于心肌疾病的范畴，如心脏瓣膜病、高血压性心脏病、先天性心脏病、冠心病等所致的心肌病变。

一、扩张型心肌病

（一）概述

扩张型心肌病（dilated cardiomyopathy，DCM）是一类以左心室或双心室扩大伴收缩功能障碍为特征的心肌病，是一种异质性心肌病，临床诊断需除外心脏瓣膜病、先天性心脏病、高血压和缺血性心脏病等。

我国扩张型心肌瘤的患病率为（13～84）/10万，确诊后5年生存率约为50%，10年生存率约为25%。

（二）病因与发病机制

多数扩张型心肌病病因不详，已经明确的病因包括感染、非感染性炎症、中毒、内分泌和代谢紊乱等。随着近年来基因检测的开展，越来越多的扩张型心肌病被确定为遗传。

1. 遗传　主要为常染色体显性遗传、少见X染色体连锁隐性遗传及线粒体遗传。目前发现超过30个染色体位点，60个基因的相关突变与家族遗传学扩张型心肌病有关。这些致病基因编码多种蛋白，包括心肌细胞肌节蛋白、肌纤维膜蛋白、细胞骨架蛋白等。

2. 感染　病原体直接侵袭和由此引发的炎症、免疫反应是造成心肌损害的主要机制。病毒感染最为常见，常见病毒有柯萨奇病毒B组、埃可病毒、脊髓灰质炎病毒、流感病毒、腺病毒、巨细胞病毒、人类免疫缺陷病毒（HIV）等。部分细菌、真菌、立克次体和寄生虫等也可引起心肌损害，发展为DCM。

3. **非感染性炎症** 过敏性心肌炎、结节病、巨细胞性心肌炎等心肌活检见炎症细胞浸润。皮肌炎、多发性肌炎和其他结缔组织病，如系统性血管炎、系统性红斑狼疮等，可引起获得性扩张型心肌病。

4. **中毒、内分泌和代谢紊乱** 长期过量饮酒是中国扩张型心肌病常见病因之一。化疗药物和某些心肌毒性药物和化学品；某些维生素和微量元素的缺乏，如硒；嗜铬细胞瘤、甲状腺疾病等内分泌系统疾病也可引起扩张型心肌病。

5. **其他** 其他一些疾病也可能伴发DCM，如神经肌肉疾病。

（三）临床表现

1. **症状** DCM多数起病隐匿，早期可无症状。不同患者临床表现差异较大，有症状患者可表现如下：活动时呼吸困难、活动耐量下降；夜间阵发性呼吸困难、端坐呼吸等左心功能不全症状；食欲缺乏、腹胀及下肢水肿等右心功能不全症状；合并心律失常表现为心悸、头晕、黑矇，甚至猝死；晚期可有持续性顽固性低血压。发生栓塞时常表现为对应脏器受累。

2. **体征** 主要体征为心界扩大，听诊心音减弱，常可有第三或第四心音，心率快时呈奔马律，有时可于心尖部闻及收缩期杂音。肺部听诊可闻及两肺底湿啰音，左心衰严重时可闻及满肺湿啰音或伴哮鸣音。右心衰竭时可见颈静脉怒张、下肢或全身水肿、腹水等。

（四）辅助检查

1. **胸部X线检查** 心影向左侧或双侧扩大，心胸比大于0.5。常伴有肺淤血、肺水肿、肺动脉高压或胸腔积液等征象。

2. **心电图检查** 缺乏诊断特异性。可见R波递增不良、室内传导阻滞，QRS波增宽常提示预后不良。严重的左心室纤维化还可出现病理性Q波。常见ST段压低和T波倒置。可见多种期前收缩、非持续性室速、心房颤动等多种心律失常同时存在。

3. **超声心动图检查** 是诊断和评估DCM常用且重要的诊断方法。早期可仅表现为左心室轻度扩大，后期各心腔均增大，以左心室扩大为著，室壁运动减弱，LVEF明显降低，提示心肌收缩功能下降；彩色血流多普勒超声心动图显示二尖瓣、三尖瓣反流；左心室心尖部附壁血栓等。

4. **其他** 心脏MRI检查可以准确检测DCM心肌功能，而且能清晰识别心肌组织学特征，是诊断和鉴别心肌病的重要检测手段。心肌核素显像、心内膜心肌活检、心导管检查和心血管造影等有助于心肌病的病因诊断与鉴别诊断。

（五）诊断要点

对于有慢性心力衰竭临床表现，超声心动图检查有心腔扩大和心脏收缩功能降低的患者，即应考虑本病诊断。但须除外继发原因，如心脏瓣膜病、冠心病、高血压性心脏病、先天性心脏病等。

（六）治疗要点

DCM的治疗目的是阻止基础病因介导的心肌损害、有效控制心衰和心律失常、预防猝死和栓塞、提高患者的生活质量和生存率。

1. **急性期治疗** 急性期通常为慢性心衰急性加重期，应积极进行药物干预治疗，包括β受体阻断药、ACEI或ARB，可减缓心室重塑及心肌进一步损伤，延缓病变发展。随病程进展，患者出现心衰临床表现，应按《中国心力衰竭诊断和治疗指南2024》进行治疗。

2. **一般治疗** 寻找病因，给予相应治疗。具体包括控制感染；严格戒烟、戒酒，避免应用对心脏有害药物；治疗高血压、高血脂、内分泌系统疾病或自身免疫病；控制体重，纠正水、电解质代谢紊乱，改善营养失衡等。

3. **抗凝治疗** 血栓栓塞是DCM常见的并发症，对伴有房颤或有栓塞病史的患者，无抗凝禁忌证时，可考虑接受口服抗凝药物治疗，其目的在于预防血栓形成、防止栓塞。常用药物包括华法林、达比加群等。

4. **心律失常和心脏性猝死的防治** 植入型心律转复除颤器（ICD）预防心脏性猝死的适应证包括DCM有持续性室速史或有室速、室颤导致的心搏骤停史者；LVEFW≤35%，NYHA心功能分级Ⅱ～Ⅲ级，预期生存时间＞1年且有一定生活质量。

二、肥厚型心肌病

（一）概述

肥厚型心肌病（hypertrophic cardiomyopathy，HCM）是一种原因不明的心肌疾病，特征为心室壁呈不对称性肥厚，常侵及室间隔，心室内腔变小，左心室血液充盈受阻，左心室舒张期顺应性下降。根据左心室流出道有无梗阻分为梗阻性及非梗阻性肥厚型心肌病，可能与遗传等有关。肥厚型心肌病有猝死风险，是运动性猝死的原因之一。

国外报道人群患病率为200/10万，我国有调查显示HCM的患病率为180/10万，好发于男性。

（二）病因与发病机制

HCM是常染色体显性遗传性疾病，60%～70%为家族性，30%～40%为散发性，家族性病例和散发病例、儿童病例和成年病例具有同样的致病基因突变。目前已证实，至少18个疾病基因和500种以上变异与HCM的发病有关，其中最常见的基因突变是β-肌球蛋白重链与肌球蛋白结合蛋白C的编码基因。HCM表型呈多样性，与致病的突变基因、基因修饰及不同的环境因子有关。

（三）临床表现

不同类型患者的临床表现差异较大，半数患者可无症状或体征，尤其是非梗阻性患者。临床上以梗阻性患者的表现较为突出。

1. **症状** 可以无症状，也可以有心悸、劳力性呼吸困难、心前区闷痛、易疲劳、晕厥，甚至猝死，晚期出现左心衰竭的表现。有些患者首发症状即为猝死。

2. 体征　梗阻性HCM患者胸骨左缘可闻及粗糙的收缩中晚期喷射性杂音，可伴震颤，应用洋地黄类药物、硝酸甘油、静脉滴注异丙肾上腺素及瓦尔萨尔瓦（Valsalva）动作或取站立位后杂音增强，反之应用β受体阻断药、去甲肾上腺素、下蹲时杂音减弱。有些患者闻及S3及S4心音，以及心尖区相对性二尖瓣关闭不全的收缩期杂音。

（四）辅助检查

1. 胸部X线检查　X线影像无特异性表现，可见左房、左心室增大，也可在正常范围。晚期可见右室增大和肺淤血表现。

2. 心电图检查　主要表现为左心室或双室肥厚及ST-T改变，深而倒置的T波、有时有异常Q波。房室传导阻滞和束支传导阻滞。还可见其他心律失常如房颤、期前收缩等。

3. 超声心动图检查　是临床最主要的诊断手段，心室非对称性肥厚而无心室腔增大为其特征：①室间隔肥厚与左室游离壁厚度之比＞1.5cm。②二尖瓣前叶收缩期向前移动及主动脉收缩中期关闭现象。③心室腔小。④左室流出道狭窄＜2.0cm。⑤左室流出道血流速度加快。⑥休息时收缩期左室心尖部心腔与流出道压力阶差＞30mmHg，则认为存在左室流出道梗阻。部分患者心肌肥厚限于心尖部。

4. 其他　心脏MRI、心导管检查及心血管造影有助于确诊，其中心脏MRI检查敏感性高于超声心动图，但费用较高，对于诊断特殊部位的肥厚和不典型的肥厚最为灵敏。还可以发现心肌纤维化组织。心内膜心肌活检可见肥厚心肌内儿茶酚胺含量增高，组织学可见心肌排列紊乱和肥大的心肌细胞。

（五）诊断要点

根据病史及体格检查进行诊断，超声心动图示舒张期室间隔厚度达15mm是诊断要点。如有阳性家族史（猝死、心肌肥厚等），更有助于诊断。基因检测有助于明确遗传学异常。

（六）治疗要点

治疗旨在通过减轻流出道梗阻、改善心室顺应性、防治血栓栓塞事件、识别高危猝死患者，从而改善症状、减少并发症和预防猝死。

1. 药物治疗

（1）β受体阻断药：普萘洛尔、阿替洛尔、美托洛尔、比索洛尔。

（2）钙通道阻滞药：维拉帕米、地尔硫䓬。

（3）抗心衰治疗（终末期）：可用利尿药及扩血管药。

（4）抗心律失常：胺碘酮、双异丙比胺有抗心律失常及负性肌力作用。

（5）避免应用洋地黄制剂、硝酸甘油、异丙肾上腺素等药物。

2. 非药物治疗　室间隔部分心肌切除术适用于对药物治疗无效，左室流出道严重梗阻（静息或运动时流出道压力阶差＞50mmHg）者。经皮腔间隔心肌化学消融术（PE-MA）是近年治疗HCM的一种新方法，是将无水乙醇经导管注入供应室间隔心肌组织的间隔支血管，造成人为间隔心肌梗死，以缓解左室流出道梗阻。对于高危患者，除避免剧烈运动和药物治疗外，还应安装植入式心脏复律除颤器。对无症状、室间隔肥厚不明显及心电图正常者暂行观察。避免剧烈运动，特别是竞技性运动及情绪紧张。

三、心肌炎

（一）概述

心肌炎（myocarditis）是心肌的炎症性疾病，主要是由于心肌发生了局限性或弥漫性的炎症性病变。起病急缓不一，病程多呈自限性，但也可进展为扩张型心肌病，少数呈暴发性导致急性泵衰竭或猝死。根据病情轻重，可以分为普通急性心肌炎和暴发性心肌炎。本节重点阐述病毒性心肌炎。

有研究统计，1990—2013年188个国家的心肌炎出院患者，估计每年心肌炎的患病率大约为22/10万，其中，暴发性心肌炎的病情危重，病死率可高达80%。对病毒性心肌炎患者早期诊断和治疗，多数预后良好；极少数患者死于严重心律失常、心力衰竭或心源性休克。由于目前尚无根治病毒感染的有效方法，以及个体反应性差异，少数患者可演变为扩张型心肌病。对已演变为扩张型心肌病的患者，要按扩张型心肌病进行规范化治疗。

（二）病因与发病机制

1. 病因　心肌炎的已知病因有多种，最常见的病因为病毒感染。其次，细菌、真菌、螺旋体、立克次体、原虫、蠕虫等感染也可引起心肌炎，但相对少见。另外，一些非感染性因素也可导致心肌炎，主要包括药物、毒物、放射线、结缔组织病、血管炎、巨细胞心肌炎、结节病等。引起心肌感染的最常见病毒有柯萨奇病毒B组、埃可病毒、脊髓灰质炎病毒等，尤其是柯萨奇病毒B组占30%～50%。此外，其他病毒如人类腺病毒、流感病毒、EB病毒、巨细胞病毒、风疹、单纯疱疹、脑炎/肝炎病毒、人类免疫缺陷病毒（HIV）等也可能引起心肌炎。

2. 发病机制　病毒性心肌炎的发病机制主要包括病毒直接造成心肌损害，病毒与机体的免疫反应共同作用导致心肌受损。病毒介导的免疫损害主要是由T淋巴细胞介导，此外还有多种细胞因子和NO等介导的心肌损害和微血管损害。

（三）临床表现

病毒性心肌炎患者的临床表现取决于病变的广泛程度与部位。轻者可完全没有症状，重者，甚至出现心源性休克及猝死。本病任何年龄均可发病，尤以年轻人多见。

1. 症状　病毒性心肌炎患者多数在发病前1～3周有病毒感染的前驱症状，如发热、全身倦怠、肌肉酸痛，或恶心、呕吐等消化道症状。随后出现胸痛、心悸、胸闷、呼吸困难、水肿，甚至晕厥、猝死。临床诊断的病毒性心肌炎绝大部分以心律失常为主诉或首见症状就诊。

2. 体征　常有心律失常，其中房性或室性期前收缩及房室传导阻滞较为多见。心率可增快且与体温不相称。可能出现心尖第一心音明显减弱、舒张期奔马律、心包摩擦音、心脏扩大、充血性心力衰竭或阿-斯综合征等，两个以上导联ST段呈水平型或下斜型下移＞0.01mV或ST段异常抬高或出现异常Q波。心衰患者可有肺部湿啰音、颈静脉怒张、肝大、心脏扩大、下肢水肿等体征。重者可出现血压降低、四肢湿冷等心源性休克体征。

（四）辅助检查

1. 血液检查　肌钙蛋白T或I、肌酸激酶同工酶（CK-MB）升高，红细胞沉降率增快，C反应蛋白等非特异性炎症指标升高表现。同时，脑钠肽（BNP）或氨基末端脑钠肽前体（NT-pro BNP）水平还可提示患者心功能受损程度。

2. 病毒检测　病毒血清学检查有助于早期诊断，有条件时可行病毒基因检测，有助于明确病原体，因其有创，轻症患者一般不常规检查。

3. 胸部X线检查　大部分患者心影不大，部分患者可发现心影扩大，左心功能不全者可有肺淤血及肺水肿征象，心包积液者可出现心影烧瓶样改变。

4. 心电图检查　可发现心律失常、心电图ST-T改变等症状。

5. 超声心动图检查　可以判断是否有心脏扩大、室壁厚度及运动情况、心脏收缩功能、心包积液等。

（五）诊断要点

病毒性心肌炎的诊断主要为临床诊断，根据典型的前驱感染史、相应的临床表现、心电图和心肌标志物增高等证据，应考虑此诊断。确诊有赖于心内膜心肌活检。

若患者有阿-斯综合征发作、心力衰竭、心源性休克、持续性室性心动过速伴低血压等在内的1项或多项表现，可诊断为重症病毒性心肌炎。若仅在病毒感染后3周内出现少数期前收缩或轻度T波改变，不宜轻易诊断为急性病毒性心肌炎。

应注意排除甲状腺功能亢进症、二尖瓣脱垂综合征、冠心病（如急性心肌梗死）、应激性心肌病（Takotsubo综合征）及影响心肌的其他疾患如结缔组织病、代谢性疾病及克山病等。

（六）治疗要点

病毒性心肌炎尚无特异性治疗措施，最核心的治疗原则是处理好心律失常和心衰。

1. 一般治疗　嘱患者卧床休息，避免情绪刺激与波动。监测血压、心率，监测心电图、心肌酶学等指标。心肌炎急性期应限制体力活动至少6个月。给予清淡、易消化且富含营养的饮食，少食多餐。

2. 对症治疗　血流动力学不稳定者应尽快入住ICU，对于伴有心源性休克或严重心室功能障碍的急性/暴发性心肌炎病例，可能需要心室辅助装置或体外膜肺氧合（ECMO）来作为心脏移植或疾病恢复的过渡。血流动力学稳定的心衰患者应使用利尿药、ACEI或ARB、醛固酮受体阻断药。出现快速性心律失常者，可选用抗心律失常药物；高度房室传导阻滞或窦房结功能损害时，可考虑使用临时心脏起搏治疗。

3. 免疫调节治疗　疱疹病毒感染者可使用阿昔洛韦、更昔洛韦等，干扰素治疗可清除左心室功能障碍者的肠道病毒和腺病毒染色体。

4. 其他治疗　应用促进心肌代谢的药物如三磷酸腺苷、辅酶A等。

四、心肌疾病患者的护理

1. 主要护理诊断

（1）疼痛：胸痛，与肥厚心肌需氧增加而供血供氧不足有关。

（2）活动耐力下降：与病毒性心肌炎引起的心肌受损、并发心律失常或心力衰竭有关。

（3）潜在并发症：心力衰竭、心律失常。

2. 其他护理诊断

（1）有受伤的危险：与梗阻性肥厚型心肌病所致头晕及晕厥有关。

（2）潜在并发症：猝死、栓塞。

（3）焦虑：与担心疾病预后、学习和前途有关。

（4）知识缺乏：缺乏配合治疗等方面的知识。

3. 护理目标

（1）缓解患者疼痛不适。

（2）降低患者发生栓塞、猝死的风险。

4. 护理措施

（1）疼痛：胸痛。

1）疼痛评估：评估疼痛的部位、性质、程度、持续时间、诱因及缓解方式，注意血压、心率、心律及心电图变化。

2）疼痛护理：胸痛发作时，立即停止任何活动，躺下休息；安抚患者，缓解紧张情绪；遵医嘱使用β受体阻断药或钙通道阻滞药，注意是否出现心动过缓等不良反应；不建议使用硝酸酯类药物。

3）避免诱因：嘱患者避免激烈运动、突然屏气或起立、提重物、情绪激动、暴饮暴食、寒冷刺激，戒烟酒，以防诱发心绞痛。

（2）活动耐力下降。

1）休息与活动：病毒性心肌炎急性期应该以卧床休息为主，限制体力活动直至康复为止。告知患者适当休息在急性期有助于减轻心脏负担、降低心肌耗氧量，有利于心功能的康复，可以防止病情加重或转为慢性。等症状消失、血液检测结果回复正常后，才可逐渐增加活动量。协助患者满足日常生活需求，保持室内安静环境，限制探视次数，减少不必要的打扰，确保患者充足休息和睡眠时间。

2）监测体征：病情稳定后，与患者及其家属一起构建并实施每日活动方案，监测活动时心率、心律、血压变化。若活动后出现胸闷、呼吸困难、心律失常、心悸等，需立即停止活动，以此作为限制最大活动量的指征。

3）心理护理：病毒性心肌炎患者以青壮年占多数，患病常影响患者日常生活、学习或工作，从而易产生焦急、烦躁等情绪。应倾听患者的顾虑，并为其提供有关疾病和治疗计划的信息。鼓励患者表达他们的情绪和恐惧有助于减轻焦虑和压力。营造一个平静支持的环境可以促进患者感到安全和良好。当活动耐力有所增加时，应及时给予鼓励。对不愿活动或害怕活动的患者，应给予心理疏导，督促患者完成耐力范围内的活动量。此外，让家人参与护理过程，并解决可能出现的情绪或心理问题也有助于患者整体健康。

（3）潜在并发症：心力衰竭、心律失常。对重症心肌炎和暴发性心肌炎患者，急性期应严密心电监护直至病情平稳。注意心率、心律、心电图变化，密切观察有无心衰症状或体征，同时准备好抢救仪器及药物。一旦发生严重心律失常或急性心力衰竭，立即配合急救处理。

5. 护理评价

（1）患者胸痛带来的不适有所缓解。

（2）患者发生栓塞、猝死的风险降低。

（3）患者可遵从指导，获得较多的休息。

6. 健康指导

（1）饮食指导：建议遵循心脏健康的饮食原则，减少高脂肪、高胆固醇、高盐和高糖食物的摄入，增加蔬菜、水果、全谷类和健康蛋白质的摄入。强调戒烟戒酒对心脏健康的重要性，避免吸烟和过量饮酒对心脏的不良影响。

（2）运动指导：DCM患者一般按心功能分级进行活动。HCM患者应避免竞技性运动或剧烈的体力活动，避免情绪激动、持重或屏气用力等，减少晕厥和猝死的危险。有晕厥病史或猝死家族史者应避免独自外出活动，以免发作时无人在场而发生意外。病毒性心肌炎患者急性期应限制体力活动直至完全恢复，一般为起病后6个月；无并发症者可考虑恢复学习或轻体力工作；适当锻炼身体，增强机体抵抗力，6个月至1年内避免剧烈运动或重体力劳动、妊娠等。

（3）心理指导：鼓励患者保持积极乐观的心态，避免情绪波动和压力过大，如有需要可寻求心理咨询帮助。

（4）用药指导：DCM患者应遵医嘱服用β受体阻断药、ACEI或ARB，以减缓心室重塑及心肌进一步损伤。嘱HCM患者坚持服用β受体阻断药或钙通道阻滞药，以提高存活年限。说明药物的名称、剂量、用法，教会患者及家属观察药物疗效及不良反应。

（5）定期随访：HCM患者的一级亲属应接受心电图、超声心动图检查和基因筛查，以协助早期诊断。教会患者自测脉率、节律，发现异常或有胸闷、心悸等不适及时就诊。按照医生建议进行定期随访，及时调整治疗方案。患者有猝死风险者，应教会家属CPR。

知识拓展

扩张型心肌病的诊疗新进展

心脏影像学在扩张型心肌病的诊断和监测中发挥着越来越重要的作用。磁共振成像（MRI）等高级心脏影像技术可以帮助医生准确评估心脏结构和功能，及时发现扩张型心肌病的变化，指导治疗和管理。有研究发现平均细胞外容积（ECV）分数可能是DCM患者中期预后的最佳独立危险因素。针对一些特定致病基因（如*DSP*基因、*FLNC*基因突变）导致的心脏功能损害，目前国内外正在积极探索基因水平的修复和干预技术。

小结

思考题

1. 扩张型心肌病的病因有哪些？
2. 肥厚型心肌病的主要临床表现有哪些？
3. 心肌炎有何不良临床结局？

第八节　感染性心内膜炎

一、概述

感染性心内膜炎（infective endocarditis，IE）是由细菌、真菌和其他微生物（如病毒、立克次体、衣原体、螺旋体等）直接感染而产生心瓣膜或心室壁内膜的炎症，有别于风湿热、类风湿、系统性红斑狼疮等所致的非感染性心内膜炎。瓣膜为最常受累部位。根据病程可将IE分为急性IE和亚急性IE，根据获得途径可将IE分为社区获得性IE、医疗相关性IE（院内感染和非院内感染）和经静脉毒品滥用者IE，根据瓣膜材质可将IE分为自体瓣膜心内膜炎和人工瓣膜心内膜炎。本节主要阐述自体瓣膜心内膜炎。

IE患者院内死亡率为15%～30%。治愈后5年存活率仅为60%～70%，10%的患者治疗后可能复发，需警惕再次出现发热、寒战或其他感染征象。预后取决于病原菌对抗生素的敏感性、治疗是否及时、病原微生物种类、超声心动图征象、病前心肾功能状况，以及患者年龄、手术时机、治疗条件和并发症的严重程度。

二、病因与发病机制

（一）病因

1. 心脏原因　60%～80%的患者都有原发瓣膜病变，如二尖瓣脱垂、主动脉瓣与二尖瓣退行性变、先天性心脏病或风湿性心脏病。

2. 病原微生物　草绿色链球菌、金黄色葡萄球菌是主要致病菌，全身其他部位感染后，致病微生物可通过血液循环到达心脏，引起感染，从而导致本病。

（二）发病机制

1. 亚急性IE　至少占2/3的病例，发病与以下因素有关。

（1）血流动力学因素：主要发生于器质性心脏病，首先为心脏瓣膜病，其次是先天性心脏病。赘生物常位于血流从高压腔经病变瓣口或先天缺损至低压腔产生高速射流和湍流的下游，高速射流冲击心脏或大血管内膜处可致局部损伤，易感染。

（2）非细菌性血栓性心内膜炎：当内膜的内皮受损，血小板在该处聚集，形成血小板微血栓和纤维蛋白沉着，成为结节样无菌性赘生物，是细菌定植瓣膜表面的重要因素。

（3）短暂性菌血症及感染性赘生物形成：各种感染或细菌寄居的皮肤、黏膜创伤（如手术、器械操作等）常导致短暂性菌血症，循环中的细菌如定植在无菌性赘生物上，感染性心内膜炎即可发生，细菌是否能定植取决于发生菌血症之频度和循环中细菌的数量，以及细菌黏附于无菌性赘生物的能力。

2. 急性IE　发病机制尚不清楚，主要累及正常心瓣膜。病原菌来自皮肤、肌肉、骨骼或肺等部位的活动性感染灶。循环中细菌量大，细菌毒力强，具有高度侵袭性和黏附于内膜的能力。主动脉瓣常受累。

三、临床表现

（一）症状和体征

1. 发热　是最常见的症状。几乎所有的患者都有过不同程度的发热、热型不规则、热程较长。可出现弛张热，一般不超过39℃，午后和晚上高热，常伴有头痛、背痛和肌肉关节痛。急性者呈暴发性败血症过程，可有寒战、高热。

2. 心脏体征　80%～85%的患者可闻及心脏杂音，由基础心脏病和/或心内膜炎导致瓣膜损害所致。原有的心脏杂音可因心脏瓣膜的赘生物而发生改变，出现粗糙响亮、呈海鸥鸣样或音乐样的杂音。

3. 动脉栓塞　赘生物碎片脱落可导致栓塞，占20%～40%。可发生于机体的任何部位，较常见于脑、心、脾、肺、肾、肠系膜和四肢，视栓塞部位的不同而出现不同的临床表现，一般发生于病程后期，约1/3的患者为首发症状。

4. 感染的非特异性症状　贫血较为常见，脾大占10%～40%。

（二）并发症

1. 心脏并发症　心力衰竭最为常见，其次可有心肌脓肿、急性心肌梗死、心肌炎和化脓性心包炎等。

2. 细菌性动脉瘤　占3%～5%，受累动脉依次为近端主动脉和脑、内脏和四肢动脉。一般见于病程晚期，多无症状。

3. 迁移性脓肿　常发生于肝、脾、骨髓和神经系统。

4. 神经系统并发症　约1/3患者有神经系统受累的表现，如出现脑栓塞、脑细菌性动脉瘤、脑出血、中毒性脑病、脑脓肿和化脓性脑膜炎等。

5. 肾脏并发症　大多数患者有肾损害，包括肾动脉栓塞和肾梗死、肾小球肾炎、肾脓肿等。

四、辅助检查

（一）血培养

血细菌培养阳性是确诊感染性心内膜炎的重要依据，凡原因未明的发热、体温持续在1周以上，且原有心脏病者，均应积极反复多次进行血培养，以提高阳性率。药物敏感试验可为临床用药提供指导。

（二）尿液检查

常有显微镜下血尿和轻度蛋白尿。肉眼血尿提示肾梗死。红细胞管型和大量蛋白尿提示弥漫性肾小球肾炎。

（三）血液检查

血常规检查进行性贫血较常见，白细胞计数正常或轻度升高，分类计数中性粒细胞轻度左移。红细胞沉降率升高。

（四）免疫学检查

25%的患者可有高丙种球蛋白血症，80%患者可出现循环中免疫复合物，病程6周以上的亚急性患者中50%类风湿因子阳性。

（五）超声心动图检查

能够检出直径大于2mm以上的赘生物，对诊断IE很有帮助，此外在治疗过程中超声心动图还可动态观察赘生物大小、形态、活动和瓣膜功能状态，了解瓣膜损害程度，对决定是否做换瓣手术具有参考价值。该检查还可发现原有的心脏病。

（六）其他

胸部X线检查可协助诊断并发症；心电图可发现急性心肌梗死或心律失常等；聚合酶链反应是利用分子生物学技术对DNA进行提纯、放大，能够确定是否有致病菌的存在，是目前鉴别血培养阴性的心内膜炎的唯一方法。

五、诊断要点

IE的临床表现缺乏特异性，血培养和超声心动图对本病诊断有重要价值。IE的杜克（Duke）诊断标准：满足2项主要标准，或1项主要标准＋3项次要标准，或5项次要标准可确诊。

（一）主要标准

1. 血培养阳性（符合以下至少1项标准）

（1）2次独立血培养检测出同一典型感染性心内膜炎典型致病微生物：甲型溶血性链球菌、牛链球菌、金黄色葡萄球菌、无原发灶的社区获得性肠球菌。

（2）持续血培养阳性时检测出感染性心内膜炎致病微生物：间隔12小时以上取样时，至少2次血培养阳性；首末次取样时间间隔至少1小时，至少4次独立培养中大多数为阳性或全部3次培养均为阳性。

（3）Q热病原体1次血培养阳性或其IgG抗体效价＞1∶800。

2. 影像学阳性证据（符合以下至少1项标准）

（1）心脏超声表现：赘生物，脓肿、假性动脉瘤、心脏内漏，瓣膜穿孔或动脉瘤，新出现的人工瓣膜开裂。

（2）通过^{18}F-FDG PET/CT（仅在假体植入＞3个月时）或放射标记的白细胞SPECT/CT检测出人工瓣膜植入部位周围组织异常活性。

（3）由心脏CT确定的瓣周病灶。

（二）次要标准

1. 发热　体温＞38℃。

2. 血管征象　重要动脉栓塞、感染性肺梗死、细菌性动脉瘤、颅内出血、结膜出血或詹韦（Janeway）损害。

3. 免疫学征象　肾小球肾炎、奥斯勒（Osler）结节、罗特（Roth）斑或类风湿因子阳性。

4. 致病微生物学感染证据　血培养阳性但不符合主要标准或缺乏IE病原体感染的血清学证据。

六、治疗要点

（一）抗微生物药物治疗

为最重要的治疗措施，用药原则如下。①早期应用，在3～5次血培养后即可开始治疗。②足量用药，大剂量和长疗程，旨在完全消灭藏于赘生物内的致病菌，抗生素的联合应用能起到快速的杀菌作用。③静脉用药为主。④病原微生物不明时，急性者选用针对金黄色葡萄球菌、链球菌和革兰阴性杆菌均有效的广谱抗生素，亚急性者选用针对大多数链球菌（包括肠球菌）的抗生素。⑤已培养出病原微生物时，应根据药物敏感试验结果选择用药。

（二）药物选择

本病大多数致病菌对青霉素敏感，可作为首选药物。联合用药以增加杀菌能力，如氨苄西林、万古霉素、庆大霉素等，真菌感染者选用两性霉素B。

（三）手术治疗

有严重心脏并发症或抗生素治疗无效的患者应及时考虑外科手术治疗，活动性自体瓣膜心内膜炎手术适应证如下。

1. 主要适应证　①由瓣膜功能衰竭所致的心力衰竭。②尽管积极抗生素治疗，仍有持续败血症。③再发栓塞。

2. 次要适应证　①脓肿、假性动脉瘤，以及1个（多个）瓣叶破裂或瘘引起异常交通的征象表明局部感染扩散时。②不容易治愈或对心脏结构破坏力大的病原微生物感染时。③抗生素治疗后仍病原不明。④伴有心衰的左侧急性金黄色葡萄球菌性IE。⑤血培养阴性，足够抗生素治疗，持续发热10天以上。

七、护理

1. 主要护理诊断

（1）体温过高：与感染有关。

（2）潜在并发症：栓塞。

2. 其他护理诊断

（1）营养失调：低于机体需要量，与食欲缺乏、长期发热导致机体消耗过多有关。

（2）潜在并发症：心力衰竭。

3. 护理目标

（1）降低患者体温。

（2）预防患者栓塞。

（3）预防患者营养不良和心力衰竭。

4. 护理措施

（1）体温过高

1）发热护理：高热患者应卧床休息，病房温湿度适宜。可用物理降温方法，如冰袋或温水擦浴。定期监测体温，每4～6小时测量一次，准确记录体温变化，以评估病情和治疗效果。出汗多时，可以在衣服和皮肤之间放软毛巾，方便及时更换，增加舒适度并避免受凉。检查皮肤状况，包括皮肤瘀点、指（趾）甲下线状出血、Osler结节和Janeway损害，及时评估消退情况。

2）正确采集血标本：建议患者及其家属，为了确保血培养结果的准确性，需要进行多次采血，采血量较大。在必要时，可能需要暂停抗生素治疗。对于未接受治疗的亚急性患者，在第1天每小时采血1次，共计3次。如果第2天未见细菌生长，将再次重复3次采血后开始抗生素治疗。已经接受抗生素治疗的患者需停药2～7天后再进行采血。急性患者应在入院后的3小时内，每小时采血1次，共计3次，然后根据医嘱开始治疗。该疾病的细菌血症是持续性的，因此在体温升高时并非必须采血。每次采血量为10～20ml，同时进行需氧和厌氧培养，至少培养3周。

3）饮食护理：给予清淡、高蛋白、高热量、高维生素、易消化的饮食，以补充发热引起的机体消耗。鼓励患者多饮水，做好口腔护理。有心力衰竭征象的患者按心力衰竭患者饮食进行指导。

4）使用抗生素的护理：遵医嘱使用抗生素治疗，观察药物的疗效和可能的不良反应，并及时向医生报告。告知患者抗生素是治疗本病的关键，病原菌隐藏在瘤块内和内皮下，需要坚持高剂量和长周期的抗生素治疗才能有效清除。严格按照规定时间用药，以确保维持有效的药物浓度。注意保护静脉，可以使用静脉留置针，以避免多次穿刺增加患者的疼痛。

（2）潜在并发症：栓塞。心脏超声可见巨大赘生物的患者，应绝对卧床休息，防止赘生物脱落导致栓塞而出现意外。观察患者有无栓塞征象，重点观察瞳孔、意识、肢体活动及皮肤温度等。当患者突然出现胸痛、气短、发绀和咯血等症状，要考虑肺栓塞的可能；出现腰痛、血尿等考虑肾栓塞的可能；出现意识和精神改变、失语、吞咽困难、肢体感觉或运动功能障碍、瞳孔大小不对称，甚至抽搐或昏迷征象时，警惕脑血管栓塞的可能；出现肢体突发剧烈疼痛、局部皮肤温度改变、动脉搏动减弱或消失要考虑外周动脉栓塞的可能；突发剧烈腹痛，应警惕肠系膜动脉栓塞。出现可疑征象，应及时报告医生并协助处理。

5. 护理评价

（1）患者体温降低，不适减轻。

（2）患者栓塞的风险降低。

（3）患者未发生营养不良或心力衰竭等并发症。

6. 健康指导

（1）疾病预防指导：向患者和家属讲解本病的病因与发病机制、致病菌侵入途径等。嘱患者平时注意防寒保暖，避免感冒，少去人多场所，增强营养，合理安排作息。指导患者养成良好的口腔卫生习惯和保持定期的口腔科检查，在任何有创性操作过程中都必须严格无菌操作。勿挤压痤疮、疖、痈等感染病灶，减少病原体入侵的机会。

（2）用药指导：告知患者早期、足量应用抗生素是治疗IE的关键，应遵医嘱用药，切勿擅自停药，一旦出现不良反应，如恶心、呕吐、食欲缺乏及真菌感染，应及时告知医生。

（3）病情监测指导：教会患者自我监测体温变化，如果再次发热、寒战及其他感染征象时，要考虑到感染性心内膜炎复发可能，需及时就诊。建议抗感染结束后进行临床评估、血液检查（白细胞计数、C反应蛋白）及经胸超声心动图检查，后仍需定期随访。

知识拓展

诊断感染性心内膜炎的挑战

到目前为止，感染性心内膜炎（IE）的诊断依然充满挑战，因为直接证明系统性感染和心内膜受累的证据往往难以获得。1994年，美国杜克（Duke）大学的杜拉克（Durack）及其同事提出了一套新的IE诊断标准，即Duke标准。2001年，中华医学会儿科学分会心血管学组、中华儿科杂志编辑委员会等共同制定了《小儿感染性心内膜炎的诊断标准（试行）》。

小结

思考题

1. 感染性心内膜炎的病因是什么？
2. 感染性心内膜炎的常见症状有哪些？

第九节 心包疾病

心包疾病是由感染、肿瘤、代谢性疾病、尿毒症、自身免疫病、外伤等引起的，使心包发生生理或病理改变而引起临床症状的一系列疾病。心包疾病包括急性心包炎、亚急性心包炎、慢性心包炎、心包积液、心脏压塞、心包损伤、心包肿瘤等。本节重点介绍急性心包炎、心包积液及心脏压塞和缩窄性心包炎。

一、急性心包炎

（一）概述

急性心包炎（acute pericarditis）为心包脏层和壁层的急性炎症性疾病，病程＜6周，包括纤维素性心包炎、渗出性（浆液性或血性）心包炎。

急性心包炎的自然病程及预后取决于病因。病毒性心包炎、非特异性心包炎、心肌梗死后或心包切开术后综合征通常是自限性的；若心包炎并发于急性心肌梗死、恶性肿瘤、系统性红斑狼疮、尿毒症等，则预后较差；化脓性和结核性心包炎随着抗生素或抗结核药物疗法及外科手术的进展，预后已大为改善，有的得以痊愈，部分患者遗留心肌损害或发展为缩窄性心包炎。

（二）病因与发病机制

病因有病毒感染、细菌感染、自身免疫病、外伤、手术、放射线、化学药物等。部分病因与发病机制尚不明确，称为特发性急性心包炎或急性非特异性心包炎。环境变化、外界刺激也可成为心包疾病的诱因。

（三）临床表现

1. 症状 胸骨后、心前区疼痛为急性心包炎的特征，常见于炎症变化的纤维蛋白渗出期。疼痛可放射至颈部、左肩、左臂，也可达上腹部，疼痛性质尖锐，与呼吸运动相关，常因咳嗽、深呼吸、变换体位或吞咽而加重，部分患者可因心脏压塞出现呼吸困难、水肿等症状，感染性心包炎可伴发热。

2. 体征 最具诊断价值的体征为心包摩擦音，因炎症使变得粗糙的壁层与脏层心包在心脏活动时相互摩擦而发生，呈抓刮样粗糙的高频音，多位于心前区，以胸骨左缘第3～4肋间最为明显，坐位时身体前倾、深吸气或将听诊器胸件加压更易听到。心包摩擦音可持续数小时、数天甚至数周，当积液增多将二层心包分开时，摩擦音消失。

（四）辅助检查

1. 实验室检查 感染者可能有白细胞计数增多、红细胞沉降率增快及C反应蛋白浓度增加。肌钙蛋白可以轻度升高，可能与心外膜心肌受到炎症刺激有关，大部分急性心包炎患者合并肌钙蛋白升高者，冠脉造影正常。

2. 胸部X线检查 可见心脏阴影向两侧扩大，心脏搏动减弱；尤其是肺部无明显充血现象而心影明显增大是心包积液的有力证据，可与心力衰竭相鉴别。成人液体量小于250ml，X线检查难以检出心包积液。

3. 超声心动图检查 检查是否存在心包积液，有助于确诊急性心包炎。可估计心包积液的量，提示有无心脏压塞，是否合并其他心脏疾病，如心肌梗死、心力衰竭。并可在超声引导下行心包穿刺引流，增加成功率和安全性。

4. 心电图检查 急性心包炎的心电图演变典型演变可分四期：①ST段呈弓背向下抬高，T波高。一般急性心包炎为弥漫性病变，故出现于除aVR和V_1外所有导联，持续2天至2周左右。V_6的ST/T比值≥0.25。②几天后ST段回复到基线，T波减低、变平。③T波呈对称型倒置并达最大深度，无对应导联相反的改变（除aVR和V_1直立外）。可持续数周、数月或长期存在。④T波恢复直立，一般在3个月内。病变较轻或局限时可有不典型的演变，出现部分导联的ST段、T波的改变和仅有ST段或T波改变。

5. 心脏CT或MRI检查 心脏CT和心脏MRI越来越多地用来诊断心包炎，二者均可以非常敏感地探测到心包积液和测量心包的厚度。心脏CT可以测量急性心包炎时心包的增厚，但这并不是诊断急性心包炎的指标。最敏感的诊断急性心包炎的方法是心包MRI延迟增强扫描。

（五）诊断要点

一般根据临床表现、X线检查、心电图、超声心动图可做出心包炎的诊断；再结合相关病史、全身表现及心包穿刺等辅助检查可做出病因诊断。

诊断急性心包炎需要满足以下四个条件中的至少两条：①特征性的胸痛。②心包摩擦音。③具有提示性的心电图改变。④新出现的或者加重的心包积液。

（六）治疗要点

1. 病因治疗　针对病因，应用抗生素、抗结核药物、化疗药物等治疗。

2. 对症治疗　疼痛者应用镇痛药，首选非甾体抗炎药（NSAID），必要时给予吗啡类药物。秋水仙碱为一线治疗药物，与阿司匹林或NSAID合用，能有效缓解疼痛并减少复发。NSAID治疗1周无效时可使用糖皮质激素。

3. 心包穿刺　大量心包积液引起急性心脏压塞时立即行心包穿刺引流，积液量少但需要穿刺放液进行病因学检查时可进行心包穿刺。主动脉夹层、凝血功能异常、积液量少局限于后壁等不可行心包穿刺。

4. 心包切开引流及心包切除术等。

二、心包积液及心脏压塞

（一）概述

心包疾患或其他病因累及心包可以造成心包渗出和心包积液（pericardial effusion），当心包积液持续数月以上时，便构成慢性心包积液。当积液增长的速度过快或积液量过大时，可造成压迫心脏而限制心室舒张及血液充盈的现象，即心脏压塞（cardiac tamponade）。心脏压塞的临床特征为贝克（Beck）三联征，即低血压、心音低弱、颈静脉怒张。

（二）病因与发病机制

肿瘤、特发性心包炎、肾衰竭已成为心包积液的3个主要致病因素。严重的体循环淤血可能导致渗出性心包积液，穿刺伤或心室破裂等情况可能引起血性心包积液。心包内有少量积液通常不会影响血流动力学，但如果液体增加迅速导致心包无法迅速扩张，心包内压力急剧升高，将产生心脏被压迫的情况，导致心室舒张期充盈受阻，周围静脉压力增加，最终导致心脏排血量显著下降，血压降低，引发急性心脏压塞。

（三）临床表现

1. 症状　呼吸困难是最突出的症状，呼吸困难严重的患者可呈前倾位端坐呼吸、呼吸浅快，还可出现烦躁、面色苍白、发绀等。极大量的心包积液或可压迫气管、食管，进而出现声音嘶哑、干咳或吞咽困难等表现，还可出现上腹部疼痛。重症患者甚至可发生休克。

2. 体征　心尖搏动减弱，心脏叩诊浊音界向两侧增大，皆为绝对浊音区，心音弱而遥远，脉搏可减弱或出现奇脉；积液量大时可于左肩胛骨下出现浊音，听诊闻及支气管呼吸音，称心包积液征，又称尤尔特（Ewart）征；大量积液还可导致静脉回流受阻，发生体循环淤血，进而可出现肝大、颈静脉怒张、下肢水肿、腹水等。

3. 心脏压塞 急性心脏压塞典型表现：窦性心动过速，血压下降，脉压变小，静脉压升高，严重者可表现为休克。慢性心脏压塞典型表现：前期存在心包积液的相关表现，呼吸困难、颈静脉怒张等典型表现如库斯莫尔（Kussmaul）征（吸气时颈静脉充盈更明显）存在进展的过程，随后才出现血压下降等血流动力学不稳的表现，还可出现奇脉。

（四）辅助检查

1. 胸部X线检查 心影向两侧扩大（积液达300ml以上）；大量积液（＞1000ml）时心影呈烧瓶状，上腔静脉影增宽，透视下心脏搏动弱。肺野清晰可与心力衰竭相鉴别。

2. 心电图检查 常有肢体导联QRS低电压、心动过速，大量积液者可见电压交替。

3. 超声心动图检查 对诊断心包积液迅速可靠。M型超声在心前壁之间和心后壁之后均见有液性暗区，即心包膜和心外膜之间最大舒张期暗区（如＜10mm，则积液为小量；如为10～19mm，则为中等量；如＞20mm，则为大量）。

4. 心包穿刺 可证实心包积液的存在，解除心脏压塞症状。同时可留取部分积液进行相关病因的实验室检查。

（五）诊断要点

通过常规胸部X线检查发现心影增大，再经超声心动图和全身系统检查，以及病因学检查，排除特异性病变如结核性心包炎、风湿性心包炎等之后可确诊。一般以符合下列特征者归入本病：①存在大量的心包积液，并已由超声心动图证实。②心包积液量在观察期基本保持稳定。③心包积液持续存在至少3个月。④患者已被排除任何全身性疾病，而不论该病是否可能与心包积液有关。⑤系统的病因学检查为阴性。

（六）治疗要点

解除心脏压塞最简单有效的方法是心包穿刺引流。对于所有血流动力学不稳定的急性心脏压塞患者，应立即进行心包穿刺或外科心包开窗引流，以减轻心脏压塞；对于伴有休克的患者，需要进行扩容治疗，以增加右心房和左心室舒张末期压力；对于血流动力学稳定的心包积液患者，应明确病因，并对原发病进行治疗。

三、缩窄性心包炎

（一）概述

缩窄性心包炎（constrictive pericarditis）是由于心包慢性炎症所导致心包增厚、粘连甚至钙化，使心脏舒张、收缩受限，心功能减退，引起全身血液循环障碍的疾病。

缩窄性心包炎如诊断明确，并及时行心包切除术，患者长期生存率与一般人群相当，但少数患者预后差，病情逐渐恶化，因心力衰竭或并发感染而死亡；慢性心包炎反复发作且严重损害心脏功能，手术治疗是有效手段，预后良好。

（二）病因与发病机制

缩窄性心包炎继发于急性心包炎，其病因在我国仍以结核性为最常见，其次为化脓性和创伤性心包炎后演变而来。少数与心包肿瘤、急性非特异性心包炎及放射性心包炎等有关。也有部分患者其病因不明。炎症后，随着渗出液的逐渐吸收，可能会导致纤维组织增生，进而引起心包增厚、粘连和钙化，最终形成坚厚的瘢痕，使心包失去了伸缩性，导致了心室舒张期扩张受阻、充盈减少，心排血量下降，从而引起血液循环障碍。

（三）临床表现

1. 症状

（1）呼吸困难：为最常见的临床症状。早期仅在劳累时，由于心室充盈受限，出现心排血量不足，表现为活动后呼吸困难。随着病情的加重，由于心肌纤维化或萎缩会导致血流动力学障碍进一步加重，后期会出现大量的胸腔积液、腹水，进而使患者休息时也能出现呼吸困难，甚至引起端坐呼吸。

（2）水肿：为该病常见症状之一。由于心包压力增高、心室充盈受阻，大量血液淤积在腔静脉系统中，继而引起肝大、胸腔积液、腹水、下肢水肿等一系列静脉压增高相关表现，肝大、腹水比下肢水肿出现得更早且明显。

（3）其他伴随症状：可有全身症状，如乏力、食欲缺乏、眩晕、衰弱、消瘦等；也可有消化系统症状，当血液循环障碍致肝淤血时，患者可出现上腹痛、腹胀、黄疸等症状，胃肠道淤血可致腹胀、食欲缺乏。

2. 体征 脉压变小，心率快，1/3出现奇脉；颈静脉怒张、肝大、腹水、下肢水肿等；可见Kussmaul征；叩诊心浊音界正常或扩大，心尖搏动减弱或消失，心音减弱，胸骨左缘第3～4肋间听到心包叩击音，无杂音。

（四）辅助检查

胸部X线检查示心影大小正常，左右心缘变直，主动脉弓小或难以辨认；上腔静脉常扩张，有时可见心包钙化。心电图中有QRS低电压、T波低平或倒置。超声心动图对缩窄性心包炎的诊断价值远较对心包积液为低。超声检查时可见心包增厚、室壁活动减弱等，但均非特异而恒定的征象。CT和心脏MRI对该病诊断优于超声心动图。右心导管检查血流动力学可有相应改变。

（五）诊断要点

结合临床表现及实验室检查进行诊断。常需要与肝硬化、充血性心力衰竭及结核性腹膜炎相鉴别。限制型心肌病的临床表现和血流动力学改变与本病很相似，两者鉴别可能十分困难，必要时需通过心内膜心肌活检来诊断。

（六）治疗要点

心包切除术是目前缩窄性心包炎的唯一有效的治疗措施。通常在心包感染得到控制、结核活动已静止时即应手术，并在术后继续用药1年。已知或疑为结核性缩窄性心包炎，术前应抗结核治疗1～4周。如明确诊断，在心包切除术后应继服药6～12个月。有学者认为术前应用洋地黄类药物可减少心律失常和心衰，降低死亡率。对不能手术治疗者，主要是利尿和支持治疗，必要时抽除胸腔积液、腹水。

四、心包疾病患者的护理

1. 主要护理诊断/问题

（1）气体交换受损：与心包积液、肺或支气管受压有关。

（2）疼痛：胸痛，与心包炎有关。

2. 其他护理诊断

（1）体液过多：与渗出性或缩窄性心包炎心功能下降有关。

（2）活动无耐力：与心排血量减少有关。

（3）体温过高：与心包炎症有关。

3. 护理目标

（1）保障患者呼吸畅通。

（2）减轻患者胸痛。

（3）预防患者体液失衡。

（4）患者高热状况缓解。

4. 护理措施

（1）气体交换受损

1）呼吸监测：观察患者是否有呼吸困难及其程度，有无呼吸浅快、发绀等缺氧征象，并监测动脉血气分析结果。

2）一般护理：协助患者取舒适卧位，如半坐卧位或坐位。保持环境安静、限制探访，病房温湿度适宜，避免受凉，以防呼吸道感染加重呼吸困难。确保患者的衣着宽松，不影响胸廓活动。按医嘱用药，控制输液速度，避免增加心脏负担。对于出现胸闷、气短、低氧血症的患者，应给予氧气吸入。对于明显疼痛的患者，可考虑给予镇痛药，减轻疼痛对呼吸功能的影响。

3）心包穿刺术的配合与护理：具体如下。①术前护理：患者多有恐惧心理，应做相应心理护理，缓解患者紧张情绪；询问患者是否有咳嗽，必要时进行镇咳；对于出现严重呼吸困难的患者，给予吸氧、保持半卧位等姿势，术前建立静脉通道，备好抢救药品和器械，进行心电监护；术前行超声检查，以协助确定穿刺位置和积液量，标记好最佳穿刺点。②术中护理：嘱患者不要咳嗽和深呼吸，协助患者取坐位或半坐卧位，充分暴露穿刺部位；严格无菌操作，抽液过程中随时夹闭胶管，防止空气进入心包腔；协助术者抽放积液，抽放积液速度宜慢不宜快，过快易致心脏急性扩张或者回心血量过多，从而引发肺水肿。一般情况下抽放积液不宜超过1000ml，第一次抽液量不宜超过200ml，若抽出新鲜血液要立即停止抽吸，密切观察是否有心脏压塞症状；密切观察患者的病情变化，如患者发生呼吸困难、血压下降、出冷汗等情况，应立即通知医生终止穿刺。③术后护理：协助医生固定引流管，局部穿刺部位皮肤用无菌敷料覆盖，注明换药时间；穿刺后2小时内持续心电监护，嘱患者卧床休息；做好引流管护理，当引流量＜25ml时，拔除导管，记录引流液的量、色、质，及时送检。

（2）疼痛：胸痛。

1）疼痛评估：疼痛的部位、程度、性质、变化情况，是否有心包摩擦音。

2）休息：嘱患者卧床休息，避免有力咳嗽、深呼吸或突然变化体位导致疼痛加剧。

3）用药指导：遵医嘱予患者服用非甾体抗炎药，若疼痛剧烈可视情况用吗啡类药物；服用抗结核、抗肿瘤、抗生素等药物时观察患者反应。

5. 护理评价

（1）患者呼吸畅通。

（2）患者胸痛、不适、高热状态有所缓解。

（3）患者体液失衡风险降低。

6. 健康指导

（1）生活指导：嘱患者注意充足休息，提高营养摄入，增强机体免疫力。饮食应注意摄入高热量、高蛋白质、富含维生素且易消化的食物，同时限制钠盐摄入。在日常生活中要注意保暖防寒，以预防呼吸道感染。

（2）治疗指导：提醒患者坚持完整的药物治疗疗程（如抗结核治疗），不得自行停药，以避免疾病复发；注意观察药物可能引起的不良反应，并定期检查肝肾功能。对于患有缩窄性心包炎的患者，应重点强调心包切除手术的重要性，解除其疑虑，尽快手术。手术后，患者仍应继续休息约半年时间，注意增加营养摄入，有助于心功能的恢复。

知识拓展

心包疾病的诊疗新进展

近年来，心包疾病的治疗方面也有了新的进展，如利用心包炎恢复阶段的心包积液进行基因检测，有助于早期诊断和治疗心包疾病。此外，心包疾病的研究还在探索新的治疗方法，如免疫疗法、基因治疗等，为心包疾病的治疗提供更多选择。综合利用多种诊断技术和治疗手段，可以更好地管理心包疾病，提高患者的生活质量和预后。

小结

思考题

1. 心包疾病的治疗要点有哪些？
2. 缩窄性心包炎的临床表现有哪些？
3. 目前缩窄性心包炎的有效治疗措施是什么？

更多练习

（张春梅　赵　莹　殷月姮）

第四章　消化系统疾病患者的护理

教学课件

学习目标

1. 素质目标

（1）具备探索精神、治病救人的人文关怀意识及热爱护理专业的情怀。

（2）树立正确的价值观和人生观，具有爱伤观念，关心患者，平等待人。

（3）具备严谨求实的工作态度和符合职业道德标准的职业行为素养。

2. 知识目标

（1）鉴别：消化系统疾病常见症状和体征；判断消化系统常见疾病的临床表现，可以应用专科护理评估的方法对患者实施评估，分析出护理诊断，实施护理措施及健康教育。

（2）识记：消化系统疾病的治疗要点、辅助检查内容。

（3）知道：消化系统常见疾病的病因、病理、发病机制、并发症。

3. 能力目标

（1）能应用护理程序对消化系统常见疾病患者进行整体护理。

（2）能对消化系统常见疾病患者进行健康教育。

（3）能及时识别消化系统常见急危重症并配合医生抢救。

【案例导入】

患者，女，54岁，自由职业。1天前患者午餐进食面条后出现黑便2次，未予重视，晨起患者再次黑便，为求系统诊治入院，入院后呕血1次，暗红色，量约300ml，乏力，心悸，无汗、无发热，无胃灼热、反酸，小便可，精神差，近期体重无明显变化。既往慢性活动性乙型病毒性肝炎22年，肝硬化6年。T 36.5℃，P 100次/分，R 24次/分，BP 110/70mmHg。查体患者意识清醒，贫血貌，颈静脉无怒张，双手可见肝掌，前胸可见数枚蜘蛛痣，腹壁可见静脉曲张，腹部略膨隆，无胃型、肠型及蠕动波，腹壁柔软，无压痛，无反跳痛，肝、脾未触及，肝区叩痛，移动性浊音（+），肠鸣音较活跃（约6次/分），双下肢轻度水肿。

【请思考】

1．患者目前的主要护理诊断/问题是什么？

2．应采取哪些护理措施？

3．如何判断患者是否存在继续或再次出血？

【案例分析】

第一节 总　　论

一、消化系统的结构功能特点

（一）组成结构

1. 消化管　消化管是一条从口腔延续到肛门的连续性管道，负责食物的运输和初步的物理性消化。它包括口腔、咽、食管、胃、小肠（十二指肠、空肠、回肠）和大肠（盲肠、阑尾、结肠、直肠、肛管）等部分。临床上，常将口腔到十二指肠的这一段称为上消化道，将空肠及以下的部分称为下消化道。

2. 消化腺　消化腺分为小消化腺和大消化腺两种。小消化腺散在于消化管各部的管壁内，如胃腺、肠腺等。大消化腺主要包括三对唾液腺（腮腺、下颌下腺、舌下腺）、肝脏和胰腺，它们独立形成器官，并借助导管将分泌物排入消化管腔内。

（二）功能特点

1. 消化功能　机械性消化是通过口腔、牙齿的咀嚼和唾液的湿润，将食物初步破碎成小块，在食管内通过肌肉的蠕动推送到胃中，在胃和小肠内，通过肌肉的收缩和舒张进一步将食物磨碎，并与消化液充分混合。化学性消化是消化腺分泌的消化液中含有各种消化酶，这些酶能够分解食物中的大分子物质，如蛋白质、脂肪和糖类等。

2. 吸收功能　小肠是消化系统中最重要的吸收部位，其内壁上的微绒毛和环形皱襞极大地增加了吸收面积。食物中的营养物质在小肠内被分解为小分子后，通过肠壁进入血液循环或淋巴系统，被输送到全身各组织器官。

3. 排泄功能　消化过程中未被吸收的食物残渣和代谢废物进入大肠后，通过大肠的蠕动和分泌作用形成粪便，最终通过肛门排出体外。

二、消化系统疾病的护理评估

（一）病史

1. 现病史

（1）患病情况：详细询问患者就诊时的主要症状，如腹痛、腹胀、恶心、呕吐、腹泻、便秘、黄疸等。了解症状的发生时间、持续时间、性质、部位，以及症状的加重或缓解因素。询问患者是否有发热、寒战、乏力、食欲缺乏、体重下降等全身症状。注意是否有消化道出血的表现，如呕血、黑便或血便。

（2）诊疗经过：了解患者是否曾就诊于其他医疗机构，接受过哪些检查和治疗，以及治疗效果如何。询问患者是否正在使用或使用过可能影响消化系统的药物，如非甾体抗炎药、抗生素、抗酸药等。

（3）目前病情与一般状况：包括目前的主要不适及病情变化，以及一般状况如饮食方式及食欲、二便、体重、营养状态、睡眠、精神状态等。

2. 相关病史　既往健康状况、疾病史、传染病接触史、外伤手术史、预防接种史、药物食物过敏史等。

3. 心理-社会状况　包括疾病知识评估、心理评估、社会支持系统评估。

4. 生活史　包括个人史、生活方式、饮食评估等。

（二）身体评估

1. 一般情况　包括以下情况。①生命体征：体温、脉搏、呼吸、血压等，这些指标能够反映患者的基本生理状态。②意识状态：评估患者的清醒程度、定向力、注意力等，以判断是否存在神经系统受累。③营养状况：观察患者的体重、皮肤色泽和弹性、毛发光泽度等，评估是否存在营养不良或恶病质。④体位与活动能力：评估患者的体位是否舒适，活动能力是否受限，以及是否存在与疾病相关的特殊体位。

2. 皮肤、黏膜及淋巴结检查　有无色素沉着、黄染、瘀点、瘀斑、蜘蛛痣、肝掌等肝胆疾病的表现。频繁呕吐或腹泻的患者应注意有无皮肤干燥、弹性减退等失水征象。注意检查淋巴结，特别是锁骨上淋巴结是否肿大、变硬。

3. 腹部　腹部外形有无膨隆或凹陷，有无胃型、肠型及蠕动波。有无腹壁静脉显露及其分布与血流方向。肠鸣音是否正常。有无腹肌紧张、压痛、反跳痛。肝、脾是否增大，其大小、硬度和表面情况。有无腹块。有无振水音、移动性浊音。

（三）辅助检查

1. 实验室检查

（1）粪便检查：具体如下。①粪便性状：如粪便的量、形状、硬度、气味及颜色，注意有无黏液、脓血、寄生虫、结石等。②粪便显微镜检查：包括白细胞、红细胞、寄生虫和虫卵等。③粪便隐血试验：对消化系统出血诊断及早期肿瘤筛查有重要意义，做粪便隐血试验应在素食3天后留取粪便标本。④大便细菌学检查：包括直接涂片镜检、大便培养检查等。

（2）血液、尿液检查：具体如下。①血常规：白细胞、红细胞、血小板检查等。②血清胃蛋白酶原、胃泌素、幽门螺杆菌抗体、血清壁细胞抗体检查等。③肝功能试验：血清酶学、血清总蛋白、白蛋白和球蛋白及其比值、凝血酶原时间等，用于肝胆疾病的诊断。④血、尿胆红素检查：可提示黄疸的性质。⑤红细胞沉降率：可反映炎症性肠病、肠结核或腹膜结核的活动性。⑥血清、尿液淀粉酶、脂肪酶、胰蛋白酶原、磷脂酶、弹性蛋白酶：用于急性胰腺炎的诊断。⑦各型肝炎病毒标志物：用于确定病毒性肝炎的类型。⑧肿瘤标志物：如甲胎蛋白（AFP）用于原发性肝癌的诊断；癌胚抗原（CEA），糖链抗原19-9，胃癌相关抗原MG7、CA199、TAAs等用于胃癌、结直肠癌和胰腺癌的诊断和疗效估计。

（3）十二指肠引流检查：对引流出的十二指肠液及胆汁进行显微镜和细菌学检查，用于胆道、肝、胰疾病的诊断。

（4）腹水检查：腹水常规检查包括腹水细胞计数和分类、腹水总蛋白、腹水白蛋白等，可以初步判断是渗出性或漏出性腹水。腹水的生化、细菌学及细胞学检查对于鉴别肝硬化、腹腔细菌性感染、腹膜结核、腹内癌肿等有重要意义。

2. 脏器功能试验　胃液分析是用五肽促胃液素刺激胃酸分泌，以测定壁细胞的泌酸功能；D-木糖试验、脂肪平衡试验、维生素B_{12}吸收试验、氢呼吸试验等用于测定小肠吸收功能；胰泌素和胰酶泌素刺激试验等可测试胰腺外分泌功能；胃肠运动功能检查包括食管、胃、胆道、直肠等处的压力测定；食管下端和胃内pH测定或24小时持续监测，胃排空测定等，用以诊断胃肠道动力障碍性疾病。

3. 内镜检查　消化内镜是从口腔、肛门等人体天然孔道或切口、造口等人工通道将内镜插入人体消化系统内，进行消化系统疾病检查、诊断、治疗的一种方法，主要包括胃镜、十二指肠镜、胆道镜、胰管镜、小肠镜、结肠镜、胶囊内镜、磁控胶囊内镜、超声内镜和腹腔镜等。其中最常用的是胃镜和结肠镜，可检出大部分的常见胃肠道疾病，是诊疗消化系统疾病的重要手段之一。应用内镜可以直接观察消化道管腔和腹膜腔的情况，在直视下采取活组织进行病理学检查并可同时进行治疗。上消化道内镜可检出食管、胃、十二指肠的肿瘤、溃疡、炎症和血管病变等。经由十二指肠镜还可插入导管至十二指肠乳头，进行经内镜逆行胰胆管造影，对诊断胰胆管结石、肿瘤、炎症性狭窄、先天性畸形等具有重要意义。染色内镜，即在胃镜或结肠镜检查时镜下喷洒染色剂，以判别轻微的病变，提高早期癌变的检出率。超声内镜是经内镜导入超声探头进行检查，在内镜下观察腔内病变的同时进行实时超声扫描，了解黏膜下病变的性质、深度、大小及周围邻近脏器的情况，且可在超声引导下穿刺取材进行活检，亦有助于提高病变的检出率。胶囊内镜是让受检者通过口服内置摄像与信号传输装置的智能胶囊，借助消化道蠕动使之在消化道内运动并拍摄图像，体外的图像记录仪和影像工作站可以显示整个消化道情况。此检查突破了原有检查盲区，且具有无痛、安全等优点，对小肠病变如出血、早期克罗恩病有诊断价值。磁控胶囊内镜主要用于胃部检查，可以通过人为控制胶囊在胃里的运动方向、摄像机的拍摄角度等，以尽量减少检查的盲区和死角。腹腔镜对确定腹腔块物的性质、腹水的病因很有帮助。

4. 活组织检查和脱落细胞检查　是利用各种方法采取小部分病变组织做病理细胞形态学检查，以确定某些病变或可疑病变的重要诊断方法。临床上常采用经皮穿刺、活检针或活检钳及外科手术等方法取活组织进行病理学检查，多用于消化系统肿瘤的诊断。肝穿刺活组织检查是诊断慢性肝病最有价值的方法之一。胃黏膜活组织标本亦用于幽门螺杆菌的检测。

5. 影像学检查

（1）超声检查：腹部B超可观察肝、脾、胰、胆囊等脏器，发现这些脏器的肿瘤、脓肿、囊肿、结石等病变，以及腹腔内肿块、腹水。彩色多普勒超声可显示门静脉、肝静脉及下腔静脉，协助门静脉高压的诊断。

（2）X线检查：X线造影检查通过向患者体内引入特殊物质如口服硫酸钡等，以增强影响对比度，从而更清晰地观察身体内部结构和功能，是诊断上消化道疾病重要方法之一。由于消化道不存在良好的自然对比，所以腹部平片检查对胃肠道疾病诊断价值有限，可观察腹腔内游离气体，肝、脾、胃等脏器的轮廓，钙化的结石或组织，以及肠曲内气体和液体。胃肠钡餐、钡剂灌肠X线造影检查可发现食管、胃、小肠或结肠的静脉曲张、炎症、溃疡、肿瘤、结构畸形、运动异常等。数字减影血管造影检查，如门静脉、下腔静脉造影，有助于门静脉高压的诊断。选择性腹腔动脉造影有助于肝、胰腺肿瘤的诊断，并可进行介入治疗，该检查对查明消化道出血的原因也有重要价值。

（3）CT和MRI检查：因其敏感度和分辨力高，可显示轻微的密度改变而发现病变。CT检查痛苦小、易重复，对肝、胆囊、胰腺的囊肿、脓肿、肿瘤、结石等占位性病变，脂肪性肝病、肝硬化、胰腺炎等弥漫性病变的诊断，以及对消化道肿瘤的临床分期均很有价值。MRI软组织对比度高，具有多参数、多模态、多方位、多功能成像优势，可多方面评估病灶，对占位性病变的定性诊断尤其有价值。仿真内镜检查术是以螺旋CT或MRI容积数据为成像资料，经计算机处理，获得类似于内镜检查可观察到的体内管腔的三维或动态影像，这种图像与光纤内镜效果相似，可发现消化道内的溃疡、肿瘤、炎症及息肉等病变，经常用于检查食管、喉部、气管、结肠、胆道、胃、大血管的空腔脏器。

（4）PET-CT和放射性核素检查：PET-CT是一种将PET（功能代谢显像）和CT（解剖结构显像）两种影像技术有机结合在一起的医学检查，具有灵敏度高、分辨率高、可重复性强等优点，被誉为追踪肿瘤的“生命雷达”，可显著提高消化系统肿瘤诊断的准确性。放射性核素检查是将放射性药物引入体内后，以脏器内外或正常组织与病变组织对放射性药物摄取的差别为基础，利用显像仪器获得脏器或病变的影像。在消化系统主要应用于肝血管瘤显像、肝胆显像、胰腺显像、异位胃黏膜显像及活动性消化道出血显像，还可用于了解消化吸收功能。

三、消化系统疾病常见症状和/或体征的护理

（一）恶心、呕吐

恶心（nausea）是以反胃或迫切要呕吐为特征的状态，并伴有迷走神经兴奋的症状，如皮肤苍白、出汗等，常常是呕吐的先兆。呕吐（vomiting）是胃内容物经口吐出的一种反射动作。恶心与呕吐两者可单独发生，但多数患者先有恶心，继而呕吐，恶心的发生率常比呕吐高。

1. 恶心、呕吐的病因与临床特点

（1）恶心、呕吐的病因及诱因：引起恶心与呕吐的病因很多，其中消化系统的常见病因有胃炎、消化性溃疡并发幽门梗阻，胃癌、肝炎、胆囊炎、胆管炎、胰腺炎、腹膜炎、胃肠功能紊乱引起的心理性呕吐等。油腻或辛辣的食物、强烈的气味、视觉刺激，以及情绪波动

等都可能触发或加重恶心、呕吐。

（2）恶心、呕吐临床特点：恶心、呕吐特点多样，其表现、伴随症状、病因、持续时间和频率都可能存在个体差异。上消化道出血时，呕吐物呈咖啡色甚至鲜红色；消化性溃疡并发幽门梗阻时，呕吐常在餐后发生，呕吐量大，呕吐物含酸性发酵宿食，患者吐后腹痛缓解；低位肠梗阻时，呕吐物带粪臭味；急性胆囊炎可出现恶心、呕吐，常伴右上腹疼痛、黄疸及发热；急性胰腺炎可出现频繁剧烈的呕吐，吐出胃内容物，甚至吐出胆汁。呕吐频繁且量大者可引起水、电解质紊乱，代谢性碱中毒；长期呕吐伴畏食者可致营养不良；昏迷患者呕吐时易发生误吸，引起肺部感染、窒息等。

2. 护理

（1）主要护理诊断

1）有体液不足的危险：与呕吐引起体液丧失及摄入量减少有关。

2）活动耐力下降。

3）焦虑：与呕吐不易缓解，影响生活质量有关。

（2）护理措施

1）有体液不足的危险。①病情监测：定时测量和记录生命体征直至稳定。血容量不足时，患者可出现心率加快、呼吸急促、血压降低，特别是直立性低血压。持续性呕吐致大量胃液丢失而发生代谢性碱中毒时，患者呼吸变浅、慢。应准确测量和记录每天的出入量、尿比重、体重。观察患者有无失水征象，依失水程度不同，患者可出现软弱无力、口渴，皮肤、黏膜干燥和弹性减低，尿量减少、尿比重增高，并可有烦躁、神志不清，甚至昏迷等表现。动态观察实验室检查结果，如血清电解质、酸碱平衡状态。观察患者呕吐的特点，记录呕吐的次数，呕吐物的性质和量、颜色、气味，了解病情发展与转归。②用药护理：遵医嘱给予镇吐药等药物治疗并观察治疗效果及不良反应，促使患者逐步恢复正常饮食和体力。注意补充水分和电解质，给予口服补液时，应少量多次饮用，以免引起恶心、呕吐。如口服补液未能达到所需补液量，需静脉输液以恢复机体的液体平衡状态。剧烈呕吐不能进食或严重水、电解质失衡时，则主要通过静脉输液给予纠正。

2）活动耐力下降：具体如下。①休息与活动护理：患者应注意休息，劳逸结合，必要时协助患者进行日常生活活动。患者呕吐时应帮助其坐起或侧卧，头偏向一侧，以免误吸。更换污染衣物被褥，开窗通风以去除异味。②安全护理：告知患者突然起身可能出现头晕、心悸等不适。指导患者坐起时动作缓慢，以免发生直立性低血压，防止患者跌倒。③饮食护理：可经口进食者，给予营养丰富清淡易消化饮食，如无禁忌证，食物应富含蛋白质、维生素，如鱼类、瘦肉、鸡蛋、牛奶等，并保持进食心情舒畅。及时做好口腔护理，吐后温水漱口，及时清理呕吐物。

3）焦虑：具体如下。①心理护理：加强心理护理，给予患者心理疏导与支持，尊重、同情、关心、理解患者，耐心解答患者及家属提出的问题，解释各项检查治疗措施，帮助患者了解病情，消除其紧张、疑虑情绪，与患者建立信赖协调的护患关系，特别是呕吐与精神因素有关的患者。紧张、焦虑还会影响食欲和消化能力，而对治疗的信心及情绪的稳定则有利于缓解症状。必要时使用镇静药。②生活护理：维持患者正常作息，做好安全护理，创造舒适放松的康复环境。③应用放松技术：指导患者放松技巧，常用深呼吸法（用鼻吸气，然后张口慢呼气，反复进行），以及交谈、听音乐、阅读、舒缓运动等方法转移患者的注意力，减少呕吐的发生。

（二）腹痛

1. 腹痛病因及临床特点

（1）腹痛病因及诱因：腹痛是临床极其常见的症状，多数由腹部脏器疾病引起，但腹腔外疾病及全身性疾病也可引起。腹痛原因较多，发病机制复杂，分类方式多样。依据起病缓急、病程长短，将腹痛分为急性腹痛和慢性腹痛。急性腹痛常见于腹腔器官急性炎症、空腔脏器阻塞或扩张、脏器扭转或破裂、腹膜炎症、腹腔内血管阻塞、腹壁疾病、胸腔疾病所致的腹部牵涉性痛等。慢性腹痛常见于腹腔脏器慢性炎症，消化道运动障碍，胃、十二指肠溃疡，脏器包膜的牵张，中毒与代谢障碍，肿瘤压迫及浸润等。腹痛的诱发和缓解因素多样。如急性腹膜炎的腹痛在静卧时可能减轻，但在腹壁加压或改变体位时加重。腹绞痛时患者常喜欢按压以缓解疼痛。胆绞痛可能因脂肪摄入而诱发。急性胰腺炎在进食后可能加重，而在弯曲身体时可能有所缓解。

（2）腹痛临床特点

1）腹痛部位：腹痛部位通常与病变脏器所在位置相关。如胃痛常位于中上腹部，肝、胆疾病的疼痛位于右上腹，急性阑尾炎的疼痛常位于麦氏点（右髂前上棘与脐连线的中、外1/3交界处），小肠绞痛位于脐周，结肠绞痛常位于下腹部，膀胱痛位于耻骨上部。部分腹痛具有放射痛或牵涉痛的特点，即疼痛不仅局限于原发病灶，还可能放射至其他部位。如急性胰腺炎引起的腹痛多向腰背部放射，急性胆囊炎引起的腹痛可向右肩胛部放射，尿路结石引起的腹痛可向腹股沟区放射。

2）腹痛性质及程度：腹痛的性质和程度各异，可能表现为胀痛、烧灼痛、刺痛、绞痛等，并且疼痛程度不等。如消化性溃疡穿孔常突然发生，呈剧烈的刀割样、烧灼样、持续性的中上腹痛；胆绞痛、肾绞痛、肠绞痛也相当剧烈，患者常出现呻吟和不安；剑突下的刺痛可能是胆道蛔虫梗阻的特征。

3）腹痛持续时间与发作方式：腹痛可以是持续性发作，也可以是间断性、阵发性发作。痉挛性疾病往往是阵发性发作，而某些炎症性疾病则可能表现为持续性疼痛。

4）伴随症状：腹痛患者可能伴有多种症状，如黄疸、寒战、高热、血尿、休克等，这些症状有助于医生判断腹痛的病因和严重程度。

2. 护理

（1）主要护理诊断

1）疼痛：腹痛，与腹腔或腹外脏器炎症、溃疡、缺血、梗阻、肿瘤或功能性疾病有关。

2）焦虑：与剧烈腹痛、反复或持续腹痛不易缓解有关。

（2）护理措施

1）疼痛：腹痛。①休息与活动护理：急性起病、剧烈腹痛患者应卧床休息，协助患者取舒适体位，以减轻疼痛感并有利于休息，注意腹部保暖。烦躁不安者应注意安全护理，采取防护措施，加强巡视，防止发生坠床等意外。②饮食护理：可进食患者给予营养丰富、清淡、易消化饮食。急性、严重、诊断未明者禁食、胃肠减压，病情缓解后给予流质饮食、半流质饮食、软食、清淡易消化饮食，逐渐转为普食。消化性溃疡患者忌刺激饮食。胆囊炎、结石患者忌油腻饮食。胰腺炎患者忌饮酒及过量饮食。③病情监测：监测生命体征，定时测量和记录呼吸、脉搏、体温、血压、意识、尿量等基本情况。及时对疼痛进行评估，观察并记录患者腹痛的部位、性质及程度，发作的时间、频率，持续时间，以及相关疾病的其他临床表现。急性疼痛可用视觉模拟量表、面部表情疼痛评估表、数字评定量表、口头评分法评估，慢性疼痛患者可选择多维度疼痛测量量表如简明疼痛量表、麦吉尔疼痛问卷、整体疼痛评估量表进行疼痛评估。及时辨识重症，如果疼痛的性质突然发生改变，应警惕并发症的出现。观察腹痛的伴随症状，伴发热、寒战提示炎症的存在，伴黄疸可能与肝胆胰疾病有关，伴休克提示脏器破裂出血、急性出血穿孔等可能性，伴胃灼热、嗳气提示与溃疡、胃炎有关，伴腹泻提示肠道炎症、溃疡或肿瘤，伴血便可能为肠套叠、溃疡性结肠炎、细菌性痢疾或肠道肿瘤，伴血尿可能与泌尿系统疾病有关，如泌尿系统结石。观察非药物性和/或药物镇痛的治疗效果及患者有无不良反应出现，如镇痛药物常见口干、恶心、呕吐、便秘等不良反应。④应用非药物疼痛缓解的方法：是对疼痛，特别是慢性疼痛的主要处理方法，能减轻患者的焦虑、紧张，提高其疼痛阈值和对疼痛的控制感。对急性重症腹痛患者，应协助患者取舒适体位，给予药物镇痛和非药物疼痛缓解结合疗法。慢性轻症腹痛患者，给予非药物疼痛缓解法缓解腹痛即可缓解。具体方法如下。①行为疗法：指导患者进行松弛镇痛法，采用深呼吸、瑜伽放松肌肉。②暗示镇痛法：美好事物、成功案例，增强信心。③转移注意力镇痛法：回忆、交谈、音乐等。④物理镇痛法：给予患者按摩、针灸、冷热敷等，从而解除肌肉痉挛，达到镇痛效果。⑤用药护理：急性剧烈腹痛诊断未明时，不可随意使用镇痛药物，以免掩盖症状，延误病情。镇痛药物种类甚多，应根据病情、疼痛性质和程度选择性给药。世界卫生组织（WHO）三阶梯药物镇痛能使90%以上的患者的疼痛得到很好的控制。WHO三阶梯药物镇痛是根据不同级别疼痛使用不同级别镇痛药物，疼痛尤其癌性疼痛应遵循口服首选，按需给药、个性化给药、细节化给药的原则。观察药物不良反应，如口干、恶心、呕吐、便秘、呼吸抑制、尿潴留和过度镇静等。

2）焦虑：疼痛是一种主观感觉。急骤发生的剧烈腹痛、持续存在或反复出现的慢性腹痛，以及预后不良的癌性疼痛，均可造成患者精神紧张、情绪低落、恐惧、焦虑、悲观、绝望等。而消极悲观和紧张的情绪又可使疼痛加剧。因此，护士对患者和家属应进行细致全面的心理评估，取得家属的配合，医护人员应关心、安慰、理解患者，帮助患者建立信心。有针对性地对患者进行心理疏导，指导患者通过松弛法、转移注意力法、良性自我暗示等方法减轻紧张、恐惧心理，稳定情绪，增强对疼痛的耐受性。

（三）腹泻

腹泻指排便次数多于平日习惯的频率，粪质稀薄。正常人的排便习惯多为每天1次，有的人每天2～3次或每2～3天1次，只要粪便的性状正常，均属正常范围。

1. 腹泻的病因与临床特点

（1）腹泻的病因及诱因：腹泻多由消化系统疾病引起，如胃炎、肠炎、肠结核、细菌性痢疾、溃疡性结肠炎、胰腺炎、胰腺癌、肝硬化、胆囊炎等。腹泻也可见消化系统外疾病，如糖尿病、甲状腺功能亢进症（甲亢）、尿毒症等代谢性疾病，以及变应性肠炎、过敏性紫癜等变态反应性疾病。药物因素，不当生活方式如饮食不当、喜食生冷食物、着凉等，也都可成为腹泻的诱因。

（2）腹泻的病程分类及临床特点

1）病程分类：根据起病和病程特点，可将腹泻分为急性腹泻和慢性腹泻。急性腹泻起病急，病程短于4周，每天排便次数可达10次。病程超过4周或长期反复发作者为慢性腹泻，起病缓慢，病程长，可呈持续性或间歇性，每天排便数次。

2）临床表现：腹泻时，排便次数会明显超过平日习惯的频率，通常每天排便量超过200克或粪便中含有未消化的食物、脓血、黏液等。腹泻的粪便通常呈稀薄状，水分增加，可能呈现水样便、糊状便或伴有黏液和脓血。腹泻常伴有腹部不适，如腹胀、腹痛，以及恶心、呕吐等症状。部分患者还可能出现里急后重，即排便时感到肛门坠胀不适，便后症状可稍缓解。

2. 护理

（1）主要护理诊断

1）腹泻：与肠道疾病或全身性疾病有关。

2）有体液不足的危险。

（2）护理措施

1）腹泻：具体如下。①病情观察：包括排便情况、伴随症状等，观察病情转归，及时辨识重症。②饮食护理：注意卫生饮食，以少渣饮食，少纤维素饮食，易消化的流质、半流质食物为宜；脂肪不宜过多，避免增加消化负担；避免生、冷、硬和味道浓烈的刺激性食物，减少糖分摄入，可增加肠道渗透性，加重腹泻；多喝水，必要时禁食。③休息与活动：急性起病、全身症状明显时卧床休息，注意腹部、足部保暖，可用热水袋热敷腹部，以减弱肠道运动，缓解痉挛，减少排便次数，并有利于腹痛等症状的减轻。慢性轻症者适当活动，劳逸结合。④用药护理：腹泻的治疗以病因治疗为主。应用止泻药时注意观察患者的排便情况，腹泻得到控制后应及时停药。应用解痉镇痛药如阿托品时，注意药物不良反应如口干、视物模糊、心动过速等。⑤肛周皮肤护理：排便频繁时，粪便的刺激可使肛周皮肤损伤，引起糜烂。排便后应用温水清洗肛周，温水坐浴，保持清洁干燥，涂凡士林或皮肤保护油以保护肛周皮肤，促进损伤处愈合。⑥心理护理：某些腹泻如肠易激综合征患者的腹泻与精神因素有关，故应注意患者心理状况的评估和护理，关心、安慰、理解患者，解释腹泻、便秘相关知识及告知各项检查治疗措施的必要性，鼓励患者配合检查和治疗，帮助患者建立信心，稳定患者情绪。

2）有体液不足的危险：具体如下。①病情监测：动态观察液体平衡状态，如急性严重腹泻时人体丢失大量水分和电解质，可引起脱水及电解质紊乱，严重时导致休克。故应严密监测患者生命体征、意识、尿量的变化，有无口渴、口唇干燥、皮肤弹性下降、尿量减少、神志淡漠等脱水表现，有无肌肉无力、腹胀、肠鸣音减弱、心律失常等低钾血症的表现，监测血生化指标的变化。②对症及用药护理：及时遵医嘱给予液体、电解质、营养物质，以满足患者的生理需要量，补充额外丢失量，恢复和维持血容量。一般可经口服补液，严重腹泻伴恶心与呕吐、禁食或全身症状显著者经静脉补充水分和电解质，并注意输液速度的调节。老年患者尤其应及时补液并注意输液速度，因老年人易因腹泻发生脱水，也易因输液速度过快引起循环衰竭。

四、消化系统疾病常用诊疗技术

（一）内镜诊疗技术

1. 胃肠镜　胃镜是食管、胃、十二指肠疾病的最常用和最准确的检查方法。通过胃镜，医生可以直视黏膜病变，并取活组织进行病理学检查。随着技术的进步，胃镜还结合了色素对照、放大观察、窄带光成像及激光共聚焦内镜等技术，提高了早期肿瘤的检出率。结肠镜则主要用于观察从肛门到回盲瓣的所有结直肠的病变，同样可以取活组织进行病理学诊断。

2. 胶囊内镜　胶囊内镜由胶囊、信号接收系统及工作站构成，能够动态、清晰地显示小肠腔内病变，突破了传统小肠检查的盲区。它具有无痛苦、安全等优点，成为疑诊小肠疾病的一线检查方法。

3. 推进式小肠镜　相较于胶囊内镜，推进式小肠镜具有吸引及注气的功能，对病变的观察更为清晰。发现病变后，可以取活组织进行病理学检查及进行内镜下治疗。然而，推进式小肠镜难以观察整个小肠，并且检查耗时长，患者较为痛苦，因此多在胶囊内镜初筛发现小肠病变后需要进一步活检或治疗时使用。

4. 经内镜逆行胰胆管造影（ERCP）　ERCP是在十二指肠镜直视下，经十二指肠乳头向胆总管或胰管内插入造影导管，逆行注入对比剂后，在X线下显示胆系和胰管形态的诊断方法。该技术不仅用于诊断，还更多地用于治疗胆胰管疾病，如内镜下乳头肌切开、胆总管取石、狭窄扩张、置入支架、鼻胆管引流术等。

5. 超声内镜（EUS）　EUS通过缩短超声源与成像器官之间的距离及声路，降低声衰减，并排除骨骼、脂肪、含气部位的妨碍，从而获得最清晰的回声成像。在EUS的引导下，可以对病灶进行穿刺活检、肿瘤介入治疗、囊肿引流及施行腹腔神经丛阻断术等。

（二）其他辅助诊断方法

1. 胃酸分泌功能检查　通过收集患者空腹及应用刺激剂后的胃液标本，测定胃液中有关成分的含量及在单位时间内的排出量，以评估胃酸的分泌功能，辅助诊断高胃酸分泌或低胃酸、无胃酸分泌的疾病，并评估抑酸药等药物的疗效。

2. 腹腔穿刺术　通过穿刺技术抽取腹腔液体，以明确腹腔液体的性质、降低腹腔压力或向腹腔内注射药物进行局部治疗。

3. 胃肠运动功能检查　包括高分辨率食管测压、胃排空试验等，这些检查可以确定胃肠道的运动和感觉功能是否正常，有助于诊断胃肠动力障碍性疾病，如贲门失弛缓症、胃轻瘫等，并为治疗提供指导。

4. 肝穿刺活组织检查术　主要用于肝脏疾病的诊断。它通过穿刺针在B超或CT的引导下，从肝脏中取出少量组织进行病理学检查。这个检查对于明确肝脏疾病的病因、严重程度、活动性等方面具有重要意义。

思考题

1. 简述恶心、呕吐的主要护理诊断。

2. 简述恶心、呕吐时活动耐力下降的护理要点。

3. 患者，男，16岁。在学校进餐后突发腹痛入院。简述该患者入院后针对其腹痛的初步护理要点。

小结

第二节 胃食管反流病

一、概述

胃食管反流病（gastroesophageal reflux disease，GERD）是常见的慢性消化系统疾病，指胃、十二指肠内容物反流入食管或以上部位，进入咽、口腔或肺引起的不适症状和/或并发症。根据内镜下食管黏膜的糜烂、溃疡情况，分为反流性食管炎、非糜烂性反流病和巴雷特食管。

二、病因与发病机制

（一）病因

胃食管反流病是由多种因素引起的以食管下括约肌（lower esophageal sphincter，LES）功能障碍为主的胃食管动力障碍性疾病。常见病因如下。

1. 抗反流结构和功能受损　见于贲门失弛缓症术后。摄入某些食物如高脂肪食物、巧克力等，应用部分药物如钙通道阻滞药、地西泮等，妊娠、腹水、呕吐、负重劳动、胃扩张、胃排空延迟等，均可导致食管下括约肌一过性松弛。

2. 食管清除作用下降　如干燥综合征。

3. 食管黏膜抵抗力降低　如长期吸烟、刺激性食物或药物等。

4. 食管高敏感性　酸高敏感食管、非酸高敏感食管、生活环境压力、抑郁、焦虑等不良情绪，可导致食管敏感性增高从而诱发反流性食管炎。

（二）发病机制

胃食管反流病的主要发病机制是抗反流防御机制减弱和反流物对食管黏膜攻击作用的结果。正常情况下，食管有完整的抗反流防御机制，即抗反流屏障，能有效阻止过多的胃内容物反流，抵抗反流物对食管黏膜的损伤。这种反流防御机制与反流物对食管黏膜的攻击作用处于平衡状态，当防御机制下降和或攻击作用增强，胃与食管之间压力突破了下食管括约肌压力带，导致食管和气道等反流通道暴露于反流物，即可导致胃食管反流病。

三、临床表现

胃食管反流病是一种复杂临床疾病，具有异质性临床特征，表现多样，轻重不一，可表现为食管综合征和食管外综合征。

（一）食管综合征

1. **典型症状** 胃灼热和反流是本病最常见、最典型症状。与饮食和体位相关，在餐后、饱餐、进食不当、大量饮酒后多发或加重，常在餐后1小时出现，卧位、弯腰或腹压增高时可诱发或加重，部分患者胃灼热和反流症状可在夜间入睡时发生。调整饮食或避免平卧可减少发作。

2. **非典型症状** 胸痛、上腹烧灼感、上腹胀、上腹痛、吞咽困难及嗳气等为胃食管反流病的不典型症状，胸痛由反流物刺激食管引起，发生在胸骨后，可放射至心前区、后背、肩部、颈部、耳后等，酷似心绞痛，可伴有或不伴有胃灼热和反流。吞咽困难呈间歇性，进食固体或液体食物均可发生，少数患者吞咽困难由食管狭窄引起，呈持续性或进行性加重。

（二）食管外综合征

胃食管反流病亦可伴咳嗽、咽喉不适、咽喉痛、哮喘和龋齿等食管外症状。反流物刺激或损伤食管以外的组织或器官可引起如咽喉炎、慢性咳嗽、哮喘，严重时可引起吸入性肺炎，甚至引起肺间质纤维化。部分患者诉咽部不适，有异物感、棉团感或堵塞感，但无真正吞咽困难，称为癔球症。部分患者出现心律失常、高血压、睡眠障碍、贫血等终末器官效应。

（三）并发症

可出现食管炎、食管狭窄、食管溃疡、食管息肉、巴雷特食管及上消化道出血等食管并发症，其中，巴雷特食管有发展为食管腺癌风险；也可出现声带接触性肉芽肿、声带白斑、声带息肉等食管外气道并发症。

四、辅助检查

1. **胃镜检查** 胃镜和选择性镜下活检是诊断反流性食管炎最基本和最重要的方法，并能判断其严重程度和有无并发症，结合黏膜活检可与其他原因引起的食管炎或食管癌等其他食管病变相鉴别。为预后和制定治疗方案提供重要依据。

2. **24小时食管pH监测** 是诊断胃食管反流病的重要检查方法，目前是诊断胃食管反流病的“金标准”。常用的观察指标有24小时内pH小于4的总百分时间、pH小于4的次数、持续5分钟以上的反流次数及最长反流时间等。

3. **X线食管钡餐造影** 对诊断反流性食管炎敏感性不高。对不愿接受或不能耐受胃镜检查者可行该检查，可排除食管癌等其他食管疾病，可发现严重反流性食管炎阳性X线征象。

4. **食管滴酸试验** 该检查协助食管炎的诊断。在滴酸过程中，出现胸骨后疼痛或胃灼热的患者为阳性，并且多在滴酸的最初15分钟内出现。试验阳性者，高度提示食管炎。

5. **食管测压** 可测定LES的长度和部位、LES压、LES松弛压、食管体部压力及食管上括约肌压力等。LES压＜6mmHg易导致反流。

6. **质子泵抑制药试验** 可作为典型食管反流症状患者，以及疑诊反流性胸痛、咽喉反流、反流性咳嗽、反流性哮喘等患者简便实用的初级诊断方法。

7. **问卷量表评估** 可采用典型症状及反流性疾病问卷量表、胃食管反流病问卷量表等问卷量表辅助诊断。

五、诊断要点

存在胃食管反流特异性症状，如典型的胃灼热和反流症状，反流监测和胃镜等胃食管反流客观检查有异常发现，并能排除其他原因引起的食管病变，和/或抗反流治疗后症状明显缓解和并发症痊愈可用于确诊。如对有典型症状而胃镜检查阴性者，行24小时食管pH监测，证实有食管过度酸反流，则诊断成立。采用质子泵抑制药（PPI）试验，即服用奥美拉唑20mg，2次/天，疗程2～4周，治疗最后1周如症状消失或仅有1次轻度反流症状，则PPI试验阳性。

六、治疗要点

治疗目标是快速有效缓解症状、治愈食管炎、提高患者生活质量、预防疾病复发和防治并发症。

（一）一般治疗

调整生活方式如减肥、戒烟、限酒、睡前不进食、抬高床头，是胃食管反流病的治疗基础，应贯穿整个治疗过程。另外，要避免降低LES压的食物、药物及使胃排空延迟的药物。

（二）药物治疗

1. **抑酸药**　PPI或钾离子竞争性酸阻滞药（P-CAB）是胃食管反流病治疗的首选药物，抑酸起效快，作用持久，适用于症状重、有严重食管炎的患者，如奥美拉唑、兰索拉唑、泮托拉唑等。H_2受体拮抗药抑酸持续时间短，患者容易快速耐受，适用于轻症和中症患者，如西咪替丁、雷尼替丁等。

2. **抗酸药**　如铝碳酸镁、碳酸氢钠、氢氧化铝等，可快速缓解胃灼热症状，仅用于症状轻、间歇发作患者临时缓解症状，不建议长期使用。

3. **促胃肠动力药**　如多潘立酮、莫沙必利、依托必利等，这类药物适用于轻症或作为抑酸药联用的辅助药物，联用效果优于单用PPI。

4. **抗抑郁药或抗焦虑药**　食管对酸的高敏感性是难治性胃食管反流病的重要发病机制之一，对久治不愈或反复发作的患者，应考虑精神心理因素的可能性，在专业医生的指导下应用相关药物，包括三环类抗抑郁药和选择性5-羟色胺再摄取抑制药等。

（三）内镜及手术治疗

目前用于胃食管反流病的内镜下治疗手段主要分为射频治疗、内镜下胃腔内缝合/折叠治疗、抗反流黏膜切除术、内镜下注射或植入技术、磁环括约肌增强术等。射频消融术可改善患者症状，长期疗效较好，胃底折叠术是最经典、最有效抗反流手术方式。抗反流手术能减少反流次数及控制反流症状，当患者存在病理性酸反流，药物抑酸不足或药物治疗有效但依从性差者可考虑手术。

（四）并发症治疗

并发食管狭窄者可行胃镜下食管探条或气囊扩张治疗，术后长期PPI或P-CAB维持治疗。

七、护理

1. 主要护理诊断

疼痛：胸痛与胃、十二指肠内容物反流刺激食管黏膜有关。

2. 其他护理诊断

（1）舒适度减弱：与反流物刺激食管或食管邻近组织、器官有关。

（2）焦虑：与病情慢性迁延反复、生活质量受影响有关。

3. 护理目标

（1）能使患者疼痛缓解，舒适度提高。

（2）能使患者饮食与营养得到满足。

（3）能为患者提供健康指导。

4. 护理措施

疼痛：胸痛。

1）病情观察：注意评估患者疼痛部位、性质、程度、持续时间及伴随症状，观察病情转归，及时发现并处理异常情况。

2）环境与休息：创造安静、舒适的康复环境，协助患者取舒适体位，避免不良刺激。LES结构或功能异常及食管高敏感性的患者，进食后不宜立即卧床，睡前2小时内避免进食，睡眠时将床头抬高15～20cm。注意减少引起腹内压增高的因素，如肥胖、便秘、紧束腰带等。

3）饮食护理：避免进食使LES压降低的食物，如高脂肪食物、巧克力、咖啡、浓茶及刺激性食物等，戒烟禁酒。

4）心理护理：指导患者非药物性疼痛缓解方式，如放松和转移注意力的技巧，如深呼吸、听音乐、渐进性肌肉放松等。安慰患者，促进其情绪稳定，必要时进行心理疏导，避免不良情绪和压力过大所致食管高敏感性从而加重疼痛。

5）用药护理：遵医嘱使用抑酸药、促胃肠动力药、抗酸药等。避免应用降低LES压及引起胃排空延迟的药物如钙通道阻滞药、激素、地西泮、抗胆碱药、茶碱等。

5. 护理评价

（1）患者自诉腹痛减轻或消失。

（2）患者健康状况改善，达到预期护理目标。

6. 健康指导

（1）疾病知识指导：向患者及家属介绍胃食管反流病的病因及危险因素，诊断依据及主要的检查手段、治疗方法等疾病相关知识，让患者了解所患疾病，更有利于配合治疗，缓解未知焦虑。

（2）生活指导：指导患者调整相关生活习惯，如避免摄入过多高脂肪食物及刺激性食物，并且餐后不宜立即平卧，鼓励患者咀嚼口香糖，增加唾液分泌，以中和反流物；控制体重，减少由腹部脂肪过多引起的腹压增高；劳逸结合，避免重体力劳动和高强度体育运动等。

（3）用药指导：指导患者严格按医嘱足量、足疗程治疗用药，避免随意减药或停药。平时自备铝碳酸镁、硫糖铝等碱性药物，出现不适症状时可服用。注意药物用法及注意事项，不可随意应用处方外药物。注意观察是否出现药物不良反应，必要时及时就诊。

（4）病情监测指导：定期复诊，不适随诊。对伴有巴雷特食管者，定期接受内镜检查。

（5）心理健康指导：该病特点是病情慢性迁延反复，患者常出现不良情绪，应帮助患者消除顾虑，建立战胜疾病信心。

知识拓展

胃食管反流病患者治疗流程

胃食管反流病患者的治疗总目标是促进黏膜愈合、控制症状、预防复发和避免并发症。目前主要治疗方式为基础治疗、药物治疗、内镜下治疗、手术治疗和其他治疗。胃食管反流病治疗流程见图4-2-1。

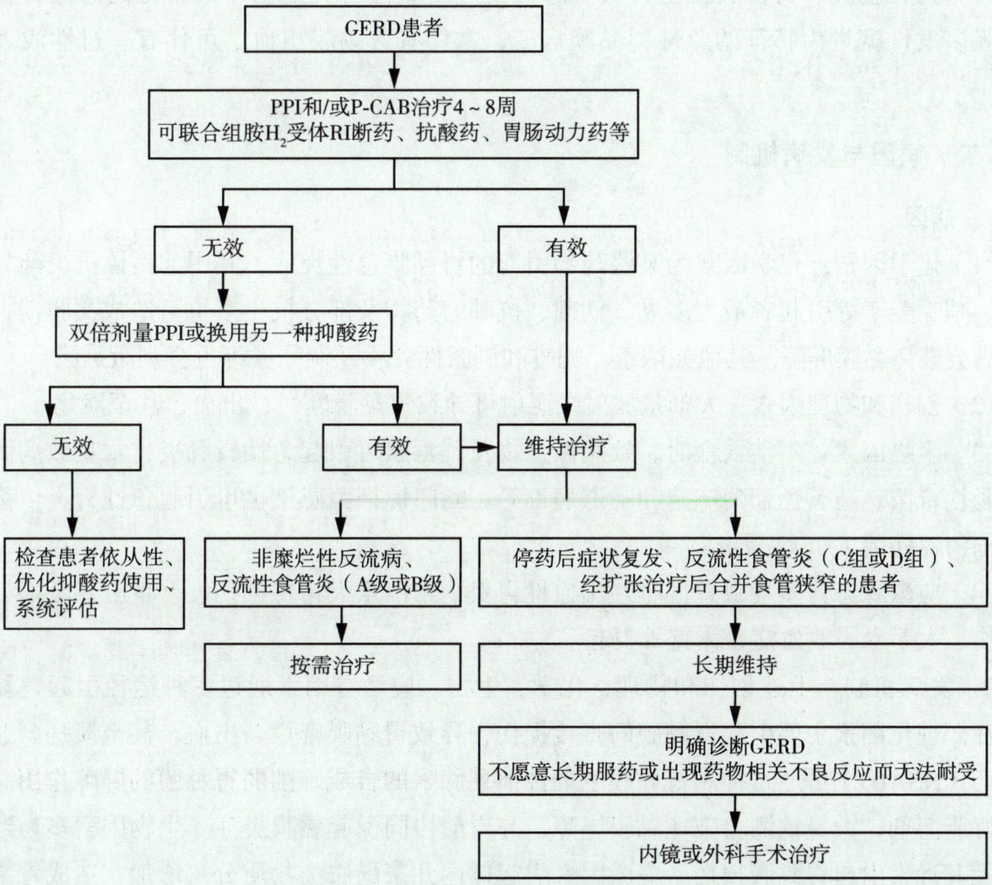

图4-2-1　胃食管反流患者治疗流程示意图

思考题

1. 简述反流性食管病患者休息护理要点。
2. 如何对反流性食管病患者进行饮食护理？
3. 患者，男，43岁。被诊断为反流性食管病。如何对该患者进行健康指导？

小结

第三节　胃　炎

胃炎（gastritis）是由生物、化学、物理等多种原因引起的胃黏膜炎症，为最常见的消化系统疾病之一。按临床发病的缓急，一般可分为急性胃炎和慢性胃炎两大类型。

一、急性胃炎

（一）概述

急性胃炎指各种病因引起的胃黏膜急性炎症。属于急性胃黏膜病变的一种。内镜检查可见胃黏膜充血、水肿、糜烂和出血等一过性病变，组织学上通常可见中性粒细胞浸润。急性胃炎根据胃黏膜病理改变程度分为单纯性、糜烂出血性、腐蚀性、化脓性胃炎等，根据发病部位分为胃窦炎、胃体炎及全胃炎。急性糜烂出血性胃炎是临床最常见的急性胃炎，以胃黏膜多发性糜烂为特征的急性胃黏膜病变，常伴有胃黏膜出血，可伴有一过性浅表溃疡形成。

（二）病因与发病机制

1. 病因

（1）化学因素：化学因素为某些药物引起的胃黏膜急性炎症，其中非甾体抗炎药如阿司匹林、吲哚美辛等引起者最为多见。铁剂、抗肿瘤药物及部分抗生素也可造成黏膜损害。大量饮酒会破坏黏膜屏障。其他如浓茶、咖啡和刺激性食物及调味料等也会刺激黏膜。

（2）创伤和物理因素：大剂量放射线照射可导致胃黏膜糜烂、出血，甚至溃疡。

（3）生物因素：不洁饮食时，致病微生物及其毒素可引起急性胃肠炎，常见致病微生物有大肠埃希菌、金黄色葡萄球菌和肠道病毒等。幽门螺杆菌感染也可引起急性胃炎，称为急性（幽门螺杆菌）Hp性胃炎。

（4）应激状态：多导致急性糜烂出血性胃炎，常由重大精神创伤、严重脏器衰竭、大面积烧伤、大手术、败血症、休克等引起。

2. 发病机制　上述创伤和物理、化学、生物、应激等因素通过多种途径引起胃黏膜急性炎症。理化因素主要引起胃黏膜的直接损伤，导致胃黏膜糜烂、出血，甚至溃疡。非甾体抗炎药（NSAID）可通过抑制胃黏膜生理性前列腺素的合成，削弱胃黏膜的屏障作用。乙醇为良好脂溶剂，大量饮酒会破坏黏膜屏障，与胃酸协同引起黏膜炎症。生物因素多为致病微生物及其毒素引起胃黏膜损伤。应激因素引起体内儿茶酚胺类物质分泌增加，造成胃黏膜微循环障碍，相对缺血、缺氧，黏液分泌减少有关。也可致胃黏膜局部前列腺素合成不足，屏障功能损坏；也可增加胃酸分泌，大量H^+反渗，损伤血管和黏膜，引起糜烂和出血。

（三）临床表现

临床表现因病因不同而多样化，多为急性起病，常有上腹痛、腹胀、嗳气、恶心、呕吐和食欲缺乏等消化不良症状。重者可有呕血、黑便，可因大量出血引起晕厥、休克，是上消化道出血常见病因之一。腹泻严重者也可出现脱水、酸中毒等。NSAID所致者多数无症状或仅在胃镜检查时发现，少数有症状者主要表现为上腹不适或隐痛。由致病微生物及其毒素引起者，常与进食密切相关，多于进食数小时或24小时内发病，常伴发热、腹泻、稀水样便等，即急性胃肠炎。急性胃炎查体可有上腹压痛、肠鸣音亢进等。

（四）辅助检查

1. 粪便检查　粪便隐血试验阳性。

2. 胃镜检查　纤维胃镜检查是确诊的依据，由于胃黏膜修复很快，当临床提示本病时，应尽早行胃镜检查，出血者建议在出血发生后24小时内进行。镜下可见胃黏膜糜烂、出血灶和浅表溃疡，表面附有黏液和炎性渗出物。一般应激所致胃黏膜病损以胃体、胃底为主，而NSAID或乙醇所致者则以胃窦为主。

（五）诊断要点

依据病史及临床表现，可临床诊断急性胃炎，确诊有赖于急诊胃镜检查，建议于发病后24小时内进行。注意与胃癌、急性胰腺炎、消化性溃疡和急性心肌梗死等疾病鉴别。诊断应描述胃黏膜病理变化及发病部位，如急性单纯性胃窦炎。

（六）治疗要点

去除病因，积极治疗原发病。急性应激状态者在积极治疗原发病的同时，及时给予对症处理，短期内禁食或进流食。呕吐、腹泻剧烈者注意补充水分，纠正酸碱失衡和电解质紊乱。腹痛严重者可应用解痉药物镇痛，如阿托品或山莨菪碱。呕吐剧烈者可应用镇吐药物及胃肠动力药物，如甲氧氯普胺。细菌感染者选择敏感抗生素。同时，应使用抑制胃酸分泌或具有胃黏膜保护作用的药物，以预防急性胃黏膜损害的发生。药物引起者应立即停用药物。常用H_2受体拮抗药或质子泵抑制药抑制胃酸分泌，或者使用硫糖铝和米索前列醇等保护胃黏膜。并发上消化道大出血者采取综合措施进行抢救。

（七）护理

1. 主要护理诊断

知识缺乏：缺乏有关本病的病因及防治知识。

2. 其他护理诊断

（1）营养失调：低于机体需要量，与消化不良、少量持续出血有关。

（2）焦虑：与消化道出血及病情反复有关。

3. 护理目标

（1）能指导患者复述导致和加重疼痛的因素。

（2）能使患者疼痛缓解，舒适度提高，饮食与营养得到满足。

（3）能为患者提供有效的健康支持，控制危险因素，提升患者和家属的自我管理能力，预防急性胃炎的发生。

4. 护理措施

知识缺乏

1）休息与活动：患者应注意休息，减少活动，劳逸结合，症状严重者应卧床休息。协助患者取舒适体位。

2）饮食护理：进食应定时、有规律，不可暴饮暴食，少食多餐，每日可进食5～7次。发病期一般进少渣、温凉、半流质饮食。如有少量出血可给牛奶、米汤等流质食物以中和胃酸，有利于黏膜的修复。避免辛辣刺激食物。急性大出血或呕吐频繁时禁食。

3）用药护理：指导正确使用阿司匹林、吲哚美辛等对胃黏膜有刺激的药物，必要时停用。合理使用抑制胃酸分泌药、胃黏膜保护药。

4）心理护理：保持轻松愉悦心情，做好患者的心理疏导，保证身、心两方面得到充分的休息。

5. 护理评价

（1）患者自诉腹痛减轻或消失，患者能描述引起疼痛的因素。

（2）患者健康状况改善，达到预期护理目标。

6. 健康指导

（1）疾病知识指导：向患者及家属介绍急性胃炎的有关知识、预防方法和自我护理措施。让患者了解所患疾病，更有利于配合治疗，缓解未知焦虑。

（2）生活指导：指导患者养成良好生活习惯，如规律饮食、注意饮食卫生、避免刺激性食物与浓茶、咖啡等，嗜酒者应戒酒，防止乙醇损伤胃黏膜。

（3）用药指导及病情监测：指导患者严格按医嘱足量、足疗程治疗用药，避免随意减药或停药。避免使用对胃黏膜有刺激的药物，必须使用时应同时服用抑制胃酸分泌的药物。注意药物用法及注意事项，不可随意应用处方外药物。注意观察是否出现药物不良反应，必要时及时就诊。

（4）心理健康指导：该病特点是病情慢性迁延反复，患者常出现不良情绪，应引导患者保持轻松愉悦心情，做好患者的心理疏导，帮助患者消除顾虑，建立战胜疾病信心。

二、慢性胃炎

（一）概述

慢性胃炎是各种病因所致的胃黏膜慢性炎症。根据有无胃腺萎缩分为慢性非萎缩性胃炎和慢性萎缩性胃炎。慢性非萎缩性胃炎内镜下可见点状、条状、片状红斑，黏膜粗糙不平，大量炎症细胞浸润。慢性萎缩性胃炎可见黏膜色泽变浅，皱襞变细而平坦，黏膜变薄，血管显露，腺体破坏，数量减少，甚至出现肠上皮化生，有癌变风险。

（二）病因与发病机制

1. 病因　Hp感染是慢性胃炎最主要的病因。胆汁反流、乙醇摄入及长期服用非甾体抗炎药等药物是慢性胃炎相对常见病因。自身免疫性胃炎的主要病因是自身免疫因素，与遗传因素相关，多发于北欧、北美国家，我国较为少见。自身免疫性疾病如风湿性疾病、克罗恩病、自身免疫性胰腺炎等也可引起慢性胃炎。心力衰竭（心衰）、慢性肾衰竭、门静脉高压症和糖尿病也可导致慢性胃炎，多导致慢性非萎缩性胃炎。另外，十二指肠胃反流、药物毒物、年龄因素均可导致患病概率增高。慢性胃炎与心理应激、睡眠障碍、焦虑抑郁情绪等也有相关性。高盐饮食，饮食中缺乏新鲜蔬菜、水果，长期饮浓茶、咖啡、烈酒，食用过热、过冷、粗糙、刺激性食物，服用NSAID等也可导致慢性胃炎发生。

2. 发病机制

（1）Hp感染：Hp导致胃黏膜损伤机制如下。①Hp具有鞭毛结构，可在胃内黏液层中自由活动，分泌的黏附素使其紧贴胃黏膜上皮细胞，直接侵袭胃黏膜。②Hp所分泌的尿素酶，能分解尿素产生氨气（NH_3），中和胃酸，形成“氨云”，既形成了有利于Hp定居和繁殖的中性环境，又损伤了上皮细胞膜。③Hp能产生细胞毒素，使上皮细胞空泡变性，造成黏膜损害和炎症。④Hp的菌体胞壁还可作为抗原诱导自身免疫反应，损伤胃上皮细胞。

（2）十二指肠胃反流：与各种原因引起的胃肠道动力异常、肝胆道疾病及远端消化道梗阻有关。长期反流，可导致胃黏膜慢性炎症。

（3）药物和毒物：服用NSAID可破坏黏膜屏障。许多毒素也可能损伤胃，其中乙醇最为常见。乙醇和NSAID两者联合作用对胃黏膜会产生更强的损伤。

（4）自身免疫：自身免疫性胃炎以富含壁细胞的胃体黏膜萎缩为主。壁细胞损伤后能作为自身抗原刺激机体的免疫系统而产生相应的壁细胞抗体和内因子抗体，破坏壁细胞，使胃酸分泌减少乃至缺失，内因子破坏，导致维生素B_{12}吸收不良，导致恶性贫血。本病在北欧发病率较高。

（5）年龄因素：老年人胃黏膜可出现退行性改变，加之Hp感染率较高，使胃黏膜修复再生功能降低，导致炎症慢性化，上皮增殖异常及胃腺体萎缩。

（三）临床表现

慢性胃炎病程迁延，进展缓慢，无特异性临床表现。部分患者可无任何症状，有症状者主要表现为持续或反复发作的上腹痛、食欲缺乏、腹胀、嗳气、反酸、恶心和呕吐等，与消化不良表现相似。症状常与进食习惯或食物种类有关。NSAID相关性胃炎中，溃疡出血风险增加3～5倍，穿孔风险增加5～8倍。自身免疫性胃炎患者可出现明显食欲缺乏、贫血和体重减轻。恶性贫血者常有全身衰弱、疲软、食欲缺乏明显、体重减轻，一般消化道症状较少。特殊类型胃炎表现各异。体征多不明显，有时可有上腹轻压痛。

（四）辅助检查

1. 胃镜及胃黏膜组织病理学检查　是诊断慢性胃炎最可靠的方法。通过胃镜在直视下观察黏膜病损，根据慢性胃炎基础病变，将慢性胃炎分为慢性萎缩性胃炎及慢性非萎缩性胃炎。慢性非萎缩性胃炎内镜下可见黏膜红斑（点状、片状或条状），出血点或斑块，黏膜粗糙伴或不伴水肿，充血渗出；慢性萎缩性胃炎可见黏膜红白相间，以白为主，皱襞变平，甚至消失，部分黏膜血管显露，色泽灰暗，皱襞细小，可伴黏膜颗粒或结节。慢性胃炎可同时伴有糜烂、出血、胆汁反流等征象。内镜下可初步评估胃炎Hp感染状态及萎缩、肠上皮化生（肠化）的范围。组织病理学检查对慢性胃炎诊断至关重要，应根据病变情况和需要进行活检。慢性胃炎内镜诊断需与病理学检查结果结合，最终明确病变类型。

2. Hp检测　临床就诊的慢性胃炎患者，均建议进行Hp检测，明确Hp感染情况，治疗后建议常规复查。可通过侵入性（如快速尿素酶测定、组织学检查等）和非侵入性（如^{13}C或^{14}C尿素呼气试验等）方法检测Hp。

3. 血清学检查　自身免疫性胃炎时，抗壁细胞抗体和抗内因子抗体可呈阳性，血清促胃液素水平明显升高。多灶萎缩性胃炎时，血清促胃液素水平正常或偏低。

4. 胃液分析　自身免疫性胃炎胃酸缺乏，多灶萎缩性胃炎胃酸分泌正常或偏低。

（五）诊断要点

胃镜及胃黏膜组织病理学检查是慢性胃炎最可靠的确诊方法，可通过活检确定胃炎类型，不典型增生可视为癌前状态。Hp检测有助于病因诊断。

（六）治疗要点

治疗目的是去除病因、缓解症状、改善胃黏膜炎症反应和预防并发症。无症状、Hp阴性的慢性非萎缩性胃炎无需特殊治疗，但慢性萎缩性胃炎应注意预防其恶变。

1. 对症处理　根据病因给予对症处理，避免长期服用引起胃黏膜损伤的药物，如因非甾体抗炎药引起，应停药并给予抗酸药。胆汁反流所致慢性胃炎，可采用铝碳酸镁制剂，增强胃黏膜屏障又有结合胆酸的作用，也可采用氢氧化铝凝胶吸附，或予以硫糖铝及胃动力药以中和胆盐，防止反流。有胃动力学改变者，可服用多潘立酮、西沙必利等。

2. Hp相关胃炎治疗　推荐Hp根除铋剂四联方案：PPI＋铋剂＋2种抗生素。也可根据实际情况选择三联方案：1种PPI＋2种抗生素，或者1种铋剂＋2种抗生素。疗程为7～14天。质子泵抑制药可选择埃索美拉唑、奥美拉唑、兰索拉唑、泮托拉唑、雷贝拉唑等。抗生素可选择克拉霉素、阿莫西林、甲硝唑、替硝唑、喹诺酮类抗生素、呋喃唑酮、四环素等。铋剂可选择枸橼酸铋钾、果胶铋、次碳酸等。注意单独应用抗生素，不能有效根除Hp。抗生素在酸性环境下不能正常发挥其抗菌作用，需要联合质子泵抑制药（PPI）抑制胃酸后，才能使其发挥作用。由于各地抗生素耐药情况不同，抗生素及疗程的选择应视当地耐药情况而定。针对症状给予对症处理，胃酸缺乏者，给予1%稀盐酸胃蛋白酶合剂。胃酸增高者，可用抑酸药。胃肠蠕动减慢者，可用胃肠动力药，如多潘立酮、莫沙必利等。NSAID引起者应停药，并给予抗酸药。自身免疫性胃炎伴有恶性贫血，可注射维生素B_{12}纠正贫血。

3. 自身免疫性胃炎的治疗　目前尚无特异治疗，有恶性贫血者需终身注射维生素B_{12}。

4. 癌前情况处理　在根除Hp的前提下，适量补充复合维生素和含硒药物等。对药物不能逆转的局灶中、重度不典型增生，在确定没有淋巴结转移时，可在胃镜下行黏膜下剥离术，并应视病情定期随访。

（七）护理

1. 主要护理诊断

（1）疼痛：腹痛，与胃黏膜炎性病变有关。

（2）营养失调：低于机体需要量，与上腹不适、恶心、呕吐、畏食、食欲缺乏、消化吸收不良等有关。

2. 其他护理诊断

（1）焦虑：与病情反复、病程迁延有关。

（2）知识缺乏：缺乏有关慢性胃炎病因和预防的知识。

3. 护理目标

（1）能指导患者复述导致和加重疼痛的因素。

（2）能使患者疼痛缓解，舒适度提高，饮食与营养得到满足。

（3）能为患者提供有效的健康支持，控制危险因素，提升患者和家属的自我管理能力，预防急性胃炎的发生。

4. 护理措施

（1）疼痛：腹痛。

1）休息与活动：急性发作期或伴有上消化道出血时应卧床休息，病情缓解时，进行适当的锻炼，劳逸结合，以增强机体抵抗力。

2）饮食护理：纠正不良饮食习惯，少食多餐，定时定量，细嚼慢咽，切忌暴饮暴食及餐后从事重体力劳动。给予营养丰富、清淡易消化饮食，避免辛辣、粗糙、过热、过冷的食物，多吃新鲜果蔬，减少高盐、腌制、烟熏食物摄入。胃酸缺乏者可适当食用食醋、山楂、高汤等。

3）对症护理：腹痛患者可用热水袋热敷胃部，以解除胃痉挛，减轻腹痛。可指导患者用转移注意力、做深呼吸等方法来减轻焦虑，缓解疼痛，严重者遵医嘱给予解痉药、抑酸药。腹胀者可轻轻按摩上腹部，少量多餐，餐后适当运动，促进肠蠕动，也可遵医嘱给予胃肠动力药。

4）用药护理：慎用胃黏膜刺激性药物，如阿司匹林、吲哚美辛等。注意观察药物的疗效及不良反应。枸橼酸铋钾为常用制剂，因其在酸性环境中方起作用，故宜在餐前半小时服用。服用枸橼酸铋钾过程中可使齿、舌变黑，可用吸管直接吸入。部分患者服药后出现便秘和粪便变黑，停药后可自行消失，注意与患者提前沟通。少数患者有恶心、一过性血清转氨酶升高等，极少出现急性肾损伤。抗菌药物如阿莫西林服用前应询问患者有无青霉素过敏史，应用过程中注意有无迟发型变态反应的出现，如皮疹。甲硝唑可引起恶心、呕吐等胃肠道反应及口腔金属味，应在餐后半小时服用。胃肠动力药物如吗丁啉、西沙比利，应餐前服用，并不宜与阿托品等解痉药联合应用。

（2）营养失调：低于机体需要量。

1）营养状态评估：观察并记录患者每天进餐次数、量、品种，以了解其摄入的营养素能否满足机体需要。定期测量体重，监测有关营养指标的变化，如血红蛋白浓度、血清白蛋白等。

2）调整饮食习惯：与患者共同制订饮食计划，向患者说明摄取足够营养素的重要性，鼓励患者以少食多餐方式进食，纠正不良饮食习惯，定时定量，细嚼慢咽，切忌暴饮暴食及餐后从事重体力劳动。

3）饮食内容：以高热量、高蛋白、高维生素、易消化的饮食为原则。避免辛辣、粗糙、热、过冷的食物，多吃新鲜果蔬，减少高盐、腌制、烟熏食物摄入。指导患者及家属改进烹饪技巧，增加食物的色、香、味，刺激患者食欲。胃酸缺乏者应食用完全煮熟的食物，以利于消化吸收，并可给予刺激胃酸分泌的食物，如食醋、山楂、高汤等。高胃酸者应避免摄入酸性、多脂肪食物。

5. 护理评价

（1）患者自诉腹痛减轻或消失，能描述引起疼痛的因素。

（2）患者健康状况改善，达到预期护理目标。

6. 健康指导

（1）疾病知识指导：向患者及家属介绍本病的有关病因及危险因素，诊断依据及主要的检查手段、治疗方法等疾病相关知识，让患者了解所患疾病，更有利于患者配合治疗，避免诱发因素，缓解未知焦虑。

（2）生活指导：指导患者调整相关生活习惯，食物应多样化，避免偏食，注意补充多种营养物质；不吃霉变食物；少吃熏制、腌制、富含硝酸盐和亚硝酸盐的食物，多吃新鲜食物；避免过于粗糙、浓烈、辛辣食物及长期大量饮酒、吸烟。Hp主要在家庭内传播，避免导致母婴传播的不良喂食习惯，并提倡分餐制以减少感染Hp的概率。指导患者规律生活，合理安排工作和休息时间，注意劳逸结合，积极配合治疗。

（3）用药指导：指导患者严格按医嘱足量、足疗程用药，避免随意减药或停药。避免使用对胃黏膜有刺激的药物。注意药物用法及注意事项，不可随意应用处方外药物。注意观察是否出现药物不良反应，必要时及时就诊。

（4）病情监测指导：指导患者定期复诊，不适随诊。

（5）心理健康指导，该病特点是呈慢性病程，病情迁延反复，患者常出现不良情绪，应帮助患者消除顾虑，建立战胜疾病的信心。

知识拓展

“豚鼠医生”与幽门螺杆菌

1979年，澳大利亚病理学家罗宾·沃伦首次在病理标本中发现了一种螺旋细菌，并对其产生浓厚兴趣。1981年，他邀请澳大利亚年轻医生巴里·马歇尔合作分离这种螺旋细菌，经过不懈努力，该细菌终于在1982年被培养成功，但这一发现并未得到当时医学界的广泛认可。为了证明自己的观点，马歇尔一气之下把自己当作“豚鼠”，对自己做了实验。他喝下了一大杯含有大量螺旋细菌的培养液，在自己身上验证了该细菌会导致胃溃疡的假说，并将这一勇敢行为发表在了《澳大利亚医学杂志》上，但仍旧未得到重视。直至10年后，美国媒体开始争相报道“豚鼠医生治愈溃疡”的新闻，马歇尔和沃伦的研究成果才吸引了越来越多的关注。1989年该细菌被正式命名为幽门螺杆菌。2005年，马歇尔和沃伦因其发现而获得了诺贝尔生理学或医学奖。马歇尔和沃伦从开始被学术界耻笑到经过努力被广大学者认可，最终获得诺贝尔生理学或医学奖的故事，向我们诠释了科学研究需要坚持不懈、勇于探索的精神!

小结

思考题

1. 患者，男，41岁。近3年反复出现食欲缺乏、畏食、上腹隐痛、呕吐、餐后腹胀等消化不良现象，消瘦，近2日症状加重入院就诊，上腹有轻压痛，胃酸分泌稍低于正常范围，血清胃促胃液素结果正常，胃镜检查示慢性胃炎。请问：目前该患者主要的护理诊断是什么?

2. 如何对慢性胃炎患者进行健康指导?

3. 简述慢性胃炎腹痛的护理要点。

第四节 消化性溃疡

一、概述

消化性溃疡（peptic ulcer）指在各种致病因子作用下，消化道黏膜发生的炎性反应与坏死、脱落，形成破损，溃疡的黏膜坏死缺损，并穿透黏膜肌层，严重者可达固有基层或更深，通常与胃液的胃酸和消化作用有关。胃溃疡（gastric ulcer，GU）和十二指肠溃疡（duodenal ulcer，DU）最为常见，也可发生于食管-胃吻合口、胃-空肠吻合口附近，以及含有胃黏膜的梅克尔（Meckel）憩室。

本病是全球性常见病，可发生于任何年龄。全世界约有10%的人一生中患过此病。临床上DU较GU多见，两者之比约为3∶1。DU好发于青壮年，GU多见于中老年。男性患病较女性多。秋冬和冬春之交是本病的好发季节。本病发病率及其导致的死亡率逐渐下降，但近年来下降趋势逐渐变缓。

二、病因与发病机制

（一）病因

Hp感染是消化性溃疡的主要病因。阿司匹林和其他非甾体抗炎药的应用是消化性溃疡及其相关并发症的另一主要致病因素。长期服用非甾体抗炎药（NSAID）、糖皮质激素、氯吡格雷、化疗药物、双膦酸盐、西罗莫司等药物的患者可以发生溃疡。另外5%～10%的消化性溃疡患者由其他疾病及病变状态等因素引起，如胃泌素瘤或系统性肥大细胞增多症等。另外，全球有13%左右的PU患者为特发性，机制未明。大量饮酒、长期吸烟、应激等是消化性溃疡的常见诱因。

（二）发病机制

胃、十二指肠黏膜具有一系列防御和修复机制，包括黏液/碳酸氢盐、黏膜屏障、丰富的血流、上皮细胞更新、前列腺素和表皮生长因子等。所以在正常情况下，胃、十二指肠黏膜在接触有强侵蚀力的高浓度胃酸和能水解蛋白质的胃蛋白酶并受到微生物、胆盐、乙醇、药物与其他有害物质侵袭后依然能够维持黏膜的完整性。消化性溃疡发生与对胃、十二指肠黏膜有损害作用的侵袭因素与黏膜自身防御/修复因素之间失去平衡有关，机体通过防御机制防止黏膜损伤，维持黏膜完整性，当损伤因素超过防御因素或黏膜防御机制本身受到损害时，就会发生溃疡。GU主要是防御/修复因素减弱，DU则主要是侵袭因素增强。

1. **胃酸和胃蛋白酶自身消化** 胃酸在消化性溃疡发病中所起的主导作用一直为人们所认可，众多的研究成果显示，十二指肠溃疡患者的胃酸分泌量要显著高于正常人，而无胃酸分泌或分泌很少的人则几乎不会发生十二指肠溃疡，提示胃酸在十二指肠溃疡中发挥了主导作用。高胃酸只有在消化道黏膜防御和修复功能损伤的情况下才会对其产生作用，而胃蛋白酶在高酸情况下将对损伤的消化道黏膜产生直接的消化作用，其活性取决于胃液pH，当胃液pH＞4时，胃蛋白酶便失去活性。因此，胃酸在其中起决定性作用，是溃疡形成的直接原因。在消化道黏膜损伤后不能有效抵抗胃酸和胃蛋白酶的侵蚀、消化作用时就会发生溃疡。

2. Hp感染 Hp感染是消化性溃疡的重要病因，其机制如下：Hp感染可以使黏膜表面的活性物质浓度降低，从而降低黏膜的抗酸作用，导致黏膜受到胃酸侵蚀和消化，进而发生溃疡；Hp本身可以分泌大量的抗原性物质，促使机体释放炎性介质损伤黏膜，进而导致溃疡；胃窦部在Hp感染后其pH升高，通过反馈机制增加胃泌素的分泌量，进而增加胃酸的分泌量，导致黏膜损伤并最终造成溃疡；Hp定植于十二指肠内的胃化生上皮导致黏膜损伤造成溃疡；Hp感染后通过免疫损伤机制导致溃疡。Hp可以通过多种途径传播，因此在人群中的发病率较高，而Hp的高感染率是导致消化性溃疡复发的最主要原因，90%以上的复发患者Hp检测结果呈阳性。

3. 药物因素 NSAID是导致胃黏膜损伤最常用的药物，NSAID对胃肠道黏膜损害的机制包括局部和系统两方面作用。

（1）局部作用：NSAID透过胃肠道黏膜上皮细胞膜进入胞体，电离出大量H^+，对胃肠道黏膜产生毒性，黏膜细胞间连接完整性破坏，上皮细胞膜通透性增加，激活中性粒细胞介导的炎性反应，促进上皮糜烂和溃疡形成。

（2）系统作用：NSAID抑制环氧合酶，减少对胃黏膜具有保护作用的前列腺素合成，进而引起胃黏膜血供减少，上皮细胞屏障功能减弱，H^+反向弥散增多，进一步损伤黏膜上皮，致糜烂和溃疡形成。

4. 黏膜防御与修复异常 胃黏膜的防御和修复功能对维持黏膜的完整性、促进溃疡愈合非常重要。防御功能受损、修复能力下降，都对溃疡的发生和转归产生影响。

5. 遗传易感性 研究发现，一些细胞因子的遗传多态性与Hp感染引发消化性溃疡病密切相关。DU在有家族史人群中的发病率是一般人群的3倍，在“O”型血人群中的发病率可高出一般人群40%。现“遗传因素”受到挑战，“家族史”可能为Hp感染的“家庭聚集”现象。

6. 其他因素 胃石症、胃排空延缓、胆汁反流等也可能是导致消化性溃疡的病因。

三、临床表现

消化性溃疡症状常为非特异性，典型者表现为慢性、节律性、周期性上腹痛，部分患者可无症状，或者以出血、穿孔等并发症为首发症状。老年患者常无明显症状或症状轻微。典型的消化性溃疡有以下临床特征：病史可达数年至数十年；发作与自发缓解相交替，发作期可为数周或数月，缓解期也长短不一，发作常呈季节性，多在秋冬或冬春之交发病，可因精神情绪不良或过劳而诱发；发作时上腹痛呈节律性，与进食有关；腹痛可被抗酸药或抑制胃酸分泌的药物缓解。

（一）症状

1. 腹痛 上腹部疼痛是本病的主要症状，有症状患者中约81%患者表现为上腹痛，46%表现为胃灼热或反酸。疼痛原因：溃疡与周围组织的炎性病变，对胃酸的痛阈降低，局部肌张力的增高或痉挛，胃酸刺激溃疡面的神经末梢。腹痛可为钝痛、灼痛、胀痛，甚至剧痛，或者呈饥饿样不适感。疼痛部位多位于上腹中部、偏右或偏左。疼痛具有慢性、周期性、节律性特点。DU的节律性表现为饥饿痛或夜间痛，即餐后2～4小时和/或午夜痛，进食或服用抗酸药后可缓解。GU的疼痛多在餐后1小时内出现，经1～2小时后逐渐缓解，至下餐进食后再次出现疼痛，午夜痛较少见，可伴恶心、呕吐和体重下降等症状。部分患者无上述典型疼痛，而仅表现为无规律性的上腹隐痛不适。疼痛性质及节律可因并发症而发生改变。

2. 其他　消化性溃疡除上腹疼痛外，可有反酸、嗳气、恶心、呕吐、食欲缺乏等消化不良症状，也可有失眠、多汗、脉缓等自主神经功能失调表现。

（二）体征

发作时剑突下、上腹部局限性压痛，DU的压痛点常偏右。缓解后可无明显体征。

（三）并发症

1. 出血　是消化性溃疡最常见的并发症，常表现为贫血或呕血，近50%的患者可无任何预警症状发生出血。在我国，50%～70%的非静脉曲张破裂出血是消化性溃疡所致。出血引起的临床表现取决于出血的速度和量。轻者仅表现为黑便、呕血，重者可出现周围循环衰竭，甚至低血容量性休克，应积极抢救。全球范围内因消化性溃疡出血住院人数逐步减少，但入院患者死亡率仍为5%～10%。

2. 穿孔　溃疡病灶向深部发展穿透浆膜层则并发穿孔，经常表现为突然发生的上腹部剧烈疼痛，症状严重程度与患者年龄和合并症有关，并发穿孔后患者死亡率可达20%。1/3～1/2的穿孔与服用NSAID有关，多数是老年患者，穿孔前可以没有症状。饮酒、劳累、服用NSAID可诱发急性穿孔。急性穿孔发生时，患者突发剧烈腹痛，大汗、烦躁不安，查体腹部压痛、反跳痛，腹肌紧张，肝浊音界减少或消失，肠鸣音减弱或消失。穿孔临床常有3种后果：溃破入腹腔引起弥漫性腹膜炎；穿透于周围实质性脏器，如肝、胰、脾等（穿透性溃疡）；穿破入空腔器官形成瘘管。

3. 幽门梗阻　主要由DU或幽门管溃疡引起。急性梗阻多因炎症水肿和幽门部痉挛所致，梗阻为暂时性，随炎症好转而缓解，而慢性梗阻主要由于溃疡愈合后瘢痕收缩而呈持久性。幽门梗阻使胃排空延迟，患者可感上腹饱胀不适，疼痛于餐后加重，且有反复大量呕吐，呕吐物为酸腐味的宿食，大量呕吐后疼痛可暂缓解。严重频繁呕吐可致失水和低氯低钾性碱中毒，常继发营养不良。查体上腹部空腹振水音、胃蠕动波及空腹抽出胃液量＞200ml是幽门梗阻的特征性表现。

4. 癌变　关于胃溃疡是否会发生癌变，目前尚存争议，建议患者定期内镜随访。DU则极少见癌变。对长期GU病史，年龄在45岁以上，经严格内科治疗4～6周症状无好转，粪便隐血试验持续阳性者，应怀疑癌变，建议进行多次内镜检查和活检等，并定期随访。

5. 特殊类型的消化性溃疡

（1）无症状性溃疡：15%～35%消化性溃疡患者无任何症状，尤以老年人多见，多因其他疾病作胃镜或胃肠钡餐X线造影时偶然发现，或者当发生出血或穿孔等并发症时被发现。

（2）老年人消化性溃疡：溃疡常较大，临床表现多不典型，常无任何症状或症状不明显，疼痛多无规律，食欲缺乏、恶心、呕吐、消瘦、贫血等症状较突出，需与胃癌鉴别。

（3）复合性溃疡：指胃与十二指肠同时存在溃疡，多数DU发生先于GU。其临床症状并无特异性，但幽门梗阻的发生率较单独GU或DU高。

（4）幽门管溃疡：较为少见，常伴胃酸分泌过高。其主要表现为餐后立即出现较为剧烈而无节律性的中上腹疼痛，对抗酸药反应差，易出现幽门梗阻、穿孔、出血等并发症。

（5）球后溃疡：指发生于十二指肠球部以下的溃疡，多位于十二指肠乳头的近端。其夜间痛和背部放射性疼痛较为多见，并发大量出血者亦多见，药物治疗效果差。

四、辅助检查

1. 胃镜和胃黏膜活组织检查　内镜检查是诊断消化性溃疡最重要的方法，是确诊消化性溃疡的首选检查方法和金标准，可评估溃疡位置、大小、深度和任何出血迹象或征兆，不仅有助于排除其他可致溃疡的疾病，还可进一步通过活检或快速尿素酶测定判断Hp感染情况，有利于制订后续治疗计划。其目的在于：确定有无病变、部位及分期；鉴别良恶性；治疗效果的评价；对合并出血者给予止血治疗；对合并狭窄梗阻患者给予扩张或支架治疗；超声内镜检查，评估胃或十二指肠壁、溃疡深度、病变与周围器官的关系、淋巴结数目和大小等。内镜下，消化性溃疡多呈圆形、椭圆形或线形，边缘光滑，底部有灰黄色或灰白色渗出物，溃疡周围黏膜可充血、水肿，可见皱襞向溃疡集中。无法接受传统内镜患者，还可根据适应证选择磁控胶囊内镜，其准确性与传统胃镜检查相当。

2. 胃肠钡餐X线造影　适用于对胃镜检查有禁忌或不愿接受胃镜检查者。溃疡的X线直接征象是龛影，对溃疡有确诊价值。

3. CT检查　对于穿透性溃疡或穿孔很有价值，对幽门梗阻也有鉴别诊断的意义。

4. Hp检测　是消化性溃疡的常规检测项目，诊断消化性溃疡的患者均需接受Hp检测。Hp检测包括侵入性（如快速尿素酶测定、组织学检查和Hp培养等）和非侵入性（如^{13}C或^{14}C尿素呼气试验、粪便Hp抗原检测等）。多数根治患者无须复查胃镜，建议采用非侵入性方法检测Hp，其中^{13}C或^{14}C尿素呼气试验检测Hp感染的敏感性及特异性均较高，是首选方法。

5. 粪便隐血试验　阳性提示溃疡有活动，如GU患者持续阳性，应怀疑有癌变的可能。

五、诊断要点

慢性病程、周期性发作的节律性上腹疼痛，且上腹痛因进食或服用抗酸药而缓解，可初步诊断，但确诊有赖胃镜检查。胃肠钡餐X线造影发现龛影可以诊断溃疡，但难以区分其良恶性。病因诊断时需综合考虑患者既往史、服药史，特别是NSAID使用情况等进行判断。

六、治疗要点

（一）药物治疗

治疗的目的在于消除病因、缓解症状、促进溃疡愈合、预防复发和避免并发症。

1. 抑制胃酸分泌药物 目前临床上常用的抑制胃酸分泌的药物有H_2受体拮抗药（H_2RA）和质子泵抑制药（PPI）两大类。H_2RA可以部分抑制基础和餐后胃酸分泌，促进溃疡愈合。H_2RA具有较高选择性，主要通过选择性竞争结合H_2受体起效，常用药物有法莫替丁（40mg/d）、尼扎替丁（300mg/d）、雷尼替丁（300mg/d），三者的1天量可分2次口服或睡前顿服，服药后基础胃酸分泌特别是夜间胃酸分泌明显减少。PPI可以抑制壁细胞泌可使壁细胞分泌胃酸的关键酶即H^+-K^+-ATP酶失去活性，从而阻滞壁细胞内的H^+转移至胃腔而抑制胃酸分泌，是壁细胞分泌胃酸减少H^+的最后环节。其抑制胃酸分泌作用较H_2RA更强，作用更持久。是全球范围内用于治疗酸相关性疾病的常用药，常用药物有奥美拉唑20mg/d，兰索拉唑30mg/d，泮托拉唑40mg/d，每天1次口服。PPI与抗生素的协同作用较H_2RA好，因此可作为根除Hp治疗方案中的基础药物。多数胃溃疡在PPI治疗6～8周后可痊愈，十二指肠溃疡建议治疗4～6周。钾离子竞争性酸阻滞药（P-CAB）通过竞争性阻滞钾离子与H^+-K^+-ATP酶结合达到抑酸作用，起效迅速，稳定胃内pH值，效果与PPI相当，建议将P-CAB与PPI作为消化性溃疡的一线治疗药物。

2. 根除Hp治疗 凡有Hp感染的消化性溃疡，无论初发或复发、活动或静止、有无合并症，均应予以根除Hp治疗，尽早根除Hp可有效防治PU。目前推荐Hp根除铋剂四联方案：1种PPI＋1种铋剂＋2种抗生素。也可根据实际情况选择三联方案：1种PPI＋2种抗生素，或者1种铋剂＋2种抗生素。疗程为7～14天。质子泵抑制药可选择埃索美拉唑、奥美拉唑、兰索拉唑、泮托拉唑、雷贝拉唑等。抗生素可选择克拉霉素、阿莫西林、甲硝唑、替硝唑、喹诺酮类抗生素、呋喃唑酮、四环素等。铋剂可选择枸橼酸铋钾、果胶铋、碱式碳酸铋等。对有并发症和经常复发的消化性溃疡患者，应追踪抗Hp的疗效，一般应在治疗后至少4周复检Hp。根除Hp可显著降低溃疡的复发率。由于耐药菌株的出现、抗菌药物不良反应、患者依从性差等因素，部分患者胃内的Hp难以根除，此时应因人而异制订多种根除Hp方案，选择治疗方案应综合考虑抗生素耐药率、疗效、不良反应等。另外，含P-CAB的铋剂四联疗法也可作为Hp根除治疗的可选方案。

3. 黏膜保护药 黏膜保护药可用于消化性溃疡的治疗，有助于提高黏膜愈合质量。可分为内源性和外源性黏膜保护药。内源性黏膜保护药作用于黏膜屏障不同靶点，多方位提供保护作用。如前列腺素类药物如前列腺素、米索前列醇、瑞巴派特、替普瑞酮等具有增加胃、十二指肠黏膜的黏液/碳酸氢盐分泌、增加黏膜血流和一定的抑制胃酸分泌作用，有助于防止NSAID、饮酒、饮食、压力和吸烟等所致溃疡。部分药物可引起子宫收缩，孕妇忌服。外源性黏膜保护药主要通过局部作用起到中和胃酸、降低胃蛋白酶活性和增强黏膜屏障作用，如铝碳酸镁、硫糖铝等。药物硫糖铝和枸橼酸铋钾目前已少用作治疗消化性溃疡的一线药物。但枸橼酸铋钾因兼有较强的抑制Hp作用，可在根除Hp联合治疗时使用。但在无法获得PPI或P-CAB时，仍可用于PU的治疗，且与PPI联用。

（二）内镜治疗

根据溃疡出血病灶的内镜下特点选择PPI结合内镜治疗，提高溃疡活动性出血的止血成功率。消化性溃疡合并幽门变形或狭窄引起梗阻，可首先选择内镜下治疗。

（三）手术治疗

对于大量出血经内科治疗无效、急性穿孔、瘢痕性幽门梗阻、胃溃疡疑有癌变及正规治疗无效的顽固性溃疡，可选择肠系膜动脉导管栓塞术等手术治疗。

（四）并发症治疗

有10%～20%患者出现并发症，消化道出血最常见，占非静脉曲张性消化道出血的40%～60%，近50%患者可无任何预警症状即发生出血。建议PU出血患者在24小时内血流动力学稳定的前提下进行内镜检查和治疗。内镜止血后给予PPI治疗，预防再出血。

七、护理

1. 主要护理诊断

（1）疼痛：腹痛，与胃酸刺激溃疡面引起化学性炎症有关。

（2）营养失调：低于机体需要量。

2. 其他护理诊断

（1）焦虑：与疼痛、疾病反复发作及病程迁延有关。

（2）知识缺乏：缺乏有关消化性溃疡病因及预防的知识。

（3）潜在并发症：上消化道大量出血、穿孔、幽门梗阻、癌变等。

3. 护理目标

（1）能指导患者复述导致和加重疼痛的因素。

（2）能使患者疼痛缓解，舒适度提高。饮食与营养得到满足。

（3）能为患者提供有效的健康指导，避免危险因素，提升患者的自我管理能力，预防消化性溃疡的发生。

4. 护理措施

（1）疼痛：腹痛。

1）休息与活动：溃疡活动期，症状较重或有并发症者，嘱其卧床休息直至症状缓解。病情较轻者则应鼓励其适当活动，劳逸结合，提高机体免疫力，注意避免过劳。

2）对症护理：指导并协助患者减轻疼痛，注意观察及详细了解患者疼痛的规律和特点，并按其疼痛特点指导缓解疼痛的方法。如DU表现为空腹痛或夜间痛，指导患者在疼痛前或疼痛时进食碱性食物（如苏打饼干等），或者服用抗酸药。也可采用局部热敷或针灸镇痛。

3）用药护理：遵医嘱用药，足量、足疗程，不要随意停药、换药，不滥用药物，注意观察药效及不良反应。避免黏膜刺激性药物，对服用NSAID者，若病情允许应停药，若必须用药，可遵医嘱更换对胃黏膜损伤少的NSAID，如塞来昔布或罗非昔布。①PPI：常用药物有奥美拉唑、兰索拉唑、泮多拉唑、雷贝拉唑等。奥美拉唑可引起头晕，特别是用药初期，应嘱患者用药期间避免开车或做其他必须高度集中注意力的工作。此外，奥美拉唑有延缓地西泮及苯妥英钠代谢和排泄的作用，联合应用时需慎重。兰索拉唑的主要不良反应包括皮疹、瘙痒、头痛、口苦、肝功能异常等，轻度不良反应不影响继续用药，较为严重时应及时停药。泮托拉唑的不良反应较少，偶可引起头痛和腹泻。②H_2受体拮抗药：常用药物有西咪替丁、雷尼替丁、法莫替丁、尼扎替丁等。药物应在餐中或餐后即刻服用，也可睡前顿服。若需同时服用抗酸药，则两药应间隔1小时以上。若静脉给药应注意控制速度，速度过快可引起低血压和心律失常。西咪替丁对雄激素受体有亲和力，可导致男性乳腺发育、勃起功能障碍及性功能紊乱，且其主要通过肾脏排泄，用药期间应监测肾功能。此外，少数患者还可出现一过性肝损害和粒细胞缺乏，亦可出现头痛、头晕、疲倦、腹泻及皮疹等反应，如出现上述反应需及时协助医生进行处理。因药物可随母乳排出，哺乳期应停止用药。③弱碱性抗酸药：常用药物有氢氧化镁、三硅酸镁、氢氧化铝、碳酸钙、碳酸氢钠等。如氢氧化铝凝胶等，应在饭后1小时和睡前服用。服用片剂时应嚼服，乳剂给药前应充分摇匀。抗酸药应避免与奶制品同时服用，因两者相互作用可形成络合物。酸性的食物及饮料不宜与抗酸药同服。氢氧化铝凝胶能阻碍磷的吸收，引起磷缺乏症，表现为食欲缺乏、软弱无力等症状，甚至可导致骨质疏松。长期大量服用还可引起严重便秘、代谢性碱中毒与水钠潴留，甚至造成肾损害。若服用镁制剂则易引起腹泻。

（2）营养失调：低于机体需要量。

1）饮食习惯：具体如下。①定时定量：指导患者有规律地定时进食，以维持正常消化活动的节律。②少食多餐：在溃疡活动期，建议少食多餐，每天可进餐4～5次，避免餐间零食和睡前进食，使胃酸分泌有规律。避免暴饮暴食，以免胃窦部过度扩张而增加促胃液素的分泌。也注意避免过度饥饿，尤其十二指肠溃疡患者。③细嚼慢咽：进餐时注意细嚼慢咽，充分咀嚼可增加唾液分泌，后者具有稀释和中和胃酸的作用。

2）食物选择：中、大量出血者应禁食，小量出血者可流质饮食，待出血停止后14小时进食，选择营养丰富、清淡易消化的食物。①多摄入碱性食物：主食以面食为主，因面食柔软易消化，且其含碱能有效中和胃酸，也可选择软米饭或米粥替代。②适量蛋白质：由于蛋白质类食物具有中和胃酸作用，可适量摄取脱脂牛奶，但牛奶中的钙质吸收有刺激胃酸分泌的作用，故不宜多饮，宜安排在两餐之间适量饮用。③适量脂肪：脂肪到达十二指肠时虽能刺激小肠分泌抑促胃液素，抑制胃酸分泌，但同时又可引起胃排空减慢，胃窦扩张，致胃酸分泌增多，故脂肪摄取应适量。④应避免食用机械性和化学性刺激性强的食物：机械性刺激强的食物指生、冷、硬、粗纤维多的蔬菜、水果，如洋葱、韭菜、芹菜等。化学性刺激强的食物有浓肉汤、咖啡、浓茶和辣椒、酸醋等调味品等。⑤戒烟酒，以促进胃黏膜修复和提高抵抗力：与患者共同制订切实可行的戒烟酒计划，并督促其执行，避免突然戒断烟酒引起焦虑、烦躁，反而会刺激胃酸分泌。

3）营养监测：监督患者采取合理的饮食方式和结构，定期测量体重、监测血清白蛋白和血红蛋白等营养指标。

5. 护理评价

（1）患者自诉腹痛减轻或消失，能描述引起疼痛的因素。

（2）患者健康状况改善，达到预期护理目标。

6. 健康指导

（1）疾病知识指导：向患者及家属介绍本病的有关病因及危险因素，诊断依据及主要的检查手段、治疗方法等疾病相关知识，让患者了解所患疾病，更有利于配合治疗，避免诱发因素，缓解未知焦虑。

（2）生活及心理指导：指导患者保持乐观情绪，规律生活，避免过度紧张与劳累，选择合适的锻炼方式，注意劳逸结合，提高机体抵抗力。指导患者建立合理的饮食习惯和结构，饮食注意营养丰富、清淡、易消化，多食新鲜蔬果，戒除烟酒，避免摄入刺激性食物。疏导患者情绪，应帮助患者消除顾虑，建立战胜疾病信心。

（3）用药及病情监测指导：指导患者严格按医嘱足量、足疗程用药，避免随意减药或停药。避免使用对胃黏膜有刺激的药物。注意药物用法及注意事项，不可随意应用处方外药物。指导患者慎用或勿用致溃疡药物，如阿司匹林、咖啡因、泼尼松等。定期复诊。若上腹疼痛节律发生变化或加剧，或者出现呕血、黑便时，应立即就医。注意观察是否出现药物不良反应，必要时及时就诊。

知识拓展

钾离子竞争性酸阻滞药

如今，抑酸领域有了全新作用机制的药物——钾离子竞争性酸阻滞药（P-CAB）。与PPI相比，P-CAB抑酸作用更强、起效更快、作用时间更长。目前我国上市的P-CAB品种主要有伏诺拉生、替戈拉生和凯普拉生。2023年11月24日，富马酸伏诺拉生片也正式获得中国国家药品监督管理局（NMPA）批准，用于根除Hp。在治疗GERD疗效上，PPI与P-CAB的地位相当，都是首选药物。2020年日本胃肠病学会的《消化性溃疡病的循证临床实践指南2020》强烈建议，将P-CAB和PPI作为胃溃疡和十二指肠溃疡的一线治疗药物。

综上所述，目前研究已证明，P-CAB不逊于PPI，甚至优于PPI。因此，P-CAB有望成为PPI治疗效果不佳或无效患者的新选择。但目前对该类药物的研究还存在一些局限性，药物较新，研究时间短，样本量不大等，国内获批的适应证不多，因此P-CAB安全性和有效性尚需更多、样本量更大、观察时间更长的临床研究来验证。

小结

思考题

1．简述胃溃疡和十二指肠溃疡的区别。

2．简述消化性溃疡患者的饮食护理中需要注意的事项。

3．患者，男，38岁。急性上腹痛2小时。患者有十二指肠溃疡病史5年。入院时，患者呈急性面容，腹肌紧张，伴压痛、反跳痛。

请问：

（1）该患者最主要的护理诊断是什么？

（2）该患者发生了何种并发症？

（3）消化性溃疡患者的主要并发症有哪些？

第五节　胃　癌

一、概述

胃癌是源于胃黏膜上皮细胞的恶性肿瘤，是中国最常见的恶性肿瘤之一，具有高侵袭性和异质性的特点。近年来我国胃癌发病率有所下降，但死亡率下降并不明显，男性和女性胃癌发病率仍居全部恶性肿瘤的第2位和第5位；病死率分别居第3位和第2位；高发年龄普遍在55～70岁。近年来，随着免疫治疗与靶向治疗的发展，胃癌治疗也逐渐向精准化方向发展，改善了晚期胃癌患者的生存和预后，但依然存在挑战与尚未解决的问题。

二、病因与发病机制

胃癌的发生、发展是遗传因素、环境因素、宿主因素等综合作用的结果。具体病因如下。

（一）感染

世界卫生组织调查结果表明，Hp是引起胃癌的主要感染因素，Hp可产生多种毒力因子，异常调节宿主细胞内的信号通路，降低致瘤性转换的阈值。同时，Hp感染后与胃黏膜产生慢性炎性反应可能会诱导胃癌的发生。

（二）地域饮食

土壤、地貌、水环境等地理环境因素对其发生具有重要影响。同时，饮食方式与胃癌的发病也存在密切相关，长期经常食用霉变食品、咸菜、腌制烟熏食品，以及过多摄入食盐，可增加危险性。腌制类食品中含有高浓度的硝酸盐，经过胃内酸性环境的作用形成亚硝酸盐，亚硝酸盐会与胺结合形成亚硝胺，亚硝胺存在高危的致癌性。同时，高盐饮食会对食管黏膜和胃黏膜产生刺激和破坏，进一步刺激幽门螺杆菌的生长和繁殖。

（三）遗传

研究调查发现，胃癌的发生率有明显的家族遗传性。

（四）癌前病变

目前普遍认为，胃癌发生发展的风险与胃黏膜萎缩程度有关。大量研究表明，胃黏膜萎缩程度越重，进展为胃癌的风险越高。

三、分类

（一）根据肿瘤侵犯的程度分类

1．早期胃癌　是癌组织局限于胃黏膜和黏膜下层的胃癌，按肉眼形态可分为隆起型、平坦型和凹陷型。

2. 进展期胃癌　是癌组织浸润深度已超越黏膜下层的胃癌，又可分为息肉型、局限溃疡型、浸润溃疡型和弥漫浸润型（皮革胃）四类。

（二）组织病理学分类

可分为腺癌、腺鳞癌、鳞状细胞癌（鳞癌）等，绝大多数是胃腺癌。按组织结构不同，腺癌还可分为乳头状癌、管状腺癌、低分化腺癌、黏液腺癌和印戒细胞癌。按细胞分化程度不同，可分为高分化、中分化、低分化3种。按组织起源，胃癌可分为肠型和胃型（弥漫型）。

（三）根据发病部位分类

可分为胃底贲门癌、胃体癌、胃窦癌等，不同部位的胃癌决定手术方式的不同。

四、临床表现

（一）症状

1. 早期胃癌　早期胃癌症状不典型，缺乏特异性，有时会出现恶心、呕吐等消化不良的症状，所以往往很容易被患者忽视。

2. 进展期胃癌　疼痛与体重减轻是进展期胃癌最常见的临床症状。患者常有较为明确的上消化道症状，如上腹不适、进食后饱胀，随着病情进展上腹疼痛加重，食欲缺乏、乏力、贫血、消瘦等恶病质的表现。根据肿瘤的部位不同，也有其特殊表现。贲门胃底癌可有胸骨后疼痛和进行性吞咽困难，幽门附近的胃癌有幽门梗阻表现。肿瘤破裂后，可有呕血、黑便等消化道出血症状；如肿瘤侵犯胰腺被膜，可出现向腰背部放射的持续性疼痛；如肿瘤溃疡穿孔，则可引起剧烈疼痛，甚至腹膜刺激征象；肿瘤出现肝门淋巴结转移或压迫胆总管时，可出现黄疸；远处淋巴结转移时，可在左锁骨上触及肿大的淋巴结。

（二）体征

胃癌早期无明显体征，进展期在上腹部可扪及肿块，有压痛。当出现其他脏器转移时，会出现不同的体征，如肝转移时出现黄疸、肝大等，腹膜转移时会出现腹水等。除此以外，有些患者会出现伴癌综合征。

五、辅助检查

1. 血常规检查　大部分患者会出现红细胞、血红蛋白等数值的下降，主要由肿瘤慢性失血导致。

2. 粪便隐血试验　4～6周呈持续阳性具有意义。

3. 肿瘤标志物　癌胚抗原主要存在于消化系统，升高与肿瘤发生存在密切相关，糖类抗原19-99（CA19-9）显著升高可作为胃癌筛查和诊断的良好标志物，糖类抗原72-4（CA72-4）在胃癌早期不增高或轻度增高，晚期则明显升高，是晚期胃癌比较常见的监测指标，糖类抗原125（CA125）是晚期不可切除的或复发性胃癌患者常用的肿瘤标志物。

4. 纤维胃镜检查　是目前诊断胃癌，尤其是早期胃癌常见且最可靠的检查方法。通过胃镜检查，能够明确病变的大小、部位，探头引入能够清晰地看到肿瘤侵犯的深度，同时取出胃部组织进行病理检测，明确病理类型。

5. B超检查　腹部超声主要用于观察有无邻近的脏器浸润及淋巴转移。

6. CT检查　主要用于鉴别胃癌的分期，与增强CT，PET-CT等都有助于帮助分析是否发生肿瘤转移。

六、诊断要点

胃癌的诊断主要依据胃镜和活组织检查，早诊断、早发现、早治疗是根治胃癌的主要方法，癌前病变、胃溃疡患者正规治疗无效，持续出现粪便隐血试验阳性、胃息肉大于2cm的高危患者要定期随访。

七、治疗要点

1. 手术治疗　是目前唯一有可能治愈胃癌的治疗方法。尤其是早期胃癌，一般都首选手术治疗。对于晚期胃癌，如未出现其他脏器的转移，也首选手术切除。手术分为根治性手术和姑息式手术，根治性手术术式分为毕Ⅰ式和毕Ⅱ式。根据患者情况由外科医生选择对应的手术方式。姑息式手术指原发灶无法彻底清除，为了减少由肿瘤所带来的并发症暂时选择的手术方式，如穿孔修补术等。

2. 化学疗法　对于无法进行手术的患者常规使用化学疗法来延缓患者的生命周期，除此以外，一般可以手术的患者，在术前、术中、术后也需要联合化学疗法，主要是为了能够通过药物将肿瘤缩小，使手术能够达到最优效果。常用的口服化疗药物有替加氟、替加氟/尿嘧啶、去氧氟尿苷等。常用的静脉化疗药物有氟尿嘧啶、丝裂霉素、顺铂、阿霉素、依托泊苷、亚叶酸钙等。

3. 靶向治疗　在过去的几十年中，随着对肿瘤发病分子机制研究的不断深入，靶向药物成为晚期胃癌治疗的新选择。目前，针对晚期胃癌仅有HER2、VEGF两个分子靶点。常用的靶向药物单克隆抗体，如曲妥珠单抗、帕妥珠单抗、贝伐珠单抗、雷莫芦单抗等。

八、护理

1. 主要护理诊断

（1）疼痛：腹痛，与肿瘤浸润有关。

（2）营养失调：低于机体需要量，与胃癌造成的消化功能紊乱有关。

2. 其他护理诊断

（1）潜在并发症：穿孔、上消化道出血、幽门梗阻等。

（2）焦虑：与患者知晓病情有关。

（3）活动无耐力：与患者进行性消瘦有关。

3. 护理目标

（1）患者发生并发症的风险降低。

（2）患者疼痛减轻，营养状况得到改善，生活质量得到提高。

4. 护理措施

（1）疼痛：腹痛。

1）一般护理：卧床休息，协助采取缓解疼痛的体位，未明确诊断时应禁食，必要时胃肠减压。

2）病情观察：观察患者腹痛的部位、性质及程度，发作持续时间等，监测患者生命体征、意识状态及有无并发症等。

3）药物护理：由于肿瘤浸润，尤其是中晚期的患者会出现明显的腹部疼痛，需要遵医嘱给予镇痛药。镇痛药共分为五大类。①非甾体抗炎药：如阿司匹林、布洛芬等。②中枢性镇痛药：如曲马多等。③麻醉性镇痛药：如吗啡、哌替啶等。④解痉镇痛药：如阿托品、莨菪碱等。⑤抗焦虑镇痛药：如安定等。由于肿瘤浸润引起的疼痛比较明显，临床上常用麻醉性镇痛药，给药时要遵循WHO三阶梯药物镇痛从而达到镇痛目的。如果患者药物镇痛效果出现耐药或者不明显时，可以给予患者使用镇痛泵，由麻醉科医生经由静脉、皮下或椎管内给药，使药物作用效果持续。

4）对症护理：①化疗药物的并发症。遵医嘱进行化学治疗，具体护理措施参见第六章第五节。②胃癌术后护理。术后患者的生命体征需受到严密监控，同时应密切观察切口的愈合状况，以及感染的征兆。敷料应定期更换，确保切口保持干燥与清洁。鼓励患者尽早进行下床活动，以预防深静脉血栓的形成。在饮食方面，初期应以流质食物为主，随后逐步过渡至半流质及普通饮食，同时注意营养的均衡，以促进身体的恢复。心理护理亦不可忽视，应及时对患者的焦虑、恐惧等负面情绪进行疏导，增强其战胜疾病的信心。此外，定期进行复查，监测病情的进展，以便及时调整治疗方案。

5）心理护理：肿瘤患者在知晓疾病后，往往会出现无法接受的心理问题，尤其是中晚期患者，常因疾病预后不佳出现明显的抗拒、低落、暴躁，甚至是抑郁的心理问题，需要护理人员及其家属认真倾听、细心照顾并且及时给予鼓励与安慰。

（2）营养失调：低于机体需要量。

1）饮食护理：①烹调方法应以炖、蒸、煮、烧为主，尽量少用煎、炸、腌制、生拌等食用方法。②宜少食多餐，定时定量，既要保证足够的营养，又不增加胃肠道的负担。③食品宜多样化，以细、软、易于消化为主，应多进食富含维生素的蔬果。④宜按病情分别采用普食、半流食、流食等。⑤严禁烟、酒，少食用腌制食品、咸鱼和其他的咸味食品。⑥对于存在吞咽困难的患者，要及时静脉输注多种营养素，保证机体热量需要，避免出现负氮平衡。

2）营养监测：定期监测体重、腹围等指标，监测白蛋白等营养指标。

5. 护理评价

（1）患者未出现并发症。

（2）患者疼痛减轻，营养状况改善，生活质量提高。

6. 健康指导

（1）疾病预防指导：改变饮食结构，多食蔬菜、水果，豆类食物和牛奶，肉（包括鲜鱼）、蛋。提倡食用大蒜、绿茶等，做好粮食的防霉、去霉工作，保护食用水的卫生，积极治疗胃溃疡、慢性胃炎，治疗胃内幽门螺杆菌感染。对高发区及高危人群进行胃癌的普查。

（2）生活指导：改变不良饮食习惯，避免暴饮暴食，三餐不定时；进食不宜过快、过烫、过硬；少食熏腌食品，避免高盐饮食。不酗酒，不吸烟。

（3）用药指导：遵医嘱合理的选择化疗药物，对于镇痛药物要严格遵医嘱按照剂量合理的使用。手术后的患者要定时复诊，防止术后并发症的发生。无法手术的患者要延缓病情进展，延长生命周期。

思考题

1. 胃癌患者的治疗方法有哪些？
2. 胃癌患者的饮食护理包括什么？

小结

第六节　肠结核和结核性腹膜炎

一、肠结核

肠结核是结核分枝杆菌侵犯肠道引起的肠道慢性特异性感染。肠结核临床表现为腹痛，腹部肿块，腹泻、便秘交替及全身中毒症状。本病多见于青壮年，女性略多于男性。

（一）病因与发病机制

病原菌主要为人型结核分枝杆菌，约占90%，极少数为牛型结核分枝杆菌。结核分枝杆菌侵犯肠道主要是经口感染肠结核，也可由血行播散引起，见于粟粒性肺结核或由腹腔内结核病灶直接蔓延，如女性生殖器结核。结核分枝杆菌入侵肠道后，多在回盲部引起结核病变，其他部位按发病率高低依次为升结肠、空肠、横结肠、降结肠、阑尾、十二指肠和乙状结肠等。

肠结核易发生回盲部主要与以下两方面因素有关：①含结核分枝杆菌的食物在回盲部停留时间较长，增加感染机会。②结核分枝杆菌易侵犯淋巴组织，而回盲部淋巴组织丰富。

（二）分类

肠结核病变以炎症渗出为主，当感染菌量多、毒力大，可发生干酪样坏死，形成溃疡，称为溃疡型肠结核；若患者机体免疫状况良好，感染轻，表现为肉芽组织增生、纤维化，称为增生型肠结核；如果兼有两种者，称为混合型肠结核。

（三）临床表现

多数缓慢起病，病程长，具体表现如下。

1. 症状

（1）腹痛：多位于右下腹部，也可牵涉到上腹部或脐周，引起相应部位的疼痛。疼痛的性质为钝痛或隐痛，进餐可诱发腹痛或加重腹痛，并伴有便意，排便后腹痛可有不同程度的缓解。

（2）腹泻与便秘：溃疡型肠结核主要表现为腹泻，排便次数因病变严重程度和范围不同而异，每天排便2～4次，病变严重而广泛时，腹泻次数增多，可达每天十余次。粪便为不含黏液、脓血的软便，无里急后重感觉。间断有便秘，大便呈羊粪状，隔数天又有腹泻。增生型肠结核多以便秘为主。

（3）腹部肿块：肿块位于右下腹，有压痛，比较固定，质地中等硬。见于增生型肠结核。若溃疡型肠结核合并有局限性腹膜炎，病变肠曲与周围组织粘连时，或同时伴有肠系膜淋巴结结核也可出现肿块。

（4）全身症状和肠外结核表现：常有结核病毒血症表现，溃疡型肠结核较明显，有午后低热、不规则热，伴有乏力、盗汗、消瘦、贫血，也可同时存在结核性腹膜炎、活动性肺结核的相关表现。增生型肠结核一般病程较长，偶有低热，多不伴有肠外结核。

（5）并发症：见于晚期患者，常有肠梗阻、结核性腹膜炎，多见急性肠穿孔。

2. 体征　患者呈慢性病容，消瘦、苍白、倦怠。增生型肠结核右下腹可触及包块，质地中等，较固定，伴有轻、中度压痛。溃疡性肠结核合并局限性腹膜炎、局部病变肠管与周围组织粘连，或同时有肠系膜淋巴结结核时，也可出现腹部包块。

（四）辅助检查

1. 血液检查　溃疡性结肠炎可有中度贫血，红细胞沉降率明显加快可作为评估结核病活动程度的指标之一。结核菌素试验呈强阳性者对本病诊断有帮助。

2. 粪便检查　粪便一般无黏液、脓血，镜下可见少量脓细胞与红细胞。粪便浓缩找结核分枝杆菌若为阳性，必须同时痰液找结核分枝杆菌阴性者，才有助诊断。

3. X线检查　胃肠钡餐或钡剂灌肠X线造影检查对肠结核诊断具有重要价值。溃疡型肠结核钡剂在病变肠段呈激惹征象，排空快，充盈不佳；增生型肠结核可见肠段增生性狭窄收缩与变形，钡剂充盈缺损及肠壁僵硬等，并发肠梗阻时只宜做钡剂灌肠X线造影检查。

4. 纤维结肠镜检查　可观察升结肠、回盲部病变，确定病变范围及性质，并取活组织做病理学检查，对本病诊断有重要价值。

（五）诊断要点

1．青壮年患者，原有肠外结核，特别是开放性肺结核，或与开放性肺结核患者有密切接触史者。

2．有腹泻、腹痛、便秘等消化道症状，并伴有发热、盗汗等全身症状，腹部检查发现右下腹压痛，或伴包块，或出现原因不明的肠梗阻。

3．可有中度贫血，白细胞计数正常，淋巴细胞计数增高，红细胞沉降率明显加快。

4．粪便多为糊样，一般不含黏液或脓血，常规镜检可见少量脓细胞和红细胞。粪便浓缩找结核分枝杆菌，阳性者有助于肠结核的诊断，但仅在痰液检查阴性时才有意义。

5．钡剂在病变肠段呈激惹征象，排空很快，充盈不佳，而在病变上、下肠段的钡剂充盈良好，回肠末段有钡剂潴留积滞。病变肠道如能充盈，可见黏膜皱襞粗乱，肠壁边缘不规则，有时呈锯齿状。也可见肠腔变窄，肠段收缩变形，回肠、盲肠正常角度消失。

6．结核菌素试验强阳性。

（六）治疗要点

肠结核的治疗目的是消除症状、改善全身情况、促进病灶愈合及防止并发症。肠结核早期病变是可逆的，因此，强调早期治疗。

1. 休息与营养　活动期肠结核需卧床休息，休息与充足营养可增强患者抵抗力，是治疗的基础。给予高蛋白、高维生素、高热量饮食，必要时可给胃肠外营养治疗。

2. 抗结核化学药物治疗　是本病治疗的关键，多采用短程化疗，疗程为6～9个月，一般用异烟肼与利福平两种杀菌药联合。对严重肠结核可再加用链霉素或吡嗪酰胺等三药联合。

3. 对症治疗　腹痛可用颠茄、阿托品，摄入不足或腹泻严重者应补充水、电解质，以保持水、电解质、酸碱平衡。对不完全性肠梗阻患者必要时可行胃肠减压，以缓解肠梗阻症状。

4. 手术治疗　只限于有并发症者，包括肠梗阻、肠穿孔、脓肿或瘘管形成者。

二、结核性腹膜炎

结核性腹膜炎是由结核分枝杆菌引起的慢性、弥漫性腹膜感染。以青壮年女性多见。

（一）病因与发病机制

本病由结核分枝杆菌感染腹膜引起，多继发肺结核或体内其他部位的结核病。感染途径有腹腔内结核病灶直接蔓延和血行播散。

（二）分类

本病根据病理改变可分为渗出型、粘连型和干酪型，以粘连型为最多见，干酪型（最少），上述两种或三种类型病变并存称为混合型。

（三）临床表现

本病由于病理类型不同，导致的临床表现也不同，多数起病慢，症状轻；少数起病急，以高热合并急性腹痛为表现。

1. 症状

（1）全身症状：患者会出现结核毒血症，主要表现为发热及盗汗，热型以低热和中等热居多，部分患者呈弛张热。渗出型、干酪型病例或合并有严重的腹外结核的患者可呈稽留热，盗汗严重，重者有贫血、消瘦、水肿、口角炎及维生素A缺乏症等营养不良的表现。在育龄妇女中，停经不育者较常见。

（2）腹部症状

1）腹痛：多位于脐周、下腹或全腹部，多为持续性隐痛或钝痛，疼痛多位于脐周、下腹，有时在全腹部。当患者出现急腹症时，应考虑腹腔结核病灶溃破后引起的急性腹膜炎，结核性腹膜炎少有穿孔。

2）腹胀：由腹膜炎伴有肠功能紊乱引起，患者可出现腹水，以小量、中等量为多见。

3）腹泻：由肠功能紊乱引起，一般为3～4次/天，有时便秘与腹泻交替。

2. 体征

（1）腹部压痛：局部或全腹部压痛，较轻微；干酪型可压痛严重伴反跳痛。

（2）腹壁柔韧感：腹壁紧张度增加的一种表现，可见本病各型。

（3）腹部肿块：多见粘连型或干酪型，常位于脐周。

（4）腹水：多见渗出型，当腹水＞1000ml时，移动性浊音阳性。

3. 并发症　肠梗阻多见于粘连型，肠瘘多见于干酪型。

（四）辅助检查

1. 血常规　部分患者有不同程度的贫血，继发感染者的白细胞计数可增高，红细胞沉降率多数增快，红细胞沉降率可作为病变活动的观察指标。

2. 结核菌素试验　呈强阳性者对诊断有一定帮助，但是粟粒性结核可呈现阴性。

3. 腹水检查　草黄色渗出液，静置后有自然凝固，少数为淡血色，偶见乳糜性。腹水葡萄糖＜3.4mmol/L，pH＜7.35时，指示细菌感染；特别是腹水腺苷脱氨酶活性增高时，提示结核性腹膜炎。

4. X线检查　腹部平片可见钙化影（淋巴结钙化），钡餐X线造影可发现肠粘连、肠结核、肠腔外肿块、肠瘘等。

5. 腹腔镜　适用于腹水型，有确诊价值。

（五）诊断要点

1. 原因不明的发热，持续2周以上，伴有盗汗，经一般抗生素治疗无效。

2. 有结核密切接触史或本人有其他肠外结核者。

3. 腹壁柔韧感，有腹水或可触及包块者。

4. 红细胞沉降率增快，腹水为渗出液者。

5. 胃肠钡餐X线造影检查发现肠粘连等征象者。

6. 结核菌素试验呈强阳性。

（六）治疗要点

结核性腹膜炎治疗的关键是及早合理、足疗程的抗结核治疗，同时要注意休息和合理且营养丰富的饮食。

1. 一般治疗　注意休息，如发热期要卧床休息，平日要加强营养，应给予高热量、高蛋白、高维生素饮食。

2. 抗结核化疗　坚持早期、联合、规则及全程抗结核化疗，一般可用3～4种药物联合强化治疗，重症患者可以酌情使用激素，但要与抗结核药物同时应用。

3. 腹水治疗　可适当放腹水，以减轻症状。

4. 手术治疗　用于严重合并症者，如肠梗阻、肠穿孔等并发症。

三、肠结核和结核性腹膜炎患者的护理

1. 主要护理诊断

（1）疼痛：腹痛，与肠结核或腹膜炎症有关。

（2）营养失调：低于机体需要量，与结核分枝杆菌毒性作用、消化吸收功能障碍有关。

2. 其他护理诊断

（1）体温过高：与结核毒血有关。

（2）便秘：与胃肠道功能紊乱有关。

（3）潜在并发症：肠梗阻、肠瘘等。

（4）焦虑：与疾病预后不理想有关。

3. 护理目标

（1）患者腹痛程度减轻。

（2）患者营养状况能够得到改善，减少并发症的发生。

4. 护理措施

（1）疼痛：腹痛。

1）一般护理：肠结核患者需卧床休息，以减轻腹痛，减少机体消耗。病情稳定后，可逐步增加活动量，以增强机体抵抗力。肠结核患者常有盗汗，护理人员应注意及时更换床单、衣物，保持干爽，以使患者更好休息。

2）饮食护理：合理的营养可增强患者机体抵抗力，促进肠病变愈合，是治疗肠结核的基础。

3）监测病情：注意观察患者的生命体征，腹痛的程度、性质及部位等，及早发现肠梗阻等并发症。

4）药物护理：在实施药物护理过程中，必须严格遵医嘱，确保患者能够准时、准确地服用抗结核药物。护理专业人员应密切关注患者的药物反应情况，及时识别并处理可能出现的不良反应，如肝功能异常、胃肠道不适等。此外，应加强对患者的健康教育，使他们充分理解药物治疗的必要性和重要性，从而提高治疗的遵从性。定期进行药物浓度检测，以确保药物在体内的有效浓度，进而实现最佳的治疗效果。

5）对症护理：按医嘱给予患者解痉、镇痛药物，对肠梗阻所致疼痛，应行胃肠减压，无效者需手术治疗；病情出现明显变化，如腹痛明显加重、便血，应立刻通知医生，并积极配合医生采取抢救措施；与患者交谈，分散其注意力；采用针灸、按摩等方法缓解疼痛。消毒隔离患者用过的餐具与用品应进行消毒处理，对有开放性肺结核患者应采取隔离措施。

6）心理护理：向患者讲解低热、盗汗、腹痛、腹泻等症状出现的原因及有关结核病的知识，帮助患者消除顾虑，树立战胜疾病的信心，使患者认识到此病经过坚持治疗是可治愈的。

（2）营养失调：低于机体需要量。

1）饮食护理：摄入高热量、高蛋白、高维生素又易消化的食物有利于疾病的治愈。有脂肪泻的患者应少食乳制品、易发酵的食物如豆制品、富含脂肪及粗纤维的食物，以免加快肠蠕动。肠梗阻的患者应禁食。

2）食物选择：多吃水果，如橘、橙，它们有丰富的维生素C，可以促进营养物质吸收，并且可以提高机体的抗感染能力。选择优质的蛋白类食物，如鲜虾、鸡蛋，以提高机体免疫力，也可以有效地减轻肠结核的症状。注意饮食清淡，应当吃易消化的食物，可以多吃新鲜的蔬菜，如菠菜、白菜，以促进胃肠的蠕动，减轻消化道的负担。避免辛辣刺激的食物，如辣椒、芥末等。

3）营养监测：定期监测体重、腹围等指标，监测白蛋白等营养指标。

5. 护理评价

（1）患者腹痛减轻。

（2）患者营养状况改善，未发生严重并发症。

6. 健康指导

（1）疾病知识指导：要加强结核病的卫生宣教，对于结核病患者使用过的器具，严格遵守终末消毒制度；向患者讲解结核相关知识，并指导患者保证休息，维持营养均衡，遵医嘱规律服药，定时随诊。

（2）饮食指导：肠结核患者应该注重合理饮食，在日常生活中，肠结核患者应该多吃易消化、营养丰富的食物，提倡结核患者进食时采用分餐制。

小结

思考题

1. 肠结核腹痛部位在何处？为什么腹泻与便秘交替出现？
2. 结核性腹膜炎的腹部触诊有何特点？
3. 结核病的毒血症状主要是什么？有何特点？

第七节　炎症性肠病

一、溃疡性结肠炎

溃疡性结肠炎（ulcerative colitis，UC）是一种病因不明的直肠和结肠慢性非特异性炎性疾病。病变位于大肠黏膜与黏膜下层，多数在直肠和乙状结肠，可扩展至降结肠、横结肠，也可累及全结肠，病变呈连续性弥漫性分布。

（一）病因与发病机制

病因尚未完全清楚，肠黏膜屏障是肠道重要的防御体系，由机械屏障、免疫屏障、生物屏障和化学屏障4部分组成。4道屏障共同维持肠道内寄生的正常菌群组成的微生态系统，分泌修复因子、加固细胞间紧密连接，还可以抵御致病菌侵袭肠道。因此研究认为本病是由多因素相互作用所致肠道黏膜受损引起的。肠黏膜屏障与肠道免疫炎症、肠道菌群失衡密切相关，这是UC致病的关键机制。

1. 免疫因素　各种原因引起炎症通路被激活，炎症因子分泌增多，损伤肠黏膜屏障。

2. 环境因素　辛辣刺激饮食，污染的空气，吸烟、饮酒等不良的生活方式都是会引起肠黏膜屏障受损。

3. 其他因素　如精神因素、遗传因素等都与疾病的发生有关。

（二）临床表现

大多数起病缓慢，偶有急性暴发起病。病程呈慢性，发作与缓解交替出现。饮食失调、劳累、精神因素、感染可使疾病复发或加重。

1. 消化系统表现

（1）症状

1）腹痛：轻者或缓解期患者可无腹痛或仅有腹部不适，活动期一般有轻、中度腹痛，局限于左下腹或下腹部，排便后疼痛可减轻或缓解。重症可有持续性剧烈腹痛，有疼痛→便意→便后缓解的规律，常有里急后重。

2）腹泻：一般均有腹泻，为最主要症状。腹泻主要是炎症导致大肠黏膜对水钠吸收障碍及结肠运动功能失调引起。大便的情况可以反映病情轻重，轻者每天2～3次，重者每天10次以上，可为黏液、脓血便，血便，常有里急后重，粪便中黏液脓血是由炎症渗出、黏膜糜烂及溃疡所致。病变比较局限时患者可间断出现便秘。

（2）体征：轻者左下腹轻压痛，重者及暴发型患者常引起鼓肠、腹肌紧张、压痛及反跳痛。

2. 全身表现　低、中度发热，重者可有高热、贫血、消瘦、水与电解质平衡失调、低蛋白血症及营养不良。

3. 并发症

（1）中毒性结肠扩张：在急性活动期发生，发生率约为2%，中毒症状明显，伴腹胀、压痛、反跳痛，肠鸣音减弱或消失，白细胞计数增多。X线腹平片可见肠腔加宽、结肠袋消失等，易并发肠穿孔，病死率高。

（2）肠穿孔：发生率为1.8%左右。多在中毒性结肠扩张基础上发生，引起弥漫性腹膜炎；出现膈下游离气体。

（3）大出血：是出血量大而要输血治疗者，其发生率为1.1%～4.0%。除因溃疡累及血管发生出血外，低凝血酶原血症亦是重要原因。

（4）息肉：本病的息肉并发率为9.7%～39.0%，常称这种息肉为假性息肉。

（5）癌变：发生率报道不一，有研究认为比无结肠炎者高数倍。多见于结肠炎病变累及全结肠、幼年起病和病史超过10年者。

（6）与自身免疫反应有关的并发症：如关节炎、风湿病、虹膜炎等。

（三）辅助检查

1. 血液检查　可有贫血，活动期白细胞增高，红细胞沉降率增快和C反应蛋白增高是活动期的标志，此外，还会出现严重而持久的血清白蛋白降低。

2. 粪便检查　常有黏液脓血便，镜下可见红细胞、白细胞。

3. 钡剂灌肠X线检查　可显示结肠袋变浅或消失，肠腔狭窄，肠壁变硬，肠管缩短、变细，可呈铅管状。当有伪息肉形成时，可见多发性充盈缺损。

4. 结肠镜检查　全结肠或乙状结肠镜检查对本病诊断有重要价值。

（四）诊断要点

有持续反复发作的腹泻和黏液脓血便、腹痛、里急后重、不同程度的全身症状，结合结肠镜改变至少1项且黏膜活组织检查排除了肠结核、克罗恩病、痢疾等，即可诊断本病。

（五）治疗原则

国际炎症性肠病研究组织（IOIBD）在最新的炎症性肠病治疗目标选择共识（STRIDE），特别是在STRIDE-Ⅱ共识声明中明确提出黏膜愈合为UC最新治疗目标治疗的目的，那对于UC的治疗原则是控制发作，维持缓解，减少复发，防治并发症。

1. 一般治疗　急性期卧床休息，给予流质饮食。患者需禁食者，给予静脉营养。腹痛时给予解痉镇痛药。

2. 氨基水杨酸制剂　柳氮磺吡啶为首选药物，适用于轻型、中型及重型经治疗已有缓解者，发作时每天4～6g，分4次口服；病情缓解后改为每天2g维持，疗程1～2年。

3. 糖皮质激素　适用于暴发型或重型或应用磺胺吡啶类药物无效的患者。常用氢化可的松每天200～300mg或地塞米松每天10mg静脉滴注，1～14天改为口服泼尼松每天60mg。病情控制后逐渐减量，直至停药。

4. 免疫抑制药　适用于对激素治疗效果不佳或对激素依赖的慢性持续型病例。

5. 手术治疗　适用于并发肠穿孔、大出血、重症患者特别是合并中毒性巨结肠经积极的内科治疗无效者。

6. 中医治疗　使用白头翁汤、葛根芩连汤、芍药汤和乌梅丸等进行中药灌肠。

（六）护理

1. 主要护理诊断

（1）腹泻：与炎症导致肠黏膜对水钠吸收障碍有关。

（2）营养失调：低于机体需要量，与长期腹泻及吸收障碍有关。

2. 其他护理诊断

（1）有体液不足的危险：与长期腹泻导致体液丢失过多有关。

（2）疼痛：腹痛，与肠道炎症有关。

（3）焦虑：与病情反复有关。

（4）潜在并发症：肠穿孔、大出血、癌变等。

3. 护理目标

（1）患者腹泻症状减轻。

（2）患者营养状况改善，减少并发症的发生。

4. 护理措施

（1）腹泻

1）一般护理：活动期患者应充分休息，减少精神和体力负担。给患者提供安静、舒适的休息环境，使患者得到身心全面的休息，以减少患者的胃肠蠕动，减轻症状。

2）病情观察：严格记录患者排便次数、粪便性状、颜色和量。记录患者每日摄入量。注意有无脱水貌；注意监测伴随症状、肛周皮肤状况、血生化指标及粪便常规等。注意有无并发症的发生。

3）对症护理：要指导患者和家属做好肛门及周围皮肤的护理，如手纸要柔软，擦拭动作宜轻柔，便后用肥皂与温水清洗肛门及周围皮肤，清洗后轻轻拭干局部，必要时局部涂抹无菌凡士林软膏或涂擦抗生素软膏以保持皮肤的完整性。

4）用药护理：护理人员应向患者及家属做好有关用药的解释工作，如药物的用法、作用、不良反应等，柳氮磺吡啶既可出现恶心、呕吐、食欲缺乏等剂量相关性药物不良反应，饭后服用可减少消化道症状；又可引起皮疹、粒细胞减少、自身免疫性溶血、再生障碍性贫血等，服药期间应定期复查血常规，出现不良反应要及时报告给医生。应用肾上腺皮质激素要注意激素用量和停药的注意事项。对于采用灌肠疗法的患者，应指导患者尽量抬高臀部，以延长药物在肠道内的停留时间。

5）心理护理：由于溃疡性结肠炎的患者病程较长，症状反复出现，患者容易缺乏战胜疾病的信心，思想顾虑较重，久而久之患者会有抑郁或焦虑。护理人员应耐心向患者做好宣传解释工作，使其认识到积极配合治疗、良好的心态调节可使症状得到较好控制和长期缓解，从而帮助患者树立战胜疾病的信心和勇气。

（2）营养失调：低于机体需要量。

1）饮食原则：给予易消化、少纤维素、富含热量、高蛋白质、低渣软食，有利于肠道吸收。急性发作期和暴发型患者应进食无渣流质或半流质饮食，避免进食生冷及含纤维素多的食物，病情严重者应禁食并行胃肠外营养，使肠道得以休息利于减轻炎症，控制症状。

2）食物选择：食物的选择上可以适当吃清淡食物，如白菜、豆腐，能够补充身体内的营养，也不会加重肠道的负担。主食选择可以适当吃面条、粥类等食物，有利于肠道修复。蛋白质可以选择适当吃鱼肉、鸡蛋等食物，补充人体内所需的营养物质。

3）营养监测：定期监测体重、腹围等指标，监测白蛋白等营养指标。

5. 护理评价

（1）患者腹泻次数明显减少，未出现水、电解质、酸碱平衡紊乱。

（2）患者营养状况改善，未出现严重并发症。

6. 健康指导

（1）疾病知识指导：注意劳逸结合，不可太过劳累；暴发型、急性发作和严重慢性型患者，应卧床休息。注意衣着，避免着凉；适当进行体育锻炼以增强体质。平时要保持心情舒畅，避免精神刺激，解除各种精神压力。

（2）饮食指导：应进食柔软、易消化、富有营养和足够热量的食物。宜少量多餐，补充多种维生素。勿食生、冷、油腻及多纤维素的食物。注意食品卫生，避免肠道感染诱发或加重疾病。忌烟酒、辛辣食品、减少牛乳和乳制品的摄入。

（3）用药指导：严格遵医嘱进行用药，不可将症状消失作为停药的标准，定期复诊。

二、克罗恩病

克罗恩病（CD），又称局限性肠炎、局限性回肠炎、节段性肠炎和肉芽肿性肠炎，是一种原因不明的肠道炎症性疾病，在胃肠道的任何部位均可发生，但多发于末端回肠和右半结肠。好发人群为18～30岁青少年，克罗恩病和慢性非特异性溃疡性结肠炎两者统称为炎症性肠病（IBD）。

（一）病因与发病机制

克罗恩病属于炎症性肠病的一种，俗称“绿色癌症”。该病病因与发病机制尚未完全明确，可能与感染、体液免疫和细胞免疫有一定关系。

1. 免疫因素 转录因子核因子-κB（NF-κB）家族是免疫发育、免疫反应、炎症和癌症的关键调控因子。研究表明，NF-κB在克罗恩病患者的病变肠道组织中显著激活。

2. 环境因素 辛辣刺激饮食、污染的空气、吸烟饮酒等不良的生活方式都是会引起肠黏膜肠黏膜屏障受损。

3. 其他因素 如精神因素、遗传因素等都与疾病的发生有关。

（二）临床表现

本病具体的临床表现为腹痛、腹泻、腹块、瘘管形成和肠梗阻，可伴有发热、贫血、营养障碍及关节、皮肤、眼、口腔黏膜、肝脏等肠外损害。本病可反复发作，迁延不愈。

1. 消化系统表现

（1）腹痛：位于右下腹或脐周，呈痉挛性疼痛，腹痛间歇性发作，尤其餐后腹痛症状加重，排便后缓解。如果腹痛持续，压痛明显，提示炎症波及腹膜或腹腔内，形成脓肿。

（2）腹泻：由病变肠段炎症渗出、蠕动增加及继发性吸收不良引起。开始为间歇发作，后期为持续性糊状便，无脓血或黏液。病变涉及结肠下段或直肠者，可有黏液血便及里急后重感。

（3）肛门直肠周围病变：少数患者出现肛门、直肠周围瘘管、脓肿形成，肛裂等病变。

2. 全身表现

（1）发热：由肠道炎症活动或继发感染引起，常为间歇性低热或中等度发热，少数呈弛张热，可伴毒血症，少数患者以发热为首发症状。

（2）营养障碍：因食欲缺乏、慢性腹泻及慢性消耗疾病所致消瘦、贫血、低蛋白血症、维生素缺乏、缺钙、骨质疏松等症状。腹泻严重患者会出现水、电解质、酸碱平衡紊乱。

3. 肠外表现 由于免疫因素的参与，患者会出现自身免疫性疾病如关节炎、风湿热、虹膜炎等。

4. 体征

（1）腹部包块：以右下腹与脐周为多见，是肠粘连、肠壁与肠系膜增厚、肠系膜淋巴结肿大、内瘘或局部脓肿形成所致。

（2）瘘管形成：是克罗恩病临床特征之一。由透壁性炎性病变穿透肠壁全层至肠外组织或器官，形成瘘管。瘘管的形成为大部分患者首发或突出体征。

5. 并发症 克罗恩病的常见并发症为不同类型的肠梗阻，偶见腹腔内脓肿、吸收不良综合征、急性穿孔大量便血等。

（三）辅助检查

1. 血液检查 红细胞、血红蛋白计数降低，且贫血程度与本病的严重程度呈正相关。由于疾病发作期炎症反应的影响，白细胞计数明显增高。腹泻严重时，会出现电解质紊乱情况。

2. 粪便检查 粪便隐血试验阳性。

3. 影像学检查 X线小肠造影，可见肠管狭窄程度，钡剂检查呈“跳跃”现象，由于肠壁增厚，导致造影钡剂的肠袢分离，B超显示肠壁增厚、腹部包块等。

4. **结肠镜检查**　是诊断克罗恩病最敏感的检查方法。

（四）诊断要点

慢性起病，反复发作的右下腹或脐周痛，常有肠梗阻、腹部压痛、腹部包块等伴随症状，结合X线和结肠镜检查，但克罗恩病往往与急性阑尾炎、肠结核、小肠淋巴瘤、十二指肠壶腹后溃疡、溃疡性结肠炎、缺血性结肠炎、结肠结核、阿米巴肠炎、结肠淋巴瘤、放射性结肠炎等表现相似，排除后即可诊断。

（五）治疗原则

治疗原则与溃疡性结肠炎一致，主要是控制发作，维持缓解，减少复发，防治并发症。

1. **氨基水杨酸制剂**　柳氮磺吡啶（SASP）和5-氨基水杨酸（5-ASA）适用于慢性期和轻、中度活动期患者。一般认为SASP不能预防克罗恩病复发。对不能耐受SASP或过敏者可改用5-ASA。

2. **糖皮质激素**　适用于疾病发作期，是控制疾病活动的最有效的药物，但往往与水杨酸制剂联合使用。

3. **生物制剂**　随着医疗的进步，克罗恩病的免疫治疗取得很大进展，目前包括57种针对抗肿瘤坏死因子-α（TNF-α）的单克隆抗体。如那他珠单抗、维多珠单抗。

4. **免疫抑制药**　对于激素依赖或者激素抵抗的患者，可以使用硫唑嘌呤来治疗。

5. **细胞疗法**　近年来细胞疗法逐渐成为克罗恩病的研究热点。间充质干细胞（MSC）与免疫细胞相互作用，共同调节免疫系统。

6. **手术治疗**　手术主要针对有疾病发作所带来的并发症，如肠管狭窄可以内镜下进行狭窄切开术等。

（六）护理

1. **主要护理诊断**

（1）营养失调：低于机体需要量，与长期腹泻、肠道吸收障碍有关。

（2）疼痛：腹痛，与肠内容物通过狭窄肠断或者炎症刺激肠道有关。

（3）有体液不足的危险：与长期腹泻导致体液丢失过多有关。

2. **其他护理诊断**

（1）腹泻：与肠道炎性渗出和肠道吸收功能障碍有关。

（2）潜在并发症：肠梗阻等。

（3）焦虑：与疾病反复迁延不愈有关。

3. **护理目标**

（1）患者疼痛症状减轻。

（2）患者营养状况改善，减少并发症的发生。

4. **护理措施**

（1）营养失调：低于机体需要量。

1）食物选择：易消化、含有较少纤维素、营养丰富、热量充足的食物，有利于人体的吸收，减少对肠道黏膜的刺激，摄入足够的热量，有利于人体的代谢。避免食用凉性水果、冷饮、多纤维的蔬菜及其他具有刺激性的食物，同时，还要禁止食用牛乳和乳制品。

2）营养监测：通过对患者饮食、体重进行观察，通过对血红蛋白、血清、电解质、血清蛋白质等指标的检测，来了解患者的营养情况。

3）养成良好的生活习惯，在治疗的过程中，要注意饮食的健康，这样才能更好地促进疾病的康复。

（2）疼痛：腹痛。

1）一般护理：注意休息，如发热期要卧床休息，平日要加强营养，应给予高热量、高蛋白、高维生素饮食。

2）病情观察：严密观察患者腹痛的性质部位及伴随症状，如出现腹绞痛、腹部压痛及肠鸣音亢进或消失，应考虑是否并发肠梗阻，及时通知医生进行处理。

3）用药护理：具体措施参见本章第七节。

4）对症护理：腹痛剧烈时可用热水袋进行保暖，物理镇痛，腹泻患者，做好肛周皮肤护理，高热的患者遵医嘱进行物理或药物降温，做好患者的安全护理等。

5）心理护理：克罗恩病程相对较长，所以要认真倾听患者的心声，真正做到知行合一，达到整体护理的效果。

（3）有体液不足的危险

1）病情观察：密切观察患者液体平衡情况，严密监测患者的生命体征、神志及尿量的变化，患者是否出现口渴、口唇干燥、皮肤弹性下降、尿量减少、神志淡漠等脱水症状。

2）补充水分和电解质：严格遵医嘱，及时给予患者充足的电解质和营养，避免由电解质紊乱、体液不足造成有效循环血量不足的危险。

5. 护理评价

（1）患者疼痛明显减轻。

（2）患者营养状况改善，未出现严重并发症。

6. 健康指导　同溃疡性结肠炎。

小结

思考题

1. 简述炎症性肠病的两种类型及两者在病理、临床表现上的主要区别。

2. 治疗炎症性肠病的常用药是什么？

3. 炎症性肠病患者如何进行健康指导？

第八节　肝硬化与肝性脑病

一、肝硬化

（一）概述

肝硬化是临床常见的慢性进行性肝病，是由一种或多种病因长期或反复作用形成的弥漫性肝损害。主要以广泛的肝细胞坏死、再生结节的形成、纤维组织增生和假小叶的形成为主要病理改变，由于病理变化导致的肝功能损伤历时时间较长，早期由于肝脏代偿功能较强可无明显症状，晚期则以肝功能损害和门静脉高压为主要表现，并有多系统受累，晚期常出现上消化道出血、肝性脑病、继发感染、脾功能亢进、腹水、癌变等并发症。肝硬化好发于35～50的中年人，且男性多于女性。

（二）病因与发病机制

1. 病毒性肝炎　是我国引起肝硬化最常见的原因，以乙型和丙型病毒性肝炎较常见，我国目前肝硬化患者中有6500万的乙型病毒性肝炎（乙肝）和1000万左右的丙型病毒性肝炎（丙肝）引起的肝硬化，肝炎所引起的大量肝细胞坏死和纤维化可以直接演变成肝硬化。

2. 酒精性肝炎　长期的酒精（乙醇）摄入对肝脏损伤很大，乙醇会经过肝脏代谢，乙醇及代谢的中间产物乙醛对于肝细胞的损伤直接引起肝损伤。在我国，酒精性肝硬化的发病人数在6200万左右。

3. 营养障碍　研究调查发现，营养不良可降低肝细胞对有毒和传染因素的抵抗力，而成为肝硬化的间接病因。营养过剩所造成的脂肪性肝炎也会造成肝硬化。

4. 药物或工业毒物　长期接触某些工业毒物，如含砷杀虫剂、四氯化碳、黄磷、氯仿等，或者长期需要服用某些药物如降脂药物、化疗药物、抗结核药物等都会对肝脏造成损害，引起中毒性肝炎，最终演变成肝硬化。

5. 胆汁淤积　肝外胆管阻塞或肝内胆汁淤积时高浓度的胆红素对肝细胞有损害作用，久之可发生肝硬化，肝内胆汁淤积所致者称原发性胆汁性肝硬化，由肝外胆管阻塞所致者称继发性胆汁性肝硬化。

6. 遗传和代谢疾病　某些代谢疾病会造成某些物质沉积于肝脏上，引起肝脏纤维化，如肝豆状核变性是因为铜（Cu）元素的过渡沉积，血色病是由于铁（Fe）元素的过多沉积。

7. 免疫性疾病　免疫因素参与体内的调节造成自身免疫性慢性肝炎的发生，最终引起肝硬化。

8. 循环障碍　慢性充血性心力衰竭、慢性缩窄性心包炎可使肝内长期淤血缺氧，引起肝细胞坏死和纤维化，称淤血性肝硬化，也被称为心源性肝硬化。

9. 血吸虫　血吸虫病患者容易发生肝硬化，由于虫卵在汇管区刺激结缔组织增生成为血吸虫病性肝纤维化，可引起显著的门静脉高压，亦称为血吸虫病性肝硬化。

10. 原因不明　发病原因无法明确所引起的肝硬化。

（三）临床表现

肝硬化的临床表现，临床上根据肝功能的损伤及是否出现并发症，分为代偿期和失代偿期。

1. 代偿期　代偿期的表现无特异性，以乏力、食欲缺乏、低热等为主要表现，可伴有恶心、呕吐、厌油腻等。残存的肝细胞能维持肝脏的基本功能，所以肝功能检查多在正常或轻度异常。

2. 失代偿期　主要是肝功能减退和门静脉高压形成所引起的表现。

（1）肝功能减退

1）全身症状：乏力、消瘦、尿少、下肢水肿，部分患者会出现不同程度的发热情况。

2）消化系统表现：食欲缺乏是患者最常见的表现，进餐后患者会出现腹胀、胃肠功能紊乱，甚至吸收不良综合征引发腹泻等。

3）分解功能：肝功能受损，肝脏的合成能力相对减弱，肝细胞大量损伤时，患者会出现黄疸，主要是患者对于胆红素的分解明显不足。若患者出现黄疸，此时提示患者预后不良。肝脏也是很多激素的灭活场所，肝功能受损，雌激素不能被大量灭活，导致末梢血管扩张，会在患者上腔静脉引流区域出现肝掌和蜘蛛痣的表现。抗利尿激素分泌也会增多，会加速患者出现腹水和下肢水肿。

4）合成功能：肝脏是大量凝血因子存在和白蛋白合成的唯一场所，肝功能受损时，会导致凝血因子合成不足，患者会出现出血情况，而白蛋白合成不足会造成患者营养不良、肠道吸收障碍等，患者会出现消瘦、贫血等症状。肝功能减退时，也会引起三碘甲状腺原氨酸（T_3）、甲状腺素（T_4）水平下降，造成甲状腺相关疾病的发生，主要是由蛋白合成减少，造成脱碘酶合成下降多引起的。大部分肝硬化患者会出现面色黝黑，主要是肝功能减退时，对于胆固醇酯的合成减少，使垂体轴分泌黑色素增加，出现肝病面容。

（2）门静脉高压：门静脉高压的主要表现是脾大、侧支循环的建立与开放和腹水。

1）脾大：门静脉高压所导致脾静脉压力增高，造成脾静脉淤血与肿胀，形成脾大。脾功能亢进时会出现对外周血的细胞破坏加大，引起外周血血小板、红细胞、白细胞的数量减少。

2）侧支循环的建立与开放：正常情况门静脉系与腔静脉系之间的交通支很小，当门静脉压力增高时，为了保证回心血流量，门静脉系和腔静脉系需要建立吻合静脉，形成侧支循环。常见的侧支循环如下。①食管胃底静脉曲张：破裂致上消化道大出血，出现呕血、黑便等表现。②腹壁静脉曲张：脐静脉的重新开放，以脐周为中心向上下延伸，压力高时，腹壁能明显看到“水母头”状的静脉曲张。③痔静脉曲张：破裂致便血。

3）腹水：腹水是肝硬化失代偿期最显著的临床表现。形成腹水的主要原因：①门静脉压力增高，毛细血管静水压升高，使组织间液漏入腹腔，是引起肝硬化腹水最常见的因素。②肝功能减退，白蛋白合成减少，血浆胶体渗透压降低，组织间液进入腹腔。③肝脏对于抗利尿激素作用下降，造成水钠潴留。④有效循环血量不足，摄血流量下降，影响有效循环血量，造成腹水。⑤淋巴液生成增多。

4）肝脏体征：早期肝脏增大，质地中等。晚期缺血严重肝脏缩小，质地坚硬，一般无压痛。

3. 并发症

（1）上消化道出血：主要是腹压升高、食物损伤、胃酸腐蚀等造成食管胃底静脉曲张破裂出血所致，为本病最常见的并发症。

（2）感染：由患者营养失调造成抵抗力下降、门静脉侧支循环开放等原因引发患者自发性腹膜炎、肺炎、胆道感染、尿路感染等。若患者发生感染，有腹水的患者腹水的性质会发生变化。

（3）肝性脑病：晚期肝硬化患者最严重的并发症，参见“肝性脑病”一节。

（4）原发性肝癌：当患者腹水呈血性时，要警惕患者发生癌变。参见“原发性肝癌”一节。

（5）肝肾综合征：晚期肝硬化患者常见。由于大量放腹水、肾血管收缩、肾内血流重分布，导致肾皮质缺血和肾小球滤过率下降，引发功能性肾衰竭。肝肾综合征虽有肾衰竭的表现，但是肾脏无明显的器质性损害。

（6）电解质紊乱：常见低钠、低钾、低氯性碱中毒。

（7）肝肺综合征：晚期肝病患者出现肝功能减退，对于有些有毒物质的灭活减少，引起毒素蓄积，使肺内毛细血管扩张，血流增多，有部分气体没有经过气体交换，患者会出现缺氧、呼吸困难、低氧血症等。

（8）门静脉血栓：门静脉压力过高，门静脉血流减慢形成血栓，患者会出现腹水明显增多。

（四）辅助检查

1. **血常规**　代偿期多数正常，失代偿期由于脾功能亢进造成外周白细胞、血小板、红细胞数量减少。

2. **肝功能检查**　代偿期正常或轻度异常，失代偿期时，转氨酶升高，肝功能受损时，谷丙转氨酶（ALT）增高明显，但是肝功能大量坏死造成肝功能受损时，以谷草转氨酶（AST）升高明显。血清中白蛋白数值降低，球蛋白增高，肝功能严重受损时，白蛋白/球蛋白比值降低，甚至倒置。因纤维组织增生，血清Ⅲ型前胶原肽、Ⅳ型胶原、透明质酸的数值常显著增高。

3. **尿液检查**　失代偿期可见蛋白尿、血尿等，胆红素代谢障碍时，尿中可见胆红素。

4. **免疫学检查**　①免疫球蛋白：IgA、IgG、IgM可升高。②自身抗体、抗核抗体、抗线粒体抗体、抗平滑肌抗体、抗肝脂蛋白膜抗体可呈阳性反应。③其他免疫学检查：补体减少、CD8细胞减少，功能下降等。

5. **腹水检查**　正常腹水性质呈漏出液，漏出液性质呈清亮、蛋白含量少，若患者发生感染，腹水性质呈渗出液，渗出液性质呈黏稠发黄、蛋白含量多。

6. **影像学检查**　钡餐X线检查：食管静脉曲张呈虫蚀样或蚯蚓状充盈缺损；胃底静脉曲张显示菊花样充盈缺损。B型及彩色多普勒超声检查：肝被膜增厚，肝脏表面不光滑，肝实质回声增强，粗糙不匀称，门静脉直径增宽、脾大、腹水。CT检查：肝脏各叶比例失常，密度降低，呈结节样改变，肝门增宽、脾大、腹水。

7. **肝组织活检（肝活检）**　是目前诊断肝硬化的金标准，穿刺活检能在电镜下看到“假小叶”的形成即可确诊，但肝活检是有创操作，存在风险。

（五）诊断要点

肝硬化失代偿期的诊断：主要有病毒性肝炎、酗酒、营养障碍等病史，检查指标中出现肝功能减退和门静脉高压的表现，排除其他肝炎、肝癌即可诊断。

肝硬化代偿期的诊断：由于表现不典型，高危人群需要定时监测肝功能，必要时做肝活检明确诊断。

（六）治疗要点

肝硬化是因组织结构紊乱而致的肝功能障碍。目前尚无根治办法。主要在于早期发现和阻止病程进展。

1. 代偿期治疗

（1）病因治疗：去除引起肝硬化的病因，如戒酒、解除胆道梗阻。

（2）药物治疗：用核苷酸类药物抗乙型肝炎病毒（HBV）治疗；干扰素联合利巴韦林治疗丙型肝炎病毒（HCV），失代偿期不能使用干扰素、秋水仙碱等抗肝纤维化药物。肝炎活动期可给予保肝、降酶、退黄等治疗，如葡醛内酯、维生素C。必要时静脉输液治疗，如促肝细胞生长素、还原型谷胱甘肽、甘草酸类制剂等。

（3）对症治疗：给予高热量、富含维生素、适量蛋白、易消化的饮食，静脉输入高渗葡萄糖液以补充热量，输液中可加入维生素C、胰岛素、氯化钾等。注意维持水、电解质、酸碱平衡。病情较重者可输入白蛋白、新鲜血浆。

2. 失代偿期治疗

失代偿期的病因治疗和对症治疗与代偿期治疗基本一致。除此以外，还包括以下治疗。

（1）腹水治疗

1）一般治疗：包括卧床休息，限制水、钠摄入。尤其是血钠值＜125mmol/L时，需严格限制水的摄入。

2）利尿剂治疗：利尿药的使用需要保钾和排钾联合使用，避免出现血钾紊乱。

3）提高血浆胶体渗透压：每周定期少量、多次静脉输注血浆或白蛋白提高血浆胶体渗透压，可促进腹水消退，也可以改善机体营养状况。

4）反复大量放腹水：用于治疗难治性腹水，一般每放腹水1000ml，输注人血白蛋白8～10g。但要注意观察患者有无肝性脑病的表现。

5）浓缩回输：用于治疗难治性腹水，或者伴有低血容量状态、低钠血症、低蛋白血症和肝肾综合征，以及各种原因所致大量腹水急需缓解症状的患者。感染引起的腹水和血性腹水不能浓缩回输。

6）腹腔－颈静脉引流术：即PVS术，是有效的处理肝硬化、腹水的方法。但由于其有较多的并发症，如发热、细菌感染、肺水肿等，故应用受到很大限制。

7）经颈静脉肝内门体分流术（TIPS）：能有效降低门静脉压力，创伤小，安全性高。适用于食管静脉曲张大出血和难治性腹水，但易诱发肝性脑病。

8）肝移植：是晚期肝硬化患者的最佳治疗方法。

（2）并发症的治疗

1）肝肾综合征：积极预防或消除诱发因素（电解质紊乱、过度利尿、上消化道出血、感染等）扩充有效血容量，改善肾灌注量。在扩容的基础上，使用血管活性药物；外科治疗，如TIPS及肝移植。

2）肝肺综合征：轻型或早期患者可给予吸氧及高压氧舱治疗，肝移植可明显改善症状。

（七）护理

1. 主要护理诊断

（1）营养失调：低于机体需要量，与肝功能减退、门静脉高压引起食欲缺乏、营养物质摄入减少、消化和吸收障碍有关。

（2）体液过多：与肝功能减退、门静脉高压引起水钠潴留有关。

2. 其他护理诊断

（1）有感染的危险：与机体抵抗力低下，门静脉侧支循环开放等因素有关。

（2）潜在并发症：上消化道出血、肝性脑病、肝肾综合征、继发感染。

（3）有皮肤完整性受损危险：与水肿、长期卧床有关。

3. 护理目标

（1）患者营养得到改善，肝功能减退进展缓慢。

（2）患者腹水减少。

4. 护理措施

（1）营养失调：低于机体需要量。

1）饮食原则：高热量、高蛋白、高维生素、易消化、产气少的饮食。

2）食物选择：①控制盐的摄入，代偿期肝硬化没有出现腹水时，不需要限制，如果腹水量大，食盐摄入量每天应小于2g。②补充蛋白质，以植物蛋白为主，也可适当摄入优质动物蛋白，如各种豆制品、蛋类、乳制品、鱼肉、虾肉、去皮家禽肉、瘦肉等。当血氨增高时，限制或禁食蛋白质，待病情好转后再逐渐增加摄入量。③患者还要注意糖分摄入，各阶段的肝硬化患者都不宜使用过多添加糖。④多吃新鲜蔬菜和水果，如白菜、甘蓝、西蓝花、油菜、葡萄、草莓、苹果、猕猴桃等。⑤合并食管-胃底静脉曲张的患者使用软食，尤其是勿食带刺或带骨的食品，以免诱发上消化道出血。⑥戒烟、戒酒，营养状况严重的患者必要时给予静脉营养。

3）营养监测：通过对患者腹围、体重进行观察，通过对血红蛋白、血清电解质、血清蛋白质等指标的检测，来了解患者的营养情况。

（2）体液过多

1）一般护理：多卧床休息；抬高下肢促进水肿的消退；大量腹水引起呼吸困难者，可取半卧位，使膈肌下降，减轻呼吸困难，改善呼吸状况；限制水钠摄入。

2）病情观察：观察腹水和水肿的消退情况，呕吐及营养状况差的患者要观察患者的表现，以及定期监测患者的电解质情况。

3）对症护理：腹腔穿刺放腹水术前要做好解释，测量体重和腹围，一次性放腹水不能超过3000ml，术中及术后监测生命体征，记录腹水的性质和量，必须留取标本，及时送检。做好患者的皮肤护理，保持床铺清洁、平整、干燥，防止水肿部位皮肤受压和破损，定时翻身，按摩骨突部位，以免发生压疮。避免腹内压骤增的因素，如剧烈咳嗽、打喷嚏等。

4）药物护理：要注意血钾紊乱情况，利尿速度以每天减轻体重不超过0.5kg为宜，以免诱发肝性脑病、肝肾综合征。

5）心理护理：及时倾听患者的心声，帮助患者树立战胜疾病的信心。

5. 护理评价

（1）患者营养状况改善，肝功能减退进展缓慢。

（2）患者腹水消退，未出现感染和电解质紊乱和酸碱失衡。

6. 健康指导

（1）疾病知识指导：向患者和家属介绍并使患者掌握本病相关知识和自我护理方法，预防本病首先要重视病毒性肝炎的防治。早期发现和隔离患者给予积极治疗。指导患者遵循并保持正确的饮食治疗原则和方法，注意饮食，合理营养，节制饮酒，加强劳动保健，养成良好的起居习惯，注意劳逸结合。避免各种慢性化学中毒也是预防的积极措施。

（2）疾病用药指导：告知患者严格遵医嘱用药；向患者详细介绍所用药物的不良反应；告知患者不要随意停药、加药，遵医嘱使用保肝药物；告知患者避免使用红霉素、巴比妥类药物等损害肝脏的药物，以免加重肝脏负担和导致肝功能损伤；指导患者定期门诊复查和检测肝功能以监测病情变化。

二、肝性脑病

肝性脑病（HE）又称肝性昏迷，是由门体分流术或严重肝病引起的、以代谢紊乱为基础的中枢神经系统功能失调的综合征，其主要临床表现是意识障碍、行为失常和昏迷。

（一）病因与发病机制

1. 病因　引起肝性脑病的原发病有重症病毒性肝炎、重症中毒性肝炎、药物性肝病、妊娠期急性脂肪肝、各型肝硬化、门体分流术后、原发性肝癌，以及其他弥漫性肝病的终末期，其中肝硬化患者引起肝性脑病为最常见的原因，约占70%。

2. 诱因　肝性脑病的患者，往往前期有肝病病史，诱因的暴露会使肝性脑病发病。肝性脑病最常见的诱因是感染，包括腹腔、尿路感染等，尤其是腹腔感染。除此以外，还有上消化道出血、高蛋白饮食、大量排钾利尿、放腹水，使用安眠、镇静、麻醉药，便秘等都会诱发肝性脑病。

3. 发病机制　发病机制仍然阐述不明确，但是目前临床上仍然以氨中毒为主要的发病机制。

（1）氨中毒：研究发现，氨是引发肝性脑病的最主要的神经毒素，而氨主要在消化道产生，在肝脏进行灭活，当肝衰竭时，机体对于氨的清除能力下降，血氨进入体循环中，引起血氨值升高，达到一定浓度时，增加血脑屏障的通透性而诱发脑病。门体分流术后患者肠道的氨不经过肝脏解毒，直接进入体循环中，也会导致血氨值升高，诱发肝性脑病。

（2）神经递质：神经冲动的传导需要通过神经递质完成，肝性脑病的表现主要与神经递质的变化有关。

1）γ-氨基丁酸/苯二氮䓬类药物（GABA/BZ）：透过血脑屏障的血氨会干扰下使GABA/BZ复合受体表达受阻，使氯离子内流，从而神经传导被抑制。

2）假性神经递质：患者肝功能受损时，食物中的芳香族氨基酸不能经肝脏清除从而进入脑组织，形成β-多巴胺和苯乙醇胺，β-多巴胺和苯乙醇胺的化学结构和去甲肾上腺素相似，但是不能正常进行神经冲动的传导，由于兴奋的神经冲动不能传导，患者会出现意识障碍和昏迷。

3）色氨酸：正常情况下，白蛋白会与色氨酸结合从而降低色氨酸的浓度，当肝功能受损时，白蛋白的合成明显减少，色氨酸不能被消耗，进入血脑屏障，会形成抑制性的神经递质，与早期肝性脑病患者出现睡眠节律紊乱有关。

（二）临床表现

临床表现根据肝病的类型、肝细胞损害的程度、起病的急缓及诱因的不同而有所差异。由于导致肝性脑病的基础疾病不同，其临床表现也比较复杂、多变，早期症状的变异性是本病的特点。但也有其共性的表现，即反映为神经精神症状及体征。既有原发肝脏基础疾病的表现，又有其特有的临床表现，一般表现为性格、行为、智力改变和意识障碍。根据意识障碍程度、神经系统表现和脑电图改变，肝性脑病的临床过程由轻到重分为5期，见表4-8-1。

表4-8-1　肝性脑病的临床过程

分期	临床表现
0期（潜伏期）	轻微肝性脑病，无明显症状，仅在智力测验中能表现异常，脑电图正常
1期（前驱期）	性格改变，可引出扑翼样震颤，脑电图大多数正常
2期（昏迷前期）	意识错乱，睡眠障碍，行为异常，可引出扑翼样震颤，脑电图异常
3期（昏睡期）	昏睡，可以唤醒，可引出扑翼样震颤，脑电图明显异常
4期（昏迷期）	神志完全丧失，不能唤醒、不可引出扑翼样震颤，脑电图明显异常

（三）辅助检查

1. 血氨　慢性肝性脑病、光敏性癫痫患者多半有血氨升高。但急性肝性脑病患者血氨可以正常。

2. 脑电图　大脑细胞活动时所发出的电活动，正常人的脑电图呈α波，每秒8～13次。肝性脑病患者的脑电图表现为节律变慢。Ⅱ～Ⅲ期患者表现为δ波或三相波，每秒4～7次；昏迷时表现为高波幅的δ波，每秒少于4次。脑电图的改变特异性不强，尿毒症、呼吸衰竭、低血糖亦可有类似改变。

3. 诱发电位　是大脑皮质或皮质下层接收到由各种感觉器官受刺激的信息后所产生的电位，其有别于脑电图所记录的大脑自发性电活动。诱发电位检查多用于轻微肝性脑病的诊断和研究。

4. 心理智力测验　适合于肝性脑病的诊断和轻微肝性脑病的筛选。其缺点是受年龄、教育程度的影响。老年人和教育层次较低者在进行测试时较为迟钝，影响结果。其他可用于检测轻微肝性脑病的方法有划线及系列打点试验。

5. 影像学检查　急性肝性脑病患者进行头部CT或MRI检查时可发现脑水肿。慢性肝性脑病患者则可有不同程度的脑萎缩。此外，MRI检查可发现基底神经节有T1加权信号增强，与锰在该处沉积有关。

6. 临界视觉闪烁频率检测　视网膜胶质细胞病变可作为肝性脑病时大脑星形胶质细胞病变的标志，通过测定临界视觉闪烁频率可定量诊断，初步应用结果认为该方法敏感、简单而可靠，可用于发现及检测轻微肝性脑病。

（四）诊断要点

1. 有严重肝病和/或广泛的门体分流（门静脉高压症或门体分流术后）的病史、临床表现及肝功能检查异常。

2. 出现神经、精神症状。

3. 常伴血氨升高和/或支链氨基酸/芳香氨基酸比例下降或倒置。

4. 脑电图或视觉诱发电位的异常并排除其他原因。

5. 脑脊液压力及常规检查正常，即可做出诊断。

6. 如能找到引起肝性脑病的诱因，更有利于诊断。

（五）治疗要点

1. 去除肝性脑病发作的诱因　控制感染和上消化道出血，清除积血，避免快速大量排钾利尿，放腹水，纠正水、电解质和酸碱平衡失调，缓解便秘，避免使用镇静催眠药物等。

2. 减少肠内氮源性毒物的生成与吸收

（1）用生理盐水或弱酸液（如醋酸）进行灌肠，切记不能用碱性溶液（肥皂水）灌肠。

（2）口服或鼻饲乳果糖、乳梨醇溶液或25%硫酸镁，乳果糖会降低肠道的pH值，肠道酸化后有利于乳酸杆菌的生长，使肠道细菌所产的氨减少。此外，酸性的肠道环境可减少氨的吸收，并促进血液中的氨渗入肠道而排出。乳果糖的疗效确切，可用于各期肝性脑病及较轻微肝性脑病的治疗。

（3）对于乳糖酶缺乏者，也可使用乳糖。部分人群小肠内缺乏乳糖酶，口服乳糖后在小肠不被分解和吸收，进入结肠后被细菌分解而酸化肠道，并产生气体，使肠蠕动增加而促进排便。

（4）口服抗生素可抑制肠道产生尿素酶的细菌，减少氨的生成。常用抗生素有新霉素、甲硝唑、利福昔明等。

（5）益生菌制剂：维护肠道正常菌群，抑制有害菌群的生长和繁殖。

3. 药物治疗

（1）*L*-鸟氨酸-*L*-门冬氨酸是一种鸟氨酸和门冬氨酸的混合制剂，能促进体内的尿素循环（鸟氨酸循环）而降低血氨。

（2）谷氨酸与氨结合形成谷氨酰胺而降低血氨，有谷氨酸钾和谷氨酸钠两种，可根据血钾和血钠调整两者的使用比例。谷氨酸盐为碱性，使用前可先注射维生素C，碱血症者不宜使用。

（3）精氨酸可促进尿素循环而降低血氨，该药呈酸性，适用于碱中毒患者。

（4）GABA/BZ复合受体拮抗药：氟马西尼可拮抗内源性苯二氮䓬类药物所致的神经抑制。对于肝性脑病Ⅲ～Ⅳ期患者有促醒作用。

（5）减少或拮抗假神经递质：支链氨基酸（BCAA）制剂是一种以亮氨酸、异亮氨酸、缬氨酸等BCAA为主的复合氨基酸。对于不能耐受蛋白质的营养不良患者，补充BCAA有助于改善其氮平衡。

4. 其他治疗

（1）人工肝：用分子吸附剂再循环系统（MARS）、血液灌流、血液透析等方法可清除血氨和其他毒性物质，对于急、慢性肝性脑病均有一定疗效。

（2）肝移植：是治疗各种终末期肝病的有效手段，是严重和顽固性肝性脑病的指征。

5. 对症治疗

（1）纠正水、电解质紊乱和酸碱平衡失调，每日入液总量以不超过2500ml为宜，以免血液稀释、血钠过低而加重昏迷。缺钾者补充氯化钾，碱中毒者可用精氨酸溶液静脉滴注。

（2）保护脑细胞功能：用物理方法降低颅内温度，以减少能量消耗，保护细胞功能。

（3）保护呼吸道通畅：深昏迷者，应做气管切开排痰给氧。

（4）预防脑水肿：静脉滴注高渗葡萄糖、甘露醇等脱水药以防治脑水肿。

（六）护理

1. 主要护理诊断

（1）意识障碍：与血氨增高，干扰脑细胞能量代谢和神经传导有关。

（2）营养失调：低于机体需要量，与肝功能减退、消化吸收障碍、限制蛋白摄入有关。

2. 其他护理诊断

（1）有感染的危险：与长期卧床机体抵抗力下降有关。

（2）有皮肤完整性受损的危险：与患者昏迷长期卧床有关。

（3）预感性悲哀：与疾病反复迁延不愈有关。

3. 护理目标

（1）患者意识逐渐恢复清醒。

（2）患者营养状况改善。

4. 护理措施

（1）意识障碍

1）一般护理：患者以卧床休息为主，专人看护，患者出现躁动时，可以使用约束带等保证患者的安全。

2）病情观察：肝性脑病早期症状表现不典型，因此要密切观察患者的神志、精神状况，避免诱发肝性脑病的诱因，控制感染和上消化道出血，清除积血、避免快速大量排钾利尿，放腹水，纠正水、电解质和酸碱平衡失调，缓解便秘，避免使用镇静催眠药物，监测患者的生命体征，定期检查患者肝功能、血氨及电解质等指标。

3）对症护理：做好患者的皮肤护理，定时翻身，保持床单位的清洁干燥，避免压疮的发生。保护脑细胞功能，用物理降温法降低颅内温度，以减少能量消耗，保护细胞功能。保持呼吸道通畅，深昏迷者，应做气管切开排痰给氧。预防脑水肿，静脉滴注高渗葡萄糖、甘露醇等脱水药以防治脑水肿。

4）用药护理：①*L*-鸟氨酸-*L*-门冬氨酸不良反应为恶心、呕吐。②谷氨酸盐：谷氨酸盐为碱性，使用前可先注射维生素C，碱血症者不宜使用。③新霉素会引起听力和肾功能损伤，要定期监测。④乳果糖产气较多，会引起腹胀等。⑤氨基酸制剂滴速宜慢，避免引起患者恶心、呕吐等。

5）心理护理：由于肝性脑病患者病情重、迁延不愈等，患者会出现烦躁、焦虑等情况，要耐心向患者及其家属做好解释工作，使患者及其家属意识到积极配合治疗，良好的心态可以使症状得到较好的控制和缓解，从而使患者及其家属树立战胜疾病的信心。

（2）营养失调：低于机体需要量。

1）饮食原则：高热量、低蛋白、低脂、高维生素、高碳水化合物饮食。

2）食物选择：保证热量的摄入，肝性脑病的饮食应该保证足够的热量，如果患者处于昏迷的状态，则每日热量的摄入量应该不低于1600kcal。为避免患者出现负氮平衡，应补充足够蛋白质。但高蛋白饮食可诱发肝性脑病，所以蛋白质的摄入要注意以下原则：Ⅰ～Ⅱ期患者日应限制蛋白质在20g/d之内，待患者完全恢复后每天每千克体重可摄入0.8～1.0g蛋白质，以维持基本的氮平衡。Ⅲ～Ⅳ期患者应禁止从胃肠道补充蛋白质，可鼻饲或静脉注射25%的葡萄糖溶液。植物蛋白质（如豆制品）富含支链氨基酸和非吸收纤维，可促进肠蠕动，被细菌分解后还可降低结肠的pH，可以加速毒物排出和减少氨吸收。因此，肝性脑病患者应首选植物蛋白。患者也需要限制脂肪的摄入量，以免加重肝脏负担，肝性脑病可能会并发低血糖，患者可以多吃富含碳水化合物的食物。此外，患者不适宜使用维生素B_6，维生素B_6会影响多巴转变为多巴胺，影响正常的神经递质产生。

3）营养监测：通过对患者腹围、体重进行观察，以及对血红蛋白、血清电解质、血清蛋白质等指标的检测，来了解患者的营养情况。

5. 评价

（1）患者意识恢复，未发生安全问题。

（2）患者营养状况改善，未发生并发症。

6. 健康指导

（1）疾病知识指导：向患者及其家属讲解本病的发生、发展过程、治疗和预后，介绍肝性脑病的诱因，使患者及其家属意识到疾病的严重性和自我护理保健的重要性，帮助患者树立信心，使患者积极配合治疗，保持乐观心情，平时生活中注意避免肝性脑病的诱因。

（2）用药指导：严格遵医嘱用药，了解相关药物的不良反应，慎用巴比妥类、苯二氮䓬类等镇静药。告知患者定期检查肝功能，特别是门体分流术后的患者。

（3）家属指导：指导患者家属做好患者的生活护理，教会患者家属识别肝性脑病的早期征象，出现性格异常，昼睡夜醒等节律改变要及时到医院就诊。使患者家属意识到本病需早发现，早诊断，早治疗。

知识拓展

全国爱肝日

全国爱肝日，是在我国肝炎、肝硬化、肝腹水、肝癌等肝病发病率逐年上升，人民健康面临严重威胁情景下，为动员群众，广泛开展预防肝病科普知识，保障人民身体健康而设立的。2002年和2004年，北京大学医学院博士生导师、我国著名肝病学家田庚善教授和山东省临沂市肝胆病医院院长徐向田教授等，两次联名向全国人大、卫生部等部门提出设立全国爱肝日。全国爱肝日被定在每年的3月18日。

小结

思考题

1. 我国肝硬化最常见的病因是什么？失代偿期的主要临床表现是什么？

2. 失代偿期肝硬化最显著的临床表现是什么？

3. 门静脉高压的侧支循环有哪几条？

第九节　原发性肝癌

一、概述

原发性肝癌（primary carcinoma of the liver）指起源于肝细胞或肝内胆管上皮细胞的恶性肿瘤，是我国常见的恶性肿瘤，由于起病隐匿，早期没有症状或症状不明显，进展迅速，确诊时大多数患者已到达晚期或出现远处转移，严重威胁人民的生命健康。本病可发生于任何年龄，以40～49岁年龄组发病率最高，男性发病多于女性，男女之比约为5∶1。

二、病因与发病机制

病因与发病机制尚未完全明确，可能是多种致病因素综合作用的结果。

1. 病毒性肝炎　研究较多的是慢性乙型肝炎，流行病学调查发现我国肝癌患者的乙型肝炎病毒（HBV）标记阳性率高达90%，西方国家以丙型肝炎病毒（HCV）感染常见。这些病毒通过多种机制导致肝细胞的慢性损伤和再生，激活细胞增殖，增加突变的机会。同时，HBV的基因组整合可能导致细胞基因组的不稳定性，从而促进癌变。

2. 黄曲霉毒素　黄曲霉毒素（AF）是在天气炎热和潮湿的环境下由黄曲霉菌产生的毒素，尤其以黄曲霉毒素B_1（AFB_1）毒性大，致癌性强。由于南方的气候条件，黄曲霉毒素污染较为普遍，常见于霉变的谷物和坚果中，高污染区肝癌的死亡率明显增高。研究表明，AFB_1与HBV对肝癌的发生有协同作用。

3. 肝硬化　手术和病理学检查发现原发性肝癌合并肝硬化者占50%～90%，且多数为乙型或丙型病毒性肝炎发展成肝硬化，其过程可能是肝炎病毒引起肝细胞持续损害，继而发生肝细胞不典型增生，从而对致癌物质高度敏感。在欧美国家，肝癌常发生在酒精性肝硬化的基础上。

4. 其他　长期进食含亚硝胺的食物，食物中缺乏微量元素，血吸虫及华支睾吸虫感染，遗传因素，长期大量饮酒，饮用水受致癌物污染，藻类毒素污染水源，长期接触氯乙烯、偶氮芥类、苯酚、有机氯农药等化学物质等，均与肝癌的发生密切相关。

上述各种病因使肝细胞在损伤后的再生修复过程中的生物学特征逐渐变化，呈现基因突变，增殖与凋亡失衡；各种致癌因素也可促使癌基因激活及抑癌基因失活；慢性炎症及纤维化过程中的活跃血管增殖。这些均为肝癌的发生发展创造了重要条件。

三、病理

1. 分型

（1）按大体形态分型：具体如下。①块状型：占肝癌的70%以上，易发生坏死、液化及出血。②结节型：大小和数目不等的癌结节，直径多不超过5cm。③弥漫型：呈米粒至黄豆大小散布全肝，与肝硬化不易区别。

（2）按组织学分型：具体如下。①肝细胞癌（HCC）：约占肝癌的90%，异型性明显，大多伴有肝硬化。②肝内胆管细胞癌（ICC）：较少见，由胆管上皮细胞发展而来。③混合型肝细胞癌-胆管细胞癌（cHCC-CC）：上述二型同时存在或呈过渡形态。

2. 转移途径 可经血行转移、淋巴转移、种植转移造成癌细胞扩散。

（1）血行转移：是发生最早、最常见的途径。主要通过肝门静脉、下腔静脉及腹主动脉进行逆行传播。肝内转移时引起肝内多发性转移灶，门静脉及分支癌栓阻塞时，引起门静脉高压和顽固性腹水。肝外血行转移以肺最常见，也可转移至脑、肾上腺、肾及骨骼等。

（2）淋巴转移：最常见的是肝门淋巴结转移，也可转移至胰、脾、主动脉旁及锁骨上淋巴结。

（3）种植转移：脱落的肝细胞种植在腹膜、横膈、盆腔、胸腔等处，引起血性腹水、胸腔积液。女性可有卵巢转移。

四、临床表现

起病隐匿，早期多缺乏典型症状。经甲胎蛋白（AFP）筛查检出的早期肝癌也可无任何症状和体征。若具有典型的症状和体征，则已属于中、晚期。本病主要临床表现如下。

（一）症状

1. 肝区疼痛 最常见，半数以上患者表现为右上腹胀痛或钝痛，可呈持续性或间歇性，是因肿瘤生长迅速，使肝包膜被牵拉所致。若肿瘤侵犯膈肌，疼痛可向右肩或右背部放射，如肿瘤生长缓慢，患者可能无或仅有轻微钝痛。当肝表面癌结节包膜下出血或向腹腔破溃，可表现为突然出现剧烈腹痛和腹膜刺激征，如出血量大，则可引起患者晕厥或出现休克。

2. 消化道症状 食欲缺乏，可伴腹胀、恶心、呕吐、腹泻、消化不良等，但缺乏特异性。

3. 全身症状 患者出现发热，与肿瘤坏死、合并感染有关；还可有乏力、进行性消瘦、贫血、晚期患者可呈恶病质等，与癌症所致的能量消耗增加和代谢障碍有关。

4. 转移灶症状 肺转移可引起咳嗽、咯血和呼吸困难；胸膜转移可引起胸痛和血性胸腔积液；癌栓栓塞肺动脉及其分支可引起肺梗死，可突然出现严重的呼吸困难、胸痛和低氧血症；癌栓栓塞下肢静脉，可出现下肢严重水肿；转移至骨骼，可引起局部骨痛、骨折或神经受压症状；颅内转移可有相应的神经定位症状。

5. 伴癌综合征 由于癌肿本身代谢异常，进而引起机体内分泌代谢异常的一组症候群，称为伴癌综合征，如自发性低血糖、红细胞增多症、高钙血症、高脂血症、类癌综合征等。

（二）体征

1. 肝大 进行性肝大是常见的特征性体征之一，肝质地坚硬，表面及边缘不光滑，有大小不等的结节，伴不同程度的压痛。若癌肿突出于右肋弓下或剑突下，上腹可出现局部隆起或饱满；如癌肿位于膈面，可表现为膈肌抬高而肝下缘不下移。

2. 黄疸 表现为巩膜和皮肤黄染，通常在晚期肝癌中出现。当癌肿侵犯肝内胆管或压迫胆管时，可出现阻塞性黄疸；当癌肿浸润、破坏肝细胞时，可引起肝细胞性黄疸。

3. 肝硬化征象 肝癌伴有肝硬化门静脉高压患者可有脾大、静脉侧支循环形成和腹水，腹水多为漏出液。当癌肿表面破溃时，可引起血性腹水。

（三）并发症

1. 肝性脑病 常为肝癌终末期最严重的并发症，表现为意识障碍、昏迷等。

2. 上消化道出血 肝癌患者常伴随有肝硬化，肝硬化导致门静脉高压，进而引起食管静脉曲张，最终导致食管静脉曲张破裂出血，也可与门静脉高压性胃病合并凝血功能障碍导致的出血有关，大量出血又常常诱发肝性脑病。

3. 肝癌结节破裂出血 当癌结节破裂局限于肝包膜下时，表现为局部疼痛或形成压痛性血肿；如癌结节破裂出血入腹腔，患者可出现急性腹痛、腹膜刺激征、血性腹水，大量出血可导致休克，甚至死亡。

4. 继发感染 肿瘤本身及其治疗可能会导致免疫功能受损，使得机体对病原体的抵抗力下降，增加感染的风险，因此患者易并发肺部感染、肠道感染、自发性腹膜炎、败血症等。

五、辅助检查

（一）瘤肿标志物检测

1. 甲胎蛋白检测 此检查已广泛用于肝癌的普查、诊断、疗效判断和预测复发。诊断标准：①在排除妊娠、活动性肝病、生殖腺胚胎瘤的基础上，AFP＞400ng/ml持续4周；②AFP由低浓度升高后不下降；③AFP在大于200ng/ml以上的中等水平持续8周以上者，应结合影像学检查结果和肝功能变化进行动态观察和综合分析。约30%的肝癌患者AFP水平正常，检测AFP异质体有助于提高诊断率。

2. 其他标志物检测 血清岩藻糖苷酶（AFu）、γ-谷氨酰转肽酶同工酶Ⅱ（γ-GT_2）、异常凝血酶原（DCP）、磷脂酰肌醇蛋白多糖-3（GPC3）、高尔基体蛋白73（GP73）等有助于AFP阴性的肝癌的诊断和鉴别诊断。

（二）影像学检查

1. 超声检查 超声检查是目前肝癌筛查的首选检查方法，AFP检测结合超声检查是早期诊断肝癌的主要方法，能检出肝内直径＞1cm的占位性病变。彩色多普勒超声检查有助于了解占位性病变的血供情况，包括肿瘤血管的分布和血流速度，有助于判断肿瘤的性质和分期，并有助于引导肝穿刺活检。

2. CT检查 是目前较有价值的影像学技术，能全面反映肝癌的情况（包括部位、大小、形态、数目、出血坏死、钙化），也可了解其浸润性及门静脉癌栓侵犯情况，为诊断肝癌的重要手段，是临床疑诊肝癌者和确诊为肝癌拟行手术治疗者的常规检查。螺旋CT增强扫描使CT检查肝癌的敏感性进一步提高，直径1cm以下的肿瘤检出率可达80%以上。

3. MRI检查 能清楚显示肝细胞癌内部结构特征，应用于临床怀疑肝癌而CT未能发现病灶，或者病灶性质不能确定时。

4. 肝血管造影 选择性肝动脉造影是肝癌诊断的重要补充手段，对直径1～2cm的小肝癌，肝动脉造影可以更精确地做出诊断，正确率＞90%。然而，选择性肝动脉造影是一种创伤性的检测技术，并不适用于所有患者。在决定进行选择性肝动脉造影前，需要综合考虑患者的病情。

5. PET-CT、SPECT-CT　对于肝癌的诊断和评估具有重要的临床应用价值。PET-CT在肝癌诊断中更多用于代谢活性评估、早期病变检测和全身分期，对于全身性病变的评估更为有利。SPECT-CT结合了功能性和解剖性信息，更适用于放射性标记示踪、特定受体表达评估和手术导向。

（三）肝穿刺活检

在超声或CT引导下细针穿刺行组织学检查是确诊肝癌的可靠方法，但属创伤性检查，且偶有出血或针道转移的风险。当上述非侵入性检查未能确诊时，可考虑应用。

六、诊断要点

肝癌的临床诊断应结合肝癌发生的高危因素、影像学特征及肝癌标志物结果。满足下列三项中的任一项，即可诊断肝癌：①具有两种典型的肝癌影像学（超声、增强CT、MRI或选择性肝动脉造影）表现，病灶＞2cm。②一项典型的肝癌影像学表现，病灶＞2cm，AFP＞400ng/ml。③肝脏活检阳性。对高危人群（各种原因所致的慢性肝炎、肝硬化及＞35岁的HBV或HCV感染者）每6～12个月检测AFP和超声筛查，有助于肝癌早期诊断。

七、治疗要点

早发现、早治疗是改善肝癌预后的最主要措施。肝癌对化疗和放疗不敏感，常用治疗方法有手术切除、肝移植、血管介入、射频消融术等。肝癌的治疗性切除术是目前治疗肝癌最有效的方法之一，对于早期肝癌应尽量采取手术切除，对不能切除者可采取多种综合治疗措施。

（一）手术治疗

肝癌的治疗方案以手术切除为首选，对诊断明确并有手术指征者应及早手术。通常认为Child-Pugh A级、吲哚氰绿15分钟滞留率小于30%是实施手术切除的必要条件。需注意的是，手术切除仍存在一定的复发率，因此，术后宜加强综合治疗与随访。

（二）肝动脉插管化疗栓塞术

肝动脉插管化疗栓塞术（TACE）是一种介入治疗方法，是肝癌非手术治疗方法中的首选措施，方法是经皮股动脉穿刺，在X线透视下将导管插至肝动脉或其分支，然后将抗肿瘤药物和碘化油混合后注入肝动脉，6～8周重复1次治疗，可使肝癌明显缩小，再进行手术切除。

（三）局部消融治疗

局部消融治疗是借助医学影像技术的引导对肿瘤靶向定位，局部采用物理或化学的方法直接杀灭肿瘤组织的一类治疗手段。局部消融治疗通常适用于早期肝癌患者或对手术切除不适合的患者。主要包括射频消融、微波消融、无水乙醇注射治疗、冷冻消融、高强度超声聚焦消融、激光消融、不可逆电穿孔等。局部消融治疗可以有效控制肝癌的局部病变，减轻症状，提高生存率。

（四）肝移植

对于肝癌合并肝硬化患者，肝移植可将整个病肝切除，是治疗肝癌和肝硬化的有效手段。但若肝癌已有血管侵犯及远处转移（常见远处转移为肺、骨），则不宜行肝移植术。HBV感染患者在手术、局部治疗或肝移植后，均需坚持口服抗病毒药物。肝移植患者需要长期使用免疫抑制药来预防排斥反应。

（五）生物和免疫治疗

生物治疗和免疫治疗的新进展为肝癌患者提供了更多的治疗选择，尤其是对于晚期肝癌患者来说，可以延长生存期并提高生活质量。多靶点酪氨酸激酶抑制药（TKI）索拉非尼（sorafenib），通过抑制肿瘤细胞内多种信号通路的激活，从而抑制肿瘤的生长和扩散，索拉非尼是目前唯一获得批准治疗晚期肝癌的分子靶向药物。肿瘤细胞表面的跨膜蛋白PD-1与其配体PD-L1结合可介导肿瘤的免疫逃逸。针对PD-1和/或PD-L1的抗体已经应用于包括肝癌在内的进展期肿瘤的临床治疗，取得了较好的疗效。酪氨酸激酶抑制药类的各种靶向治疗药物等也已开展临床研究及应用。

（六）放射治疗

放射治疗分为外放疗和内放疗，对于符合适应证的患者可以根据病程不同阶段选择相应的方案进行放疗。同时可联合其他治疗方法，改善局部控制率、延长生存，也可用于肝癌转移引起的淋巴结、肺、骨、脑或肾上腺转移所致疼痛、梗阻或出血等症状。

（七）全身化疗

化疗主要用于综合治疗和姑息治疗，常用的药物有顺铂、卡铂、阿霉素、丝裂霉素、依托泊苷等。

（八）中医治疗

需配合手术、化疗和放疗使用，有助于改善机体免疫功能，减轻治疗时不良反应，提高综合疗效。

（九）并发症的治疗

肝癌结节破裂时，往往因患者凝血功能障碍，非手术治疗难以止血。在患者能耐受手术的情况下，应积极争取手术探查，行局部填塞缝合术、肝动脉栓塞术、肝动脉结扎术等，进行止血治疗。并发肝性脑病、上消化道出血、感染等，治疗详见有关章节。

八、护理

1. 主要护理诊断

（1）疼痛：肝区痛，与肿瘤生长迅速压迫周围组织和血管、肝包膜被牵拉或肝动脉化疗栓塞术后发生栓塞后综合征有关。

（2）悲伤：与患者知道肝癌的病情，担心疾病预后不佳有关。

2. 其他护理诊断

（1）营养失调：低于机体需要量，与恶性肿瘤对机体的慢性消耗、疼痛和心理反应导致的食欲缺乏、化疗导致胃肠道反应有关。

（2）潜在并发症：上消化道出血、肝性脑病、癌结节破裂出血。

（3）继发感染：与恶性肿瘤的慢性消耗及化疗、放疗所致白细胞减少、抵抗力减弱有关。

3. 护理目标

（1）患者的恶心、呕吐等症状得到有效控制，能够正常进食，维持良好的营养状态。

（2）患者及其家属能够理解肝癌的相关知识，掌握肝癌相关自我护理技能，并积极参与治疗过程。

（3）术后患者能够独立完成日常生活活动，恢复正常生活，减少并发症发生率。

4. 护理措施

（1）病情观察：观察患者疼痛的部位、性质、持续时间、放射部位及伴随症状，及时发现和处理异常情况。可使用疼痛评估工具（如视觉模拟量表）定量评估疼痛程度。

（2）指导并协助患者减轻疼痛：给患者提供舒适的环境，减少对患者的不良刺激；提供心理支持，倾听患者的感受和需求，提供情感支持和安慰。鼓励患者与家属或心理专家交流，缓解焦虑和抑郁情绪；教导患者深呼吸、冥想、音乐疗法、放松肌肉等放松技巧，有助于减轻疼痛和焦虑感。

（3）采取镇痛措施：对上述措施效果不佳者，可根据世界卫生组织（WHO）三阶梯药物镇痛，遵医嘱给予适当的镇痛药物，如非甾体抗炎药（NSAID）、阿片类药物或其他镇痛药物。注意药物的剂量和频率，避免过度使用或滥用。

（4）肝动脉插管化疗栓塞术患者的护理：肝动脉插管化疗栓塞术是一种创伤性的非手术治疗，应做好术前和术后护理，以减轻患者疼痛及减少并发症的发生。

1）术前护理：①做好各项术前检查，监测生命体征，检查心电图、凝血功能、血常规、肝肾功能等。②行术前准备，如碘过敏试验、备皮等。③术前1天给予易消化饮食，术前4～6小时禁食禁水。④关注患者的情绪状态，提供心理支持，帮助其缓解焦虑和恐惧。

2）术后护理：术后由于肝动脉血供突然减少，可产生栓塞后综合征，即出现腹痛、发热、恶心、呕吐、血清白蛋白降低、肝功能异常等，应做好相应护理。①术后定期监测患者的生命体征（如心率、血压、呼吸频率、体温等）。多数患者于术后4～8小时体温升高，约持续1周，是机体对坏死组织吸收的反应。高热者应采取降温措施，避免机体大量消耗。注意观察有无出血、感染等并发症的迹象。②术后初期摄入清淡、易消化饮食并少量多餐，以减轻恶心、呕吐，确保营养摄入。③穿刺部位压迫止血15分钟再加压包扎，沙袋压迫6～8小时，保持穿刺侧肢体伸直制动24小时，并观察穿刺部位有无血肿及渗血。注意观察肢体远端脉搏、皮肤颜色、温度和功能，防止包扎过紧。④栓塞术1周后，常因肝缺血影响肝糖原储存和蛋白质合成，应根据医嘱静脉输注白蛋白，适量补充葡萄糖溶液。准确记录患者的排泄物的量，作为补液的依据。⑤观察患者是否出现肝功能异常、腹痛、发热、恶心、呕吐等症状，注意观察患者有无肝性脑病前驱症状。监测血液指标（如肝功能、肾功能、白细胞计数等），及时发现异常。

（5）心理护理

1）评估患者的心理反应：肝癌患者的心理反应与其他癌症患者类似，通常经历否认、愤怒、忧伤和接受等不同阶段。在疾病诊断初期，患者常常抱有侥幸心理，希望自己的诊断是错误的，因此表现出频繁提问和对检查结果的高度关注，伴随焦虑和恐惧的情绪。一旦确认诊断，患者可能会感到愤怒或逃避现实，部分患者甚至可能出现极端的心理反应，感到绝望，甚至有自杀的念头。护理人员应定期动态评估患者的心理状态，及时进行心理疏导，帮助患者逐步接受疾病的现实，并积极配合治疗和护理。对于有自杀倾向的患者，需特别注意周围环境的安全，密切观察患者的行为变化，以防止意外事件的发生。

2）建立良好的护患关系：护理人员应积极进行心理疏导，引导患者保持乐观的心态。同时，提供有关肝癌治疗进展的信息，以增强患者对治疗的信心。对于心理障碍较为严重的患者，建议与心理医生合作，进行更深入的心理治疗。鼓励患者表达内心的感受，并定期给予关心和安慰，以帮助他们更好地应对疾病带来的挑战。

5. 护理评价

（1）患者能自己根据身体状况和营养需求，制订个性化的饮食计划，确保每日摄入的营养符合要求。

（2）患者能够陈述减轻疼痛的有关措施，及时发现并发症。

6. 健康指导

（1）疾病预防指导：积极宣传和普及肝癌的预防知识。注意饮食和饮水卫生，做好粮食保管防霉去毒，改进饮用水质，减少与各种有害物质的接触，是预防肝癌的关键。积极接种肝炎疫苗，预防病毒性肝炎。对肝癌高危人群定期进行筛查和监测，以预防肝癌发生和早期诊治。

（2）疾病知识指导：积极治疗病毒性肝炎和肝硬化，教会患者及其家属观察病情的方法，指导患者按医嘱服药，了解药物的主要不良反应，忌服损伤肝功能的药物。定期随访。

（3）生活指导：指导患者合理进食，饮食以高蛋白、适当热量、多种维生素为宜。避免摄入高脂、高热量和刺激性食物，戒烟、酒，避免加重肝脏负担，减轻对肝脏的损害。如有肝性脑病倾向，应减少蛋白质摄入。鼓励患者积极参加社会活动，保持乐观情绪，增强战胜疾病信心；指导家属关心体贴患者。

（4）心理健康指导：为患者的家属提供心理支持和具体指导，以提升他们的配合度和家庭应对能力。对于心理障碍较为严重的患者，建议家庭成员多陪伴患者，积极响应患者的需求，从而帮助稳定患者的情绪。

知识拓展

肝癌消融治疗

肝癌消融治疗是借助医学影像技术的引导，对肿瘤病灶靶向定位，局部采用物理或化学的方法直接杀灭肿瘤组织的一类治疗手段。这种治疗方法通常适用于一些不能进行手术切除或手术切除不适合的肝癌患者。主要包括射频消融、微波消融、无水乙醇注射治疗、冷冻消融、高强度超声聚焦消融、激光消融、不可逆电穿孔等。消融治疗常用的引导方式包括超声、CT和MRI，其中最常用的是超声引导，具有方便、实时、高效的特点。CT、MRI可以用于观察和引导常规超声无法探及的病灶。CT及MRI引导技术还可以应用于肺、肾上腺、骨等肝癌转移灶的消融治疗。消融的路径有经皮、腹腔镜、开腹或经内镜四种方式。大多数的小肝癌可以经皮穿刺消融，具有经济、方便、微创等优点。位于肝包膜下的肝癌，特别是突出肝包膜外的肝癌，经皮穿刺消融风险较大，影像学引导困难的肝癌或经皮消融高危部位的肝癌（贴近心脏、膈肌、胃肠道、胆囊等），可以考虑采用经腹腔镜消融、开腹消融或水隔离技术的方法。在进行局部消融治疗前，医生会对患者的肿瘤特征、肝功能、全身状况等进行全面评估，以确定最适合的治疗方案。此外，术后患者需要定期复查，以监测治疗效果和肿瘤的复发情况。

小结

思考题

1. 简述原发性肝癌患者的心理护理措施。

2. 简述原发性肝癌患者的饮食护理中需要注意的事项。

3. 患者，男，65岁。确诊为原发性肝癌，伴有黄疸和腹水。请简单列出对该患者的护理计划，包括评估、干预和教育。

第十节　急性胰腺炎

一、概述

急性胰腺炎（acute pancreatitis, AP）是多种病因导致胰腺组织自身消化所致的胰腺水肿、出血及坏死等炎症性损伤。临床以持续性急性上腹部痛，向腰背部放射，恶心、呕吐，发热及血淀粉酶或脂肪酶升高为特点。多数患者病情轻，预后好；少数患者可伴发多器官功能障碍及胰腺局部并发症，死亡率高。

二、病因与发病机制

（一）病因

急性胰腺炎的病因较多，多数急性胰腺炎可找到发病原因，8%～25%的急性胰腺炎病因不明。我国急性胰腺炎的常见病因为胆道疾病，约占50%；西方国家则以大量饮酒引起者多见。

1. 胆道疾病　胆石症、胆道感染、胆道蛔虫是我国急性胰腺炎的主要发病原因，这种急性胰腺炎又称胆源性胰腺炎。引起胆源性胰腺炎的可能机制如下。①由于胰管与胆总管汇合成共同通道开口于十二指肠壶腹部，如果结石、蛔虫嵌顿在壶腹部致奥迪（Oddi）括约肌水肿、痉挛，使十二指肠壶腹部出口梗阻，胆道内压力高于胰管内压力时，胆管内的胆汁逆流入胰管，引起急性胰腺炎。②胆石在移行过程中损伤胆总管、壶腹部或胆道感染引起Oddi括约肌松弛，使富含肠激酶的十二指肠液逆流入胰管，引起急性胰腺炎。③胆道炎症，细菌毒素、游离胆酸、非结合胆红素等通过胆胰间淋巴管交通支扩散到胰腺，激活胰酶，引起急性胰腺炎。

2. 酗酒和暴饮暴食　大量饮酒和暴饮暴食均可致胰液分泌增加，并刺激Oddi括约肌痉挛，十二指肠乳头水肿，胰液排出受阻，使胰管内压增加，引起急性胰腺炎。乙醇在胰腺内氧化代谢时产生大量活性氧，也有助于激活炎症反应，乙醇也可直接破坏胰腺组织，慢性嗜酒者常有胰液蛋白沉淀，形成蛋白栓堵塞胰管，致胰液排泄障碍。

3. 胰管阻塞　胰管结石、蛔虫、狭窄和肿瘤（如壶腹周围癌、胰腺癌）等因素可能导致胰管阻塞和胰管内压升高。胰腺分裂是一种先天性胰腺导管异常，即主胰管和副胰管在发育过程中未能完全融合，导致大部分胰液通过狭窄的副乳头引流，易导致引流不畅引起胰管内高压。

4. 手术与创伤　腹腔手术，尤其是胰胆或胃手术，以及腹部钝挫伤等可能直接或间接损伤胰腺组织和其血液供应，导致胰腺炎的发生。经内镜逆行胰胆管造影术（endoscopic retrograde cholangiopancreatography，ERCP）插管时可能导致十二指肠乳头水肿，或者因重复注射对比剂、注射压力过高等原因而引发胰腺炎。

5. 内分泌与代谢障碍　任何原因导致的高钙血症或高脂血症，可能通过胰管钙化或胰液中脂质沉积等方式引发胰腺炎。高甘油三酯血症可能通过脂球微栓影响胰腺的微循环，同时胰酶分解甘油三酯生成的毒性脂肪酸可能导致细胞损伤，从而引发或加重急性胰腺炎。实验研究表明，当血甘油三酯水平达到或超过11.3mmol/L时，发生急性胰腺炎的风险极高。Ⅰ型高脂蛋白血症常见于儿童或非肥胖、非糖尿病的年轻人，因严重的高甘油三酯血症而反复出现急性胰腺炎，这被称为原发性高甘油三酯血症急性胰腺炎。在肥胖患者中，急性胰腺炎发生后，由于严重的应激和炎症反应，血甘油三酯水平会迅速升高，外周血样本可能出现明显的脂血状态，这通常作为继发性病因加重和加速胰腺炎的发展。此外，由甲状旁腺肿瘤或维生素D过量引起的高钙血症也可能导致胰管钙化，并促进胰酶的提前活化，从而诱发胰腺炎。

6. 感染及全身炎症反应　可继发于急性流行性腮腺炎、甲型流感、肺炎衣原体感染、传染性单核细胞增多症、柯萨奇病毒感染等，常随感染痊愈而自行缓解。在全身发生炎症反应时，胰腺可能作为受损的靶器官之一而引起急性炎症损伤。然而，这种情况下胰腺的症状通常较轻，随着感染的治愈而自行减轻。

7. 药物　噻嗪类利尿药、硫唑嘌呤、糖皮质激素、四环素、磺胺类等，可能直接损伤胰腺组织，导致胰液分泌增加或黏稠度增加，从而引发急性胰腺炎，这种药物与引发急性胰腺炎的剂量之间并没有明确的相关性。

8. 妊娠　尤其是妊娠晚期和产后6周内，因体内有多种内分泌腺和代谢的变化而易患本病。

9. 其他　十二指肠球后穿透性溃疡、十二指肠乳头旁肠憩室炎、胃部手术后输入袢综合征，以及肾脏或心脏移植术后等情况，虽然临床上较为少见，但也可能引发急性胰腺炎。此外，各种自身免疫性血管炎和胰腺主要血管的栓塞等血管病变也可能影响胰腺的血供，然而这样的病因在临床上相对较少见。还有一些急性胰腺炎的病因不明，这类病例被称为特发性胰腺炎。

（二）发病机制

急性胰腺炎的发病机制尚未完全明确。尽管上述各种病因的致病途径不同，但它们都涉及一个共同的病理生理过程，即胰腺的自身消化。正常情况下，胰腺分泌的消化酶主要以无活性的酶原形式存在，这种状态构成了防止自身消化的生理屏障。各种致病因素导致胰管内压力升高，腺泡细胞内的钙离子浓度显著增加，溶酶体中的酶原被提前激活，进而产生大量活化的胰酶，这些酶开始消化胰腺自身组织。这一过程引发了以下几个方面的反应：首先，损伤腺泡细胞后，激活炎症反应的关键分子核因子-κB，其下游的炎症介质如肿瘤坏死因子α、白介素-1及花生四烯酸代谢产物（如前列腺素和血小板活化因子）及活性氧等，会增加血管通透性，导致大量炎性渗出。其次，胰腺的微循环障碍可能导致出血和坏死。在炎症过程中，许多因素相互作用并形成正反馈，进一步加剧炎症反应。当炎症反应超过机体的抗炎能力时，炎症可能扩展至全身，导致多脏器的炎症性损伤及功能障碍。

三、病理

（一）胰腺急性炎症性病变

胰腺急性炎症性病变可分为急性水肿型及急性出血坏死型胰腺炎。急性水肿型可发展为急性出血坏死型，其进展速度可在数小时至数天。

1. 急性水肿型（间质性）胰腺炎　是比较常见的类型，病变通常局限在胰腺尾部，胰腺会出现肿胀和硬化，间质充血水肿，同时有中性粒细胞和单核细胞浸润。在部分病例中可能出现局限性脂肪坏死。腹腔中可能有少量渗出液，患者的预后通常较好。少数病例可能会发展成急性出血坏死型胰腺炎。

2. 急性出血坏死型胰腺炎　发病迅速且病情严重，其主要特征是广泛的出血和坏死。肉眼观察，胰腺肿大，质地软且呈现无光泽的暗红色，原有的分叶结构模糊消失。在胰腺、大网膜和肠系膜等部位，可以看到散在的混浊黄白色斑点，这些斑点是由于脂肪被酶解为甘油和脂肪酸后，与组织液中的钙离子结合形成的不溶性钙皂，或者是小灶状的脂肪坏死。在显微镜下，胰腺组织呈现大片的凝固性坏死，细胞结构不清晰，间质的小血管壁也出现坏死，因此伴随大量出血。在坏死的胰腺组织周围，可以观察到少量的炎症细胞。如果患者能够度过危险阶段，炎性渗出和出血可能会被吸收，胰腺组织可能会纤维化愈合，或者发展为慢性胰腺炎。

（二）胰腺局部并发症

1. 急性胰周液体积聚　在急性胰腺炎的早期，胰腺内部及其周围会出现大量的渗出液积聚，此时尚未形成纤维隔膜。这种液体积聚可能呈现为单灶或多灶状，约有一半的患者在病程中能够自行吸收。

2. 胰瘘　由于胰腺的炎症导致胰管破裂，胰液从胰管漏出，这种情况被称为胰瘘。胰内瘘通常是难以吸收的胰腺假性囊肿，以及胰性胸腔或腹水的形成原因；而胰液通过腹腔引流管或手术切口流出体表的情况则被称为胰外瘘。

3. 胰腺假性囊肿　胰腺假性囊肿是含有胰内瘘渗出液的积聚，通常难以被吸收。在病程大约一个月后，随着纤维组织增生形成囊壁，包裹而成的胰腺假性囊肿会出现，其形态和大小各异。与真性囊肿不同的是，假性囊肿的囊壁由肉芽组织或纤维组织构成，并不具备上皮，囊内通常无菌生长，但含有胰酶。大量的胰腺炎性渗出液伴随胰内瘘可能导致胰性胸腔或腹水的形成。

4. 胰腺坏死 胰腺坏死可以分为单纯的胰腺实质坏死、胰周脂肪坏死和胰腺实质伴胰周脂肪坏死，其中发生的概率分别约为5%、20%和75%。早期的急性坏死物积聚（acute necrotic collection，ANC）包含固体和液体成分，边界通常不清晰。大约一个月后，随着周围网膜的包裹和纤维组织的增生，这些固体和液体的坏死物质会被包裹并局限，称为包裹性坏死（walled-off necrosis，WON）。

5. 胰腺脓肿 胰周积液、胰腺假性囊肿或胰腺坏死如果发生感染，就会发展成脓肿。

6. 左侧门静脉高压（left-side portal hypertension，LSPH） 胰腺坏死严重、大量渗出、假性囊肿压迫和迁延不愈的炎症，导致脾静脉血栓形成，继而出现脾大、胃底静脉曲张。

（三）AP导致的多器官炎性损伤病理

全身炎症反应可波及全身其他脏器如小肠、肺、肝、肾等，各脏器呈急性炎症病理改变。

四、临床表现

急性胰腺炎患者多数在饱餐后或大量饮酒后突然起病，其临床表现因病理类型、病情及诊治是否及时等不同而异。

（一）症状

1. 腹痛 是急性胰腺炎的主要表现和首发症状，通常在暴饮暴食或酗酒后突然出现。疼痛剧烈且持续，常位于左上腹，甚至整个腹部，可能向腰背部放射，呈现钝痛、钻痛、绞痛或刀割样的感觉，并可能出现阵发性的加剧。一般情况下，胃肠解痉药效果不佳，患者通常会采取弯腰抱膝的姿势以缓解疼痛。水肿型的腹痛通常在3～5天后会有所缓解，而出血坏死型的腹痛剧烈且持续时间较长。部分年老或体弱的患者可能仅表现为轻微的腹痛或没有腹痛。腹痛的机制包括：①炎症刺激和牵拉胰腺包膜上的神经末梢。②炎性渗出液和胰液外渗刺激腹膜及其后方组织。③炎症影响肠道，导致肠胀气和肠麻痹。④胰管阻塞或伴随胆囊炎、胆石症引发的疼痛。

2. 恶心、呕吐及腹胀 在发病后，患者常会感到恶心和呕吐，呕吐物通常是胃内容物，严重时可能混有胆汁或血液。呕吐后，腹痛并不会得到缓解。出血坏死型AP患者常伴有腹胀，甚至可能出现麻痹性肠梗阻的情况。

3. 发热 大多数患者会出现中度以上的发热，通常持续3～5天。如果发热持续超过1周，并伴有白细胞升高，则需要考虑是否存在胰腺脓肿或胆道感染等继发性感染。

4. 低血压或休克 重症胰腺炎患者常会出现低血压。患者可能表现出烦躁不安，皮肤苍白且湿冷；在极少数情况下，可能突然出现休克，甚至导致猝死。

5. 水、电解质及酸碱平衡紊乱 患者通常会出现不同程度的脱水，频繁呕吐可能导致代谢性碱中毒。重症患者可能经历严重的脱水和电解质失衡，部分患者可能会出现血糖升高，同时血钾、血镁和血钙水平均降低。

（二）体征

1. 轻症急性胰腺炎　腹部体征较轻，往往与主诉腹痛程度不十分相符，可有腹胀和肠鸣音减弱，多数中上腹有压痛，无腹肌紧张和反跳痛，轻度脱水貌。

2. 重症急性胰腺炎　患者常表现出急性重病的面容，面露痛苦，脉搏加快，呼吸急促，血压下降。腹部肌肉紧张，全腹部显著压痛和反跳痛，若伴随麻痹性肠梗阻，腹部会明显膨胀，肠鸣音减弱或消失。可能会出现移动性浊音，腹水往往呈血性。少数患者因胰酶或坏死组织液渗入腹膜后间隙，导致两侧腰部皮肤呈现暗灰蓝色，称为格雷·特纳（Grey-Turner）征，或者在脐周围出现青紫，称为卡伦（Cullen）征。如果形成胰腺脓肿或假性囊肿，可能在上腹部触及肿块。胰头的炎性水肿若压迫胆总管，可能导致黄疸的出现。低钙血症时，患者可能出现手足抽搐，这通常是由于大量脂肪组织坏死后分解出的脂肪酸与钙结合形成脂肪酸钙，造成钙的消耗，提示预后不良。

（三）并发症

1. 局部并发症　急性胰腺炎的局部并发症主要包括局部感染、假性囊肿和胰腺脓肿假性囊肿，通常在发病后3～4周形成，由于胰液和液化的坏死组织在胰腺内或周围形成包裹所致。重症胰腺炎发病后2～3周形成的胰腺脓肿是由于胰腺内、周围积液或胰腺假性囊肿感染而发展而来。其他局部并发症还包括胃排空受阻、腹腔间隔室综合征、门静脉系统（包括脾静脉）血栓形成等。

2. 全身并发症　重症急性胰腺炎常伴随不同程度的多器官功能衰竭。这些并发症通常在发病后数天内出现，如急性肾损伤、急性呼吸窘迫综合征、心力衰竭、消化道出血、胰性脑病、败血症和真菌感染、高血糖等，病死率极高。

五、辅助检查

1. 白细胞计数　白细胞增多及中性粒细胞增多，可有核左移。

2. 淀粉酶测定　血清淀粉酶是早期诊断本病的敏感指标，血清淀粉酶水平在病发后2～12小时开始升高，通常在48小时后开始下降，持续时间为3～5天。若血清淀粉酶水平超过正常值的3倍，可以考虑诊断为急性胰腺炎。然而，淀粉酶的升高程度并不一定与病情的严重程度成正比，出血坏死型胰腺炎的患者血清淀粉酶水平可能正常或低于正常范围。胆石症和胆囊炎等情况也可能导致血清淀粉酶升高，但通常不会超过正常值的2倍。由于唾液腺也能产生淀粉酶，因此在没有急性腹症的情况下，如果血清淀粉酶升高，则需要考虑其可能来源于唾液腺。尿淀粉酶的升高通常较晚，发病后12～14小时开始上升，下降速度较慢，持续1～2周。但是，尿淀粉酶的检测结果受患者尿量和尿液浓缩或稀释的影响，可能导致结果波动较大。

3. 血清脂肪酶测定　血清脂肪酶通常在急性胰腺炎发病后的24～72小时开始升高，持续时间为7～10天。血清脂肪酶对于发病后就诊较晚的急性胰腺炎患者具有诊断价值，其特异性也较高。值得注意的是，血清淀粉酶和脂肪酶的水平与病情的严重程度并无确切的关联，因此部分患者可能两种胰酶的水平都不会升高。然而，胰源性胸腔积液、腹水，以及胰腺假性囊肿的囊液中通常会出现上述两种胰酶水平明显升高的情况。

4. C反应蛋白(CRP)测定 CRP是一种非特异性标志物，用于评估和监测急性胰腺炎的严重程度。在胰腺坏死时，CRP水平通常会明显升高。

5. 其他生化检查 急性胰腺炎患者常见暂时性血糖升高，但持续的空腹血糖超过11.2mmol/L可能反映胰腺坏死，预示着不良预后。此外，患者可能出现暂时性低钙血症，如果血钙低于2mmol/L，预后可能不佳。其他生化检查结果可能包括血清谷草转氨酶(AST)和乳酸脱氢酶(LDH)升高，以及血清白蛋白降低。

6. 血清正铁清蛋白 具有对水肿型和出血坏死型胰腺炎的鉴别作用。前者为阴性，后者起病72小时内为阳性。需注意的是肝、脾破裂，异位妊娠破裂，出血坏死性肠炎等也可出现阳性。

7. 影像学检查 腹部X线检查可以显示“哨兵袢”和“结肠切割征”，这些是胰腺炎的间接征象，并且可以观察到肠道麻痹或麻痹性肠梗阻的征象。腹部B超、CT和MRI可以显示胰腺体积增大，轮廓模糊，坏死区显示低回声或低密度图像，有助于诊断胰腺脓肿或假性囊肿。磁共振胆胰管造影(MRCP)可以判断是否存在胆胰管梗阻。

六、诊断要点

(一)急性胰腺炎诊断标准

1. 急性发作、持续性、剧烈的中上腹痛，常放射到背部，符合急性胰腺炎特征。
2. 血清淀粉酶或脂肪酶大于正常值上限3倍。
3. 超声、CT或MRI等影像学检查显示胰腺肿大、渗出或坏死等胰腺炎改变。

符合上述3项中的任意2项，排除其他急腹症后，可确定急性胰腺炎诊断。

(二)严重度分级诊断

修订后的亚特兰大分类标准将急性胰腺炎严重程度分为3级：轻症、中度重症和重症。

1. 轻症急性胰腺炎(mild acute pancreatitis，MAP) 无器官功能衰竭，也无局部或全身并发症。通常在1～2周内恢复。MAP占急性胰腺炎的60%～80%，病死率极低。

2. 中度重症急性胰腺炎(moderate severe acute pancreatitis，MSAP) 存在局部并发症或全身并发症，可伴有短暂性器官功能衰竭(持续时间小于48小时)。MSAP占急性胰腺炎的10%～30%，病死率小于5%。

3. 重症急性胰腺炎(severe acute pancreatitis，SAP) 伴有持续性器官功能衰竭(持续时间大于48小时)。SAP占急性胰腺炎的5%～10%，病死率达30%～50%。

七、治疗要点

本病的治疗原则为积极寻找并去除病因，减少胰液分泌控制炎症，缓解疼痛、抑制胰酶活性、治疗和防止并发症的发生和发展，加强全身及对症治疗。

(一)轻症急性胰腺炎治疗

1. 禁食 在出现腹痛和呕吐时，通常需要短期禁食1～3天。如果恶心和呕吐症状缓解，且腹痛减轻，同时患者有饥饿感，可以逐步恢复经口进食。

2. 静脉输液　维持水、电解质和酸碱平衡。

3. 吸氧　给予鼻导管吸氧或面罩吸氧，以确保血氧饱和度维持在95%以上。

4. 抑制胃酸和胰液分泌　可用质子泵抑制药（PPI）或H_2受体拮抗药，抑制胃酸分泌，从而间接减少胰腺分泌，并预防应激性溃疡。

5. 镇痛　疼痛剧烈时在严密观察下可注射镇痛药，如盐酸布桂嗪50mg肌内注射、盐酸哌替啶25～100mg肌内注射，注意观察有无呼吸抑制、低血压等不良反应。

6. 抗感染　胆源性胰腺炎常合并胆道感染，可以选择第三代头孢菌素（如头孢哌酮）对抗革兰阴性菌。

7. 胃肠减压与通便　对于有明显腹胀的患者，应进行胃肠减压，使用甘油、大黄水或生理盐水灌肠；或者口服生大黄、硫酸镁或乳果糖，以促进排便。

（二）中度重症及重症急性胰腺炎治疗

对于重症急性胰腺炎的早期管理，应重点监测病情，以防止病情进一步恶化，并及时控制全身炎症反应综合征。具体治疗措施如下。

1. 有条件的情况下，将患者转入重症监护室进行密切观察和治疗。

2. 积极补充液体和电解质，以维持有效循环血容量。对于慢性心功能不全或肾衰竭的患者，应限制液体输入速度，以避免肺水肿。对伴有休克的患者，可使用白蛋白或血浆等补充。

3. 生长抑素能有效抑制胰液和胰酶的分泌，特别是生长抑素和其类似物奥曲肽的疗效较好。通常使用生长抑素250～500μg/h或奥曲肽25～50μg/h进行静脉滴注，疗程为3～7天。

4. 早期应采用胃肠外营养。如果患者没有肠梗阻，应尽快转为肠内营养。

5. 对于胆源性急性胰腺炎，如胆总管结石、急性化脓性胆管炎或胆源性败血症，应尽早进行内镜下Oddi括约肌切开术、取石术或放置引流管等，以降低胰管内压力和控制感染。

6. 外科手术　在出现胰腺脓肿、假性囊肿、弥漫性腹膜炎、肠穿孔、肠梗阻或肠麻痹坏死等并发症时，需进行外科手术干预。

八、护理

1. 主要护理诊断

（1）疼痛：腹痛，与胰腺及其周围组织炎症、水肿或出血坏死有关。

（2）潜在并发症：低血容量性休克。

2. 其他护理诊断

（1）体温过高：与胰腺炎症反应、出血、坏死有关。

（2）潜在并发症：多器官功能衰竭。

（3）营养失调：低于机体需要量，与禁食有关。

（4）恐惧：与起病急、腹痛剧烈有关。

（5）知识缺乏：缺乏与疾病相关的知识。

3. 护理目标

（1）通过药物和非药物手段减轻患者的疼痛症状，提高患者的生活质量。

（2）监测并维持患者的生命体征的稳定，避免脱水和电解质紊乱。

（3）通过禁食和胃肠减压等措施，减少胰腺的分泌和活动，减轻胰腺的负担，预防并发症的发生。

（4）提供心理安慰和支持，帮助患者应对疾病带来的压力和焦虑。

4. 护理措施

（1）疼痛：腹痛。

1）休息与体位：患者应完全卧床休息，以减轻胰腺负担并促进修复。确保充足的睡眠，以帮助体力恢复。适当调整体位，疼痛时可帮助患者采取弯腰、前倾坐位或屈膝侧卧位，以缓解疼痛。因剧烈疼痛导致不安的患者，应防止跌落，清除周围危险物品，确保安全。病房应保持安静舒适，以减少外界刺激。

2）饮食护理：具体如下。①禁食与胃肠减压：对于轻症急性胰腺炎患者，通常需要禁食和胃肠减压3～5天。待疼痛减轻、发热消退后，可以逐渐开始给予少量无脂肪的流质饮食。②营养支持：及时补充水分和电解质，以维持有效的血容量。初期一般使用完全胃肠外营养（TPN），如无肠梗阻，应尽早通过空肠插管过渡到肠内营养（EN）。这种营养支持有助于增强肠道黏膜屏障，减少肠内细菌移位及感染的风险。③鼻空肠管肠内营养：如果患者禁食或禁饮超过1周，可考虑在X线引导下通过鼻腔插入空肠营养管，实施肠内营养。

3）用药护理：对于剧烈腹痛的患者，可根据医嘱使用哌替啶进行镇痛，同时需监测药物效果，如疼痛是否缓解、性质和特点是否变化。如果疼痛持续且伴随高热，可能提示胰腺脓肿；若疼痛剧烈且伴有腹肌紧张、压痛和反跳痛，可能出现腹膜炎，应及时报告医生处理。需警惕哌替啶的成瘾风险，避免使用吗啡以防引发Oddi括约肌痉挛，加重病情。阿托品和山莨菪碱可能加重腹胀或肠麻痹，因此在这些情况下应禁用。生长抑素类药物应避免滴注速度过快，以防出现恶心、眩晕和面部潮红等反应。左氧氟沙星等抗生素可能引起恶心、呕吐、胃灼热和眩晕等副作用，需要密切观察。

（2）潜在并发症：低血容量性休克。

1）病情观察：具体如下。①生命体征和血氧饱和度监测：应严密监测生命体征和血氧饱和度，注意是否出现脉搏细速、呼吸急促、尿量减少等低血容量的迹象。②呕吐物和胃肠引流：观察和记录呕吐物的量及性质，对于进行胃肠减压的患者，应记录引流量及其性质。③皮肤和黏膜观察：检查患者的皮肤和黏膜的颜色和弹性，以评估失水程度。④出入量记录：准确记录24小时内的液体出入量，以指导补液方案。⑤标本和实验室检查：按照医嘱定期采集标本，监测血液和尿液中的淀粉酶、血糖、电解质水平，并进行动脉血气分析。

2）维持有效血容量：迅速建立有效的静脉通道，输入液体和电解质。对于禁食患者，通常每日液体入量需达到3000ml以上，以维持有效的循环血容量。根据患者的脱水程度、年龄和心肺功能调整输液速度，及时补充因呕吐、发热和禁食造成的液体和电解质损失，纠正酸碱平衡失调。

3）防治低血容量性休克：具体如下。①抢救准备：在患者出现低血容量性休克的表现时，需迅速准备抢救用物，如静脉切开包、人工呼吸器和气管切开包等。②体位和氧疗：将患者放置在仰卧或中凹卧位，保持体位舒适并保暖，同时给予氧气吸入以提高血氧饱和度。③静脉通道建立：尽快建立静脉通道，必要时考虑中心静脉置管，以便输注液体、血浆或全血来补充血容量。④液体和血液输注：根据医嘱调整液体输注速度，必要时监测中心静脉压，以确保有效的循环补充。⑤药物治疗：按医嘱给予升压药物，根据患者的血压和循环状态调整给药速度。⑥监测和观察：密切观察患者的血压、意识状态和尿量的变化，及时调整治疗方案。

5. 护理评价 患者神志清晰，血压稳定在正常范围内，皮肤弹性良好，尿量正常，血清电解质正常。

6. 健康指导

（1）疾病预防指导：每天固定时间进食，避免长时间空腹或饥饿。规律的饮食有助于胰腺的正常功能。定期进行检查，包括血液检查和影像学检查，以了解胰腺的状况和炎症的程度。

（2）疾病知识指导：向患者及其家属讲解本病的主要诱发因素、预后及并发症知识。教育患者积极治疗高脂血症、高钙血症及各种胆道及胰腺疾病。如出现腹痛、腹胀、恶心等表现，及时就诊。谨慎用药，如氢氯噻嗪、硫唑嘌呤等可诱发胰腺炎，需要在医生指导下使用。

（3）生活方式指导：腹痛缓解后，应从少量低脂饮食开始逐渐恢复正常饮食，应避免刺激性强、产气多、高脂和高蛋白食物。康复期进食仍要注意，如出现腹痛、腹胀或腹泻等消化道症状，说明胃肠对脂肪消化吸收还不能耐受，饮食中脂肪、蛋白质的量还要减少，甚至暂停，戒烟、酒（含酒精饮料），防止复发。指导患者及家属养成规律进食习惯，避免暴饮暴食。控制体重，避免肥胖。

知识拓展

磁共振胆胰管造影

磁共振胆胰管造影（MRCP）是一种非侵入性影像学检查技术，主要用于评估胆道和胰腺的结构和功能。它利用磁共振成像（MRI）的原理，通过生成胆道和胰腺的详细图像，帮助诊断相关疾病。MRCP主要用于胆石症、胆管狭窄、胆管肿瘤、胰腺肿瘤、胰腺炎、胰腺假性囊肿、胰胆疾病的术前评估和手术规划等。

MRCP不需要插管或注射对比剂，降低了感染和并发症的风险。这使得它比传统的内镜逆行胰胆管造影（ERCP）更安全。MRCP能够提供胆道和胰腺的高分辨率图像，能够清晰显示细微的结构变化和病变，如胆管狭窄、胰管扩张等。与CT扫描不同，MRCP不使用电离辐射，适合需要多次检查的患者，如慢性疾病患者或儿童。患者需在检查前避免进食，通常要求禁食4～6小时。患者躺在MRI扫描仪中，检查时间通常为30分钟到1小时。检查过程中，患者需保持静止，以获得清晰的图像。MRCP因其非侵入性、高分辨率、无辐射等优点，成为胆道和胰腺疾病评估的重要工具，广泛应用于临床中。

思考题

1. 为什么急性胰腺炎患者需要禁食？

2. 在急性胰腺炎患者的护理中，为什么营养支持至关重要？

3. 急性胰腺炎患者可能会出现感染和其他并发症，护理人员应如何监测和预防这些并发症？

小结

第十一节　上消化道出血

一、概述

上消化道出血（upper gastrointestinal hemorrhage）指十二指肠悬韧带以上的消化道，包括食管、胃、十二指肠、胰腺、胆道等病变引起的出血，以及胃空肠吻合术后的空肠病变引起的出血。上消化道大出血一般指在数小时内失血量超过1000ml或超过人体循环血容量的20%，主要表现为呕血和/或黑便，常伴有血容量减少，引起急性周围循环衰竭，是临床的急症，严重者导致失血性休克而危及患者生命。出血的病因可为上消化道疾病或全身性疾病。

二、病因与发病机制

（一）病因

上消化道出血的病因很多，最常见的有溃疡性疾病、急性糜烂出血性胃炎、食管胃底静脉曲张破裂、上消化道肿瘤、全身性疾病。现将病因分类归纳如下。

1. 上消化道疾病

（1）食管疾病：包括反流性食管炎、食管憩室炎、食管溃疡、食管癌、食管裂孔疝等；食管物理性损伤，如食管贲门黏膜撕裂伤、器械检查或吞入异物引起的食管损伤；食管化学性损伤，如吞入强酸、强碱或其他化学品引起的损伤。

（2）胃、十二指肠疾病和损伤：包括消化性溃疡、胃泌素瘤（卓－艾综合征）、急性糜烂出血性胃炎、慢性胃炎、胃癌、胃手术后并发症（如吻合口溃疡、残胃黏膜糜烂）、血管瘤、胃间质瘤、胃息肉、十二指肠憩室、胃扭转、重度钩虫病、胃血吸虫病等。同时，包括异物或放射性损伤，以及内镜检查或治疗操作引起的损伤。

（3）空肠疾病：胃肠吻合术后的空肠溃疡、空肠克罗恩病。

2. 门静脉高压引起食管胃底静脉曲张破裂出血

（1）各种病因引起的肝硬化。

（2）门静脉阻塞：门静脉炎、门静脉血栓形成、门静脉受邻近肿块压迫。

（3）肝静脉阻塞：原发性醛固酮增多症。

3. 上消化道邻近器官或组织的疾病

（1）胆道出血：胆囊或胆管结石、胆道蛔虫症、胆管癌、肝癌、肝脓肿或肝动脉瘤破裂出血，由胆道流入十二指肠。

（2）胰腺疾病：急、慢性胰腺炎，胰腺癌，胰腺假性囊肿，胰腺脓肿等溃破入十二指肠。

（3）其他：纵隔肿瘤或囊肿破裂入食管，胸或腹主动脉瘤、肝或脾动脉瘤破裂入食管等。

4. 全身性疾病

（1）血液系统疾病：白血病、血友病、再生障碍性贫血、弥散性血管内凝血（DIC）等。

（2）急性感染性疾病：脓毒症、肾综合征出血热、钩端螺旋体病、登革热、急性重型肝炎等。

（3）脏器衰竭：尿毒症、呼吸衰竭、肝衰竭。

（4）风湿性疾病：结节性多动脉炎、系统性红斑狼疮、皮肌炎等。

（5）服用水杨酸类或类固醇消炎药物或大量饮酒。

（6）应激相关胃黏膜损伤（stress-related gastric mucosal injury）：各种严重感染、休克、大面积烧伤、急性创伤、手术、精神刺激、脑血管意外或其他颅内病变、肺心病、急性呼吸窘迫综合征、重症心力衰竭等应激状态下，发生急性糜烂出血性胃炎及应激性溃疡等急性胃黏膜损伤，统称为应激相关胃黏膜损伤，应激性溃疡可引起大出血。

（二）发病机制

上消化道出血的发病机制主要涉及消化道黏膜的破损和血管破裂。

1. 消化道黏膜破损　消化道黏膜受到损伤或溃疡形成时，血管在黏膜表面暴露出来，易受到其他因素的影响而破裂。常见原因包括消化性溃疡、食管静脉曲张、胃食管反流病等。

2. 胃酸和胃蛋白酶作用　消化道黏膜受到胃酸和胃蛋白酶的刺激和腐蚀时，可能导致黏膜破损和溃疡形成。这些消化酶的作用会削弱黏膜的保护屏障，增加出血的风险。

3. 血管破裂　消化道黏膜下的血管受到损伤或扩张时，可能发生破裂导致出血。例如，食管静脉曲张时，由于肝硬化等原因，食管内的静脉扩张充血，增加了血管破裂的可能性。

4. 炎症反应　消化道黏膜受到炎症的刺激时，会引起局部充血、水肿和组织损伤，增加了血管破裂和出血的风险。炎症性疾病如胃炎、胃食管反流病等可能导致黏膜破损和出血。

5. 药物影响　长期或过量使用一些药物如非甾体抗炎药（NSAID）、抗凝药物等，这些药物可能影响黏膜的保护屏障，导致消化道黏膜的炎症、溃症或出血的发生。

综上所述，上消化道出血的发病机制涉及多种因素，包括黏膜破损、血管破裂、炎症反应和药物影响等。及时发现和处理消化道疾病，保护消化道黏膜的完整性和功能，对预防上消化道出血具有重要意义。

三、临床表现

上消化道出血的临床表现受多种因素影响，包括出血量和速度，以及患者的年龄和出血前的全身状况，包括有无贫血，心脏、肝脏、肾脏功能等。

（一）呕血与黑便

呕血与黑便是上消化道出血的典型表现。上消化道出血后，患者通常会出现黑便。出血部位在幽门以上的患者常会出现呕血。如果出血量较少，速度较慢，患者也可能没有呕血的表现。出血部位在幽门以下的患者，大多数只表现为黑便，但如果出血量大、速度快，血液可能会反流入胃腔，引起恶心、呕吐，表现为呕血。呕血通常呈棕褐色、咖啡渣样，这是血液在胃内停留时间较长，经胃酸作用后形成酸化的血红蛋白所致；如果出血速度快、出血量大，血液在胃内停留时间较短，未与胃酸充分混合即呕出，则呕出的血液可能呈鲜红色或带有血块。黑便呈柏油样，黏稠而有光泽，这是血红蛋白的铁经过肠内硫化作用形成硫化铁所致。如果出血量大、血液在肠道内停留时间较短，粪便可能呈暗红色，甚至鲜红色。

（二）失血性周围循环衰竭

上消化道大出血时，循环血容量急剧减少，静脉回心血量相应不足，导致心排血量降低，发生急性周围循环衰竭，其程度轻重与出血量大小、失血速度快慢有关。一般表现为头晕、心悸、乏力、出汗、口渴、肢体冷感、晕厥、血压偏低等，严重者呈休克状态。但是需要注意的是，老年人因器官储备功能低下，且常有脑动脉硬化、高血压、冠心病等老年基础病变，即使出血量不大也可引起多器官衰竭，增加病死率。

（三）贫血及血象变化

在上消化道大量出血的情况下，患者通常会发展为失血性贫血。然而，在出血的初期，血红蛋白浓度、红细胞计数和血细胞比容可能不会出现明显的变化。出血后，组织液会渗入血管中，导致血液被稀释。通常需要经过3～4小时，失血性贫血的血象变化才会显现出来，而在出血后72小时内，血液的稀释程度会达到最大。贫血的严重程度不仅取决于失血的量，还与出血前患者是否有贫血，以及出血后的液体平衡状况等因素有关。

急性大出血的患者通常会出现正细胞正色素性贫血。而慢性持续性失血则往往导致小细胞低色素性贫血。在出血后，骨髓会出现明显的代偿性增生，出血后的24小时内，网织红细胞的数量就会增加，出血停止后逐渐恢复正常。白细胞的计数在出血后的2～5小时内可能会轻微到中度上升，而在止血后的2～3天内恢复正常。然而，在肝硬化患者中，如果伴随有脾功能亢进，白细胞计数可能不会升高。

（四）氮质血症

可分为肠源性、肾前性和肾性氮质血症。氮质血症的临床表现可为乏力、食欲缺乏、恶心、呕吐、神经系统症状等。

1．上消化道大量出血后，肠道吸收了大量血液中蛋白质的代谢产物，这会导致血液中的尿素氮浓度暂时上升，这种现象被称为肠源性氮质血症。通常，在一次出血后的几个小时内，血尿素氮开始升高，24～48小时达到最高点，但通常不会超过14.3mmol/L（40mg/dl），之后在3～4天内恢复到正常水平。如果患者在血容量已得到纠正且出血前肾功能正常的情况下，血尿素氮持续升高，这可能表明上消化道仍在出血或有再次出血的风险。

2．失血会导致血液循环衰竭，进而减少肾脏的血流量和肾小球的滤过率，这可能导致氮质在体内积聚，这种情况被称为肾前性氮质血症。

3. 如果患者没有活动性出血的证据，血容量也已基本补充，但尿量仍然很少，血尿素氮无法降至正常水平，那么应该考虑是否严重且持续的休克导致了急性肾损伤（肾小管坏死），或者失血加剧了已有的肾脏损害，从而引发了肾衰竭和肾性氮质血症。

（五）发热

大量出血后，多数患者会在出血后24小时内出现发热，通常表现为低热，持续3～5天后逐渐恢复至正常体温。发热的原因可能与循环血容量减少和急性周围循环衰竭导致体温调节中枢功能紊乱有关。

四、辅助检查

（一）实验室检查

对于上消化道出血的患者，需要进行红细胞、白细胞和血小板计数，血红蛋白浓度、血细胞比容，肝肾功能，以及粪便隐血试验等检查，以便了解出血的病因、诱因，以及潜在的护理问题。如果在出血后3～4小时内，红细胞计数、血红蛋白浓度、血细胞比容下降，同时网织红细胞数增加，白细胞也增高，这通常提示出血的发生。对于肝硬化引起的出血，由于脾功能亢进，白细胞计数增高可能不明显。

（二）内镜检查

出血后24～48小时内进行急诊内镜检查，可以直接观察出血部位，明确出血的病因，并且可以进行出血灶的止血治疗，这是上消化道出血病因诊断的首选检查方法。需要注意的是，在进行急诊胃镜检查前，应先补充血容量，纠正休克，在患者生命体征平稳后进行检查，并尽量选择在出血的间歇期进行。此外，胶囊内镜检查对于排除小肠病变引起的出血也具有特殊价值。

（三）胃肠钡餐X线造影

对于明确病因也有一定价值，主要适用于不适宜或不愿进行内镜检查的患者；或者有胃镜检查禁忌证或不愿进行胃镜检查的患者；以及胃镜检查未能发现出血原因，需要排除十二指肠降段以下的小肠段有无出血病灶的患者。一般建议在出血停止且病情基本稳定数日后进行检查。

（四）其他检查

放射性核素扫描或选择性动脉造影，如腹腔动脉、肠系膜上动脉造影，可以帮助确定出血部位，适用于内镜检查和胃肠钡餐X线造影未能确诊而又反复出血的患者。

五、诊断要点

（一）上消化道出血的诊断

通常根据患者的呕血、黑便和失血性周围循环衰竭等临床表现，结合体格检查、实验室检查（血常规、凝血功能、肝肾功能、粪便隐血试验），内镜检查及放射学检查等，大多数患者可以查明出血的部位和原因。上消化道出血的鉴别诊断如下。①口腔出血：口腔出血也可能被误认为上消化道出血，需要通过检查明确出血的来源。②下消化道出血：需要与结肠出血进行鉴别，下消化道出血通常表现为鲜红色便血。③咯血：需要与呕血进行鉴别，咯血是血液从呼吸道排出，而不是从胃肠道排出。④药物引起的黑便：一些药物（如铁剂、铋剂和某些中药）可以导致黑便，需要与上消化道出血引起的黑便进行鉴别。⑤部分患者由于出血速度快，可能会先出现急性周围循环衰竭而未出现呕血和黑便，如果无法排除上消化道大出血，应进行直肠指检，以便早期发现尚未排出的黑便。

（二）出血病因的诊断

在上消化道出血的众多病因中，常见病因及其特点如下。

1. **消化性溃疡** 大多数患者表现为慢性过程，周期性发作，发作时上腹痛呈节律性；十二指肠溃疡比胃溃疡更容易出血，出血前可有饮食失调、过度劳累或精神紧张、受寒等诱因，且常有上腹痛加剧，出血后疼痛减轻或缓解。内镜检查可以观察溃疡的位置和程度，并进行活组织检查（活检）以明确诊断。

2. **急性胃黏膜损伤** 有服用阿司匹林、吲哚美辛、保泰松、糖皮质激素等损伤胃黏膜的药物史或酗酒史，有创伤、颅脑手术、休克、严重感染等应激状态。通过内镜检查（胃镜）观察胃黏膜的出血病变（如胃黏膜撕裂），并进行活检以明确诊断。

3. **食管胃底静脉曲张破裂出血** 有病毒性肝炎、慢性酒精中毒、寄生虫感染等引起肝硬化的病因，且有肝硬化门静脉高压的临床表现；出血以突然呕出大量鲜红血液为特征，不易止血；大量出血引起失血性休克，可加重肝细胞坏死，诱发肝性脑病。

4. **胃癌** 多发生在40岁以上男性，有渐进性食欲缺乏、腹胀、上腹持续疼痛、进行性贫血、体重下降、上腹部肿块，出血后上腹痛无明显缓解。内镜检查（胃镜）可以观察肿瘤的位置、形态和大小，并进行活检以明确诊断。此外，确诊为肝硬化的患者，其上消化道出血原因不一定是食管胃底静脉曲张破裂，约有1/3患者是消化性溃疡、急性糜烂出血性胃炎、门静脉高压性胃病或其他病变所致。

六、治疗要点

上消化道大出血是一种临床急症，需要立即采取积极措施进行抢救。这包括迅速补充血容量，纠正水、电解质失衡，预防和治疗失血性休克，给予止血治疗，并且同时积极进行病因诊断和治疗。

（一）急救措施

患者卧床休息，保持呼吸道通畅，密切监测病情的变化，包括血压、心率、血红蛋白、血凝指标、尿量、呼吸、患者的神志变化等。

（二）补充血容量

立即查血型并配血，尽快输血。在等待配血时先输入平衡盐溶液或葡萄糖盐水、右旋糖酐或其他血浆代用品。尽早输入浓缩红细胞或全血，以尽快恢复患者血容量及改善周围循环，防止脏器功能衰竭。紧急输注浓缩红细胞的指征：①收缩压＜90mmHg或收缩压较基础收缩压降低幅度＞30mmHg。②心率增快＞120次/分。③血红蛋白＜70g/L或血细胞比容＜25%。输血量以使血红蛋白达到70g/L为宜。输液量可根据估计的失血量来确定。严重活动性大出血可输全血。应避免因输液、输血过快、过多而引起急性肺水肿，原有心脏病或老年患者必要时可根据中心静脉压调节输入量。对肝硬化门静脉高压的患者要防止因输血导致门静脉压力增加引起的再出血。

（三）止血

1. 非曲张静脉上消化道大出血的止血　是除食管胃底静脉曲张破裂出血之外的其他病因引起的上消化道出血，其中以消化性溃疡出血最为常见。针对这种出血，常见的止血措施如下。

（1）应用抑制胃酸分泌药：对消化性溃疡和急性胃黏膜损伤引起的出血，常规给予H_2受体拮抗药或质子泵抑制药，以抑制胃酸分泌，提高和保持胃内较高的pH。有利于血小板聚集及血浆凝血功能所诱导的止血过程。常用药物及用法：西咪替丁200～400mg，每6小时1次；雷尼替丁50mg，每6小时1次；法莫替丁20mg，每12小时1次；奥美拉唑40mg，每12小时1次。在急性出血期时，以上药物均为静脉给药。

（2）内镜直视下止血：内镜直视下止血是一种相对安全和有效的方法，可以准确定位出血部位，并及时采取相应的止血措施。内镜止血适用于有活动性出血或暴露血管的溃疡。常用的技术如下。①电凝止血（电灼）：在出血部位使用高频电流进行电凝，使血管闭合，达到止血的效果。②钳夹止血（夹闭）：使用特殊的止血钳夹住出血血管，阻断血流，达到止血的效果。③喷射止血剂：在出血部位喷射止血剂，如生理盐水、肾上腺素或矛头蝮蛇血凝酶等，形成血栓，堵塞出血血管，实现止血。④热凝止血（烧灼）：使用高能热能源，如高频电流或激光，烧灼出血部位，使血管闭合，达到止血的效果。⑤环带止血（扎带）：在出血血管上方缠绕一环带，通过压迫血管阻断血流，达到止血的效果。

（3）介入治疗：少数不能进行内镜止血或手术治疗的严重大出血患者，可经选择性肠系膜动脉造影寻找出血病灶，给予血管栓塞治疗。

（4）手术治疗：消化性溃疡引起的大出血常采用以下手术治疗。①胃大部切除术：这是较为经典的手术方式，切除包括胃窦部在内的胃的远侧2/3～3/4，一方面，去除了溃疡病灶，减少胃酸分泌的靶器官；另一方面，由于胃窦部黏膜能分泌促胃液素，切除后可降低胃酸分泌量，达到止血与防止溃疡复发的双重目的。②迷走神经切断加胃窦切除术：不仅切断迷走神经，减少胃酸的神经性分泌，同时切除胃窦，去除促胃液素的主要分泌部位，以此减少胃酸分泌，促进溃疡愈合，从根源上制止因胃酸侵蚀血管造成的出血，并且直接处理溃疡出血部位，保障止血效果。

2. 食管胃底静脉曲张破裂出血的止血　本病引起的消化道出血量大、速度快、再出血率和死亡率较高，因此，在治疗措施上亦有其特殊性。

（1）药物止血

1）抗利尿激素及其类似物：其主要作用是通过收缩内脏血管来减少门静脉血流量，降低门静脉及其侧支循环的压力，从而控制食管胃底静脉曲张破裂出血。抗利尿激素的常规用法是以0.2U/min的速度持续静脉滴注，根据治疗反应逐渐增加至0.4U/min。同时，还可以使用硝酸甘油静脉滴注或舌下含服，以减轻大剂量使用抗利尿激素可能出现的不良反应。

硝酸甘油还具有协同降低门静脉压力的作用。特利加压素是一种人工合成的抗利尿激素类似物，它能够通过收缩上消化道的血管来减少出血量，并提高止血效果。该药对全身血流动力学影响较小。一般起始剂量为2mg/4h，出血停止后可改为每次1mg，每天2次，维持5天。

2）生长抑素及其类似物：止血效果好，可明显减少内脏血流量，并减少奇静脉血流量，而奇静脉血流量是食管静脉血流量的标志。①14肽天然生长抑素，用法为首剂250μg缓慢静脉注射，继以250μg/h持续静脉滴注。由于此药半衰期短，应确保用药的持续性，如静脉滴注中断超过5分钟，应重新静脉注射首剂250μg。②人工合成剂奥曲肽，首剂常用100μg缓慢静脉注射，继以25～50μg/h持续静脉滴注。

（2）三（四）腔双囊管压迫止血：鼻腔或口腔插入三（四）腔双囊管，通过向胃囊和食管囊注入气体来压迫食管胃底曲张静脉，以达到止血的效果。该方法中的两个气囊分别用于胃囊和食管囊，而三（四）腔管则分别连通这两个气囊和患者的胃腔，四腔管相比三腔管多了一条在食管囊上方开口的管腔，用于抽吸食管内积蓄的分泌物或血液（图4-11-1）。尽管使用气囊压迫食管胃底曲张静脉可以确实达到止血的效果，但这种方法存在一些问题，如患者可能会感到痛苦，且可能出现多种并发症（如吸入性肺炎、窒息、食管黏膜坏死等），并且早期再出血的风险较高。因此，这种方法不被推荐作为首选的止血措施。目前，通常只在药物治疗无法控制出血时，暂时使用该方法以争取时间为后续进行内镜止血等治疗措施做准备。

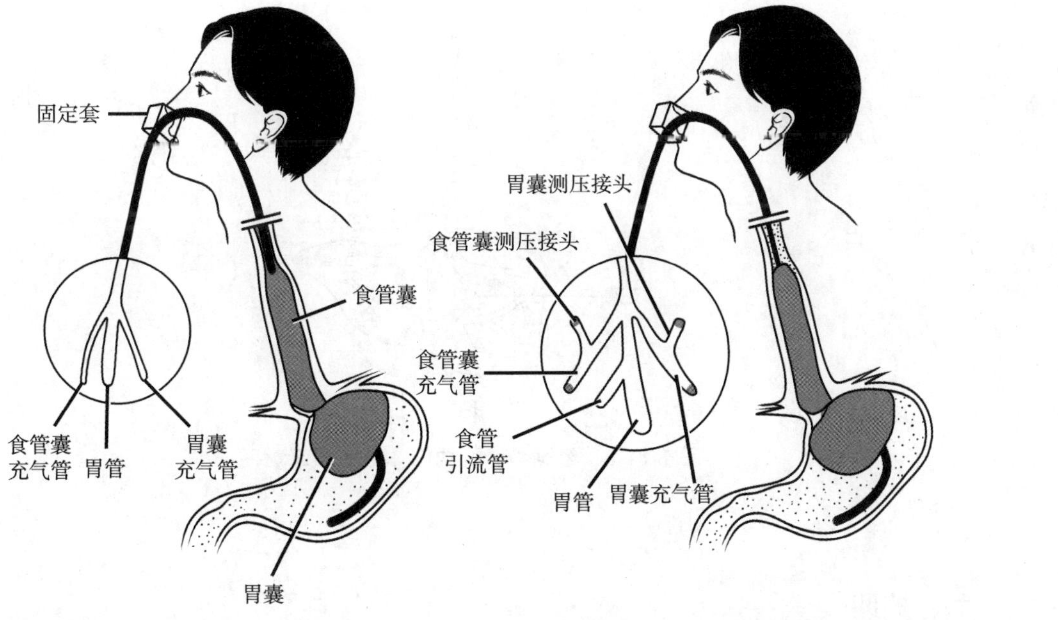

（a）三腔气囊管　　（b）四腔气囊管

图4-11-1　三（四）腔双囊管示意图

（3）内镜直视下止血：在用药物治疗和气囊压迫基本控制出血、病情基本稳定后，常规进行急诊内镜检查和止血治疗。常用的内镜直视下止血方法如下。①硬化剂注射止血术：通过局部静脉内外注射硬化剂，使食管静脉产生血栓，从而消除曲张静脉并预防新的曲张静脉形成。常用的硬化剂包括无水乙醇、鱼肝油酸钠、乙氧硬化醇等。②食管曲张静脉套扎术：使用橡皮圈结扎出血或曲张的静脉，使血管闭合。③组织黏合剂注射法：局部注射组织黏合剂，使出血的曲张静脉闭塞，主要用于胃底曲张静脉。这些内镜下止血方法通常能够有效达到止血目的，预防早期再出血，是目前治疗本病的重要止血手段，也可作为预防性治疗，预防曲张的食管胃底静脉破裂出血。然而，这些方法可能会伴随一些并发症，如局部溃疡、出血、穿孔、瘢痕狭窄、术后感染等。

（4）手术治疗：食管胃底静脉曲张破裂大出血内科治疗无效时，应考虑外科手术或经颈静脉肝内门体分流术（TIPS）（图4-11-2）。原理上是采用特殊的介入器械，在X线透视引导下经颈静脉入路建立肝内的位于肝静脉及门静脉，主要分支之间的人工分流通道，并且用金属内支架来维持其永久性的通畅，达到门静脉高压后控制和预防食管胃底静脉曲张破裂出血，促进腹水的吸收。

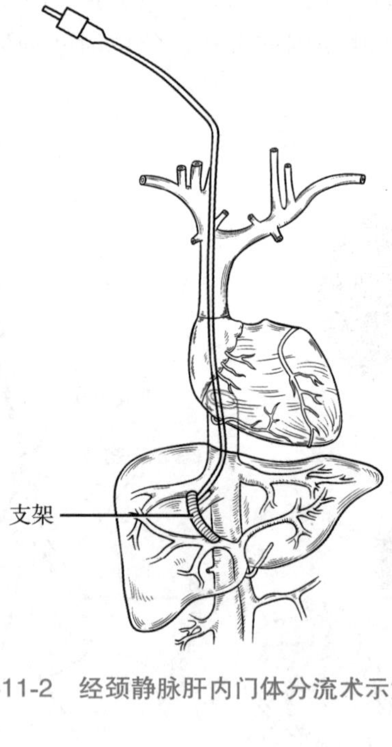

图4-11-2　经颈静脉肝内门体分流术示意图

七、护理

1. 主要护理诊断

（1）潜在并发症：与血容量不足有关。

（2）活动耐力下降：与失血性周围循环衰竭有关。

（3）有受伤的危险：创伤、窒息、误吸，与气囊压迫使食管胃底黏膜长时间受压、气囊阻塞气道、血液或分泌物反流入气管有关。

2. 其他护理诊断

（1）恐惧：与生命或健康受到威胁有关。

（2）知识缺乏：与引起上消化道出血的疾病及其防治的知识缺乏有关。

3. 护理目标

（1）通过药物治疗、内镜止血或介入治疗等手段，能及时有效地控制患者出血。

（2）维持患者呼吸通畅，预防患者误吸和窒息。

（3）预防感染、休克、再出血等并发症的发生。

4. 护理措施

各种病因引起的上消化道出血，在护理上有其共性，也各有特殊性。以下主要列出上消化道出血基本的、共同的护理措施，以及食管胃底静脉曲张破裂出血的特殊护理措施。

（1）潜在并发症

1）体位与保持呼吸道通畅：少量出血者应卧床休息，大出血时绝对卧床休息，取平卧位并将下肢略抬高，以保证脑部供血。呕吐时头偏向一侧，防止窒息或误吸；必要时用负压吸引器清除气道内的分泌物、血液或呕吐物，保持呼吸道通畅，给予吸氧。轻症患者可入厕所大小便，但应避免排便时或便后起立时晕厥。指导患者坐起、站起时动作要缓慢，如出现头晕、心悸、出汗，立即卧床休息，并告知护士。

2）治疗护理：立即建立两条以上静脉通道，尽可能选择粗直的血管留置套管针。遵医嘱迅速、准确地实施输血、输液、各种止血治疗及用药等抢救措施，并观察治疗效果及不良反应。输液开始宜快，必要时测定中心静脉压作为调整输液量和速度的依据。在静脉滴注生长抑素、抗利尿激素、奥曲肽时，滴速要慢，以减少药物不良反应；如抗利尿激素滴速过快可引起腹痛、血压升高、心律失常和心绞痛，严重时可诱发心肌梗死，同时使用硝酸甘油，以减少其不良反应。孕妇，合并冠心病、高血压者禁用抗利尿激素。生长抑素必须使用输液泵控制速度，要24小时缓慢均匀输入。肝病患者忌用吗啡、巴比妥类药物，同时宜输新鲜血，因库存血含氨量高，易诱发肝性脑病。避免因输液、输血过多、过快而引起急性肺水肿，对老年患者和心肺功能不全者尤应注意。

抗利尿激素可能会导致腹痛、血压升高、心律不齐、心肌缺血，甚至引发心肌梗死，因此在使用时应严格控制滴注速度，并密切监测可能的不良反应。对于患有冠心病或高血压的患者，应禁止使用抗利尿激素。

3）饮食护理：具体如下。①上消化道出血的饮食护理：急性大出血伴恶心、呕吐者应禁食。少量出血不伴呕吐者，应鼓励患者进食温凉、清淡的流质食物。出血停止后改为营养丰富、易消化、无刺激性半流质软食，少量多餐，逐步过渡到正常饮食。食管胃底静脉曲张破裂出血即使少量出血也应禁食，且出血停止后仍要禁食1～2天。进食时注意细嚼慢咽，少食多餐，避免进食花生、核桃等粗糙、坚硬食物，避免摄入生冷辛辣、刺激性食物或饮料，防止损伤曲张静脉而再次出血。②食管胃底静脉曲张的饮食护理：在活动性出血阶段，应暂停进食。在止血后的1～2天内，可以逐渐过渡到高热量、高维生素的流质食物，同时要避免食用粗糙、硬质和有刺激性的食物。进食时应细嚼慢咽，以防食物对曲张的静脉造成损伤，从而引发再次出血。此外，应限制蛋白质的摄入，以减少诱发肝性脑病的风险。

4）病情监测：上消化道大量出血时，有效循环血容量急剧减少，可导致休克或死亡，所以要严密监测患者病情。

监测指标：①生命体征，是否体温不升或发热，是否呼吸急促，有无心率加快、脉搏细弱、血压降低、脉压变小，必要时进行心电监护。②精神和意识状态，是否精神萎靡、表情淡漠、烦躁不安、嗜睡、意识模糊，甚至昏迷。③观察皮肤和甲床色泽，肢体温暖还是湿冷，颈静脉充盈情况。④准确记录24小时出入量，疑有休克时留置导尿管，测每小时尿量，应保持尿量＞30ml/h。⑤观察并记录呕吐物、粪便的性质、颜色及量。⑥定期复查红细胞计数、血细胞比容、血红蛋白浓度、网织红细胞计数、血尿素氮、粪便隐血，以了解贫血程度、出血是否停止。⑦注意监测血清电解质和动脉血气分析的变化，因急性大出血时，经由呕吐物、鼻胃管抽吸、腹泻等，可丢失大量水分和电解质，注意维持水、电解质、酸碱平衡。

周围循环状况的观察：周围循环衰竭的临床表现对估计出血量有重要价值，关键是动态观察患者的心率、血压。可通过改变体位来测量心率、血压并观察症状和体征来估计出血量，具体如下。先测量平卧时的心率和血压，然后测由平卧位改为半卧位时的心率和血压，如改为半卧位即出现心率增快＞10次/分、血压下降幅度＞15mmHg、头晕、出汗，甚至晕厥，则表示血容量已明显不足，是紧急输血的指征。如患者收缩压＜90mmHg，心率＞120次/分，伴有面色苍白、四肢湿冷、烦躁不安或神志不清，则已进入休克状态，属严重大量出血的表现，需积极进行抢救。

5）出血量的估计：详细询问患者呕血和/或黑便的发生时间、次数、量及性状，以便估计出血量和速度。①粪便隐血试验阳性提示每天出血量＞5ml。②出现黑便表明每天出血量在50～70ml。③胃内积血量达250～300ml时可引起呕血。④一次出血量＜400ml时，可因组织液与脾贮血补充失血量，可无临床表现。⑤出血量＞400ml，可出现头晕、心悸、乏力等症状。⑥数小时内出血量＞1000ml或超过循环血容量的20%，引起急性周围循环衰竭，严重者引起失血性休克，危及患者的生命。需要注意的是，呕血与黑便的频度和数量虽有助于估计出血量，但实际临床中因呕血与黑便分别混有胃内容物及粪便，且出血停止后仍有部分血液贮留在胃肠道内，故不能仅以此来准确判断出血量的多少。

6）继续或再次出血的判断：观察出现下列征象，提示有活动性出血或再次出血。①反复呕血，呕吐物由咖啡色转为鲜红色，黑便次数增多且粪质稀薄，色泽转为暗红色，伴肠鸣音亢进。②周围循环衰竭经充分补液、输血后仍未见明显改善，或者暂时好转后又恶化，血压波动明显，中心静脉压不稳定。③红细胞计数、血细胞比容、血红蛋白浓度持续不断下降，网织红细胞计数持续增高。④在补液足够、尿量正常时，血尿素氮升高。⑤门静脉高压患者脾大，因出血而暂时缩小，如脾大未见恢复，提示出血未止。通常，一次出血后48小时以上未再出血，再出血的可能性小；过去有多次大量出血史、本次出血量大、24小时内反复大量出血、出血原因为食管胃底静脉曲张破裂者，再出血可能性就较大。

7）原发病的病情观察：例如，肝硬化并发上消化道大出血的患者，应注意观察有无并发感染、黄疸加重、肝性脑病等；消化性溃疡的患者观察患者腹部体征的变化，以及时发现并纠正并发症。

8）心理护理：观察患者有无紧张、恐惧或悲观、沮丧等心理反应，特别是慢性疾病或全身性疾病致反复出血者，有无对治疗失去信心、不合作。护理人员应关心、安慰患者，解释安静休息有利于止血。解释各项检查、治疗措施，耐心细致听取并解答患者或家属的提问，以减轻他们的疑虑。经常巡视，大出血时陪伴患者，使其有安全感、信任感，减轻恐惧心理。呕血或排黑便后及时清除血迹、污物，以减少对患者的不良刺激。同时，抢救工作应迅速而不忙乱，各项操作要轻柔，帮助患者消除紧张情绪，更好地配合治疗及护理。

（2）活动耐力下降

1）休息与活动：减少身体活动有利于止血。少量出血患者提倡卧床休息。对于大出血患者要求绝对卧床休息，可协助患者取舒适体位并定时变换体位，注意身体保暖，治疗和护理工作应有计划地集中进行，以保证患者的休息和睡眠。病情稳定后，逐渐增加活动量。

2）安全护理：轻症患者可起身稍做活动，如上厕所大、小便。但应注意有活动性出血时，患者常因有便意而至厕所，在排便时或便后起立时出现晕厥。因此，必须指导患者坐起、站起时动作缓慢；出现头晕、心悸、出汗时立即卧床休息并告知护士；必要时由护士陪同如厕或暂时改为在床上排泄。重症患者应多巡视，用床挡加以安全保护。

3）生活护理：限制活动期间，协助患者完成个人日常生活活动，如口腔清洁、皮肤清洁等。对于卧床者特别是老年人和重症患者，注意预防压力性损伤。排便次数多者注意肛周皮肤清洁。

4）三（四）腔双囊管的应用与护理：熟练的操作技巧、插入后的密切监测及细致的护理工作，是确保获得预期止血效果的关键。

插管：①插管前仔细检查食管引流管、胃管、食管囊管和胃囊管，确保它们畅通且已分别做好标识。检查两个气囊没有漏气后，将囊内的气体抽出并准备好备用。②向患者及其家属清楚解释使用三（四）腔双囊管的目的，以便获得他们的配合。③帮助患者采取平躺位，头部偏向一侧或半坐位，并服用10ml液状石蜡。协助医生对患者进行鼻腔或咽喉部的局部麻醉，然后通过鼻腔或口腔将管了插入胃内。当插管长度达到65cm时，抽取胃液以确认管道在胃内，并清除胃内的积血。④充气与定位：首先向胃囊注入150～200ml气体，达到约50mmHg（6.7kPa）的压力并封闭管口，然后缓慢拉出管道，使胃囊压迫胃底部的曲张静脉。如果仅使用胃囊已止血，则不必充气食管囊。如果仍未止血，继续向食管囊注入约100ml气体，达到约40mmHg（6.7kPa）的压力并封闭管口，以压迫食管下段的曲张静脉。⑤牵引固定：将管子的外部端用绷带连接一个0.5kg的沙袋，并通过牵引架进行持续牵引。⑥引流与观察：将食管引流管和胃管连接到负压吸引器或定时抽吸，以观察出血是否停止，并记录引流液的性质、颜色和数量。通过胃管冲洗胃腔，清除积血，有助于减少肠道对氨的吸收，防止血氨水平升高，从而避免诱发肝性脑病。

拔管：①在出血停止的情况下，可以解除牵引并释放囊内的气体。保持管道连接，继续观察患者状况24小时。如果没有再次出血，可以考虑拔除管道；对于昏迷的患者，管道可以继续保持，以便注入流质食物和药液。②拔管准备：在拔管前，患者应口服20～30ml的液状石蜡，以润滑黏膜和管道、气囊的外壁。③拔管操作：彻底抽出囊内气体后，以缓慢、轻柔的动作拔除管道，以防止在拔管过程中损伤黏膜，从而引发再次出血。④气囊压迫时长：通常情况下，气囊压迫的时间限制在3～4天。如果出血持续，可以根据情况适当延长压迫时间。

插管期间护理：①在管道使用期间，应定期清洁患者的鼻腔和口腔，使用液状石蜡对鼻腔和口唇进行润滑。②在床边放置备用三（四）腔双囊管、血管钳及其他换管所需的物品，以便在紧急情况下能够迅速更换管道。③留置气囊管可能会让患者感到不适，尤其是那些有过插管经验的患者，他们可能会感到害怕或焦虑。因此，医护人员应多加巡视和陪伴患者，向他们解释治疗的目的及治疗的过程，同时给予安慰和鼓励，以获得患者的合作。

（3）有受伤的危险

1）预防创伤：在留置三（四）腔双囊管的期间，需要定期监测气囊内的压力。这样可以防止压力不足导致无法止血，或者压力过高引起组织损伤。在气囊充气加压12～24小时后，应放松牵引并放气15～30分钟，如果出血仍未停止，再重新充气加压。这样做是为了避免食管胃底黏膜因长时间受压而发生溃烂或坏死。

2）预防窒息：如果胃囊充气不足或发生破裂，食管囊和胃囊可能会上移，阻塞在喉部，导致窒息。一旦发生窒息，应立即放出囊内气体并拔出管道。对于昏迷的患者，应特别留意是否有呼吸困难或窒息的迹象。如果需要，可以采取措施限制患者的双手，以防他们在烦躁或意识不清时尝试拔管，从而避免窒息等意外。

3）预防误吸：在使用四腔双囊管时，可以通过食管引流管抽出食管内积聚的液体，以防止误吸导致吸入性肺炎。三腔双囊管没有食管引流管腔，在必要时可以额外插入一根管道进行抽吸。床边应准备弯盆和纸巾，以便患者及时清除鼻腔和口腔的分泌物，并提醒患者不要吞咽唾液或其他分泌物。

5. 护理评价

（1）患者出血停止。

（2）患者及其家属熟知关于出血的原因、治疗过程和预防措施。

6. 健康指导

（1）疾病预防指导：注意饮食卫生和饮食的规律，嘱患者进食营养丰富、易消化的食物。避免过饥或暴饮暴食，避免粗糙、刺激性食物，避免过冷、过热、产气多的食物、饮料；戒烟、酒。生活起居有规律，劳逸结合，保持乐观情绪。注意休息，避免长期精神紧张，过度劳累。

（2）疾病知识指导：引起上消化道出血的病因很多，如消化性溃疡、肝硬化食管胃底静脉曲张、急性胃黏膜损伤、胃癌等都可引起上消化道出血，要积极治疗原发病，避免诱因。帮助患者及其家属掌握自我护理的有关知识，减少再度出血的危险。

（3）病情监测指导：患者及家属应学会早期识别出血征象及应急措施：出现头晕、心悸等不适或呕血、黑便时，立即卧床休息，保持安静，减少身体活动；呕吐时取侧卧位以免误吸；病情严重时，应立即送医院治疗。慢性疾病患者定期门诊随访。

（4）用药指导：在医生指导下用药，以免用药不当。注意所服用药物的名称、时间、量，观察有无不良反应。高血压、冠心病、心功能不全及肺源性心脏病患者禁用抗利尿激素。

知识拓展

急性上消化道出血急诊诊治流程

急性上消化道出血急诊诊治流程见图4-11-3。

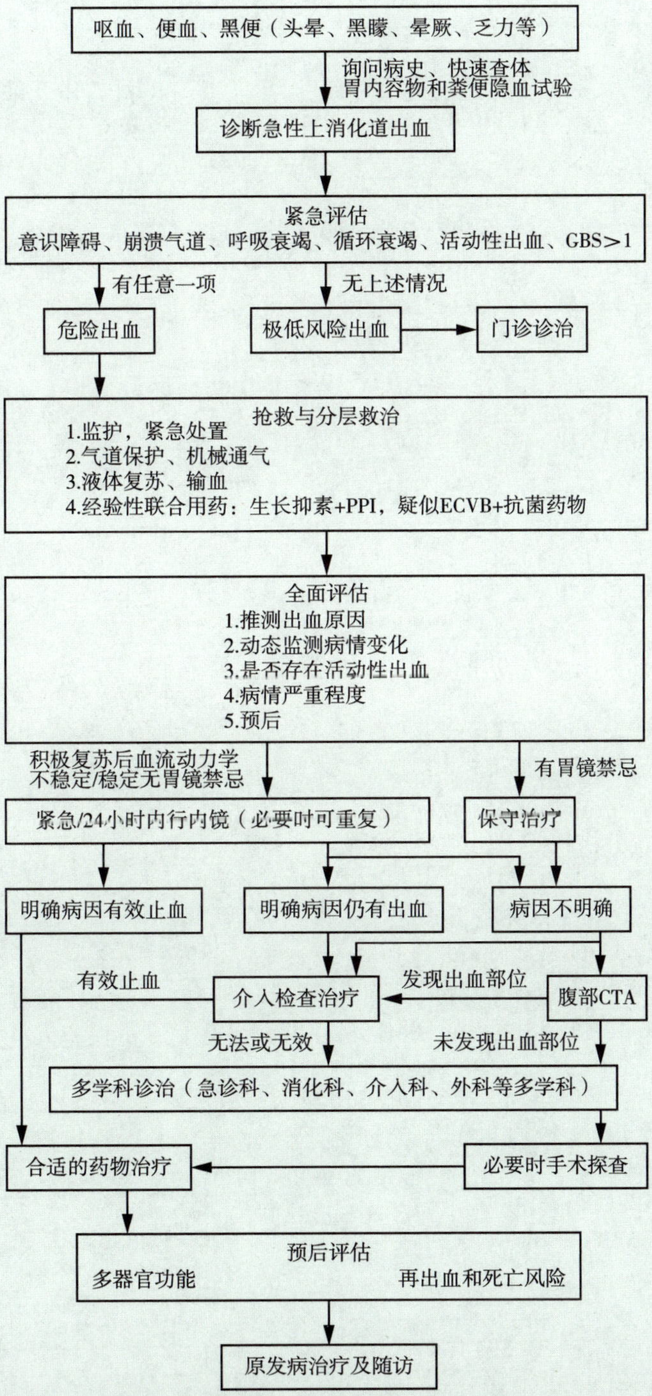

图4-11-3　急性上消化道出血急诊诊治流程示意图

注：GBS，Glasgow Blatchford score，格拉斯哥-布拉奇福德评分；PP，proton pump inhibitor，质子泵抑制药；EGVB，esophagealgastric variceal bleeding，食管胃底静脉曲张破裂出血；CTA，computed tomography angiography，计算机断层扫描血管造影术。

小结

思考题

1. 急性上消化道出血的常见病因有哪些？

2. 护理人员在急性上消化道出血患者的护理中应注意哪些生命体征的监测？

3. 急性上消化道出血患者在入院期间，为什么需要禁食？

更多练习

（刘 伟 梁诗晗 王 燕）

第五章　泌尿系统疾病患者的护理

教学课件

学习目标

1. 素质目标

（1）具备严谨细实的态度、培养发现问题和解决问题的思维。

（2）具备同理心、尊重生命、爱护患者。

2. 知识目标

（1）鉴别：泌尿系统疾病常见症状和体征；判断本系统常见疾病的临床表现，可以应用专科护理评估的方法对患者实施评估，分析护理诊断，实施护理措施及健康教育。

（2）识记：泌尿系统疾病的治疗要点、辅助检查内容。

（3）知道：泌尿系统常见病的病因、病理、发病机制、并发症。

3. 能力目标

（1）能够通过对患者的临床表现判断泌尿系统患者常见疾病，实施护理评估，并制订护理计划，对患者实施有效的护理措施及健康指导。

（2）能够对肾脏替代治疗患者实施护理和健康指导，预见和处理并发症。

案例

【案例导入】

患者，女，42岁。3年前诊断为肾小球肾炎，经治疗后症状减轻。因经济困难，后期治疗时断时续。近1年来，患者感觉体力逐渐下降，常有头晕、视物模糊；夜尿明显增多，腰酸腿软；最近10余天头晕、头痛、恶心呕吐症状明显，患者惶恐不安，来院就诊。查体：T 37.9℃，P 96次/分，R 26次/分，BP 172/103mmHg，注意力不集中，双下肢明显水肿。血红蛋白55g/L，尿蛋白（+++），蜡样管型1～2个/高倍视野，尿红细胞2～3个/高倍视野，血肌酐685μmol/L，血尿素氮25mmol/L。

【请思考】

1．本病的病因是什么？

2．此患者主要的护理诊断/问题有哪些？

3．如何指导患者进行合理饮食？

【案例分析】

第一节　总　　论

一、泌尿系统的结构功能特点

泌尿系统是由肾、输尿管、膀胱、尿道及其器官的血管、神经等部分组成，主要功能是排出代谢废物，维持机体内环境稳定。同时肾具有调节血压、合成维生素D活性形式和合成促红细胞生成素等的内分泌功能。泌尿系统疾病大部分为肾脏疾病，分为原发性和继发性，后者是其他系统疾病导致的肾脏损伤，如高血压肾病、紫癜性肾病、系统性红斑狼疮肾病、糖尿病肾病等。引起泌尿系统疾病的原因有很多，如肾病家族史、药物、变态反应、感染、肾血管病变、代谢异常和毒素影响等。疾病多呈慢性病程，可进行性发展为肾衰竭。

（一）肾的基本结构

肾位于腹膜后间隙，自第12胸椎至第3腰椎，左肾稍大于右肾。肾的纵切面，内层颜色较深为髓质，外层较浅为皮质。肾髓质一般由8～10个带条纹的圆锥形团块即椎体组成，每个锥体尖端伸向肾盂形成一个乳头，所以成人肾大多为乳头结构（图5-1-1）。每个乳头有很多小管称为集合管。肾盂是输尿管上端的囊状扩张，2～3个肾大盏在此分为肾小盏并包裹乳头。肾单位由肾小体和肾小管组成，是肾的基本功能单位，成人每个肾有（0.8～1.2）$\times 10^6$个肾单位（图5-1-2）。

1. 肾小体　由肾小球和肾小囊组成。

（1）肾小球：血液的滤过装置，形态类似球形，包含由入球小动脉和出球小动脉组成的血管网络及毛细血管袢和系膜组织。肾小球毛细血管壁由多孔的内皮细胞、致密的基底膜和伸出许多足突的上皮细胞组成，形成具有半透膜性质的滤过膜，因具有滤过功能而被称为肾小球滤过膜。肾小球毛细血管袢之间由系膜细胞和基质构成的系膜组织，支撑起肾小球毛细血管丛，从而发挥调节肾小球滤过率和清除异物等作用。

（2）肾小囊：位于肾小球外侧。肾小囊囊壁有两层，脏层为肾小球滤过膜上皮细胞层，壁层由单层扁平上皮细胞构成，脏层、壁层之间为囊腔。壁层延续成近端小管，从肾小球滤过的原尿流入肾小囊后进入肾小管（图5-1-3）。

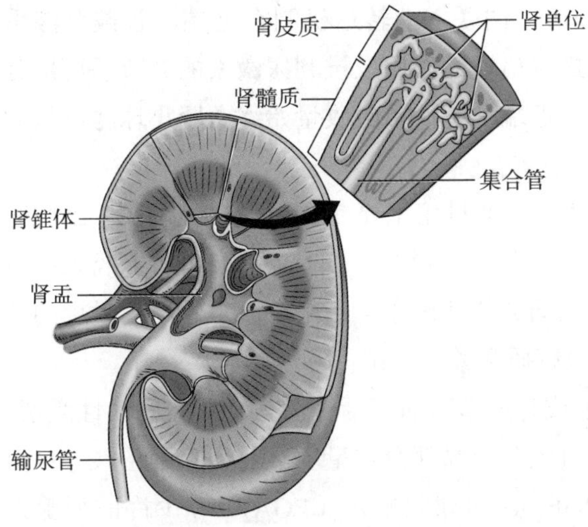

图5-1-1　肾的纵切面示意图

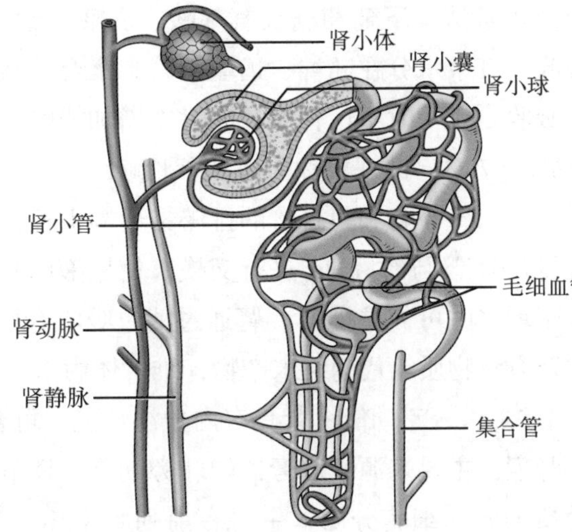

图5-1-2　肾单位结构示意图

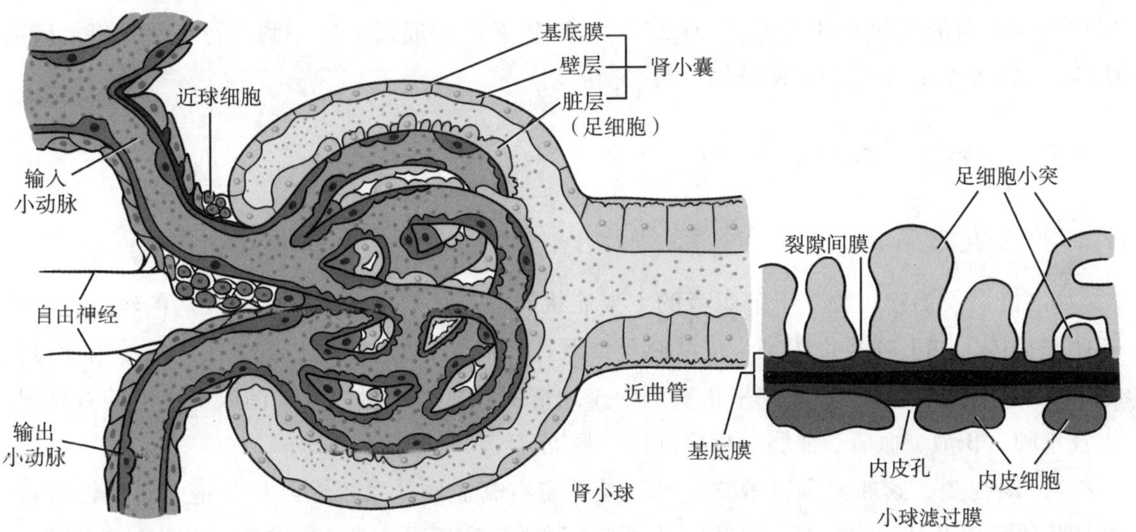

图5-1-3　肾小体结构示意图

2. 肾小管　分为近端小管、髓袢细段、远端小管及连接小管（连接肾单位和集合管系统）4部分。近端小管由肾小囊延伸，走行于肾皮质，下行至肾髓质，管径变细称为细支。近端小管直部、细段及远曲小管直部呈U形，构成髓袢。髓袢转折入皮质后管径变粗形成远端小管，延伸成集合管再伸入髓质，末端开口于肾乳头。

（二）肾的生理功能

肾的生理功能主要是排出代谢废物，调节酸碱平衡和水、电解质紊乱，以及内分泌功能等。

1. 排出代谢废物　排出代谢废物即原尿的形成，分3个步骤。

（1）肾小球滤过：正常两肾的血流量约1200ml/min。体重70kg的成人，肾每天通过滤过形成滤液约180L，流速约120ml/min，血液除大分子蛋白外其他均可滤入肾小囊腔内形成原尿。滤液的生成与肾小球滤过膜的面积和通透性、有效滤过压及肾血流量等因素有关。

（2）肾小管和集合管的重吸收：近端小管主要作用是调整肾小球滤液的容量和离子成

分。正常情况下葡萄糖、氨基酸、乳酸、钠等通过钠联主动转运机制在近端小管被等渗重吸收，其余水分在髓袢、远端小管和集合管经逆流倍增的作用及抗利尿激素的调节后再部分重吸收。正常时不论肾小球滤过率增加或降低，近端小管的重吸收量始终占肾小球滤过量的60%～70%，此现象称为球-管平衡。

（3）肾小管和集合管的排泌：远端小管和集合管的排泌主要涉及H^+、K^+和NH_4^+。细胞通过排泌H^+，与滤液Na^+进行交换，使尿液酸化。当醛固酮增多、尿Na^+重吸收增多或尿中负离子增多时可促进排K^+。肾通过滤过吸收有用物质并排泄尿素、肌酐等含氮物质、过剩的盐类及有毒物质等代谢终末产物，维持体内水、电解质和酸碱平衡。

2. 内分泌功能　肾具有内分泌功能，可合成释放多种血管活性激素和非血管活性激素。①肾素：主要来源于球旁器的球旁细胞，调节血压及肾局部血容量。②前列腺素（PG）：由髓质的间质细胞分泌，主要有前列腺素E_2（PGE_2），前列腺素A_2（PGA_2）和少许前列腺素$F_{2\alpha}$（$PGF_{2\alpha}$），前两者起扩血管功能，使血压降低，$PGF_{2\alpha}$则有缩血管功能使血压升高。③促红细胞生成素：能刺激骨髓造血细胞和原红细胞分化成熟，肾实质损伤导致促红细胞生成素形成减少有可能引起肾性贫血。④1,25-二羟维生素D_3：通过促进小肠和肾小管对钙、磷的吸收，以及骨钙动员等作用调节钙、磷平衡。

二、泌尿系统疾病的护理评估

（一）病史

1. 患病及治疗过程　了解患者的主要症状表现及其严重程度，询问发病的经过、是否有明显诱因（如上呼吸道感染、皮肤感染或既往疾病）、做过的相关检查及结果、治疗过程（用药及病情进展）。重点关注采集病史中排尿情况，血尿、蛋白尿、菌尿等尿液检查状况，以及水肿、积液、血压、血脂、疼痛部位等情况。

2. 既往史、家族史及过敏史　既往是否患有高血压、系统性红斑狼疮、过敏性紫癜、糖尿病等病史及其治疗情况，家族成员中有无同类患病情况，是否有食物、药物过敏史等。

3. 生活史　了解与疾病发生相关的生活因素，如患者饮水、排尿、活动、睡眠等生活习惯，目前生活是否自理及自理程度。

4. 心理-社会情况　掌握患者对疾病的认知水平、对治疗过程及执行情况的接纳程度，有无焦虑、抑郁和恐惧等负性情绪。评估患者的家庭成员结构、家庭经济状况，以及家庭成员对于患者患病的接受程度和支持情况。

（二）身体评估

1. 全身情况　评估患者的意识状态、生命体征，尤其是体温和血压、液体摄入量、酸碱平衡程度和营养状况。

2. 专科情况　①尿液相关情况：评估有无排尿异常，如尿频、尿急、尿痛、排尿困难及尿失禁等；有无尿量异常，如夜尿增多、多尿、少尿及无尿；有无尿液成分异常，如血尿、蛋白尿、菌尿及管型尿等。②水肿情况：评估水肿的部位、凹陷情况、对称情况等，询问水肿出现时间及皮肤的完整性。③积液情况：评估有无胸腔积液、腹水及心包积液。④疼痛情况：评估有无肾区叩击痛、输尿管点压痛、腰痛及腹痛等。⑤透析情况：评估血液透析管路管理，每日透析前后注意患者体重。

（三）辅助检查

1. 尿液检查 ①一般性状：颜色、量、酸碱度、气味及比重等。②化学检查：尿蛋白、尿糖等。③显微镜检查：细胞数量及细胞管型种类。④尿沉渣定量检查和尿细菌学检查。

尿常规检查以清晨第一次尿为宜，急性症状可采用任何时间新鲜尿液，立即送检。尿蛋白定量检查留取24小时尿标本，添加防腐剂。尿细菌学培养应用无菌容器留取清晨第一次中段尿标本，避免标本污染因素，如服用抗生素或抗生素未停药5天后留尿、未使用无菌容器、月经期、未彻底清洁外阴和尿道口等，留尿后立即送检。

2. 肾功能检查

（1）内生肌酐清除率：反应肾小球滤过功能的最常用指标，也是早期诊断指标。是肾在单位时间内将血浆中的内生肌酐清除的能力，正常范围80～120ml/min。

（2）血尿素氮和血肌酐：也是反应肾小球滤过功能的指标，两者与内生肌酐清除率相比，均在肾功能严重损害时升高，非早期诊断指标。

（3）尿β_2微球蛋白、尿浓缩稀释试验和尿渗量（尿渗透压）测定：三者都是评估肾小管功能的指标。尿β_2微球蛋白反应近端小管功能，数值升高称为肾小管蛋白尿，代表近端小管功能障碍；尿浓缩稀释试验和尿渗量测定反应远端小管功能，前者是通过尿量及其比重判断远端小管对水平衡的调节能力，后者是尿内全部溶质的微粒总数量，因此在判断肾浓缩稀释功能时优选尿渗量。

3. 免疫相关检查 血清补体成分测定、血清抗链球菌溶血素“O”测定。

4. 影像学检查 主要为肾脏彩超和静脉肾盂造影。前者观察肾大小及形态，后者既可以观察形态又能了解肾排泄功能。

5. 肾组织活检 需要明确肾脏疾病病理情况，主要注意事项为肾组织活检穿刺前停用抗凝药3天以上。

三、泌尿系统疾病常见症状和/或体征的护理

泌尿系统疾病的常见症状和体征有肾源性水肿、膀胱刺激征、尿异常和肾性高血压等。

（一）肾源性水肿

1. 病因与诱因 水肿见于各种肾炎和肾病患者，是肾小球疾病最常见的症状，按发生机制可分为肾炎性水肿和肾病性水肿两类。肾炎性水肿是由肾小管重吸收功能相对正常而肾小球滤过率下降导致的水钠潴留，肾病性水肿是长期大量蛋白尿引起血浆蛋白过低导致血浆胶体渗透压下降，从而导致组织间隙液体堆积。

2. 主要症状及其特点

（1）水肿的特点和程度：肾炎性水肿多从组织疏松部位如眼睑及颜面部开始，重者可发展为全身性水肿，指压凹陷不明显。肾病性水肿常呈全身性，因受重力影响，多从下肢开始，常伴胸腔积液和腹水，指压凹陷明显。

（2）伴随表现：肾源性水肿患者多伴有尿量减少和尿液成分改变，如尿比重异常、血尿、蛋白尿、管型尿等。患者常有血压升高、贫血及感染等。

3. 主要护理诊断

（1）体液过多：与肾小球滤过率下降导致水钠潴留及大量蛋白尿引起低蛋白血症有关。

（2）有皮肤完整性受损的危险：与皮肤水肿有关。

4. 其他护理诊断

潜在并发症：高血压、心力衰竭、电解质紊乱等。

5. 护理措施

（1）体液过多

1）休息与体位：全身性水肿症状的患者，强调卧床休息的重要性，旨在减轻肾的工作负荷并促进肾血流量增加。下肢水肿显著患者，在休息时抬高下肢，以促进静脉回流，从而缓解水肿状况。一旦水肿症状有所减轻，患者可适度起床活动，但避免过度劳累。

2）饮食护理：需严格限制钠盐的摄入，每日推荐摄入量控制在2～3g。当尿量减少时，限制摄入含钾、含磷食物。患者若肾功能保持正常，可给予适量优质蛋白饮食，每日约1.0g/kg；若轻度水肿且尿量超过1000ml/d，无须过分限制水分摄入；若伴有氮质血症的水肿症状，则采用高热量（以糖类为主，每日不低于126kJ/kg）及优质低蛋白饮食（每日0.6～0.8g/kg），以防止负氮平衡的发生；若全身性水肿，需准确记录24小时出入液量，并根据前一天尿量加500ml的原则调整进液量，定期监测体重和腹围，以评估水肿的消退情况，同时注意补充各种维生素。

3）病情观察：密切监测及记录患者24小时出入液量及生命体征变化，特别是血压变化。对于高血压患者，需警惕高血压脑病、心力衰竭等并发症的发生。同时，需定期监测尿常规、血肌酐、血浆蛋白、血尿素氮及血清电解质等指标的变化。

4）药物护理：应遵医嘱按时服用利尿药，并密切观察利尿效果。同时，需注意电解质的平衡情况，以及是否发生有效循环血容量不足及血压下降等。

（2）有皮肤完整性受损的危险：水肿时患者皮肤抵抗力弱，应保持皮肤清洁，衣着柔软、宽松。定时协助患者更换体位，轻揉骨隆突处。对阴囊水肿者，可用吊带托起阴囊。护理操作时动作要轻巧，防止擦伤患者皮肤。采用热水袋保暖时水温适宜，避免烫伤。

（二）膀胱刺激征

1. 病因与诱因　膀胱刺激征指膀胱颈和膀胱三角区受到炎症侵袭或在理化因素刺激下产生痉挛反应，由此引发尿频、尿急、尿痛和排尿不尽感。若排尿次数增加且每次尿量相对较少称为尿频；若有尿意即需要立即排尿，且常伴有尿频和尿失禁现象称为尿急；若排尿时膀胱区和尿道有疼痛或灼热感称为尿痛。

2. 主要症状及其特点　评估膀胱刺激征需细致观察昼夜排尿次数、每次尿量，以及排尿时是否伴有尿痛。若排尿次数明显增多，昼夜无显著差异，尿量不多并伴有排尿不尽及下腹坠痛感，是尿路感染所致；若白天尿频，夜间排尿次数保持正常，则多数为非器质性病变；若夜间排尿次数增加，且总尿量也相应增多，则可能是肾小管浓缩功能受损导致多尿；若尿急并伴有尿痛，多是由炎性反应或异物刺激所致；若尿急却不伴尿痛，则往往与精神因素或排尿反射异常有关。此外，膀胱与尿道病变所引发的膀胱刺激征，常伴有排尿不畅及尿道口灼痛的症状；肾盂与输尿管疾病引起者常伴有肾区叩击痛、寒战、高热及全身乏力等临床表现，且炎症往往涉及下尿路。

3. 主要护理诊断

（1）排尿异常：与炎症或理化因素刺激膀胱有关。

（2）体温过高：与尿路感染有关。

4. 其他护理诊断

焦虑：与膀胱刺激征引起的不适、疾病反复发作有关。

5. 护理措施

（1）排尿异常

1）休息与活动：营造安静舒适环境，调控适宜的温度与湿度。在疾病的急性期或发作期，强调卧床休息的重要性，协助患者调整体位以减轻疼痛，并辅助其完成日常活动。同时，鼓励患者参与感兴趣的活动，以维持心情愉悦，从而减轻焦虑情绪，有助于缓解膀胱刺激征。

2）饮食护理：指导患者摄入清淡并富含营养的食物，注重补充多样性维生素。鼓励患者养成定时排尿（每2小时排尿1次）习惯，多饮水并确保饮水量＞2000ml/d，以此增加尿量，达到冲刷尿路、促进细菌及炎性产物排泄的目的。

3）疼痛护理：针对肾区或膀胱区的疼痛，除了水化疗法，还可指导患者进行局部热敷或轻柔按摩，以舒缓疼痛。此外，通过分散注意力（如听音乐、观看电视或阅读）的方式，也可有效减轻患者的疼痛感受。

4）健康指导：向患者普及合理安排工作与学习的重要性，强调避免过度劳累。鼓励患者积极参与体育活动，优化饮食结构，以提升机体抵抗力。同时，加强个人卫生意识，保持外阴部的清洁与干燥，养成白天多饮水、及时排尿、每次排尿彻底的习惯，防止尿道口污染，每次便后应清洗外阴。

（2）体温过高

1）高热护理：监测患者体温，保持室内空气流通及适宜的温湿度。加强口腔与皮肤的清洁护理，减少感染风险。患者出汗后，及时更换衣物，注意保暖，避免风寒，防止病情恶化。高热时，应采取物理降温措施，必要时遵医嘱给予药物降温。

2）用药护理：严格按照医嘱给予抗生素治疗（如复方磺胺甲噁唑、诺氟沙星、氨苄西林或头孢类药物），并密切关注治疗效果及药物可能产生的不良反应。

（三）尿异常

1. 病因与诱因　多尿分为肾源性和非肾源性两类，前者常见于各种肾脏疾病引起的肾小管浓缩功能受损，后者多见于糖尿病、垂体性尿崩症等。少尿或无尿的病因分三类，肾前性、肾性及肾后性：①肾前性主要见于休克、心力衰竭、大量腹水等引起肾血流灌注不足，导致肾小球滤过率降低。②肾性主要为急性肾小球肾炎及各种慢性肾脏病所导致的肾衰竭。③肾后性见于尿路结石、肿瘤压迫等引起的尿路梗阻。

2. 主要症状及其特点

（1）尿量异常：包括少尿、无尿和多尿。正常成人每日尿量为1000～2000ml，若每日尿量少于400ml为少尿，少于100ml为无尿，超过2500ml为多尿，夜尿量超过白天或夜尿持续大于750ml为夜尿增多。

（2）蛋白尿：尿蛋白定性试验呈阳性，或尿蛋白定量持续超过150mg/24h称为蛋白尿；

若尿蛋白定量持续超过3.5g/24h，称为大量蛋白尿。临床上将蛋白尿分为两类。①生理性蛋白尿：通常因站立过久、寒冷、运动或发热等因素诱发，其尿蛋白定量不超过1g/24h，持续时间短，并在去除上述诱因后短期内消失。②病理性蛋白尿：主要见于各种肾小球疾病、肾小管病变、肾外疾病等，其表现为尿液表面存有细小且不易消失的泡沫。

（3）血尿：血尿分为镜下血尿与肉眼血尿。前者指新鲜尿离心沉渣后镜检红细胞计数＞3个/高倍视野，或1小时新鲜尿液红细胞计数＞10万，或12小时尿红细胞计数＞50万；后者指尿外观呈血样或洗肉水样。血尿由泌尿系统疾病引起，包括但不限于肾小球肾炎、尿路结石、结核病、血管病变和先天畸形等。

（4）白细胞尿、脓尿和菌尿：白细胞尿或脓尿指新鲜尿离心沉渣后镜检白细胞计数＞5个/高倍视野或1小时新鲜尿液白细胞计数＞40万，或12小时计数＞100万。菌尿则通过中段尿涂片镜检培养的菌落计数来诊断，若每个高倍视野均可见细菌，或培养菌落计数超过10^5个/ml，则提示尿路感染。

（5）管型尿：管型是由蛋白质、细胞或其碎片在肾小管内合成的，类型分为透明管型、细胞管型、蜡样管型及颗粒管型等。其中，肾盂肾炎出现白细胞管型，是诊断的重要依据；肾小管损伤出现上皮细胞管型；肾小球肾炎常见为红细胞管型。

（四）肾性高血压

肾脏疾病往往伴随着高血压症状，这一现象被称为肾性高血压。根据病因可分为肾血管性与肾实质性高血压。其中后者更为常见，它主要由急性或慢性肾小球肾炎、慢性肾盂肾炎及慢性肾衰竭等一系列肾实质性疾病所引发。在终末期肾脏病的患者中，伴有高血压症状的比例超过80%。

四、泌尿系统疾病常用诊疗技术

（一）经皮肾穿刺活检术

经皮肾穿刺活检术（percutaneous renal biopsy）是在影像学辅助下应用特殊的穿刺装置获取肾活体组织从而进行病理学检查和研究的有创性技术，又称肾活检（renalbiopsy）。经皮肾穿刺活检术创伤小、操作简单、成功率高，主要目的是明确肾病诊断、指导治疗和判断疾病预后。

1. 适应证　有助于明确诊断的适用条件：原发性肾病综合征、无症状性蛋白尿、弥漫性结缔组织病、孤立性血尿、急性肾小管-间质病变及肾移植等。当肾呈现弥漫性损害，且其病因、诊断、治疗方案或预后等关键问题尚未明晰，同时无其他禁忌情况时，皆可考虑进行经皮肾穿刺活检术。

2. 禁忌证　①绝对禁忌证：有明显出血倾向未能纠正或中重度高血压（＞160/105mmHg）未能控制者；精神类疾病或不配合者；孤立肾或融合肾，如马蹄肾或小肾（肾长径＜7cm）。②相对禁忌证：活动性肾脏感染、肾肿瘤或肾动脉瘤、肾位置过高（深吸气时肾下极也不达12肋下）或游走肾、肾内血管畸形、多囊肾或肾大囊肿、慢性肾衰竭尿毒症、肾钙化、高度腹水、过度肥胖合并心力衰竭，以及其他情况，如严重贫血、低血容量、妊娠、剧烈咳嗽、全身衰竭或高龄。

3. 护理评估

（1）询问患者有无出血性疾病、心脏疾病、感染史和过敏史。

（2）了解并观察患者生命体征及症状，有无发热、腰痛、腹痛、恶心、呕吐、咳嗽等症状，记录女性是否在月经期。

（3）评估患者检查结果有无凝血、肝功能、肾功能异常情况。

（4）观察穿刺部位有无红肿、出血；记录尿的颜色、性状和量的变化。

4. 术前护理

（1）知情同意：检查前向患者及其家属说明经皮肾穿刺活检术的必要性和重要性，让患者充分知晓操作规程、术前、术中及术后的配合及注意事项，消除其紧张、恐惧情绪。履行知情同意手续。

（2）术前评估：监测患者各项生命体征、留意有无发热或咳嗽等症状；检查凝血时间、血红蛋白及血小板计数，评估出血倾向及有无严重贫血；检查血肌酐、血尿素氮指标，了解肾功能状况。

（3）术前指导：教会患者练习憋气，至少持续20秒以上，指导患者练习平卧床上时排尿。

5. 术中护理　协助患者俯卧位于台上，腹下垫一个高度为10cm左右的软枕，以便肾顶向背部并固定。密切观察患者意识及各项生命体征，安抚患者情绪。穿刺成功后，穿刺点用无菌纱布按压15分钟，并用胶布固定及包扎腹带。帮助患者取平卧位，护送平车送回病房。

6. 术后护理

（1）体位、休息：术后绝对制动，先俯卧4～6小时，全程维持卧床24小时，伤口用盐袋或沙袋加压止血。定时监测血压、脉搏和呼吸情况，6小时后若无肉眼血尿及持续性腰腹痛等异常，可解除盐袋或沙袋压力改为仰卧位；若生命体征平稳，术后24小时可松开并去除腹带，帮助患者下床进行轻度活动；为防止伤口出血，术后10天内避免举重物，术后3个月内避免剧烈运动。

（2）病情观察：密切观察患者生命体征，如出现呼吸困难、面色苍白、表情痛苦、血尿、出冷汗等，立即通知医生处理。观察尿液颜色和尿量变化，遵医嘱术后连续留取尿标本3次，做尿常规检查。

（3）饮食护理：饮食清淡且易消化食物。建议患者多饮水。

（二）血液透析

血液净化（blood purification）是采用人工技术清除留存在人体血液内的内源性或外源性有害物质及调整内环境紊乱的各种方法的总称。其中，血液透析和腹膜透析是最常用的技术。

血液透析（hemodialysis）是一种用以除去体内代谢废物和不纯物质继而代替部分肾功能的方法。其工作原理是根据膜平衡，经过渗透、弥散、对流、扩散等作用，清除有害物质，纠正酸碱平衡和水电解质紊乱。血液透析是治疗肾衰竭的主要手段，其目的是替代肾的部分功能，清除血液中毒素，延长患者生命及提高患者生活质量。值得注意的是，血液透析没有肾的内分泌功能，故不能完全取代肾。

1. 血管通路　血管通路是一个通道，是从患者体内引出血液，血液流经透析仪器透析后再返回到体内，是进行血液透析的必要条件。血管通路分为如下两种。

（1）临时性血管通路：也称动静脉外瘘，主要代表是中心静脉导管。方法是分别切开前臂的桡动脉和头静脉并进行插管，动脉管插入桡动脉，静脉管插入头静脉，在皮肤外用硅胶管将两者连接成“U”字形，继而形成动静脉体外分流。手术过程简单，术后能立即使用，但外接导管易滑脱、出血，且长期留置易发生感染和血栓，所以主要用于短期血液透析，如危重症患者紧急透析和动静脉内瘘尚未成熟时。若需维持性血液透析，则需使用动静脉内瘘。

（2）永久性血管通路：包括自体动静脉内瘘和移植物动静脉内瘘。目前前者是最常用的一种永久性血管通路，方法是用外科手术将动脉与静脉直接吻合，常为桡动脉与头静脉吻合，形成两股血流，一股在吻合处的近心端，另一股在吻合处的远心端，使动脉血流能够顺畅地注入静脉系统，促使静脉扩张而慢慢膨大鼓起，形成皮下动静脉内瘘。待内瘘成熟（一般需要2～6周）后，方可进行血液透析治疗，动静脉内瘘若保护得当，可长期使用，主要用于慢性肾衰竭患者。移植物动静脉内瘘，又称人工血管内瘘，主要适用于不能建立自体动静脉内瘘患者，如上肢血管纤细、血管耗竭或病变严重者。主要采用合成材料（如膨体聚四氟乙烯）制作，将动脉与静脉连接，以建立有效的血液透析通路。一般在吻合术2周后就能使用。

2. 血液透析过程　首先通过血管通路动脉端采集患者的血液，将其引入血液透析机。血液泵驱动血液在体外循环，通过血浆分离器利用离心作用将血浆和血细胞分离，预冲液用于预先湿润和冲洗血浆分离器及管路。随后血浆进入血浆泵，控制其流速进入吸附柱，吸附柱用于去除蛋白结合类等中大分子毒素。经过处理的血浆与血细胞重新混合，通过静脉端返回患者体内。同时，透析机通过三通将透析液引入机器进行循环，与血液通过机器进行物质交换，清除毒素，维持电解质及酸碱平衡，交换后的废液则流入溶液收集桶（图5-1-4）。

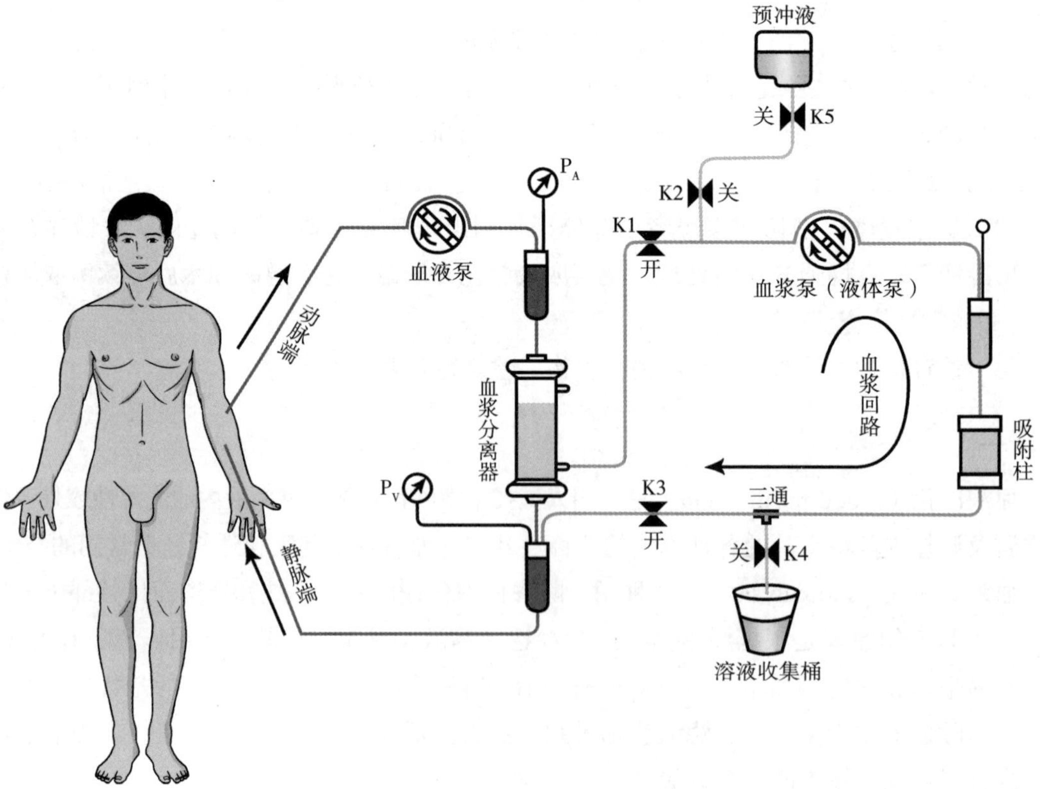

图5-1-4　血液透析示意图

依据患者肾功能指标、尿量和心功能等情况确定透析的剂量和次数。每周2～3次，每次3～5小时，透析血流量一般为250ml/min，透析液流量一般为500ml/min。

3. 适应证　急性肾损伤患者符合以下情况中的一种，就可以进行血液透析：高钾血症，血钾浓度＞6.0mmol/L；急性肺水肿；无尿2天或少尿4天以上；血尿素氮≥21.4mmol/L、血肌酐≥42μmol/L；内生肌酐清除率＜1.3ml/min；高分解代谢状态即血肌酐每天升高177μmol/L以上、血尿素氮每天升高14.3mmol/L以上、血钾浓度每天升高1～2mmol/L；严重酸中毒，CO_2结合力＜13mmol/L、HCO_3^-＜15mmol/L、pH＜7.25。慢性肾衰竭患者内生肌酐清除率＜10ml/min、血肌酐＞707μmol/L，应开始血液透析。当发生重度高钾血症、严重代谢性酸中毒、左心衰竭时，应立即透析。急性药物或毒物中毒患者可采取血液透析，保证在8～16小时内进行。

4. 禁忌证　无绝对禁忌证，相对禁忌证有严重出血倾向、急性脑血管疾病、严重高血压、严重休克、极度衰竭、垂危、精神病及不合作者。

5. 护理评估

（1）透析前：评估血管通路情况，评估患者既往史、合并症、药物治疗情况、生命体征及水肿情况，评估体重。

（2）透析中：密切观察患者的各项生命体征和透析机各项指标。

（3）透析后：监测患者各项生命体征，评估干体重；评估患者穿刺部位止血情况、置管位置有无红肿、出血及感染；观察透析管路血液凝血情况，判断患者凝血功能。

6. 透析前护理

（1）知情同意：详细介绍血液透析仪器的基本原理、目的和术中配合事项，消除患者的疑虑、紧张心理。签署知情同意书。

（2）术前评估：评估患者生命体征、体重、出血倾向、肾功能及电解质等情况。

（3）物品准备：准备透析用品，包括5%碳酸氢钠、肝素生理盐水、透析液和急救用药等。注意检查透析液包装完整性、是否在有效期内，液体有无混浊，透析液输入腹腔前要加热至37℃。

（4）机器准备：根据医嘱调整透析机的各项参数，如治疗方式、治疗时间、超滤量和抗凝量等。

7. 透析中护理

（1）监测机器指标：详细观察各项情况，包括机器运转情况，透析液温度维持在38～40℃；超滤状况，透析液流速500～600ml/min；动静脉压、跨膜压的动态变化，静脉压及透析液压不可超过300mmHg；流出的透析液是否带有血液，以判断透析液是否破裂；机器是否有报警声音，电源有无中断。发现异常，及时处理。翔实记录透析的时间、脱水量和肝素用量等。

（2）病情观察：监测患者生命体征，特别是血压和脉搏指标；监测意识状态，注意有无烦躁不安、嗜睡、痛苦等反应；观察穿刺部位是否出血和感染。

（3）休息与饮食：定时翻身、预防压疮。少量多餐，禁止含钠高的食物，根据透析前后患者的体重差决定补液量。

8. 透析后护理　血液透析结束后，对血液透析器进行清洁；防止内瘘或外瘘阻塞，消毒皮肤并用弹力绷带加压包扎止血，保证按压力度既能摸到穿刺点波动又能止血，每

15～20分钟放松一次；透析后测量患者血压和心率、称体重，并与血液透析前比较。

9. 并发症护理

（1）低血压：常见并发症之一，低血压可能与脱水速度过快或过量、心源性休克及变态反应等因素有关。①立即将流速放慢，停止超滤，协助患者平卧并抬高下肢，必要时吸氧。②同步建立静脉通道，按医嘱补充生理盐水、碳酸氢钠、白蛋白等液体。③监测血压值变化，必要时遵医给予升压药，若血压无法回升，停止透析。

（2）失衡综合征：易出现在严重高尿素氮血症患者透析开始时，以头痛、恶心、呕吐、高血压、抽搐等为主要表现。轻者可减慢流速，给予吸氧，静脉输入高渗葡萄糖溶液和盐水。对于症状严重患者，停止透析，开通静脉通道静脉滴注甘露醇，立即抢救。

（3）热原反应：由内毒素进入体内引起，其症状为寒战和高热等。为预防热原反应发生，应严格遵守无菌操作规程，并加强对血液透析管道和血液透析器的消毒工作。出现热原反应，立即遵医嘱给予异丙嗪、地塞米松等治疗。

（4）出血：其发生多涉及肝素使用不当、高血压及血小板功能异常等。出血症状可轻可重，牙龈、消化道、颅内均可发生出血。应密切观察患者的出血情况，并根据医嘱及时调整肝素用量或改用其他抗凝方案。

（5）其他：如出现心律失常、栓塞、变态反应、心绞痛、溶血等，均按病因对症治疗。

知识拓展

世界肾脏日（World Kidney Day）

国际肾脏学会与国际肾脏基金联盟将每年3月的第二个星期四定为世界肾脏日，希望提高人民对慢性肾脏病的认识，并了解慢性肾脏病的早期检测和预防的重要性。2024年3月14日是第十九个“世界肾脏日”，主题是“人人享有肾脏健康：促进公平获得医疗照护与落实最佳用药（Kidney Health for All: Advancing equitable access to care and optimal medication practice）”。

小结

思考题

1. 简述泌尿系统常见疾病的症状或体征。
2. 简述尿液标本类型及采集注意事项。

第二节 肾小球疾病概述

肾小球疾病是一组具有相似的临床表现如蛋白尿、血尿、水肿、高血压等，但其病因、发病机制、病程和预后不尽相同的肾脏疾病。大多肾小球疾病预后较差，继而演变为肾衰竭。

一、分类

按照病因可分为三大类，即原发性、继发性和遗传性。其中，原发性肾小球疾病占绝大多数，是我国慢性肾衰竭的主要病因，病因不明；继发性肾小球疾病常继发于糖尿病、紫癜、狼疮、药物损害等全身性疾病的肾小球损害；遗传性肾小球疾病是由遗传基因变异如家族性良性血尿导致。

根据症状不同，原发性肾小球疾病可分为急性肾小球肾炎、急进性肾小球肾炎、慢性肾小球肾炎、无症状性血尿和/或蛋白尿（隐匿性肾小球肾炎）、肾病综合征。

二、发病机制

肾小球疾病大多数为免疫介导性炎症导致。

1. 免疫反应

（1）体液免疫：通过循环免疫复合物沉积、原位免疫复合物形成和自身抗体，形成肾小球内免疫复合物。①循环免疫复合物沉积：外源性或内源性抗原刺激机体产生抗体，血液循环中产生免疫复合物，沉积或被肾小球捕获，并激活炎性介质后导致肾小球损伤。②原位免疫复合物形成：血液循环中，游离抗体或抗原与肾小球固有抗原或已种植于肾小球的外源性抗原或抗体相结合，形成原位免疫复合物，继而导致肾脏损伤。③自身抗体：如抗中性粒细胞胞质抗体（ANCA）可引起肾小球的免疫反应。

（2）细胞免疫：目前在肾小球肾炎发病机制中产生的作用已被认可，但是否直接导致发病还需要证据支持。

2. 炎症反应 炎症细胞包括单核-巨噬细胞等产生炎症介质，炎症介质趋化、激活炎症细胞，各种炎症细胞和介质之间相互促进或制约，导致肾小球损伤。

3. 非免疫机制作用 疾病慢性进展中存在非免疫机制参与。包括健存肾单位影响肾局部的血流动力学变化促使肾小球毛细血管内高压力，加速肾小球硬化。

思考题

1. 简述肾小球疾病的特点。
2. 简述肾小球疾病的症状分类类型。

小结

第三节 肾小球肾炎

一、急性肾小球肾炎

（一）概述

急性肾小球肾炎（acute glomerulonephritis，AGN）简称急性肾炎，是一组以血尿、蛋白尿、水肿和高血压为主要临床表现的疾病。起病急，并可伴有一过性肾功能损伤或氮质血症。多数见于链球菌感染后，其他细菌、寄生虫感染及病毒也可引起。本节主要介绍链球菌感染后的急性肾小球肾炎。

（二）病因与发病机制

本病常发病于上呼吸道感染（如扁桃体炎）、猩红热、皮肤感染（如脓疱疮）后，多为溶血性链球菌"致肾炎菌株"感染。大多为感染所诱发的免疫反应异常，致病抗原经免疫反应后，机体产生针对致病抗原的抗体与肾小球成分可能发生循环免疫复合物沉积，或原位免疫复合物激活补体活化，导致肾小球内皮细胞及系膜细胞增生，并引起炎症细胞浸润，继而引起肾脏病变。

（三）临床表现

本病常好发于儿童，男性多于女性。常有前驱感染，潜伏期为2周左右，皮肤感染潜伏期较上呼吸道感染长。起病急，病情轻重不一，轻者一般无明显临床症状，仅表现为镜下血尿及血清补体C3异常，重者可出现急性肾损伤，典型者出现急性肾炎综合征症状。预后大多较好，常在数月内自愈。

1. 血尿　首发症状，临床患者均有，约30%呈肉眼血尿。肉眼血尿持续1～2周后转为镜下血尿，镜下血尿持续3～6个月或更久。

2. 水肿　临床患者约占80%以上，一般持续2～4周。主要为肾小球滤过率下降引起水钠潴留，典型表现是晨起眼睑水肿，可伴有双下肢水肿，严重者会出现全身性水肿、胸腔积液和腹水。

3. 高血压　多为一过性高血压，持续时间2～4周，与水钠潴留有关。

4. 蛋白尿　多为轻、中度蛋白尿，尿蛋白不超过3.5g/d，少数为大量蛋白尿。

5. 尿量减少　起病初期，尿量常降至400～700ml/d，1～2周后逐渐增多，但无尿症状较少见。

6. 肾功能异常　起病早期部分患者因尿量减少可出现一过性轻度氮质血症，一般不超过14天，仅极少数患者发展为急性肾损伤。

7. 并发症　多出现在急性期。

（1）充血性心力衰竭：以老年患者多见。多在起病后1～2周内发生，但也可为首发症状，其发生与水钠潴留导致循环血量增加有关。

（2）高血压脑病：以儿童多见，多见于病程早期，可出现剧烈头痛，降压后迅速好转，无后遗症。

（3）急性肾损伤：极少见，少尿或无尿持续3～5天后，尿量增加后恢复肾功能。

（四）辅助检查

1. 尿液检查　镜下血尿。尿沉渣中常有红细胞管型、颗粒管型，并可见白细胞、上皮细胞。尿蛋白多为（+）～（++），尿蛋白持续大于1年可转为慢性肾炎。

2. 抗链球菌溶血素“O”抗体（ASO）测定　阳性指征常在链球菌感染后2～3周出现，3～5周效价达高峰而后逐渐下降。ASO效价升高表明近期内有过链球菌感染，其效价高低与链球菌感染严重性相关，但早期应用青霉素后，效价可不高。

3. 血清补体测定　发病初期总补体及血清补体C3均下降，8周内逐渐恢复正常。血清补体C3的动态变化是AGN的重要特征。

4. 肾功能检查　可有轻度肾小球滤过率降低，血尿素氮和血肌酐升高。

（五）诊断要点

链球菌感染后1～3周出现血尿、蛋白尿、水肿和高血压等急性肾炎综合征表现，并伴有血清补体C3一过性降低，即诊断为急性肾小球肾炎。病理类型需要结合肾穿刺活检明确诊断。

（六）治疗要点

治疗应以对症处理为主，同时积极利尿降压，预防并发症和保护肾功能，急性肾损伤患者应予短期透析治疗。

1. 一般治疗　急性期应卧床休息，直至肉眼血尿消失、水肿消退及血压恢复正常可下床活动。限制水钠摄入，根据病情给予特殊的治疗饮食。

2. 对症治疗　经限制水钠摄入后水肿仍明显者，应适当应用利尿药治疗。若经限制水钠和应用利尿药后血压仍不能控制者，可采用降压药治疗，防止发生心脑血管并发症。

3. 控制感染灶　有上呼吸道或皮肤感染者，应选用无肾毒性抗生素治疗，如青霉素、头孢菌素等，一般不主张长期预防性使用抗生素。反复发作的慢性扁桃体炎，待病情稳定后可考虑进行扁桃体摘除手术，手术前后使用青霉素不少于2周。

4. 透析治疗　发生急性肾损伤且有透析指征者，应及时给予短期透析治疗，以度过危险期。本病为自限性疾病，预后良好，一般无须长期透析。

（七）护理

1. 主要护理诊断

（1）体液过多：与肾小球滤过率下降导致水钠潴留有关。

（2）有皮肤完整性受损的危险：与皮肤水肿、营养不良有关。

2. 其他护理诊断

潜在并发症：急性左心衰竭、高血压脑病、急性肾损伤等。

3. 护理目标

（1）水肿程度减轻或消失。

（2）能正常进食，逐步纠正营养不良的状况。

（3）无皮肤损伤或感染的发生。

（4）无心力衰竭、肾衰竭等并发症发生。

4. 护理措施

（1）体液过多

1）休息与活动：①对于急性期患者，绝对卧床1～2周。有明显下肢水肿时，卧床时需要抬高下肢，促进静脉回流，使水肿减轻。症状缓解后，协助患者在床上或床下做适当运动，以预防下肢静脉血栓形成，避免关节僵硬及挛缩。改变体位时不可过快，防止直立性低血压。②对于高血压和心力衰竭患者，绝对静卧。若血压恢复至正常范围内，水肿消退、血尿消失，可逐步适当增加日常活动量，待病情稳定后可尝试一些轻体力活动，但在1～2年内避免过度疲劳和从事重体力劳动。③对于儿童患者，病后2～3个月尿液检查显示每高倍视野中红细胞数量为10个以下且红细胞沉降率指标恢复正常才可上学，但要避免参加体育活动。若上学后出现血尿加重，建议暂停学业，以防止病情反复发作进展成慢性肾炎。随着尿液中红细胞数量逐步减少，直至爱迪（Addis）计数达到合格范围内才可恢复正常活动。

2）饮食护理：重点关注钠、水和蛋白质的摄入量。急性期为减轻水肿和控制高血压，严格限制钠摄入不超过3g/d。尿少者每天限制水分摄入，入量为前一天的尿量加500ml。根据肾功能调整蛋白质摄入，肾功能正常者每天摄入量为1g/（kg·d），少尿、水肿、高血压时，摄入量为0.5g/（kg·d）。同时补充足够的热量和各种维生素及微量元素，如B族维生素、维生素D、叶酸、铜、锌、铁、钙等。

3）药物护理：遵医嘱使用利尿药，重点观察应用利尿药出现的不良反应，如肌无力、腹胀等低钾血症表现，恶心、肌肉疼痛性痉挛等低钠血症表现，呼吸浅慢、手足抽搐等低氯性碱中毒表现。应用降压药，关注血压变化并及时反馈调整药量。

4）病情观察：记录患者24小时液体的出入量及尿量变化，观察患者水肿、血尿、蛋白尿和高血压情况，警惕出现少尿等急性肾损伤的表现。密切观察患者生命体征，尤其是血压，是否有头痛、恶心等高血压脑病表现和气促、呼吸困难等心力衰竭的表现。

（2）有皮肤完整性受损的危险：若卧床患者皮肤肿胀严重，需加强皮肤护理，皮肤保持清洁、干燥，勤换衣服；定期变换体位，防止同一皮肤部位长时间压伤或擦伤；注意修剪指甲以防抓伤。

5. 护理评价

（1）水肿是否减轻并逐渐消退。

（2）营养状况是否得到改善；有无感染的发生，有无皮肤损伤。

（3）有无急性肾衰竭及其他并发症发生。

6. 健康指导

（1）疾病预防指导：阐述本病发生原因，嘱患者注意防止受凉、预防上呼吸道感染和皮肤感染，强调发生感染后及时就医的重要性。

（2）疾病知识指导：向患者和家属介绍本病发生发展情况和预后，预后情况良好，大多数症状可逆，避免造成心理恐慌。嘱患者患病期间多休息，增强营养，避免劳累。急性临床症状消失后，血尿和蛋白尿还可能持续1年，应定期监测病情和复查。

二、慢性肾小球肾炎

（一）概述

慢性肾小球肾炎（chronic glomerulonephritis，CGN）简称慢性肾炎，是一组以蛋白尿、血尿、水肿和高血压为主要临床表现的肾小球疾病。病程长，起病初期常无明显症状，不易被察觉，可有不同程度的肾功能损伤，缓慢持续性发展，最终可发展为慢性肾衰竭。

（二）病因与发病机制

慢性肾炎是由各种病因的原发性肾小球疾病迁延不愈逐渐演变而成，大多数病因尚不明确，少数由急性肾小球肾炎发展而来。

持续性损伤肾单位的发生机制主要有：肾小球疾病免疫介导性炎症损伤；健存肾单位代偿性引起肾小球毛细血管高灌注、高压力、高滤过，促进肾小球硬化；高血压加速肾血管硬化；肾血管硬化引起肾缺血，加重肾损伤；肾功能损伤后，高蛋白饮食导致肾小球及肾小管慢性损伤。

（三）临床表现

本病可发生于任何年龄，以中青年为主，男性多于女性。起病隐匿，临床表现多样，个体差异较大，早期可有乏力、疲倦、食欲缺乏、腰部疼痛，病情时轻时重，逐渐发展为慢性肾衰竭。部分患者可因感染、劳累、妊娠、应用肾毒性药物等急性发作，促使肾功能急剧恶化。基本临床表现如下。

1. **蛋白尿**　一般为轻、中度尿蛋白，1 ～ 3g/d。

2. **血尿**　多为镜下血尿，也可见肉眼血尿。

3. **水肿**　一般在晨起时眼睑、颜面水肿较为明显，下午下肢可出现轻、中度凹陷性水肿，严重者可出现全身水肿。

4. **高血压**　多数患者在肾功能不全时出现血压升高，部分患者舒张压会持续性升高出现恶性高血压。多数为持续轻、中度高血压。血压控制不好会加速肾功能恶化。

5. **贫血**　轻度多与水肿有关，中度多由于促红细胞生成素分泌不足。

6. **肾功能损伤**　不同程度肾功能损伤，病情进展缓慢，呈渐进性损伤，逐渐出现多尿等肾功能不全表现。肾功能还可因感染、劳累、血压增高或使用肾毒性药物等诱因急剧恶化，导致肾衰竭，甚至尿毒症，如及时去除诱因，肾功能仍可在一定程度上恢复。

（四）辅助检查

1. **尿液检查**　尿沉渣实验显示红细胞增多，可有红细胞管型。多数尿蛋白呈阳性（＋）～（＋＋＋），定量为1 ～ 3g/24h。

2. **血液检查**　轻中度贫血、红细胞沉降率加快。

3. **肾功能检查**　疾病晚期内生肌酐清除率明显下降，血肌酐、血尿素氮升高。

4. **B超检查**　早期肾大小正常，晚期双肾明显对称性缩小、皮质变薄。

（五）诊断要点

蛋白尿、血尿、高血压和/或水肿病史大于3个月，排除继发性肾炎、遗传性肾炎和慢性肾盂肾炎后，可诊断为慢性肾炎。

（六）治疗要点

治疗上应以延缓肾功能进行性恶化，改善或缓解临床症状、防治严重并发症为主要目的，而不以消除血尿和蛋白尿为目标。一般不宜使用激素及细胞毒药物，多采用综合治疗措施。

1. 一般治疗　休息并合理膳食。避免感染、劳累、应用肾毒性药物等加重肾损害因素。给予优质低蛋白、低磷饮食，限盐限水。

2. 控制高血压　为控制肾功能恶化的重要措施。选择对肾有保护作用的降压药，首选血管紧张素转换酶抑制药（ACEI）和血管紧张素Ⅱ受体阻断药（ARB），如贝那普利、氯沙坦，血压理想数值控制在小于130/80mmHg。血管紧张素转换酶抑制药可降低肾小球血管高压力、高灌注、高滤过进而减缓肾小球血管硬化。

3. 应用血小板解聚药　血液处于高凝状态时，应用阿司匹林、双嘧达莫改善微循环，延缓肾功能衰退。

（七）护理

1. 主要护理诊断

（1）体液过多：与肾小球滤过率下降导致水钠潴留，以及低蛋白血症导致血浆胶体渗透压下降等有关。

（2）营养失调：低于机体需要量，与长期低蛋白饮食、丢失大量蛋白质，胃肠道黏膜水肿致蛋白质吸收障碍等因素有关。

（3）焦虑：与病程长、预后不佳有关。

2. 其他护理诊断

（1）潜在并发症：慢性肾衰竭。

（2）知识缺乏：缺乏慢性肾炎疾病的相关知识。

3. 护理目标

（1）水肿程度减轻或消失。

（2）能正常进食，逐步纠正营养不良的状况。

（3）无焦虑、抑郁等负性情绪。

（4）无并发症的发生。

4. 护理措施

（1）体液过多：具体护理措施参见本章第一节。

（2）营养失调：低于机体需要量。

1）蛋白质：补充鸡蛋、牛奶、瘦肉等优质蛋白，入量为0.6～0.8g/（kg·d）。肾功能不全时，依照肌酐清除率来调整摄入的蛋白量。

2）热量：低蛋白饮食时，应适当增加碳水化合物的摄入，保证热量供给，以满足机体生理代谢所需，一般为126～147kJ/（kg·d），避免负氮平衡。

3）限制水、钠盐摄入：严重水肿伴有少尿者，摄入量为前一天尿量加500ml；轻度水肿且尿量超过1000ml/d者，不必限制水摄入。钠摄入量根据患者水肿和血压情况而定，轻度水肿、高血压时，钠摄入量小于3g/d；水肿严重和血压升高明显时，钠摄入量小于2g/d；水肿极为明显、血压极高，钠摄入量小于1g/d。

4）补充各种维生素及微量元素，控制磷的摄入。

5）营养监测：定期检查机体营养状态，如测量血浆白蛋白、血红蛋白等指标。细致记录患者的饮食摄入情况，评判膳食构成是否恰当、能量供给是否满足需求，并依据连续数据，对患者的饮食计划进行及时调整与优化。

（3）焦虑：慢性肾炎病程长，病情反复，预后不良，患者和家属容易产生焦虑情绪。医护人员应及时了解患者的思想及生活情况，加强与患者沟通，耐心倾听，做好疾病知识讲解，指导患者及家属正确对待疾病，减轻患者心理负担，增加依从性，安心休息和治疗。

5. 护理评价

（1）水肿是否减轻并逐渐消退。

（2）膳食结构是否合理，营养状况是否改善。

（3）有无感染及其他并发症的发生，皮肤有无损伤。

（4）患者是否掌握有关疾病及用药的知识，焦虑有无缓解。

6. 健康指导

（1）疾病预防指导：向患者和家属讲解慢性肾炎的发生发展规律，指出加重肾损伤的因素，生活中注意劳逸结合，避免劳累。

（2）疾病知识指导：对患者强调优质蛋白、低磷、低盐的重要性，健康饮食同时也要保证热量供给，指导患者根据自己的病情选择合适的食物。注重药物依从性，按照医嘱用药，提示降压药等药物的不良反应和注意事项。密切观察病情变化，定期检查尿常规和门诊随访。

知识拓展

肾小球肾炎的中医治疗

肾小球肾炎的中医治疗方法主要包括药物治疗、针灸治疗及推拿治疗等。

1. 药物治疗　中医会根据患者的症状、体征、舌苔、脉象进行辨证施治，选择合适的中药组方。常用的中成药有黄葵胶囊、肾炎舒片、金水宝、百令胶囊等，这些药物具有清热利湿、消肿止痛的功效，对于肾小球肾炎引起的不适症状有一定疗效。此外，根据患者的具体病情，还可使用如真武汤、五苓散、四君子汤等方剂进行加减治疗。

2. 针灸治疗　在专业医生操作下，针灸肾俞、关元、三阴交等穴位，这些穴位具有培本固元、补益肝肾的功效。

3. 推拿治疗　推拿肾俞、膀胱俞、关元等穴位，能够舒筋通络、补肾健脾，对肾小球肾炎的治疗也有一定帮助。

此外，中医还可能会采用中药泡脚、穴位贴敷、穴位注射、艾灸、耳针、耳穴压豆等适宜技术进行综合治疗。

小结

思考题

1．患者，男，46岁。未婚。患者自诉平时喜食辛辣刺激食物，双下肢间断性水肿3年，间断性治疗未见明显改善，遂来我院就诊。近3天症状加重，并伴有腰痛。门诊尿常规检查显示蛋白尿，24小时尿蛋白定量1.5g。收治入院。查体：T 36.5℃，P 96次/分，R 19次/分，BP 165/103mmHg，颜面部及肢体水肿。辅助检查：血红蛋白105g/L，尿蛋白（＋＋），颗粒管型1～2个/高倍视野，尿红细胞8～10个/高倍视野，血肌酐114μmol/L，血尿素氮6.5mmol/L。

请问：

（1）该患者以什么医学诊断收治入院？

（2）诊断依据是什么？

2．慢性肾小球肾炎患者的主要护理诊断/问题有哪些？

3．急性肾小球肾炎的诊断标准是什么？

第四节　肾病综合征

一、概述

肾病综合征（nephrotic syndrome，NS）是一组以大量蛋白尿（尿蛋白＞3.5g/d）、低蛋白血症（血浆白蛋白＜30g/L）、水肿、高脂血症为临床表现的综合征。其中前两项为诊断的必要条件。

二、病因与发病机制

肾病综合征由多种肾脏疾病引发，可分为原发性和继发性。原发性肾病综合征指原发于肾内部的肾小球损害，如系膜增生性肾小球肾炎、局灶节段性肾小球硬化等。继发性肾病综合征是由系统性或其他器官的疾病所继发，如狼疮、过敏性紫癜、乙型肝炎病毒、肾组织淀粉样变性、骨髓瘤、糖尿病引发的肾病等。

原发性肾病综合征主要基于免疫介导的炎症过程，导致肾实质受损。其病理类型多样，涵盖儿童期常见的微小病变型肾病、青少年期多发的系膜增生性肾小球肾炎、系膜毛细血管性肾小球病变、局灶节段性肾小球硬化，以及中老年人群中较为普遍的膜性肾病等。

三、临床表现

一般起病较急，少数起病隐匿。典型表现如下。

1．大量蛋白尿　尿蛋白＞3.5g/d。主要由肾小球滤过膜的分子屏障受损，尤其是电荷屏障功能丧失，导致其对血浆蛋白（主要是白蛋白）的通透性增加。当肾小球滤过的蛋白量超出肾小管的重吸收极限时，便会形成大量蛋白尿。

2．低蛋白血症　血浆白蛋白＜30g/L。大量白蛋白通过尿液排出，触发肝的代偿性合成，若肝的合成速度无法弥补机体的丢失速度和分解速度，即出现低蛋白血症。此外，胃黏膜水肿导致的蛋白质摄入和吸收障碍等因素，也会进一步加重此症状。

3. 水肿　大量蛋白的丢失导致血浆胶体渗透压降低继而引发水肿。水肿是肾病综合征患者最为显著的体征，通常起始于下肢及组织疏松区域，并可能逐渐扩展到胸腔、腹腔及心包腔，形成严重的体液潴留。

4. 高脂血症　肾病综合征患者常伴有脂质代谢异常，表现为高胆固醇血症和/或高甘油三酯血症。这主要是低蛋白血症刺激肝过度合成脂蛋白，同时外周组织对脂蛋白的利用和分解能力降低所致，引起血液中胆固醇、甘油三酯、低密度脂蛋白（LDL）及极低密度脂蛋白（VLDL）的浓度异常升高。

5. 其他　面色苍白、疲乏无力、头晕，站立时或体位由卧位变为立位时常易晕厥，与低蛋白血症致血容量不足、低血压有关。部分成年患者可有轻、中度高血压。

6. 并发症

（1）感染：是常见的并发症和死亡原因，也是导致肾病综合征复发及疗效不佳的主要原因之一。常发生感染的部位为呼吸道、泌尿道及皮肤。病原体可为细菌、病毒及真菌。引起感染的因素很多，如水肿导致防御机制降低、低蛋白血症使抗体形成减少，以及使用糖皮质激素和免疫抑制药等。

（2）血栓及栓塞：多数患者血液呈高凝状态，常可自发形成血栓，多见于肾静脉、下肢静脉，较少见于其他静脉及动脉，以肾静脉血栓最为多见（发生率为10%～15%）。

（3）急性肾损伤：含肾前性氮质血症、急性肾小管坏死和急性肾衰竭。表现为少尿甚至无尿。

（4）蛋白质及脂质代谢紊乱：长期低蛋白血症引起营养不良，尤其是儿童易发生生长发育迟缓、免疫力低下；金属结合蛋白丢失可导致铁、铜、锌等微量元素丢失；高脂血症增加血液黏稠性，易引起血栓，可增加心血管系统并发症，常见心绞痛、心肌梗死。

四、辅助检查

1. 尿液检查　尿蛋白定性一般为（+++）～（++++），尿中有红细胞、颗粒管型等，24小时尿蛋白定量＞3.5g。

2. 血液检查　血浆白蛋白＜30g/L，血中胆固醇、甘油三酯、低密度脂蛋白及极低密度脂蛋白增高，血IgG可降低。

3. 肾功能检查　内生肌酐清除率正常或降低，血肌酐、尿素氮可正常或升高。肾衰竭时血尿素氮、血肌酐升高。

4. 肾活组织病理检查　可明确病理类型，对指导治疗及明确预后具有重要意义。

5. 肾超声检查　双肾正常或缩小。

五、诊断要点

肾病综合征诊断标准为具有大量蛋白尿、低蛋白血症、高脂血症和水肿等临床表现可确定诊断，其中诊断的必要条件为尿蛋白＞3.5g/d，血浆白蛋白＜30g/L。确认病因需要首先排除继发性病因和遗传性疾病，病理诊断需要通过肾活组织病理检查确定。

六、治疗要点

治疗以抑制免疫与炎症反应为主，辅以一般治疗、利尿消肿、降压降脂，使尿蛋白减少乃至消失，保护肾功能，避免复发。

1. 一般治疗　注意休息，预防感染，饮食保证热量和维生素摄入，水肿时低盐饮食。

2. 利尿消肿　用药剂量不宜快猛，防止诱发血栓。常用噻嗪类利尿药和保钾利尿药作为基础治疗，两者并用提高利尿效果的同时也减少钾代谢紊乱。此外，静脉输注血浆或血浆白蛋白，可提高胶体渗透压，再加用袢利尿药也可起到良好的利尿作用，心脏病患者慎用。

3. 减少尿蛋白　多种降压药如卡托普利和氨氯地平，可减少肾小球灌注，从而不同程度地减少尿中蛋白含量。

4. 抑制免疫与炎症反应　治疗本病的主要方法是使用糖皮质激素和免疫抑制药。

（1）糖皮质激素：原发性肾病综合征的首选药物。该药通过抑制免疫与炎症反应，减轻肾小球滤过膜损害，并抑制醛固酮和抗利尿激素的分泌，影响肾小球基底膜通透性而达到治疗目的。患者对激素的反应可分为3种类型：激素敏感型，即治疗8～12周肾病综合征缓解；激素依赖型，即药量减到一定程度即复发；激素抵抗型，即激素治疗无效。

（2）细胞毒药物：一般不首选及单独用药，而是与激素合用。目前国内外最常用的细胞毒药物为环磷酰胺，常用于激素依赖型或抵抗型肾病综合征。

（3）环孢素：该药可选择性抑制辅助性T细胞及细胞毒效应T细胞，用于激素及细胞毒药物都无效的难治性肾病综合征，但此药仅对微小病变型有效且价格昂贵，停药后病情易复发。

（4）中药治疗：如雷公藤等，可与激素及细胞毒类药物联合应用。

5. 并发症防治

（1）感染：为避免诱发真菌二重感染，不必预防性应用抗生素。但发生感染，应及时选用敏感、强效及无肾毒性的抗生素治疗。

（2）血栓及栓塞：当血浆白蛋白浓度＜20g/L，血液出现高凝状态时应及时给予肝素等抗凝药，并辅以血小板解聚药如双嘧达莫、阿莫西林。一旦出现血栓或栓塞时，应及早应用尿激酶或链激酶溶栓，并配合应用抗凝药。

（3）急性肾损伤：及时发现并正确处理，病情可逆。利尿无效且达到透析指征时，可进行血液透析等治疗，口服碳酸氢钠碱化尿液来减少管型形成。

（4）蛋白质及脂肪代谢紊乱：调整饮食结构可降低代谢紊乱对机体的影响，如应用ACEI减少尿蛋白，洛伐他汀降低胆固醇。

七、护理

1. 主要护理诊断

（1）体液过多：与低蛋白血症、血浆胶体渗透压下降等有关。

（2）营养失调：低于机体需要量，与大量蛋白质的丢失，摄入减少和吸收障碍有关。

（3）有感染的危险：与皮肤水肿、营养不良、激素或细胞毒药物的应用和机体免疫低下有关。

（4）知识缺乏：缺乏肾病综合征相关知识。

2. 其他护理诊断

（1）有皮肤完整性受损的危险：与高度水肿、营养不良、感染有关。

（2）焦虑：与病程长、易复发有关。

（3）潜在并发症：血栓形成、急性肾损伤、动脉粥样硬化等。

3. 护理目标

（1）水肿程度减轻或消失。

（2）无皮肤损伤或感染的发生。

（3）能正常进食，已逐步纠正营养不良的状况。

（4）无感染发生，或者能及时发现并控制感染。

（5）无血栓形成及其他并发症的发生。

4. 护理措施

（1）体液过多：具体护理措施参见本章第一节。

（2）营养失调：低于机体需要量。

1）蛋白质：正常量富含必需氨基酸的动物优质蛋白，摄入量为0.8～1.0g/（kg·d）。肾功能不全时，同时根据肾功能调整蛋白质的摄入量。

2）热量：保证充分，每公斤体重不少于126～147kJ/d（30～35kcal/d）。为减轻高脂血症，少进食动物油脂，多食植物油及鱼油，以及富含可溶性纤维的食物如燕麦、豆类和米糠等。

3）钠盐：水肿时采用低盐饮食，钠的摄入量不超过3g/d。

4）补充各种维生素及微量元素：如B族维生素、维生素D、叶酸及铜、锌、铁、钙等。

5）营养监测：定期测量血浆白蛋白、血红蛋白等指标，可反映机体营养状态。记录进食情况，评估饮食结构是否合理，热量是否充足，根据监测结果及时做出饮食调整。

（3）有感染的危险：保证口腔清洁，早晚选用软毛刷刷牙防止口腔黏膜破损，饭后用甲硝唑溶液漱口，3次/天。居住环境定期开窗通风和空气消毒，避免与上呼吸道感染者接触。严格执行无菌操作，避免医源性交叉感染发生。

（4）知识缺乏

1）休息与活动：水肿明显和/或高血压患者，卧床休息；水肿消退，病情缓解可起床活动逐步增加活动量，活动程度以不感到疲劳为适宜。

2）用药指导：应用糖皮质激素后注意观察是否出现血压、血钾和血糖紊乱，消化道出血、骨质疏松、满月脸等类肾上腺皮质功能亢进症状、继发感染等，且糖皮质激素用药时应遵循一定使用原则，包括起始用量足量、采用大剂量冲击疗法，缓慢减少药物用量，长期维持至少服用半年以上。应用环磷酰胺后注意观察有无骨髓抑制和出血性膀胱炎等。应用环孢素A后注意观察肝毒性、高血压、高尿酸血症、多毛和牙龈增生等。应用利尿药注意观察电解质紊乱和栓塞并发症。应用雷公藤制剂注意其对血液系统、胃肠道、生殖系统等的副作用。

3）病情观察：密切观察患者生命体征的变化，尤其是血压和体温。观察水肿的变化程度，水肿严重者，每天测体重1次。观察患者有无头痛、腰痛等症状。观察有无呼吸系统和皮肤黏膜感染等症状。定期监测尿常规、肾功能和电解质变化。

5. 护理评价

（1）水肿是否减轻并逐渐消退。

（2）饮食是否合理，营养状况是否得到改善。

（3）皮肤有无损伤或感染发生。

（4）有无呼吸道、胃肠道等部位感染发生，是否能及时发现并控制感染。

（5）有无血栓形成及其他并发症的发生。

6. 健康指导

（1）疾病预防指导：患者注意休息，避免劳累。耐心解释合理饮食提高机体抵抗力的重要性。避免到人流集中的场所，注意呼吸道感染，认识预防感染的必要性。

（2）疾病知识指导：适量运动，避免发生肢体血栓栓塞等并发症；避免加重肾损害，如避免使用肾毒性药物，预防感染，在医生的指导下预防接种和妊娠等；指导患者遵医嘱用药，切不可自行增量、减量或自行换药，介绍各类降压药的疗效、不良反应及使用时的注意事项，如为老年记忆力差的患者，可以书写下来以纸质交予患者保留；指导患者自我监测病情，且定期随访疾病的进展，包括肾功能、血压、蛋白尿及水肿等的变化。

知识拓展

八大护肾“黄金法则”

世界肾脏日联合指导委员会推荐的八大护肾“黄金法则”。

1. 保持健康，保持活跃。通过步行、跑步和骑自行车等运动保质健康，有助于降低血压，从而降低患慢性肾病的风险。

2. 健康饮食。减少盐的摄入，推荐摄入量5～6g/d。

3. 检查并控制血糖。

4. 检查并控制血压。

5. 摄入适当的液体。健康人在舒适的条件下，每天8杯水，大约2升。

6. 不要吸烟。吸烟会将患肾癌的风险增加约50%。

7. 不要经常服用非处方抗炎药、镇痛药。

8. 如果您有一种或多种“高风险”因素，请检查您的肾功能：糖尿病、高血压、肥胖、肾脏疾病家族史。

思考题

1. 患者，男，55岁。糖尿病病史11年，口服用药二甲双胍。近一周全身出现多处水肿，且感觉不适，遂来我院就诊。查体：T 36.5℃，P 85次/分，R 16次/分，BP 109/73mmHg，全身性水肿明显。辅助检查：血清白蛋白10g/L，尿蛋白（+++），24小时尿蛋白定量3.9g，甘油三酯34mmol/L。

请问：

（1）该患者可能的医学诊断是什么？

（2）该患者主要的临床表现有哪些？

2. 糖皮质激素的用药原则是什么？

3. 肾病综合征的饮食护理要求有哪些？

小结

第五节 尿路感染

一、概述

尿路感染（urinary tract infection，UTI）是由各种病原微生物在尿路中生长繁殖而引起的急慢性炎症。常见于育龄期女性、老年人、免疫力低下及尿路畸形人群。根据感染发生的部位，分为上尿路感染和下尿路感染。上尿路感染一般为肾盂肾炎，下尿路感染主要是膀胱炎。

二、病因与发病机制

（一）病因

尿路感染以革兰阴性杆菌为最多见致病菌，其中以大肠埃希菌最常见，占80%以上，其次为克雷伯菌、变形杆菌、沙雷杆菌、铜绿假单胞菌和葡萄球菌等；偶见真菌、支原体、病毒和原虫等感染。铜绿假单胞菌感染多见于有尿路器械检查史或长期留置导尿管的患者，白色葡萄球菌感染多发生于性生活活跃的患者，尿路结石者以变形杆菌感染较多见，糖尿病和免疫功能低下者可伴发真菌感染。致病菌通常为一种，混合感染较为少见。

（二）发病机制

正常情况下细菌进入膀胱，是否会发生尿路感染取决于机体的防御功能和细菌的致病力。机体防御功能主要包括：①具有尿液的冲刷作用可清除绝大部分入侵的细菌。②尿路和膀胱黏膜分泌的有机酸、IgG、IgA等具有抗菌能力，男性排泄的前列腺液也含有抗菌成分。③高浓度尿素和尿液酸性环境及高渗透压不利于细菌生长。④感染后血液循环与肾感染局部均可产生抗体，与细菌结合引起免疫反应。

1. 感染途径

（1）上行感染：是最常见的感染方式，病原菌沿尿道上行至膀胱、输尿管，乃至肾盂而引起的感染定义为上行感染。此类型感染途径占绝大多数，约为95%。通常情况下尿道外口和阴道前庭区域有少量细菌寄居，但不会致病。某些因素如性生活、生殖器炎症、尿路梗阻、医源性操作等可成为触发感染的诱因。

（2）血行感染：指病原菌经血液循环系统到达肾或尿路其他部位而引起的感染。多见于免疫力较低的人群，如有慢性疾病或接受免疫抑制药治疗的患者。常见的致病菌有金黄色葡萄球菌和沙门菌属等。

（3）直接感染：是泌尿系统周围器官组织的炎症直接侵入泌尿系统引起的感染。

（4）淋巴道感染：此种感染罕见。源于下腹部器官感染，病原菌通过淋巴系统引起尿路感染。

2. 易患因素

（1）尿路梗阻或畸形：是最主要的易感因素，由各种原因引起的尿路梗阻如结石、肿瘤、输尿管括约肌闭合不全、前列腺肥大、妊娠子宫压迫输尿管等，导致排尿不畅，有利于细菌生长繁殖，其尿路感染发生率比无梗阻者高10倍。

（2）膀胱输尿管反流：尿液从膀胱逆流至输尿管导致细菌在局部定植，发生感染。

（3）机体免疫功能降低：慢性全身性疾病如糖尿病、贫血、慢性肝炎、慢性肾病、各种恶性肿瘤及长期使用免疫抑制药等，均可使全身抵抗力降低而易发生尿路感染。

（4）医源性因素：留置导尿管、尿路手术和膀胱检查镜等容易损伤尿道黏膜，细菌也会随器械带入尿道、膀胱而致感染。

（5）性别和妊娠：女性由于解剖结构特殊，尿道短且尿道口距离肛门、阴道近，易发生尿路感染。妊娠妇女输尿管蠕动能力减弱、子宫增大，排出尿液不畅，2%～8%可能会发生尿路感染。

（6）其他：尿道口周围的炎症改变，如尿道旁腺炎、妇科炎症、细菌性前列腺炎等易促发尿路感染。脊髓损伤、多发性硬化、糖尿病等疾病引起支配膀胱的神经功能障碍。

三、临床表现

1. 膀胱炎　约占尿路感染的60%，一般无全身不适，主要表现为尿频、尿急、尿痛，伴有耻骨弓上不适感。常有白细胞尿，偶见肉眼血尿。

2. 急性肾盂肾炎　多为大肠埃希菌引起。

（1）全身毒血症表现：起病急，常有高热、寒战，伴头痛、恶心、呕吐，全身酸痛、疲乏无力，或者有腹痛、腹胀或腹泻等。轻者全身表现不明显。

（2）泌尿系统表现：常有尿频、尿急、尿痛症状，多数伴腰痛或肾区叩痛。

3. 慢性肾盂肾炎　急性肾盂肾炎若治疗不及时或尿路梗阻等因素未及时纠正，病变可持续存在半年以上者称为慢性肾盂肾炎。临床表现多不典型，出现间歇性低热、尿频、尿急，夜尿增多和菌尿等。

4. 无症状性菌尿　又称为隐匿型尿路感染，有真性细菌尿但无尿路感染症状，其发生率随年龄增长而增加。多见于老年人和孕妇，如不治疗，约20%的患者可发生急性肾盂肾炎。

5. 并发症　较少发生，当细菌毒力强、机体抵抗力低下或合并尿路梗阻时，可发生肾乳头坏死和肾周脓肿。

（1）肾乳头坏死：表现为寒战、高热、剧烈腰痛、血尿，可见坏死组织从尿中排出。

（2）肾周围脓肿：常由严重的肾盂肾炎直接扩散而来，除原有症状加重外，常出现明显的单侧腰痛，向健侧弯腰时疼痛加剧。

四、辅助检查

1. 尿常规　尿中白细胞＞5个/高倍视野，出现红细胞。少数患者可呈肉眼血尿。尿蛋白定性检查为阴性。若见白细胞管型则有助于肾盂肾炎的诊断。

2. 血常规　急性期白细胞及中性粒细胞核左移，慢性期红细胞计数、血红蛋白降低。

3. 尿细菌学检查　临床常用清洁中段尿做细菌定量检测，以此确定真性菌尿。临床意义：菌落计数≥10^5/ml为真性菌尿；临床上无尿路感染症状，两次清洁中段尿定量培养菌落计数均≥10^5/ml，且为同一菌种，可判断为真性菌尿；细菌定性培养有细菌增长也提示真性菌尿。

4. 肾功能检查　急性期无改变。慢性期可出现肾小球滤过率降低，尿比重和尿渗透压下降，血肌酐升高。

5. 其他　慢性肾盂肾炎久治不愈可做静脉肾盂造影（IVP）、腹部平片、放射性核素肾动态图像等检查，以确定有无梗阻、畸形和肾排泄功能改变。

五、诊断要点

典型尿路感染可根据尿路刺激征，发热、腰部疼痛等症状及尿液细菌培养菌落计数≥10^5/ml检查结果来确诊。不典型患者主要依据尿细菌学检查。

六、治疗要点

积极寻找病因、去除诱因，合理使用抗生素控制感染。

1. 急性膀胱炎　多采用单剂量疗法或短疗程疗法，目前更推荐后者。短疗程疗法：选用磺胺类（如复方新诺明）、喹诺酮类（如氧氟沙星）等抗生素，任选一种，连用2～3天，约90%尿路感染可治愈。停服抗菌药物7天后做清洁中段尿细菌定量培养，根据尿培养结果，决定是否继续用药或做进一步的检查。

2. 肾盂肾炎　抗菌药物治疗一般疗程为10～14天。病情轻、中度者口服抗生素，常用药物有氧氟沙星、阿莫西林等，治疗2周后，90%可治愈。病情严重即全身中毒症状明显者，常用氨卡西林静脉给药，体温恢复正后3天改为口服；每月定期复查，维持1年。慢性肾盂肾炎的治疗首要是找到病因并去除易感因素，急性发作治疗参考急性肾盂肾炎。

3. 反复发作尿路感染　①复发：经过治疗后感染症状消失、尿细菌培养为阴性，但6周内再次出现尿中细菌且与上次感染为同一种致病菌。②重新感染：治疗后感染症状消失、尿细菌培养为阴性，但6周内再次出现尿中细菌且与上次感染为不同致病菌。治疗与初次尿路感染一样，反复发作可采用长程低剂量抑菌疗法，即每晚临睡前排尿后口服小剂量抗生素1次，每7～10天更换1次药物，连用半年。

4. 无症状性菌尿　非妊娠妇女的无症状性菌尿，一般不予治疗。对妊娠妇女宜选用肾毒性较小的抗生素，如青霉素类、头孢菌素类等。学龄前儿童的无症状性菌尿、有既往症状、存在尿路梗阻及其他复杂情况的患者，也应予以治疗。

七、护理

1. 主要护理诊断

（1）体温过高：与尿路感染引起的毒血症有关。

（2）排尿异常：尿频、尿急、尿痛，与尿路感染有关。

2. 其他护理诊断

（1）潜在并发症：肾乳头坏死、肾周脓肿等。

（2）疼痛：腰痛、下腹痛，与尿路感染有关。

（3）知识缺乏：缺乏预防尿路感染的知识。

3. 护理目标

（1）患者感染得到控制，体温降至正常范围。

（2）患者排尿时无不舒适，能排尽尿液。

（3）患者了解尿路感染有关知识。

4. 护理措施

（1）体温过高

1）休息与活动：急性尿路感染或慢性肾盂肾炎急性发作期第1周应卧床休息，可取屈曲位，以减轻腰部疼痛；恢复期可适当活动，劳逸结合；慢性肾盂肾炎一般不宜从事重体力活动。

2）饮食：轻症者进食清淡、富含营养、易消化食物。发热、全身症状明显者，应给予流质或半流质饮食，同时做好口腔护理，指导患者多饮水，每日入量应在2000ml以上。督促患者每2小时排尿1次，促进细菌和炎性分泌物排出以缓解症状。

3）病情观察：密切观察病情，监测和记录体温变化，观察尿液性状、有无腰痛加剧情况。如高热持续不退或体温升高且腰痛加剧等，应考虑是否出现肾周脓肿、肾乳头坏死等并发症，需要及时通知医生并配合处理。

4）对症处理：体温升高至39℃以上，先物理降温，如乙醇擦浴、冰水灌肠等，若需要药物降温，注意保暖，避免反复发热。口服磺胺类药物需要多饮水并同时服用碳酸氢钠，以防止形成结晶；喹诺酮类药物需要注意消化道反应；氨基糖苷类药物有肾毒性作用和损害听觉神经的副作用，慢性肾盂肾炎患者不可使用这类药物。

（2）排尿异常：尿频、尿急、尿痛。具体护理措施参见本章第一节。

5. 护理评价

（1）患者体温是否恢复正常。

（2）排尿次数、时间、排尿量等排尿形态是否正常。

（3）有没有并发症发生，或者一旦发生能否得到及时、有效治疗。

（4）患者情绪是否稳定，能不能积极配合治疗和护理。

（5）是否掌握尿路感染的相关知识，并能在日常生活中体现。

6. 健康指导

（1）疾病预防指导：向患者讲解尿路感染的病因、治疗方法及预后等相关知识。强调规律生活、多饮水、勤排尿的重要性，饮水量大于2000ml/d，保证尿量1500ml/d左右。注意个人卫生，保证会阴部和肛周皮肤清洁。尽量避免使用尿道相关器械。不憋尿，养成良好排尿习惯。

（2）疾病知识指导：嘱患者按时、按量、按疗程服药，勿随意增、减药量或停药，并按医嘱定期随访。教会患者识别尿路感染的临床表现，一旦发生尽快就诊。

思考题

1. 患者，女，32岁。患者近3天前出现尿频、尿急，小便灼热刺痛，小便不畅，尿颜色浑赤，口苦，大便干结，既往未有类似症状发生。查体：T 37.6℃，P 80次/分，R 18次/分，BP 116/73mmHg，心肺未见异常。腹软，无压痛及反跳痛。肾区叩击痛（-），无水肿。尿常规：尿蛋白（-），白细胞10～20个/高倍视野，红细胞5～7个/高倍视野。血常规：白细胞9.8×10^9/L，中性粒细胞占比0.10，中段尿培养见大肠埃希菌。请问：该患者可能的医学诊断是什么？

2. 简述尿路感染患者的主要临床表现。

小结

第六节　急性肾损伤

一、概述

急性肾损伤（acute kidney injury，AKI）又称急性肾衰竭，是由各种病因引起肾功能在数小时或数天内快速、进行性减退而出现的临床综合征。主要表现为肌酐和尿素氮升高，水、电解质和酸碱平衡失调及全身各系统并发症。

二、病因与发病机制

1. 肾前性　最常见病因，肾本身没有病变，是由血容量减少（如失血、呕吐和腹泻、创伤渗液）、心排血量降低（如严重心力衰竭、心肌梗死或休克）、肾内血流动力学改变（包括肾前小动脉收缩或肾后小动脉扩张）等原因导致肾血流灌注减少，肾小球滤过率降低。此时肾组织尚未发生器质性损害，若在6小时内得到纠正，血流动力学损害可恢复，否则容易发展成为急性肾小管坏死（acute tubular necrosis，ATN）。

2. 肾性　因肾实质损害所致，包括肾小球、肾小管、肾间质和肾血管病变。其中，ATN是最常见的急性肾损伤类型，占75%～80%，大多数是可逆的。大多ATN是由肾缺血和对比剂或氨基糖苷类等肾毒性药物导致。其他原因还有急性溶血时的血红蛋白和挤压伤时横纹肌溶解产生的肌红蛋白引起肾小管堵塞等。本节主要讨论以ATN为代表的肾实质性急性肾损伤。

3. 肾后性 由肾以下急性尿路梗阻引起，如前列腺肥大、尿路结石或肿瘤压迫等。

三、临床表现

典型急性肾小管损伤临床表现可分为3期。

1. 起始期 尚无明显肾实质损伤，但患者存在如低血压、缺血、肾毒素和脓毒血症等病因。起始期历时短，仅数小时至1～2天，积极去除病因，肾损害可逆转，但随着肾小管细胞持续损伤，则进入维持期。此阶段急性肾损伤可预防。

2. 维持期 又称少尿期，维持时间一般为7～14天，也可短至几天或长至4～6周，时间越长愈后越差。患者尿量＞400ml/d，称为非少尿型AKI，其病情大多较轻，预后较好。多数患者出现少尿（＜400ml/d）和无尿（＜100ml/d），肾小球滤过率保持在低水平。不论尿量是否减少，随着肾功能减退，均可出现一系列尿毒症表现。

（1）全身各系统表现

1）消化系统症状：最早出现的系统症状，出现食欲缺乏、恶心、呕吐、腹泻、腹胀等，重者则可发生消化道出血。

2）循环系统症状：多因体液过多而引起高血压和心力衰竭表现。

3）呼吸系统症状：除感染症状外，还可因容量负荷过多而出现咳嗽、胸闷、胸痛和呼吸困难。

4）神经系统症状：可出现意识障碍、躁动、昏迷等尿毒症脑病症状。

5）血液系统症状：可有轻度贫血表现或出血倾向表现。

6）其他：常出现感染，是本病死亡的主要原因之一，甚至发展过程中可能出现多脏器功能衰竭，患者死亡率可高达70%，甚至70%以上。

（2）水、电解质和酸碱平衡失调：以高钾血症、代谢性酸中毒最常见。肾排钾减少、组织分解过快产生钾离子较多和酸中毒等，导致高钾血症，此为少尿期死亡的主要原因。

3. 恢复期 肾小管细胞再生、修复，肾小球滤过率逐渐恢复至正常称为恢复期。少尿型患者恢复标志为进行性尿量增多，并有多尿现象，不使用利尿药的情况下，尿量可达3000～5000ml/d，甚至更多，一般持续1～3周后逐渐恢复正常。肾小管上皮细胞溶质和重吸收水分功能与肾小球过滤功能相比恢复迟缓，一般数月后才能恢复。

四、辅助检查

1. 血液检查 ①血常规：轻、中度贫血。②肾功能：血肌酐和血尿素氮进行性上升。③电解质：血钾增高，血钠正常或偏低，血钙降低，血磷增高。④血pH：血pH常低于7.35，碳酸氢根浓度降低。

2. 尿液检查 尿液多浑浊，尿蛋白（＋）～（＋＋），尿比重低，大多在1.015以下，且较固定。尿沉渣可见肾小管上皮细胞、管型、颗粒管型，少许红细胞、白细胞等。

3. 影像学检查 尿路超声显像有助于诊断或排除尿路梗阻；CT、MRI或放射性核素检查有助于发现血管阻塞等病变。

4. 肾活组织检查 在排除肾前性及肾后性原因后，没有明确致病因素的肾性急性肾损伤都有肾活组织检查指征。

五、诊断要点

尿量突然减少、肾功能48小时内进行性恶化，血肌酐绝对值升高≥26.5μmol/L或7天内血肌酐数值倍数增至≥1.5倍，伴有肾缺血、中毒、溶血或挤压伤等病史。

六、治疗要点

1. 一般治疗　维持机体内体液平衡，每日补液量＝显性失液量＋非显性失液量－内生水量，一般为前一日尿量加500ml。维持机体代谢和营养支持，保证糖类和脂肪的热量供给，减少摄入钠、钾和氯。

2. 纠正可逆病因　早期干预、积极纠正可逆病因，如各种严重外伤、心力衰竭、急性失血等，及时扩容，增加循环血量，避免发生休克和感染。停用肾毒性或影响肾血流灌注的药物。

3. 高钾血症　是急性肾损伤的常见死亡原因之一，在日常避免服用钾含量高的食物外，也尽量避免服用含钾多或潴钾的药物如钾盐、保钾利尿药等，禁用库存血。重点关注血钾浓度，当血钾浓度＞6.5mmol/L，或者心电图显示QRS波形明显增宽时，应遵医嘱做如下紧急处理：①10%葡萄糖酸钙10～20ml稀释后缓慢静脉注射。②5%碳酸氢钠或1.2%乳酸钠100～200ml静脉滴注。③50%葡萄糖溶液50ml，加胰岛素10U缓慢静脉注射。④口服离子交换树脂15g，每天3次，也可加入10%葡萄糖200ml中做保留灌肠。⑤透析疗法是降低血钾最有效的方法，以上措施无效时应及时采取透析治疗。

4. 代谢性酸中毒　及时治疗，当HCO_3^-＜15mmol/L时，可用5%碳酸氢钠100～250ml，静脉滴注，严重者应立即透析治疗。

5. 透析治疗　急性肾损伤患者若出现心包炎、严重脑病、高钾血症、严重代谢性酸中毒、容量负荷过重且利尿治疗效果不佳等情况，可采用透析治疗，包括腹膜透析和血液透析。主要治疗目的是尽早清除体内过多的水分和毒素、纠正高钾血症和代谢性酸中毒、减少并发症和病死率及放宽对液体、热量、蛋白质等摄入量的限制，利于肾损伤细胞的再生和修复。

6. 多尿期的治疗　关键点仍是维持水、电解质和酸碱平衡，控制氮质血症，治疗原发病和防治各种并发症。血液透析患者血肌酐和尿素氮指标恢复正常后，可逐渐减少透析频率，病情稳定后可停止透析。

7. 恢复期的治疗　一般不需要特殊处理，定期随访肾功能，避免使用肾毒性药物。

七、护理

1. 主要护理诊断

（1）潜在并发症：水、电解质和酸碱平衡紊乱。

（2）营养失调：低于机体需要量，与患者消化功能紊乱，限制饮食中的蛋白质，透析，原发疾病等因素有关。

2. 其他护理诊断

（1）有感染的危险：与限制蛋白质饮食、机体抵抗力降低、侵入性操作、白细胞数降低、透析等有关。

（2）活动无耐力：与心脏病变，贫血，水、电解质和酸碱平衡紊乱有关。

3．护理目标

（1）体液保持平衡，水肿减轻或消退。

（2）住院期间无并发症发生。

（3）合理膳食，营养状况得到改善。

（4）皮肤痛痒减轻或消失，皮肤无破损。

4．护理措施

（1）潜在并发症：水、电解质和酸碱平衡紊乱。

1）休息与活动：对症状不明显、病情稳定的急性肾损伤恢复期患者，在避免劳累和受凉情况下，鼓励其进行适当活动，活动时以不引起心悸、气喘、疲乏为宜。对少尿期或伴有高血压脑病、心力衰竭等严重并发症患者，绝对卧床休息，定期室内空气消毒，防止院内感染。

2）维持水、电解质和酸碱平衡：严格记录和准确测量24小时液体出入量，每天测量体重，防止体液摄入过多；密切监测血钾、钠、钙、磷等电解质变化，出现异常第一时间报告医生，并遵医嘱干预。若出现脉率不齐、肌无力、心电图改变等高钾血症征象，立即配合医生处理并限制患者对含钾量高食物的摄入。低钙血症者易出现手指麻木、腱反射亢进、抽搐等，遵医嘱应用钙剂和维生素D，配合摄入牛奶等含钙量高的食物；定期观察患者pH，轻症代谢性酸中毒可口服碳酸氢钠，严重者静脉滴注5%碳酸氢钠溶液，并严密观察呼吸频率、节律、深度及神志变化。酸中毒纠正时，须注意补钙，以防止手足抽搐。

3）观察用药不良反应：定期监测肾功能及营养状况，如尿素氮、血肌酐、血清白蛋白、血红蛋白等数值变化。应用重组人促红细胞生成素时需观察有无头痛、高血压、癫痫发作等。氧化淀粉口服后观察患者是否有头晕、恶心、腹泻等不耐受现象。

（2）营养失调：低于机体需要量。

1）饮食护理：给予高热量、高必需氨基酸、低蛋白、适当维生素及微量元素，以及含钠、钾、磷较低的饮食。热量每日至少需147kJ/kg，糖占总热量的2/3，其余由脂肪供给。蛋白质的摄入量限制为0.8g/（kg·d），并适量补充必需氨基酸。透析治疗患者因透析会促使部分氨基酸及小分子蛋白质丢失，蛋白摄入量可适当增加，摄入量为1.0～1.2g/（kg·d）。限制钠、钾摄入，钠摄入量1.0～1.2g/d，尽量减少食用紫菜、菠菜、山药、坚果和香蕉等含钾量高的食物。饮食宜清淡、易消化，少量多餐。

2）病情观察：严密观察患者生命体征、意识状态、水肿部位和程度，定期称体重、量腹围。观察贫血程度，有无感染表现。注意观察有无心、脑、肺等并发症发生。

5．护理评价

（1）水肿减轻或消退。

（2）体温正常，未发生感染。

（3）合理饮食，营养状况恢复正常。

6．健康指导

（1）疾病预防指导：讲解易引发肾急性损伤的诱因，嘱患者日常饮食原则和及时就医的重要性。对于具有原发性肾脏疾病病史、糖尿病等病史患者，尽量避免应用肾毒性药物，并定期监测肾功能指标。避免接触重金属、工业毒物等，加强相关性工作的职业防护。误食毒物及时就医。

（2）疾病知识指导：积极解除病因，避免增加加重病情的因素。适当运动和休息，避免劳累和受凉。注意个人卫生，皮肤破损引起感染及时消毒或就医。准确记录每日的尿量、血压、体重，定期复查血常规等。急性肾损伤患者强调血管保护意识并科普血液透析相关知识，血液透析患者保护好动静脉瘘管或腹膜透析管道。

知识拓展

连续性肾脏替代治疗

连续性肾脏替代治疗（continuous renal replacement therapy，CRRT），是一种先进的血液净化技术，被广泛应用于肾内科及重症医学领域。利用长时间（每日接近24小时）且持续的体外血液净化流程，来模拟并接替受损肾的生理功能。

核心目标是清除体内过剩的水分、代谢废物及毒性物质，调整并纠正水、电解质平衡紊乱，为患者提供充足的营养支持，同时促进肾功能的逐步恢复与改善。适用于急性肾损伤、多器官功能衰竭、急性呼吸窘迫综合征、中毒等危重症患者的救治。在CRRT治疗期间，患者需要特别关注饮食、液体平衡和感染控制等方面。遵循低盐、低蛋白饮食，避免高钾食物，保持适当的液体摄入量，并在医生指导下使用抗生素预防感染。

CRRT作为一种重要的肾脏替代治疗技术，在肾病内科及重症医学领域发挥着不可替代的作用。通过连续、缓慢的血液净化方式，CRRT为危重症患者提供了宝贵的生命支持和治疗机会。

思考题

1. 患者，男，65岁。患者突发恶心、呕吐、双侧腰痛，来我院急诊就诊。主诉高血压病10年，吸烟15年。尿量减少，24小时尿量约200ml。查体：T 36.4℃，P 75次/分，R 25次/分，BP 155/80mmHg，SpO_2 88%。辅助检查：白细胞计数6.0×10^9/L，中性粒细胞占比0.75，血红蛋白113g/L，血小板180×10^9/L，血肌酐473μmol/L，尿素15.1mmol/L，尿酸296μmol/L，尿比重＜1.010。B超检查示双肾正常。请问：该患者可能的医学诊断是什么？

2. 处理低钾血症时的注意事项有哪些？

小结

第七节 慢性肾衰竭

一、概述

慢性肾衰竭（chronic renal failure，CRF）是由各种慢性肾脏病的缓慢进展导致肾小球滤过率（glomerular filtration rate，GFR）下降和肾功能进行性减退，继而出现以代谢产物潴留，水、电解质和酸碱平衡紊乱为主要表现的临床综合征。根据肾功能损害程度，我国将慢性肾衰竭分为肾功能代偿期、肾功能失代偿期、肾衰竭期和尿毒症期。

二、病因与发病机制

（一）病因

1. 原发性肾脏疾病　如慢性肾小球肾炎、慢性肾盂肾炎、肾小管间质性肾病等。

2. 继发性肾脏疾病　如糖尿病肾病、高血压肾小动脉硬化症、狼疮性肾炎，以及各种药物或重金属所致的肾脏疾病。

（二）发病机制

1. 慢性肾衰竭发生机制　发病机制未完全明确，可能与以下原因有关。①肾单位高滤过状态：慢性肾衰竭时，残存肾单位出现高灌注和高滤过状态，刺激肾小球系膜细胞增殖、损伤内皮细胞、引起炎症细胞浸润，继而导致肾小球硬化和残余肾单位逐渐消亡。②肾单位高代谢状态：残存肾单位高代谢状态引起氧自由基增多，导致肾间质损伤，同时引发肾小管萎缩和肾单位损伤。③肾组织上皮细胞表型转化作用：炎症因子的诱导可能将肾小管和肾小球上皮细胞转化为肌成纤维细胞，推动肾小球硬化。④细胞因子和生长因子作用：肾组织内的某些细胞因子和生长因子残余肾小球和肾间质损伤。

2. 尿毒症症状和体征的发生机制　尿毒症患者功能肾单位减少，不能排泄体内代谢废物或降解激素等物质，使尿毒症毒素在体内蓄积并引起各种症状和体征。

三、临床表现

慢性肾衰竭前期临床表现并不明显，或仅伴有乏力、腰酸、夜尿增多等轻度不适，疾病进展到肾衰竭期临床表现明显，进入尿毒症期出现心力衰竭、严重高钾血症、中枢神经系统障碍等全身表现。

1. 水、电解质和酸碱平衡失调　以水钠平衡失调和代谢性酸中毒最为常见，部分患者会出现高钾血症、低钙血症和高磷血症。

2. 蛋白质、糖类、脂类和维生素代谢紊乱　一般呈现为氮质血症（蛋白质代谢产物蓄积）、糖代谢异常和高脂血症，其中糖代谢异常可为糖耐量减低和低血糖，高脂血症大部分为轻度到中度的高甘油三酯血症。

3. 各系统临床表现

（1）心血管系统症状：慢性肾衰竭的最主要死因和常见并发症是心血管病变，尤其以高血压最为常见。主要是高血压和机体内离子紊乱等因素易引起动脉粥样硬化和心力衰竭，而心力衰竭通常是尿毒症最常见的死亡原因。尿毒症期间因为代谢废物潴留等因素可诱发尿毒性心肌病或心包炎。

（2）呼吸系统症状：体液过多可引起肺水肿，酸中毒时呼吸深而长，尿毒症毒素易引起尿毒症肺水肿。

（3）消化系统症状：常为首发症状，初有厌食、恶心、呕吐，以后出现口腔有氨臭味、口腔溃疡、舌炎、腹泻，甚至消化道出血等症状。由积聚的氮质代谢产物经消化道排出，并分解氨刺激胃肠道黏膜，引起黏膜糜烂或溃疡所致。

（4）血液系统症状：贫血是尿毒症患者必有的症状，主要是由于肾分泌促红细胞生成素（EPO）减少，以及血液中存在抑制红细胞生成的物质所致；酸中毒可致毛细血管脆性增加和血小板功能异常而表现出血倾向，如鼻出血、牙龈出血、皮肤瘀斑、月经过多等；部分患者可有白细胞减少，其趋化、吞噬和杀菌能力减弱，易发生感染。

（5）神经肌肉系统症状：主要表现为中枢神经系统异常和周围神经系统病变，早期多有疲乏、失眠、头痛、头晕，后期可出现性格改变、记忆力减退、嗜睡、谵妄、幻觉、错觉，以及肌萎缩、肌无力等表现。

（6）皮肤症状：尿素通过汗腺排出，在皮肤上凝成尿素霜，或者因继发性甲状旁腺功能亢进，钙沉积于皮肤，刺激局部产生皮肤瘙痒，甚至下肢痒痛难忍，称为尿毒症性皮炎。

（7）骨骼系统症状：又称肾性骨病，包括纤维性骨病、骨软化症、骨质疏松症和骨硬化症等。

（8）内分泌和代谢紊乱：肾衰竭时患者常有性功能障碍，小儿性成熟延迟，女性出现闭经或不孕，男性出现性欲缺乏和勃起功能障碍。基础代谢率常下降，患者体温常低于正常人1℃左右。高尿酸血症和脂质代谢异常。碳水化合物代谢异常引起空腹血糖升高，糖耐量减低。

（9）继发感染：主要死亡原因之一。以肺部和尿路感染常见。血液透析患者可致动静脉瘘或腹膜入口感染。多次输血易导致病毒感染，常为无症状性肝炎。

四、辅助检查

1. 血液检查　红细胞减少，血红蛋白降低，白细胞与血小板可升高或降低。血钾和血钠变化依病情而定，血钙降低，血磷升高，可能出现代谢性酸中毒。

2. 尿液检查　夜尿增多，尿渗透压下降。尿沉渣中有红细胞、白细胞、颗粒管型、蜡样管型等，蜡样管型对诊断慢性肾衰竭有意义。

3. 肾功能检查　内生肌酐清除率降低，血肌酐和血尿素氮增高。

4. B超检查或X线平片　显示双肾体积缩小。

五、诊断要点

根据肾功能情况、病史和临床表现，以及实验室检查示GFR下降、血肌酐、血尿素氮升高，影像学检查显示双肾缩小，可确定诊断。进一步查明原发病。

六、治疗要点

1. 一般治疗　治疗原发疾病和去除加重肾衰竭的因素可防止肾功能进一步恶化。①控制血压：建议血压值持续维持在130/80mmHg以下。②控制血糖：糖尿病患者空腹血糖控制在5.0～7.2mmol/L、糖化血红蛋白＜7%，可有效延缓疾病进展。③其他：将蛋白尿控制在＜5g/24h，积极治疗原发病，纠正贫血，慎用肾毒性药物。

2. 营养治疗　控制蛋白质摄入量、采用低磷高热量饮食。

3. 对症治疗

（1）纠正代谢性酸中毒：口服碳酸氢钠，轻度者每天1.5～3.0g，中、重度者每天3～15g，必要时可静脉输入，对于心力衰竭患者，为避免心脏负荷过重，输液速度宜慢。

（2）水钠失衡：限制钠摄入，轻症每天用量不超过6～8g；明显水肿、高血压者，钠摄入量每天控制在2～3g。严重肺水肿、急性左心衰竭患者可应用血液透析治疗。

（3）高钾血症：积极预防高钾血症，定期监测血清钾，限制钾摄入的同时及时纠正酸中毒现象，并应用排钾利尿药（氢氯噻嗪等）。

（4）高血压防治：控制血压的目的除减少相关并发症危害外，还有保护心、肾和脑等靶向器官。一般选用ACEI，也可选用钙通道阻滞药（CCB）等，透析前血压控制在130/80mmHg以下，透析期间血压不超过140/90mmHg。

（5）治疗贫血：首选重组人促红细胞生成素，同时补充造血原料（铁剂、叶酸），严重贫血可适当输注新鲜血。

（6）其他治疗：防治各种病原体感染，可选用青霉素治疗；积极治疗高脂血症、糖尿病等。

4. 肾脏替代治疗

（1）透析治疗：包括血液透析和腹膜透析治疗，部分替代肾的排泄功能，两种治疗方法相似，可互补，可维持终末期患者性命或为肾移植做准备。

（2）肾移植：目前最佳的肾脏替代疗法，可替代肾的排泄、内分泌等功能。

七、护理

1. 主要护理诊断

（1）营养失调：低于机体需要量，与患者消化功能紊乱，以及限制蛋白饮食、透析等因素有关。

（2）活动无耐力：与心脏病变，贫血，水、电解质和酸碱平衡紊乱有关。

2. 其他护理诊断

（1）体液过多：与肾小球滤过率降低、水钠潴留、饮水多或补液不当等因素有关。

（2）有感染的危险：与限制蛋白质饮食、机体抵抗力降低、侵入性操作、白细胞功能降低、透析等有关。

3. 护理目标

（1）体液保持平衡，水肿减轻或消退。

（2）住院期间无感染发生。

（3）合理膳食，营养状况得到改善。

（4）保持皮肤完整。

（5）活动耐力有所增加。

（6）皮肤痛痒减轻或消失，皮肤无破损。

4．护理措施

（1）营养失调：低于机体需要量。

1）改善食欲：建议少食多餐，进食环境安静，增加酸、甜、辣等食物口感。保证患者口腔清洁，避免感染，同时可适当增加活动量。

2）优质蛋白质：依据肾功能指标来调整蛋白质摄入方案。当GFR＜50ml/min时，需限制蛋白质摄入，并确保饮食中必需氨基酸的比例超过50%，优选食物包括鸡蛋、牛奶及精瘦肉。为保持患者氮平衡，蛋白质摄入量应控制在0.6～0.8g/（kg·d）。若GFR＜5ml/min，则蛋白质摄入量应严格控制在20g/d或0.3g/（kg·d），并需额外通过静脉补充必需氨基酸；若GFR为5～10ml/min，蛋白质摄入量应控制在25g/d或0.4g/（kg·d）；若GFR为10～20ml/min，蛋白质摄入量应控制在35g/d或0.6g/（kg·d）；若GFR＞20ml/min，蛋白质摄入量应控制在50g/d或0.7g/（kg·d）。同时，应避免过多摄入植物性蛋白，如花生、豆类及其制品。此外，还应减少米、面等日常主食中的植物性蛋白，使用麦淀粉等作为部分主食的替代品。

3）热量：主要由碳水化合物和脂肪供给，为126kJ/kg（30kcal/kg）。

（2）活动无耐力：鼓励症状不明显、病情稳定的患者进行适当活动，活动时以不引起心悸、气喘、疲乏为宜，避免劳累和受凉，同时要注意陪伴患者，以免发生意外损伤。慢性肾衰竭患者肾功能衰竭期应卧床休息，保证充分的睡眠。保持室内空气新鲜、清洁，定期空气消毒。若有抽搐、昏迷情况，立即采取保护措施，防止坠床。对于烦躁不安者，遵医嘱应用镇静药，保持呼吸道通畅。严格执行无菌操作，以防感染，同时还要做好口腔及皮肤护理。

5．护理评价

（1）水肿减轻或消退。

（2）体温正常，未发生感染。

（3）膳食结构合理，营养状况改善。

（4）皮肤无感染、无破损。

（5）活动耐力增强。

6．健康指导

（1）疾病预防指导：存在慢性肾衰竭高危因素如高血压、高血脂、糖尿病、BMI过高、有肾脏疾病家族史等患者应定期监测肾功能，早期发现、早期治疗。

（2）疾病知识指导：对患者科普慢性肾衰竭发生、发展情况，帮助患者正确理解虽然疾病预后情况较差，但积极治疗可以延缓疾病发展并提高生活质量，指导低蛋白、限钠限钾饮食和用药安全，避免应用肾毒性药物，遵医嘱用药，禁止随意停药或减药。强调休息与适当活动，肾功能损害严重时绝对卧床休息。定期监测尿常规、肾功能、血压及电解质等。

小结

思考题

1. 患者，女，47岁。患者1年前感觉全身乏力、面黄，间断性水肿，未就医治疗。患者因食用“山野菜”致舌体、头皮发麻来我院就诊。查体：血压55/40mmHg，并出现烦躁不安、神志模糊等表现，进一步检查发现患者血尿素氮16mmol/L，尿常规示尿蛋白（++），血常规示血红蛋白45g/L，白细胞7.2×10^9/L，内生肌酐清除率24ml/min，B超检查发现双肾体积均明显缩小。请问：该患者可能的医学诊断是什么？

2. 简述慢性肾衰竭的临床表现。

更多练习

（魏云云）

第六章 血液系统疾病患者的护理

教学课件

学习目标

1. 素质目标

（1）具有科学严谨、慎独的职业精神。

（2）能够关爱患者，运用专业技能照护、保护患者。

2. 知识目标

（1）鉴别：血液系统疾病常见症状和体征；判断血液系统常见疾病的临床表现，可以应用正确的护理评估方法对患者实施评估，分析护理诊断，实施护理措施及健康教育。

（2）识记：血液系统疾病的治疗要点、辅助检查内容。

（3）知道：血液系统常见病的病因、病理、发病机制、并发症。

3. 能力目标

能够通过对患者的临床表现判断血液系统患者常见疾病，实施护理评估，并制订护理计划，对患者实施有效的护理措施及健康指导。

案例

【案例导入】

患者，女，20岁。大学二年级学生，头晕、乏力伴面色苍白1月余，活动后心悸、气促。3天前出现畏寒、发热，体温达39℃，伴面色苍白、头晕、乏力、食欲缺乏、咽痛、鼻出血症状，遂就诊。

查体：体温38.4℃，脉搏102次/分，呼吸28次/分，血压100/70mmHg，神志清。面色苍白，体型消瘦，全身皮肤黏膜可见散在出血点和瘀斑，口腔黏膜可见0.2cm×0.4cm溃疡，咽部充血，胸骨下段有明显压痛，双肺可闻及少量湿啰音，心率92次/分，律齐，心尖部可闻及2/6级收缩期杂音。肝肋下3cm触及，脾未触及。血常规：红细胞2.7×10^{12}/L，血红蛋白59g/L，白细胞3×10^{9}/L。

入院后发现同病房一位女孩经过化疗后，脱发严重，患者深感焦虑，担心自己也会这样，情绪较低落。

【请思考】

1．结合该患者临床特点，最可能的诊断是什么？

2．依据患者目前的情况，应给予的相应心理护理措施是什么？

3．经过一段时间治疗，患者突然出现鼻出血，应如何进行护理和指导？

【案例分析】

第一节　总　　论

一、血液系统的结构功能特点

血液系统疾病指造血系统的疾病，主要包括各类红细胞疾病、白细胞疾病，造血干细胞疾病、出血及血栓性疾病。通常可依照累及细胞的不同，分为以下3类：①白细胞（包括淋巴细胞）受累疾病，包括白血病、淋巴瘤、骨髓瘤及免疫缺陷病等。②红细胞受累疾病，包括各种类型贫血。③出凝血疾病，包括血小板减少、血友病等。血液系统由血液及造血系统组成，包括外周血血细胞、血浆（含凝血相关因子等）和造血器官（骨髓、胸腺、肝、脾、淋巴结及淋巴组织）。

（一）血液系统组成及功能

1．造血组织和造血器官　造血组织主要负责血液中血细胞的生成，在人体发育的不同阶段分别由卵黄囊、胚胎、肝、淋巴结、骨髓等组成，其中骨髓是最主要的造血组织。当骨髓没有储备又需要造血时，可由骨髓以外的造血组织（如肝、脾）参与造血，即髓外造血（extramedullary hematopoiesis）。

（1）造血组织和器官：卵黄囊是人类最早的造血中心，卵黄囊退化后，由肝、脾代替其造血功能。胎儿5个月后，肝、脾造血逐渐减少，骨髓、胸腺及淋巴结开始出现造血活动。骨髓是人类终身造血场所，但是胎儿期骨髓容量有限，部分依赖髓外造血。造血组织示意图见图6-1-1。

（2）血细胞的发生和演变：造血干细胞（hemopoietic stem cell，HSC）是生成各种血细胞的起始细胞，又称多能干细胞，具有定向增殖、分化成各类血细胞的造血祖细胞的能力。造血祖细胞的繁殖能力有限，需要依靠造血干细胞的增殖来补充。各种血细胞的分化发育过程大致可分为3个阶段，即原始阶段、幼稚阶段和成熟阶段。

（3）造血微环境：血细胞生成除需要HSC外，还需正常造血微环境及正、负造血调控因子的存在。造血组织中的非造血细胞成分，包括微血管系统，以及进入骨髓的神经、基质及其他结缔组织组成，统称为造血微环境。

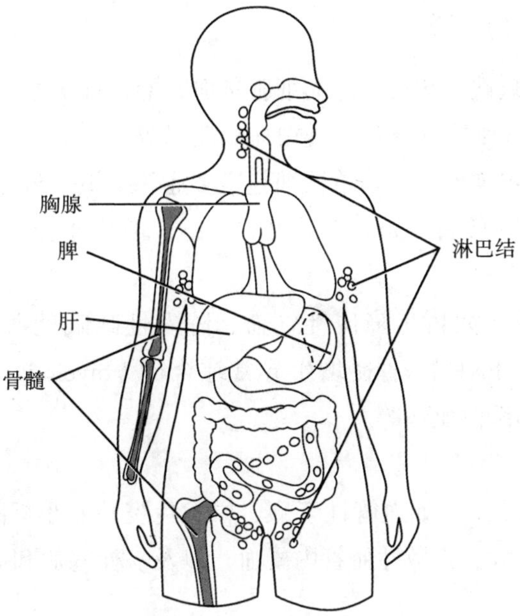

图 6-1-1　造血组织示意图

2. 血液的组成和功能

（1）血细胞的生理特征及功能：血细胞可分为红细胞（RBC）、白细胞（WBC）和血小板三类。

1）红细胞：是血液中数量最多的血细胞，一般健康成年男性红细胞数为（4.0 ～ 5.5）$\times 10^{12}$/L，成年女性为（3.5 ～ 5.0）$\times 10^{12}$/L。血红蛋白（Hb）是红细胞内最主要的蛋白质，与红细胞功能密切相关。正常成熟红细胞没有细胞核和细胞器，呈中间薄、周边厚的双凹圆盘形，具有可塑变形性、悬浮稳定性、渗透脆性等生理特性，其主要的功能是运输氧气和二氧化碳。若血液中红细胞数量、血红蛋白浓度低于正常，红细胞破裂丧失运输氧气功能可导致机体缺氧并引起功能障碍。

2）白细胞：白细胞种类繁多，包括中性粒细胞、嗜酸性粒细胞、嗜碱性粒细胞、单核细胞和淋巴细胞，其中淋巴细胞是主要的免疫细胞，在机体防御疾病的过程中发挥关键作用。

3）血小板：主要参与机体的止血与凝血过程，释放的生长因子可促进血管内皮细胞、平滑肌细胞和成纤维细胞的增殖，有利于受损血管的修复，在生理性止血过程中发挥重要作用。衰老的血小板主要在脾、肝和肺组织中被吞噬破坏。

（2）血浆的成分和功能：血浆是机体内环境的重要组成部分，是包含多种溶质的水溶液，机体通过各种调节作用使血浆中各种成分和理化性质保持相对稳定。

1）血浆蛋白：血浆蛋白含量及比例的测定有助于了解肝功能状态。

2）电解质：电解质和水透过毛细血管壁与组织液中的物质进行交换，血浆中电解质含量与组织液基本相同，所以对循环血浆中各种电解质浓度的检测可大致反应组织液中物质的浓度。

3）非蛋白含氮化合物：有助于了解机体蛋白质代谢状况和肾功能。

4）血浆的理化性质：血浆比重、血浆黏度的高低取决于血浆蛋白的含量。血浆渗透压对维持血管内外水平衡起重要作用。正常人血浆 pH 为 7.35 ～ 7.45。

（二）血液系统疾病的分类

1. 红细胞疾病　如缺铁性贫血、巨幼细胞贫血、溶血性贫血、真性红细胞增多症等。

2. 粒细胞疾病　如粒细胞缺乏症、类白血病反应等。

3. 单核细胞和吞噬细胞疾病　如单核细胞增多症、组织细胞增多症等。

4. 淋巴细胞和浆细胞疾病　如各类淋巴瘤，急、慢性淋巴细胞白血病，浆细胞病、多发性骨髓瘤等。

5. 造血干细胞疾病　如再生障碍性贫血、阵发性睡眠性血红蛋白尿症（paroxysmal nocturnal hemoglobinuria，PNH）、骨髓增生异常综合征（myelodysplastic syndrome，MDS）、急性髓系白血病、慢性髓系白血病等。

6. 脾功能亢进。

7. 出血性及血栓性疾病　如血管性紫癜、原发免疫性血小板减少症、原发性血小板增多症、凝血功能障碍性疾病、弥散性血管内凝血，以及易栓塞症和血栓性疾病等。

二、血液系统疾病的护理评估

在全面收集患者主、客观资料的基础上，对血液疾病患者进行护理评估应着重注意如下内容。

（一）病史

1. 患病情况及治疗经过　了解患者的患病情况及治疗经过，有助于做出初步判断。首先，要了解患者患病的起始情况，发病时间，有无明确的病因与诱因，目前主要症状、体征及其特点、伴随症状。其次，要了解既往检查及结果，特别是血象和骨髓象检查，还需了解患者用药史，包括用药的种类、疗效、不良反应、患者既往医嘱依从性、特殊饮食等。最后，还要了解患者目前状况，如患病后的体重、食欲、睡眠、排便习惯等变化，以及营养支持状况等。

2. 既往病史、家族史及个人史　了解与血液系统疾病相关的疾病史，以及可能影响患者康复和治疗效果的相关疾病史。同时还需了解家族中有无类似疾病或相关疾病史，如珠蛋白生成障碍性贫血、血友病等有明显的家族遗传倾向，如能获得家族中有贫血或相似表现患者的信息，对查明贫血的性质、病因与遗传规律具有重要的方向性或指导性意义，还可以了解一些血液系统疾病的内在特质。个人史方面，重点了解患者的工作与居住环境、工作性质等，是否长期接触化学物品或放射性物质；了解患者的饮食习惯，不良的饮食习惯可导致各类营养性贫血，如缺铁性贫血与巨幼细胞贫血。另外，女性患者的月经史和妊娠分娩史对于贫血原因的诊断也有帮助。

3. 心理-社会状况　由于多数血液系统疾病治疗周期长、费用高且不少患者治疗效果欠佳，同时还要接受复杂治疗的管理及预后的不确定性，患者和家属会出现焦虑、抑郁、恐惧，甚至绝望等心理。了解患者的心理与社会支持状况，有助于提供针对性的心理护理措施，以增强患者及家属战胜疾病的信心，积极、主动地配合治疗。

（1）心理状况：了解患者对疾病治疗与康复的态度。是否对日常学习、工作与生活产生影响，以明确疾病对患者健康状况的可能影响，为制定相应的护理措施，促进个体的社会适应能力及身心健康提供依据。

（2）社会支持系统：了解患者的家庭、经济状况，家人对疾病的认识程度及对患者的关心和支持程度。此外，还需了解患者对治疗该疾病是否有一定的经济帮助和支持，有无基本的医疗保障等。

（二）身体评估

体格检查是患者临床评估的重要部分，可以获得对患者一般健康状况的全面了解，与血液系统疾病关系密切的重要部位应予以特别关注，如皮肤、眼、口腔、淋巴结、骨骼、肝、脾，以及神经系统等。

1. 全身状态

（1）生命体征：观察患者有无发热、发热的程度和热型的特点。如再生障碍性贫血、白血病、淋巴瘤等患者可出现反复或持续性发热；中度以上贫血的患者可出现脉搏加快、呼吸加速；出血量大的患者可出现脉搏微弱、血压下降。

（2）意识状态：重症患者，尤其是大量出血或颅内出血的患者，会出现不同程度的意识障碍。

（3）面容与外貌：如贫血貌。常见贫血貌有：再生障碍性贫血患者皮肤呈蜡样黄色，溶血性贫血患者可出现黄染，肾性贫血和巨幼细胞贫血患者面容水肿而苍白，地中海贫血患者呈特殊面容等。

（4）营养状态：包括身高、体重或体重指数（BMI）、皮下脂肪厚度等。较严重的缺铁性贫血或营养性贫血患者多伴有消瘦、发育迟缓等营养不良的表现；恶性血液系统疾病患者可出现恶病质。

（5）体位：重症贫血患者可并发贫血性心脏病、心力衰竭而被迫采取半坐卧位；慢性粒细胞白血病患者因脾大或出现脾栓塞而被迫采取半坐卧位、屈膝仰卧位或左侧卧位等。

2. 皮肤

（1）苍白和潮红：颜色的改变对诊断贫血或红细胞增多症有指导作用。血红蛋白水平降低可引起皮肤苍白，增高则引起皮肤潮红。皮肤颜色改变还受色素、血流量的影响，如色素减少时皮肤变白、色素过多时皮肤变黑；情绪变化、寒冷酷热均可引起皮肤苍白或面色潮红。因此，通过黏膜和甲床的颜色判断贫血或红细胞增多症与皮肤相比更可靠。

（2）发绀：唇、耳郭、面颊及肢端皮肤黏膜呈青紫色，可反映血红蛋白减少程度、高铁血红蛋白或硫化血红蛋白的总量。当血红蛋白降低至约50g/L，高铁血红蛋白含量达15～20g/L或硫化血红蛋白含量达5g/L时，可引起明显的发绀。

（3）黄疸：指由于血清内胆红素浓度升高，巩膜、黏膜、皮肤及其他组织被染成黄色。结合胆红素比非结合胆红素更易使皮肤着色。黄疸可在结膜、黏膜，或者没有较深色素的皮肤处观察，应在白天自然光下检查。如果胆红素浓度在17.1～34.2μmol/L以下，肉眼则难以观察到黄疸。

（4）瘀点和瘀斑：指由皮肤毛细血管破裂造成的圆形、红色或棕色皮肤病变。瘀点直径＜2mm，紫癜直径2～5mm，瘀斑直径＞5mm。可通过按压的方式进行鉴别，瘀点和瘀斑压之不褪色。若瘀点凸于皮肤表面、可触及，则提示血管炎；若与皮肤表面相平，则提示血小板疾病。

（5）腿部溃疡：开放性溃疡或溃疡愈合后的瘢痕常见于镰状细胞贫血患者的内外踝，其他遗传性贫血少见。某些淋巴瘤可侵犯皮肤形成溃疡。

3. 指甲 慢性和严重缺铁性贫血患者的指甲颜色变浅，呈苍白色，指甲变薄，甲面可出现纵向条纹状隆起，甲面变平，甚至凹陷呈勺状（反甲）。

4. 淋巴结 淋巴结为机体免疫器官，广泛分布于全身。浅表淋巴结肿大是多种恶性血液系统疾病的常见体征。应着重检查双侧颈部、锁骨上、腋窝、肱骨内上髁、腹股沟区域的浅表淋巴结，注意观察淋巴结的大小、活动度、边界，以及是否有压痛等。

5. 胸腺 胸骨中下段的压痛及叩痛，是急性白血病的重要体征之一。

6. 脾 正常成人体检时脾通常不能触及。轻度脾大可见于传染性单核细胞增多症，中度脾大可见于某些溶血性贫血、急性白血病等；重度脾大常见于慢性髓系白血病、骨髓纤维化等。

7. 肝 正常成人肝一般位于右肋缘下，不能触及。扪及肿大肝时，应注意肝质地、边缘和表面状态，以及有无压痛等。肝大可见于急性肝炎、血液恶性肿瘤浸润。

8. 神经系统 多种血液系统疾病可累及神经系统。

9. 关节 血友病患者可因膝、肘、肩、腕或关节反复出血导致畸形。肿瘤细胞关节腔浸润可表现为急性关节炎。

（三）辅助检查

1. 一般实验室检查

（1）红细胞计数、血红蛋白与血细胞比容测定

1）红细胞计数（RBC）：主要用于贫血的形态学分类、红细胞增多症诊断、失水或血液黏度评价。成年男性正常值为（4.0～5.5）×10^{12}/L；成年女性为（3.5～5.0）×10^{12}/L。

2）血红蛋白（Hb）：用于贫血诊断和鉴别诊断，红细胞增多症诊断，失血、失水、溶血、血液黏度评价，以及某些致红细胞增多的肿瘤，如肾、肝等肿瘤的发现。成年男性正常值为130～180g/L，成年女性为120～160g/L。

3）血细胞比容（HCT）：主要用于失水和血液黏度评价、贫血的诊断和鉴别诊断。成年男性正常值为39%～50%，成年女性为35%～47%。

其他还包括红细胞指数（EI）、红细胞体积分布宽度（RDW）、红细胞分布体积直方图等。

（2）白细胞计数及分类：白细胞质和量的变化是反映机体侵袭、损伤、防御或免疫功能的重要指标之一。主要用于感染性疾病的辅助诊断和鉴别诊断、血液系统疾病鉴别诊断和评价、抗代谢和细胞毒药物治疗监测及放射性损伤的监测。正常成人白细胞计数为（4～10）×10^9/L，白细胞计数＞10×10^9/L称为白细胞增多，常见于急性感染、白血病等。白细胞计数＜4×10^9/L称为白细胞减少，其中以中性粒细胞减少为主。当中性粒细胞绝对值＜1.5×10^9/L称为粒细胞减少症，＜0.5×10^9/L时称为粒细胞缺乏症，常见于病毒感染、再生障碍性贫血等。

（3）血小板计数：是出血性疾病首选的筛查项目之一。正常值（100～300）×10^9/L，血小板计数＜100×10^9/L称为血小板减少，通常在＜50×10^9/L时患者即有出血症状，见于再生障碍性贫血、急性白血病、原发免疫性血小板减少症等；血小板计数＞400×10^9/L为血

小板增多，可见于原发性血小板增多症、慢性粒细胞白血病早期等。

2. 骨髓检查及细胞化学染色 骨髓检查是血液系统疾病的重要方法之一，可用于了解骨髓细胞的生成情况、正常细胞成分的改变及其程度和异常细胞的出现，并间接地了解血细胞从骨髓运输到血液的情况，来协助疾病的诊断、疗效观察和预后估计。细胞化学染色对急性白血病的鉴别诊断是必不可少的，如过氧化物酶、碱性磷酸酶、糖原染色、非特异性酯酶染色等。

3. 其他

（1）网织红细胞计数：反映骨髓造血功能。

（2）嗜酸性粒细胞：用于变应性疾病、药物变态反应、寄生虫感染、胶原病、霍奇金淋巴瘤和骨髓增殖性疾病的辅助诊断。

（3）中性粒细胞碱性磷酸酶：可用于末梢血幼稚细胞、红细胞增多症，泛发性血细胞减少、感染性疾病等的鉴别。

血液系统疾病的实验室检查项目繁多，如何从中选择恰当的检查来达到确诊目的，应综合分析，全面考虑。

三、血液系统疾病患者常见症状和/或体征的护理

（一）出血或出血倾向

出血（bleeding）或出血倾向（bleeding tendency）指机体多部位自发性出血和/或血管损伤后出血不止。

1. 病因与诱因 由血小板数量减少或功能异常、毛细血管脆性或通透性增加、凝血因子减少或抗凝物质增多等原因引起。常见原因有：血小板异常、血管壁异常、凝血功能异常。血液系统疾病出血特点为全身性，且出血程度和引起出血的创伤不成比例，甚至可无创伤史。

2. 主要症状及其特点 临床以皮肤、牙龈和鼻腔出血最常见，内脏出血尤其是颅内出血最严重。血小板和血管壁异常多表现为皮肤黏膜瘀点、瘀斑；凝血功能异常则主要表现为关节腔出血或软组织血肿。

3. 主要护理诊断

（1）有出血的危险：与血小板数量减少及其功能异常、凝血因子缺乏有关。

（2）恐惧：与出血量大或反复出血有关。

4. 护理措施

（1）有出血的危险

1）病情观察：注意观察患者出血的发生部位、主要表现形式、发展或消退情况；及时发现新的出血、重症出血及其先兆，颅内及内脏出血不易被及时察觉，要警惕。如急性早幼粒细胞白血病（M_3）是出血倾向最明显的一种白血病，当血小板计数低于20×10^9/L时，可发生严重的自发性出血，特别是内脏出血，甚至颅内出血。

2）一般护理：具体如下。①休息与活动：病情轻或缓解期患者可酌情进行适当的活动，但不可过于疲劳，必要时给予扶助，防止跌倒。指导患者在活动中进行自我监控，若自测脉搏≥100次/分或出现明显心悸、气促时，应停止活动。血小板计数≤50×10^9/L，应减少活

动，增加卧床休息时间；血小板计数≤20×10^9/L，必须绝对卧床休息，协助各种生活护理。②预防便秘，可酌情使用开塞露或缓泻药，排便时避免过于用力。③饮食护理：给予高热量、高蛋白、高维生素饮食。避免坚硬、粗糙和刺激性食物，以防消化道出血。

3）皮肤出血的预防与护理：保持皮肤清洁，衣着轻软、宽松，定时洗澡、更衣及更换床上罩单，勤剪指甲，以免抓伤皮肤。血小板降低者，发热禁用酒精擦浴，以免诱发皮肤出血。长期卧床患者定时翻身，预防压疮发生。各项护理操作动作宜轻柔，尽可能减少注射次数；静脉穿刺时，应避免用力拍打及揉擦局部，结扎压脉带不宜过紧和时间过长；注射或穿刺部位拔针后需适当延长按压时间，注射或穿刺部位应交替使用，以防局部血肿形成。

4）鼻出血的预防与护理：避免鼻黏膜干燥出血：保持室内相对湿度在50%～60%，可局部使用石蜡油滴鼻剂。指导患者勿挖鼻或用力擤鼻，以防止鼻腔内压力增大而导致毛细血管破裂出血。鼻腔少量出血者，可以用棉球或明胶海绵填塞，或者加用0.1%肾上腺素棉球填塞，并局部冷敷。

5）口腔、牙龈出血的预防与护理：应加强口腔护理，正确使用漱口水，预防口腔感染，指导患者用软毛刷刷牙，忌用牙签剔牙。尽量避免食用煎炸、带刺或含骨头的食物、带壳的坚果类食品，以及质硬的水果（如甘蔗）等。进半流质或软食，细嚼慢咽，避免坚硬食物造成口腔出血。牙龈出血时，加强漱口或用0.1%肾上腺素棉球局部压迫止血并用生理盐水或1%过氧化氢清除口腔内陈旧血块。口腔溃疡出血时，可以使用碘甘油制剂或含有刺激因子的制剂涂擦口腔黏膜，伴疼痛时，含漱利多卡因配制的漱口水缓解疼痛，再进食。

6）关节腔、深部组织、内脏出血的预防和护理：指导患者卧床休息，减少活动，避免碰撞，保证安全。关节腔或深部组织出血者注意观察血肿程度，局部可给予冷敷或冰敷，防止冻伤，同时局部也可采取压迫止血。出血停止以后，改为热敷，促进血肿消退。

7）内脏出血的护理：消化道出血的护理参见第四章。

8）眼底及颅内出血的预防与护理：指导患者卧床休息，保证充足休息及睡眠，保持情绪平稳，勿剧烈咳嗽和屏气用力。观察患者有无视力改变，若突发视野缺损或视力下降，常提示眼底出血，勿揉眼或过度低头，以免加重出血。一旦出现视力下降、头痛、喷射性呕吐、意识改变、瞳孔不等大、对光反射迟钝，提示有颅内出血的可能，立即去枕平卧，头偏向一侧；随时吸出呕吐物，保持呼吸道通畅；吸氧；迅速建立两条静脉通道，按医嘱快速静脉滴注或静脉推注20%甘露醇、50%葡萄糖、地塞米松、呋塞米等，以降低颅内压，同时进行输血或成分输血；留置尿管；观察并记录患者的生命体征、意识状态，以及瞳孔、尿量的变化，做好重症患者交接班。

9）成分输血的护理：加强监测，输血前认真核对，血小板取回后尽快输入，新鲜血浆采集后6小时内输完，及时发现和处理输血反应。

（2）恐惧

1）心理支持：加强患者和家属的沟通并解释出血的原因及在日常生活中如何避免，以及出血时的护理措施。疏导安慰患者，介绍同种疾病治疗效果较好的病例，使其正视自己的疾病，鼓励其树立战胜疾病的信心，减轻恐惧感。

2）增加安全感：营造良好的住院环境；建立护患良好、互相信任的关系；若患者出血突然加重，护士应保持镇静，迅速通知医生并配合做好止血等救治工作。

（二）发热

发热是血液系统疾病常见症状之一，包括感染性发热和恶性血液系统疾病本身发热。

1. 病因与诱因　感染性发热主要是由白细胞数量减少和/或功能缺陷、应用免疫抑制药、贫血或营养不良等导致机体抵抗力下降引起继发感染。

2. 主要症状及其特点　血液系统疾病发热多为感染性，以呼吸道、泌尿道、口腔黏膜和肛周皮肤感染多见，重者可发生败血症，是导致患者死亡的主要原因之一。血液系统疾病所致发热具有持续时间长、热型不典型和一般抗生素治疗效果不佳等特点。引起发热的血液系统常见疾病有：白血病、淋巴瘤、多发性骨髓瘤、骨髓增生异常综合征；白细胞减少和粒细胞缺乏症、再生障碍性贫血。

3. 主要护理诊断

体温过高：与感染、肿瘤细胞释放内源性致热因子有关。

4. 护理措施

体温过高

1）休息：患者应卧床休息，减少机体的消耗，减少交叉感染。维持室温在20～24℃、湿度55%～60%并适当开窗通风，定期进行病房内消毒。穿透气、棉质衣物利于机体散热，若出汗过多，及时更换床单位，保持其整洁干燥，若有寒战应给予有效保暖。

2）补充营养及水分：鼓励患者进食清淡、易消化、高热量、高维生素、营养丰富的半流质饮食或软食，以补充机体消耗。指导患者摄取足够的水分以防止脱水和电解质紊乱，必要时可遵医嘱静脉补液。若为重症贫血并发慢性心力衰竭的患者，则需限制液体摄入量并严格控制输液速度，以免诱发急性左心衰竭。

3）降温：高热患者先给予物理降温，如温水擦浴、冰敷。温水擦浴时间不宜过长，避免患者受凉，同时要注意观察患者的耐受力及皮肤变化情况，有出血倾向者禁用酒精或温水拭浴，以防局部血管扩张而进一步加重出血；冰敷选用前额或大血管经过的部位（如颈部、腋窝和腹股沟），快速降低体表温度，防止持续高热对机体造成伤害。必要时，遵医嘱给予药物降温，注意对有出血倾向或白细胞计数低者，不可用阿司匹林制剂。

4）病情观察与诊治配合：定时监测体温并记录；注意观察感染灶的变化情况；做好各种检验标本的采集及送检工作；遵医嘱正确配制和输注抗生素等药物，并注意其疗效与不良反应的观察和预防。

（三）骨、关节疼痛

1. 病因与诱因　主要与肿瘤细胞的过度增生或局部浸润，导致骨髓腔压力增高、局部瘤块形成及压迫、骨质疏松或溶骨性破坏、病理性骨折等有关。

2. 主要症状及其特点　骨骼疼痛是血液系统疾病常见的临床表现。胸骨压痛是急性白血病的典型症状，具有很高的诊断价值。多发性骨髓瘤常以骨痛为首要表现。淋巴瘤由于浸润骨骼、骨质破坏，也可出现疼痛。

（四）贫血

贫血（anemia）是血液系统疾病最常见的症状之一。常见于缺铁性贫血、再生障碍性贫血、溶血性贫血及各种恶性血液系统疾病等。参见本章第二节。

四、血液系统疾病常用诊疗技术

（一）骨髓穿刺术

骨髓穿刺术（bone marrow puncture）简称骨穿，是采取骨髓液的一种常用临床技术。临床上骨髓穿刺液主要用于检查骨髓细胞增生程度和细胞组成及形态学变化，也可用于细胞遗传学检查（染色体）、造血干细胞培养、寄生虫和细菌学检查等，有助于临床诊断、观察疗效和判断预后，还可为骨髓移植提供骨髓。

1. 适应证

（1）各类血液系统疾病的诊断和全身肿瘤性疾病是否有骨髓侵犯或转移。

（2）原因不明的肝脾大、淋巴结肿大及某些发热原因未明者。

（3）某些传染病或寄生虫病需要骨髓细菌培养或涂片寻找病原体，如伤寒杆菌的骨髓培养及涂片寻找疟原虫等。

（4）诊断某些代谢性疾病，如戈谢（Gaucher）病，只有从骨髓中找到戈谢细胞，才能最后确定诊断。

（5）观察血液系统疾病及其他骨髓侵犯疾病的治疗反应和判断预后。

（6）为骨髓移植提供足量的骨髓。

2. 禁忌证　血友病及有严重凝血功能障碍者。

3. 操作步骤与方法

（1）选择穿刺部位和体位

1）髂后上棘穿刺点：髂后上棘穿刺点位于L_5和S_1水平旁约3cm一圆钝的突起处，此处骨髓腔大，骨髓量多，穿刺容易成功，而且安全，患者也看不到，减少了恐惧感，是最常用的穿刺点，特别是为骨髓移植提供大量骨髓时，常首先将此部位作为穿刺点。穿刺时患者取俯卧位或侧卧位。

2）髂前上棘穿刺点：位于髂前上棘后1～2cm较平的骨面，此处易于固定，操作方便，无危险性，但骨髓成分次于髂后上棘，也不如髂后上棘容易成功。穿刺时患者取仰卧位。

3）胸骨穿刺点：位于第2肋间隙胸骨体的中线部位，此处骨髓液含量丰富，当其他部位穿刺失败或仍不能明确诊断时，需做胸骨穿刺。但胸骨较薄，其后方为大血管和心房，穿通胸骨会发生意外。穿刺时患者取仰卧位。

4）腰椎棘突穿刺点：位于腰椎棘突突出处，此处骨髓成分好，但穿刺难度较大，不常用。穿刺时患者取坐位或侧卧位。

（2）消毒、麻醉：常规消毒皮肤，戴无菌手套，铺无菌孔巾，用2%利多卡因行局部皮肤、皮下及骨膜麻醉。

（3）固定：将骨穿针的固定器固定在适当的位置，胸骨穿刺和棘突穿刺时一般固定在距针尖约1cm处，髂后上棘和髂前上棘穿刺时一般固定在距针尖1.5cm处。

（4）穿刺、抽吸：将骨髓穿刺针固定器固定在一定长度，右手持针向骨面垂直刺入，当针尖接触骨质后则将穿刺针左右旋转，缓缓钻刺骨质，穿刺针进入骨髓腔后，拔出针芯，接上干燥的5ml或10ml注射器，用适当力量抽吸骨髓液0.1～0.2ml并滴于载玻片上，迅速送检做有核细胞计数、形态学及细胞化学染色检查；如需做骨髓液细菌学检查，再抽取2～3ml

注入培养液中，迅速送检。

（5）制片和抽取其他用途骨髓液：取下注射器，插入针芯，将抽取的骨髓液迅速滴于载玻片上，立即做有核细胞计数和制备骨髓液涂片数张。如果需要做骨髓液的其他检查，应在留取骨髓液涂片标本后，再抽取需要量的骨髓液用于骨髓干细胞培养、染色体和融合基因检测、骨髓细胞流式细胞术检查及骨髓液细菌培养等。

（6）拔针：抽吸完毕，重新插入针芯，用无菌纱布置于针孔处，拔出穿刺针，按压10分钟，胶布固定纱布。

4. 护理

（1）术前护理

1）患者情况评估：协助医生做凝血时间检查，有出血倾向的患者，操作时应特别注意。了解患者有无相关麻醉药的过敏史，必要时做皮肤试验或改用其他麻醉药，以免发生意外。

2）心理指导：穿刺前向患者说明穿刺的目的，并简要说明穿刺过程，消除患者的恐惧心理，使其积极配合操作。

3）与患者及家属谈话，交代检查目的、简要说明检查过程及可能发生的情况，打消患者恐惧心理，并请患者在知情同意书上签字。

（2）术中护理：穿刺时应严格执行无菌操作规程，以免发生骨髓炎。穿刺过程中应观察患者的面色、脉搏、血压的变化，如发现患者精神紧张、大汗淋漓、脉搏快等休克症状时，应立即报告医生，并停止穿刺，协助处理。

（3）术后护理

1）穿刺后应局部加压，按压10分钟，并观察穿刺部位有无出血。

2）术后应嘱患者静卧休息，同时做好标记并送检骨髓片，清洁穿刺场所，做好穿刺记录。

3）指导患者穿刺后72小时内不宜洗澡，保持局部干燥，勿用手搔抓伤口，敷料被汗水浸湿或脱落后，及时消毒伤口更换敷料，以免污染伤口引起局部感染。

4）针孔出现红、肿、热、痛时，可用2%碘酊或0.5%安多福等涂搽局部，每天3～4次。若伴有全身发热，则应与医生联系，根据病情适当选用抗生素。

（二）造血干细胞移植

造血干细胞移植（hematopoietic stem cell transplantation，HSCT）是将正常的造血干细胞（通常是供者来源）重新置于受者体内重建造血及免疫系统，以此治疗疾病的一种方法。

1. 适应证　用于治疗血液系统疾病，重建正常造血及免疫；还广泛用于治疗许多免疫系统疾病及非恶性血液系统疾病。

2. 操作步骤与方法

（1）患者评估：脏器功能评估；是否存在未经控制的活动性感染；精神、心理及体力情况。

（2）供体的选择：自体造血干细胞移植（auto-HSCT）的供体是患者自己，应能承受大剂量放化疗，能动员采集到不被肿瘤细胞污染的足量的造血干细胞。通常情况下，异基因造血干细胞移植（allo-HSCT）的供体首选人类白细胞抗原（HLA）相合同胞（identical siblings），次选HLA相合血缘供体（matched unrelated donor，MUD）、单倍型相合亲缘供体或脐带血干细胞。如有多个HLA相合者，宜选择年轻、男性、ABO血型相合和巨细胞病毒阴性者。脐带血移植除了配型，还应确定新生儿无遗传性疾病。

（3）造血细胞的采集

1）骨髓：在无菌条件下，先予供者行硬膜外麻醉或全身麻醉，以双侧髂后上棘区域为抽吸点。采集量以受者的体重为依据，骨髓采集一次性完成。

2）外周血：外周血造血干细胞是通过血细胞分离机多次采集而获得。对于auto-HSCT者，采集的外周血造血干细胞需低温或冷冻保存；而对于allo-HSCT者，则应在采集完后立即回输。

3）脐带血：脐带血干细胞由特定的脐血库负责采集和保存。采集前需确定新生儿无遗传性疾病，应进行血型、HLA等的配型及各类病原体监测等检查，以确保脐带血质量。

（4）预处理方案：其目的为最大限度地清除基础疾病及抑制受体免疫功能，以免排斥移植物。方法主要包括全身照射、应用细胞毒药物和免疫抑制药。

（5）造血干细胞输注：输注骨髓时由静脉中直接输入。

3. 护理

（1）全环境保护治疗：由专门经过特别培训的护理人员对患者进行全程严格的无菌护理，包括层流病房的准备，房间空气、地面、物品的消毒、灭菌，患者日常用品的消毒、灭菌，进无菌饮食，口服肠道不吸收抗生素，全身皮肤的清洁消毒，有利于减少移植后感染的发生。

（2）预处理期间的护理：①化疗期间注意输液量及输液速度的控制，由于输液量较大，注意观察生命体征，防止短时间内大量输液引起心力衰竭；鼓励患者多饮水，观察尿液量、颜色，注意胃肠道反应。②全身放疗照射（total body irradiation，TBI）前向患者介绍配合方法及注意事项，消除患者的恐惧心理，对TBI过程中出现的恶心、呕吐要及时处理，可提前给予药物预防；TBI后发热、腮腺肿痛要做好相应的护理，减少患者的痛苦。

（3）干细胞输注的护理：输注骨髓时由静脉中直接输入，不需过滤，可加用硫酸鱼精蛋白以中和骨髓中的肝素，输注时要先慢后快，每瓶最后的10～20ml不要全部输完，以防发生脂肪栓塞；输注过程中要严密观察患者生命体征的变化。

（4）并发症

1）感染：是HSCT最常见的并发症之一，也是移植成败的关键。由移植后全血细胞减少、粒细胞缺乏、留置导管、黏膜屏障受损、免疫功能低下等所致，后期患者的感染风险取决于免疫功能的恢复水平。

2）移植物抗宿主病：移植物抗宿主病（graft-versus-host disease，GVHD）是异基因HSCT后最严重的并发症，由供者T细胞攻击受者同种异型抗原所致。

3）移植后复发：复发概率与疾病危险度分层、移植时本病状态和移植类型等因素有关。多数复发发生于移植后3年内，复发者治疗较困难，预后也较差。

4）神经系统并发症：HSCT后中枢神经系统并发症及周围神经系统并发症均较常见。应密切观察患者的意识状态，有无意识障碍、头痛、抽搐等表现。

思考题

1. 健康成人红细胞数是多少？

2. 在活动中，应如何针对有出血的危险的患者进行一般护理指导？

3. 颅内出血的血液系统疾病患者，应如何积极配合抢救？

小结

第二节　贫　　血

一、概述

贫血（anemia）指人体外周血红细胞含量减少，低于正常范围下限，不能运输足够氧至组织而发生的综合征。贫血所致的病理生理学改变是血液携氧能力下降，导致各器官和组织低氧或缺氧状态。临床上常以血红蛋白浓度降低作为贫血的诊断及其严重程度判断的依据。我国学者认为在我国海平面地区，以成年男性Hb＜120g/L，成年女性Hb＜110g/L，孕妇Hb＜100g/L作为贫血的诊断标准。而国外一般以1972年WHO制定的诊断标准为基础，即在海平面地区，以6个月到6岁以下儿童Hb＜110g/L，6～14岁儿童Hb＜120g/L，成年男性Hb＜130g/L，成年女性Hb＜120g/L，孕妇Hb＜110g/L作为贫血的诊断标准。

（一）分类

1. 按贫血的病因与发病机制分类　可将贫血分为红细胞生成减少性贫血、红细胞破坏过多性贫血和失血性贫血三大类。

（1）红细胞生成减少性贫血：具体如下。①骨髓干细胞损伤或异常：任何原因导致造血干细胞或祖细胞受损、功能缺陷，或者质的异常均可导致贫血，如再生障碍性贫血、骨髓增生异常综合征、纯红细胞再生障碍性贫血等。②骨髓被异常组织侵害：如白血病、骨髓纤维化等。③细胞成熟障碍：如DNA合成障碍可引起巨幼细胞贫血，Hb合成障碍可引起缺铁性贫血等。

（2）红细胞破坏过多性贫血：即溶血性贫血（hemolytic anemia，HA）。

（3）失血性贫血：根据失血速度分为急性和慢性，根据失血量分为轻度、中度、重度，根据失血的病因分为出凝血性疾病（如血友病）和非出凝血性疾病（如外伤、消化性溃疡）。慢性失血性贫血往往合并缺铁性贫血。

2. 按血红蛋白的浓度分类　根据血红蛋白降低的严重程度将贫血划分为四度（表6-2-1）。

表6-2-1　贫血严重度的划分标准

贫血的严重度	血红蛋白浓度（g/L）	临床表现
轻度	＞90	症状轻微
中度	60～90	活动后感觉心悸、气促
重度	30～59	静息状态下仍感觉心悸、气促
极重度	＜30	常并发贫血性心脏病

3. 按红细胞形态特点分类　根据平均红细胞体积（mean corpuscular volume，MCV）、平均红细胞血红蛋白浓度（mean corpuscular hemoglobin concentration，MCHC），可将贫血分成四类（表6-2-2）。

表6-2-2　贫血细胞学形态分类

类型	MCV（fl）	MCHC（%）	常见疾病
大细胞性贫血	＞100	32～35	巨幼细胞贫血、伴网织红细胞大量增生的溶血性贫血、骨髓增生异常综合征、肝病
正常细胞性贫血	80～100	32～35	再生障碍性贫血、纯红细胞再生障碍性贫血、急性失血性贫血、溶血性贫血、骨髓病性贫血
小细胞低色素性贫血	＜80	＜32	缺铁性贫血、铁粒幼细胞贫血、珠蛋白生成障碍性贫血

（二）临床表现

贫血的临床表现与贫血的病因、严重程度、发生贫血的速度及血液、循环、呼吸等系统对贫血的代偿和耐受能力。贫血临床表现如下。

1. 皮肤、黏膜苍白　是贫血最突出的体征，常为患者就诊的主要原因。

2. 神经系统　头晕、耳鸣、视物模糊、疲倦、眩晕、晕厥、失眠、多梦、记忆力减退、注意力不集中等。另外，急性发生严重贫血时，患者常有烦躁不安。

3. 呼吸、循环系统　呼吸、心率加快，活动后心悸、气短、乏力，一般在活动后出现（耐力下降），这是贫血患者中最常见的一种自觉症状。当贫血严重时，即使在休息时也会发生，长期贫血，心脏超负荷工作且供血不足，会导致贫血性心脏病。

4. 消化系统　舌苔光滑、消化不良、腹部胀满、食欲缺乏、大便规律和性状改变等。

5. 泌尿生殖系统　少尿、多尿、低比重尿，部分可出现月经周期紊乱和性功能减退。

6. 内分泌系统　长期贫血会影响甲状腺、性腺、肾上腺、胰腺的功能，会改变促红细胞生成素（erythropoietin，EPO）和胃肠道激素的分泌。

7. 免疫系统　机体免疫功能低下，易患各类病原微生物感染。

（三）辅助检查

1. 血液检查　RBC和Hb是判断贫血及其严重程度的指标，结合红细胞参数还可以对贫血做出形态学类型的评判；网织红细胞计数可以反映骨髓红细胞生成情况，有助于贫血的鉴别诊断及疗效的观察与评价；外周血涂片检查可观察红细胞、白细胞、血小板数量或形态改变，为贫血的病因诊断提供线索。

2. 骨髓检查　是明确贫血性质和查找病因的必查项目之一。包括骨髓细胞涂片分类和骨髓活检，细胞涂片分类反映骨髓细胞的增生程度、细胞成分、比例和形态变化。活检反映骨髓造血组织的结构、增生程度、细胞成分和形态变化。

3. 尿液、粪便检查　如慢性贫血患者尿隐血试验阳性，可进一步分析和鉴别隐血试验阳性的其他疾病。

4. 贫血的发病机制检查　包括缺铁性贫血的铁代谢及引起缺铁的原发病的检查；失血性贫血的原发病检查；巨幼细胞贫血的血清叶酸和维生素B_{12}水平测定及导致此类造血原料

缺乏的原发病检查；溶血性贫血的红细胞膜、酶、珠蛋白、自身抗体、血红素相关检查，以及血液系统肿瘤性疾病和其他继发性贫血的原发病检查。

（四）诊断要点

从病史采集、体格检查和实验室检查可获得有关贫血的临床资料，确定患者是否存在贫血，进一步查明贫血的发病机制或病因，做出贫血的疾病诊断。

（五）治疗要点

贫血性疾病的治疗分“对症”和“对因”两类，去除病因治疗的同时应积极给予对症治疗。

1. 对因治疗　消除贫血的病因是治疗的首要原则。如缺铁性贫血补铁及治疗导致缺铁的原发病；巨幼细胞贫血补充叶酸或维生素B_{12}；溶血性贫血采用糖皮质激素或脾切除术；遗传性球形红细胞增多症脾切除有肯定疗效；造血干细胞异常和造血微环境异常所致的贫血，可采用造血干细胞移植术等。贫血病因的性质决定其治疗效果及预后。某些贫血原发病的病因不明或机制不清，治疗效果差或易于复发，常使贫血难以得到有效纠正。

2. 对症治疗　目的是短期内缓解重要器官的缺氧状态及恢复其功能，为对因治疗发挥作用赢得时间。具体内容包括：重度贫血患者、老年人或合并心肺功能不全的贫血患者应输注红细胞，纠正贫血，改善体内缺氧状态；慢性贫血者，血红蛋白＜60g/L是输血的指征；先天性溶血性贫血多次输血并发血色病者应予祛铁治疗。此外，对贫血合并的出血、感染、脏器功能不全还应予以相应的对症治疗。

（六）护理

1. 主要护理诊断

（1）活动耐力下降：与贫血引起的组织缺氧有关。

（2）营养失调：低于机体需要量，与各种原因导致造血物质摄入不足、消耗增加或丢失过多有关。

2. 其他护理诊断

（1）有感染的危险：与贫血引起机体免疫力下降有关。

（2）潜在并发症：贫血性心脏病、心力衰竭。

（3）知识缺乏：缺乏对疾病、治疗、药物知识、康复知识的正确认识等。

3. 护理措施

（1）活动耐力下降一般护理：指导患者合理休息与活动，减少机体的耗氧量。必要时可予常规氧气吸入，以改善组织缺氧。轻度贫血者，可自由活动，避免劳累；中度贫血者，增加卧床时间，活动量以不加重症状为宜；严重贫血者，卧床休息。根据贫血的程度、发生发展的速度及原发疾病等，制订适合其自身的休息与活动计划，提高患者自理能力，增加其活动的耐力。

（2）营养失调：低于机体需要量。①饮食护理：饮食营养要合理，给予高蛋白、高维生素和含铁丰富饮食。②药物治疗的护理：注意给药途径、剂量、浓度、不良反应等，如缺铁性贫血铁剂的应用、巨幼细胞贫血者维生素B_{12}、叶酸的应用等。③输血或成分输血的护理：

输血或浓缩红细胞输注前必须认真做好查对工作，输血时应控制输注速度，严重贫血者输入速度应低于1ml/（kg·h），以防止心脏负荷过重而诱发心力衰竭，输血过程应密切观察患者的病情变化，及时发现和处理输血反应。④观察要点：观察全身有无出血倾向；有无感染征象，重症患者，尤其是伴有白细胞减少者，应注意预防感染。

4. 护理目标

（1）患者的缺氧症状得以改善，活动耐力恢复正常。

（2）患者造血营养素的缺乏得到纠正。

5. 护理评价

（1）患者的活动耐力逐渐恢复正常。

（2）患者造血营养素的缺乏得到纠正。

6. 健康指导

（1）指导患者按时、正确服药，不得擅自停药，以免病情反复。

（2）避免剧烈活动，防止跌伤。

（3）少去公共场所，避免接触感染者。

（4）定期复查。

二、缺铁性贫血

（一）概述

缺铁性贫血（iron deficiency anemia，IDA）是临床中最常见的贫血类型，是由多种原因导致机体对铁的供需失衡。机体铁的缺乏可分为三个阶段：贮存铁耗尽、缺铁性红细胞生成和缺铁性贫血。IDA是铁缺乏症的最终阶段，以血清铁下降、转铁蛋白饱和度降低、血清铁蛋白减低的小细胞低色素性贫血及引起消化、循环、神经等多个系统功能异常为特点。

缺铁性贫血的发病率在发展中国家、经济不发达地区、婴幼儿、育龄妇女中明显增高。其预后主要取决于其原发病能否被根治。若能去除病因、根治原发病，通过饮食调理和补充铁剂，患者多能完全康复。

（二）铁代谢

1. 铁的分布　铁是人体重要的微量元素之一，广泛分布于机体各个组织并参与人体多种代谢过程。

2. 铁的来源和吸收　人体内的铁主要分两部分：①功能状态铁，包括血红蛋白铁、肌红蛋白铁、转铁蛋白铁、乳铁蛋白、少量酶和辅因子结合的铁。②贮存铁，包括铁蛋白（水溶性）和含铁血黄素（非水溶性），主要贮存于骨髓、肝、脾等器官的单核巨噬细胞系统中。正常成年男性为50～55mg/kg，女性为35～40mg/kg。正常人维持体内铁平衡需每天从食物中摄取铁1.0～1.5mg，孕妇、哺乳期女性为2～4mg。铁的主要吸收部位在十二指肠及空肠上段，主要来源是衰老红细胞破坏释放的铁及食物中摄入的铁，铁的吸收率取决于多种因素，如食物性质、铁的状态、食物中铁含量、体内铁贮存量、胃肠道功能等。

3. 铁的转运、贮存、利用与排泄　通过饮食摄入动物铁（Fe^{2+}）或植物铁（Fe^{3+}），吸收入血的Fe^{2+}经铜蓝蛋白氧化为Fe^{3+}，与血中的转铁蛋白结合，转运到各个组织中，或者通过与有核红细胞表面的转铁蛋白受体结合，进入细胞内再与转铁蛋白分离并还原成Fe^{2+}，参与血红蛋白生成。

（三）病因与发病机制

1. 病因

（1）铁摄入不足：①膳食不当，主要由于食物中铁的含量不足、偏食。②需求增多：婴儿期、妊娠及青少年发育期。

（2）铁吸收障碍：①胃酸缺乏。②胃部手术后。③药物影响：服用抗酸药（碳酸钙、硫酸镁），质子泵抑制药等。

（3）铁丢失较多：①慢性失血，包括：胃肠道出血，成年男子和绝经妇女胃肠道的慢性出血是引起缺铁的最常见原因，如肿瘤、溃疡性胃炎、溃疡性结肠炎等。②妊娠、哺乳：一次正常妊娠，孕妇约平均失铁900mg；于哺乳期，乳母每月需耗铁30mg。③月经过多。④多次献血：每次献血400ml相当于失铁200mg。如在短期内多次献血，失铁情况会加重。

（4）铁转运障碍：①无转铁蛋白血症。②慢性炎症。③肝病等。

（5）铁利用障碍：①铁粒幼细胞性贫血。②慢性病贫血。③铅中毒等。

2. 发病机制

（1）缺铁对铁代谢的影响：当体内贮存铁逐渐减少至不足以补偿功能状态的铁时，铁代谢指标会发生变化，包括贮铁指标（铁蛋白、含铁血黄素）、血清铁和转铁蛋白饱和度减低；总铁结合力、未结合铁的转铁蛋白升高；组织缺铁、红细胞内缺铁。

（2）缺铁对造血的影响：铁是合成血红蛋白的原料，铁缺乏时血红素合成障碍，大量原卟啉不能与铁结合成为血红素，多以游离原卟啉的形式积累在红细胞内或与锌结合成为锌原卟啉，进而血红蛋白生成减少，导致新生的红细胞内血红蛋白含量不足，从而发生红细胞胞质少、体积小的小细胞低色素性贫血；严重时，粒细胞、血小板的生成也受影响。

（3）缺铁对组织细胞代谢的影响：缺铁除了影响血红蛋白生成，还可致细胞中含铁酶和铁依赖酶的活性降低，铁缺乏时造成细胞代谢紊乱，进而影响患者的精神、行为、体力、免疫功能及患儿的生长发育和智力；缺铁还可能引起黏膜组织病变和外胚叶组织营养障碍。

（四）临床表现

1. **原发病的表现** 如消化性溃疡、慢性胃炎、克罗恩病、痔疮或肠道寄生虫感染导致的大便异常或腹部不适，女性月经量增加，肿瘤性疾病的消瘦及血红蛋白尿等。

2. **贫血共有的表现** 主要为头晕、头痛、乏力、易疲劳、心悸、活动后气短、视物模糊、耳鸣、食欲缺乏、面色苍白、心率加快等。

3. 缺铁性贫血的特殊表现

（1）组织缺铁表现：口角炎、舌炎、舌乳头萎缩；毛发干枯易断、皮肤干燥；指（趾）甲缺乏光泽呈脊状，脆薄易裂，严重缺铁可致匙状指甲（反甲）。

（2）精神、神经系统异常：儿童较明显，如生长发育迟缓或行为异常，烦躁、易激惹、注意力不集中及学习成绩下降，少数患者可有异食癖，如喜吃生米、冰块、泥土、石子等。

（五）辅助检查

1. **血象** 呈小细胞低色素性贫血。平均红细胞体积（MCV）＜80fl，平均红细胞血红蛋白量（MCH）＜27pg，平均红细胞血红蛋白浓度（MCHC）＜32%，平均红细胞分布宽度（RDW）增高。血涂片中可见红细胞体积小、中央淡染区扩大。网织红细胞计数正常或轻度增高。粒细胞和血小板计数正常或减低。

2. 骨髓象　有核细胞增生活跃或明显活跃；以红系增生为主，以中、晚幼红细胞为主，其体积小、核染色质致密、细胞质少且偏蓝色、形态不规则，有血红蛋白形成不良表现，呈“核老浆幼”现象。粒系、巨核系无明显异常。

3. 铁代谢检查　血清铁蛋白＜14μg/L，血清铁＜8.95μmol/L，总铁结合力（total iron binding capacity，TIBC）＞64.44μmol/L。骨髓涂片用亚铁氰化钾染色（普鲁士蓝反应）后，骨髓小粒中无深蓝色的含铁血黄素颗粒，幼红细胞内铁小粒减少或消失，铁粒幼红细胞＜15%。骨髓铁染色反映单核巨噬细胞系统中的贮存铁，因此可作为诊断缺铁的金指标。

4. 红细胞内卟啉代谢检测　原卟啉可反映血红素合成，当血红素合成障碍时原卟啉积聚在红细胞内，提示铁缺乏。游离原卟啉（FEP）＞幼红细胞0.9μmol/L（全血），锌原卟啉（ZPP）＞0.96μmol/L（全血），FEP/Hb＞4.5μg/gHb。

5. 血清可溶性转铁蛋白受体测定　血清可溶性转铁蛋白受体（soluble transferrin receptor，sTfR）是至今反映缺铁性红细胞生成的最佳指标。一般sTfR浓度升高超过26.5mmol/L（2.25μg/ml）时，可诊断为缺铁。

（六）诊断要点

缺铁分为储存铁耗尽（ID）、缺铁性红细胞生成（iron-deficient erythropoiesis，IDE）和缺铁性贫血（IDA）3个阶段（表6-2-3）。

表6-2-3　缺铁性贫血的诊断标准

缺铁阶段	诊断标准
储存铁耗尽（ID）	符合以下任何1条即可诊断ID。①血清铁蛋白＜14μg/L。②骨髓铁染色显示骨髓小粒可染铁消失
缺铁性红细胞生成（IDE）	符合ID的诊断标准，同时有以下任何1条符合者即可诊断。①转铁蛋白饱和度＜15%。②游离原卟啉（FEP）＞幼红细胞0.9μmo1/L（全血），锌原卟啉（ZPP）＞0.96μmo1/L（全血），FEP/Hb＞4.5μg/gHb。③骨髓铁染色显示骨髓小粒可染铁消失，铁粒幼红细胞＜15%
缺铁性贫血（IDA）	符合以下第①条和②～⑨条中任何2条以上者，可诊断为IDA。①小细胞低色素贫血：男性Hb＜120g/L，女性Hb＜110g/L，孕妇Hb＜100g/L。②有明确的缺铁病因和临床表现。③血清铁＜8.95μmol/L，总铁结合力＞64.44μmol/L。④转铁蛋白饱和度＜15%。⑤骨髓铁染色显示骨髓小粒可染铁消失，铁粒幼红细胞＜15%。⑥FEP＞幼红细胞0.9μmol/L（全血），ZPP＞0.96μmo1/L（全血），FEP/Hb＞4.5μg/gHb。⑦血清铁蛋白＜14μg/L。⑧血清可溶性转铁蛋白受体浓度＞26.5nmol/L。⑨铁剂治疗有效

（七）治疗要点

治疗缺铁性贫血的原则包括积极治疗原发病和补铁治疗。

1. 病因治疗　尽可能地去除导致缺铁的病因是治疗缺铁性贫血的关键。如婴幼儿、青少年和妊娠女性营养不足引起的IDA，应改善饮食，补充含铁食物；育龄女性月经过多引起的IDA应接受妇科治疗调理月经，寻找月经增多的原因；寄生虫感染者应驱虫治疗。

2. 补铁治疗　包括口服及注射两种剂型。一般首选口服铁剂治疗，口服铁剂分无机铁和有机铁两大类。硫酸亚铁是无机铁，右旋糖酐铁、葡萄糖酸亚铁、山梨醇铁、富马酸亚铁、琥珀酸亚铁、蛋白琥珀酸铁和多糖铁复合物等都是有机铁。口服铁剂治疗有效的表现先是外周血网织红细胞增多，高峰在开始服药后7～10日，2周后血红蛋白浓度上升，一般2个月左右恢复正常。铁剂治疗应在血红蛋白恢复正常后持续4～6个月，待铁蛋白恢复正常后停药。

若口服铁剂吸收不良、不耐受或胃肠道正常解剖部位发生改变（如胃大部切除术、胃肠吻合术后）影响铁的吸收等可选用注射用铁剂。注射铁常用的有右旋糖酐铁、蔗糖铁、葡萄糖酸钠铁。其中右旋糖酐铁是最常用的注射铁剂，首次给药0.5ml，肌内注射观察1小时后若无变态反应可继续治疗，第1日50mg，后可100mg隔日或每周2～3次，直至完成治疗总剂量。

铁剂总量计算见公式6-2-1。

$$\text{注射铁总量（mg）}=[\text{需达到的血红蛋白浓度（g/L）}-\text{患者血红蛋白浓度（g/L）}]\times\text{体重（kg）}\times 0.33 \quad \text{（公式6-2-1）}$$

（八）护理

1. 主要护理诊断

（1）营养失调：低于机体需要量，与铁摄入不足、吸收不良、需要量增加或丢失过多有关。

（2）活动耐力下降：与缺铁性贫血引起组织缺氧有关。

2. 其他护理诊断

（1）口腔黏膜受损：与缺铁性贫血引起的口角炎、舌炎有关。

（2）有感染的危险：与缺铁性贫血引起营养缺乏、机体抵抗力降低有关。

（3）潜在并发症：贫血性心脏病、心力衰竭。

（4）知识缺乏：缺乏缺铁性贫血相关治疗和护理。

（5）有受伤的危险：与缺铁性贫血引起的头晕、乏力有关。

（6）自我形象紊乱：与缺铁性贫血引起的毛发干枯、脱落，反甲，灰甲及异常行为有关。

3. 护理目标

（1）患者铁的缺乏得到纠正。

（2）患者贫血症状得以纠正和改善，活动耐力逐步提高。没有感染和并发症。

4. 护理措施

（1）营养失调：低于机体需要量。

1）一般护理：取舒适体位，多加休息，减少机体的耗氧量。轻度贫血活动不受限，重度贫血者应严格卧床休息，限制活动；活动的原则：循序渐进，以不加重症状为限。

2）饮食护理：①纠正不良的饮食习惯，强调食物多样性，均衡饮食及适宜的进食方法与良好习惯，给予高蛋白、高热量、高维生素、含铁丰富易消化的饮食。②指导含铁丰富的食物的摄入，鼓励患者多吃含铁丰富且吸收率较高的食物，如动物肝、瘦肉、大豆、紫菜、海带、木耳等。另外，高蛋白、维生素C含量高的食物可促进铁的吸收。③指导患者养成良好进食习惯，不挑食，定时、定量、细嚼慢咽。宜用铁锅炒菜，以吸收无机铁。饮食要减少刺激性强的食物，对于进食困难、食欲缺乏的患者可以少量多餐，注重食品多样化，经常变换食品种类、烹饪方法做到色、香、味俱全，提供优质环境以利患者进餐。④铁剂治疗的配合与护理，合理使用铁剂，密切观察并预防不良反应。a.口服铁剂的应用与指导：遵医嘱给患者服用铁剂，按时、按量、按疗程，并向患者说明服用铁剂时的注意事项。b.铁剂不良反应及其预防：口服铁剂常见的不良反应有恶心、呕吐、胃部不适等胃肠道反应，严重者可致患者难以耐受而被迫停药。为避免胃肠道反应，铁剂应进餐后服用，并从小剂量开始。服用铁剂时忌饮茶，避免与牛奶、咖啡同服，以免影响铁的吸收，可同服维生素C、乳酸或稀盐酸等酸性药物或食物，以增加铁的吸收，避免同时服用抗酸药（碳酸钙和硫酸镁等），以及H_2受体拮抗药。口服液体铁剂时须使用吸管，避免牙齿染黑。服铁剂期间，粪便会变成黑色，此为铁与肠内硫化氢作用而生成黑色的硫化铁所致，应做好解释，以消除患者顾虑。要告诉患者对口服铁剂疗效的观察及坚持用药的重要性。血红蛋白恢复正常后，还需要继续口服铁剂1个月，6个月时再服药1个月，目的是补足体内储存铁。c.注射铁剂的护理：注射用铁剂的不良反应主要有注射部位疼痛、形成硬结，皮肤发黑和变态反应。铁剂变态反应常表现为面色潮红、头痛、肌肉关节痛和荨麻疹，严重者可出现变应性休克。为减少或避免局部疼痛与硬结形成，注射铁剂应采用深部肌内注射法并经常更换注射部位。首次用药须用0.5ml的试验剂量进行深部肌内注射，同时备用肾上腺素，做好急救的准备。观察1小时后若无变态反应可遵医嘱给予常规剂量治疗。注射时采取以下措施：不在皮肤暴露部位注射；抽取药液后，更换注射针头；采用Z形注射法或留空气注射法等可以避免药液溢出引起皮肤染色。⑤病情观察，观察患者贫血临床表现是否改善；了解患者用药、饮食情况，定期检测血常规及生化指标，观察疗效，以改进治疗、护理方案。⑥基础疾病的治疗与护理，根治缺铁性贫血的前提是寻找病因、治疗原发病，这也是其他治疗与护理措施有效实施的基础，应该加强导致缺铁性贫血的各种原发病的治疗，并配合相关的护理。⑦心理护理，告知患者缺铁性贫血是完全可以治愈的，且治愈后身体无不良反应，神经精神症状是暂时的，在积极治疗消除病因后会很快消失，以减轻患者对疾病的焦虑情绪。

（2）活动耐力下降：护理措施参见本章第二节。

5. 护理评价

（1）铁缺乏得到纠正。由缺铁引起的自我形象紊乱问题得到改善。

（2）患者贫血症状得以改善，活动耐力逐渐恢复正常。

6. 健康指导

（1）疾病预防指导，提倡均衡饮食，荤素结合，以保证足够热量、蛋白质、维生素及相关营养素（尤其铁）的摄入。对于生长发育期的青少年要注意补充含铁丰富的食物，避免挑食或偏食；妊娠与哺乳期的女性应增加食物铁的补充。

（2）疾病知识指导，提高患者及其家属对疾病的认识，如缺铁性贫血的病因、临床表现、治疗、护理等相关知识，并且要学会病情监测。

三、巨幼细胞贫血

（一）概述

巨幼细胞贫血（megaloblastic anemia，MA）主要是由维生素B_{12}或叶酸缺乏致脱氧核糖核酸（DNA）合成障碍所致的贫血。特征是呈大红细胞性贫血，骨髓造血细胞核浆发育失衡，形成巨幼红细胞、粒细胞、巨核细胞。

国内以叶酸和/或维生素B_{12}缺乏引起的营养性贫血多见，而欧美国家以维生素B_{12}缺乏及体内产生内因子抗体所致的恶性贫血多见。多数患者预后良好，存在原发病的，预后取决于原发病治疗效果，补充治疗或改善营养后，一般均可恢复。但维生素B_{12}缺乏并发神经系统症状者通常难以完全恢复。恶性贫血需终身治疗。

（二）病因与发病机制

1. 病因　巨幼细胞贫血的主要病因包括叶酸缺乏和维生素B_{12}缺乏（表6-2-4）。

表6-2-4　巨幼细胞贫血的主要病因

	叶酸缺乏	维生素B_{12}缺乏
摄入减少	烹饪方式不当致食物中的叶酸大量被破坏，缺乏新鲜蔬菜、肉类摄入	素食、由缺乏维生素B_{12}的母乳喂养
吸收减少	腹泻、小肠炎症、热带口炎性腹泻、空肠手术	内因子缺乏、胃酸缺乏、肠道疾病、胆道蛔虫
需求增加	生长发育的儿童及青少年，妊娠、哺乳女性，甲状腺功能亢进症者，脱落性皮肤病者	生长发育的儿童及青少年，妊娠、哺乳女性，造血功能恢复过程中
利用障碍	抗核苷酸合成药物、先天性酶缺陷	先天性转钴蛋白缺乏引起维生素B_{12}输送障碍、麻醉药、氧化亚氮可氧化钴胺而抑制甲硫氨酸合成酶
药物性因素	抗癫痫药物、质子泵抑制药	H_2受体拮抗药、二甲双胍

2. 发病机制　叶酸的活性形式包括N^5-甲基FH_4和N_5，N^{10}-甲烯基FH_4作为辅酶，为DNA合成提供一碳基团。胸苷酸合成酶催化dUMP甲基化形成dTMP，继而形成dTTP。当叶酸和维生素B_{12}缺乏达到一定程度时，细胞核中的DNA合成障碍，细胞的分裂和增殖延迟，而RNA所受影响不大，仍继续成熟，细胞内RNA/DNA比值增大，造成细胞体积变大，胞核发育滞后于细胞质，形成巨幼变。巨幼变也可发生在红系、粒系和巨核系细胞。巨幼变的细胞大部分在骨髓内未成熟分化就凋亡，导致全血细胞减少。DNA合成障碍会累及黏膜上皮组织，从而影响口腔和胃肠道功能。维生素B_{12}缺乏导致甲硫氨酸合成酶催化高半胱氨酸转变为甲硫氨酸障碍，神经髓鞘合成受阻及神经细胞甲基化反应受损，从而引起一系列的神经精神异常。抗肿瘤药物干扰核苷酸合成也可引起巨幼细胞贫血。

（三）临床表现

1. 血液系统表现　起病隐匿、进展缓慢，除贫血的一般表现外，部分患者会出现黄疸、水肿，严重者可出现白细胞、血小板减少，但很少会引起感染和/或出血。

2. 消化系统表现　最早症状有舌炎，晚期舌乳头萎缩，呈“牛肉样舌”。舌痛或烧灼样痛感是常见症状。另外还会出现食欲缺乏、上腹不适、腹胀、腹泻、恶心和呕吐等，慢性腹泻是巨幼细胞贫血的结果也是原因。

3. 神经精神症状　神经精神症状与细胞巨幼变无关，是维生素B_{12}参与的其他生化代谢障碍所致。神经系统病变表现为脊髓后索、侧索和周围神经损伤。可有对称性肢端麻木（感觉异常）、刺痛感、痉挛性运动失调、步履不稳与行走困难、应激性增高等。叶酸缺乏者有易激惹、妄想等精神症状。维生素B_{12}缺乏者有抑郁、失眠、记忆力下降、幻觉、谵妄、妄想，甚至精神错乱、人格变态等。

（四）辅助检查

1. 血象　呈大细胞正色素性贫血。网织红细胞计数大多在正常范围内或轻度增高；严重者血象呈现全血细胞减少，中性粒细胞及血小板计数常有减少。血涂片中红细胞大小不等，以大卵圆形红细胞为主，可见点彩红细胞，中性粒细胞核分叶过多（核右移），也可见巨型杆状核。

2. 骨髓象　骨髓增生活跃，以红系增生明显，各系细胞均表现为巨幼变。胞体大，胞核发育晚于胞质，称“老浆幼核”现象。贫血越严重，红系细胞与巨幼红细胞的比例越高。粒细胞巨幼变以晚幼粒和杆状核粒细胞更为明显。巨核细胞增多，巨核细胞体积增大，分叶过多。骨髓铁染色常增多。

3. 生化检查　血清叶酸、维生素B_{12}浓度的测定为诊断叶酸及维生素B_{12}缺乏的重要指标。维生素B_{12}＜74μmol/L（100ng/ml）即维生素B_{12}缺乏，血清叶酸＜6.8nmol/L（3ng/ml）、红细胞叶酸＜227nmol/L（100ng/ml）即叶酸缺乏。

4. 内因子抗体测定　如恶性贫血患者的胃黏膜会出现萎缩，血清中内因子阻断抗体（Ⅰ型抗体）阳性，胃酸分泌减少，抗胃壁细胞抗体阳性，测定放射性核素标记的维生素B_{12}吸收试验（Schilling试验）阳性。

（五）诊断要点

患者有叶酸、维生素B_{12}缺乏的病因，有一般贫血及巨幼细胞贫血的特殊表现及典型的血象、骨髓象特点，可做出初步的临床诊断；血清叶酸、维生素B_{12}浓度降低；试验性治疗有效，如给予小剂量叶酸或维生素B_{12}治疗1周左右网织红细胞上升，应考虑叶酸或维生素B_{12}缺乏。

（六）治疗要点

1. 去除诱因、治疗原发病　是巨幼细胞贫血得以有效治疗或根治的关键。应针对不同原因采取相应的措施，如治疗基础疾病（消化道疾病、自身免疫病），去除诱因（改善不良饮食及烹饪习惯，加强营养知识教育）。对叶酸、维生素B_{12}需求增加的人群可适当补充；药物所致叶酸、维生素B_{12}吸收不良，应酌情停药。

2. 补充缺乏的营养物质

（1）叶酸缺乏：口服叶酸，每次5～10mg，每日3次；直至贫血症状消失。若无原发病，不需维持治疗。

（2）维生素B_{12}缺乏：可口服维生素B_{12}，临床上常用甲钴胺片500μg，一日一次，或肌内注射维生素B_{12}，每次500μg，一周两次，直至血象恢复正常。对于叶酸缺乏伴维生素B_{12}缺乏的患者，在补充叶酸的同时需加用维生素B_{12}，不可单用叶酸治疗，否则会加重维生素B_{12}的缺乏，发生神经系统症状。

（七）护理

1. 主要护理诊断

营养失调：低于机体需要量，与叶酸、维生素B_{12}摄入不足、吸收不良及需要量增加有关。

2. 其他护理诊断

（1）口腔黏膜完整性受损：与贫血引起舌炎、口腔溃疡有关。

（2）有受伤的危险：与深感觉障碍、共济失调有关。

（3）有感染的危险：与白细胞减少致免疫力下降有关。

（4）活动耐力下降：与贫血引起组织缺氧有关。

（5）知识缺乏：缺乏对疾病、治疗、药物、康复知识的正确认识等。

3. 护理目标

（1）患者贫血症状得以改善。

（2）患者没有感染等情况发生。

4. 护理措施

营养失调：低于机体需要量。

1）饮食护理：给予富含维生素B_{12}和叶酸丰富的食物，叶酸缺乏者要多摄入新鲜的蔬菜、水果；维生素B_{12}缺乏者多摄入动物肝、肾和肌肉。纠正偏食及挑食的习惯。可以通过多饮茶来补充叶酸、维生素B_{12}。为了避免食物中叶酸的破坏，在烹饪时不宜温度过高或者时间过长。对于食欲缺乏或吸收不良的患者，可以指导其少食多餐、细嚼慢咽，以及进食清淡、易消化的饮食。

2）休息与运动：评估患者贫血的程度，嘱患者适当休息。轻度贫血者可自由活动，避免劳累；严重贫血者应绝对卧床休息，更换体位时，动作不宜过快，预防直立性低血压引起晕厥和跌伤。

3）用药护理：遵医嘱给予维生素B_{12}、叶酸治疗，注意药物疗效的观察及不良反应的观察与预防。观察用药后患者的自觉症状、血象的变化，以了解药物治疗的效果。肌内注射维生素B_{12}偶有变态反应，甚至休克，要密切观察并及时处理。若出现如手和足对称性麻刺感和蚁走感等异常感觉的神经系统表现，应维持治疗半年到1年；恶性贫血患者，治疗维持终身。

5. 护理评价

（1）叶酸、维生素B_{12}的缺乏得到纠正。

（2）贫血纠正后，免疫力提升。

6. 健康指导

（1）疾病预防指导：采取科学合理的烹调方式；纠正不良饮食习惯；对于高危人群或服用抗核苷酸合成药物患者（如氨苯蝶啶、氨基蝶呤、乙胺嘧啶等），应预防性补充叶酸、维生素B_{12}。

（2）疾病知识指导：使患者及家属了解导致叶酸、维生素B_{12}缺乏的病因，介绍疾病的临床表现、治疗等相关方面的知识，使患者主动配合治疗和护理。主要从饮食卫生习惯等方面加以指导。告诉患者合理饮食的重要性，加强个人卫生，注意保暖，预防损伤与感染。

（3）用药指导：向患者解释巨幼细胞贫血的治疗措施，说明坚持正规用药的重要性，指导患者按医嘱用药，定期门诊复查血象。

（4）疾病自我监测指导：指导患者学会自我监测，如皮肤、黏膜情况和神经精神症状。贫血症状明显时要注意卧床休息，保证充足的睡眠。同时要注意口腔和皮肤的清洁。

知识拓展

维生素B_{12}的发现

人类研究维生素B_{12}的历史持续百年，早在东汉末年，我国名医华佗就曾用动物肝脏治疗贫血，比西方早1700多年。

1849年，英国伦敦的内科医生阿迪生报道了一种恶性贫血病，在之后的70多年间，欧美医学界一直无法弄清病因。

找不到良方妙药治疗，患者处于绝望境地。直到1926年，美国哈佛医学院的迈诺特和默菲报道，该恶性贫血患者每天摄取大量生肝能使红细胞恢复到正常水平，但是没有找到肝脏能够治疗贫血的原因。1948年英国和美国的两组研究者几乎同时从肝脏浓缩物中分离出一种红色晶体，命名为"维生素B_{12}"。实验证明，维生素B_{12}的缺乏是引起这种恶性贫血的原因。1955年维生素B_{12}的结构得以确立。1961—1972年维生素B_{12}得以人工合成，这一成果堪称有机合成史上的一座辉煌的里程碑。

经历几代人的不懈努力，终于从维生素B_{12}的结构、功能、合成等诸多方面逐渐揭开其面纱。在人类与恶性贫血斗争的漫长道路上，维生素B_{12}的发现对维护人类健康有重要意义。正是几代科学家持之以恒的努力，才使恶性贫血的发病原理和治疗方法浮出水面，解除了无数患者的痛苦。

四、再生障碍性贫血

（一）概述

再生障碍性贫血（aplastic anemia，AA）简称再障，是一种可能由不同病因引起的骨髓造血功能衰竭的疾病，主要表现为骨髓造血功能低下、全血细胞减少和贫血、出血、感染综合征。

再障的分类方法较多。临床上常根据患者的病情、血象、骨髓象及预后，分为重型再障（severe aplastic anemia，SAA）和非重型再障（non-severe aplastic anemia，NSAA），还有学者将非重型再障分为中间型和轻型，从重型中分出极重型再障（VSAA）。从病因上，可将再障可分为先天性（遗传性）再障和后天性（获得性）再障，获得性再障病因不明确，机制复杂，又可分为继发性再障和原发性再障。目前认为T细胞异常活化、功能亢进造成骨髓损伤在原发性获得性再障发病机制中占主要地位，故对于再障诊断既要有形态学上的骨髓衰竭证据，又要有T细胞免疫功能亢进的证据。

再障在我国发病率约为0.74/10万，呈散发性，可发生于各年龄段，10～25岁及＞60岁为发病高峰，男女发病率无明显差别。东西方国家统计的再障发病率的差异可能与环境因素（病毒、药物、毒物的暴露情况）、遗传背景及研究设计方法等有关。再障的预后与病情、年龄、临床分型，以及治疗是否及时、得当有关。若治疗得当，非重型再障患者多数可缓解甚至治愈，仅少数进展为重型再障。SAA预后较NSAA预后差；＞65岁的患者预后差，主要死亡原因是颅内出血和严重感染。如治疗得当，NSAA患者多数可缓解甚至治愈，仅少数进展为SAA。SAA发病急、病情重、以往病死率极高（＞90%），近年来，随着骨髓移植和免疫抑制治疗等有效方法的应用，SAA的预后明显改善，但仍有约1/3的患者死于感染和出血。

（二）病因与发病机制

1. 病因　多数原因不明确，可能的病因如下。

（1）病毒感染：如肝炎病毒、微小病毒B19等，其中以病毒性肝炎与再障的关系较明确，主要与丙型肝炎有关，其次是乙型肝炎，临床上又称病毒性肝炎相关性再障，预后较差。

（2）化学因素：如抗肿瘤化疗药物、苯及其衍生物、氯霉素类抗生素、磺胺类药物、杀虫剂等。抗肿瘤化疗药物对骨髓的抑制与剂量相关，为药物毒性作用，引起的骨髓抑制是可逆的；而氯霉素类抗生素、磺胺类药物及杀虫剂引起的再障与个人敏感度有关。

（3）辐射：如长期接触X射线、放射性核素等可影响DNA的复制，抑制细胞有丝分裂，干扰骨髓细胞生成，导致造血干细胞数量减少。

（4）免疫因素：可继发于胸腺瘤、系统性红斑狼疮、类风湿关节炎等，患者血清中可找到抑制造血干细胞的抗体。

2. 发病机制

（1）造血干细胞减少或缺陷：包括量和质的异常。骨髓$CD34^+$细胞较正常人明显减少，体外长期培养再障的骨髓细胞呈现出造血不良表现，长期培养再障的启动细胞明显减少或缺乏，再障造血干祖细胞集落形成能力较正常显著降低。

（2）T细胞功能异常亢进：细胞毒性T细胞直接杀伤和淋巴因子介导的造血干细胞过度凋亡引起骨髓衰竭是再障的主要发病机制。

（3）造血微环境异常：造血微环境包括基质细胞及其分泌的细胞因子，起支持造血细胞增殖及促进各种细胞生长发育的作用。再障患者骨髓活检发现再障骨髓基质细胞萎缩、脂肪化、静脉窦壁水肿、出血及毛细血管坏死和再障骨髓成纤维细胞集落形成单位减少。部分再障患者骨髓基质细胞体外培养生长不良，分泌的各类造血调控因子明显不同于正常人。骨髓基质细胞受损的再障患者造血干细胞移植不易成功。

（4）遗传因素：再障与特定的HLA相关。其中约1/3的再障患者存在端粒DNA长度的缩短，端粒较长生存率较高，而端粒较短多呈现病情严重、病程长及转化为其他恶性疾病的风险高。

（三）临床表现

再障的临床表现见表6-2-5。

表6-2-5　重型再障与非重型再障的临床表现

	重型再障	非重型再障
起病与病情进展	起病急、病情重、进展快	起病缓、病情轻、进展慢
贫血	症状明显，进行性加重	慢性过程，起初不明显，以轻、中度贫血为主
感染	死亡的主要原因，以呼吸道感染最常见，多数患者有不同程度发热	感染相对易控制，以上呼吸道感染常见，高热比重型再障少见，持续时间一般在1周内

续 表

	重型再障	非重型再障
出血	由血小板减少引起，凝血功能正常，均有不同程度皮肤、黏膜、内脏出血，其中颅内出血是其严重并发症，也是死亡原因之一	出血症状较轻，以皮肤、黏膜出血为主，内脏出血较少见。多表现为皮肤出血点、牙龈出血，女性患者有月经过多，出血较易控制
预后	不良，多于6～12个月内死亡	较好，经治疗多数可长期存活，少数死亡

（四）辅助检查

1. 血象　全血细胞减少，重度正细胞正色素性贫血，网织红细胞百分数多在0.5%以下，且绝对值＜15×10^9/L；多有中性粒细胞＜0.5×10^9/L，血小板计数＜20×10^9/L。血涂片白细胞、成熟红细胞形态无明显异常，无异常细胞和原幼细胞。非重型再障早期可呈两系减少，中性粒细胞绝对值降低。

2. 骨髓象　为确诊再障的主要依据。骨髓组织呈黄白色，增生减低，粒、红两系均减少，主要为脂肪细胞和其他非造血细胞。另外，巨核细胞缺乏是诊断再障的重要依据。

3. 免疫学检查　$CD4^+$细胞/$CD8^+$细胞比值减低，Thl/Th2细胞比值增高，$CD8^+$T抑制细胞和$\gamma\delta TCR^+$T细胞比例增高。

4. 阵发性睡眠性血红蛋白尿症（PNH）克隆检测　通过流式细胞术测定GPI锚定蛋白CD55、CD59水平。PNH相关性溶血程度应通过网织红细胞计数、血清胆红素、转氨酶和乳酸脱氢酶定量来判断。

（五）诊断要点

通过询问病史明确潜在的再障诱因，根据临床特征做出判断，如贫血、出血、感染的临床表现，血细胞减少，多部位骨髓增生减低，T细胞功能亢进等，并除外遗传性或其他引起全血细胞减少的疾病，即可确诊。

（六）治疗要点

再障治疗原则强调“快诊断、严隔离、早治疗、大剂量、足疗程”。

1. 支持治疗　给予适当的保护措施。中性粒细胞＜0.5×10^9/L，采取保护性隔离并做好皮肤、口腔护理。注意饮食及环境卫生，减少感染概率；给予易消化的饮食，避免便秘；避免诱发或加重出血；避免接触导致骨髓损伤或抑制的因素，如放射性物质、苯及其衍生物；严格用药，停用或禁用有骨髓抑制作用的药物。

2. 对症治疗

（1）纠正贫血：血红蛋白＜60g/L伴明显缺氧症状者，可输注浓缩红细胞。

（2）控制出血：输浓缩血小板对血小板减少引起的严重出血有效。若血小板计数＜20×10^9/L且有危及生命的出血时，可输注同血型浓缩血小板、新鲜冰冻血浆，效果不佳者可改输HLA配型相配的血小板。

（3）控制感染：有感染发生时，应取可疑感染部位的分泌物或尿、大便、血液等做细菌培养和药敏试验，并及时给予广谱抗生素治疗。

3. 针对性治疗

（1）免疫抑制治疗

1）抗淋巴细胞球蛋白/抗胸腺细胞球蛋白（ALG/ATG）：适用于SAA、VSAA及依赖于输血的NSAA患者。能抑制或破坏T细胞。剂量：马ALG 10～15mg/（kg·d）或兔ATG 3～5mg/（kg·d）连用5天，用药前需做过敏试验，药物滴注速度不宜过快，每次维持滴注12～16小时；不良反应有发热、血清病、血小板减少等。

2）环孢素A（CsA）：被认为是重型再障非移植治疗的一线方案，适用于全部再障。每天口服3～5mg/（kg·d），可与ALG/ATG同时应用或在ALG/ATG开始后4周使用。根据患者造血功能和T细胞免疫恢复情况、不良反应（肾功能损害、牙龈增生、消化道反应）、血药浓度等，调整用药剂量和疗程，给予个体化用药。

3）其他：有学者使用CD3单克隆抗体、吗替麦考酚酯（MMF）、环磷酰胺、甲泼尼龙等治疗SAA。

（2）促造血治疗

1）雄激素：适用于各类再障，并为NSAA的首选治疗。作用机制是提高体内促红细胞生成素水平及促进红系造血。常用药物：司坦唑醇（康力龙）2mg，每日3次；十一酸睾酮（安雄）40～80mg，每日3次；达那唑0.2g，每日3次；丙酸睾酮100mg/d肌内注射。疗程及剂量应根据药物的疗效和不良反应（如男性化、肝功能损害、水钠潴留）调整。

2）造血生长因子：适用于全部再障，特别是SAA。常用粒-单系集落刺激因子（GM-CSF）或粒系集落刺激因子（G-CSF），剂量为5μg/（kg·d）。联合免疫治疗应用可有效降低感染率；促红细胞生成素，常用剂量为50～100U/（kg·d），有助于造血功能的恢复。

（3）造血干细胞移植：是年龄＜40岁，有HLA相合的同胞兄弟姐妹做供体，既往无或有少许输血史且无感染迹象的SAA首选治疗方法。

（七）护理

1. 主要护理诊断

（1）有感染的危险：与粒细胞减少有关。

（2）潜在并发症：药物不良反应。

（3）活动耐力下降：与贫血所致机体组织的缺氧有关。

（4）有出血的危险：与血小板减少有关。

（5）体象障碍：与雄激素的不良反应有关。

2. 其他护理诊断

（1）悲伤：与治疗效果差、反复住院有关。

（2）知识缺乏：缺乏对疾病、治疗、药物、康复知识和危险因素的正确认识等。

（3）潜在并发症：颅内出血。

3. 护理目标

（1）患者未发生感染，能说出预防感染的措施。

（2）患者药物不良反应能被及时发现和处理。

（3）患者能积极配合，采取正确有效的预防措施，避免诱发或加重出血。

4. 护理措施

（1）有感染的危险

1）病情监测：及时发现感染征象，如出现发热、咽痛、咳嗽、咳痰、尿路刺激征、肛周疼痛等，做好实验室检查的标本采集工作，如血液、尿液、粪便与痰液的细菌培养及药敏试验，选择合适的抗生素控制感染，尤其注意体温的变化。

2）预防感染：具体如下。①呼吸道感染的预防：保持病房内环境、物品干净，如定期擦拭室内家具、地面，开窗通风，空气定期消毒以保证洁净度在标准范围内；秋冬季节注意保暖；减少外出，限制探视人数及次数；中性粒细胞绝对值≤0.5×10^9/L者，应给予保护性隔离，如入住层流室。层流室应定期更换过滤器以确保过滤效果。②口腔、鼻腔感染的预防：口腔护理是预防口腔感染的重要方法，由于口腔黏膜和牙龈的出血、高热状态下唾液分泌减少，以及长期应用广谱抗生素等，使细菌易在口腔内滋生、繁殖而继发感染。应督促患者饭后用生理盐水等含漱，可用软毛牙刷刷牙，血小板＜20×10^9/L时，应停止刷牙，防止出血。鼻前庭用棉签随氯己定溶液滴鼻，3次/天。③眼部感染的预防：保持眼部清洁，遵医嘱使用滴眼液，以防止眼部细菌、病毒感染。④皮肤感染的预防：皮肤是机会致病菌的隐匿所，应保持皮肤清洁、干燥，勤沐浴、更衣和更换床上用品；勤剪指甲避免抓伤皮肤；注意皮肤褶皱处，如腋下、肚脐、腹股沟等，女性患者适当增加会阴部的清洁卫生。⑤肛周感染的预防：睡前、便后用1∶5000高锰酸钾溶液坐浴，每次15～20分钟。⑥血源性感染的预防：可留置中心静脉导管、留置针等，避免反复穿刺，密切观察穿刺口有无感染征象并及时处理，在进行各种穿刺时，严格无菌操作。

3）营养支持：鼓励患者多进食高热量、高蛋白、富含维生素的清淡食物，必要时遵医嘱静脉补充营养，以满足机体需要，提高机体抵抗力。对已有感染或发热的患者，若病情允许，应鼓励其多饮水，补充机体丢失的水分，有助于增加细菌、毒素的排出。注意饮食卫生，防止胃肠道感染。

4）治疗配合与护理：中性粒细胞缺乏时，可遵医嘱输注浓缩中性粒细胞悬液，提升机体抗感染能力；遵医嘱正确应用抗生素，若不正确使用抗生素会导致耐药菌的急剧增长；医护人员注意手卫生等，避免交叉感染。

（2）潜在并发症：药物不良反应。

1）免疫抑制药应用要观察有无胃肠道反应，如环孢素可造成肝肾功能损害，注意监测肝肾功能，可定期监测血清中的CsA的浓度；抗胸腺细胞球蛋白（ATG）抗淋巴细胞球蛋白（ALG）：做好保护性隔离，防止感染；用药前应做皮肤过敏试验。

2）告知患者雄性激素（安特尔）治疗期间可能出现的不良反应，如向心性肥胖、水肿、毛发增多、女性男性化等，但是停药症状可消退，勿过分担心。定期检测肝功能。

3）长期肌内注射丙酸睾酮可引起局部硬结，注射部位应交替进行，局部热敷避免硬结产生。

（3）活动耐力下降：与贫血所致机体组织的缺氧有关。护理措施参见本章第二节。

（4）有出血的危险：与血小板减少有关。护理措施详见本章第一节。

5. 护理评价

（1）患者无感染发生。

（2）未出现药物不良反应或能被及时发现和处理。

（3）患者能明确出血的原因，避免各种出血诱因。

（4）各部位的出血能被及时发现并得到处理，出血逐渐得到控制。

6. 健康指导

（1）疾病预防指导：尽可能避免或减少接触与再障发病相关的药物和理化物质。简介疾病的可能原因、临床表现及目前的主要诊疗方法，增强患者及其家属的信心，以积极配合治疗和护理。饮食方面注意加强营养，增进食欲，避免食用对消化道黏膜有刺激性的食物。避免服用对造血功能有害的药物，如保泰松、安乃近、阿司匹林等。指导患者根据病情做好休息与活动的自我调节充足的睡眠与休息可减少机体的耗氧量。

（2）疾病知识指导：向患者及家属详细介绍药物的名称、用量、用法、疗程及不良反应，叮嘱其必须在医生指导下按时、按量、按疗程用药，不可自行更改或停用药物，定期复查血象。使患者及家属认识到负性情绪的危害，指导患者学会自我调整，学会倾诉；家属要善于理解和支持患者，学会倾听；必要时应寻求专业人士的帮助，避免发生意外。

（3）病情监测指导：主要是贫血、出血、感染的症状、体征和药物不良反应的自我监测。若有上述症状或体征出现或加重，提示有病情恶化的可能，应及时向医护人员汇报或及时就医。

五、溶血性贫血

（一）概述

溶血性贫血（hemolytic anemia，HA）是由于红细胞破坏速度增加，寿命缩短，超过骨髓造血的代偿能力而发生的贫血。骨髓具有6～8倍的红系造血代偿潜力。在溶血情况下，骨髓代偿性增生，生成红细胞的速度可以补偿消亡的红细胞，而不出现贫血，称为代偿性溶血。而红细胞破坏过快、过多，超出代偿能力所发生的贫血，称为溶血性贫血。溶血性贫血约占所有贫血的5%，可发生于各个年龄阶段。

溶血性贫血临床分类方法繁多，按临床表现可分为急性溶血和慢性溶血；按溶血发生的部位可分为血管内溶血和血管外溶血；按病因可分为红细胞内结构异常或缺陷的溶血与红细胞外部因素所致的溶血，临床上多用此分类体系。

由于许多溶血性贫血的病因未明或发病机制不清，目前尚无根治的方法。其预后取决于溶血发生的速度及其严重程度、救治是否及时有效、有无并发症、疾病类型，以及能否做到有效预防等。

（二）病因与发病机制

1. 病因　细胞膜异常的红细胞变形性和柔韧性降低、硬度增加，极易被单核-巨噬细胞系统（特别是脾）吞噬并破坏，从而发生溶血。红细胞代谢正常是维持其细胞膜柔韧性、完整性和血红蛋白生理功能的基础。参与红细胞代谢的酶若出现遗传性缺陷，则影响红细胞的代谢与功能，从而发生溶血。引起溶血性贫血的主要病因见表6-2-6。

表6-2-6 溶血性贫血的主要病因

分类	主要病因	常见疾病
红细胞自身异常所致的溶血	红细胞膜结构功能异常	如遗传性球形红细胞增多症、遗传性椭圆形红细胞增多症、遗传性棘红细胞增多症、遗传性口形红细胞增多症等
	遗传性红细胞酶缺陷	①磷酸戊糖途径酶缺陷：如葡萄糖-6-磷酸脱氢酶（G-6-PD）缺乏症等。②无氧糖酵解途径酶缺陷：如丙酮酸激酶缺乏症等。③核苷代谢酶系、谷胱甘代谢酶缺陷
	遗传性珠蛋白生成障碍	①珠蛋白肽链结构异常：如镰状细胞贫血、异常血红蛋白病。②珠蛋白肽链数量异常：如珠蛋白生成障碍性贫血，即地中海贫血
红细胞外部因素所致的溶血	免疫因素	①自身免疫性溶血性贫血（AIHA）。②同种免疫性溶血性贫血：如新生儿溶血病、血型不符的输血反应
	血管因素	①微血管病性溶血性贫血：如血栓性血小板减少性紫癜。②瓣膜病：如主动脉瓣狭窄、心脏瓣膜置换术。③血管壁受反复挤压：如行军性血红蛋白尿
	生物因素	感染：如原虫感染引起的溶血，以疟疾最常见；梭状芽孢杆菌败血症
	理化因素	物理因素，如大面积烧伤、血浆中渗透压改变；化学因素，如苯肼、砷化氢等中毒，可引起获得性高铁血红蛋白血症而溶血

2. 发病机制　根据不同病因导致的溶血性贫血，红细胞破坏的发病机制也有所不同，虽然红细胞被破坏的部位分为血管内或血管外，但所产生相应的临床表现、实验室改变却具有相似特点。

（1）红细胞破坏增加

1）血管内溶血：指红细胞在血液循环中被破坏，释放游离血红蛋白后形成血红蛋白血症。以急性溶血为主，多见于阵发性睡眠性血红蛋白尿症，以及药物、理化、感染等因素引起的溶血性贫血。如果大量血管内溶血超过了结合珠蛋白的处理能力，游离血红蛋白可从肾小球滤过，若血红蛋白量超过近曲小管重吸收能力，则出现血红蛋白尿。血管内溶血反复发生，未能及时输送或被重新利用的铁将以铁蛋白或含铁血黄素的形式沉积于上皮细胞内，随上皮细胞脱落由尿液排出，形成含铁血黄素尿，是慢性血管内溶血的特征。

2）血管外溶血：指红细胞在单核巨噬细胞系统（主要是脾内）吞噬消化，释出的血红蛋白分解为珠蛋白和血红素，珠蛋白和铁可进一步分解或为机体再利用，卟啉则降解为游离胆红素，为肝细胞摄取后生成结合胆红素，之后随胆汁排入肠道。经肠道细菌作用还原为尿（粪）胆原并随粪便排出，少量尿（粪）胆原又被肠道重吸收入血并通过肝细胞重新随胆汁排泄到肠道中，即“胆原的肠肝循环”；其中部分经肾小球滤过，以尿胆原的形式随尿排出。慢性血管外溶血由长期高胆红素血症导致肝功能损害，可出现结合胆红素升高。

（2）机体造血器官或组织的造血功能代偿性增强：随着溶血导致循环血液中红细胞数的减少，机体造血器官或组织造血功能代偿性增强，外周血中网织红细胞比例明显增加，可达0.05～0.20，甚至出现有核红细胞。骨髓红系造血代偿性增生，红细胞生成可为正常的10倍以上。慢性溶血的重症患者还会出现长骨骨骺端黄骨髓重新转换为红骨髓参与造血，骨髓腔可随之扩大，骨皮质变薄，骨骼变形。儿童患者则可出现髓外造血，表现为肝大、脾大等。

（三）临床表现

溶血性贫血患者的临床表现与溶血发生的速度、程度、部位、持续时间及患者代偿能力等有关。

1. 急性溶血　多为血管内溶血。起病急骤，临床表现为突发寒战、高热、腰背与四肢酸痛、头痛、呕吐、血红蛋白尿和黄疸等。这是由于短期内大量血管内溶血后分解的代谢产物对机体的毒性作用，严重者可出现周围循环衰竭，由于溶血产物可引起肾小管上皮细胞坏死、管腔堵塞，最终导致急性肾损伤。

2. 慢性溶血　多为血管外溶血。起病缓慢，症状较轻。临床表现为贫血、黄疸、脾大。溶血性黄疸主要与血中游离胆红素浓度增高有关，多为轻度至中度，不伴皮肤瘙痒。长期高胆红素血症可并发胆石症和肝功能损害。慢性溶血过程中，在某些诱因的作用下（病毒感染等）可超出骨髓代偿能力使网织红细胞减少、溶血急剧加重，发生溶血危象（hemolytic crisis）及再生障碍危象（aplastic crisis）；或者因饮食中叶酸供给不足、机体对叶酸需求增加，可出现巨幼细胞贫血危象（megaloblastic crisis）。

（四）辅助检查

1. 溶血性贫血的筛查

（1）提示红细胞破坏增加的检查：具体如下。①血象：外周血可见破碎红细胞或畸形红细胞。②血清结合珠蛋白检测：是反映溶血较敏感的指标。各种溶血时，血清结合珠蛋白均降低，以血管内溶血降低最显著。严重血管内溶血时（血浆中游离血红蛋白＞1.3g/L）可测不出。③血浆游离血红蛋白检测：有助于血管内与血管外溶血的鉴别。血管内溶血时，血浆游离血红蛋白含量明显增高；血管外溶血时则正常。④尿含铁血黄素试验（Rous试验）：阳性多见于慢性血管内溶血，常见于阵发性睡眠性血红蛋白尿症，初期可呈阴性。⑤尿胆原与尿胆素测定：尿胆原呈强阳性而尿胆素呈阴性，为溶血性黄疸的特殊表现，与体内单纯游离胆红素水平增高有关。

（2）提示红系代偿性增加的检查：具体如下。①血象：红细胞计数和血红蛋白浓度有不同程度下降；网织红细胞比例明显增加，外周血甚至可见有核红细胞。②骨髓象检查：骨髓增生活跃或极度活跃，以红系增生为主，粒系比例降低或倒置。

2. 红细胞内在缺陷的检测　有助于溶血原因及类型的判断。

（1）抗人球蛋白试验（Coombs试验）：阳性可考虑为自身免疫性溶血性贫血。

（2）血细胞表面CD59、CD55抗原检测：主要检查体内衰变加速因子和反应性溶血膜抑制物，阳性表明缺失。

（3）酸化血清溶血试验（Ham's试验）：有血红蛋白尿者均应做此项检查，阳性主要见于阵发性睡眠性血红蛋白尿症。

（4）红细胞渗透脆性试验：常用于轻型遗传性球形红细胞增多症、遗传性非球形红细胞溶血性贫血的诊断和鉴别诊断。

（5）血红蛋白电泳：是诊断β轻型珠蛋白生成障碍性贫血的重要依据。

（6）高铁血红蛋白还原试验：主要用于红细胞葡萄糖-6-磷酸脱氢酶（G-6-PD）缺乏症的筛查或普查。

（7）葡萄糖-6-磷酸脱氢酶（G-6-PD）活性测定：是G-6-PD缺乏症最可靠的诊断指标。

（五）诊断要点

根据溶血性贫血的临床表现，实验室检查提示有贫血、红细胞破坏增多、骨髓红系代偿性增生及红细胞寿命缩短的证据，可做出初步诊断。通过详细询问病史及特殊检查，可进一步明确溶血性贫血的病因和类型。

（六）治疗要点

1. 病因治疗　尽快去除诱因与病因，积极治疗原发病。有溶血诱发因素者，如药物诱发的溶血性贫血，停药后病情可能很快缓解；感染所致溶血性贫血在控制感染后，溶血即可终止；冷抗体型自身免疫性溶血性贫血应注意保暖；如为异型输血所致，应立即停止输血。

2. 糖皮质激素和其他免疫抑制药　主要用于免疫性溶血性贫血。常用的糖皮质激素有泼尼松、氢化可的松等，对温抗体型自身免疫性溶血性贫血具有较好的疗效，还可用于阵发性睡眠性血红蛋白尿症；常用的免疫抑制药有环磷酰胺、硫唑嘌呤、甲氨蝶呤、环孢素等，仅对少数免疫性溶血性贫血有效。

3. 脾切除术　适用于血管外溶血。如遗传性球形红细胞增多症，以及需要大剂量糖皮质激素才能维持疗效或药物治疗无效的自身免疫性溶血性贫血及某些血红蛋白病。

4. 单克隆抗体　抗CD20单克隆抗体可作为自身免疫性溶血性贫血的二线治疗；抗补体C5单克隆抗体可用于PNH的治疗。

5. 红细胞输注　是起效最快的缓解症状的治疗方法，虽可暂时改善一般情况但对自身免疫性溶血性贫血及阵发性睡眠性血红蛋白尿症，反可加重溶血反应，应严格掌握输血指征，最好选择洗涤红细胞。

6. 补充造血原料　溶血患者的骨髓造血代偿性加速，对造血原料的需求增加，应额外补充叶酸；长期血红蛋白尿患者可伴发缺铁，可适当补铁，但对阵发性睡眠性血红蛋白尿症患者补铁需慎重。

7. 其他治疗　如有并发症应积极处理。

（七）护理

1. 主要护理诊断

（1）活动耐力下降：与溶血、贫血引起全身组织缺氧有关。

（2）潜在并发症：急性肾损伤。

2. 其他护理诊断

（1）疼痛：与急性溶血及慢性溶血引起肝大、脾大有关。

（2）知识缺乏：缺乏对疾病、治疗、康复知识，以及危险因素的正确认识。

（3）潜在并发症：休克。

（4）自我形象紊乱：库欣综合征，与长期使用糖皮质激素有关。

3. 护理目标

（1）患者缺氧症状逐步减轻，活动耐力逐步提高。

（2）患者未发生急性肾损伤。

4. 护理措施

（1）活动耐力下降

1）病情观察：及时了解实验室检查结果，如血红蛋白、网织红细胞计数、血胆红素等。观察组织缺氧状况，有无贫血、黄疸加重，尿色、尿量情况，以及患者用药反应。

2）饮食护理：避免进食一切可能加重溶血的食物或药物，鼓励患者多喝水、勤排尿，利于毒性物质的排泄及药物不良反应的减轻。

3）休息与运动：适宜的体育活动，活动量以不感觉疲劳为度，保证充分的休息和睡眠。在溶血发作期应减少活动或卧床休息，注意保暖，避免受凉。

4）用药护理：遵医嘱正确用药，并注意药物不良反应的观察与预防。使用糖皮质激素，应注意观察药物的不良反应，如电解质紊乱、继发感染、上消化道出血等征象，应监测患者的血压、血糖，反复向患者讲解用药的注意事项，必须按时、按量服用，在停药过程中应逐渐减量，防止因突然停药出现的反跳现象。用环磷酰胺时，指导患者多饮水，每日饮水量不少于2000ml，另外，用环孢素者，应定期查肝、肾功能。

（2）潜在并发症：急性肾损伤。

1）病情监测：每日测量体重，记好出入量，监测电解质、血象、尿素氮、肌酐等，一旦出现少尿甚至无尿，要及时通知医生，并做好相应的救治准备与配合。

2）一般护理：绝对卧床休息，给予舒适体位，保持环境安静，利于病情恢复。

3）饮食护理：饮食上控制水分及钠盐摄入，给予患者高热量、高维生素、低蛋白的饮食，减轻肾负担，促进血红蛋白的排泄。

4）腰背部疼痛护理：告知疼痛的原因，鼓励多饮水，促进代谢物的排泄；教会患者使用精神转移法，转移对疼痛的关注，必要时遵医嘱使用镇痛药；还可使用干热疗法，即将灌入60～70℃热水的热水袋用棉布包裹后置于双侧腰部，促进肾血管的扩张，缓解肾缺血、缺氧，延缓肾衰竭。

5）输液和输血的护理：严格掌握输血适应证，加强输血过程中的观察，尤其在开始阶段，输血的速度不宜过快，应警惕输血不良反应的出现，密切监测生命体征，观察黄疸、贫血、尿色，出现异常及时通知医生。血液取回后应立即输注，不宜久置或加温输入，因血液温度超过35℃会造成红细胞变形、破坏而致溶血。避免发生血型不合的输血，严格按照操作规程进行，切实做到“三查九对”，即认真核对患者的床号、姓名、住院号、血型、血袋号、剂量、交叉配型试验结果、血液成分、有效期。若血型不合，输血早期即可出现酱油色血红蛋白尿、血压下降、休克、急性肾衰竭，若出现以上情况应立即报告医生，同时停止输血。

5. 护理评价

（1）患者的活动耐力逐渐恢复正常。

（2）患者的急性肾损伤能被及时监测并处理。

6. 健康指导

（1）疾病预防指导：向患者讲解疾病的相关知识，做到主动预防，减少发作。忌食酸性食物和药物；注意休息，避免劳累，防止感染。指导遗传性溶血性贫血患者，婚前婚后遗传咨询，减少溶血性疾病的发生。

（2）疾病知识指导：严格按医嘱服药，定期门诊随访，复查血常规、尿常规。有下列情况时及时与医生联系：有贫血、溶血及其相关症状或体征和药物不良反应，包括头晕、头痛、心悸、气促等症状、生命体征，皮肤黏膜苍白或黄染，尿量减少，尿液呈浓茶样、淡红色、红色、棕色或酱油样。上述症状或体征的出现或加重，均提示有溶血发生或加重的可能，要留取尿液标本送检，及时就诊。

小结

思考题

1. 简述缺铁性贫血口服铁剂治疗的应用与指导。
2. 简述巨幼细胞贫血患者营养失调的饮食护理。
3. 简述再生障碍性贫血患者预防感染的护理措施。

第三节 出血性疾病

一、概述

人体血管受到损伤时，血液可自血管外流或渗出。此时，机体将通过一系列生理反应使出血停止，即止血。止血过程有多种因素参与，并包含一系列复杂的生理、生化反应。因先天性或遗传性及获得性因素导致血管、血小板、凝血、抗凝及纤维蛋白溶解等止血机制的缺陷或异常而引起的以自发性或轻度损伤后过度出血为特征的疾病，称为出血性疾病。

据统计，出血性疾病患者占同期住院患者总数的1.6%～4.7%，儿童的发病比例偏高。一般获得性出血性疾病较遗传性出血性疾病多。遗传性出血性疾病在出血性疾病中所占比例为4.5%～17.5%。近年来，由于对血小板的研究及相关疾病的诊断有很大进展，因此血小板疾病较以往多见，占出血性疾病的30%以上。

（一）正常止血、凝血和抗凝机制

1. **止血机制** 正常人体局部小血管受损后引起出血，几分钟内可自然停止的现象，称为生理性止血（hemostasis）。生理性止血是机体重要的保护机制，其过程分为血管收缩、血小板黏附及血栓形成、血液凝固三个环节（图6-3-1）。

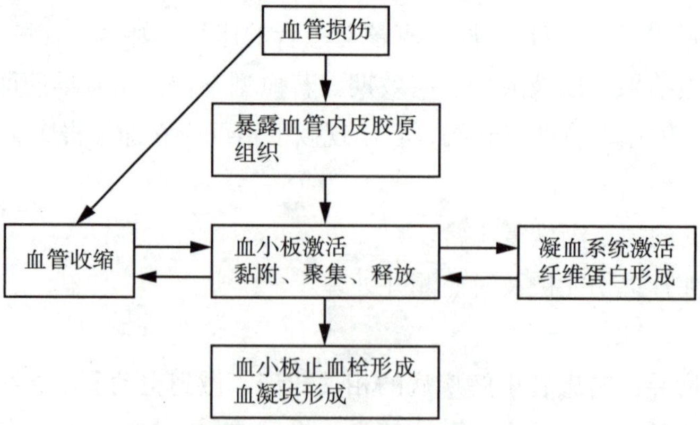

图6-3-1 生理性止血过程示意图

2. **凝血机制** 血液凝固（blood coagulation）是无活性的凝血因子（酶原）被有序地、逐级放大地激活，转变为有蛋白降解活性的凝血因子的过程，即所谓“瀑布学说”的一系列

酶促反应。凝血的最终产物是血浆中的纤维蛋白原转变为纤维蛋白，这是一系列具有明显放大效应的酶促反应过程。各种原因导致凝血因子的缺乏是引起出血性疾病的重要原因，如血友病、严重肝病等。机体的生理性凝血过程大体上分为凝血活酶的形成、凝血酶原的激活和纤维蛋白的生成三个阶段（图6-3-2）。

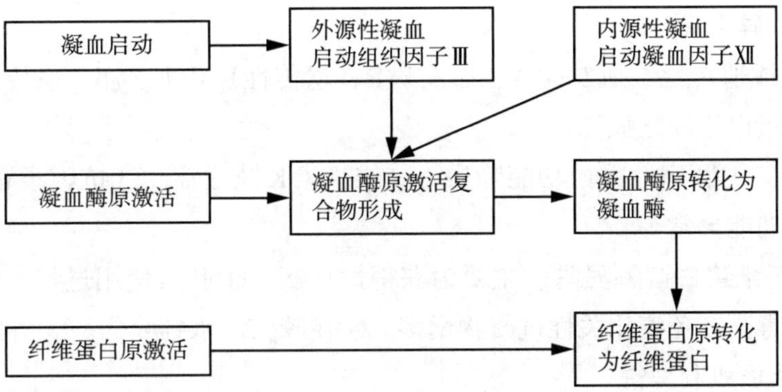

图6-3-2　凝血过程示意图

3．抗凝与纤维蛋白溶解机制　正常情况下，循环血液内凝血系统和抗凝血系统维持动态平衡，以保持血液在血管内呈流动状态。除凝血系统外，人体还存在完善的抗凝及纤溶系统。体内凝血与抗凝、纤维蛋白形成与纤溶维持着动态平衡，以保持血流的通畅。

（1）抗凝系统：血管内皮的抗凝作用、纤维蛋白吸附、血液稀释，以及单核-巨噬细胞系统的吞噬作用。可清除或减少激活的凝血因子和生理性抗凝物质，其均为机体抗凝系统的重要组成部分。其中，生理性抗凝物质有抗凝血-Ⅲ（antithrombin，AT-Ⅲ）、蛋白C系统、组织因子途径抑制物（tissue faclor pathway inhibitor，TFPI）、肝素等。

（2）纤维蛋白溶解系统（纤溶系统）：对维持血液流动状态起重要作用，纤溶酶原是种单链糖蛋白，主要在脾、嗜酸性粒细胞及肾等部位生成，血管内皮细胞也有纤溶酶原表达，可被存在于组织、血浆及尿液中的致活因子激活后转化为纤溶酶，作用于纤维蛋白（原），使其降解为小分子多肽及一系列碎片，称为纤维蛋白（原）降解产物（FDP）。正常人体组织和体液中含有纤溶抑制物可防止纤溶过度而出血。临床常使用链激酶、尿激酶、重组组织纤溶酶原激活物等激活纤溶酶原形成纤溶酶，溶解脏器内血栓，如急性心肌梗死的溶栓疗法。

（二）出血性疾病分类

按病因与发病机制，可分为以下几种主要类型。

1．血管壁异常

（1）先天性或遗传性：①遗传性出血性毛细血管扩张症。②家族性单纯性紫癜。③先天性结缔组织病（血管及其支持组织异常）。

（2）获得性：①感染，如败血症。②变态反应，如过敏性紫癜。③化学物质及药物，如药物性紫癜。④营养不良，如维生素C及维生素PP缺乏症。⑤代谢及内分泌障碍，如糖尿病、库欣病。⑥其他，如结缔组织病、动脉硬化、机械性紫癜、体位性紫癜等。

2．血小板异常

（1）血小板数量异常：①血小板生成减少，如再生障碍性贫血、白血病、放疗及化疗后等。②血小板破坏过多，如原发免疫性血小板减少症。③血小板消耗过多，如弥散性血管内凝血、血栓性血小板减少性紫癜。④血小板分布异常，如脾功能亢进。⑤血小板增多，如原发性血小板增多症。

（2）血小板质量异常：①遗传性，如血小板无力症。②获得性，如抗血小板药物作用、重症感染、尿毒症、肝病、异常球蛋白血症等，在临床上极为常见。

3. 凝血功能异常

（1）先天性或遗传性：血友病A、血友病B、遗传性FⅪ缺乏症、遗传性凝血酶原缺乏症、遗传性纤维蛋白原缺乏症。

（2）获得性：①肝病性凝血功能障碍。②维生素K缺乏症。③抗因子Ⅷ、Ⅸ抗体形成。④尿毒症性凝血功能异常等。

4. 抗凝及纤维蛋白溶解异常　主要为获得性疾病：①肝素使用过量。②香豆素类药物过量及敌鼠钠中毒。③免疫相关性抗凝物增多。④蛇咬伤、水蛭咬伤。⑤溶栓药物过量。

5. 复合性止血机制异常

（1）先天性或遗传性：血管性血友病。

（2）获得性：弥散性血管内凝血。

二、原发免疫性血小板减少症

（一）概述

原发免疫性血小板减少症（primary immune thrombocytopenic，ITP）是一种复杂的多种机制共同参与的获得性自身免疫病。该病的发生是患者对自身血小板抗原免疫失耐受，产生体液免疫和细胞免疫介导的血小板过度破坏与血小板生成抑制，导致血小板减少，伴或不伴皮肤黏膜出血。

ITP的发病率为（5～10）/10万人口，男女发病率相近，育龄期女性发病率高于男性，60岁以上人群的发病率为60岁以下人群的2倍，且出血风险随年龄增长而增加。

（二）病因与发病机制

ITP的病因迄今未明，发病机制如下。

1. 体液免疫和细胞免疫介导的血小板过度破坏　50%～70%的ITP患者血浆和血小板表面可检测到一种或多种抗血小板膜糖蛋白自身抗体。自身抗体致敏的血小板被单核-巨噬细胞系统吞噬破坏。另外，ITP患者的细胞毒T细胞可直接破坏血小板。

2. 体液免疫和细胞免疫介导的巨核细胞数量和质量异常，血小板生成不足　自身抗体还可损伤巨核细胞或抑制巨核细胞释放血小板，造成ITP患者血小板生成不足；另外，$CD8^+$细胞毒T细胞可通过抑制巨核细胞凋亡，使血小板生成障碍。血小板生成不足是ITP发病的另一个重要机制。

（三）临床表现

1. 急性型　半数以上发生于儿童。

（1）起病方式：80%以上患者发病前1～2周有呼吸道感染等感染史，特别是病毒感染史。起病急，可有发热、畏寒。

（2）出血：①突发广泛、严重的皮肤黏膜出血，甚至大片瘀斑或血肿。皮肤瘀点通常先出现于四肢，尤其以下肢为多，分布不均；黏膜出血多见于鼻腔、牙龈及口腔。②当血小板＜20×10^9/L时，可发生内脏出血，患者如有头痛、呕吐，要注意颅内出血的可能性。③出血量过大或范围过广时，可出现不同程度的贫血、血压降低或失血性休克。

2. 慢性型　主要发生于成人。

（1）起病方式：起病隐匿，有的患者在明确诊断前数月或数年有月经过多，反复脾出血及易发瘀斑等病史，多在常规检查时偶然发现。

（2）出血倾向：出现症状相对较轻，常反复发生。表现为四肢皮肤散在瘀点、瘀斑，牙龈出血或鼻出血。患者可因感染等致病情突然加重，出现广泛、严重的内脏及皮肤、黏膜出血。长期月经过多则出现失血性贫血，反复发病可出现轻度脾大。

（四）辅助检查

1. 血象　血小板计数减少，血小板平均体积偏大。反复出血或短期内失血过多者，红细胞和血红蛋白可出现不同程度的下降。

2. 凝血功能及血小板功能检查　凝血功能正常，出血时间延长，血块收缩不良，束臂试验阳性。血小板功能一般正常。

3. 骨髓象　骨髓巨核细胞数正常或增加，巨核细胞发育成熟障碍，表现为体积变小，胞质内颗粒减少，幼稚巨核细胞增加，产板型巨核细胞显著减少（＜30%）；红系、粒系及单核系正常。

4. 血清学检查　血浆血小板生成素（thrombopoietin，TPO）水平正常或轻度升高。约70%的患者抗血小板自身抗体阳性，部分患者可检测到抗心磷脂抗体、抗核抗体。伴自身免疫性溶血性贫血的患者（Evans综合征）Coombs试验可呈阳性，血清胆红素水平升高。

（五）诊断要点

主要根据以下几点即可诊断：①至少2次检查血小板计数减少，血细胞形态无异常。②脾一般不增大。③骨髓检查巨核细胞数正常或增多，有成熟障碍。④排除其他继发性血小板减少症。

（六）治疗要点

ITP为自身免疫病，目前尚无根治的方法，治疗的目的是使患者血小板计数提高到安全水平，降低病死率。

1. 一般治疗　出血严重者应卧床休息，血小板＜20×10^9/L者应严格卧床，避免外伤。避免使用抑制血小板功能及降低血小板数量的药物。

2. 药物治疗

（1）糖皮质激素：是首次诊断ITP患者的首选药物，近期有效率约为80%。作用机制：①抑制自身抗体生成，减轻抗原-抗体反应。②抑制单核-巨噬细胞系统的功能，减少血小板的破坏。③降低毛细血管脆性。④刺激骨髓造血及血小板向外周血的释放。剂量与用法：常用泼尼松lmg/（kg·d），分次或顿服，待血小板升至正常或接近正常后逐步减量（每周减

5mg），最后以5～10mg/d维持治疗，持续3～6个月，最多不超过1年。病情严重者用等效量的地塞米松或甲泼尼龙静脉滴注，好转后改口服。

（2）免疫抑制药：一般不宜作为首选。适用于糖皮质激素、脾切除术治疗无效或效果差、有脾切除术或使用糖皮质激素禁忌证者，与糖皮质激素合用还可提高疗效及减少糖皮质激素的用量。主要药物有长春新碱、硫唑嘌呤、环磷酰胺和环孢素等。以长春新碱最为常用，除有免疫抑制作用外，还可能有促进血小板生成和释放作用。每周1次，每次1mg，静脉注射，4～6周为1个疗程。环孢素主要用于难治性ITP的治疗。

3. 脾切除术　在脾切除前，必须对ITP的诊断进行重新评价。只有确诊为ITP，但常规糖皮质激素治疗4～6周无效，病程迁延6个月以上，或者糖皮质激素虽有效，但维持量＞30mg/d，或者有糖皮质激素使用禁忌证者，可行脾切除术。近期有效率为70%左右。无效者对糖皮质激素的需要量亦可减少。术前2周应给患者接种多价肺炎双球菌疫苗、流感嗜血杆菌和脑膜炎双球菌二联疫苗。术后每5年重复接种肺炎双球菌疫苗，每年接种流感疫苗。

4. 难治性ITP　难治性ITP指上述治疗方法无效的患者，常用治疗措施有大剂量甲泼尼龙、达那唑、大剂量丙种球蛋白、大剂量环磷酰胺，近年来也有人应用α-干扰素治疗难治性ITP。

5. 急重症处理　急重症指出血严重且广泛，包括：①血小板＜20×10^9/L者。②疑有或已发生颅内出血者。③近期将实施手术或者分娩者。治疗方法如下。①血小板输注：紧急补充血小板，成人按每次10～20U给予，可根据病情重复使用。②静脉注射大剂量甲泼尼龙：每日1g，3～5次为1个疗程。③静脉滴注免疫球蛋白：剂量为400mg/kg，4～5日为1个疗程。1个月后可重复。④血浆置换：可有效清除血浆中抗血小板抗体。每次置换3L，连续3～5日。

（七）护理

1. 主要护理诊断

（1）有出血的危险：与血小板减少、血小板生存时间缩短有关。

（2）有感染的危险：与糖皮质激素及免疫抑制药治疗有关。

2. 其他护理诊断

（1）恐惧：与血小板过低，随时有出血的危险有关。

（2）潜在并发症：颅内出血。

3. 护理目标

（1）患者能积极配合，采取正确、有效的预防措施，减少或避免出血。

（2）患者能说出预防感染的重要性，积极配合，减少或避免感染的发生。

4. 护理措施

（1）有出血的危险

1）病情观察：注意观察患者出血的发生、发展或消退情况，特别是出血部位、范围和出血量。注意患者自觉症状（有无头晕、心悸、视物模糊）、情绪反应等，监测生命体征，观察神志，及时发现内脏出血、失血性休克等出血征象。一旦发现血小板计数＜20×10^9/L，应绝对卧床休息，避免外伤。如怀疑有严重而广泛的内脏出血或已发生颅内出血，要及时通知医生，并配合救治。

2）预防和避免加重出血：避免使用可能引起血小板减少或抑制其功能的药物。护理措施参见本章第一节。

（2）有感染的危险

1）长期使用糖皮质激素的患者在用药期间要注意预防感染，不可擅自减量或停药；督促患者养成漱口的习惯，保持口腔卫生；衣着宽松舒适，保持皮肤清洁、干燥，定时更换床上用品；女性患者注意保持会阴部的清洁卫生；注意观察有无感染征象。

2）预防感染有关的其他护理措施参见本章第一节。

5. 护理评价

（1）患者能描述引起或加重出血的危险因素，积极采取预防措施，减少或避免出血。

（2）患者能说出预防感染的重要性，积极配合治疗与护理，未发生感染。

6. 健康指导

（1）疾病知识指导：向患者及家属介绍疾病的发病机制、主要表现及治疗方法，以主动配合治疗与护理。指导患者注意休息，避免碰撞和剧烈活动，避免进食粗硬、带刺、辛辣刺激、不宜消化的食物，以免损伤食管黏膜引起出血。保持充足的睡眠、情绪稳定和大便通畅，有效控制高血压等。预防感染，定期监测血常规。指导患者及家属学会压迫止血的方法。

（2）随访用药指导：避免服用可能引起血小板减少或抑制其功能的药物，特别是非甾体抗炎药，如阿司匹林等。服用糖皮质激素者，应告知必须遵医嘱、按时、按剂量、按疗程用药，不可自行减量或停药，以免加重病情。为减轻药物的不良反应，应饭后服药，必要时可加用胃黏膜保护药或抑酸药。

（3）病情监测指导：指导患者及家属能识别出血征象，及时发现有无皮肤、消化道、口腔、鼻腔出血现象；有无内脏出血的表现，如月经量明显增多、呕血或便血、咯血、血尿、头痛、视力改变等。一旦发现皮肤、黏膜出血加重或内脏出血的表现，应及时就医。

三、过敏性紫癜

（一）概述

过敏性紫癜（Henoch-Schönlein purpura）是一种常见的血管变态反应性疾病，因机体对某些致敏物质产生变态反应，导致毛细血管脆性及通透性增加，血液外渗，产生紫癜、黏膜及某些器官出血。可同时伴发血管神经性水肿、荨麻疹等其他过敏表现。本病多见于青少年，男性发病率多于女性，春、秋季节发病较多。

（二）病因与发病机制

1. 病因　致病因素甚多，与本病发生密切相关的主要因素如下。

（1）感染：细菌感染中主要为β-溶血性链球菌，以呼吸道感染最为常见；病毒感染多见于发疹性病毒感染，如麻疹、水痘、风疹等；寄生虫感染以蛔虫感染多见。

（2）食物：以动物性食物为主，主要是机体对某些动物性食物中的异种蛋白质包括鱼、虾、蟹、牛奶、蛋、鸡、乳类等过敏所致。

（3）药物：①抗生素类，如青霉素及头孢菌素类抗生素等。②解热镇痛药，如水杨酸类、保泰松、吲哚美辛及奎宁类等。③其他药物，如磺胺类、阿托品、异烟肼及噻嗪类利尿药等。

（4）其他：如花粉、尘埃、疫苗接种、虫咬及寒冷刺激等。

2. 发病机制 发病机制不明，与免疫异常有关，各种刺激因子如感染源、变应原等激活具有遗传易感性患者的T细胞，使其功能紊乱，致B细胞多克隆活化，分泌大量IgA、IgE和TNF-α、IL-6等炎症因子，形成IgA免疫复合物，引发异常免疫应答，导致系统性血管炎，造成组织和脏器损伤。

病理改变主要为全身性小血管炎。皮肤小血管周围中性粒细胞、嗜酸性粒细胞浸润，间质水肿，血管壁纤维素样坏死；肠道黏膜可因微血管血栓出血坏死；肾小球毛细血管内皮增生，局部纤维化和血栓形成，免疫荧光检查可见IgA为主的免疫复合物沉积。

（三）临床表现

多急性起病。大多数患者发病前1～3周有全身不适、低热、乏力及上呼吸道感染等前驱症状，继而出现典型临床表现，常见症状为皮肤紫癜。依据受累部位的表现，可分为以下五种类型。

1. 单纯型（紫癜型） 为临床最常见的类型。主要表现为皮肤瘀点、紫癜，多局限于四肢及臀部，且以下肢伸面最多见，呈对称性，常成批、反复发生，大小不一、突出皮表，初起呈深红色，可融合成片，伴轻微痒感。严重者可融合成大血疱，中心呈出血性坏死。数日后紫癜逐渐变成紫色、黄褐色、淡黄色，经7～14天消退，也可反复出现。少数患者可伴有荨麻疹、血管性水肿等。

2. 腹型（Henoch型） 最具潜在危险性的类型，约见于1/3的患者。主要表现为腹痛，多位于脐周或下腹部，也可遍及全腹，常呈阵发性绞痛或持续性钝痛，可伴恶心、呕吐、腹泻及便血。发作时可因腹肌紧张及明显压痛、肠鸣音亢进而误诊为外科急腹症。幼儿可因肠道不规则蠕动而诱发肠套叠。腹部症状、体征多与皮肤紫癜同时出现，偶可发生于紫癜之前。

3. 关节型 病变常累及大关节，以膝、踝、肘、腕为主，反复发作，呈游走性。以关节肿胀、疼痛为主，可伴红、肿及活动障碍。X线检查多无异常，严重者B超关节检查可发现关节腔积液，为非化脓性改变。一般在数日内消退，不遗留关节畸形，易误诊为风湿性关节炎。

4. 肾型 病情最为严重且预后相对较差的类型，为肾小球毛细血管袢受累所致。肾损害多发生于紫癜出现后2～4周，亦可延迟出现。多数患者能完全恢复，少数病例因反复发作而演变为慢性肾炎和肾功能不全。主要表现为在皮肤紫癜的基础上出现血尿、蛋白尿及管型尿，偶见水肿、高血压及肾衰竭等表现。

5. 混合型 具有两种以上类型的临床表现。

6. 其他 少数本病患者还可因病变累及眼部、脑及脑膜血管而出现视神经萎缩、虹膜炎、视网膜出血及水肿，以及中枢神经系统受累的症状、体征等。

（四）辅助检查

本病缺乏特异性实验室检查。①毛细血管脆性试验：半数以上患者出现束臂试验阳性，毛细血管镜下可见毛细血管扩张、扭曲及渗出性炎症反应。②血小板计数、功能及凝血功能相关检查：除出血时间（BT）可能延长外，其余均为正常。③肾受累时，会出现血尿、蛋白尿、管型尿，可有程度不等的肾功能受损，出现血尿素氮升高、内生肌酐清除率下降等。

④消化道出血者粪便隐血试验呈阳性。

（五）诊断要点

1. 发病前1～3周常有低热、咽痛、全身乏力或上呼吸道感染史。
2. 典型四肢皮肤紫癜，可伴腹痛、关节肿痛及血尿。
3. 血小板计数、功能及凝血功能相关检查正常。
4. 排除其他原因所致的血管炎及紫癜。

（六）治疗要点

1. 病因治疗　防治感染，清除局部病灶（如扁桃体炎），驱除肠道寄生虫，避免可能致敏的食物及药物等。

2. 药物治疗

（1）一般药物：抗组胺药，如盐酸异丙嗪、氯苯那敏（扑尔敏）、阿司咪唑（息斯敏）、氯雷他定（开瑞坦）、西咪替丁及静脉注射钙剂等；改善血管通透性的药物，如维生素C、曲克芦丁、卡巴克络等。

（2）糖皮质激素：主要用于关节肿痛、严重腹痛合并消化道出血及有急进性肾炎或肾病综合征等严重肾脏病变者，可抑制抗原–抗体反应、降低毛细血管通透性和减轻炎症渗出。常用泼尼松1～2mg/（kg·d），顿服或分次口服。重症者可用甲泼尼龙5～10mg/（kg·d），或地塞米松10～15mg/d，静脉滴注，症状减轻后改口服，疗程一般不超过30天，肾型者可酌情延长。

（3）免疫抑制药：上述治疗效果不佳或近期反复发作者，尤其是合并肾损害者，可酌情使用。可用环磷酰胺、硫唑嘌呤等。

3. 对症治疗　腹痛较重者，可使用阿托品或山莨菪碱（654-2）等解痉药；关节痛可酌情使用镇痛药；呕吐严重者用止吐药；发生上消化道出血者可采取禁食、制酸与止血，必要时输血。

（七）护理

1. 主要护理诊断

（1）有出血的危险：与血管壁的通透性和脆性增加有关。

（2）疼痛：腹痛、关节痛，与局部变应性血管炎性病变有关。

2. 其他护理诊断

（1）潜在并发症：慢性肾炎、肾病综合征、慢性肾衰竭。

（2）知识缺乏：缺乏有关病因预防的知识。

3. 护理目标

（1）患者能积极配合，采取正确、有效的预防措施，减少或避免出血。

（2）患者能积极配合护理，主诉疼痛程度减轻或消失。

4. 护理措施

（1）有出血的危险

1）消除诱因：避免服用与本病发病有关的药物或食物。

2）起居护理：卧床有助于症状的缓解，促使症状加快消失，尤其是急性期患者应卧床休息，发作期的3个月左右要避免过早或过多的行走活动，避免过于劳累，以免加重病情，转为肾炎。注意保暖，避免寒冷刺激，防止感冒。控制和预防感染。

3）饮食护理：起病初期应暂时禁食动物性蛋白饮食。发作期可根据病情选择清淡、易消化的饮食。若有消化道出血，禁食或酌情进食少量流质饮食，腹痛消失且病情稳定后可食用少量有渣食物。合并肾损害、高血压者应予低盐饮食。避免摄入可能引起机体发生变态反应的食物。

4）用药护理：注意观察药物疗效及不良反应。使用糖皮质激素时，嘱患者遵医嘱规律用药，补充足量钙盐和维生素D，以预防骨折；使用环磷酰胺时，嘱患者多饮水，注意观察尿量及尿色改变，定期复查血、尿常规。出血严重或禁食者，建立静脉通道，遵医嘱给予静脉补液。

5）病情观察：密切观察患者紫癜的形状、部位、范围及消退情况；有无腹痛、恶心、呕吐、腹泻、便血等情况；有无新发出血、肾损害、关节活动障碍等表现；有无水肿，以及尿量、尿色的变化。

（2）疼痛：腹痛、关节痛。

1）病情观察：对于腹痛的患者，观察腹痛的部位、性质、严重程度及其持续时间，有无恶心、呕吐、腹泻、便血，有无腹肌紧张、压痛和反跳痛，有无局部包块及肠鸣音变化。如局部发现包块，特别是幼儿，应警惕肠套叠。若肠鸣音活跃或亢进，多提示肠道渗出增加或有出血，应注意监测血压及脉搏的变化；对于关节痛的患者，应评估受累关节的数目、部位，观察关节红、肿、热、痛情况及关节活动度。

2）对症护理：对于腹痛的患者，宜取屈膝平卧位，禁止腹部热敷，以防加重肠道出血。对于关节痛的患者，注意观察疼痛及肿胀情况，同时保持患肢功能位，局部关节要制动，可给予湿冷敷镇痛，禁止热敷肿胀的关节。避免在患肢进行静脉穿刺输液。必要时可遵医嘱使用消炎镇痛药。

5. 护理评价

（1）患者能描述诱发出血的因素，积极采取措施消除诱因，减少或避免了出血。

（2）患者积极配合护理，调整体位，疼痛程度减轻或消失。

6. 健康指导

（1）疾病知识指导：向患者介绍本病的病因、临床表现及主要治疗方法。说明本病为变应性疾病，与接触变应原有关，强调日常日常生活中避免诱发因素的重要性。

（2）病情监测指导：教会患者对病情进行自我监测。一旦出现皮肤大量瘀点或紫癜、明显腹痛、黑便、血尿、水肿、泡沫尿、关节肿痛等，提示病情复发或加重，应及时就医。

四、血友病

（一）概述

血友病（hemophilia）是一组遗传性凝血因子缺乏而引起的出血性疾病。可分为血友病A、血友病B和血友病C，其中以血友病A较为常见，占血友病的85%。血友病的人群发病率为（5～10）/10万，婴儿发病率约1/5000。在男性人群中，血友病A的发病率约为

1/5000，血友病B的发病率约为1/25 000；女性血友病患者极其罕见。血友病以阳性家族史、幼年发病、自发或轻微外伤后出血不止、血肿形成、关节腔出血为临床特征。

（二）病因与发病机制

1. 病因　血友病患者部分凝血因子的缺乏导致机体内源性凝血途径正常运作受阻，凝血活酶生成减少，凝血酶原激活受损，最终导致凝血功能障碍而使患者发生出血或出血倾向。

2. 发病机制　血友病A和血友病B为性染色体（X染色体）连锁隐性遗传（女性遗传、男性发病），女性一般不发病，但可以携带致病基因。患病男性与正常女性的后代中，男性全部正常，女性全部携带致病基因，因此表现为隔代遗传。血友病C为常染色体不完全隐性遗传，男女均可遗传，子女均可发病。约1/3患者无家族史，发病原因不明。

（三）临床表现

血友病的临床表现取决于其类型及相应的凝血因子缺乏的严重程度，主要表现为出血和局部血肿形成所致的压迫症状与体征。

1. 出血　出血的轻重与血友病类型及相关因子缺乏程度有关。血友病A出血较重，血友病B则较轻。出血多为自发性或轻微外伤或小手术（如拔牙、扁桃体切除）后出血不止。出血特征表现为：①与生俱来，伴随终身。②软组织和深部肌肉内血肿。③负重关节（膝关节、踝关节等）反复出血尤为突出，甚至出现关节病变并可伴有骨质疏松、关节骨化及相应肌肉萎缩（血友病关节）等。

2. 血肿形成　口腔底部、咽后壁、喉及颈部血肿可致呼吸困难，甚至窒息；深部组织内血肿可压迫附近血管引起组织坏死，压迫神经可出现肢体或局部疼痛、麻木及肌萎缩；压迫输尿管致排尿障碍，腹膜后出血可引起麻痹性肠梗阻等。

（四）辅助检查

1. 血常规及血小板功能检查　本病主要为内源性凝血功能障碍，红细胞、白细胞及血小板计数大致正常；凝血酶原时间（PT）、凝血酶时间（TT）、出血时间（BT）正常；血块回缩试验正常；纤维蛋白原定量正常。

2. 筛查试验　凝血时间（CT）和活化部分凝血活酶时间（APTT）延长，简易凝血活酶生成试验（STGT）异常。

3. 临床确诊试验　FⅧ活性测定辅以FⅧ：Ag测定和FⅨ活性测定辅以FⅨ：Ag测定可以确诊血友病A和血友病B，同时根据结果对血友病进行临床分型；同时应行vWF：Ag测定（血友病患者正常），可与血管性血友病鉴别。

（五）诊断要点

1. 根据患者起病年龄（幼年）、性别特征（男性）、符合X染色体隐性遗传家族史及出血的特点。

2. 结合相关实验室检查结果，如出血时间、血小板计数正常，APTT延长，FⅧ活性或FⅨ活性减低或缺乏。

（六）治疗要点

治疗原则是以输入凝血因子的替代疗法为主，及时处理局部出血、预防损伤性出血的综合治疗。

1. 替代疗法　目前血友病的治疗仍以替代疗法为主，即补充缺失的凝血因子，它是防治血友病出血最重要的措施。主要制剂有新鲜冰冻血浆、冷沉淀物、FⅧ浓缩剂、重组的人FⅧ及凝血酶原复合物等。凝血因子的补充剂量一般可采取下列公式6-3-1、公式6-3-2计算。

FⅧ：C剂量（U）＝体重×所需提高的活性水平（%）/2　　（公式6-3-1）

FⅨ剂量（U）＝体重×所需提高的活性水平（%）　　（公式6-3-2）

2. 药物治疗

（1）去氨加压素：一种合成的血管升压素同系物，可促进内皮细胞释放FⅧ，用于治疗轻型的血友病A，对血友病B无效。

（2）抗纤溶药物：可保护已形成的纤维蛋白凝块不被溶解从而发挥止血效果，可用于口腔及拔牙时止血。常见药物有氨基己酸、氨甲苯酸等。

（3）合成雄激素：达那唑适用于轻中型患者的治疗。

3. 家庭治疗　除有抗FⅧ：C抗体、病情不稳定、小于3岁的患儿外，均可安排家庭治疗。血友病患者及其家属应接受有关疾病的病理、生理、诊断及治疗知识的教育，家庭治疗最初应在专业医生的指导下进行。除传授注射技术外，还包括血液病学、矫形外科、精神心理学、物理治疗，以及传染病相关的预防知识等。

4. 外科治疗　有关节出血者应在替代治疗的同时，进行关节固定及理疗等处理。对反复关节出血而致关节强直及畸形的患者，可在补充足量FⅧ或FⅨ的前提下，行关节成形或人工关节置换术。

5. 基因治疗　目前已有临床试验成功地将FⅧ及FⅨ合成的正常基因，通过载体转导入人体，以纠正血友病的基因缺陷，生成具有生物活性的FⅧ或FⅩ。

（七）预防

血友病的出血多数与损伤有关，预防损伤是防止出血的重要措施之一。因此，医务人员应向患者家属、学校、工作单位及本人介绍有关血友病出血的预防知识；对血友病患者，应避免其剧烈或易致损伤的活动，降低出血风险；有活动性出血者，应限制其活动范围和强度等。

（八）护理

1. 主要护理诊断

（1）有出血的危险：与某些凝血因子缺乏有关。

（2）有失用综合征的危险：与反复多次关节腔出血有关。

2. 其他护理诊断

（1）恐惧：与长时间出血不止，病情危及生命有关。

（2）疼痛：与深部组织血肿形成或关节腔出血有关。

3. 护理目标

（1）患者能积极配合，采取正确、有效的预防措施，减少或避免出血。

（2）患者能积极配合康复锻炼，预防肌无力和关节腔反复出血。

4. 护理措施

（1）有出血的危险

1）预防出血：限制患者的活动范围，禁止从事危险作业及重体力活动；使用利器时应小心操作，必要时戴防护手套；避免使用阿司匹林等抑制凝血功能的药物。尽量避免手术治疗，必须手术时，术前应根据手术规模大小常规补充足够的凝血因子；避免或减少各种不必要的穿刺或注射，禁止使用静脉留置套管针，以免针刺点渗血难止；加强口腔卫生等。其他预防出血的措施参见本章第一节。

2）对症护理：主要是局部出血的处理。咽喉部出血时，应保持患者呼吸道通畅，头偏向一侧，必要时可用吸引器将血吸出，做气管插管或切开；外伤或小手术后引起的出血，可采用局部加压或冷敷止血，也可遵医嘱使用肾上腺素等药物止血。其余护理参照本章第一节。

3）病情观察：观察有无自发性或轻微受伤后出血现象，如皮肤出血、肢体肿胀、关节疼痛、活动受限等症状。观察有无深部组织血肿压迫周围神经、血管的症状和体征，有无关节病变和伴随症状等。定时测凝血时间、APTT等。

4）用药护理：尽可能采用口服给药，避免或减少肌内注射，如必须注射时采用细针头并延长压迫止血时间。按常规输注血制品、凝血因子，并做记录。禁忌使用抑制血小板功能的药物（如阿司匹林、吲哚美辛）和对胃肠道有刺激作用的药物。

（2）有失用综合征的危险

1）病情观察：定期评估关节外形、局部有无压痛、关节活动能力有无异常，判断关节病变是否处于急性出血期（局部可有红、肿、热、痛及功能障碍）、慢性炎症期（关节持续性肿胀及功能障碍），或者病情进一步发展可导致关节强直、畸形以致功能丧失。

2）康复锻炼：急性期应局部制动并保持肢体、关节处于功能位，避免出血加重和促进关节腔内出血的吸收；在肿胀未完全消退、肌肉力量未恢复之前，应避免患肢负重，适当增加卧床时间；患者出血停止、肿胀消退后，可在耐受的范围内进行循序渐进的锻炼，必要时用活动器械协助锻炼，预防肌无力和关节腔反复出血，也可给予理疗以促进受累关节功能的康复。但应避免剧烈运动，以降低外伤和出血的危险。

5. 护理评价

（1）患者掌握了出血的预防知识，减少或避免了出血和损伤。

（2）患者积极配合康复锻炼，有效降低了失用综合征的危险。

6. 健康指导

（1）疾病预防指导：本病目前尚无根治方法，告知患者及家属预防本病的重要性。血友病的出血多数与损伤有关，应向患者及家属介绍有关血友病出血的预防知识。介绍遗传咨询、婚前检查、产前诊断的重要性及意义，以减少血友病发生。

（2）疾病知识指导：充分调动患者及家属的主观能动性，使其积极配合治疗和康复。向患者及家属介绍疾病的原因、遗传特点、主要表现、诊断与治疗的主要方法。指导患者及家属掌握自我注射凝血因子的方法，以便在紧急情况下，应急处理严重出血。患者若需外出或远行，应携带写明血友病的病历卡，以备发生意外时可得到及时的处理；提供有关血友病社会团体的信息，鼓励患者及家属参与相关的社团及咨询活动等。

（3）病情监测指导：教会患者出血症状与体征的自我监测方法，如碰撞后出现关节腔出血表现，外伤后伤口的渗血情况等。一旦发生出血，常规处理效果不好或出现严重出血时应及时就医。

知识拓展

出血性疾病实验室检查危急值

出血性疾病病因较多，包括血管因素、血小板、凝血及纤维蛋白溶解异常等原因，实验室检查对出血性疾病临床诊治及病情评估有重要作用。

1．**血常规检查** 血常规中血红蛋白及血小板应纳入出血性疾病危急值管理，患者血红蛋白水平＜50g/L或血小板＜50×10^9/L时，其严重临床不良预后的风险显著增高。（证据等级Ⅰb，A级推荐）

2．**凝血功能检查** 纤维蛋白原＜1g/L或PT和APTT＞1.5倍正常值上限提示止血失败及微血管出血。PT＞30秒，APTT＞70秒，国际标准化比值（INR）≥3.5，纤维蛋白原＜1g/L对出血性疾病患者的安全管理有一定的临床价值。（证据等级Ⅰb，B级推荐）

3．**D-二聚体** D-二聚体＞500μg/L作为血栓与出血的预警危急值（证据等级Ⅰa，A级推荐），D-二聚体水平显著升高与大出血风险相关，需进行动态监测。（证据等级Ⅲb，C级推荐）

4．**血清乳酸检测** 将血清乳酸检测作为创伤出血性患者一项常规测试，以评估和监测出血和休克的程度。血清乳酸＞2mmol/L纳入创伤出血性患者危急值管理，对改善患者预后有重要价值。（证据等级Ⅰb，B级推荐）

资料来源：中华医学会急诊医学分会，中国医师协会介入医师分会，中国研究型医院学会出血专业委员会，等．出血性疾病危急值专家共识（2023版）[J]．中华内科杂志，2023，62（8）：939-948.

小结

思考题

1．简述出血性疾病按病因与发病机制的分类。
2．简述过敏性紫癜的常见病因。
3．简述预防血友病患者出血的常用护理措施。

第四节　弥散性血管内凝血

一、概述

弥散性血管内凝血（disseminated intravascular coagulation，DIC）是在多种致病因素的作用下，以微血管体系损伤为病理基础，凝血和纤溶系统被激活，导致全身微血管血栓形成、凝血因子大量消耗并继发纤溶亢进，从而引起全身性出血、微循环衰竭的临床综合征。本病多起病急骤、病情复杂、进展迅速、死亡率高，是临床急重症之一。

二、病因与发病机制

1. 病因

（1）严重感染：是诱发DIC的主要病因之一。①细菌感染：革兰阴性菌感染，如脑膜炎球菌、大肠埃希菌、铜绿假单胞菌感染等，革兰阳性菌感染，如金黄色葡萄球菌感染等。②病毒感染：见于流行性出血热、重症肝炎等。③立克次体感染：斑疹伤寒等。④其他感染：见于脑型疟疾、钩端螺旋体病、组织胞浆菌病等。

（2）恶性肿瘤：占DIC的24%～34%，是诱发DIC的另一个主要病因。以急性早幼粒细胞白血病、淋巴瘤、前列腺癌、胰腺癌及其他实体瘤常见。

（3）病理产科：占DIC的4%～12%，多见于羊水栓塞、感染性流产、死胎滞留、重度妊娠期高血压疾病、胎盘早剥、前置胎盘、子宫破裂等。

（4）手术及创伤：脑、前列腺、胰腺、子宫及胎盘等富含组织因子的器官可因手术及创伤等释放组织因子（TF）而诱发DIC。大面积烧伤、严重挤压伤、骨折也可导致DIC。

（5）严重中毒或免疫反应：毒蛇咬伤、输血反应、移植排斥反应等也可导致DIC。

（6）其他：如恶性高血压、急性胰腺炎、重症肝炎、溶血性贫血、急进性肾炎、糖尿病酮症酸中毒、系统性红斑狼疮等也可致DIC。

2. 发病机制

（1）组织损伤：感染、肿瘤溶解、严重或广泛伤、大型手术等因素导致组织因子或组织因子类物质释放入血，激活外源性凝血系统。蛇毒、细菌毒素等外源性物质亦可或直接激活FⅩ及凝血酶原。

（2）血管内皮损伤：感染、炎症、变态反应及缺氧等引起血管内皮损伤，导致组织因子释放入血而激活凝血系统。

（3）血小板活化：各种炎症反应、药物、缺氧等可诱发血小板聚集及释放反应，通过多种途径激活凝血系统。

（4）纤溶系统激活：上述致病因素亦可同时通过直接或间接方式激活纤溶系统，导致凝血-纤溶平衡进一步失调。

三、临床表现

DIC的临床表现可因原发病、DIC类型、分期不同而有较大差异。

1. 出血倾向　发生率为84%～95%，是DIC最常见症状之一。出血特点为自发性、多发性，可遍及全身，多见于皮肤、黏膜、伤口及穿刺部位，严重者可有内脏出血，甚至出现颅内出血而致死。此外，若为分娩或产后发生DIC，经阴道流出的血液可完全不凝或仅有很小的凝血块。纤溶亢进时皮肤可有大片瘀斑。

2. 低血压、休克或微循环障碍　发生率为30%～80%，以微循环障碍和顽固性休克为特征，表现为一过性或持续性血压下降。早期即可出现肾、肺、大脑等多脏器功能不全，表现为肢体湿冷、呼吸困难、少尿或无尿、发绀及神志改变等。重者休克，可进一步加剧组织缺血、缺氧与坏死，从而促进DIC的发生与发展，形成恶性循环。休克程度与出血量一般不成比例。顽固性休克常提示DIC病情严重、预后不良。

3. 微血管栓塞　发生率为40%～70%，是DIC的基本病理特征。浅层栓塞多发生于四肢、胸背部皮肤和眼睑、消化道等黏膜的微血管，但临床上较少出现局部坏死和溃疡。深部器官微血管栓塞导致的器官衰竭更为常见，多见于肾、肺、脑等部位，表现为肾衰竭、呼吸衰竭、意识障碍、颅内压增高和顽固性休克等。

4. 微血管病性溶血　约25%的患者会发生。可表现为血涂片中出现破碎红细胞及畸形红细胞，出现不明原因的进行性贫血，且贫血程度与出血量不成比例，大量溶血时还可出现血红蛋白尿、皮肤黄染等。

四、辅助检查

1. 消耗性凝血障碍检测　血小板计数减少；PT延长，纤维蛋白原定量减少；抗凝血酶Ⅲ含量及活性降低；FⅧ：C活性降低等。

2. 继发性纤溶亢进检测　纤溶、纤溶原激活物活性增高；血浆鱼精蛋白副凝试验（3P试验）阳性；D-二聚体阳性或水平升高；纤维蛋白原的降解产物（FDP）明显增高。

五、诊断要点

国内诊断标准主要依据临床表现和实验室检查。

1. 临床表现

（1）存在易引起DIC的基础疾病。

（2）有下列一项以上临床表现：①多发性出血倾向。②不易用原发病解释的微循环衰竭或休克。③多发性微血管栓塞的症状、体征，如皮肤、皮下、黏膜栓塞性坏死及早期出现的肺、肾、脑等器官衰竭。

2. 实验室检查　同时有下列3项以上异常：①血小板＜100×10^9/L或进行性下降，肝病、白血病患者血小板＜50×10^9/L。②血浆纤维蛋白原含量＜1.5g/L或进行性下降，或＞4g/L，白血病及其他恶性肿瘤＜1.8g/L，肝病＜1.0g/L。③3P试验阳性或血浆FDP＞20mg/L，肝病、白血病FDP＞60mg/L，或D-二聚体水平升高或阳性。④PT缩短或延长3秒以上，肝病、白血病延长5秒以上，或APTT缩短或延长10秒以上。

六、治疗要点

1. 病因治疗　原发病的治疗是终止DIC病理过程的最为关键和根本的治疗措施。根据基础疾病分别采取控制感染、治疗肿瘤，以及纠正缺血、缺氧及酸中毒等。

2. 抗凝治疗　是终止DIC病理过程、减轻器官损伤、重建凝血-抗凝平衡的重要措施。应在处理基础疾病的前提下，与凝血因子补充同步进行。临床上常用的抗凝药为肝素，主要包括普通肝素和低分子量肝素。

（1）使用方法：具体如下。①普通肝素：急性DIC 10 000～30 000U/d，一般12 500U/d左右，每6小时用量不超过5000U，静脉滴注，根据病情可连续使用3～5天。②低分子量肝素：与肝素钠相比，其抑制FⅩa作用较强，较少依赖AT，较少引起血小板减少，出血并发症较少，半衰期较长。常用剂量为75～150IUAⅩa/（kg·d）（IUAⅩa为抗活化因子Ⅹ国际单位），1次或分2次皮下注射，连用3～5天。

（2）适应证：①DIC早期（高凝期）。②血小板及凝血因子进行性下降。③微血管栓塞表现明显的患者。④消耗性低凝期但病因短期内不能去除病因者，在补充凝血因子的情况下使用。

（3）禁忌证：①蛇毒所致者。②近期有因肺结核大咯血或有大量出血的活动性消化性溃疡。③手术后或损伤创面未经良好止血。④DIC晚期，有多种凝血因子缺乏和明显纤溶亢进。

（4）监测：治疗过程中应警惕药物副作用，需监测各项实验室指标，若出现抗凝药导致的出血可采用鱼精蛋白治疗。普通肝素监测最常用的指标是APTT，正常值为（40±5）秒，肝素治疗使其延长为正常值的1.5～2.0倍时即为最佳剂量。低分子量肝素常规剂量下无须严格监测。

3. 替代治疗　适用于有明显血小板或凝血因子减少、已进行病因及抗凝治疗，但DIC未能得到良好控制，仍有明显出血表现者。可采用如下方法。

（1）新鲜冰冻血浆等血液制品：每次10～15ml/kg，需肝素化。

（2）血小板悬液：未出血的患者血小板计数＜20×10^9/L，或者存在活动性出血且血小板计数＜50×10^9/L的DIC患者，需紧急输入血小板悬液。

（3）纤维蛋白原：首次剂量2.0～4.0g，静脉滴注。24小时内给予8.0～12.0g，可使血浆纤维蛋白原升至1.0g/L。由于纤维蛋白原半衰期较长，一般每3天用药1次。

（4）FⅧ及凝血酶原复合物：偶在严重肝病合并DIC时考虑应用。

（5）新鲜全血：每次800～1500ml，每毫升加5～10U肝素。全血输注目前已少用。

4. 纤溶抑制药物　应在基础疾病及诱发因素已去除或控制、抗凝治疗及补充凝血因子治疗的基础上使用，适用于继发性纤溶亢进为主的DIC晚期。常用药为氨甲苯酸、氨基己酸等。

5. 其他　溶栓治疗原则上不使用。糖皮质激素不做常规应用，在基础疾病需糖皮质激素治疗或并发肾上腺皮质功能不全等患者中可考虑使用。

七、护理

1. 主要护理诊断

（1）有出血的危险：与DIC所致的凝血因子被消耗、继发纤溶亢进、肝素应用等有关。

（2）潜在并发症：休克、多发性微血管栓塞。

2. 其他护理诊断

（1）气体交换受损：与肺栓塞致通气/血流比例失调有关。

（2）潜在并发症：急性肾损伤、呼吸衰竭、多器官功能衰竭。

3. 护理目标

（1）患者能积极配合，采取正确、有效的预防措施，减少或避免出血。

（2）患者能积极配合治疗和护理，预防并发症的出现。

4. 护理措施

（1）有出血的危险

1）病情观察：注意观察出血的部位、范围及程度，以帮助判断病情严重程度及治疗效果。特别注意观察有无皮肤、黏膜瘀斑，伤口、注射部位渗血，呕血、便血、泌尿道出血、颅内出血、意识障碍等。持续、多部位的出血或渗血，是发生DIC的特征。此外，应注意原发病的观察并密切监测实验室检查指标，及时了解疾病进展及变化。

2）用药护理：应用肝素抗凝治疗时，遵医嘱正确配制，严格掌握滴速和药物剂量。同时密切观察患者出血情况，监测凝血时间（CT），如用药过程中出血加重且CT＞30分钟，应考虑肝素过量，立即停用肝素，按医嘱给予硫酸鱼精蛋白中和，但注射鱼精蛋白的速度不宜太快，以免抑制心肌，引起血压下降、心动过缓和呼吸困难。进行肌内注射、静脉注射后应压迫针刺部位至少5分钟以防出血或血肿。

（2）潜在并发症：休克、多发性微血管栓塞。

1）一般护理：绝对卧床休息，勿随意搬动患者。休克患者应取中凹体位，严重呼吸困难的患者可取半坐卧位。意识障碍者要采取安全保护措施，如加用护栏、约束带等。加强皮肤护理，预防压疮。遵医嘱进食清淡、易消化的流质或半流质食物，必要时禁食。保持病房环境安静、清洁，定期开窗通风，做好基础护理，预防并发症。

2）病情观察：严密观察病情变化，及时识别休克或重要脏器功能衰竭的发生。定时监测患者的生命体征和皮肤颜色与温、湿度的变化，注意观察意识状态和尿量、尿色变化，记录24小时出入量。观察有无皮肤、黏膜及重要器官栓塞的症状和体征，如皮肤栓塞可出现指、趾、鼻、颈、耳部发绀，甚至引起皮肤干性坏死；肺栓塞时可出现突然胸痛、呼吸困难、咯血；脑栓塞时可出现头痛、抽搐、昏迷或神经系统的定位表现等；胃肠道黏膜栓塞后坏死可出现消化道出血；肾栓塞时可出现腰痛、血尿、少尿或无尿，甚至急性肾损伤等。

5. 护理评价

（1）患者掌握了出血的预防知识，减少或避免了出血和损伤。

（2）患者积极配合治疗和护理，严密观察，预防了并发症。

6. 健康指导

（1）疾病预防指导：做好卫生宣传教育工作，告知患者及家属本病的病因，积极治疗原发病。

（2）疾病知识指导：告知患者及家属本病相关知识，做好用药指导，如用药、输血的目的，吸氧的重要性等，同时指导家属做好患者的心理照护，缓解患者的不良情绪，使患者主动配合治疗。保证患者充足的休息和睡眠，根据患者的饮食习惯提供可口、易消化吸收、富含营养的食物，少量多餐；应循序渐进地增加运动量，促进身体的康复。

思考题

1. 简述DIC的发病机制。
2. 简述DIC的主要临床表现。
3. 简述DIC的诊断要点。

小结

第五节　白　血　病

一、概述

白血病（leukemia）是一类造血干细胞的恶性克隆性疾病。因白血病细胞自我更新增强、增殖失控、分化障碍、凋亡受阻，而停滞在细胞发育的不同阶段。在骨髓和其他造血组织中，白血病细胞大量增生累积，并浸润其他器官和组织，而正常造血功能受抑制，以外周血中出现形态各异、为数不等的幼稚细胞为特征。临床表现为贫血、发热、出血和肝、脾、淋巴结肿大伴周围血中白细胞质和量的异常等。

我国白血病发病率约为5.68/10万，接近于其他亚洲国家，但低于欧美。其中，急性白血病多于慢性白血病，男性发病率多于女性。中国儿童白血病的发病率约占肿瘤总发病的3%，是儿童和青少年中最常见的一种恶性肿瘤，以急性淋巴细胞白血病多见。成人急性白血病以急性髓系白血病比较多见，多发生在65岁以上的中老年人。慢性粒细胞白血病随年龄增长而发病率逐渐升高，慢性淋巴细胞白血病在50岁以后发病率明显增高。2019年我国癌症中心的统计数据显示，白血病死亡率为3.62/10万，在恶性肿瘤所致的死亡中居第9位；在儿童及35岁以下成人中则居第一位。

（一）白血病分类

根据白血病细胞的分化成熟程度和自然病程可分为以下两类。

1. 急性白血病（acute leukemia，AL）　细胞分化停滞在较早阶段，多为原始细胞及早期幼稚细胞，病情发展迅速，自然病程仅几个月。根据主要受累的细胞系列的不同，可将AL分为急性淋巴细胞白血病（acute lymphoblastic leukemia，ALL）和急性髓系白血病（acute myelogenous leukemia，AML）。

2. 慢性白血病（chronic leukemia，CL）　细胞分化停滞在较晚的阶段，多为较成熟幼稚细胞和成熟细胞，病情发展缓慢，自然病程为数年。根据主要受累的细胞系列的不同，可将CL分为慢性髓系白血病（chronic myelogenous leukemia，CML）、慢性淋巴细胞白血病（chronic lymphocytic leukemia，CLL）及少见类型的白血病，如毛细胞白血病、幼淋巴细胞白血病等。

（二）病因与发病机制

白血病的病因尚未完全明确，但目前的研究认为，白血病的发病与以下因素有关。

（1）生物因素：主要是病毒感染和免疫功能异常。成人T细胞白血病可由人类嗜T细胞病毒-1（human T-cell lymphotropic virus type-1，HTLV-1）所致。病毒感染机体后，作为内源性病毒整合并潜伏在宿主细胞内，在某些理化因素作用下，即被激活表达而诱发白血病；或作为外源性病毒由外界以横向方式传播感染，直接致病。免疫系统的失调和异常反应可能会引起白血病的发生，如某些自身免疫病患者白血病危险度会增加。

（2）物理因素：长期接触X射线、γ射线等电离辐射，可能增加白血病的发生风险。这些辐射可导致骨髓抑制、机体免疫力下降和DNA损伤，引起基因突变和细胞增殖异常，导致白血病发生。

（3）化学因素：长期接触某些化学物质，如苯、甲醛等，可能增加白血病的发生风险。这些化学物质可能引起基因突变，导致血细胞的异常增殖。化学物质所致的白血病以AML为多。

（4）遗传因素：家族中存在白血病、淋巴瘤等血液系统疾病史，可能会增加个体患白血病的风险。家族性白血病约占白血病的0.7%。单卵双胎，如果一个人发生白血病，另一个人的发病率为1/5，比异卵双胎高12倍。有染色体异常的一些遗传性疾病，如21三体综合征、先天性再生障碍性贫血［范科尼（Fanconi）贫血］等较易发生白血病。

（5）其他血液系统疾病：某些血液系统疾病最终可能发展为白血病，如骨髓增生异常综合征、淋巴瘤、多发性骨髓瘤等。

白血病的发病机制非常复杂。上述各种因素均可促发遗传基因的突变或染色体的畸变，激活某种信号通路，导致克隆性异常造血细胞生成，从而形成白血病细胞株，联合人体免疫功能的缺陷，使已形成的肿瘤细胞不断增殖，最终导致白血病的发生。

二、急性白血病

急性白血病（acute leukemia，AL）是造血干祖细胞的恶性克隆性疾病，发病时骨髓中异常的原始细胞及幼稚细胞（白血病细胞）大量增殖，使正常造血功能受抑制，可广泛浸润肝、脾、淋巴结等多种脏器。

（一）分类

目前国际通用的是法、美、英协作组（FAB）分类法。FAB分型将急性白血病分为急性淋巴细胞白血病（acute lymphoblastic leukemia，ALL）（急淋）和急性非淋巴细胞白血病（acute nonlymphoblastic leukemia，ANLL）（急非淋），或者分为急性淋巴细胞白血病和急性髓系白血病（acute myelogenous leukemia，AML）。成人以AML多见，儿童以ALL多见。

1. ALL　分为3个亚型。

（1）L_1型：原始和幼淋巴细胞以小细胞为主（直径≤12μm）。

（2）L_2型：原始和幼淋巴细胞以大细胞为主（直径＞12μm）。

（3）L_3型：原始和幼淋巴细胞以大细胞为主（直径＞12μm），大小较一致，细胞内有明显空泡，胞质嗜碱性，染色深。

2. AML　分为8个亚型。

（1）M_0型：急性髓系细胞白血病微分化型。

（2）M_1型：急性粒细胞白血病未分化型。

（3）M_2型：急性粒细胞白血病部分分化型。

（4）M_3型：急性早幼粒细胞白血病（acute promyelocytic leukemia，APL）。

（5）M_4型：急性粒－单核细胞白血病。

（6）M_5型：急性单核细胞白血病。

（7）M_6型：急性红白血病。

（8）M_7型：急性巨核细胞白血病。

（二）临床表现

急性白血病起病急缓不一。急者可表现为突然高热，类似“感冒”，也可能是严重的出血。起病缓慢者则表现为脸色苍白、皮肤紫癜，月经过多或拔牙后出血难止而就医时被发现。

1. 贫血　急性白血病患者常以贫血为首发症状，且呈进行性加重，半数患者就诊时已为重度贫血。贫血的原因主要是骨髓中白血病细胞极度增生与干扰，造成正常红细胞生成减少。

2. 发热　持续发热是急性白血病最常见的症状和就诊的主要原因之一，50%以上的患者以发热起病。大多数发热由继发感染所致，但白血病本身也能引起发热，即肿瘤性发热。

（1）继发感染：是导致白血病患者死亡的主要原因之一。表现为持续低热或高热，甚至超高热，可伴有畏寒、出汗等症状。感染可发生在身体各个部位，以口腔、牙龈、咽峡部最常见，可发生溃疡或坏死；其次是肺部感染、肛周炎、肛旁脓肿，严重时可有血流感染。

（2）肿瘤性发热：与白血病细胞的高代谢及其内源性致热原类物质的产生有关，主要表现为持续低至中度发热，常规抗生素治疗无效，但化疗药物可有效降低患者的体温。

3. 出血　几乎所有的急性白血病患者都有不同程度的出血，主要与血小板减少和凝血功能异常有关。出血可发生在全身各个部位，如皮肤出血点、瘀斑、鼻出血、牙龈出血等，女性患者会有月经过多或持续阴道流血等表现。严重者可能出现颅内出血，表现为头痛、呕吐、瞳孔大小不对称等，甚至昏迷、死亡。急性早幼粒细胞白血病易并发DIC而出现全身广泛性出血，是急性白血病亚型中出血倾向最明显的一种。

4. 器官和组织浸润的表现

（1）肝、脾、淋巴结肿大：白血病细胞在肝、脾、淋巴结等器官中大量增殖，导致肝、脾出现轻至中度肿大，颈部、腋下、腹股沟等部位淋巴结肿大。主要与白血病细胞的浸润及新陈代谢增高有关。

（2）骨痛和关节疼痛：是白血病常见的症状。白血病细胞在骨骼和关节中增殖，引起骨痛和关节疼痛。疼痛的位置可能包括四肢、胸骨、肋骨等，呈对称性和游走性，其中胸骨下段压痛具有一定的诊断价值。

（3）眼部：部分AML可伴粒细胞肉瘤，或称绿色瘤（chloroma），常累及骨膜，以眼眶部位最常见，可引起眼球突出、复视或失明。

（4）口腔和皮肤：白血病细胞浸润可导致牙龈增生、肿胀；皮肤可出现蓝灰色斑丘疹，局部皮肤有隆起、变硬，呈紫蓝色结节状，还可见红斑等，常见于ANLL M_4和M_5型。

（5）中枢神经系统白血病（central nervous system leukemia，CNSL）：白血病髓外复发

的主要根源。由于多数化疗药物难以通过血脑屏障，隐藏在中枢神经系统的白血病细胞不能被有效杀灭，从而引起CNSL。CNSL常发生在缓解期，以ALL最常见，尤以儿童患者多见，其次为ANLL M_4、M_5和M_2型。患者还可能出现头痛、恶心、呕吐、抽搐等症状。

（6）睾丸：出现一侧性、无痛性肿大，另一侧无肿大，但在活检时往往发现有白血病细胞浸润；睾丸白血病多见于ALL化疗缓解后的幼儿和青年，是仅次于CNSL髓外复发的根源。

（7）其他：白血病还可浸润其他组织器官，如肺、心、消化道、泌尿生殖系统等。

（三）辅助检查

1. 血象　主要关注白细胞计数。大多数患者表现为白细胞增多，白细胞计数多在（10～50）$\times 10^9$/L，少数患者白细胞不增多。血涂片分类检查中可见数量不等的原始细胞及幼稚细胞。患者常有不同程度的贫血，一般属正细胞性贫血，可见大小不等的红细胞及幼红细胞。早期血小板轻度减少或正常，可伴出血时间延长，约50%的患者血小板计数＜60×10^9/L，晚期血小板往往极度减少。

2. 骨髓象　是诊断AL的主要依据和必查项目，对疾病的治疗和预后判断有重要意义。多数急性白血病有核细胞显著增生，以原始细胞为主；少数AL骨髓细胞学检查增生低下，称为低增生性急性白血病。AML可见奥尔（Auer）小体，有独立诊断的意义。

3. 免疫学检查　通过针对白血病细胞表达的特异性抗原检测，分析细胞所属系列、分化程度和功能状态，以区分ALL与ANLL，以及其各自的亚型。

4. 细胞化学检查　采用过氧化物酶染色、糖原染色、非特异性酯酶及中性粒细胞碱性磷酸酶测定等对急性白血病进行分型诊断与鉴别诊断。

5. 其他　由于大量白血病细胞被破坏，白血病患者尿酸浓度及尿液中尿酸排泄量均增加，特别是在化疗期间。此外，白血病患者还可进行染色体和基因检测，确定急性白血病的诊断、治疗和预后。

（四）诊断要点

主要根据临床表现和实验室检查对白血病进行诊断。

1. 临床表现　患者持续性发热或反复感染，具有贫血、出血及白血病细胞浸润症状，如肝、脾、淋巴结肿大，胸骨压痛等。

2. 实验室检查　白细胞计数增加，分类可见原始或幼稚细胞；骨髓增生活跃，原始细胞明显增多，至少＞30%骨髓有核细胞。

但因白血病细胞类型、染色体改变、免疫表型和融合基因的不同，治疗方案及预后亦有所不同，应尽力获得全面资料，以便评价预后，指导治疗，并应排除骨髓增生异常综合征、某些感染引起的白细胞异常、巨幼细胞贫血、急性粒细胞缺乏症恢复期等疾病。

（五）治疗要点

根据患者的细胞形态学、免疫学、细胞遗传学、分子生物学分型（MICM分型）结果及临床特点进行预后危险分层，综合患者的经济能力与意愿，选择并设计最佳的治疗方案。

1. 对症支持治疗

（1）高白细胞血症的紧急处理：高白细胞血症（白细胞＞100×10^9/L）不仅会增加患者

的早期死亡率，而也会增加髓外白血病的发病率和复发率。当循环血液中白细胞极度增高（＞200×10^9/L）时，还可发生白细胞淤滞症（leukostasis），表现为呼吸困难、低氧血症、头晕、言语不清、反应迟钝、内出血及阴茎异常勃起等。一旦出现，可使用血细胞分离机，单采清除过高的白细胞，同时给予水化和化疗前短期预处理、碱化尿液，并应有效预防大量白血病细胞溶解所诱发的高尿酸血症、酸中毒、电解质平衡紊乱和凝血功能异常等并发症。

（2）防治感染：是为急性白血病患者争取有效化疗或骨髓移植，降低死亡率的关键措施之一。发热多是由感染引起，应及时查明原因，明确感染部位，做细菌培养和药敏试验，使用有效抗生素。严重者可使用细胞因子，如粒细胞集落刺激因子（G-CSF）和粒细胞－巨细胞集落刺激因子（GM-CSF）促进造血细胞增殖，减轻化疗所致粒细胞缺乏，缩短粒细胞恢复时间，提高患者对化疗的耐受性。患者宜住层流病房或消毒隔离病房。

（3）纠正贫血：严重贫血可输注浓缩红细胞或全血，维持Hb＞80g/L。但需要注意的是，为避免进一步加重血液黏稠度，当出现白细胞淤滞症时不宜立即输注红细胞。

（4）控制出血：血小板计数过低会引起出血，可输单采血小板悬液，保持血小板计数＞20×10^9/L。输血时可采用白细胞滤器去除成分血中的白细胞，防止异体免疫反应所致无效输注和发热反应。如果并发DIC，则应做出相应处理。

（5）防治高尿酸性肾病：由于白血病细胞的大量破坏，尤其是化疗期间，血清及尿液中的尿酸浓度明显升高，尿酸结晶的析出在肾小管积聚而引起阻塞，导致高尿酸性肾病。因此，应嘱患者多饮水或给予24小时持续静脉补液，使每小时尿量＞150ml/m²并保持碱性尿。给予别嘌呤口服，抑制尿酸合成。

（6）营养支持：白血病是严重消耗性疾病，特别是化疗、放疗会加重消化道黏膜炎症及功能紊乱，应注意补充营养，监测及维持水、电解质平衡，给患者高热量、高蛋白、易消化食物，必要时经静脉补充营养。

2. 抗白血病治疗　化疗是目前抗白血病治疗最主要的方法，也是造血干细胞移植的基础，分为诱导缓解治疗和缓解后治疗两个阶段。

（1）诱导缓解治疗：是急性白血病治疗的第一阶段。主要是通过联合化疗，快速杀死大量的白血病细胞，控制病情，使机体的造血功能恢复正常，使患者尽可能在较短的时间内获得完全缓解（complete remission，CR），即白血病的症状、体征消失；外周血分类中无白血病细胞，中性粒细胞绝对值＞1.5×10^9/L，血小板计数≥100×10^9/L；骨髓细胞学检查中原始＋幼稚白血病细胞≤5%；红系、巨核系正常；无髓外白血病。用于诱导缓解的药物应对白血病细胞较敏感，短时间内能杀伤大量白血病细胞，从而达到满意治疗效果，力争1～2个疗程即达到完全缓解。第一次缓解越早越彻底，则缓解期越长，生存期亦越长。常用抗白血病药物见表6-5-1，急性白血病常用的诱导联合化疗方案见表6-5-2。

（2）缓解后治疗：是完全缓解后患者治疗的第二阶段，通过进一步巩固与强化治疗，进一步杀死残存的白血病细胞，防止病情复发。主要方法为化疗和造血干细胞移植。由于急性白血病患者达到完全缓解后，体内尚有10^8～10^9的白血病细胞，且在髓外某些部位仍可能有白血病细胞的浸润，这些残留的白血病细胞称为微小残留病灶（minimal residual disease，MRD），是白血病复发的根源。必须进一步降低MRD，以防止复发、争取长期无病生存（disease free survival，DFS），甚至治愈（DFS持续10年以上）。

表6-5-1 常用抗白血病药物

种类	药名	缩写	不良反应
抗代谢药物	甲氨蝶呤	MTX	骨髓抑制，口腔及胃肠道黏膜炎症，肝损害
	6-巯嘌呤	6-MP	骨髓抑制，消化道反应，肝损害
	阿糖胞苷	Ara-c	骨髓抑制，消化道反应，肝损害，巨幼变，高尿酸血症
	安西他滨	Cy	与阿糖胞苷相似但较轻
	氟达拉滨	FLU	骨髓抑制，神经毒性，自身免疫现象
	羟基脲	HU	骨髓抑制，消化道反应
烷化剂	环磷酰胺	CTX	骨髓抑制，消化道反应，出血性膀胱炎
	苯丁酸氮芥	CLB	骨髓抑制，免疫抑制
	白消安	BUS	骨髓抑制，皮肤色素沉着，精液缺乏，停经
植物碱类	长春新碱	VCR	末梢神经炎，共济失调
	高三尖杉酯碱	HHT	骨髓抑制，心脏损害，消化道反应，低血压
	依托泊苷	VP-16	骨髓抑制，消化道反应，脱发，变态反应
	替尼泊苷	VM-26	骨髓抑制，消化道反应，肝损害
蒽环类抗生素	柔红霉素	DNR	骨髓抑制，心脏损害，消化道反应
	去甲氧柔红霉素	IDA	骨髓抑制，心脏损害，消化道反应
	阿霉素	ADM	骨髓抑制，心脏损害，消化道反应
	阿克拉霉素	ACLA	骨髓抑制，心脏损害，消化道反应
酶类	门冬酰胺酶	ASP	肝损害，变态反应，高尿酸血症，高血糖，胰腺炎，凝血因子及白蛋白合成减少
	培门冬酶	PEG-Asp	肝损害，变态反应，高尿酸血症，高血糖，胰腺炎，凝血因子及白蛋白合成减少
激素类	泼尼松	P	类库欣综合征，高血压，糖尿病
细胞分化诱导剂	维A酸	ATRA	皮肤、黏膜干燥，口角破裂，消化道反应，头晕，关节痛，肝损害
	三氧化二砷	ATO	疲劳，肝转氨酶异常，可逆性高血糖
酪氨酸激酶抑制药	伊马替尼	IM	骨髓抑制，消化道反应，肌痉挛，肌肉、骨骼疼痛，水肿，头痛，头晕
	尼洛替尼		骨髓抑制，一过性间接胆红素升高和皮疹
	达沙替尼		体液潴留（包括胸腔积液），消化道反应，头痛，皮疹，呼吸困难，出血，疲劳，肌肉、骨骼疼痛，感染，咳嗽，腹痛和发热

表6-5-2 急性白血病常用诱导联合化疗方案

类型	诱导联合化疗方案
ALL	DVLP方案：柔红霉素、长春新碱、门冬酰胺酶、地塞米松
AML	DA/IA（"标准"方案）：柔红霉素、阿糖胞苷或去甲氧柔红酶、阿糖胞苷
	HA方案：高三尖杉酯碱、阿糖胞苷
	HAD方案：高三尖杉酯碱、阿糖胞苷、柔红霉素
	HAA方案：高三尖杉酯碱、阿糖胞苷、阿克拉霉素
	DAE方案：柔红霉素、阿糖胞苷、依托泊苷
APL	双诱导方案：维A酸、三氧化二砷
	维A酸、三氧化二砷、蒽环类

（3）CNSL的防治：ALL患者需要预防CNSL的发生。由于化疗药物难以通过血脑屏障，隐藏在中枢神经系统内的白血病细胞常是白血病复发的根源，应加强防治。CNSL需进行药物鞘内注射治疗或脑－脊髓放疗，常选用阿糖胞苷、甲氨蝶呤等药物，同时应用一定量激素减轻药物刺激引起的蛛网膜炎。

（4）老年急性白血病的治疗：60岁以上的急性白血病患者常由骨髓增生异常综合征转化而来或继发于某些理化因素，合并症多，耐药、并发重要脏器功能不全，因此应强调个体化治疗。多数患者化疗应减量用药，降低治疗相关死亡率；少数体质好又有较好物质条件的老年患者，可采用中年患者的化疗方案进行治疗。

（六）护理

1. 主要护理诊断

（1）有出血的危险：与血小板减少、白血病细胞浸润等有关。

（2）有感染的危险：与正常粒细胞减少、化疗有关。

（3）潜在并发症：化疗药物的不良反应。

2. 其他护理诊断

（1）活动耐力下降：与白血病引起贫血、化疗药物不良反应等有关。

（2）恐惧：与急性白血病治疗效果差、病死率高有关。

（3）体温过高：与感染、肿瘤细胞代谢亢进有关。

（4）营养失调：低于机体需要量，与白血病代谢增加、高热、化疗致消化道反应及口腔炎无法进食等有关。

（5）疼痛：骨骼关节疼痛，与白血病细胞浸润骨骼和四肢肌肉、关节有关。

3. 护理目标

（1）患者能积极配合，采取正确、有效的预防措施，减少或避免出血。

（2）患者能说出预防感染的重要性，积极配合，减少或避免感染的发生。

（3）患者能说出化疗可能会出现的不良反应，并能积极应对。

4. 护理措施

（1）有出血的危险：护理措施参见本章第一节。

（2）有感染的危险

1）保护性隔离：对于粒细胞缺乏（成熟粒细胞绝对值$\leqslant 0.5\times 10^9$/L）的患者，应采取保护性隔离，条件允许宜住单人病房或无菌层流室；谢绝亲友探视以避免交叉感染；严格执行消毒隔离制度和无菌技术操作；加强口腔、皮肤、肛门及外阴的清洁卫生。若患者出现感染征象，应协助医生做好血液、尿液、粪便或伤口分泌物的细菌培养及药敏试验，并遵医嘱使用抗生素。

2）其他相关护理措施参见本章第二节。

（3）潜在并发症：化疗药物的不良反应。

1）静脉炎及组织坏死的预防与护理：大多数化疗药物对组织刺激大，多次注射常引起静脉炎及周围组织损伤，若注射时药液渗漏则会引起局部组织坏死。①输注化疗药物时最好采用中心静脉置管或植入式静脉输液港。输注化疗药物前，先用生理盐水冲管，确定输液顺利无渗漏后再给药。控制药物注入速度，确保针头在血管内，输注完毕后再用生理盐水冲管拔针，拔针后按压数分钟。如有联合用药，应先输注刺激性较小的药物、再输注刺激性大的药物。②一旦药物发生外渗，应立即停止输注，边回抽边退针，在评估并记录外渗部位、面积，外渗药物剂量和皮肤的局部情况后，局部滴入生理盐水以稀释药液，遵医嘱给予利多卡因＋地塞米松局部环形封闭治疗，封闭范围要大于渗漏区域，视渗出药物不同给予局部冷敷或热敷。③发生静脉炎的局部血管禁止静脉穿刺，患处勿受压且避免患侧卧位，可使用多磺酸黏多糖乳膏（喜疗妥）等药物外敷。鼓励患者多做肢体活动以促进血液循环。

2）骨髓抑制的护理：骨髓抑制是多种化疗药物共有的不良反应。化疗药物在杀灭白血病细胞的同时会损害正常细胞。因此，在停止化疗后7～14天（骨髓抑制期）和停止化疗后第21～28天（恢复期）要遵医嘱复查血象和骨髓象，以便观察疗效及骨髓受抑制情况。一旦发生骨髓抑制，需加强贫血、感染和出血的预防、观察和护理，协助医生正确用药。

3）消化道反应的护理：某些化疗药物可以引起恶心、呕吐、食欲缺乏等反应，常有较大的个体差异。患者一般在第1次用药时反应较强烈，以后逐渐减轻，症状多出现在用药后的1～3小时，持续数小时到24小时不等。因此，化疗期间应为患者提供良好的休息与进餐环境，选择合适的进餐时间，避免不良刺激，必要时可遵医嘱在治疗前1～2小时给予止吐药。给予高热量、高蛋白、高维生素、适量纤维素、清淡、易消化的饮食，少量多餐，避免进食高糖、高脂、产气过多和辛辣的食物，进食后可依据病情适当活动，避免饭后立即平卧。

4）口腔溃疡的护理：口腔溃疡是急性白血病患者常见的不良反应。通过正确的口腔护理减少溃疡面感染的概率，促进溃疡愈合。对已发生口腔溃疡者，加强口腔护理，每日2次。指导患者正确含漱漱口液及掌握局部溃疡用药的方法。①漱口液的选择与含漱方法：一般情况下，可选用生理盐水、西吡氯铵含漱液交替漱口；若疑为厌氧菌感染，可选1%～3%过氧化氢溶液；口腔真菌感染预防与治疗，可选用1%～4%的碳酸氢钠溶液、制霉菌素溶液。每次含漱时间为15～20分钟，建议三餐前后及睡前含漱，每天至少使用3次。溃疡疼痛严重者，可在漱口液内加入2%利多卡因镇痛。②促进溃疡面愈合的用药：三餐后及睡前用漱口液含漱后，可选用外用重组人表皮生长因子喷在患处，或赛霉安散涂在患处。为保证药物疗效的正常发挥，涂药后2～3小时方可进食或饮水。此外，生理盐水500ml加注射用亚叶酸钙0.3g溶解后含漱，对大剂量甲氨蝶呤化疗引起的口腔溃疡效果显著。

5）心脏毒性的预防与护理：柔红霉素、阿霉素、高三尖杉酯碱类药物可引起心肌及心脏传导损害，用药前后应监测患者心率、节律及血压；用药时滴速控制在＜40滴/分；密切观察患者面色、心率及尿量的变化，一旦出现胸闷、心悸、心动过速或心动过缓等表现，应立即报告医生并配合处理。

6）肝功能损害的预防与护理：甲氨蝶呤、门冬酰胺酶有肝损害作用，用药期间应观察患者有无黄疸，并定期检测肝功能。

7）脱发的心理护理：化疗前向患者说明化疗可能会导致脱发，但绝大多数情况下化疗周期结束后头发会再生，使患者有充分的心理准备，坦然面对。出现脱发后要及时评估患者对化疗所致脱发的感受和认识，鼓励其表达内心的感受；指导患者使用假发或戴帽子，以降低患者因形象改变产生的心理困扰；介绍有类似经验的患者共同分享经验，鼓励患者参与正常的社交活动。

8）其他不良反应的预防和护理：长春新碱可引起末梢神经炎、手足麻木感，停药后可逐渐消失；环磷酰胺可引起脱发及出血性膀胱炎导致血尿，可采用美司钠预防对泌尿系统的毒性作用；门冬酰胺酶可引起变态反应，用药前应皮试；急性早幼粒细胞白血病应用维A酸治疗可引起维A酸综合征等，治疗期间要密切观察病情，以便及时发现、有效处理。

5. 护理评价

（1）患者能描述引起或加重出血的危险因素，积极采取预防措施，减少或避免出血。

（2）患者能说出预防感染的重要性，积极配合治疗与护理，未发生感染。

（3）患者能列举化疗的不良反应，积极采取应对措施，主动配合治疗。

6. 健康指导

（1）疾病预防指导：告知患者避免接触对骨髓造血功能有损害的诸多理化因素，如油漆、染发剂、电离辐射等含苯物质，以及氯霉素、保泰松及其衍生物等药物。应用某些抗肿瘤细胞的细胞毒药物如环磷酰胺、氮芥、依托泊苷等时，要定期复查血象及骨髓象。

（2）疾病知识指导：告知患者及家属疾病的相关知识，如发病诱因、治疗方法及化疗时注意事项等，使患者正确面对疾病，积极配合治疗和护理。指导患者宜食高蛋白、高热量、高维生素、清淡、易消化的少渣软食，忌食辛辣刺激的食物，防止口腔黏膜损伤。保证充足的休息和睡眠，适当加强健身活动以提高机体抵抗力。保护皮肤，防止出血，沐浴时水温以37～40℃为宜，以防水温过高引起血管扩张，加重皮肤出血。

（3）随访用药指导：向患者说明急性白血病缓解后仍应坚持定期巩固强化治疗，以延长疾病的缓解期和生存期。

知识拓展

《中国成人急性淋巴细胞白血病诊断与治疗指南（2024年版）》

成人急性淋巴细胞白血病（ALL）是成人最常见的急性白血病之一，目前国际上有比较统一的诊断标准和不同研究组报道的系统治疗方案。我国自2013年至今发表了3版中国成人ALL诊断与治疗的专家共识/指南，对该病种的诊断治疗水平提升有重要意义。2022年WHO造血与淋巴组织肿瘤分类对ALL（前体淋巴细胞肿瘤——淋巴母细胞白血病/淋巴瘤）的分类进行了更新，提出了一些新概念；近年来免疫治疗快速发展，在一定程度上提高了成人ALL的疗效，且抗体、嵌合抗原受体T细胞（CAR-T细胞）产品陆续在国内上市，临床实践日益丰富。为促进成人ALL临床诊疗的规范，《中国成人急性淋巴细胞白血病诊断与治疗指南（2024年版）》参考国内外最新指南和文献，荟萃国内外最新研究成果，为成人ALL的诊断、治疗、疗效监测提供参考意见。

资料来源：中国抗癌协会血液肿瘤专业委员会，中华医学会血液学分会白血病淋巴瘤学组．中国成人急性淋巴细胞白血病诊断与治疗指南（2024年版）[J]．中华血液学杂志，2024，45（5）：417-429.

三、慢性白血病

慢性白血病按细胞类型分为慢性髓系白血病（chronic myelogenous leukemia，CML）、慢性淋巴细胞白血病（chronic lymphocytic leukemia，CL）及少见类型的白血病，如慢性单核细胞白血病及毛细胞白血病等。

（一）慢性髓系白血病

1. 概述 慢性髓系白血病又称慢性粒细胞白血病，简称慢粒，是一种发生在多能造血干细胞上的恶性骨髓增生性疾病，主要涉及髓系。其病程发展缓慢，外周血粒细胞显著增多且不成熟，脾明显肿大。95%以上的病例出现费城（Ph）染色体和/或*BCR-ABL*融合基因。自然病程可经历慢性期、加速期和急变期，多因急性变而死亡。本病可发生于各年龄段，以中年最多见，男性多于女性。

2. 临床表现

（1）慢性期：一般持续1～4年。起病缓慢，患者早期常无自觉症状，随病情的发展可出现高代谢综合征，表现为乏力、低热、多汗或盗汗、体重减轻等。巨脾是最突出的体征，可达脐平面或脐以下，甚至可伸入盆腔，质地坚实、平滑，无压痛，如发生脾梗死则会出现明显压痛。部分患者可表现为胸骨中下段的压痛。半数患者肝有中度肿大，浅表淋巴结多无肿大。当白细胞显著增多时，可有眼底充血及出血。白细胞极度增多时，可发生白细胞淤滞症。

（2）加速期：一般发生于起病后的1～4年。患者常表现为不明原因的发热、虚弱、体重进行性下降，骨、关节疼痛，脾迅速增大，逐渐出现贫血和出血症状。白血病细胞对原来有效的药物产生耐药。

（3）急变期：慢粒的终末期，临床表现与急性白血病相似，常有严重的贫血、出血、感染、发热等症状。急变期多数为急粒变，20%～30%为急淋变。急变期预后极差，患者多在数月内死亡。

3. 辅助检查

（1）慢性期

1）血象：白细胞计数明显增高，常＞20×10^9/L，约一半的患者为100×10^9/L以上，可见各阶段的粒细胞，以中性中幼、晚幼及杆状核粒细胞为主；约50%的患者出现血小板计数增高。

2）骨髓象：骨髓增生明显或极度活跃。以粒细胞为主，粒红比例明显增高。其中，中性中幼、晚幼及杆状核粒细胞明显增多；原始细胞＜10%；嗜酸性、嗜碱性粒细胞增多。红细胞相对减少。巨核细胞正常或增多，晚期有减少。偶见戈谢（Gaucher）细胞。

3）染色体检查：95%以上的CML细胞中出现Ph染色体（小的22号染色体），显带分析为t（9；22）（q34；q11）。9号染色体长臂上*C-ABL*原癌基因易位至22号染色体长臂I的断裂点簇集区（BCR）形成*BCR-ABL*融合基因。

4）中性粒细胞碱性磷酸酶（NAP）测定：活性减低或呈阴性反应。治疗有效时NAP活性可以恢复，疾病复发时又下降，合并细菌感染时可略升高。

5）生化检查：血清及尿中尿酸浓度增高，与化疗后大量白细胞被破坏有关。此外，由于大量正常及异常粒细胞产生了过多运输维生素B_{12}的转钴蛋白，使得血清中维生素B_{12}的浓度及维生素B_{12}结合力显著增高，其增高的幅度与白细胞增多程度成正比。

（2）加速期：外周血嗜碱性粒细胞＞20%；外周血或骨髓原粒细胞≥10%；患者常伴有不明原因血小板进行性减少或增加，出现发热、虚弱、体重进行性下降、骨关节疼痛、贫血、出血及脾大，对酪氨酸抑制药等药物产生耐药性；粒－单系祖细胞集簇增加而集落减少；除Ph染色体外又出现其他染色体的异常；骨髓活检提示胶原纤维显著增生。

（3）急变期：外周血或骨髓中原始细胞＞20%或出现髓外原始细胞浸润。

4. 诊断要点　凡有不明原因的持续性白细胞计数增高，根据典型的血象、骨髓象改变，脾大，Ph染色体阳性或*BCR-ABL*融合基因阳性即可做出诊断。但应注意鉴别，2%AML、5%儿童ALL及25%成人AL的Ph染色体阳性。

5. 治疗要点　CML治疗应着重于慢性期早期，避免疾病恶化，力争细胞遗传学和分子生物学水平的缓解，一旦进入加速期或急变期则预后不良。

（1）靶向治疗：酪氨酸激酶抑制药（tyrosine kinase inhibitor，TKI）被推荐为CML治疗的首选药物，可使患者10年生存率达到85%～90%，需要终身服用。2011年第一代TKI（代表药物伊马替尼）能特异性地阻断ATP在ABL激酶上的结合位置，使酪氨酸残基不能磷酸化，从而抑制BCR-ABL阳性细胞的增殖，但不能随意停药，否则容易产生BCR-ABL激酶区的突变，发生继发性耐药。第二代TKI（如尼洛替尼或达沙尼）治疗CML能获得更快、更深的分子学反应，已在临床广泛应用。

（2）α干扰素（interferon-α，IFN-α）：分子靶向药物出现之前的首选药物。目前用于不适合TKI或不耐受和不适合异基因造血干细胞移植（allo-HSCT）的慢性期患者。推荐与小剂量阿糖胞苷联合使用，可提高生存率。

（3）化疗药物

1）羟基脲：为目前首选的化疗药。起效快，持续时间短，用药后2～3天白细胞计数即下降，停药后很快上升。需经常检查血象，以便调节药物剂量。耐受性好，单独应用该药物的慢性期患者中位生存期约为5年，目前独立服用羟基脲者仅限于高龄、具有并发症、TKI不耐受的患者，以及用于高白细胞淤滞时的降白细胞处理。

2）白消安：起效比羟基脲慢，但持续时间长，剂量不易掌握。用药2～3周后白细胞开始下降，停药后白细胞减少持续2～4周。用药过量常导致严重的骨髓抑制，且长期用药可出现皮肤色素沉着、闭经、肺纤维化等，现临床较少应用。

3）其他药物：高三尖杉碱、阿糖胞苷、巯嘌呤、环磷酰胺及其他药物联合化疗也有一定疗效。

（4）异基因造血干细胞移植（allo-HSCT）：目前CML的根治性标准治疗，在慢性期不作为一线选择。适用于移植风险低且对TKI耐药或不耐受，以及进展期的CML患者。

（5）其他：出现白细胞淤滞症者可于化疗前使用血细胞分离机，单采清除过高的白细胞，同时给予羟基脲化疗和水化、碱化尿液，保证足够尿量，并口服别嘌呤以预防高尿酸性肾病。脾大明显、有胀痛而化疗效果不佳时，可用脾放射。

6. 主要护理诊断

（1）疼痛：腹痛，与脾大、脾梗死及脾破裂有关。

（2）潜在并发症：高尿酸性肾病。

7. 其他护理诊断

（1）活动耐力下降：与虚弱或贫血有关。

（2）营养失调：低于机体需要量，与机体代谢亢进有关。

8. 护理目标

（1）患者能积极配合治疗和护理，主诉疼痛程度减轻或消失。

（2）患者能积极配合治疗，预防并发症。

9. 护理措施

（1）疼痛：腹痛。

1）病情观察：每天测量脾大小、质地并做好记录。注意脾区有无压痛，观察有无脾栓塞或脾破裂的表现，如突感脾区疼痛、发热、多汗，甚至休克，脾区拒按，触痛明显，脾进行性肿大，脾区闻及摩擦音，甚至出现血性腹水。

2）对症护理：脾胀痛时应减少活动，多卧床休息，取左侧卧位，以减轻不适感。少食多餐，以减轻腹胀。尽量避免弯腰和碰撞腹部，避免脾破裂。

（2）潜在并发症：高尿酸性肾病。

1）病情观察：化疗期间定期检查白细胞计数、血清及尿液中尿酸含量，记录24小时出入量，注意观察有无血尿或腰痛发生。一旦发生血尿，立即通知医生并停药，同时检查肾功能。

2）用药护理：鼓励患者多饮水，尤其在化疗期间每天饮水量宜达3000ml以上，保证足够多的尿量以利于尿酸和化疗药降解产物的稀释和排泄；遵医嘱口服别嘌呤抑制尿酸形成。在化疗给药前后遵医嘱给予利尿药，及时稀释并排泄降解的药物。使用化疗药后，应嘱患者每半小时排尿1次，持续5小时。

10. 护理评价

（1）患者积极配合护理，调整体位，疼痛程度减轻或消失。

（2）患者能积极配合治疗，遵医嘱用药、饮水，定时排尿，预防高尿酸性肾病。

11. 健康指导

（1）疾病预防指导：长期从事接触放射性核素或苯类化学物质者，应严格遵守劳动保护制度，增强身体素质，提高机体抗病能力。

（2）疾病知识指导：向患者及家属讲解疾病知识，使其了解疾病的特点，便于积极主动自我护理。慢性期患者病情稳定后可以工作和学习，适当锻炼，但不可过度劳累。生活要有规律，保证充足的休息和睡眠。由于患者体内白血病细胞数量多，基础代谢增加，应提供高热量、高蛋白、高维生素、易消化吸收的饮食。

（3）随访用药指导：告知慢性期患者要严格遵医嘱用药，以减少急变的发生。伊马替尼应终身服用，不能随意减、停药物，否则容易产生BCR-ABL激酶区的突变，发生继发性耐药。长期应用α干扰素和伊马替尼的患者，应注意药物不良反应。α干扰素常见的不良反应为发热、畏寒、疲劳、头痛、恶心及骨骼疼痛、骨髓抑制、肝肾功能异常等，应定期检查肝、肾功能及血象。伊马替尼最常见的不良反应有胃肠道反应，如恶心、呕吐、腹泻，以及肌痉挛、水肿、皮疹等，但一般症状轻微，应定期检查血象。

（4）疾病监测指导：指导患者和家属密切观察病情，以免病情进展进入加速期，甚至急变期，如出现原因不明的发热、骨痛、贫血、出血加重及脾迅速肿大，应立即到医院就诊。

（二）慢性淋巴细胞白血病

1. 概述 慢性淋巴细胞白血病（chronic lymphocytic leukemia，CLL）简称慢淋，是一种进展缓慢的成熟B细胞增殖性肿瘤，以外周血、骨髓、脾和淋巴结等淋巴组织中出现大量克隆性B细胞为特征。CLL细胞形态上类似成熟淋巴细胞，但免疫学表型和功能异常。本病在我国、东南亚国家较少见，多见于欧美国家，且患者多为老年人，男女比例约2∶1。

2. 临床表现 起病缓慢，多无自觉症状，半数以上的患者在常规体检或因其他疾病就医时被发现。

（1）贫血、感染：患者早期可出现疲乏、无力，进而出现食欲缺乏、消瘦、低热和盗汗等，晚期患者可出现贫血、血小板减少和粒细胞减少等相关症状，常并发感染，尤其是呼吸道感染。

（2）浅表淋巴结肿大：60%～80%的患者存在淋巴结肿大，多见于头颈部、锁骨上、腋窝、腹股沟等部位。肿大的淋巴结一般为无痛性、质韧、无粘连，随着病程发展可逐渐增大或融合。纵隔、腹膜后、肠系膜淋巴结肿大，可压迫气管、上腔静脉、胆道或输尿管等，从而出现相应症状。50%～70%的患者有肝、脾轻至中度增大。

（3）免疫功能失调：10%～15%的CLL患者会并发自身免疫病，如自身免疫性溶血性贫血、原发免疫性血小板减少症等。部分患者可转化为幼淋巴细胞白血病、里克特（Richter）综合征等，或继发第二肿瘤。

3. 辅助检查

（1）血象：淋巴细胞持续增多，白细胞计数＞10×10^9/L，淋巴细胞占白细胞总数的50%以上，晚期可达90%，以小淋巴细胞为主。晚期血红蛋白、血小板减少，发生溶血时贫血明显加重。

（2）骨髓象：骨髓有核细胞增生明显活跃或极度活跃，淋巴细胞≥40%，以成熟淋巴细胞为主。红系、粒系及巨核细胞均减少，发生溶血时幼红细胞可代偿性增生。

（3）免疫表型检查：是目前CLL疾病诊断、预后分层和疗效监测的重要手段，有助于临床诊断与分型。绝大多数病例的淋巴细胞源于B细胞，具有单克隆性，呈现B细胞免疫表型特征。60%的患者有低γ球蛋白血症，20%的患者抗人球蛋白试验阳性，晚期有T细胞功能障碍。

（4）细胞遗传学检查：主要包括染色体及基因检测，助于疗效及预后的临床判断。50%～80%的患者会出现染色体异常，部分患者会出现基因突变或缺失。

4. 诊断要点 主要依据患者的临床表现和实验室检查做出诊断：有全身淋巴结肿大而无压痛等临床表现；外周血中单克隆性淋巴细胞＞5×10^9/L至少持续3周以上，骨髓中淋巴细胞≥40%。

比内（Binet）分期标准将CLL分为如下三期。

A期：外周血和骨髓中淋巴细胞增多，＜3个区域的淋巴组织肿大；生存期14～17年。

B期：外周血和骨髓中淋巴细胞增多，≥3个区域的淋巴组织肿大；生存期5～7年。

C期：除与B期相同外，尚有贫血（Hb：男性＜110g/L，女性＜100g/L）或血小板减少（PTL＜100×10^9/L）；生存期2～3年。

5. 治疗要点　根据临床分期、症状、疾病活动情况而定。一般早期（Binet A期）患者无须治疗，定期复查即可。如出现下列情况之一则提示疾病处于活动期，应进行化疗：①体温＞38℃超过2周，盗汗、极度疲劳，6个月内出现不明原因的体重下降≥10%。②淋巴结进行性肿大或直径＞10cm。③进行性脾大（左下＞6cm）或脾区疼痛。④进行性淋巴细胞增生，2个月内增加＞50%，或倍增时间＜6个月。⑤出现自身免疫性血细胞减少，糖皮质激素治疗无效。⑥骨髓进行性衰竭，贫血或血小板减少出现或加重。

（1）化学治疗：常用药物有氟达拉滨和苯丁酸氮芥，前者效果更好。氟达拉滨常用剂量为25～30mg/（m·d），连续静脉滴注3天或5天，每4周重复1次。氟达拉滨CR率20%～30%，总治疗反应率60%～80%。氟达拉滨联合环磷酰胺（FC方案）的疗效优于单用氟达拉滨。

苯达莫司汀作为一种新型烷化剂，兼具抗代谢及烷化剂的作用，单药治疗时无论是对初治还是复发难治性患者，均显示较高的CR率和治疗反应率。

（2）免疫治疗：利妥昔单抗（rituximab）是人鼠嵌合型抗CD20单克隆抗体，对于表达CD20的CLL可联合氟达拉滨及环磷酰胺，形成3种药物的联合疗法——FCR疗法，这是目前初治CLL治疗反应最佳的方法。但因CLL细胞表面CD20表达较少、血浆中存在可溶性CD20分子，利妥昔单抗在CLL患者体内清除过快，需加大剂量或密度才能有效。与阿仑单抗相比，利妥昔单抗潜在的免疫抑制作用较弱。

（3）造血干细胞移植：在缓解期，自体造血干细胞移植治疗可以获得较理想的效果，效果优于传统治疗，但易复发。大多数CLL患者无须一线接受造血干细胞移植，对于高危或复发难治患者可作为二线治疗。异基因造血干细胞移植可使部分患者长期存活，甚至治愈。

（4）并发症治疗：积极抗感染治疗，反复感染可注射丙种球蛋白；并发血小板减少或自身免疫性溶血性贫血可用较大剂量糖皮质激素治疗，疗效不佳且明显脾大时，可行脾切除术或放疗。

6. 主要护理诊断

（1）有感染的危险：与低免疫球蛋白血症、正常粒细胞缺乏有关。

（2）活动耐力下降：与贫血有关。

7. 其他护理诊断

（1）有出血的危险：与本病晚期血小板减少有关。

（2）营养失调：低于机体需要量，与食欲欠佳、发热及代谢亢进有关。

（3）知识缺乏：缺乏预防感染的知识。

8. 护理目标

（1）患者能说出预防感染的重要性，积极配合，减少或避免感染的发生。

（2）患者能积极配合治疗，并能认识到治疗期间合理的休息与活动的重要性，体力逐渐恢复，生活自理。

9. 护理措施

（1）有感染的危险：护理措施见本章第二节。

（2）活动耐力下降：护理措施见本章第二节。

10. 护理评价

（1）患者能说出预防感染的重要性，积极配合治疗与护理，未发生感染。

（2）患者能说出活动耐力下降的原因，合理安排休息和饮食。

11. 健康指导

（1）疾病知识指导：同慢性髓系白血病。

（2）病情监测指导：向患者说明遵医嘱坚持治疗的重要性，定期复查血象，出现出血、发热或其他感染迹象应及时就诊。预防感染和出血措施同急性白血病。

知识拓展

中医治疗血液病名家学术观点撷菁

为更好地传承与发展名老中医学术思想，中华中医药学会血液病分会、中华中医药学会血液病创新研究与转化平台对陶淑春、顾振东、吴志奎、虞荣喜、周仲瑛5位教授的学术思想与临床诊疗经验进行总结。其中，陶淑春教授遵循病机，结合脏腑及部位诊治，在临证中重视活血化瘀法的应用；顾振东教授创立急性白血病辨证体系并总结脉证规律，提倡中西医结合治疗本病；吴志奎教授提出地中海贫血的病机及治法，应用益髓生血颗粒治疗本病，取得较好疗效；虞荣喜教授提出白血病的中医辨证体系，实现中西医结合治疗本病；周仲瑛教授完善中医内科学辨证论治体系，创立中医病机辨证学说，应用“瘀热”学说及“癌毒论”治疗血液系统疾病。

思考题

1. 简述白血病患者发热的原因。

2. 简述白血病患者输注静脉化疗药物的注意事项。

3. 简述白血病患者静脉化疗期间静脉炎及组织坏死的预防与护理。

更多练习

小结

（束　敏　史亚楠）

第七章　内分泌系统疾病患者的护理

教学课件

学习目标

1. 素质目标

（1）具有关爱患者、保护患者隐私，保持良好的职业道德和职业操守。

（2）具备科学严谨、慎独的职业精神及创新能力。

2. 知识目标

（1）鉴别：内分泌系统疾病常见症状和体征；判断内分泌系统常见疾病的临床表现，可以应用专科护理评估的方法对患者实施评估，分析护理诊断，实施护理措施及健康教育。

（2）识记：内分泌系统疾病的治疗要点、辅助检查内容。

（3）知道：内分泌系统常见病的病因、病理、发病机制、并发症。

3. 能力目标

（1）具备对内分泌与代谢性疾病患者现存的或潜在的护理问题进行综合分析的能力。

（2）能够对内分泌与代谢性疾病患者进行护理评估，提出护理问题，制订护理计划。

（3）能够运用护理程序对内分泌与代谢性疾病患者实施整体护理。

案例

【案例导入】

患者，男，23岁。因“口渴、多饮、多尿5天，乏力、恶心、呕吐1天”就诊。患者于5天前出现口渴、多饮、多尿，伴食欲缺乏。1天前感乏力、食欲缺乏加重，出现恶心、呕吐，伴头痛、四肢乏力。随机血糖30.2mmol/L，血酮体5.8mmol/L。血气分析：pH 6.95，HCO_3^- 3.5mmol/L，BE −26.85mmol/L。

【请思考】

1. 该患者可能的疾病诊断是什么？
2. 患者目前的主要护理诊断及依据是什么？
3. 针对该患者目前状况该给予哪些护理措施？

【案例分析】

第一节　总　　论

内分泌系统主要由人体内分泌腺（包括垂体、甲状腺、甲状旁腺、肾上腺、性腺等）和分布在心血管、胃肠、肾、脂肪组织、脑（尤其下丘脑）的内分泌组织与细胞组成。内分泌系统主要功能是释放激素，调节人体的生长、发育等，并维持人体内环境的相对稳定。内分泌系统疾病多为常见病和多发病，包括腺垂体功能减退症、甲状腺功能亢进症、甲状腺功能减退症、肾上腺皮质疾病、非毒性甲状腺肿，糖尿病、痛风等。

一、内分泌系统的结构、功能特点

（一）内分泌腺和内分泌组织与细胞

1. 内分泌腺　主要包括下丘脑、神经垂体、松果体、腺垂体、甲状腺、甲状旁腺、胰岛和胰岛外的激素分泌细胞、肾上腺、性腺。

2. 内分泌组织与细胞　激素分泌细胞主要分布在心血管、胃肠、肾上腺髓质、脂肪组织、脑等部位，它们分泌的激素能够辅助神经系统将信息物质传递到全身各靶器官，发挥其对细胞的生物作用。

人体主要内分泌腺（组织）、激素及靶器官（组织）及生理作用见表7-1-1。

表7-1-1　人体主要内分泌腺（组织）、激素、靶器官（组织）及生理作用

内分泌腺（组织）	激素	靶器官（组织）	生理作用
下丘脑	促甲状腺激素释放激素（TRH）	垂体	促进促甲状腺激素的释放
	促性腺激素释放激素（GnRH）	垂体	刺激促性腺激素（黄体生成素、卵泡刺激素）的分泌
	促肾上腺皮质激素释放激素（CRH）	垂体	刺激促肾上腺皮质激素合成与释放
	生长激素释放激素（GHRH）	垂体	刺激生长激素分泌
	生长抑素	多种内分泌腺及人体组织	抑制生长激素、促甲状腺激素、促肾上腺皮质激素和催乳素等的释放；抑制胰岛素、胰高血糖素、肾素、甲状旁腺激素及降钙素等的分泌；抑制胃肠道运动和激素的分泌
	催乳素释放因子	垂体	促进垂体释放催乳素

续 表

内分泌腺（组织）	激素	靶器官（组织）	生理作用
下丘脑	催乳素抑制因子	垂体	抑制垂体释放催乳素
	抗利尿激素	肾	提高远曲小管和集合管对水的通透性，促进水的吸收，是尿液浓缩和稀释的关键性调节激素
	催产素	子宫	间接刺激子宫平滑肌收缩，模拟正常分娩的子宫收缩作用，导致子宫颈扩张；刺激乳腺的平滑肌收缩，有助于乳汁自乳房排出，但并不增加乳腺的乳汁分泌量
	促黑素细胞激素释放因子	垂体	促进促黑素细胞激素释放
	促黑素细胞激素释放抑制因子	垂体	抑制促黑素细胞激素释放
垂体	促甲状腺激素（TSH）	甲状腺	促进甲状腺的生长和甲状腺激素的合成与释放
	促肾上腺皮质激素（ACTH）	肾上腺皮质束状带	促进肾上腺皮质组织增生和糖皮质激素的合成与释放
	黄体生成激素（LH）	成熟卵泡	引起排卵并生成黄体
	卵泡刺激素（FSH）	卵泡	促进卵泡发育成熟，促进雌激素分泌
	生长激素（GH）	人体各组织	促进除神经组织以外的所有其他组织生长，促进机体蛋白质合成代谢，刺激骨关节软骨和骨骺软骨生长等
	催乳素（PRL）	乳腺、卵泡等	促进乳腺发育生长，刺激并维持泌乳，刺激黄体生成素合成
	促黑素细胞激素（MSH）	黑色素细胞	促进黑色素合成
甲状腺	甲状腺素（T_4）、三碘甲状腺原氨酸（T_3）	人体各组织	促进机体能量、物质代谢和生长发育
	降钙素	人体各组织	降低血钙、血磷的水平
甲状旁腺	甲状旁腺素（PTH）	人体各组织	调节体内钙磷代谢，维持血钙平衡
肾上腺	皮质醇	人体各组织	抑制蛋白质合成，促进其分解及脂肪重新分布，抑制免疫功能，抗炎、抗过敏、抗病毒、抗休克等
	醛固酮（ALD）	肾	促进远曲小管和集合管重吸收水钠，排出钾
	肾上腺素（AD，E）	人体各组织α和β受体	使皮肤、黏膜、肾的血管收缩，骨骼肌动脉、冠状动脉扩张，改善心肌供血，提高心肌兴奋性，扩张支气管平滑肌
	去甲肾上腺素（NA，E）	人体各组织α受体	收缩血管，正性肌力，升高血压
性腺	雄激素	生殖器官	刺激男性性器官的发育和第二性征出现，促进蛋白质合成、骨骼生长、红细胞生成，促进精子生成
	雌激素	生殖器官	刺激女性性器官的发育和第二性征出现
	孕激素	生殖器官	抑制排卵，促使子宫内膜增生，抗醛固酮作用等

续 表

内分泌腺（组织）	激素	靶器官（组织）	生理作用
胰岛	胰岛素	人体各组织	促进葡萄糖利用和蛋白质合成，抑制脂肪、糖原及蛋白质分解
	胰高血糖素	人体各组织	促进肝糖原分解和糖异生，拮抗胰岛素

（二）激素

激素（hormone）是由细胞分泌的有机化学物质，通过各种方式到达靶器官或组织，实现相应的信息传递或功能调控。根据其化学特性可分为4类：肽类激素（如胰岛素）、氨基酸类激素（如甲状腺激素）、胺类激素（如肾上腺素）、类固醇激素（如糖皮质激素）。

1．激素分泌方式

（1）内分泌（endocrine）：激素分泌后进入血液循环，运输至人体的各种靶组织而发挥作用。

（2）旁分泌（paracrine）：激素分泌后不进入血液循环，仅或主要通过细胞外液扩散而作用于邻近细胞。

（3）自分泌（autocrine）：激素直接反馈作用于自身细胞，是细胞自我调节的重要方式之一。

（4）胞内分泌（intracrine）：在细胞质合成的激素直接运送至细胞核而影响靶基因的表达。

（5）神经分泌（neurocrine）：激素由神经细胞分泌，沿神经轴突运送至所支配的组织，调节靶细胞激素的合成和分泌。

2．激素的降解与转化　激素通过血液、淋巴液和细胞外液转运到靶细胞发挥作用，并经肝、肾和靶细胞代谢降解而灭活。激素水平是否能够保持动态平衡，取决于激素的生成、分泌、在血液中与蛋白的结合及最终降解，而其中最主要的决定因素是激素的生成和分泌。

3．激素的作用机制　激素要发挥作用，首先必须转变为具有活性的激素，如甲状腺素（T_4）转变为三碘甲状腺原氨酸（T_3），以便与其特异性受体结合。根据激素受体所在部位不同，有如下两种不同的作用机制。

（1）作用于细胞膜受体：主要为肽类激素、胺类激素、细胞因子、前列腺素等。其作用机制比较复杂，大致可分为4种（图7-1-1），分别通过磷酸化和非磷酸化途径介导各种生物反应。

（2）作用于细胞核内受体：主要为类固醇激素、甲状腺激素、活性维生素D、维生素A等。其通过各种方式与特异性受体结合后，致受体变构，并与靶基因DNA结合部位结合，致基因活化或抑制，合成特定蛋白质和酶，改变细胞的生物作用。

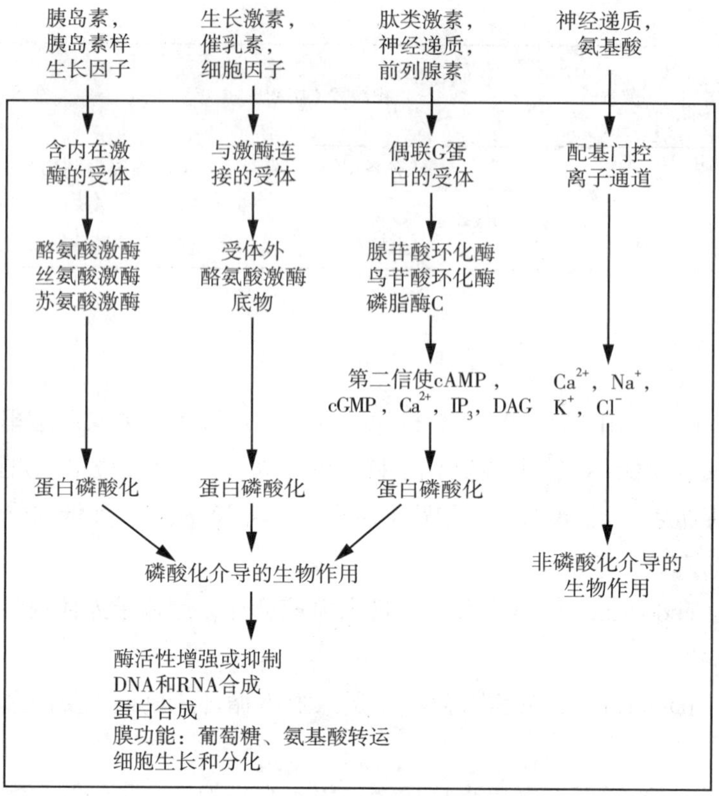

图7-1-1 细胞膜受体激素的作用机制示意图

二、内分泌系统疾病的护理评估

（一）病史评估

1. 患病及治疗经过

（1）患病经过：了解患者患病的时间及经过、有无诱发因素、发病的缓急程度、主要症状及特异性表现。评估患者有无进食异常或营养状况的改变，有无排泄功能异常和是否出现体力减退等症状。糖尿病患者多出现多饮、多食、多尿、腹泻或便秘、体力减退等；甲状腺功能亢进症的患者多出现食欲亢进、体重减轻、多汗怕热、排便次数增多等；此外，还要评估患者有无嗜睡、失眠、注意力不集中、记忆力下降、畏寒、手足抽搐、四肢感觉异常或麻痹等症状。

（2）治疗经过：评估患者是否遵医嘱规律用药，目前使用药物的名称、剂量、用法、疗程，既往检查结果、治疗方案及效果，有无明确的疾病诊断。

2. 生活史及家族史

（1）生活史：了解患者的出生地及生活环境，其可能与疾病发生有关，如居住地缺碘人群易患单纯性甲状腺肿。评估婚姻状况及生育情况，了解患者是否有器官功能异常等情况。了解患者的日常生活是否规律，有无吸烟饮酒史、特殊的饮食喜好或禁忌食物，每天进食情况。

（2）家族史：许多内分泌系统疾病有家族发病倾向，如甲状腺疾病、糖尿病，应询问患者家族中类似疾病的发生情况。

3. 心理-社会状况　甲状腺功能亢进症和糖尿病患者常伴有精神兴奋、情绪不稳定、易激惹或情绪淡漠、失眠、抑郁等精神症状，慢性病程及长期的治疗常引起患者焦虑、性格改变、应对能力下降、社交障碍、体象障碍等心理、社会功能失调。护士应注意评估患者患病后的精神状况、心理的变化，患病对患者日常生活、工作、学习及家庭的影响，是否能适应患者的角色转变，以及患者对疾病的性质、发展过程、防治知识及预后的认知程度。同时，也要评估社会支持系统情况，如经济状况、受教育程度，家庭成员对患者的照顾情况，患者的医疗费用来源，是否有健全社区卫生保健系统，是否能满足患者出院后的医疗护理需求等，以便有针对性地给予心理护理和社会支持。

（二）身体评估

患者的典型临床表现和病理性特征对于诊断内分泌系统疾病有重要参考价值。

1. **全身状态** 甲状腺功能亢进症患者常有烦躁、易激惹、脉搏增快的表现；甲状腺功能减退症患者常表现为精神淡漠、脉搏减慢。血压增高可见于库欣（Cushing）综合征、糖尿病、嗜铬细胞瘤等；血压降低见于肾上腺皮质功能减退症等。糖尿病酮症酸中毒、高渗高血糖综合征和低血糖常有意识改变。Cushing综合征患者可出现向心性肥胖，垂体侏儒症患者身材矮小，嗜铬细胞瘤患者常有阵发性高血压的病史等。

2. **皮肤、黏膜** 肾上腺疾病患者可表现为皮肤、黏膜色素沉着。腺垂体功能减退症患者可出现皮肤干燥粗糙、毛发脱落，重者出现黏液性水肿。Cushing综合征患者可表现为痤疮、多毛、皮肤紫纹。

3. **头颈部** 甲状腺功能亢进症可有突眼、眼球运动障碍、格雷夫斯（Graves）眼病的浸润性突眼、甲状腺肿大。垂体瘤可出现头痛伴视力减退或视野缺损等。

4. **四肢、脊柱、骨关节** 甲状腺功能亢进症可影响骨骼脱钙而发生骨质疏松，也可导致甲状腺毒症性周期性瘫痪；痛风可导致患者走路异常，骨关节变形，甚至足部畸形。

5. **生殖器** 腺垂体疾病患者常有外生殖器发育异常；垂体瘤疾病可导致闭经、溢乳；甲状腺功能亢进症女性常有月经稀少，周期延长，甚至闭经。男性可出现勃起功能障碍，偶见乳腺发育。

（三）辅助检查

1. **实验室检查** 主要用于内分泌腺的功能诊断。

（1）血液和尿生化测定：某些激素与血清中某些电解质之间有相互调节作用（如血清钠、钾与醛固酮和糖皮质激素，钙、镁、磷与甲状旁腺激素，血糖与胰岛素和胰高血糖素），测定基础状态下血糖、血脂、血电解质等，可间接了解相关激素的分泌功能，如原发性醛固酮增多症的低钾血症，糖尿病的高血糖和糖化血红蛋白增高，甲状旁腺功能亢进症的高钙血症，尿崩症的低比重尿。生化异常是反映激素水平的间接证据。

（2）激素测定：血浆或血清激素浓度是诊断内分泌腺功能的直接证据。一般采用空腹静脉血液标本来测定。少数激素呈脉冲性分泌，需要限定特殊的血液采血时间，如测定血浆皮质醇昼夜波动节律需要采集当天晨8时和下午4时及午夜12时的血液标本。然而尿中激素的测定在某些情况下仍然有其价值，如测定24小时尿17-羟皮质类固醇可间接反映全天肾上腺分泌皮质醇的情况。使用24小时尿液测定可以全面评估激素或代谢物的生成量，后者大多在一天中不断变化。确保收集完整的24小时尿样非常重要；应同时测定肌酐作为尿样收集完整的内部控制指标，并可用于某些激素测定的标准化，如尿游离皮质醇定量诊断Cushing综合征。

激素水平的测定可用于某些内分泌系统疾病的定位诊断。如血浆ACTH和皮质醇均升高则提示病变在垂体或异位ACTH综合征；如ACTH降低，皮质醇升高则病变在肾上腺皮质。同样，如血TSH和T_3、T_4均升高，则可能为垂体TSH瘤或TSH不敏感综合征；如TSH明显降低，而T_3、T_4升高则为甲状腺病变所致的甲状腺功能亢进症。如血清FSH和LH均升高，提示病变在性腺；两者减低则提示病变在垂体或下丘脑。

（3）激素分泌动态试验：在内分泌系统疾病中激素的基线水平常与正常范围重叠，此时可用激素分泌动态试验做进一步区分。此试验是根据激素生理调节机制设计的，包括兴奋试验和抑制试验。兴奋试验的目的是检测内分泌腺的激素储备量；抑制试验的目的是检测内分泌腺合成和释放激素的自主性。

1）兴奋试验：如TRH兴奋试验、胰岛素低血糖兴奋试验、精氨酸兴奋试验等。通常用于怀疑有内分泌功能减退者，可估计激素的贮备功能。如ACTH兴奋试验用于评价肾上腺的反应能力；其他兴奋试验使用下丘脑释放因子如TRH、GnRH、CRH及GHRH等检查垂体激素的储备功能。

2）抑制试验：用于怀疑有内分泌功能亢进的患者，观察其正常反馈调节是否消失，有无自主性激素分泌过多，是否有肿瘤存在等，如地塞米松抑制试验用于诊断Cushing综合征。

判断激素水平时，应考虑年龄、性别、营养状态、有无用药、是否处于应激状态，以及血液采集和检验时间等，且激素测定的结果必须在结合临床做出正确解释后才有价值。常用内分泌与代谢性疾病实验室检查及注意事项见表7-1-2。

表7-1-2　常用内分泌与代谢性疾病实验室检查及注意事项

名称	检查目的	方法及注意事项
TRH兴奋试验	原发性与中枢性甲状腺功能减退症的鉴别	试验前先抽取静脉血2ml置于血清管中，测得TSH为基础值。然后将TRH 200～500μg溶于生理盐水2～4ml中快速静脉注射，于注射后15分钟、30分钟、60分钟、120分钟各抽血2ml置于血清管中送检。本试验不需空腹，试验前停用甲状腺激素、抗甲状腺激素、雌激素、糖皮质激素、左旋多巴等药物。注射TRH可引起暂时性心悸、头晕、恶心、面部潮红及尿意感，一般不需处理，10～15分钟后可缓解
血清甲状腺激素测定	判断甲状腺功能	清晨空腹抽取静脉血2ml置于血清管中，测定血清甲状腺激素水平。试验前3天停用避孕药、雌激素、糖皮质激素、苯妥英钠等药物
甲状腺摄^{131}I率	评价甲状腺功能的传统方法，目前用于甲状腺毒症病因的鉴别	试验前10小时开始禁食。试验当天空腹口服74MBq的Na^{131}I，在服药后第2小时、4小时和24小时分别做甲状腺部位放射性计数。做本试验前3个月不做碘油X线造影，2个月内不用含碘药物及食物，1个月内停用抗结核药物、激素类药物及抗甲状腺药，心脏病患者、妊娠哺乳妇女不宜做本试验
血浆ACTH测定	垂体-肾上腺疾病鉴别诊断	抽取静脉血2ml置于4℃冰槽或冰水中即刻送检。观察ACTH分泌节律，可于当天清晨8时、下午4时及午夜12时准时抽血
尿17-羟皮质类固醇测定	测定肾上腺皮质功能	留24小时尿液，容器中加浓盐酸5ml防腐，混匀后计尿总量，取30ml送检。试验前3天停用肾上腺糖皮质激素，嘱患者禁食咖啡、浓茶、青菜及中药等有色食物，禁用B族维生素、氯丙嗪、利血平、奎宁、磺胺类、解热镇痛类等药物

续　表

名称	检查目的	方法及注意事项
口服地塞米松抑制试验	诊断库欣综合征和病因鉴别	小剂量法：试验当天晨8时抽血测血浆皮质醇，午夜12时准时予患者口服地塞米松1mg，次晨8时再抽血测血浆皮质醇 大剂量法：小剂量不能抑制，进一步行大剂量法。方法是每6小时口服地塞米松2mg，连服2天，于服药第2天留24小时尿查尿游离皮质醇，服药第3天晨8时抽血测定促肾上腺皮质激素和皮质醇
尿儿茶酚胺及其代谢产物香草基杏仁酸（VMA）测定	诊断嗜铬细胞瘤	棕色瓶留24天尿，容器中加浓盐酸5ml防腐，混匀后计尿总量，取30ml送检。嘱患者试验前3天禁食咖啡、浓茶、柠檬汁、巧克力、茄子、番茄、香蕉，停用水杨酸、核黄素、胰岛素等药物，降压药应停1周以上
口服葡萄糖耐量试验（OGTT）	糖尿病可疑者明确诊断	试验当天晨，抽取静脉血送检空腹血糖，然后将75g无水葡萄糖（儿童为1.75g/kg，总量不超过75g）溶于300ml水中，协助患者于5分钟内服下，从服糖第一口开始计时，于服糖后2小时抽取静脉血测血糖。嘱患者试验前禁食8～10小时。试验过程中禁止吸烟、饮水和进食，不做剧烈运动。试验前3～7天停服利尿药、避孕药等药物，且试验前3天每天饮食需含碳水化合物至少150g，试验当天晨禁止注射胰岛素

2. **其他检查**　包括病变性质和病变部位的确定。

（1）影像学检查：X线平片、CT、磁共振成像（MRI）、B超检查、骨密度检查等可诊断下丘脑-垂体、甲状腺、性腺疾病，肾上腺、胰岛肿瘤，骨质疏松等。正电子发射断层扫描（PET）可以发现原位肿瘤，也可以发现肿瘤转移全身的情况。

（2）放射性核素检查：内分泌肿瘤细胞摄取放射性核素标记的特定物质，定位肿瘤的存在。如甲状腺放射性核素扫描可以发现甲状腺肿瘤和甲状腺转移癌（如肺转移、骨转移），大部分甲状腺癌细胞仍然具备摄碘的功能。

（3）细胞学检查或者活检：细针穿刺获得肿瘤或结节的组织标本，评价其良恶性性质。如甲状腺细针穿刺细胞学检查（FNAC），用于鉴别甲状腺结节的良恶性性质。

（4）内分泌腺静脉导管采血：静脉导管插入病变侧内分泌腺流出端静脉采血，测定激素浓度，并且与非病变腺体侧对照，病变侧标本的激素浓度显著高于非病变侧，明确该腺体是否有过量激素产生。如岩下窦静脉采血（IPSS）测定垂体激素以诊断库欣病；双侧肾上腺采血（AVS）明确是否为醛固酮瘤等。

（5）选择性动脉造影：对于病灶直径较小，不能用CT和MRI等方法做出定位时，可采用此方法。

（6）自身抗体检测：抗体测定有助于明确内分泌系统疾病的性质及自身免疫疾病的发病机制，甚至可作为早期诊断和长期随访的依据。如检测促甲状腺激素受体抗体（TRAb）诊断甲状腺毒症的病因，胰岛细胞抗体（ICA）、胰岛素抗体（IAA）、谷氨酸脱羧酶抗体（GADAb）诊断1型糖尿病的病因。

（7）染色体检查：主要诊断性分化异常疾病。如特纳（Turner）综合征，表现为身材矮小、性不发育、颈蹼和肘外翻，染色体核型是45，X0。

（8）基因检测：人类白细胞相关抗原（HLA）基因鉴定、基因突变位点筛查等，如*CYP21*基因突变可致先天性肾上腺皮质增生症，后者是女性男性化的病因之一。

三、内分泌系统疾病常见症状和/或体征的护理

（一）身体外形的改变

1. 病因与诱因　身体外形的改变多与激素分泌失调有关。

2. 主要症状及其特点

（1）身材过高与矮小：身材过高见于巨人症、肢端肥大症患者；身材矮小见于矮小症、侏儒症患者。

（2）肥胖与体重过低

1）肥胖：指体重指数（body mass index，BMI）≥28。包括单纯性肥胖和继发性肥胖。前者常与环境、摄食过多或运动过少等有关，并有一定的遗传倾向；后者多见于下丘脑疾病、Cushing综合征、2型糖尿病（肥胖型）、甲状腺功能减退症等。

2）体重过低：指体重指数BMI＜18.5。常见于甲状腺功能亢进症、肾上腺皮质功能减退症、内分泌腺的恶性肿瘤、1型糖尿病与2型糖尿病（非肥胖型）等。

（3）毛发改变：全身性多毛见于先天性肾上腺皮质增生症、Cushing综合征等，而肾上腺皮质功能减退症、甲状腺功能减退症等均可引起毛发脱落。

（4）面容变化：甲状腺功能亢进症患者可表现为眼球突出、眼裂增宽、颈部增粗。Cushing综合征患者可表现为皮肤紫纹、常伴痤疮等；甲状腺功能减退症患者可表现为“黏液性水肿面容”，如面色苍黄、颜面水肿、目光呆滞、反应迟钝及头发稀疏等。

（5）皮肤、黏膜变化

1）皮肤、黏膜色素沉着：是表皮基底层的黑色素增多以致皮肤色泽加深，多见于肾上腺皮质疾病患者，尤以摩擦处、掌纹、乳晕、瘢痕处明显。

2）皮肤紫纹和痤疮：紫纹是Cushing综合征的特征之一。病理性痤疮见于Cushing综合征、先天性肾上腺皮质增生症等。

3. 主要护理诊断

体象障碍：与疾病引起身体外形改变等有关。

4. 护理措施

体象障碍

1）提供心理支持：多与患者交谈，耐心倾听患者的需求，鼓励患者表达其感受，建立信任的护患关系。消除紧张情绪，树立自信心。密切关注患者的心理状态、行为，必要时给予心理疏导。

2）修饰指导：教会患者自我修饰的方法，增加舒适度和美感。如肥胖、巨人症和身材矮小的患者应根据身材选择合体的衣服等；甲状腺功能亢进症突眼的患者外出时佩戴深颜色的眼镜；毛发稀疏的患者外出时戴假发、帽子等。

3）鼓励社会交往：帮助患者接受身体外观的改变，鼓励患者参加各种社交活动。教育其他人勿歧视患者，避免伤害其自尊。

4）建立良好的家庭互动关系：鼓励家属主动与患者沟通，促进家人与患者之间的互动关系，鼓励家人主动参与对患者的护理，以减轻患者内心的抑郁情绪。

5）健康指导：向患者提供疾病相关资料、疾病治疗成功的案例，向患者解释身体外形

的变化是疾病发生和发展过程的表现，使患者知道疾病治疗效果和转归，消除紧张焦虑情绪，树立自信心。

6）改善营养状况：伴有身体外形改变的患者多有营养失调，应针对患者的具体情况，调节摄入的营养成分，制订饮食计划，以改善患者的营养状态。

（二）生殖发育及性功能异常

1. 病因与诱因　生殖发育及性功能异常多与性激素或促性腺激素分泌异常有关。

2. 主要症状及其特点　生殖器官发育迟缓或过早，性欲亢进、减退或丧失，女性月经紊乱、溢乳、闭经或不孕，男性勃起功能障碍（ED）或乳房发育。

1）性欲减退或亢进：见于下丘脑综合征患者，也可表现为男性勃起功能障碍，女性月经失调。

2）性早熟：见于青春期前开始的性激素或促性腺激素分泌过早、过多。自儿童期起的腺垂体GH缺乏或性激素分泌不足者表现为青春期性器官不发育、第二性征缺如。

3. 主要护理诊断

性功能障碍：与生长激素、性激素分泌异常有关。

4. 护理措施

性功能障碍

1）心理疏导：提供隐蔽舒适的环境和恰当的时间，询问患者有关生殖发育及性功能方面的问题，接受患者讨论生殖发育及性功能问题时表现出的焦虑情绪，对患者表示尊重与支持等。

2）提供专业指导：给患者讲解所患疾病相关知识及用药治疗，使患者积极配合治疗，坚持用药。

3）专业咨询：提供专业的疾病信息咨询，如医生、心理咨询师、性咨询门诊等。

（三）进食或营养异常

1. 病因与诱因　营养异常与各种原因导致的激素代谢异常引起基础代谢率增高或降低有关；进食异常与食欲缺乏有关。

2. 主要症状及其特点　表现为食欲亢进或缺乏、消瘦或肥胖、营养不良等。如糖尿病患者表现为烦渴多饮，易饥多食，多数新发患者可有体重减轻；甲状腺功能亢进症患者表现为食欲亢进，体重减轻；神经性厌食的患者对进食有恐惧感，之后出现食欲缺乏、饱胀感，最后导致极低体重。

3. 主要护理诊断

营养失调：低于或高于机体需要量。

4. 护理措施

营养失调：低于或高于机体需要量。

1）甲状腺功能亢进症患者监测体重，根据患者体重变化调整饮食计划，因患者处于高代谢状态，能量消耗大，应给予高热量、高蛋白、高维生素及矿物质丰富的饮食，多吃新鲜蔬菜和水果。多饮水，禁止摄入刺激性的食物及饮料。

2）糖尿病患者遵循饮食护理总原则：控制总热量、平衡膳食、定时定量、合理餐次分配、限盐限酒，维持理想的体重。参见糖尿病护理。

（四）高血压

1. 病因与诱因　高血压与内分泌和代谢性疾病有关，多见于原发性醛固酮增多症、库欣综合征、嗜铬细胞瘤及部分糖尿病患者等。

2. 主要症状及其特点　高血压有阵发性和持续性两型，持续性亦可有阵发性加剧。阵发性高血压发作是嗜铬细胞瘤患者的特征性表现。平时血压正常，而情绪激动等可诱发血压升高，发作时血压骤升；持续性高血压型常用降压药效果不佳，但α受体拮抗药、钙通道阻滞药有效或伴交感神经过度兴奋。

3. 主要护理诊断

潜在并发症：高血压危象。

4. 护理措施

潜在并发症：高血压危象。

1）避免诱因：避免外伤、情绪激动、突然改变体位等。指导患者正确应用药物及戒烟等。

2）病情监测：观察患者有无剧烈头痛、面色苍白、大汗淋漓、视物模糊、复视等高血压危象表现。

3）急救配合与护理：吸氧，抬高床头以减轻脑水肿，卧床休息，加用床挡以防患者坠床；遵医嘱给予快速降压药；持续心电监护，记录生命体征变化；安抚患者，避免情绪激动、焦虑加剧血压升高；若出现心律失常、心力衰竭、高血压脑病、脑卒中和肺部感染者，积极协助医生处理并给予相应的护理。

（五）疲乏

1. 病因与诱因　疲乏是内分泌与代谢性疾病常见伴随症状，多见于甲状腺功能亢进症和甲状腺功能减退症、库欣综合征、肥胖症等。

2. 主要症状及其特点　患者从事日常活动的能力改变：疲乏无力或睡眠时间延长等。

3. 主要护理诊断

活动耐力下降：与肾上腺皮质功能减退、甲状腺激素不足所致肌肉乏力、心功能减退、贫血、蛋白质代谢障碍引起肌肉萎缩等有关。

4. 护理措施

活动耐力下降

1）休息与活动：适当休息，避免劳累，活动后易疲劳的患者应减少活动量。鼓励患者进行适当的运动，如散步、慢跑等。

2）环境：保持环境安静，甲状腺功能亢进症患者因怕热多汗，应安排通风良好的环境，室温维持在20℃左右。

3）生活护理：指导和协助患者完成日常的生活自理，如洗漱、进餐、如厕等。对大量出汗的患者应加强皮肤护理。

（六）排泄功能异常

1. 病因与诱因 与甲状腺疾病或糖尿病引起消化系统症状有关。

2. 主要症状及其特点 内分泌系统的功能改变常可影响排泄功能。如糖尿病的典型症状是多尿、多汗、排便次数增多，甲状腺功能亢进症排稀软便，甲状腺功能减退症患者多便秘。

3. 主要护理诊断

便秘：与代谢率降低及体力活动减少引起的肠蠕动减慢有关。

4. 护理措施

便秘

1）饮食护理：给予高蛋白、高维生素、低钠、低脂肪饮食，细嚼慢咽，少量多餐。进食富含纤维素的食物，促进胃肠蠕动。

2）建立正常的排便型态：指导患者每天定时排便，养成规律排便的习惯，适当按摩腹部促进便意。鼓励患者每天进行适度的运动。

3）用药护理：遵医嘱用药。必要时遵医嘱给予缓泻药，观察大便次数、性质和量，有无腹胀、腹痛等麻痹性肠梗阻的表现。

（七）骨痛与自发性骨折

糖尿病、甲状腺功能亢进症、Cushing综合征、甲状旁腺功能亢进症常伴有骨质疏松。

1. 病因与诱因 糖皮质激素具有抑制骨基质蛋白形成、增加胶原蛋白分解、抑制维生素D、减少肠道钙吸收、增加尿钙排泄等作用，病程长者可出现骨质疏松，患者可有明显的骨痛、脊椎压缩畸形、身材变矮，有时呈佝偻、骨折。儿童生长发育受抑制。

2. 主要症状及其特点 骨质疏松常见症状为骨痛，严重者常可发生自发性骨折，或轻微外伤即可引起骨折。

3. 主要护理诊断

潜在并发症：骨折。

4. 护理措施

潜在并发症：骨折。

1）减少安全隐患：提供安全、舒适的环境，避免剧烈运动，防止因跌倒或碰撞引起骨折。

2）饮食护理：鼓励患者摄取富含钙及维生素D的食物，如牛奶、紫菜、虾皮、坚果等以预防骨质疏松。

3）病情观察：观察患者有无关节痛或腰背痛等骨痛，及时报告医生，必要时使用助行器辅助行动。

知识拓展

甲状腺危象诊治

甲状腺危象是一种以急剧加重的甲亢症状和多系统受累为特征的严重疾病，可导致多器官功能衰竭，病死率高，早期识别和紧急治疗至关重要。《中国甲状腺功能亢进症和其他原因所致甲状腺毒症诊治指南》建议，在有全身失代偿症状的严重甲状腺毒症患者中应用伯奇－沃托斯基点量表（Burch-Wartof-sky point scale，BWPS）评分评估甲状腺危象。BWPS评分≥45分提示甲状腺危象，需要积极治疗；25～44分为甲状腺危象前期，但该评分较敏感，需再次结合临床判断；＜25分不提示甲状腺危象。甲状腺危象应积极给予综合治疗，包括抗甲状腺药（antithyroid drug，ATD）、β受体阻断药、碘剂、糖皮质激素、营养支持、针对诱因治疗及呼吸、心脏监测等。指南明确了甲状腺危象的治疗药物和用法（表7-1-3）。

表7-1-3　甲状腺危象药物和剂量

药物	剂量	评价
丙硫氧嘧啶	200～400mg，q6～8h，口服	抑制激素合成，阻断外周T_4向T_3转换
甲巯咪唑	20～30mg，q6h，口服	抑制新激素合成
普萘洛尔	60～80mg，q4～6h，口服	建议对充血性心力衰竭患者进行有创血流动力学监测，大剂量阻断外周T_4向T_3转换。替代药物：艾司洛尔静脉输注
碘［卢戈碘液（Lugol碘液）］	4～8滴（每毫升20滴，每滴8mg碘），q6～8h，口服	ATD应用1小时后开始服用，抑制新激素合成，抑制甲状腺激素释放
氢化可的松	500～100mg，q6～8h，静脉滴注	可能阻断外周T_4向T_3转换，预防相对肾上腺功能不全。替代药物：地塞米松
地塞米松	2mg，q6～8h，静脉滴注	阻断外周T_4向T_3转换，预防相对肾上腺功能不全

资料来源：许波进，彭文芳，黄珊. 2022版《中国甲状腺功能亢进症和其他原因所致甲状腺毒症诊治指南》解读［J］. 外科理论与实践，2023，28（6）：512-519.

小结

思考题

1. 简述内分泌与代谢性疾病患者的病史评估要点。
2. 简述内分泌与代谢性疾病患者常见护理问题。
3. 简述生长抑素的作用。

第二节 腺垂体功能减退症

一、概述

腺垂体功能减退症（anterior pituitary hypofunction）指多种病因引起的下丘脑、下丘脑-垂体通路、垂体受损，导致一种或多种垂体激素分泌不足或绝对缺乏所致的临床综合征。因垂体分泌细胞受下丘脑各种激素的直接影响，其功能减退可原发于垂体病变，也可继发于下丘脑病变或下丘脑-垂体通路受损。因病因不同，累及激素的种类和数量不同，故临床表现复杂多变，但经补充所缺乏的激素后，症状可迅速缓解。

成人腺垂体功能减退症又称西蒙病（Simmond disease）。生育期妇女因产后腺垂体缺血性坏死所致腺垂体功能减退症者称为希恩综合征（Sheehan syndrome）。儿童期发生腺垂体功能减退症可因生长发育障碍而导致垂体性矮小症。西方国家患病率为（29.0 ～ 45.5）/10万，无性别差异，其中约50%的患者有3种或3种以上腺垂体激素缺乏。我国的患病率不详。

二、病因与发病机制

原发性腺垂体功能减退症是由垂体本身病变引起的，继发性腺垂体功能减退症是由下丘脑或其他中枢神经系统病变或垂体门脉系统障碍引起的。常见病因如下。

1. **遗传因素** 由基因缺陷或基因突变导致腺垂体激素合成障碍或无生物活性激素产生，如垂体先天发育缺陷、漏斗部缺失等；转录因子突变可见于特发性垂体单一或多激素缺乏症患者。常伴有垂体生长激素（GH）、催乳素（PRL）、促甲状腺激素（TSH）和促性腺激素（Gn）缺乏。

2. **垂体瘤** 是成人获得性腺垂体功能减退症最常见的原因，常压迫正常腺垂体组织。若垂体瘤突然出血、增大，压迫正常垂体组织和邻近神经组织，呈现急症危象，称为垂体卒中，表现为突发性鞍旁压迫综合征和/或脑膜刺激征及腺垂体功能减退症。此外，颅咽管瘤、错构瘤、脑膜瘤、松果体瘤等也可压迫垂体，肿瘤可分为功能性和无功能性。

3. **垂体缺血性坏死** 常发生于前置胎盘、胎盘滞留等产后大出血、产褥感染、羊水栓塞或感染引起休克。因妊娠期间腺垂体生理性增生肥大，代谢旺盛，对缺血、缺氧极为敏感，在急性缺血时极易受损。糖尿病血管病变使垂体供血障碍也可导致垂体缺血性坏死。

4. **蝶鞍区手术、放射性损伤和创伤** 垂体瘤切除可导致垂体组织损伤。术后放疗、鼻咽癌等颅底及颈部放疗也可损坏下丘脑和垂体，导致垂体功能减退。严重头部损伤可导致颅底骨折，损坏垂体柄和垂体门静脉的血液供应。

5. **感染因素** 各种病毒性、结核性、化脓性脑膜炎、脑膜脑炎，以及流行性出血热、梅毒等均可引起下丘脑-垂体损伤而导致腺垂体功能减退。

6. **长期糖皮质激素治疗** 糖皮质激素突然停用后可出现腺垂体功能减退症，表现为肾上腺皮质功能减退。

7. **下丘脑病变** 炎症、肿瘤（淋巴瘤、白血病等浸润性病变）、结节病肉芽肿等，可直接破坏下丘脑神经内分泌细胞，导致释放激素分泌减少，从而减少腺垂体分泌各种促靶腺激素、生长激素和催乳素等。

8. 其他　自身免疫性垂体炎、动脉硬化、空泡蝶鞍可引起垂体梗死，颞动脉炎、海绵窦处颈内动脉瘤均可引起垂体缺血。

三、临床表现

腺垂体功能减退症起病隐匿、症状多变，主要表现为甲状腺、性腺、肾上腺等各靶腺功能减退，临床表现取决于原发疾病、腺垂体破坏程度、各种垂体激素减退的速度和相应靶腺萎缩的程度。50%以上的腺垂体组织破坏才会出现症状，75%以上破坏症状明显，95%以上破坏症状常较严重。一般情况下，最早出现的是FSH、GH和LH分泌缺乏，其次是TSH和ACTH缺乏。单纯PRL分泌不足极其罕见，垂体和鞍旁肿瘤所致本病者还伴有占位性病变的症状和体征，如头痛、视力减退、视野缺损，甚至失明等。希恩综合征多表现为全垂体功能减退，但无占位性病变表现。

1. FSH和LH分泌不足　FSH和LH缺乏可导致性腺（卵巢、睾丸）功能减退，为腺垂体功能减退症最常见的表现。女性患者可出现产后大出血、休克、昏迷，特征表现为乳腺萎缩、阴道分泌物减少、闭经与不孕。成年男性患者可表现为胡须稀少、性欲减退、睾丸萎缩、勃起功能障碍、肌肉减少、脂肪增加等。男女均易发生骨质疏松。

2. TSH分泌不足　TSH缺乏导致中枢性甲状腺功能减退症，其表现与原发性甲状腺功能减退症相似，但程度较轻，患者常诉畏寒、皮肤干燥且粗糙等，通常无甲状腺肿。

3. GH不足综合征　在腺垂体功能减退症中最易出现GH分泌减少，在儿童期出现生长停滞，成人期出现肌肉质量减少和力量减弱，也可出现向心性肥胖、记忆力受损，早发动脉粥样硬化和骨质疏松等。GH不足综合征常因无特异性症状被忽视。

4. ACTH缺乏　ACTH缺乏可继发肾上腺皮质功能减退症，其表现与原发性慢性肾上腺皮质功能减退症表现相似。患者常表现为恶心、厌食、呕吐、体重减轻、乏力、低血压，重症者出现低血糖等。但本病由于ACTH缺乏，故可表现为皮肤色素减退、乳晕色素浅淡、面色苍白，而原发性慢性肾上腺皮质功能减退症则出现皮肤颜色加深等。

5. 垂体危象　在全垂体功能减退症基础上，手术、外伤、感染、腹泻、饥饿、脱水、受寒、酗酒、中暑、急性心肌梗死、脑血管意外等各种应激，麻醉及各种镇静催眠药、降糖药等使用均能诱发垂体危象。临床出现体温＞40℃的高热或体温＜30℃的低温状态，也可有低血糖、低血压循环衰竭、水中毒等表现，不同类型可伴有相应的症状，循环系统、消化系统和神经精神方面的症状较为突出，如谵妄、精神异常、高热、循环衰竭、呕吐、恶心、头痛、神志不清、抽搐、昏迷等严重垂危状态。

四、辅助检查

1. 性腺功能测定　女性表现为血雌二醇水平降低，没有排卵和基础体温改变，雌激素作用的周期性改变消失；男性表现为血睾酮水平降低或正常低值，精子数量少、活动度差、形态改变，精液量减少。

2. 甲状腺功能测定　TT_4、FT_4均降低，而TT_3、FT_3可正常或降低。

3. 肾上腺皮质功能测定　24小时尿17-羟皮质类固醇、游离皮质醇均排量减少低于正常。血皮质醇、血ACTH可降低，但节律正常。促肾上腺皮质激素释放激素（CRH）兴奋试验有助于确定病变部位。葡萄糖耐量试验显示血糖呈低平曲线改变。

4. 垂体储备功能测定　可做促甲状腺激素释放激素（TRH）、促性腺激素释放激素（GnRH）、CRH等兴奋试验，药物刺激后相应垂体激素水平不升高提示垂体病变，延迟升高者则提示病变在下丘脑。

5. 腺垂体激素测定　如FSH、TSH、LH、ACTH、GH、PRL等激素水平均有不同程度降低。

6. 其他检查　可用X线检查、CT或MRI了解病变部位、性质、大小及其对临近组织的侵犯程度。对于下丘脑、垂体部位的病变，首选MRI检查。颅咽管瘤可有特征性CT表现。蝶鞍的头颅X线检查可提示是否存在肿瘤。

五、诊断要点

根据病史、症状、体征，结合实验室检查，腺垂体功能减退症患者常因起病缓慢而容易被忽视，所有可能引起腺垂体功能减退症的原发疾病患者，如下丘脑或垂体肿瘤、颅脑炎症性病变、颅面部发育异常、颅脑损伤和手术、空泡蝶鞍综合征和既往有妊娠相关出血等患者，都需要进行腺垂体功能减退症的筛查。

腺垂体功能减退症的诊断主要依据病史、临床表现、激素水平测定和腺垂体功能试验。腺垂体功能减退症的诊断依据为靶腺激素水平降低但垂体促激素水平正常或降低，对轻症患者可行腺垂体功能试验协助诊断。CT和MRI可协助确定病因。临床有生化检查结果异常或视野缺损的患者需进行影像学检查，MRI为首选。

六、治疗要点

腺垂体功能减退症患者的治疗包括病因治疗和激素替代治疗。激素替代治疗尽量符合患者的生理需求，改善症状和避免过量同样重要。重视垂体危象的治疗。

1. 病因治疗　腺垂体功能减退症由多种病因导致，应针对病因治疗。恶性肿瘤患者可采取手术、放疗或化疗等方式治疗。休克、出血引起的缺血性垂体坏死，关键在于预防，加强产妇围生期的监护，及时纠正产妇病理状态。患者宜进高热量、高蛋白和富含维生素的饮食，维持水和电解质的平衡，不宜过度饮水，以免加重低钠血症。预防感染，避免劳累和应激刺激。

2. 激素替代治疗　需要长期甚至终身使用相应靶腺激素替代维持治疗。所有替代治疗宜口服给药，对同时有ACTH和TSH缺乏的患者，治疗过程中应先补充糖皮质激素，再补充甲状腺激素，以防发生肾上腺危象。

（1）糖皮质激素治疗：最为重要，首选氢化可的松，剂量应个体化，生理剂量为20～30mg/d，最大不超过30mg/d。也可使用泼尼松，不超过7.5mg/d。糖皮质激素服用方法模仿生理分泌，每天清晨8时服全天剂量的2/3，下午4时前服全天剂量的1/3。在糖皮质激素替代治疗过程中，要定期随访评估激素分泌功能，随病情调节剂量。有感染等应激时，应适当增加用量，疗效的判定主要根据临床表现，并且要定期监测患者的体重指数、血压、血糖、血脂等。

（2）甲状腺激素治疗：生理剂量为左甲状腺素50～200μg/d或甲状腺干片40～

120mg/d。从小剂量开始，缓慢递增。对于老年、心脏功能欠佳者，应避免甲状腺激素过量诱发心绞痛。通过定期监测血清FT_3、FT_4水平来调整用药剂量，因其长期的超生理水平会导致骨质疏松，增加骨折和心房颤动的发生率。继发性甲状腺功能减退症者与原发性甲状腺功能减退症者一样，采用甲状腺激素替代治疗需注意，对于促甲状腺激素缺乏的甲状腺功能减退症者，血清TSH测定无助于甲状腺激素替代治疗的监测。

（3）促性腺激素缺乏的治疗：对于无生育需求者，性激素替代是合适的治疗方法。育龄期妇女、病情较轻者采用人工周期性月经治疗，可维持第二性征及性功能，必要时可用人绝经期促性腺激素（HMG）和人绒毛膜促性腺激素（hCG）以促进生育。但建议在绝经后停止性激素补充。男性患者可用睾酮替代治疗，可促进第二性征发育，改善性功能；补充睾酮可以减少男性腹部和内脏脂肪，增加肌肉重量和力量改善骨质疏松和生活质量。因此即便是替代后不能恢复正常性功能，仍建议继续性激素替代治疗。亦可联合应用HMG和hCG以促进生育。

（4）生长激素缺乏的治疗：补充生长激素可改善患者肌无力、血脂异常、抵抗力减弱、低血糖等，提高患者的生活质量。生长激素缺乏被认为与腺垂体功能减退症患者心血管死亡的风险增加有关。但长期替代治疗可增加肿瘤发生和复发的疑虑尚未解除，其在成人腺垂体功能减退症患者中的应用价值有待进一步评价。

3. 垂体危象的处理 一旦怀疑有垂体危象，立即进行治疗，并在治疗前留取血标本待检测相关激素。垂体危象时的处理如下。

（1）补液纠正低血糖：立即给予50%葡萄糖溶液40～80ml静脉注射，继而给予5%葡萄糖氯化钠溶液持续静脉滴注，纠正低血糖同时纠正失水。

（2）激素补充治疗：补液中加入氢化可的松200～300mg/d静脉滴注，以解除急性垂体危象。水中毒者可口服泼尼松或可的松或氢化可的松。

（3）纠正周围循环衰竭及抗感染：感染引起败血症的患者应积极进行抗感染治疗；水中毒的患者应加强利尿治疗；循环衰竭的患者应按休克原则治疗。

（4）低温或高热：低温与甲状腺功能减退症有关，可使用电热毯等进行保暖使患者体温逐渐回升至35℃以上，在使用肾上腺皮质激素后开始用小剂量甲状腺激素治疗。高热者应给予物理降温和药物降温。

（5）禁用或慎用吗啡等麻醉药、氯丙嗪等中枢性抑制药、巴比妥等镇静催眠药及各种降糖药，防止诱发昏迷。

腺垂体功能减退症激素替代治疗患者需要定期随访监测，以了解替代剂量是否合适。在最初逐渐调整剂量至合适剂量后，应每6～12个月复诊。肿瘤所致的腺垂体功能减退症患者，应定期进行眼科检查和MRI随访。创伤引起的垂体功能减退症患者应在创伤后3～6个月复查。此外，由于创伤所致的垂体功能减退症在3～6个月可能恢复，或可以出现新的腺垂体激素的缺乏，因此应在创伤1年后重新评估腺垂体功能。

七、护理

1. 主要护理诊断

（1）性功能障碍：与促性腺激素分泌不足致性腺功能减退有关。

（2）潜在并发症：垂体危象。

2. 其他护理诊断

（1）体象紊乱：与腺垂体功能减退症所致身体外观改变有关。

（2）活动耐力下降：与肾上腺皮质功能减退症、甲状腺功能减退症有关。

（3）便秘：与继发性甲状腺功能减退症有关。

（4）体温过低：与继发性甲状腺功能减退症有关。

3. 护理目标

（1）预防垂体危象的发生。

（2）提供有效的教育和支持，控制危险因素，增加患者的自我管理能力。

4. 护理措施

（1）性功能障碍

1）询问患者有关生殖发育及性功能方面的问题，提供隐私环境，鼓励患者描述关于生殖发育和性功能方面的问题，接受患者的焦虑，对患者表示尊重、支持。

2）提供可靠的信息咨询，如心理咨询师、生殖专业医生、性咨询门诊等。

3）提供专业健康指导，给患者讲解疾病相关知识及用药治疗，鼓励患者积极配合，坚持用药；保持皮肤清洁，注意个人卫生；加强营养，鼓励患者进食高蛋白、高热量、高维生素、易消化的饮食，增强患者免疫力。

4）心理护理，患者患病后长期心情抑郁，思想负担重，对疾病存在恐惧心理和悲观情绪，医护人员及时给予安慰和理解，鼓励患者说出内心的感受，树立战胜疾病的信息。

（2）潜在并发症：垂体危象。

1）避免诱因：避免感染、腹泻、呕吐、饥饿、手术、外伤、寒冷等应激状况，同时避免使用各种镇静、催眠药；指导患者保持情绪稳定、生活规律，避免劳累、注意休息，避免情绪激动等诱发垂体危象的因素。其中感染是最常见、最重要的诱因。

2）病情监测：密切观察患者生命体征和意识状态的变化，注意观察患者神经系统体征，以及瞳孔大小、对光反射等变化。评估有无低血糖、低血压和低体温等情况，监测体重指数、腰围、血压、血糖、血电解质及血脂水平。

3）紧急处理配合：一旦发生垂体危象，立即报告医生并协助抢救。主要措施有：①立即建立两条静脉通道，补充适当的水分，保证激素类药物及时准确地使用。准确记录出入量，根据患者的各项指标，正确调节补液量。给水肿患者行静脉穿刺时，注意保护静脉。②低温患者应注意保暖，高热者给予物理或药物降温。③保持呼吸道通畅，给予氧气吸入。④皮肤和口腔护理，保持排尿通畅，防止尿路感染。

5. 护理评价

（1）患者发生垂体危象的可能性降低。

（2）患者生活方式改变，心理状态稳定，能够正常参与社交活动。

6. 健康指导

（1）疾病预防指导：向患者和家属说明患者冬天应注意保暖，保持皮肤清洁，预防感染和外伤的发生，变换体位时应动作缓慢。患者外出时还应备有糖皮质激素口服制剂，以备意外发生时使用。由于肾上腺皮质功能减退症使体内潴钠排钾能力下降，应指导患者保证充分的钠盐摄入。

（2）疾病知识指导：指导激素替代治疗者定期随访，以了解替代剂量是否合适，调整至合适剂量后每6～12个月复诊。服用甲状腺激素时应注意心律、心率、体重、体温的变化，是否发生心绞痛等。严格遵医嘱按时、按量服用药物，不可随意增减药物剂量，甚至停药。指导患者识别垂体危象的征兆。若出现外伤、感染、发热、呕吐、腹泻、头痛等情况，应立即就医。

知识拓展

腺垂体功能减退症的诊断研究进展

目前国际上广泛使用ACTH（人工合成的24肽ACTH）激发试验来诊断腺垂体-肾上腺皮质轴功能减退，该试验的原理为：长期ACTH缺乏导致肾上腺皮质萎缩和ACTH受体水平下降，即使受到一次性的ACTH刺激，肾上腺皮质的分泌功能也不能立即恢复。标准的ACTH激发试验方法为：250μg ACTH静脉注射，分别于注射后即刻、注射后30分钟和60分钟采血，测定血皮质醇水平，皮质醇峰值＜500nmol/L（18μg/dl）提示腺垂体-肾上腺皮质功能减退。在临床应用中发现，250μg的ACTH对肾上腺皮质的激发作用太强，部分存在ACTH缺乏的患者皮质醇的分泌也能够被激发，有一定的假阴性率。有研究提出给予低剂量的ACTH（1μg）能够降低假阴性率，比标准剂量的ACTH在诊断腺垂体-肾上腺皮质功能减退上更准确。

资料来源：李朝晖，韦博，梁前垒，等. 腺垂体功能减退的诊断研究进展［J］. 中国实验诊断学，2019，23（9）：1645-1647.

小结

思考题

1. 简述腺垂体功能减退症的病因。
2. 简述腺垂体功能减退症的主要临床表现。
3. 简述腺垂体功能减退症的治疗要点。

第三节　甲状腺疾病

一、非毒性甲状腺肿

非毒性甲状腺肿（nontoxic goiter）是由非炎症和非肿瘤原因导致的甲状腺弥漫性或结节性肿大，且无临床甲状腺功能异常表现，可分为弥漫性非毒性甲状腺肿和非毒性多结节性甲状腺肿。

（一）弥漫性非毒性甲状腺肿

1. 概述 弥漫性非毒性甲状腺肿（diffuse nontoxic goiter）指甲状腺弥漫性肿大，不伴有结节及甲状腺功能异常，也称为单纯性甲状腺肿（simple goiter）。单纯性甲状腺肿以散发为主，发病率约为5%，女性患病率高于男性，且随年龄增长患病率增加；主要表现为甲状腺肿大，部分患者后期可出现吞咽和呼吸困难，少数患者可伴甲状腺功能亢进或减退。如果一地区儿童单纯性甲状腺肿的患病率超过5%，称为地方性甲状腺肿（endemic goiter）。

2. 病因与发病机制

（1）病因

1）地方性甲状腺肿：其主要致病原因为环境因素，最常见的原因是碘缺乏，多见于山区和远离海洋的地区。地方性甲状腺肿也可见于非缺碘地区，甚至高碘地区，严重碘缺乏地区也可不发生甲状腺肿。在机体碘需要量增加的情况下也可出现代偿性甲状腺肿，如妊娠期、哺乳期和青春期等。

2）散发性甲状腺肿：其原因复杂，具体如下。①外源性因素：食物中的碘化物、致甲状腺肿的物质和药物等。②内源性因素：遗传缺陷或基因突变引起甲状腺内的碘转运障碍、过氧化物酶（TPO）活性缺乏等甲状腺激素合成缺陷，造成甲状腺激素合成减少，TSH分泌增加导致甲状腺肿，严重者可出现甲状腺功能减退症；胰岛素抵抗、嗜烟酒等也可能与甲状腺肿发生有关。食物和水中的碘化物，卷心菜、白菜等含硫氰酸盐的食物，以及硫脲类、硫氰酸盐等药物，可通过抑制甲状腺激素合成或直接引起甲状腺肿大。

（2）发病机制：碘是甲状腺合成甲状腺激素的重要原料之一，甲状腺激素合成不足，反馈性引起垂体分泌过量的TSH，刺激甲状腺增生肥大。但临床上单纯性甲状腺肿患者TSH往往正常或只轻度升高。甲状腺体积和甲状腺肿的患病率随碘缺乏程度的加重而增加，补充碘剂后，甲状腺肿的患病率显著下降。

3. 临床表现 大多数单纯性甲状腺肿患者无明显症状，或者仅因甲状腺肿大影响外观。甲状腺常呈轻、中度弥漫性肿大，表面光滑、质地较软、无压痛。甲状腺肿严重时，可压迫周围组织而出现相应的症状和体征：喉返神经受压时，出现声音嘶哑；气管受压时，出现气促、咳嗽、吸气性喘鸣、气管偏移；食管受压时，出现吞咽困难；胸骨后甲状腺肿可致胸廓入口部分梗阻，导致头部、颈部和上肢静脉回流受阻，表现为晕厥等。患者双手上举在头顶，进行合拢［彭伯顿（Pemberton）动作］时，可见面部充血和颈静脉怒张。在地方性甲状腺肿流行地区，如有严重缺碘，可出现地方性呆小病。

4. 辅助检查

（1）甲状腺功能检查：血清促甲状腺激素（TSH）、总甲状腺素（TT_4）、总三碘甲状腺原氨酸（TT_3）基本正常。缺碘患者TT_4可轻度下降，TT_3/TT_4比值增高。

（2）甲状腺摄^{131}I率及T_3抑制试验：摄^{131}I率增高但无高峰前移，可被T_3所抑制。

（3）血清甲状腺球蛋白（Tg）测定：Tg水平正常或增高，而增高的程度与甲状腺肿的体积呈正相关。

（4）甲状腺过氧化物酶自身抗体（TPOAb）效价测定：有助于排除自身免疫性甲状腺炎。

（5）尿碘检测：尿碘中位数（MUI）在100～200μg/L表明碘营养状态适当，MUI＜100μg/L时为碘缺乏，MUI 200～299μg/L为碘超足量，MUI＞300μg/L为碘过量。

（6）影像学检查：超声检查是判断甲状腺肿的最主要检查方法，可显示甲状腺的大小、形态、内部结构及血流状况。放射性核素扫描主要通过甲状腺摄取放射性核素的能力评估甲状腺的形态和功能。CT或MRI主要用于明确甲状腺肿与邻近组织的关系及向胸骨后延伸的情况。

5. 诊断要点 主要依据为：患者表现为弥漫性甲状腺肿而甲状腺功能基本正常。地方性甲状腺肿地区的流行病学史有助于本病的诊断。甲状腺肿分为如下三度。①Ⅰ度：看不到但能触及者。②Ⅱ度：既能看到又能触及，但肿大没超过胸锁乳突肌外缘者。③Ⅲ度：超过胸锁乳突肌外缘者。

6. 治疗要点 弥漫性非毒性甲状腺肿一般无须治疗，主要是改善碘营养状态。有明确病因者应针对病因治疗。具体措施如下。

（1）碘剂治疗：由碘缺乏所致者，应补充碘剂。在地方性甲状腺肿流行地区可采用碘化食盐防治。我国现行国家食用盐加碘标准规定食用盐碘含量为20～30mg/kg，再根据各地区人群的实际碘营养状况，选择适合的食用盐碘含量。防治碘缺乏病的重点人群是妊娠期和哺乳期妇女，除保证正常饮食的碘摄入量之外，需要额外补充碘150μg/d。因摄入致甲状腺肿物质所致甲状腺肿者，停用后一般可自行消失。

（2）甲状腺制剂治疗：无明显诱因的弥漫性非毒性甲状腺肿者，可用甲状腺制剂补充内源性TH不足，抑制TSH的分泌。如左甲状腺素（L-T_4）或甲状腺干片口服，疗程3～6个月。

（3）手术治疗：对甲状腺肿明显、有压迫症状或增长过快的患者应采取手术治疗，术后需长期使用TH替代治疗。

（二）非毒性多结节性甲状腺肿

1. 概述 非毒性多结节性甲状腺肿（multinodular goiter，MNG）指甲状腺结节性肿大，不伴甲状腺功能异常。成人患病率为12%，女性、老年人、缺碘地区更为常见。

2. 病因与发病机制 非毒性MNG可能与遗传、自身免疫和环境等多因素相关。非毒性MNG内的结节多为克隆起源，提示甲状腺结节的形成是对局部产生的生长因子和细胞因子的过度增生反应所致。TSH在非毒性MNG的发生发展中也起一定作用。另外，基因突变可使甲状腺祖细胞出现异常生长而形成单克隆起源的结节性甲状腺肿。

3. 临床表现 大部分非毒性MNG患者常无自觉症状。甲状腺显著肿大或纤维化明显者可导致食管、气管受压或阻塞胸廓入口，出现吞咽、呼吸困难或面部充血、颈静脉怒张等。结节内出血常可导致颈前区突发疼痛，喉返神经受累常表现声嘶，需警惕恶变可能。

4. 辅助检查

（1）甲状腺功能检查：TSH、FT_4、FT_3、TT_4、TT_3正常。

（2）肺功能检查：带流速-容量环的肺功能测定有助于明确气管是否受压，通常气管狭窄超过70%时会产生气管压迫症状。

（3）影像学检查：超声检查是评估结节恶性风险的首选方法。CT和MRI可评估甲状腺解剖、向胸骨后延伸情况及气管狭窄程度。吞钡检查可明确食管受压程度。

（4）活组织检查：必要时行细针穿刺细胞学检查明确结节恶性风险。

5. 诊断要点 根据甲状腺形态，体检和超声检查发现多个大小不一的结节，结合甲状腺功能正常可做出诊断。

6. 治疗要点 大多数非毒性MNG患者仅需定期随访。不建议使用甲状腺激素治疗，因抑制TSH水平仅对少数患者有效。如需使用甲状腺激素治疗，应从小剂量（50μg/d）开始，注意监测TSH水平变化以免出现过度抑制。当非毒性MNG引起局部压迫或影响外观时，可行手术治疗，不能耐受手术者可行放射性碘治疗。

7. 主要护理诊断

体象障碍：与甲状腺肿大致颈部增粗有关。

8. 其他护理诊断

（1）潜在并发症：声音嘶哑、呼吸困难、吞咽困难。

（2）知识缺乏：缺乏药物及饮食等方面的知识。

9. 护理目标

（1）患者掌握甲状腺肿的自我监测方法和日常注意事项，提升自我管理能力。

（2）通过有效的护理干预，减少或避免因甲状腺肿大导致的并发症。

10. 护理措施

体象障碍

1）病情观察：观察患者甲状腺肿大的程度、质地及进展情况，有无结节、局部压痛及气管压迫症状，有无颈部淋巴结肿大、疼痛，如结节在短期内迅速增大，应警惕是否发生恶变。

2）用药护理：观察患者使用甲状腺药物的疗效、不良反应。观察补充碘剂、甲状腺激素后甲状腺肿是否缩小，甲状腺内是否出现结节，以及有无出现手震颤、心悸、怕热多汗等甲状腺功能亢进症状，上述症状出现后，应立即向医生汇报并给予相应处理。

11. 护理评价

（1）患者掌握疾病管理的技能，提升自我管理能力。

（2）患者的并发症发生率降低，睡眠质量、情绪状态等生活质量改善。

12. 健康指导

（1）疾病预防指导：我国是碘缺乏病较严重的国家之一。1994年起，我国实施全民食盐碘化（universal salt iodization，USI）有效防治碘缺乏病，降低了该病的患病率。食盐是否加碘应根据地区自然碘环境差异合理地推行，定期监测当地居民的尿碘水平。对于具有甲状腺疾病遗传背景或潜在甲状腺疾病的人群建议食用无碘食盐，对于碘充足和碘过量的地区不宜食用含碘食盐。此外，妊娠期和哺乳期妇女，应适当增加碘的摄入，用以预防非毒性甲状腺肿。

（2）饮食指导：建议碘缺乏地区人群多食含碘丰富的食物，如紫菜、海带等，食用含碘食盐，有效预防碘缺乏所致的地方性甲状腺肿。白菜、卷心菜、花椰菜、木薯、甘蓝等因含有硫氰酸盐等可致甲状腺肿的物质，通过影响甲状腺对碘的利用，可使甲状腺激素合成减少，从而引起甲状腺代偿性肿大，应避免食用此类食物。此外，含氟或钙过多的饮用水，因含硫脲类物质，可使甲状腺激素合成减少，同样应避免饮用。

（3）疾病知识指导：指导患者遵医嘱用药，不可擅自停药，以免疾病复发。教会患者观察药物疗效和不良反应，如出现心动过速、食欲亢进、呼吸急促、腹泻、怕热多汗等甲状腺功能亢进症的表现，应及时就医治疗。应避免服用硫脲类、锂盐、硫氰酸盐、高氯酸盐等阻碍TH合成或释放的药物。

知识拓展

孕产期甲状腺疾病防治管理指南

我国非孕育龄妇女（未妊娠状态）甲状腺功能异常的患病率为17.2%。采用妊娠期特异性促甲状腺激素（TSH）和甲状腺激素（T_4）的参考范围，孕产期妇女甲状腺疾病的患病率与非孕育龄妇女不同。受检测方法、碘营养状态及孕周影响，孕期甲状腺疾病患病率差异较大。根据世界卫生组织（WHO）碘营养的评估标准，我国非孕育龄妇女平均尿碘浓度为178.7μg/L，总体处于碘充足状态。然而，随着孕期母体对碘需求的增加，我国孕早期妇女48.0%存在碘缺乏，其中约60.0%为轻度碘缺乏。因此，为促进优生优育，加强围孕期甲状腺疾病的筛查与诊治、改善碘营养状态，刻不容缓。

资料来源：田勍，王海宁，洪天配．2022年中国《孕产期甲状腺疾病防治管理指南》解读［J］．中国实用内科杂志，2023，43（11）：893-897.

二、甲状腺功能亢进症

（一）概述

甲状腺毒症（thyrotoxicosis）指血液循环中甲状腺激素（TH）过多，引起以神经、循环、消化等系统兴奋性增高和代谢亢进为主要表现的一组临床综合征。导致甲状腺毒症的病因有甲状腺功能亢进致合成、分泌甲状腺激素增多，以及甲状腺破坏致甲状腺激素释放入血两种情况。

根据甲状腺的功能状态，甲状腺毒症可分为甲状腺功能亢进症和非甲状腺功能亢进症，常见原因见表7-3-1。

表7-3-1　甲状腺毒症的常见原因

甲状腺功能亢进症	非甲状腺功能亢进
1．弥漫性毒性甲状腺肿	1．亚急性甲状腺炎
2．结节性毒性甲状腺肿	2．无痛性甲状腺炎（silent thyroiditis）
3．甲状腺自主高功能腺瘤	3．桥本甲状腺炎
4．碘致甲状腺功能亢进症（碘甲亢，ⅡH）	4．产后甲状腺炎（postpartum thyroiditis，PPT）
5．桥本甲状腺毒症（Hashitoxicosis）	5．外源甲状腺激素替代
6．新生儿甲状腺功能亢进症	6．异位甲状腺激素产生（卵巢甲状腺肿等）
7．垂体TSH腺瘤	

注：Graves病又称弥漫性毒性甲状腺肿或Parry病或Basedow病。Graves病（简称GD）是器官特异性自身免疫病，与Graves眼病、自身免疫性甲状腺炎均属于自身免疫性甲状腺病（autoimmune thyroid diseases，AITD）。本病女性高发，男女比例为1∶（4～6），高发年龄为20～50岁。

1. **甲状腺功能亢进症（hyperthyroidism）** 指甲状腺本身产生过多TH所致的甲状腺毒症，简称甲亢，病因包括结节性毒性甲状腺肿、弥漫性毒性甲状腺肿（diffuse toxic goiter）和甲状腺自主高功能腺瘤（Plummer disease）等。弥漫性毒性甲状腺肿又称格雷夫斯病（Graves病）。

2. **非甲状腺功能亢进** 指服用外源性TH或炎症破坏甲状腺滤泡致滤泡内储存的TH过量进入血液循环而引起的甲状腺毒症，甲状腺的功能并不亢进。根据甲状腺功能亢进症的程度可分为临床甲亢和亚临床甲亢。我国以毒性弥漫性甲状腺肿（Graves病超过80%）最多见。本节重点阐述Graves病。

（二）病因与发病机制

Graves病没有明确的发病机制，认为是在应激、感染、药物等因素作用下，引起体内免疫功能紊乱，导致甲状腺功能异常的自身免疫性甲状腺疾病。

1. **遗传因素** Graves病有显著的遗传倾向，是复杂的多基因疾病，并与一定的人类白细胞抗原（HLA）类型有关。

2. **免疫因素** Graves病有遗传易感性，感染和精神创伤等可致免疫功能紊乱，可在患者血清中检测到甲状腺细胞TSH受体的特异性抗体，即TSH受体抗体（thyrotropin receptor antibody，TRAb）。TRAb又分为甲状腺刺激性抗体（thyroid stimulating antibody，TSAb）和甲状腺刺激阻断性抗体（thyroid stimulation-blocking antibody，TSBAb）。

TSAb和TSBAb均可与TSH受体结合，但产生两种相反效应：①TSAb与TSH竞争性地结合于TSH受体，激活腺苷酸环化酶信号系统，引起甲状腺滤泡上皮细胞增生，产生过量的甲状腺激素；母体的TSAb也可通过胎盘，导致胎儿或新生儿发生甲亢。②TSBAb阻断TSH与TSH受体的结合，引起甲状腺功能减退症。Graves病两个抗体的效价可以相互变化，占优势的抗体决定其甲状腺功能。患者外周血及甲状腺内T细胞增多，证明本病是与细胞免疫有关的自身免疫病。Graves病可以自发性发展为甲状腺功能减退症（甲减），原因之一是TSBAb的产生占优势。此外，50%～90%的Graves病患者还存在过氧化物酶抗体、甲状腺球蛋白抗体等甲状腺的其他自身抗体。甲状腺自身抗体的临床意义见表7-3-2。

表7-3-2 甲状腺自身抗体的临床意义

名称	缩写	临床意义
甲状腺过氧化物酶自身抗体	TPOAb	90%桥本甲状腺炎阳性。提示自身免疫
甲状腺球蛋白抗体	TgAb	60%桥本甲状腺炎阳性。提示自身免疫
TSH受体抗体	TRAb	90%初发Graves病阳性。针对TSH受体
甲状腺刺激性抗体	TSAb	TRAb亚型。刺激甲状腺激素产生
甲状腺刺激阻断性抗体	TSBAb	TRAb亚型。阻断甲状腺激素产生

3. **环境因素** 当感染、创伤、碘摄入量和精神刺激等应激因素破坏机体免疫稳定性时，可诱导有遗传性免疫监护和调节功能缺陷者发病。Graves眼病（Graves ophthalmopathy，GO）的发病还与吸烟、药物和局部创伤等有关。

（三）病理改变

甲状腺滤泡上皮细胞增生，呈立方状或高柱状，滤泡腔内的胶质减少或消失，滤泡间可见不同程度的与淋巴组织生发中心相关的淋巴细胞浸润。这些淋巴细胞以T细胞为主，伴少数的B细胞和浆细胞。

（四）临床表现

Graves病多数患者起病缓慢，少数患者受到感染或精神创伤等刺激后可急性起病。TH过多分泌引起的高代谢综合征等甲状腺毒症表现，甲状腺肿及眼征为典型表现，但老年和儿童多不典型。

1. 甲状腺毒症表现

（1）高代谢综合征：TH分泌增多引起交感神经兴奋性增高及加速新陈代谢，常表现为多汗、多食、疲乏无力、皮肤潮湿、体重减轻、低热（危象时可高热）、糖耐量异常或糖尿病加重，负氮平衡，尿钙、磷等排出量增多等。

（2）消化系统表现：多表现为肠蠕动增快，食欲亢进，排便次数增多等。可有肝功能异常、肝大、转氨酶升高，偶伴黄疸。

（3）心血管系统表现：常有心悸、持续性心动过速。甲状腺毒症增强心脏对儿茶酚胺的敏感性，从而增强心肌的正性肌力作用，引起外周血管扩张，代偿性增加心排血量等，引起甲状腺毒症心脏病（thyrotoxic heart disease），亦称为甲亢性心脏病，表现为心房颤动等室上性心律失常、心脏增大、心绞痛、心肌梗死、心力衰竭。其心力衰竭特征为：①诱发和加重已有或潜在的缺血性心脏病引起的心力衰竭，属于心脏泵衰竭，老年患者多见。②由心排血量增加和心动过速引起的心力衰竭，又称高排血量型心力衰竭，年轻患者多见，甲亢得到控制后，心力衰竭可恢复。

（4）神经、精神症状：紧张、失眠、焦虑、烦躁、多言好动、易激惹、注意力不集中、记忆力减退、腱反射活跃等，双手向前平举或伸舌时有细微震颤。

（5）肌肉与骨骼系统表现：主要表现为甲状腺毒症性周期性瘫痪（thyrotoxic periodic paralysis，TPP），青年男性多见，主要累及下肢，诱因有高糖饮食、饱餐、注射胰岛素等，常伴低钾血症。慢性肌病者多累及肩、髋部的近端肌群，表现为进行性肌无力，伴尿肌酸排泄增多和肌萎缩，称为甲亢性肌病。甲亢也可引起骨质疏松。

（6）血液系统表现：外周血单核细胞增多，淋巴细胞比例增多，白细胞总数降低。血小板寿命缩短，可伴血小板减少症。

（7）生殖系统表现：男性可有勃起功能障碍，少数有乳腺发育。女性多表现为月经稀少，周期延长或闭经。

（8）皮肤、毛发及肢端表现：皮肤温暖湿润，颜面潮红。部分患者色素减退，出现毛发脱落、白癜风或斑秃。少数伴杵状指、软组织肿胀，指甲或趾甲和甲床分离，称为指端粗厚症。胫前黏液性水肿（pretibial myxedema）是Graves病的特异性皮肤损害，与浸润性突眼一样属于自身免疫性病变，约见于5%的患者。水肿多发生于胫骨前下1/3处，也见于踝关节、肩部或手术瘢痕处，面部少见。初期呈暗紫红色，继而皮肤粗厚，呈结节状或片状叠起，最后变为树皮状，多为对称性，下肢粗大似象皮腿。

（9）甲状腺危象（thyroid crisis）：也称甲亢危象，与大量TH释放入血有关，是甲状腺毒症急性加重的综合征，多见于甲亢较重而未予治疗或治疗不充分者。

1）常见诱因：具体如下。①应激状态：感染、精神刺激、放射性碘治疗、手术等。②服用过量TH药物。③严重躯体疾病：心力衰竭、脑卒中、低血糖症、急腹症等。④甲状腺手术准备不充分或术中过度挤压甲状腺等。

2）典型临床表现：原有甲亢症状加重、高热（＞39℃）、心动过速（＞140次/分）、大汗、烦躁不安等，严重者可有心力衰竭、休克及昏迷等，死亡率＞20%，死亡原因有高热虚脱、肺水肿、心力衰竭，严重水、电解质代谢紊乱等。临床上高度怀疑甲状腺危象及有危象前兆者应按甲状腺危象处理。

2. 甲状腺肿表现　有不同程度的甲状腺肿大，呈对称性、弥漫性，质地中等、无压痛，可随吞咽上下移动。特异性体征为甲状腺血流增多，可触及震颤、闻及血管杂音。甲状腺肿大程度与病情轻重无明显关系。

3. 眼部表现　Graves病的眼部表现分为两类。

（1）单纯性突眼：与甲状腺毒症所致交感神经兴奋性增加和TH的β肾上腺素能样作用致眼外肌、提上睑肌张力增高有关。表现为：①轻度突眼，突眼度在18mm以内。②瞬目减少或凝视（Stellwag征），眼神炯炯发亮。③上睑挛缩，眼裂增宽（Dalrymple征）。④上睑移动滞缓（von Graefe征），双眼向下看时，上睑不能随眼球下落，显现白色巩膜。⑤向上看时，前额皮肤不能皱起（Joffroy征）。⑥两眼内聚减退或不能，视近物时，眼球辐辏不良（Mobius征）。

（2）浸润性突眼：即Graves眼病（GO），亦称甲状腺相关性眼病（thyroid-associated ophthalmopathy，TAO），与发生于眶组织的自身免疫炎症反应有关。男性多见，单眼受累者占10%～20%。由于累及的部位和程度不同，表现为眼内异物感、复视、畏光、流泪、视力下降、眼部静息或运动后疼痛等。检查可见，眼球突出、不对称，突眼度＞3mm，眼睑肿胀、不能闭合，眼球活动受限，结膜充血、水肿；严重者眼球固定，视野缩小，角膜外露，形成角膜溃疡、全眼炎，甚至失明。

美国甲状腺学会（ATA）/美国内分泌医师学会（AACE）提出了GO严重度的NOSPECS分级标准（表7-3-3）。N：无症状或体征（no signs or symptoms）；O：有体征无症状（only signs，no symptoms），眼睑挛缩；S：有软组织受累（soft tissue involvement），眼部肿胀、充血等；P：突眼（proptosis）；E：眼外肌受累（extraocular muscle involvement），以致眼球转动受限、复视；C：角膜受累（corneal involvement），出现角膜损伤或溃疡；S：视力丧失（sight loss），多与视神经受到肿大的眼外肌压迫有关。

表7-3-3　Graves眼病病情分级标准（ATA/AACE分级2011年版）

分级	眼睑挛缩	软组织受累	突眼	复视	角膜暴露	视神经
轻度	＜2mm	轻度	＜3mm	无或一过性	无	正常
中度	≥2mm	中度	≥3mm	非持续性	轻度	正常
重度	≥2mm	重度	≥3mm	持续性	轻度	正常
威胁视力	≥2mm	重度	≥3mm	持续性	严重	压迫

注：表中突眼指超过相同种群和性别参考值的突度。中国人群眼球突出度参考值：女性16.0mm，男性18.6mm。

临床活动性评分（clinical activity score，CAS）是判断GO活动性的简便方法，就诊时有球后疼痛和眼运动时疼痛＞4周、结膜和眼睑充血肿胀、复视（球结膜水肿）、泪阜肿胀，各评1分；突眼度增加＞2mm、任一方向眼球运动减少5°、视力下降≥1行，各评1分。CAS积分≥3分时，提示GO处于活动期，积分越高，活动度越高。

4. 特殊类型Graves病

（1）T_3型甲状腺毒症：多见于碘缺乏地区人群和老年人，是由甲状腺功能亢进时，T_3和T_4比例失调（$T_3>T_4$）所致。TT_4、FT_4正常，血清TT_3和FT_3升高，TSH水平降低，甲状腺^{131}I摄取率增加。常见于Graves病、毒性结节性甲状腺肿与自主高功能性腺瘤。

（2）亚临床型甲亢：血清T_3、T_4正常，TSH降低，伴或不伴轻微甲亢症状。见于Graves病早期、Graves病经治疗后与甲状腺炎恢复期，少数可进展为临床甲亢。

（3）淡漠型甲亢：多见于老年人，发病隐匿，高代谢综合征不典型，甲状腺肿和眼征均不显著。全身症状表现为明显消瘦、乏力、心悸、厌食、抑郁、淡漠、神志模糊，甚至昏迷，可伴有心房颤动、肌肉震颤等。多数患者无甲状腺肿大，容易被误诊。当老年人不明原因的突然消瘦、有新发心房颤动时，应考虑本病。

（4）妊娠期甲状腺功能亢进症：简称妊娠甲亢。主要有以下几种特殊情况。①妊娠一过性甲状腺毒症：人绒毛膜促性腺激素（hCG）与TSH具有相同的亚基单位，大量hCG刺激TSH受体导致机体出现甲亢的表现，主要发生在妊娠早期，病情较轻，病程自限。②妊娠合并甲亢：如孕妇体重不随妊娠月份增加、休息时心率＞100次/分、四肢近端肌肉消瘦，应怀疑甲亢。妊娠甲亢的诊断依赖血清FT_4、FT_3和TSH测定。③新生儿甲状腺功能亢进症：母体的TRAb通过胎盘刺激胎儿的甲状腺引起新生儿甲亢。④产后Graves病：为避免对胎儿造成损伤，妊娠期母体免疫系统常呈抑制状态，产后由于免疫抑制解除，易患Graves病，病程自限。

（五）辅助检查

1. TSH　血清TSH浓度的变化是反映甲状腺功能最敏感的指标。sTSH测定是筛查甲亢的第一线指标，通常甲亢时sTSH＜0.1mU/L。sTSH也可用于诊断亚临床甲亢。

2. 血清甲状腺激素测定

（1）TT_4：该指标稳定、重复性好，是诊断甲亢的主要指标之一。其测定的是结合于蛋白的激素，受甲状腺结合球蛋白（TBG）等结合蛋白量和结合力变化的影响。

（2）血清TT_3：通常甲亢时血清TT_3和TT_4同时升高。TT_3增高可早于TT_4。T_3型甲状腺毒症仅有TT_3增高，常见于老年患者。

（3）血清游离甲状腺激素：包括FT_4与FT_3。FT_3、FT_4不受血中TBG影响，是诊断临床甲亢的主要指标。但血中FT_3、FT_4含量甚微，测定的稳定性不如TT_4、TT_3。

3. 甲状腺^{131}I摄取率　是诊断甲亢的传统方法，不能反映病情严重程度与治疗中的病情变化。甲亢时^{131}I摄取率的总摄取量增加，摄取高峰前移，主要用于甲状腺毒症病因的鉴别：甲亢引起甲状腺毒症血清甲状腺激素水平升高，同时^{131}I摄取率也升高；甲状腺炎症所致甲状腺毒症血清甲状腺激素水平虽增高（炎症破坏甲状腺滤泡所致），但因甲状腺细胞被炎症损伤，摄碘能力下降，^{131}I摄取率减低。

4. TRAb　是鉴别甲亢病因和诊断Graves病的重要指标，有早期诊断意义，可用来判断病情活动、复发，也作为治疗、停药的指标。但其只能反映存在TSH受体自身抗体，不能标明此抗体的功能是刺激性的或阻断性的。

5. TSAb　是鉴别甲亢病因、诊断Graves病的重要指标，TSAb不仅反映此抗体与TSH受体结合，也反映此抗体对甲状腺细胞的刺激功能。

6. 彩色多普勒甲状腺血流的半定量测定　甲亢引起的甲状腺毒症，甲状腺血流信号增强，呈片状分布，可区别于甲状腺炎症破坏引起的甲状腺毒症的影像。

7. 眼部CT和MRI检查　可排除其他原因所致的突眼，评估眼外肌受累情况。

8. 甲状腺放射性核素扫描　主要用于甲亢的鉴别诊断，如甲状腺自主高功能腺瘤肿瘤区汇聚大量核素，肿瘤区外的甲状腺组织和对侧甲状腺无放射性核素吸收。

（六）诊断要点

依据甲状腺肿大和高代谢综合征的表现，结合血清甲状腺激素水平升高，TSH减低可对甲亢做出诊断。Graves病诊断必备条件：甲亢诊断成立且弥漫性甲状腺肿大。老年人和儿童的不典型甲亢早期症状轻，依赖于甲状腺功能检查及其他的特殊检查才能确诊，且需排除其他原因所导致的甲亢。

（七）治疗要点

目前尚无法针对Graves病进行病因治疗。

1. 甲亢的治疗　甲亢治疗的原理是抗甲状腺药（antithyroid drugs，ATD）能抑制甲状腺合成甲状腺激素，^{131}I和手术治疗则是破坏甲状腺组织，减少甲状腺激素的产生。

（1）抗甲状腺药

1）适应证：甲状腺轻、中度肿大；轻、中度病情患者；孕妇、高龄或由于其他严重疾病不宜手术者；手术后复发且不宜行^{131}I治疗者；手术前或^{131}I治疗前的准备；中至重度活动的GO患者。

2）常用药物：常用的ATD有咪唑类与硫脲类。咪唑类包括卡比马唑（carbimazole，CMZ）和甲巯咪唑（methimazole，MMI）等。硫脲类包括甲硫氧嘧啶（methylthiouracil，MTU）和丙硫氧嘧啶（propylthiouracil，PTU）等。临床广泛使用PTU和MMI，两者均是通过抑制甲状腺内过氧化物酶和碘离子转化为新生态碘或者活性碘，以达到抑制TH的合成的作用。临床用药建议优先选择MMI，因为PTU的肝毒性更显著。但PTU具有在外周组织抑制T_4转变为T_3的功能，疗效快，故严重病例或甲状腺危象时PTU作为首选用药。ATD均可穿过胎盘，抑制胎儿甲状腺激素的产生，但PTU致畸危险小于MMI，所以妊娠早期（1～3个月）甲亢优先选择PTU。

3）治疗方案：治疗方案分初治期、减量期及维持期。

以MMI为例：初治期，MMI 10～30mg/d，1次/日，口服，每1个月检查甲状腺激素水平，至症状缓解或者血TH恢复至正常时减量；减量期，每2～4周减量1次，每次减量5～10mg，每1个月复查甲状腺功能，待TSH正常后再降至最小维持量；维持期，5～10mg/d或更少，维持12～18个月，每2个月复查血TH，也可于停药前将维持量减半。除非有严重不良反应，否则一般不宜停药，疗程不少于1年。

ATD治疗是甲亢的基础治疗，单纯ATD治疗的治愈率约为40%，复发率为50%～60%，停药后3个月内复发超半数，3年后复发率显著降低。复发后可选择^{131}I治疗或手术治疗。

（2）其他药物治疗

1）复方碘口服溶液：仅用于术前准备和甲状腺危象。

2）β受体阻断药：可作为ATD初治期的辅助治疗，能快速控制甲亢的临床症状。或用于^{131}I治疗前后及甲状腺危象时，也可与碘剂联合用于术前准备。

（3）^{131}I治疗：甲状腺摄取^{131}I后释放β射线，破坏甲状腺滤泡上皮从而减少TH的分泌。此法简单、经济，治疗有效率约95%，临床治愈率达85%以上，复发率小于1%。

1）适应证：①ATD过敏。②甲状腺肿大Ⅱ度以上。③ATD治疗或手术治疗后复发。④甲亢合并心脏病。⑤甲亢合并肝、肾等脏器功能损害。⑥甲亢伴白细胞减少、血小板减少或全血细胞减少。⑦浸润性突眼。⑧拒绝手术或有手术禁忌证。

2）禁忌证：妊娠和哺乳期禁止^{131}I治疗。

3）并发症：①甲状腺功能减退症，是治疗的主要并发症，甲减发生原因与电离辐射损伤和继发自身免疫损伤有关，需用TH替代治疗。②放射性甲状腺炎，一般在治疗后7～10天发生。③甲状腺危象，主要见于未控制的重症甲亢患者。④浸润性突眼恶化，^{131}I治疗前1个月开始应用糖皮质激素有一定预防作用。

（4）手术治疗：甲状腺次全切除术的治愈率高于70%，复发率约8%。术后常引起甲状旁腺功能减退和喉返神经损伤等并发症。

2. 甲状腺危象的防治 避免和去除诱因，积极治疗甲亢是预防甲状腺危象的关键，尤其是防治感染和做好充分的术前准备工作。一旦发生甲状腺危象，需积极抢救。

（1）抑制TH合成：首选PTU，首次剂量500～1000mg，口服或胃管注入；以后每4小时给予PTU 250mg，症状缓解后调整为一般治疗量。

（2）抑制TH释放：服用PTU 1小时后再加用复方碘口服溶液0.25ml或者250mg，每6小时重复1次，或在5%葡萄糖盐水中加入碘化钠0.5～1.0g，静脉滴注12～24小时，视病情逐渐减量，一般用药3～7天。

（3）β受体阻断药：普萘洛尔60～80mg/d，每4小时口服1次，或者普萘洛尔1mg经稀释后缓慢静脉注射。普萘洛尔有阻断甲状腺激素对心脏的刺激和抑制外周组织T_4转换为T_3的作用。

（4）糖皮质激素：氢化可的松300mg首次静脉滴注，以后每次100mg，每8小时1次，防止和纠正肾上腺皮质功能减退症。

（5）降低与清除血浆TH：上述治疗效果不佳，可进行腹膜透析、血液透析或血浆置换等降低血浆TH浓度。

（6）支持治疗：监测心、脑、肾功能；给氧、降温、防治感染；纠正水、电解质和酸碱平衡紊乱；积极治疗各种并发症。

3. Graves眼病的治疗 治疗方法视病情程度而异，有效控制甲亢是治疗Graves眼病的关键。

（1）轻度活动性Graves眼病：病程多为自限性，以控制甲亢和一般治疗为主。控制甲亢是基础性治疗，可选择手术、^{131}I和ATD治疗；一般治疗包括：低盐饮食、戒烟，眼部保护（如戴有色眼镜、人工泪液、睡眠时使用盐水纱布或眼罩、高枕卧位）等。

（2）中度和重度活动性Graves眼病：可选择手术或MMI治疗。其他特殊治疗主要包括：①糖皮质激素：泼尼松40～80mg/d，分次口服，持续治疗2～4周，随后每2～4周减量至

2.5～10.0mg/d，持续3～12个月。②眶放射治疗：用于治疗软组织炎症和眼肌功能障碍，联合应用糖皮质激素可增加疗效，有效率达60%。③眶减压手术：糖皮质激素治疗和球后外照射无效，角膜感染或溃疡、压迫导致的视网膜和视神经改变可能导致失明时，需行眶减压手术，可引起术后复视或加重术前复视。Graves眼病稳定期可以做眼科矫正手术。

4. 妊娠期及哺乳期甲亢的治疗

（1）ATD治疗：如果可能，妊娠早期（1～3个月）不要服用ATD，如妊娠早期确需服用ATD治疗，优先选择PTU。初治剂量200～300mg/d，维持剂量50～100mg/d。妊娠中期（4～6个月）和晚期（7～10个月）选择MMI。

（2）手术治疗：ATD治疗无效或对ATD过敏的患者，可在妊娠4～6个月时做甲状腺次全切除术。哺乳期的ATD治疗：MMI和PTU均可经乳汁分泌，推荐MMI 20mg/d，此剂量不会影响后代的甲状腺功能。禁用^{131}I治疗。

5. 甲状腺毒症心脏病的治疗

（1）ATD治疗：立即给予足量的ATD，控制甲状腺功能至正常。

（2）^{131}I治疗：经ATD治疗控制甲状腺毒症症状后，尽早行^{131}I治疗。

（3）β受体阻断药：普萘洛尔有减慢心率、缩小脉压、减少心排血量的作用，可治疗心房颤动、心动过速导致的心力衰竭。为克服普萘洛尔引起心肌收缩力降低等不良反应，可同时使用洋地黄制剂，强心苷的用量宜低。

（八）护理

1. 主要护理诊断

（1）营养失调：低于机体需要量，与基础代谢率增高导致代谢需求大于摄入有关。

（2）活动耐力下降：与蛋白质分解增加、甲状腺毒症性心脏病、肌无力等有关。

（3）应对无效：与性格及情绪改变有关。

（4）组织完整性受损：与浸润性突眼有关。

（5）潜在并发症：甲状腺危象。

2. 其他护理诊断

（1）知识缺乏：缺乏药物治疗及自我护理相关知识。

（2）体液不足：与多汗、呕吐、腹泻有关。

（3）体象障碍：与突眼、甲状腺肿大有关。

（4）潜在并发症：甲状腺毒症心脏病。

3. 护理目标

（1）能恢复并保持正常体重。

（2）能逐步增加活动量，活动时无明显不适。

（3）能恢复并保持足够的应对能力。

（4）能切实执行保护眼睛的措施，无感染发生，角膜无损伤。

（5）能积极避免可诱发甲状腺危象的因素，发生甲状腺危象能得到及时救治。

4. 护理措施

（1）营养失调：低于机体需要量。

1）监测体重：定期测量体重，根据患者体重变化，调整饮食计划。

2）饮食护理：①甲亢患者处于高代谢状态，应予高热量、高维生素、高蛋白及矿物质丰富的饮食。给予足量主食，增加奶、蛋类及瘦肉等优质蛋白，以纠正负氮平衡，多食新鲜蔬菜、水果。②鼓励患者多饮水，每日饮水量2000～3000ml以补充出汗、腹泻、呼吸加快等丢失的水分，并发心脏疾病者应避免大量饮水，以防诱发心力衰竭和水肿。③避免进食辛辣等刺激性的食物，减少高纤维类食物的摄入。禁用对中枢神经系统有兴奋作用的刺激性饮料，如浓茶、咖啡等。避免食用含碘丰富的海带、紫菜等，慎食甘蓝、卷心菜等，食用无碘盐，以免增加甲状腺激素的合成。

3）用药护理：指导患者遵医嘱用药，不可擅自减少剂量或突然停药，观察患者生命体征，尤其是心率和脉压变化，注意基础代谢率的变化，密切观察、及时处理药物不良反应。

（2）活动耐力下降

1）活动与休息：制订个体化活动计划，劳逸结合。合理安排活动和工作，适当增加休息，保证充足睡眠。患有严重心力衰竭或感染患者应卧床休息，避免劳累。

2）生活护理：指导和协助患者完成洗漱、进餐、如厕等日常的生活活动。对大量出汗者应注重皮肤护理，及时更换潮湿的衣服和床单，保持个人卫生，减少对皮肤的刺激。

3）环境：提供安静的休息环境，避免强光和强噪声的刺激。甲亢患者怕热多汗，适宜通风良好、室温在20℃左右的房间。

（3）应对无效

1）心理护理：提高患者对疾病的认知水平，情绪和性格的变化是暂时的，治疗后能改善。鼓励患者表达内心感受，家属理解和关爱患者，建立良好的信任关系。与患者探讨控制情绪、减轻压力的方法，缓解患者的紧张、焦虑情绪。

2）社会支持：提供轻松的氛围，改善患者的情绪；鼓励患者参加团体活动，避免因社交障碍而焦虑。甲亢患者病情稳定后，社区护士应继续给予心理指导，促进患者康复。

3）病情观察：观察患者精神状态、手指震颤等，以及有无焦虑、心悸、烦躁等甲亢加重的表现，必要时使用镇静药。

（4）组织完整性受损

1）眼部护理：避免眼睛受到刺激和伤害。如外出时戴深色眼镜，减少强光刺激和异物的侵害；用滴眼液湿润眼睛，避免干燥；眼睑不能闭合者，用无菌纱布或眼罩遮盖双眼。眼睛有异物感、刺痛或流泪时，勿用手直接揉眼睛，可用1%甲基纤维素或0.5%氢化可的松溶液滴眼，以减轻症状；睡眠或休息时抬高头部，减轻球后水肿和眼睛胀痛。

2）用药护理：应限制钠盐的摄入，遵医嘱适量使用利尿药，以减轻眼部组织充血、水肿。

3）病情观察：定期到眼科行角膜检查，防止角膜溃疡造成眼睛失明，如有畏光、流泪、疼痛和视力改变等角膜炎、角膜溃疡等先兆症状，应立即就医。

（5）潜在并发症：甲状腺危象。

1）避免诱因：避免感染、创伤、严重精神刺激等诱发因素。

2）监测病情：观察意识和生命体征变化。当原有甲亢症状加重，并出现发热（体温>39℃）、心悸、心率>140次/分、严重乏力、烦躁、多汗、食欲缺乏、恶心、呕吐、腹泻、脱水等，警惕甲状腺危象发生，立即报告医生并协助处理。

3）紧急处理配合：具体如下。①休息与吸氧：绝对卧床休息，呼吸困难时取半卧位，立即给予吸氧。②用药护理：迅速建立静脉通道。遵医嘱用药，抑制甲状腺激素合成首选

PTU，抑制甲状腺激素释放选择复方碘溶液，此外遵医嘱使用糖皮质激素、β受体阻断药等药物。严格掌握碘剂的剂量，并观察有无药物中毒、药物变态反应等。并准备好抢救药，如镇静药、血管活性药、强心药等。③密切观察病情变化：监测生命体征，观察患者意识状态的变化，记录24小时液体出入量。

4）对症护理：高热时尽快使用冰袋、酒精擦浴。卧床者定时翻身，防止压力性损伤和肺炎的发生。躁动不安者使用床挡保护，昏迷者加强皮肤和口腔护理。禁用阿司匹林，因其可加重病情。

5）营养支持：给予高热量、高蛋白、高维生素饮食，以维持营养与体液平衡，也可通过静脉补充液体和营养。

5. 护理评价

（1）患者体重恢复至正常范围并保持稳定。

（2）能耐受日常活动，生活自理，活动耐力增加。

（3）能解释情绪和行为改变的原因，能正确处理生活突发事件。

（4）能采取各项保护眼睛的措施，无结膜炎、角膜炎等并发症出现。

（5）未发生甲状腺危象或发生甲状腺危象时能及时发现和处理。

6. 健康指导

（1）疾病知识指导：讲解甲亢知识及保护眼睛的方法。指导患者加强自我保护，如穿衣领宽松的衣服，避免压迫甲状腺，严禁挤压甲状腺，以免导致TH分泌过多加重病情。避免过度劳累或精神刺激，鼓励其保持身心愉快，建立和谐的人际关系。

（2）用药指导和病情监测：指导患者严格按剂量和疗程遵医嘱服药，不可随意减量和突然停药。并指导患者注意观察有无发生药物不良反应。患者应用ATD前3个月，每日晨起前自测脉搏，定期测量体重，每周复查血常规，每隔1～2个月测定甲状腺功能。甲亢治疗有效的标志是脉搏减慢、体重增加。但出现高热、恶心、呕吐、腹泻、突眼加重等，应警惕甲状腺危象的可能，应及时就医。

（3）生育指导：对于有生育需要的女性，应告知妊娠可加重甲亢，宜在甲亢治愈后再妊娠。对妊娠期甲亢者，宜选用ATD治疗，但禁用^{131}I治疗，慎用普萘洛尔，并加强对胎儿的监测。产后如需继续用药，应在哺乳后服用，且在服药3小时后再行哺乳。

（4）社区-家庭支持：指导患者出院后到社区卫生服务中心建档，利用社区卫生资源，接受延续性护理服务。社区护士应给予甲亢患者健康指导，并评估患者的病情、生活方式、服药情况、情绪状态、人际关系等，鼓励家属主动关心、理解患者的情绪变化，鼓励患者与家属之间进行良性互动，以促进患者的康复。

知识拓展

热消融治疗Graves病

热消融治疗Graves病适应证：①经内科规范治疗效果不佳及复发者。②对ATD产生严重不良反应者或过敏者。③不宜行^{131}I治疗或^{131}I治疗效果不佳或复发者。④患者不接受传统外科手术切除甲亢腺体。⑤患者希望行消融手术治疗缩短疗程，迅速改善甲亢症状，包括轻、中、重度的患者。⑥中到重度活动性Graves眼病。⑦妊娠中期。

热消融治疗Graves病禁忌证：①全身情况差，如伴有严重心、肝、肾等器质性病变，或者合并恶性疾病终末期等消耗性疾病。②妊娠早、晚期。③胸骨后甲状腺或甲状腺腺体大部分在胸骨后方（相对禁忌，分次治疗可考虑）。④喉镜检查有一侧声带功能不全。⑤严重凝血功能障碍。⑥合并恶性突眼，术后有可能加重的患者。⑦青少年患者。⑧有明显的气管受压，需要紧急解除压迫症状的甲亢患者。

资料来源：中国医师协会介入医师分会超声介入专业委员会，中国医师协会介入医师分会肿瘤消融治疗专业委员会，中国医师协会甲状腺肿瘤消融治疗技术专家组，等. 原发性甲状腺功能亢进症热消融治疗专家共识及操作规范（2022年版）[J]. 中华内科杂志，2022，61（6）：507-516.

三、甲状腺功能减退症

（一）概述

甲状腺功能减退症（hypothyroidism）指各种原因导致的低甲状腺激素血症或甲状腺激素抵抗而引起的全身性低代谢综合征，简称甲减。其病理特征是黏多糖在组织和皮肤堆积，表现为黏液性水肿（myxedema）。起病于胎儿或新生儿的甲减称为呆小病（cretinism），又称克汀病，其常伴有智力障碍和发育迟缓。起病于成人者称成年型甲减。国外报告临床甲减患病率为0.8%～1.0%，发病率为3.5/1000；我国学者报告的临床甲减患病率为1.0%，发病率为2.9/1000。成年型甲减女性较男性多见。本节主要介绍成年型甲减。

（二）病因与发病机制

甲减的病因复杂，以原发性多见，占95%以上。最常见的原因是自身免疫损伤，其次为甲状腺破坏；继发性甲减少见。甲减发病机制因病因不同而异。

1. **自身免疫损伤** 自身免疫性甲状腺炎引起的TH合成和分泌减少是最常见的原因，包括桥本甲状腺炎等。

2. **甲状腺破坏** 包括甲状腺次全切除术、^{131}I治疗等。

3. **下丘脑和垂体病变** 由TRH和TSH产生和分泌减少所致，如垂体外照射、垂体大腺瘤等。

4. **碘过量** 碘过量可引起具有潜在性甲状腺疾病者发生甲减，也可诱发和加重自身免疫性甲状腺炎。含碘药物胺碘酮诱发甲减的发生率是5%～22%。

5. **抗甲状腺药** 锂盐、硫脲类、咪唑类等可抑制TH合成，引起甲减。

（三）临床表现

成年型甲减多见于中年女性，发病隐匿，早期症状多变且缺乏特异性，进展缓慢，病程长。多数患者缺乏特异性表现，典型症状主要以代谢率下降和交感神经兴奋性降低为主。

1. **低代谢综合征** 主要表现为易疲劳、畏寒、行动迟缓、体重增加。因血液循环差和热能生成减少，体温可低于正常。

2. **神经、精神症状** 嗜睡症状突出，反应迟钝。轻者有记忆力、理解力、计算力减退，重者可表现为痴呆、智力低下、抑郁等。

3. **皮肤改变** 皮肤黏液性水肿，为非凹陷性水肿，多见于眼周、手背和足背、锁骨上窝。典型患者可见黏液性水肿面容：面色苍白、表情淡漠、皮肤干燥发凉，颜面水肿，鼻、唇增厚，舌厚大、发音不清，毛发干燥、稀疏。由于高胡萝卜素血症，可表现为手（足）掌皮肤姜黄色。

4. **肌肉与关节** 表现为肌肉乏力，肌萎缩，关节疼痛，可伴有关节病变，偶有关节腔积液。

5. **心血管系统** 心肌黏液性水肿导致心肌收缩力减弱、心动过缓、心排血量下降，组织供血减少，严重者可有心脏增大，称为甲减性心脏病。患者可因血胆固醇升高并发冠心病。10%的患者伴有血压增高。

6. **血液系统** 主要表现为贫血。导致贫血的原因主要包括：①需氧量减少及促红细胞生成素不足，红细胞数量减少，发生正色素性贫血。②吸收不良或摄入不足致叶酸、维生素 B_{12} 缺乏，引起大细胞性贫血。12%的甲减患者伴有恶性贫血。③月经量过多及胃酸缺乏导致铁吸收不足，可引起小细胞性贫血。④凝血因子浓度下降、毛细血管脆性增加、血小板黏附功能下降，均可致出血倾向。

7. **消化系统** 表现为食欲缺乏、腹胀、便秘等，严重者可有麻痹性肠梗阻或黏液水肿性巨结肠。

8. **内分泌生殖系统** 长期甲减可引起高催乳素血症和溢乳。成年女性重度甲减可伴性欲减退、月经周期紊乱、排卵障碍和经血增多。男性患者可有性欲减退、勃起功能障碍和精子减少。

9. **黏液性水肿昏迷** 多见于老年人、长期未治疗者，常于寒冷时发病。临床表现为嗜睡、低体温、呼吸减慢、心动过缓、血压下降、反射减弱或消失，甚至休克、昏迷，可因心、肾衰竭而危及生命。

（四）辅助检查

1. **血常规及生化检查** 多为轻、中度贫血，血红蛋白及红细胞减少。血清胆固醇、甘油三酯、低密度脂蛋白常增高，高密度脂蛋白降低。血胡萝卜素增高。

2. **甲状腺功能检查** 原发性甲减血TSH升高，TT_4、FT_4降低，血TSH升高早于T_4的降低，因此血清TSH是评估原发性甲状腺功能异常最敏感和最早期的一线指标。中枢性甲减时TSH不能作为诊断依据。血清TT_3、FT_3早期正常，晚期降低。亚临床甲减，仅有血清TSH升高，血清TT_4、FT_4正常，甲状腺摄^{131}I率降低。临床甲减，血清TSH升高，血清TT_4、FT_4降低，严重时TT_3和FT_3降低。

3. **病变定位检查** TRH兴奋试验主要用于原发性甲减与中枢性甲减的鉴别。静脉注射TRH后，血清TSH不增高则为垂体性甲减，延迟升高则提示下丘脑性甲减；血清TSH在增高的基础上进一步增高，则提示原发性甲减。影像学检查有助于下丘脑-垂体病变、异位甲状腺的确定。

4. 甲状腺球蛋白抗体（TgAb）、甲状腺过氧化物酶自身抗体（TPOAb） 检测甲状腺抗体是明确原发性甲减病因的主要指标。TPOAb和TgAb升高时提示有自身免疫性甲状腺炎（包括桥本甲状腺炎、萎缩性甲状腺炎）。当TPOAb阳性伴血清TSH水平增高时，提示甲状腺细胞已发生损伤。

5. 心功能检查 心电图示窦性心动过缓、低电压等。心肌收缩力下降，射血分数减少等。

（五）诊断要点

根据临床表现、实验室检查如血清TSH增高，FT_4降低，考虑原发性甲减。如血清TSH降低或正常，TT_4、FT_4降低，考虑中枢性甲减，可通过TRH兴奋试验证实。早期轻型甲减多不典型，需与贫血、垂体瘤、特发性水肿及冠心病等鉴别。

（六）治疗要点

1. 对症治疗 贫血患者需补充铁剂、叶酸、维生素B_{12}等。胃酸低的患者需补充稀盐酸，与左甲状腺素（L-T_4）合用才能保证疗效。

2. 替代治疗 用最小剂量的药物纠正甲减但不产生严重不良反应，使血TSH和TH水平保持在正常范围内。甲减一般不能治愈，需要用TH终身替代治疗。一般首选L-T_4口服，其剂量取决于甲减的病因、程度、年龄、体重、性别和个体差异。起始剂量与达到完全替代剂量所需时间要根据患者年龄、心脏状态、特定状况确定。

3. 亚临床甲减的处理 亚临床甲减导致的血脂异常可增加动脉粥样硬化风险，也可发展为临床甲减。当患者有高胆固醇血症、血清TSH＞10mU/L时，需给予L-T_4治疗。

4. 黏液性水肿昏迷的治疗 ①补充L-T_4，首次静脉注射300～500μg，维持量50～100μg/d，于患者清醒后改为口服。②24小时仍无改善可给予T_3 10μg，每4小时1次，或25μg，每8小时1次。③氢化可的松持续静脉滴注200～300mg/d，当患者清醒且血压稳定后减量。④保暖、吸氧，保持呼吸道通畅，必要时行气管切开、机械通气等。⑤根据病情需要补液，补液量不宜过多，同时监测心肺功能、尿量等，保持水、电解质、酸碱平衡。⑥控制感染，治疗原发病。

（七）护理

1. 主要护理诊断

（1）便秘：与代谢率降低及体力活动减少引起的肠蠕动减慢有关。

（2）体温过低：与机体基础代谢率降低有关。

（3）潜在并发症：黏液性水肿昏迷。

2. 其他护理诊断

（1）超重/肥胖：与代谢率降低致摄入大于需求有关。

（2）活动耐力下降：与甲状腺激素不足所致肌肉乏力、心功能减退、贫血有关。

（3）性功能障碍：与甲状腺激素不足所致内分泌系统、生殖系统功能低下有关。

（4）社交障碍：与精神、情绪改变造成反应迟钝、淡漠有关。

（5）营养失调（高于机体需要量）：与代谢率降低致摄入大于需求有关。

（6）有皮肤完整性受损的危险：与黏多糖在皮下堆积致黏液性水肿有关。

3. 护理目标

（1）缓解或消除甲减引起的疲劳、怕冷、皮肤干燥、便秘等症状，提高患者的舒适度。

（2）帮助患者应对疾病带来的心理压力，保持积极乐观的生活态度。

4. 护理措施

（1）便秘

1）饮食护理：给予高维生素、高蛋白、低脂肪、低钠饮食，细嚼慢咽，少量多餐。进食蔬菜、水果等富含纤维素的食物，促进胃肠蠕动。桥本甲状腺炎所致甲减的患者应避免摄取含碘药物和食物，以免诱发严重黏液性水肿。

2）建立正常的排便型态：指导患者每天定时排便，养成规律排便的习惯。按摩腹部等促进便意。鼓励患者进行适度的运动，如散步、快走等。

3）用药护理：L-T_4每天服药1次，早餐前30～60分钟服用，不应与干扰L-T_4吸收的食物或药物同时服用。必要时遵医嘱给予缓泻药，并观察大便的次数、性质和量，以及有无腹胀、腹痛等麻痹性肠梗阻的表现。

（2）体温过低

1）加强保暖：调节室温在22～23℃，注意告知患者保暖防寒。

2）病情观察：监测生命体征，观察患者有无寒战、皮肤苍白等体温过低表现和心动过缓等现象，并及时处理。

（3）潜在并发症：黏液性水肿昏迷。

1）避免诱因：避免感染、寒冷、手术，以及使用麻醉、镇静药等诱发因素。

2）病情监测：观察患者意识、生命体征的变化和全身黏液性水肿情况，每天测量体重。若出现体温低于35℃、心动过缓、呼吸浅慢、血压降低、嗜睡等表现，立即通知医生并配合抢救。

3）黏液性水肿昏迷的护理：①建立静脉通道，遵医嘱给予急救药物。②保持呼吸道通畅，给予吸氧，必要时行气管插管或气管切开。③监测生命体征及动脉血气分析，记录24小时出入量。④注意保暖。

5. 护理评价

（1）患者能够积极配合治疗，症状得到明显改善或消除。

（2）患者心理状况稳定，恢复正常的日常活动和工作，生活质量改善。

6. 健康指导

（1）疾病知识指导：向患者讲解疾病发病原因和注意事项，如碘过量或者药物引起甲减者应调整剂量或停药。注意保持个人卫生，预防创伤和感染；冬季注意保暖，慎用镇静催眠药、镇痛药、麻醉药等药物。

（2）用药指导：对需终身替代治疗的患者，讲解终身坚持服药的重要性，随意停药或变更剂量可能引起心血管疾病等。教会患者识别甲状腺激素服用过量的症状，如多食、脉搏＞100次/分、体重减轻、大汗、发热、易激惹等，需及时就医。替代治疗效果最佳的指标为：血TSH和甲状腺激素恒定在正常范围内，初期每4～6周测定激素指标；治疗达标后，长期替代治疗的患者宜每6～12个月复查1次，服用利尿药时，需记录24小时出入量。

（3）病情监测指导：指导患者学会观察黏液性水肿昏迷发生时的表现。当出现嗜睡、体温＜35℃、呼吸减慢、心动过缓、低血压等，应及时就医。指导患者定期复查心、肝、肾功能，甲状腺功能和血常规等。

知识拓展

先天性甲状腺功能减退症新生儿筛查及孕妇的管理

先天性甲状腺功能减退症患儿在新生儿期大部分没有临床表现，建议对所有的新生儿进行筛查。检测原发性先天性甲状腺功能减退症最敏感的指标是促甲状腺激素（thyroid stimulating hormone，TSH）（强推荐，高质量证据）。围生期接触碘可致短暂性先天性甲状腺功能减退症，应避免将碘作为消毒剂。

先天性甲状腺功能减退症孕妇的管理：先天性甲状腺功能减退症女性计划妊娠前，应将甲状腺激素剂量调整到最佳水平，建议这些妇女孕期增加L-T_4的摄取。妊娠期间每4～6周监测一次FT_4和TSH，当血清TSH＜2.5mU/L予以L-T_4治疗。对于中枢性先天性甲状腺功能减退症的孕妇，FT_4应高于妊娠月特定参考范围的中位数。分娩后将L-T_4剂量降至孕前剂量并在产后6周检测甲状腺功能。孕妇碘摄入过多或不足均可导致新生儿暂时性甲状腺功能减退症，建议所有孕妇每天碘摄入量约250μg。

资料来源：黄蓉，邹福兰，李茂军，等.《2020～2021年欧洲内分泌参考网共识指南：先天性甲状腺功能减退症》解读［J］. 中国当代儿科杂志，2021，23（11）：1075-1079.

小结

思考题

1. 患者，女，30岁。因心悸、怕热多汗，食欲亢进，消瘦无力，体重减轻来院就诊。体格检查：体温37.0℃，脉率100次/分，眼球突出，睑裂增宽，双侧甲状腺弥漫性对称性肿大。基础代谢率＋56%。T_3、T_4水平升高，甲状腺摄^{131}I率增高。入院后行甲状腺次全切除术，标本送病理检查，肉眼见甲状腺弥漫性肿大，表面光滑。切面质实、色灰红，呈鲜红牛肉状外观。镜下可见甲状腺滤泡弥漫性增生，上细胞呈柱状，并形成乳状结构突向滤泡腔。滤泡腔较小，腔内胶质少而稀薄，靠近上边缘有成排的吸收空泡。间质血管丰富，明显充血，有大量淋巴细胞浸润并有淋巴滤泡形成。

请问：

（1）该患者的病理诊断及依据？

（2）该病的常见症状是什么？

（3）诊断该病的常用检查方法有哪些？

2. 患者，女，33岁。双侧甲状腺肿大1年余，伴乏力、失眠、食欲亢进、消瘦、心悸、怕热多汗、性情急躁。体格检查：眼球突出，睑裂增宽，双侧甲状腺弥漫性对称性肿大、质软，甲状腺血管杂音，双手有细震颤，心率130次/分，血压126/88mmHg。

请问：

（1）该患者可能的疾病诊断是什么？目前主要的护理诊断/问题是什么？

（2）如何进行饮食指导？

（3）如何进行突眼护理？

第四节　肾上腺皮质疾病

一、库欣综合征

（一）概述

库欣综合征（Cushing syndrome）又称皮质醇增多症（hypercortisolism），是由各种病因引起肾上腺分泌过多糖皮质激素（主要是皮质醇）所致病症的总称，其中最多见者为垂体促肾上腺皮质激素（ACTH）分泌亢进所引起库欣病（Cushing disease）。库欣综合征多发生于20～45岁，成人多于儿童，女性多于男性，男女之比为1:（3～8）。

（二）病因与发病机制

1. 依赖ACTH性库欣综合征

（1）库欣病：最常见，约占库欣综合征的70%，多见于成人，女性多于男性，是垂体ACTH分泌过多所致，伴肾上腺皮质增生。绝大多数为垂体微腺瘤，少数为大腺瘤，也有未发现肿瘤者。

（2）异位ACTH综合征：系垂体以外肿瘤分泌大量ACTH，伴肾上腺皮质增生。

（3）异位促肾上腺皮质激素释放激素（CRH）综合征：肿瘤异位分泌CRH刺激垂体ACTH细胞增生，ACTH分泌增加。

2. 非依赖ACTH性库欣综合征

（1）肾上腺皮质腺瘤。

（2）肾上腺皮质癌。

（3）不依赖ACTH的双侧肾上腺小结节性增生，又称原发性色素性结节性肾上腺病。

（4）不依赖ACTH的双侧肾上腺大结节性增生。

3. 其他类型库欣综合征　医源性库欣综合征、儿童库欣综合征、应激性库欣综合征和糖皮质激素受体病、糖皮质激素过度敏感综合征等。

（三）临床表现

库欣综合征的患者有多种表现：①典型者，主要表现为向心性肥胖、多血质、满月脸、紫纹等，常见于库欣病、肾上腺腺瘤、异位CRH综合征中的缓进型。②早期者，以高血压为主，可表现为肥胖，但向心性不显著，尿游离皮质醇明显增高。③重型者，以高血压、体重减轻、水肿、低血钾性碱中毒为主要表现。④并发症为主者，如脑卒中、心力衰竭、病理性骨折、肺部感染、精神症状等，不易被发现。⑤周期性、间歇性发作者，症状反复发作，但多数能自行缓解。典型者具体表现如下。

1. 向心性肥胖、满月脸、多血质外貌　患者脸圆而呈暗红色，以头面部、锁骨上窝、颈背部及腹部脂肪沉积增多为主的典型向心性肥胖，但四肢及臀部正常或消瘦。由于皮肤菲薄、微血管易透见，以及血红蛋白、红细胞计数增多而呈现多血质外貌。

2. 皮肤表现　因血管脆性增加，皮肤菲薄，轻微损伤即可造成瘀斑。紫纹常出现在患者下腹部两侧、大腿外侧、臀部等处。真菌感染多出现在手、脚、指（趾）甲、肛周等处。

异位CRH综合征及较重库欣病患者常有明显的皮肤色素沉着。

3. 代谢障碍 大量皮质醇生成使糖异生作用增强，拮抗胰岛素而降低血糖，引起葡萄糖耐量减低，约20%的患者可发生类固醇糖尿病。大量皮质醇引起潴钠排钾，肾上腺皮质癌和异位ACTH综合征者可发生明显的低血钾性碱中毒。低钾血症导致患者乏力加重，并引起肾浓缩功能障碍，致使部分患者因钠潴留而出现轻度水肿。病程时间长可导致骨质疏松，出现脊椎压缩畸形、骨痛、身材变矮，有时出现佝偻、骨折。儿童生长发育受抑制。

4. 心血管表现 约80%患者出现高血压，与糖皮质激素潴钠排钾、激活肾素-血管紧张素系统、抑制血管舒张系统有关。同时，患者常伴有动脉硬化。长期高血压可并发心力衰竭、左心室肥大和脑血管意外。患者脂肪代谢紊乱，且凝血功能异常，所以极易发生动静脉血栓形成，进而使心血管并发症的发生率增加。

5. 对感染抵抗力减弱 过多的皮质醇分泌可抑制机体的免疫功能，导致患者易发生肺部感染。化脓性细菌感染时，炎症不易被局限化，可进展为蜂窝织炎、菌血症、败血症等感染中毒症状。同时，机体防御反应被抑制，导致患者在感染后，炎症反应不显著，发热不明显，从而易漏诊造成严重后果。

6. 性功能障碍 肾上腺雄激素生成过多及皮质醇抑制垂体促性腺激素，导致女性多毛、痤疮、月经稀少、月经不规则或闭经等，当出现明显男性化表现，如乳房萎缩、生长胡须、喉结增大及阴蒂肥大等时，应警惕肾上腺皮质癌。而男性可发生勃起功能障碍、性欲减退、阴茎缩小及睾丸变软等。

7. 全身肌肉及神经系统症状 四肢肌肉常发生肌无力，下蹲后起立困难。患者常有精神和情绪变化，轻者可表现为情绪不稳定、烦躁不安及失眠等情况，少数患者可发生抑郁与躁狂交替发生。

（四）辅助检查

1. 皮质醇测定 血浆皮质醇水平增高，失去昼夜节律，即患者早晨8时血浆皮质醇浓度高于正常，而下午4时或午夜12时不明显低于清晨值。24小时尿游离皮质醇大多明显高于正常。

2. 地塞米松抑制试验

（1）小剂量地塞米松抑制试验：用于定性诊断。每6小时口服地塞米松0.5mg，或每8小时口服0.75mg连续2天，第2天测尿17-羟皮质类固醇不能抑制至对照值的50%以下，或尿游离皮质醇不能抑制至55nmol/24h以下可判定为阳性。也可采用一次口服地塞米松法：先测第一日血浆皮质醇作为对照值，当日午夜（0点）口服地塞米松1mg，第二日晨血浆皮质醇不能抑制至对照值的50%以下可判定为阳性。库欣综合征都不能被小剂量地塞米松抑制。

（2）大剂量地塞米松抑制试验：用于病因鉴别。每6小时口服地塞米松2mg连续2天，第2天测尿游离皮质醇或血浆皮质醇能抑制至对照值的50%以下者，则可诊断为库欣病，但肾上腺肿瘤、肾上腺皮质癌或异位ACTH综合征大多数抑制不达标。

3. ACTH兴奋试验 库欣病和异位ACTH综合征者常有反应，原发性肾上腺皮质肿瘤者通常无反应。

4. 影像学检查 可确定肾上腺是否有增生或肿瘤，肾上腺CT及B超检查为首选，MRI检查也常用。CT检查对于肾上腺部位病变较为敏感，MRI检查对于垂体部位病变灵敏度高。

（五）诊断要点

若患者有向心性肥胖、满月脸、多血质外貌等典型临床表现即可诊断。早期及不典型病例需依赖实验室及影像学检查进行诊断。注意与单纯性肥胖、高血压、糖尿病等相鉴别。

（六）治疗要点

库欣综合征的病因不同其治疗方法亦不同。

1. **库欣病** 经蝶窦行垂体微腺瘤切除术为首选疗法，大部分患者可治愈，少数可复发。病情较轻及儿童病例，可行垂体放疗。对垂体大腺瘤患者，为尽可能切除肿瘤，需做开颅手术。为防治术后复发，术后可辅以放疗。此外，还可辅以口服药物如赛庚啶、溴隐亭、γ-氨基丁酸促效剂丙戊酸钠等治疗此病。

2. **肾上腺腺瘤** 手术切除患侧腺瘤，可获根治，经腹腔镜切除患侧肿瘤术后恢复较快。术后需较长期使用氢化可的松或可的松做替代治疗，于6个月至1年或更长时间，大多数患者可逐渐停用替代治疗。肾上腺腺癌应尽早手术治疗，未能根治及已有转移者需用肾上腺皮质激素合成阻滞药物治疗，减少肾上腺皮质激素的分泌量。

3. **不依赖ACTH的双侧肾上腺小结节性或大结节性增生** 做双侧肾上腺切除术，且术后长期服用糖皮质激素替代治疗。

4. **异位ACTH综合征** 手术切除原发肿瘤为首选，必要时行双侧肾上腺切除以缓解症状。也可使用阻滞肾上腺皮质激素合成的药物，如米托坦、美替拉酮、氨鲁米特、酮康唑等。

（七）护理

1. **主要护理诊断**

（1）体象障碍：与皮质醇分泌过多引起身体外观改变有关。

（2）体液过多：与皮质醇分泌过多引起水钠潴留有关。

（3）有感染的危险：与皮质醇分泌过多导致机体免疫力下降有关。

（4）潜在并发症：骨折。

2. **其他护理诊断**

（1）活动无耐力：与蛋白质代谢障碍引起肌萎缩有关。

（2）有皮肤完整性受损的危险：与皮质醇分泌过多导致皮肤干燥、菲薄、水肿有关。

（3）潜在并发症：类固醇糖尿病、肾上腺危象、心力衰竭、脑卒中。

3. **护理目标**

（1）使患者了解库欣综合征的基本知识，掌握正确用药方法。

（2）关注患者心理，让患者能够接受身体外观改变的事实，积极配合治疗。

（3）控制病情，保持患者生命体征平稳，不发生感染，以及水、电解质紊乱。

4. **护理措施**

（1）体象障碍：参见本章第一节。

（2）体液过多

1）休息与活动：合理的休息可避免水肿加重。尽量平卧适当抬高双下肢，有利于静脉回流。提供舒适安全的环境，避免剧烈运动。

2）饮食护理：宜摄入低钠、高钾、高蛋白、低碳水化合物的食物，预防和控制水肿、高血压、低钾血症。

3）利尿药治疗与护理：水肿严重者，遵医嘱给予利尿药，观察疗效及不良反应，如出现心律失常、恶心、呕吐、腹胀等低钾血症症状和体征时，应及时处理。

4）病情监测：监测患者水肿情况，每日测量体重并观察其变化，记录24小时出入量，监测血电解质和心电图。

（3）有感染的危险

1）病情监测：严密观察患者体温变化，定期检查血常规，评估有无感染征象，尤其是呼吸系统感染。

2）预防感染：①保持病房内温、湿度适宜，环境清洁。②严格执行无菌操作。③教授患者和家属预防感染的知识。

3）皮肤护理：指导及协助患者和家属做好患者卫生，避免皮肤擦伤和感染。长期卧床患者，应定时翻身，预防压疮发生。

（4）潜在并发症：骨折。

1）降低安全隐患：保持环境安全、舒适，避免剧烈运动，防止因跌倒或碰撞等意外造成骨折。

2）饮食护理：指导患者宜摄入富含钙及维生素D的食物，预防骨质疏松。

3）病情观察：观察患者关节或腰背部等处有无骨痛症状，及时报告医生。

5. 护理评价

（1）患者知晓库欣综合征正确服药方法。

（2）患者接受身体外相的改变，树立信心，积极治疗。

（3）患者生命体征平稳，无感染发生，无水、电解质紊乱。

6. 健康指导

（1）疾病知识指导：指导患者在日常生活中如何预防感染，告知应保持皮肤清洁，防止外伤、骨折，定期门诊复查。

（2）用药指导与病情监测：指导患者正确用药并观察药物疗效及不良反应，告诫术后激素替代治疗的患者随意停用激素会引起致命的肾上腺危象。如出现虚弱、头晕、发热、恶心、呕吐等症状，应立即就医。

（3）心理指导：评估患者对身体外观改变的感受，鼓励其表达自身感情。教会患者改善个体形象的措施，以增加患者的自信心和自尊感。鼓励患者家属为其提供有效的心理、情感支持。

二、原发性慢性肾上腺皮质功能减退症

（一）概述

原发性慢性肾上腺皮质功能减退症（primary adrenocortical insufficiency）又称艾迪生病（Addison disease），是由肾上腺本身病变导致双侧肾上腺的绝大部分被破坏所致。继发性者由下丘脑－垂体病变引起。

（二）病因与发病机制

1. **感染**　肾上腺结核为常见病因，男性多于女性，常伴胸腹腔、盆腔淋巴结或泌尿系统结核。常累及肾上腺双侧，导致肾上腺发生上皮样肉芽肿或干酪样坏死，继而出现纤维化、钙化。此外，肾上腺真菌感染、巨细胞病毒感染及严重败血症、艾滋病后期也可引起肾上腺皮质功能减退症。

2. **自身免疫性肾上腺炎**　因自身免疫导致两侧肾上腺皮质破坏所致，表现为双侧肾上腺皮质纤维化，髓质一般不被毁坏。近半数患者伴其他器官特异性自身免疫病，称为自身免疫性多内分泌腺体综合征（autoimmune polyendocrine syndrome，APS），多见于女性。单一性自身免疫性肾上腺炎多见于男性。

3. **其他较少见病因**　肾上腺转移癌、淋巴瘤、淀粉样变性、放疗破坏，肾上腺酶系抑制药（如美替拉酮、氨鲁米特、酮康唑）、细胞毒药物（如米托坦）的长期应用，以及血管栓塞、肾上腺脑白质营养不良症等。

（三）临床表现

发病隐匿，病情呈缓慢加重。可有全身皮肤、黏膜色素沉着，虚弱和疲乏，厌食、恶心、腹泻，直立性眩晕等常见临床表现。

1. **全身皮肤**　皮肤、黏膜色素沉着为最具特征性的临床表现。①皮肤色素沉着：表现为全身皮肤色素加深，呈棕褐色且有光泽，不高出皮面，以暴露处及易摩擦部位更为显著，如脸、手、掌纹等部位。②黏膜色素沉着：见于牙龈、舌表面、颊黏膜等处。系垂体ACTH、促黑素细胞激素（MSH）分泌增多所致。

2. **泌尿系统**　肾排泄水负荷的能力减弱，大量饮水后可出现稀释性低钠血症。糖皮质激素缺乏及血容量不足时，抗利尿激素释放增多，也会造成低钠血症。

3. **消化系统**　食欲缺乏、嗜咸食、胃酸过少、消化不良。有恶心、呕吐、腹泻者，提示病情加重。

4. **神经、精神系统**　乏力、淡漠、疲劳，重者嗜睡、意识模糊，可出现精神失常。

5. **心血管系统**　血压降低，心音低钝，可出现头晕、视物模糊、直立性晕厥。

6. **生殖系统**　女性阴毛、腋毛脱落、稀疏，月经失调或闭经；男性性功能减退。

7. **代谢障碍**　糖异生作用减弱，肝糖原耗损，可发生低血糖症。

8. **肾上腺危象**　若本病急骤加重可出现肾上腺危象的表现。主要是由机体对各种应激的耐受性降低所致。当患者在感染、创伤、手术、过劳、分娩、大量出汗、呕吐、腹泻等应激状态下或突然中断肾上腺皮质激素替代治疗时，均可诱发肾上腺危象。表现为高热、恶心、呕吐、腹痛或腹泻、脱水、血压降低、心动过速、虚脱、极度虚弱无力、反应淡漠或嗜睡，但也可表现为烦躁不安、谵妄、惊厥、精神失常，出现低血糖症、低钠血症，血钾可高可低。如不及时抢救，可发展至休克、昏迷，甚至死亡。

9. **其他**　病因为结核者常有低热、盗汗等症状，体质虚弱、消瘦更严重。有其他自身免疫病者，则伴有相应疾病的临床表现。

（四）辅助检查

1. **生化检查**　低钠血症、高钾血症，脱水明显时有氮质血症，可有空腹血糖降低，少数患者有轻度或中度高钙血症。

2. 血常规　常有正细胞正色素性贫血，少数合并恶性贫血。白细胞分类计数示中性粒细胞减少，淋巴细胞相对增多，嗜酸性粒细胞明显增多。

3. 激素检查

（1）血浆皮质醇：常为低下，晨间血皮质醇≤30μg/L可确诊为本病，≥200μg/L可排除本病。

（2）ACTH兴奋试验：目前已成为筛查本病的标准方法，不受饮食或药物的影响，可应用于任何年龄患者，结果可靠，无明显副作用。ACTH刺激肾上腺皮质分泌激素，可反映肾上腺皮质储备功能，用于鉴别原发性与继发性肾上腺皮质功能不全。

（3）血浆ACTH测定：对本病的诊断及鉴别诊断有重要意义。原发性肾上腺皮质功能减退症者血浆基础ACTH值明显增高，超过55pmol/L，常介于88～440pmol/L（正常人低于18pmol/L）；但继发性肾上腺皮质功能减退症者，ACTH水平明显降低或在正常低限。

4. 影像学检查　结核病患者X线摄片、CT或MRI检查可示肾上腺增大及钙化阴影。感染、出血、转移性病变在CT扫描时也示肾上腺增大，而自身免疫病所致者肾上腺不增大。

（五）诊断要点

需与一些慢性消耗性疾病鉴别，其中最具诊断价值者为ACTH兴奋试验。肾上腺皮质功能减退症患者显示储备功能低下，而非本病患者经ACTH兴奋后，血、尿皮质类固醇明显上升。

（六）治疗要点

1. 基础治疗

（1）糖皮质激素替代治疗：应终身使用。根据患者身高、体重、性别、年龄、体力劳动强度等，确定合适的基础量。宜模仿激素昼夜节律给予，在清晨起床后服全天量的2/3，下午4时服余下1/3。对于一般成人，开始时每天给予氢化可的松20～30mg或可的松25.0～37.5mg，以后可逐渐减量，但在增加工作量和活动量、感染、手术、创伤等应激时应适当加量。

（2）食盐及盐皮质激素：食盐的摄入量应充分，每天至少8g，如有腹泻、大量出汗等情况时应酌情增加。如患者仍有头晕、乏力、血压偏低等，必要时需加服盐皮质激素，如9α-氟氢可的松0.05～0.10mg/d，口服，每天1次。如有水肿、高血压、低钾血症则减量。

2. 病因治疗　有活动性结核者在替代治疗的同时积极给予抗结核治疗。自身免疫病者，应检查是否伴有其他腺体功能减退，应同时治疗。

3. 肾上腺危象治疗　此危象为内科急症，应积极抢救。主要措施如下。

（1）补充液体：典型的肾上腺危象患者液体损失量约达细胞外液的1/5，故首日应迅速补充生理盐水2000～3000ml，可按体重的6%估计，纠正低血容量和电解质紊乱，次日再根据症状改善程度、年龄、心肾功能等情况酌情给予补充。对于以糖皮质激素缺乏为主，脱水不甚严重者，补盐水量应适当减少，可补充葡萄糖液以免发生低血糖症。

（2）糖皮质激素：在补液的同时，立即给予氢化可的松或琥珀酸氢化可的松100mg静脉注射，使血皮质醇浓度达到正常人在发生严重应激时的水平。以后每6小时100mg加入补液中静脉滴注，第2～3天可减至每天300mg，分次静脉滴注。如病情好转，渐减至每天100～200mg。

（3）其他：防治诱因、积极治疗感染等。

4. 外科手术或其他应激时的治疗　正常人在处于较严重的应激状态时，每天皮质醇分泌量可达100～300mg，故患者在发生严重应激时，每天给予氢化可的松总量不应少于300mg。多数外科手术为短暂应激，可根据手术种类，在数日内每天递减用量，直到维持量。较轻的短暂应激，每天给予氢化可的松100mg，以后酌情递减。

（七）护理

1. 主要护理诊断

（1）体液不足：与醛固酮分泌减少引起水钠排泄增加，胃肠功能紊乱引起恶心、呕吐、腹泻有关。

（2）潜在并发症：肾上腺危象。

2. 其他护理诊断

（1）营养失调：低于机体需要量，与糖皮质激素缺乏导致畏食、消化功能不良有关。

（2）活动耐力下降：与皮质醇缺乏导致肌无力、疲乏有关。

（3）体象障碍：与垂体ACTH、MSH分泌增多导致皮肤色素沉着有关。

3. 护理目标

（1）缓解患者症状，使患者掌握糖尿病激素替代治疗的正确服药方法。

（2）患者掌握饮食护理的要点，无并发症发生。

4. 护理措施

（1）体液不足

1）休息与活动：保证患者充分休息，活动后易疲劳的患者应减少活动量。指导患者在下床活动、改变体位时动作宜缓慢，防止发生直立性低血压。

2）饮食护理：合理安排饮食以维持钠钾平衡，进食高碳水化合物、高蛋白、高钠饮食，注意避免进食含钾高的食物，以免加重高钾血症，诱发心律失常。病情许可时，鼓励患者每天摄取水分3000ml以上，并保证摄取足够的食盐。

3）病情观察：①记录24小时液体出入量，观察患者皮肤的颜色、湿度及弹性，注意有无脱水表现。②监测有无低钠血症、高钾血症、高钙血症、低血糖症及血氯降低；监测心电图，注意有无心律失常。③观察患者有无恶心、呕吐、腹泻情况并记录。

4）用药护理：使用盐皮质激素的患者要密切观察血压、水肿、血清电解质等的变化，为调整药量和电解质的摄入量提供依据。

（2）潜在并发症：肾上腺危象。

1）避免诱因：积极控制感染，避免创伤、过度劳累和突然中断治疗。手术和分娩时应做好充分的准备。当患者出现恶心、呕吐、腹泻、大量出汗时，应及时处理。

2）病情监测：注意患者意识、生命体征的变化，定时监测血电解质及酸碱平衡情况，尤其是血钾、血钠及血糖情况，必要时记录24小时出入量。

3）抢救配合与护理：迅速建立两条静脉通道并保持静脉输液通畅，遵医嘱补充生理盐水、葡萄糖液和糖皮质激素，注意观察用药疗效。保持呼吸道通畅并吸氧。肾上腺危象缓解后，遵医嘱给予糖皮质激素和盐皮质激素口服。

5. 护理评价

（1）患者病情得到控制，能遵医嘱坚持正确服药。

（2）患者能够正确选择食物种类，未发生并发症。

6. 健康指导

（1）疾病知识指导：指导患者避免感染、创伤、过度劳累等加重病情的因素。告知患者外出时避免阳光直晒，以免加重皮肤、黏膜色素沉着。随身携带识别卡，写明病情、姓名、地址、家属联系方式，以便发生紧急情况时能获得及时救治。

（2）用药指导与病情监测：教育患者及家属了解此病需终身治疗，应积极配合。指导患者服药，强调要按时定量服用，切勿自行增减药量或停药，以免发生危险。指导患者观察药物疗效明显的表现，如食欲改善、体重增加、乏力缓解、色素沉着变浅等。了解药物的不良反应，指导患者将药物与食物或抑酸药一起服用，避免单独或空腹服用，以免损伤胃黏膜。定期到医院复查，调整药物剂量。如有情绪变化、消化不良、感染、失眠、高血压等症状出现时，应及时复诊。

（3）社区－家庭支持：社区护士应建立完善的随访制度，以了解患者的用药情况、心理状态等，给予针对性的健康指导。因需终身激素替代治疗，患者的心理压力较大，应鼓励其家属给予心理上的安慰与支持，使患者保持情绪稳定并增加信心，配合治疗。

小结

思考题

1. 简述库欣综合征的临床表现。
2. 简述肾上腺危象的诱发因素及预防措施。
3. 简述肾上腺危象的急救护理措施。

第五节　嗜铬细胞瘤

一、概述

嗜铬细胞瘤（pheochromocytoma，PCC）是起源于肾上腺髓质、交感神经节或其他部位的嗜铬组织，这种肿瘤持续或间断地大量释放儿茶酚胺，引起血压升高及代谢改变等一系列临床综合征，并造成患者心、脑、肾、血管等严重并发症。大部分为良性，约10%为恶性。

目前国内尚无PCC发病率或患病率的确切数据，国外报道PCC的发病率为每年（2～8）/100万，各年龄段均可发病，10%～20%发生在儿童，但发病高峰为20～50岁，男女发病率基本相同。

大多数嗜铬细胞瘤为良性，早期诊治，通过手术切除可得到根治，恶性嗜铬细胞瘤预后较差，已发生肿瘤转移者，重者在数月内死亡，少数可存活10年以上，5年生存率为45%。

二、病因与发病机制

（一）病因

嗜铬细胞瘤病因不明。80%～90%位于肾上腺，多为一侧性，少数为双侧性或一侧肾上腺瘤与另一侧肾上腺外瘤并存，多发性嗜铬细胞瘤多见于儿童和家族性患者。肾上腺外的嗜铬细胞瘤又称为副神经节瘤，主要位于腹部，多在腹主动脉旁，其他少见部位为肾门、肾上腺、肝门区、肝及下腔静脉之间等。腹外者甚少见，可位于胸内、颈部、颅内等。

（二）发病机制

肾上腺髓质的嗜铬细胞瘤可产生去甲肾上腺素和肾上腺素，以前者为主，极少数只产生肾上腺素，家族性嗜铬细胞瘤以肾上腺素为主。肾上腺外的嗜铬细胞瘤（除主动脉旁嗜铬体所致者外），只产生去甲肾上腺素，不能合成肾上腺素，因为将去甲肾上腺素转变为肾上腺素的苯乙醇胺N-甲基转移酶需要高浓度的皮质醇才能激活，只有肾上腺髓质及主动脉旁嗜铬体才具备此条件。

嗜铬细胞瘤可产生多种肽类激素如舒血管肠肽、P物质、阿片肽、生长抑素、血管活性肠肽、神经肽Y和肾上腺髓质素等，可引起面色潮红或面色苍白、便秘、腹泻、血管收缩及低血压或休克等不典型症状。

三、临床表现

嗜铬细胞瘤由于持续和/或脉冲式释放大量儿茶酚胺，少数患者同时或只分泌其他胺类或生物活性物质，作用在不同的肾上腺素能受体，使嗜铬细胞瘤的表现复杂多变，但绝大多数患者以心血管系统表现为主，兼有其他系统的表现。

（一）心血管系统表现

1. 高血压　为最主要症状，有阵发性高血压型和持续性高血压型，持续性高血压亦可有阵发性高血压加剧。

（1）阵发性高血压型：阵发性高血压是该病特征性临床表现。患者平时血压正常，发作时血压骤升，达（200～300）/（130～180）mmHg，同时伴剧烈头痛、面色苍白、大汗淋漓、心动过速，以及心前区及上腹部紧迫感等心力衰竭、高血压急症的表现。发作时或发作后伴头痛、心悸、多汗三联征对嗜铬细胞瘤的诊断有重要意义。诱发因素有情绪激动、体位改变、吸烟、创伤、排便、灌肠、扪压肿瘤、腹膜后空气造影、麻醉诱导和使用某些药物等。发作终止后，可出现皮肤潮红、全身发热、流涎、瞳孔缩小等迷走神经兴奋症状，并可有尿量增多。发作时间一般为数分钟到数小时不等。发作频繁者1天数次，少者数月1次。随着病情进展，发作渐频、时间渐长，一部分患者可发展为持续性高血压伴阵发性加剧。

（2）持续性高血压型：有的患者症状较轻，酷似原发性高血压，容易被误诊。多数患者表现为难治性高血压。常用降压药效果不佳，但α受体阻断药、钙通道阻滞药有效；伴交感神经过度兴奋（多汗、心动过速）、高代谢（低热、体重降低）、头痛；伴直立性低血压或血压波动大者应考虑嗜铬细胞瘤的可能性。尤其是上述情况见于儿童或青年人，则更应考虑本病的可能性。部分儿童或青少年病情发展迅速，呈急进型（恶性）高血压过程，表现为舒张压高于130mmHg，短期内出现视神经乳头水肿、视神经萎缩，以至失明，可发生氮质血症、心力衰竭、高血压脑病等。

2. 低血压、休克　本病可发生低血压，甚至休克，或者高血压与低血压交替出现。还可发生急性腹痛、心前区疼痛、高热等被误诊为急腹症、急性心肌梗死或感染性休克。低血压和休克的发生有以下原因：①肿瘤骤然发生出血、坏死，以致停止释放儿茶酚胺。②大量儿茶酚胺引起严重心律失常或心力衰竭，致心排血量锐减。③肿瘤分泌肾上腺素，兴奋β受体，使周围血管扩张。④大量儿茶酚胺使血管强烈收缩，组织缺氧、微血管通透性增加，血浆外溢，血容量减少。⑤肿瘤分泌多种舒血管物质，如舒血管肠肽、肾上腺髓质素等。高血压与低血压交替发生的原因可能与肿瘤释放的缩血管物质（去甲肾上腺素、肾上腺素）和舒血管物质（肾上腺髓质素）比例变化有关。

3. 心脏表现　由于长期儿茶酚胺作用，嗜铬细胞瘤患者可出现扩张性心肌病，肿瘤切除后可恢复。有报道嗜铬细胞瘤合并心肌炎，病理表现为炎症细胞浸润，尤其是血管旁及收缩带坏死。心电图异常可有左室肥厚、窦性心动过速、T波倒置等。部分患者可发生心肌退行性变、坏死、炎性改变。患者可因心肌的损害发生心力衰竭或因持续性高血压而发生心肌肥厚、心脏扩大、心力衰竭、非心源性肺水肿。

（二）代谢紊乱

1. 基础代谢增高　肾上腺素作用于中枢神经及交感神经系统控制下的代谢过程，使患者耗氧量增加。代谢亢进引起发热、消瘦。

2. 糖代谢紊乱　肝糖原分解加速及胰岛素分泌受抑制而肝糖异生加强，可引起血糖升高，导致糖耐量减低或糖尿病加重。

3. 脂代谢紊乱　脂肪分解加速、血游离脂肪酸增高。

4. 电解质紊乱　少数患者可出现低钾血症，可能与儿茶酚胺促使细胞外K^+进入细胞内及增加肾素、醛固酮分泌有关。

（三）其他临床表现

1. 消化系统　肠蠕动及张力减弱，可引起便秘，甚至肠扩张。可有恶心、呕吐、腹痛、胆石症等。

2. 腹部肿块　15%的患者在查体时可触及腹部肿瘤并因压迫肿瘤而致血压升高。

3. 泌尿系统　常有血尿、蛋白尿，病程长及病情重者可发生肾功能减退。如为膀胱内嗜铬细胞瘤，患者排尿时常引起高血压发作，可出现膀胱扩张、无痛性肉眼血尿，膀胱镜检查有助于诊断。

4. 血液系统　可有发热、白细胞增多等。

5. 其他　可伴发一些基因突变所致的遗传性疾病，如2型多发性内分泌腺瘤病、1型多发性神经纤维瘤等。

四、辅助检查

（一）血、尿儿茶酚胺及其代谢产物测定

持续性高血压型患者尿儿茶酚胺及其代谢物香草基杏仁酸（vanillyl mandelic acid，VMA）及甲氧基肾上腺素（metanephrine，MN）和甲氧基去甲肾上腺素（normetanephrine，NMN）的总和（TMN）皆升高，常是正常高限的两倍以上。阵发性高血压型患者平时儿茶酚胺可不升高，发作后才升高。

（二）胰高血糖素激发试验

对于阵发性发作者，如果一直等不到发作，可考虑做胰高血糖素激发试验。即给患者静脉注射胰高血糖素1mg，注射后1～3分钟，观察血浆儿茶酚胺水平及血压。如为嗜铬细胞瘤，血浆儿茶酚胺增加3倍以上或去甲肾上腺素升至2000pg/ml，血压上升。

（三）影像学检查

在应用α受体阻断药控制高血压后进行。①超声检查为肾上腺及肾上腺外肿瘤定位检查，直径1cm以上者阳性率较高。②CT可准确定位90%以上的肿瘤。③MRI有助于鉴别嗜铬细胞瘤和肾上腺皮质肿瘤，可用于孕妇。④放射性核素标记定位和静脉导管术等，有助于定位诊断。

五、诊断要点

本病的早期诊断甚为重要。对于儿童和青年人，呈阵发性或持续性发作的高血压，均应考虑本病的可能性。根据家族史、临床表现、实验室检查等做出诊断，并判断其类型、病情严重程度及有无并发症存在。同时，也要与其他继发性高血压及原发性高血压鉴别。

六、治疗要点

（一）药物治疗

1. **发作间隙期处理**　适宜于控制症状、术前准备、手术不耐受、不能摘除及恶性嗜铬细胞瘤术后复发者。常用α受体阻断药使血压下降，减轻心脏负担，并使原来缩减的血管容量扩大。α阻断药的应用一般不得少于2周。常用的口服α受体阻断药有酚苄明和哌唑嗪，不良反应为直立性低血压。术前不常规使用β受体阻断药，因β受体阻断药可阻断心肌β受体，降低肾上腺素能神经兴奋性而使心率减慢，心排血量减少，血压下降。仅在患者出现心律失常和心动过速时使用，但是使用之前必须使用α受体阻断药使血压下降。

2. **急性发作期的处理**　吸氧、即刻静脉注射速效的α受体阻断药、心律失常者按其性质选用适当药物。

（二）手术治疗

嗜铬细胞瘤一旦被确诊并定位，应及时切除肿瘤，大多数嗜铬细胞瘤通过手术切除可得到根治，但手术有一定危险性，必须做好充分的术前准备及应急预案。因在麻醉诱导期及

手术过程中，尤其在接触肿瘤时，可出现血压骤升和/或心律失常。术中血压骤升时可先静脉注射酚妥拉明继以静脉滴注，或者用硝普钠静脉滴注控制血压。若出现心力衰竭、心律失常，应做相应处理。值得注意的是，嗜铬细胞瘤切除后血压一般骤降至90/60mmHg。若同时伴周围循环不良，提示血容量不足，应补充全血或血浆，必要时可静脉滴注去甲肾上腺素，但不可用缩血管药物来代替补充血容量。个别患者术后可发生低血糖昏迷，应警惕。

恶性嗜铬细胞瘤对化疗和放疗多不敏感，治疗较困难。如无广泛转移者应手术切除，若无法切除或完全切除，可用抗肾上腺素药对症治疗。

（三）并发症的治疗

当患者发生高血压危象时，应立即予以抢救。抬高床头、给氧、心电监护；建立有效静脉通道，立即缓慢静脉推注酚妥拉明1～5mg，同时密切观察血压变化，当血压下降至160/100mmHg左右停止推注，继以酚妥拉明10～15mg溶于5%葡萄糖生理盐水500ml中缓慢静脉滴注；也可舌下含服钙通道阻滞药硝苯地平10mg以降低血压；有心律失常、心力衰竭者应做相应处理。

七、护理

1. 主要护理诊断

（1）组织灌注无效：与血管过度收缩有关。

（2）潜在并发症：高血压危象。

2. 其他护理诊断

（1）疼痛：头痛，与血压升高有关。

（2）便秘：与儿茶酚胺增高使肠蠕动及张力减弱有关。

3. 护理目标

（1）患者生命体征平稳，重要器官的组织灌注量充足。

（2）患者能描述诱发头痛的因素，应用缓解头痛的方法和技巧，头痛减轻或消失。

（3）患者肠蠕动恢复，能正常排便。

4. 护理措施

（1）组织灌注无效

1）休息与活动：急性发作时应绝对卧床休息，保持环境安静、光线偏暗，避免刺激，减少探视。护理操作宜集中进行。发作间隙期可适当活动，但不能剧烈活动。

2）饮食护理：给予高热量、高蛋白质、高维生素、易消化饮食，鼓励患者多饮水，限制钠盐的摄入，避免饮含咖啡因的饮料或浓茶，禁止吸烟、饮酒。合并糖代谢紊乱者，根据血糖适时调整饮食。

3）病情监测：①密切观察血压变化，定时测量血压并做好记录。测量时应定血压计、定体位，并尽可能做到定人测量。注意有无阵发性或持续性高血压，高血压和低血压交替出现，阵发性低血压，休克等病情变化。②观察有无头痛及头痛的程度、持续时间，是否有其他伴随症状如心悸、多汗。③观察是否有诱发因素。④准确记录24小时出入量，监测电解质变化。

4）用药护理：①使用α受体阻断药者要密切观察血压变化及药物不良反应。如酚苄明不良反应为直立性低血压、鼻黏膜充血、心动过速等；哌唑嗪不良反应有直立性低血压、低钠倾向等。用药后应观察患者心率变化，指导患者服药后平卧30分钟，缓慢更换体位，防止跌倒意外。②剧烈头痛者遵医嘱给予镇静药。双侧肾上腺切除术后患者需终身应用激素替代治疗，应主动告知激素替代治疗药物的作用、服药时间、剂量、常见的不良反应。指导患者定期复诊，遵医嘱调整药物剂量，不得自行减量或停药。

5）心理护理：因本病发作突然，症状严重，患者常常感到恐惧。要主动关心患者，向其介绍疾病相关知识、治疗方法及注意事项。指导患者外出时随身携带识别卡，写明病情、姓名、地址及家属联系方式等，以便发生紧急情况时能得到及时救助。患者症状发作时，护士及时到达床边处理并安抚，消除其恐惧和紧张心理。

（2）潜在并发症：高血压危象。

1）避免诱因：应避免屏气用力、情绪激动、吸烟、饮酒、外伤、体位突然改变、便秘等。禁止灌肠、扪压肿瘤、腹膜后充气造影等操作。部分患者可无明显诱因。

2）病情监测：观察患者有无剧烈头痛、大汗淋漓、恶心、呕吐、视物模糊、复视、嗜睡、抽搐等高血压危象表现，有无出现心力衰竭、肾衰竭和高血压脑病的症状和体征。

3）急救配合与护理：对于高血压急症，需要快速、平稳降压，减轻靶器官损害。具体措施有：①持续吸氧，抬高床头以减轻脑水肿，绝对卧床休息，加用床挡以防患者坠床。②持续心电监护，每15分钟监测血压1次并记录。③快速建立有效静脉通道，遵医嘱给予快速降压药如酚妥拉明等、注意观察药物作用与不良反应。④因情绪激动、焦虑不安可加剧血压的升高，应设专人护理，及时安抚患者，告知头痛及其他不适症状在治疗后会逐渐缓解，避免情绪激动、焦虑而加剧血压升高。⑤若出现心律失常、心力衰竭、肾衰竭、高血压脑病、脑卒中，积极协助医生处理并给予相应的护理。

5. 护理评价

（1）患者生命体征平稳，重要器官的组织灌注量充足。

（2）患者知晓诱发疼痛的因素，学会缓解疼痛的方法，头痛减轻或消失。

（3）患者能正常排便。

6. 健康指导

（1）疾病知识指导：告知患者和家属疾病相关知识及高血压危象发生征兆，利于其及时就诊。指导患者避免诱因，生活规律，注意休息，避免劳累，保持情绪稳定。指导患者外出时随身携带识别卡，写明病情、姓名、地址及家属联系方式等，以便发生紧急情况时能得到及时救助。

（2）用药指导：双侧肾上腺切除术后患者需终身应用激素替代治疗，应主动告知激素替代治疗药物的作用、服药时间、剂量、常见的不良反应。指导患者定期复诊，遵医嘱调整药物剂量，不得自行减量或停药。

思考题

1. 简述嗜铬细胞瘤双侧肾上腺切除术后患者的用药指导。
2. 简述嗜铬细胞瘤并发高血压危象的急救护理措施。

小结

第六节 糖 尿 病

一、概述

糖尿病（diabetes mellitus，DM）是由遗传和环境因素共同作用而引起的一组以慢性高血糖为特征的代谢性疾病。因胰岛素分泌和/或作用缺陷导致碳水化合物、蛋白质、脂肪、水和电解质等代谢紊乱。随着病程延长，可出现眼、肾、神经、心脏、血管等多系统损害。重症或应激时，还可发生酮症酸中毒、高渗高血糖综合征等急性代谢紊乱。

中国糖尿病以2型糖尿病（T2DM）为主，1型糖尿病（T1DM）和其他类型糖尿病少见，男性多于女性，经济发达地区患病率高于中等发达地区和不发达地区，城市高于农村。根据国际糖尿病联盟（IDF）统计，2019年全球糖尿病患者数已达4.63亿，估计到2045年患者数将上升到7.00亿。近30多年来，随着我国人口老龄化与生活方式的变化，肥胖率上升，我国糖尿病患病率显著增高。2017年中国18岁以上人群糖尿病患病情况调查显示，根据WHO标准诊断的糖尿病患病率为11.2%，根据美国糖尿病学会（ADA）标准诊断的糖尿病患病率为12.8%，糖尿病前期的比例更高。2019年我国成人糖尿病患者数量为1.16亿，居世界首位，因糖尿病而导致死亡的人数为82.4万，用于糖尿病相关医疗支出达1090亿美元。此外，儿童和青少年2型糖尿病目前已成为超重和肥胖儿童的关键健康问题。

二、病因与发病机制

糖尿病的病因与发病机制极为复杂，至今尚未完全阐明。概括而言，病因可归纳为遗传因素和环境因素两大类。胰岛B细胞合成和分泌胰岛素，经血液循环到达体内靶细胞，与特异性受体结合并引发细胞内物质代谢效应，该过程中任何一个环节发生异常均可导致糖尿病。

1. 1型糖尿病　绝大多数1型糖尿病是自身免疫病，遗传和环境因素共同参与其发病过程。发病机制是某些外界因素（如病毒感染、化学毒物和饮食）作用于有遗传易感性的个体，激活T细胞介导的一系列自身免疫反应，引起胰岛B细胞破坏和功能衰竭，体内胰岛素分泌不足进行性加重，最终导致糖尿病。一般来说，T1DM的发生发展常经历以下几个阶段。

（1）遗传易感期：个体具有遗传易感性，临床无任何异常。T1DM的遗传因素涉及50多个基因，人类白细胞抗原（human leukocyte antigen，HLA）基因为最主要的影响因素，其发病常依赖于多个易感基因的共同参与及环境因素的影响。

（2）启动自身免疫反应：在遗传易感性的基础上，某些触发事件引起少量B细胞破坏并启动自身免疫过程，此过程呈持续性或间歇性，其间伴随B细胞的再生。常见的触发因素如下。①病毒感染：是启动胰岛B细胞自身免疫反应的最重要的环境因素之一，它可以直接损伤B细胞而暴露其抗原成分，诱发自身免疫反应。已知与T1DM发病有关的病毒包括柯萨奇病毒、腮腺炎病毒、风疹病毒、巨细胞病毒和脑心肌炎病毒等。②化学毒物和饮食因素：如四氧嘧啶、链脲佐菌素和灭鼠药吡甲硝苯脲等。但目前尚未识别出明确的致病因素。

（3）出现免疫异常

1）体液免疫：约90%新发病的T1DM患者血清中会出现一组针对B细胞的抗体，如胰岛细胞抗体（ICA）、胰岛素抗体（IAA）、谷氨酸脱羧酶抗体（GADA）等。胰岛细胞自身抗体检测可预测T1DM的发病及确定高危人群，并可协助糖尿病分型及指导治疗。

2）细胞免疫：一般认为发病经历三个阶段。①免疫系统被激活。②免疫细胞释放各种细胞因子。③胰岛B细胞受到激活的T细胞影响，也可在各种细胞因子或其他介质单独或协同作用下，导致胰岛炎，B细胞可坏死或凋亡。

（4）B细胞数目减少：B细胞数目减少，胰岛分泌功能下降，血糖逐渐升高，但仍能维持糖耐量正常。

（5）临床糖尿病：B细胞减少达到一定程度时（儿童青少年起病者只残存10%～20%的B细胞，成年起病者可残存40%），胰岛素分泌不足，出现糖耐量减低或临床糖尿病，需用外源性胰岛素治疗。随着病情的发展，B细胞几乎完全消失，需依赖外源性胰岛素维持生命。

2. 2型糖尿病　2型糖尿病也是由遗传因素及环境因素共同作用而形成，目前病因与发病机制认识不足，是一组异质性疾病。常见的环境因素包括年龄增长、不良生活方式、营养过剩、体力活动不足、化学毒物、子宫内环境等。由遗传因素和环境因素共同作用所引起的肥胖，尤其是向心性肥胖，与胰岛素抵抗和T2DM 的发生密切相关。2型糖尿病的自然病程包括以下几个阶段。

（1）胰岛素抵抗和B细胞功能缺陷：外周组织的胰岛素抵抗和B细胞功能缺陷导致不同程度的胰岛素缺乏是T2DM发病的两个主要环节，并与动脉粥样硬化性心血管疾病、高血压、血脂异常、向心性肥胖等有关，是代谢综合征（metabolic syndrome，MS）的重要表现之一。①胰岛素抵抗（insulin resistance，IR）指胰岛素作用的靶器官（主要是肝、肌肉和脂肪组织）对胰岛素作用的敏感性降低，是T2DM的特征，也是多数T2DM发病的始发因素，发病机制至今尚未阐明。②B细胞功能缺陷包括胰岛素分泌量和质的缺陷，以及胰岛素分泌模式异常等，发病机制不明确，可能主要由基因决定。T2DM患者早期会出现胰岛素抵抗，但是B细胞可代偿性分泌胰岛素，因此血糖可保持正常。

（2）糖调节受损：当病情进一步发展，B细胞功能缺陷加重，对胰岛素抵抗无法代偿时，则血糖不能恢复至正常水平，进展为空腹血糖受损（impaired fasting glucose，IFG）和糖耐量减低（impaired glucose tolerance，IGT）。IFG指空腹血糖浓度高于正常，但低于糖尿病的诊断值；IGT是葡萄糖不耐受导致血糖升高的一种类型，此阶段葡萄糖稳态受损。IFG和IGT统称为糖调节受损（impaired glucose regulation，IGR），也称为糖尿病前期。IGR代表正常葡萄糖稳态和糖尿病高血糖之间的中间代谢状态，是糖尿病的危险因素，也是发生心血管疾病的危险标志，但患者可通过生活方式干预使血糖得到控制。

（3）临床糖尿病：B细胞分泌胰岛素功能进行性下降，血糖增高达到糖尿病诊断标准。可无任何症状或逐渐出现代谢紊乱或糖尿病症状。胰岛A细胞功能异常和胰高血糖素样肽-1（glucagon-like peptide 1，GLP-1）分泌缺陷可能在T2DM发病中也起重要作用。GLP-1由肠道L细胞分泌，主要作用包括刺激B细胞进行葡萄糖介导的胰岛素合成和分泌，抑制胰高血糖素分泌，促进B细胞增殖和减少凋亡，延缓胃内容物排空，通过中枢抑制食欲来减少进食量，显著降低体重和改善甘油三酯、血压，改善血管内皮功能和保护心脏功能等。正常情况下，进餐后血糖升高刺激胰岛素第一时相分泌和GLP-1分泌，抑制A细胞分泌胰高血糖素，从而使肝糖输出减少，防止出现餐后高血糖。2型糖尿病患者B细胞数量明显减少，A/B细胞比例显著增加，而A细胞对葡萄糖敏感性下降，从而导致胰高血糖素水平升高，肝糖输出增加。同时，2型糖尿病患者糖负荷后GLP-1分泌和作用明显减弱。

三、临床表现

T1DM分为免疫介导性（1A型）和特发性（1B型）。1A型患者临床表现变化很大，可以是轻度非特异性症状、明显临床症状或昏迷，一般B细胞自身抗体检查阳性。多数青少年患者起病较急可出现糖尿病酮症酸中毒。多数患者起病初期都需要胰岛素治疗，但此后可能B细胞得到部分恢复或好转，一段时期需要的胰岛素剂量很小或无须胰岛素治疗，即所谓“蜜月期”。某些成年患者起病较缓，早期临床症状不明显，经历一段或长或短的不需要胰岛素治疗的阶段，称为成人隐匿性自身免疫性糖尿病（latent autoimmune diabetes in adults，LADA）。1B型患者通常急性起病，B细胞功能明显减退甚至衰竭，临床表现为糖尿病酮症甚至酸中毒，但病程中B细胞功能可以好转，一段时期无须继续胰岛素治疗，其临床表现的差异反映出病因与发病机制的异质性。1B型患者B细胞自身抗体检查阴性。

2型糖尿病可发生在任何年龄，多见于40岁以上成人和老年人，但近年来发病趋向低龄化，尤其在发展中国家儿童发病率上升。多数起病隐匿，症状相对较轻，半数以上患者可长期无任何症状，常在体检时发现高血糖，随着病程进展，出现各种急、慢性并发症。通常还有肥胖、血脂异常、高血压等代谢综合征表现及家族史。

1. 代谢紊乱

（1）多尿、多饮、多食和体重减轻：由血糖升高引起渗透性利尿导致尿量增多；多尿导致失水，患者口渴而多饮；由于机体不能利用葡萄糖，且蛋白质和脂肪消耗增加，引起消瘦、疲乏、体重减轻；为补充糖分，维持机体活动，患者常易饥多食。故糖尿病的临床表现常被描述为“三多一少”（多尿、多饮、多食和体重减轻），常见于1型糖尿病患者。

（2）皮肤瘙痒：由高血糖及末梢神经病变导致皮肤干燥和感觉异常，患者常有皮肤瘙痒。女性患者可因尿糖刺激局部皮肤，出现外阴瘙痒。

（3）其他症状：四肢酸痛、麻木，腰痛、性欲减退、勃起功能障碍导致不育、月经失调、便秘、视物模糊等。

2. 并发症

（1）糖尿病急性并发症

1）糖尿病酮症酸中毒（diabetic ketoacidosis，DKA）：是由胰岛素不足和拮抗激素不适当升高引起的糖、脂肪和蛋白质严重代谢紊乱综合征，临床以高血糖、高血酮和代谢性酸中毒为主要表现。糖尿病代谢紊乱加重时，脂肪动员和分解加速，脂肪酸在肝经β氧化产生大量β-羟丁酸、乙酰乙酸和丙酮，三者统称为酮体。当血清酮体积聚超过肝外组织的氧化能力时，出现血酮体升高，称酮血症，尿酮体排出增多称为酮尿症，临床上统称为酮症。而β-羟丁酸和乙酰乙酸均为较强的有机酸，大量消耗体内储备碱，若代谢紊乱进一步加剧，血酮体继续升高，超过机体的处理能力时，便发生代谢性酸中毒，称为糖尿病酮症酸中毒。出现意识障碍时则称为糖尿病酮症酸中毒昏迷，为内科急症之一。

诱因：1型糖尿病患者有自发DKA倾向，2型糖尿病患者在一定诱因作用下也可发生DKA。常见的诱因有：感染（最常见）、胰岛素不适当减量或突然中断治疗、饮食不当、胃肠疾病、脑卒中、心肌梗死、创伤、手术、妊娠、分娩、精神刺激及某些药物（如糖皮质激素）等。

临床表现：早期主要表现为“三多一少”症状加重。随后失代偿阶段出现乏力、食欲缺乏、恶心、呕吐，常伴头痛、嗜睡、烦躁、呼吸深快有烂苹果味（丙酮味）。随着病情进一步发展，出现严重失水，尿量减少、皮肤弹性差、眼球下陷、脉细速、血压下降、四肢厥冷。晚期各种反射迟钝甚至消失，患者出现昏迷。少数患者表现为腹痛，酷似急腹症，易被误诊。虽然患者常有感染，但感染的临床表现可被DKA的表现所掩盖。血糖多为16.7 ～ 33.3mmol/L。

2）高渗高血糖综合征（hyperosmolar hyperglycemic syndrome，HHS）：临床以严重高血糖、高血浆渗透压、脱水为特点，无明显酮症，常有不同程度的意识障碍和昏迷。发生率低于DKA，但病死率高于DKA。多见于老年2型糖尿病患者，起病比较隐匿，超过2/3的患者发病前无糖尿病病史或仅为轻症。

诱因：常见诱因包括急性感染、外伤、手术、脑血管意外等应激状态，使用糖皮质激素、利尿药、甘露醇等药物，水摄入不足或失水，透析治疗，静脉高营养等。少数患者因病程早期误诊而输入大量葡萄糖液或因口渴大量饮用含糖饮料而诱发或使病情恶化。

临床表现：起病缓慢，最初表现为多尿、多饮，但多食不明显或反而食欲缺乏。随病程进展逐渐出现严重脱水和神经精神症状，患者表现为反应迟钝、烦躁或淡漠、嗜睡、定向力障碍、偏瘫等，易被误诊为中风。晚期逐渐陷入昏迷、抽搐、尿少甚至尿闭，无酸中毒样深大呼吸。与DKA相比，失水更为严重，神经精神症状更为突出。血糖一般为33.3 ～ 66.8mmol/L。

（2）感染：糖尿病患者代谢紊乱，导致机体各种防御功能缺陷，对入侵微生物的反应能力减弱，因而极易感染，且常较严重。同时，血糖过高和血糖控制不佳，有利于致病菌的繁殖，尤其是在呼吸道、泌尿道、皮肤和女性患者外阴部。糖尿病并发的感染常导致难以控制的高血糖，而高血糖进一步加重感染，形成一个恶性循环。尿路感染最常见，如肾盂肾炎和膀胱炎，尤其见于女性患者，常反复发作，可转变为慢性肾盂肾炎，严重者可发生肾及肾周脓肿、肾乳头坏死。真菌性阴道炎也常见于女性患者。糖尿病患者还是肺炎链球菌感染的高风险人群，合并肺结核的发生率也显著增高。疖、痈等皮肤化脓性感染多见，可导致败血症或脓毒血症。足癣、体癣等皮肤真菌感染也较常见。牙周炎的发生率也增加，易导致牙齿松动。

（3）糖尿病慢性并发症：糖尿病慢性并发症的发生与很多因素相关，包括遗传、年龄、性别、血糖控制水平、糖尿病病程，以及其他心血管危险因素等。常累及全身各重要器官，可单独或以不同组合同时或先后出现，也可在诊断糖尿病前就已存在，有些患者因并发症作为线索而发现糖尿病。与非糖尿病患者相比，糖尿病患者死亡率，心血管疾病、失明和下肢截肢风险均明显增高。

1）糖尿病大血管病变：是糖尿病最严重和突出的并发症，患病率比非糖尿病患者高，发病年龄较轻，病情进展快。主要表现为动脉粥样硬化，侵犯主动脉、冠状动脉、脑动脉、下肢动脉等，引起冠心病、缺血性或出血性脑血管疾病、高血压、下肢血管病变等。糖尿病下肢血管病变主要指下肢动脉病变，表现为下肢动脉的狭窄或闭塞。病因主要是动脉粥样硬化，故糖尿病患者下肢动脉病变通常指下肢动脉粥样硬化病变（lower extremity atherosclerotic disease，LEAD），动脉炎和栓塞也是重要原因。LEAD的患病率随年龄的增大而增加，糖尿病患者与非糖尿病患者相比，发生LEAD的危险性增加2倍。LEAD对机体的危害除了导致下肢缺血性溃疡和截肢外，还导致心血管事件的风险性明显增加，死亡率也更高。临床上通常采用方丹（Fontaine）分期：Ⅰ期为临床无症状；Ⅱa期为轻度间歇性跛行；Ⅱb期为中到重度间歇性跛行；Ⅲ期为缺血性静息痛；Ⅳ期为缺血性溃疡或坏疽。

2）糖尿病微血管病变：微血管指微小动脉和微小静脉之间，直径在100μm以下的毛细血管及微血管网，是糖尿病的特异性并发症。发病机制复杂，微循环障碍和微血管基膜增厚是其典型改变。主要危险因素包括糖尿病病程长、血糖控制不良、高血压、血脂异常、吸烟、胰岛素抵抗、遗传等。病变可累及全身各组织器官，主要表现在视网膜、肾，具体如下。①糖尿病肾病（diabetic nephropathy，DN）：糖尿病肾病是慢性肾脏病（CKD）的一种重要类型，常导致终末期肾衰竭，是1型糖尿病的主要死因，在2型糖尿病中的严重性仅次于心、脑血管疾病。常见于糖尿病病史超过10年者。其病理改变有3种类型：结节性肾小球硬化型，弥漫性肾小球硬化型（最常见，对肾功能影响最大），渗出性病变。T1DM导致的肾损害的发生、发展可分为5期，T2DM所致的肾损害也参考该分期。Ⅰ期：为糖尿病初期，此期最突出的特征是肾小球高滤过，肾体积增大，肾小球入球小动脉扩张，肾小球内压增加，肾小球滤过率（GFR）明显升高。Ⅱ期：肾小球毛细血管基底膜（GBM）增厚及系膜基质轻度增宽，尿白蛋白排泄率（UAER）多数正常，可间歇性增高（如运动后、应激状态），GFR轻度增高。Ⅲ期：早期糖尿病肾病期，GBM增厚及系膜基质增宽明显，小动脉壁出现玻璃样变，以持续性微量蛋白尿标志，UAER持续在20～200μg/min（正常＜10μg/min），GFR仍高于正常或正常。Ⅳ期：临床糖尿病肾病期，显性白蛋白尿，部分肾小球硬化，灶状肾小管萎缩及间质纤维化，UAER＞200μg/min，GFR下降，可伴有水肿和高血压，肾功能逐渐减退，部分可表现为肾病综合征。Ⅴ期：肾衰竭期，出现明显的尿毒症症状，多数肾单位闭锁，UAER降低，血肌酐升高，血压升高。②糖尿病视网膜病变（diabetic retinopathy，DR）：糖尿病视网膜病变是糖尿病高度特异性的微血管并发症。多见于糖尿病病程超过10年者，是糖尿病患者失明的主要原因之一。按国际临床分级标准分为6期、2大类，具体如下。Ⅰ期：微血管瘤和小出血点。Ⅱ期：黄白色硬性渗出和出血斑。Ⅲ期：白色棉絮状软性渗出和出血斑。Ⅳ期：眼底出现新生血管或有玻璃体积血。Ⅴ期：眼底出现纤维血管增殖、玻璃体机化。Ⅵ期：出现牵拉性视网膜脱离和失明。以上Ⅰ～Ⅲ期为非增殖期视网膜病变（NPDR），Ⅳ～Ⅵ期为增殖期视网膜病变（PDR）。除视网膜病变外，糖尿病还可引起黄斑病、白内障、青光眼、屈光改变、缺血性视神经病变等。糖尿病视网膜病变常与糖尿病肾病及神经病变同时伴发。③糖尿病心肌病：糖尿病心脏微血管病变和心肌代谢紊乱可引起心肌广泛坏死等，称糖尿病心肌病，可诱发心力衰竭、心律失常、心源性休克和猝死。

3）糖尿病神经病变（diabetic neuropathy）：病变可累及神经系统任何一部分，以周围神经病变最常见。病因复杂，可能涉及大血管和微血管病变、免疫机制及生长因子不足等。糖尿病周围神经病变（diabetic peripheral neuropathy，DPN）最常见的类型是远端对称性多发性神经病变，典型表现呈手套或袜套式对称分布，下肢较上肢严重。患者常先出现肢端感觉异常（麻木、烧灼、针刺感或踩棉花感），有时伴痛觉过敏；随后有肢体疼痛，呈隐痛、刺痛，夜间及寒冷季节加重；后期感觉丧失，累及运动神经，可有手足小肌群萎缩，出现感觉性共济失调及神经性关节病（Charcot关节）。腱反射早期亢进，后期减弱或消失，音叉震动感减弱或消失。糖尿病自主神经病变也较常见，可累及心血管、消化、呼吸、泌尿生殖等系统。临床表现为直立性低血压、晕厥、无痛性心肌梗死、心搏骤停或猝死，吞咽困难、呃逆、上腹饱胀、胃排空延迟（胃轻瘫）、腹泻或便秘等胃肠功能紊乱，以及尿潴留、尿失禁，勃起功能障碍、月经紊乱、瞳孔改变等，还可出现体温调节和出汗异常，对低血糖不能正常感知等。

4）糖尿病足（diabetic foot，DF）：是与下肢远端神经异常和不同程度的周围血管病变相关的足部感染、溃疡和/或深层组织破坏，是糖尿病最严重和治疗费用最高的慢性并发症之一，重者可导致截肢和死亡。我国50岁以上的糖尿病患者1年内新发足溃疡的发生率为8.1%。糖尿病足溃疡患者死亡率高达11%，而截肢患者死亡率更高达22%。DF的基本发病因素是神经病变、血管病变和感染。常见诱因有：因糖尿病周围神经病变导致皮肤瘙痒，因而搔抓趾间或足部皮肤导致皮肤溃破，以及水疱破裂、烫伤、冻伤、碰撞伤、修脚损伤及新鞋磨破伤等。轻者主要临床表现为足部畸形、胼胝、皮肤干燥和发凉、酸麻、疼痛等，重者可出现足部溃疡与坏疽。临床通常采用瓦格纳（Wagner）分级法对DF的严重程度进行分级：0级为有发生足溃疡的危险因素，但目前无溃疡；1级为足部表浅溃疡，无感染征象，突出表现为神经性溃疡；2级为较深溃疡，常合并软组织感染，无骨髓炎或深部脓肿；3级为深部溃疡，有脓肿或骨髓炎；4级为局限性坏疽（趾、足跟或前足背），其特征为缺血性坏疽，通常合并神经病变；5级为全足坏疽。

3. 低血糖　对于非糖尿病患者来说，低血糖的诊断标准为血糖低于2.8mmol/L，而接受药物治疗的糖尿病患者只要血糖＜3.9mmol/L 就属于低血糖范畴。出现低血糖的原因主要包括不适当的高胰岛素血症（空腹）或胰岛素反应性释放过多（餐后）。糖尿病患者常伴有自主神经功能障碍，影响机体对低血糖的反馈调节能力，增加发生严重低血糖的风险，尤其是老年糖尿病患者；同时，低血糖也可能诱发或加重患者自主神经功能障碍，形成恶性循环。

（1）诱因：①使用外源性胰岛素或胰岛素促泌剂。②未按时进食或进食过少。③运动量增加。④酒精摄入，尤其是空腹饮酒。⑤胰岛素瘤、胰岛增生等疾病。⑥胃肠外营养治疗。⑦胰岛素自身免疫性低血糖。⑧肝衰竭、肾衰竭、心力衰竭、脓毒血症、营养不足、分娩、镇静药的使用等。

（2）临床表现：低血糖临床表现呈发作性，发作时间、频率随病因不同而异，与血糖水平及血糖下降速度有关。具体可分为两类：①交感神经兴奋，如饥饿感、流汗、焦虑不安、感觉异常、心悸、震颤、面色苍白、心率加快、脉压增宽、腿软、周身乏力等。老年糖尿病患者常有自主神经功能紊乱而掩盖交感神经兴奋表现，导致症状不明显，特别应注意观察夜间低血糖症状的发生。②中枢神经症状，初期为精神不集中、思维和语言迟钝、头晕、嗜睡、视物模糊、步态不稳，后可有幻觉、躁动、易激惹、性格改变、认知障碍，严重时发生抽搐、昏迷。有些患者屡发低血糖后，可表现为无先兆症状的低血糖昏迷。持续6小时以上的严重低血糖常导致永久性脑损伤。

四、辅助检查

（一）尿糖测定

尿糖阳性只提示血糖值超过肾糖阈（约10mmol/L），尿糖阴性不能排除糖尿病可能。如并发肾脏疾病时，肾糖阈升高，虽然血糖升高，但尿糖阴性；而妊娠期肾糖阈降低，虽然血糖正常，尿糖可阳性。

（二）血糖测定

血糖测定的方法有静脉血浆葡萄糖测定、毛细血管血葡萄糖测定和24小时动态血糖测定3种。前者用于诊断糖尿病，后两种仅用于糖尿病的监测。24小时动态血糖测定指通过葡萄糖感应器监测皮下组织间液的葡萄糖浓度而反映血糖水平的监测技术，可以提供全面、连续、可靠的全天血糖信息，了解血糖波动的趋势，发现不易被传统监测方法所测得的高血糖和低血糖。

（三）葡萄糖耐量试验

当血糖值高于正常范围而又未达到糖尿病诊断标准或疑有糖尿病倾向者，需进行口服葡萄糖耐量试验（oral glucose tolerance test，OGTT）。具体参见表7-1-2。

（四）糖化血红蛋白A1和糖化血浆白蛋白测定

糖化血红蛋白A1（glycosylated hemoglobin A1，GHbA1，HbA1）是葡萄糖与血红蛋白的氨基发生非酶催化反应的产物，是不可逆反应，其浓度与平均血糖呈正相关。HbA1有a、b、c三种，以HbA1c最为主要，可反映取血前8～12周血糖的平均水平，成为糖尿病病情控制的监测指标之一，正常人HbA1占血红蛋白总量的4%～6%。糖化血浆白蛋白（glycated albumin，GA）能反映糖尿病患者检测前2～3周的平均血糖水平，是评价短期糖代谢控制情况的良好指标，其正常参考值为11%～17%。

（五）胰岛B细胞功能检查

主要包括胰岛素释放试验和C肽释放试验。主要用于评价基础和葡萄糖介导的胰岛素释放功能。正常人空腹基础血浆胰岛素为35～145pmol/L，口服75g无水葡萄糖（或100g标准面粉制作的馒头）后，血浆胰岛素在30～60分钟上升至高峰，峰值为基础值的5～10倍。正常人空腹C肽基础值不小于400pmol/L，峰值为基础值的5～6倍。其中C肽不受血清中胰岛素抗体和外源性胰岛素影响。其他方法包括静脉注射葡萄糖-胰岛素释放试验和葡萄糖钳夹试验，可了解胰岛素释放第一时相；胰高血糖素-C肽刺激试验和精氨酸刺激试验可了解非葡萄糖介导的胰岛素分泌功能等。

（六）其他

1．病情未控制的糖尿病患者，可有甘油三酯、低密度脂蛋白胆固醇和极低密度脂蛋白胆固醇水平升高，高密度脂蛋白胆固醇水平下降。

2．糖尿病酮症酸中毒（DKA）时，血酮体升高，血酮体＞1.0mmol/L为高血酮，血酮体＞3.0mmol/L提示可有酸中毒；血实际碳酸氢盐和标准碳酸氢盐降低，CO_2结合力降低，血pH＜7.35；血钾正常或偏低，血钠、血氯降低；血尿素氮和肌酐常偏高；血清淀粉酶和白细胞数也可升高。

3．高渗高血糖综合征（HHS）时，有效血浆渗透压达到或超过320mOsm/L，血钠正常或增高，尿糖呈强阳性，而血酮体和尿酮体阴性或弱阳性，一般无明显酸中毒。

4．糖尿病足的X线检查可见足的畸形，下肢超声检查可见足背动脉搏动减弱或消失。

5．谷氨酸脱羧酸抗体（GADA）、胰岛细胞抗体（ICA）、胰岛素抗体（IAA）等联合检测，胰岛素敏感性检测，基因分析等有关病因与发病机制的检查。

五、诊断要点

典型病例根据"三多一少"症状，各种急、慢性并发症，结合实验室检查结果可诊断。轻症及无症状者主要依据静脉血浆葡萄糖检测结果追溯本病。应注意单纯空腹血糖正常并不能排除糖尿病的可能性，应加测餐后血糖或进行OGTT。诊断时应注意是否符合糖尿病诊断标准及分型，有无并发症及严重程度，有无加重糖尿病的因素存在。目前我国采用的是WHO（1999）提出的糖尿病诊断和糖代谢状态分类标准（表7-6-1、表7-6-2）。

表7-6-1　糖尿病诊断标准

诊断标准	静脉血浆葡萄糖水平（mmol/L）
（1）典型糖尿病症状（多饮、多尿、多食、体重下降）＋随机血糖检测 或加上	≥11.1
（2）空腹血糖检测 或加上	≥7.0
（3）糖负荷后2小时血糖检测 无糖尿病症状者，需改天重复检查	≥11.1

表7-6-2　糖代谢状态分类

糖代谢分类	静脉血浆葡萄糖水平（mmol/L）	
	空腹血糖（FPG）	糖负荷后2小时血糖（2h PPG）
正常血糖（NGR）	＜6.1	＜7.8
空腹血糖受损（IFG）	≥6.1，＜7.0	＜7.8
糖耐量减低（IGT）	＜7.0	≥7.8，＜11.0
糖尿病（DM）	≥7.0	≥11.1

急性感染、创伤或其他应激情况下可出现血糖暂时升高，若没有明确的糖尿病病史，不能以此诊断糖尿病，应在应激消除后复查，对于复查结果未达到糖尿病诊断标准的，应注意随访。注意鉴别肾性尿糖，甲亢、胃空肠吻合术后及严重肝病出现的餐后0.5～1.0小时血糖升高，以及使用激素后出现的一过性高血糖等。

儿童糖尿病诊断标准与成人相同。对具有高危因素的孕妇（妊娠糖尿病个人史、肥胖、尿糖阳性或有糖尿病家族史者等），孕期首次产前检查时，使用普通糖尿病诊断标准筛查孕前未诊断的T2DM，如达到糖尿病诊断标准即可判断孕前就患有糖尿病。初次检查结果正常或其他非高危孕妇，均应在孕24～28周行75g OGTT，筛查有无妊娠糖尿病。妊娠糖尿病（GDM）的诊断标准为空腹≥5.1mmol/L和/或OGTT后1小时血糖≥10.0mmol/L和/或OGTT试验后2小时血糖≥8.5mmol/L。由于HbA1c较OGTT简便，结果稳定，且不受进食时间及短期生活方式改变的影响，2010年美国糖尿病学会（ADA）已经将HbA1c≥6.5%作为糖尿病诊断标准之一。2011年WHO也建议在条件具备的国家和地区采用这一指标诊断糖尿病。但由于我国HbAlc诊断糖尿病切点的相关资料尚不足，且缺乏HbA1c检测方法的标准化，故我国目前尚不推荐使用HbA1c诊断糖尿病。

六、治疗要点

强调早期、长期、综合、全面达标及治疗方法个体化的原则。综合治疗包括两个含义：糖尿病健康教育、医学营养治疗、运动治疗、病情监测、药物治疗和心理治疗等方面，以及降糖、降压、调脂和改变不良生活习惯等措施。治疗目标是通过纠正患者不良的生活方式和代谢紊乱，防止急性并发症的发生和减低慢性并发症的风险，提高患者生活质量，降低病死率。近年来，糖尿病的控制已经从传统意义上的治疗转变为以患者为中心的团队式管理，团队主要成员包括临床医生、护士、糖尿病教育者、营养师、运动康复师、口腔医生、心理治疗师、足病师、患者及家属等，并建立定期随访和评估系统。

（一）健康教育

健康教育是重要的糖尿病基础管理措施。包括患者及其家属和民众的卫生保健教育，糖尿病防治专业人员的培训，医务人员的继续医学教育等。应在各级政府和卫生部门领导下，共同参与糖尿病的预防、治疗、教育、保健计划，以自身保健和社区支持为主要内容。每位糖尿病患者均应接受全面糖尿病教育，充分认识糖尿病并掌握自我管理技能。良好的健康教育能充分调动患者的主观能动性，使其积极配合治疗，有利于疾病控制达标，防止各种并发症的发生和发展，提高患者的生活质量。

（二）医学营养治疗

医学营养治疗（medical nutrition therapy，MNT）又称饮食治疗，是所有糖尿病治疗的基础，是预防和控制糖尿病必不可少的措施，也是年长者、肥胖型、少症状轻型患者的主要治疗措施，对重症和T1DM患者更应严格执行饮食计划并长期坚持。MNT的目的是帮助患者制订营养计划和形成良好的饮食习惯，维持理想体重，保证未成年人的正常生长发育，纠正已发生的代谢紊乱，使血糖、血脂达到或接近正常水平，减少动脉粥样硬化性心血管疾病（ASCVD）的危险因素，减缓B细胞功能障碍的进展。具体内容参见本节七、护理中的饮食护理。

（三）运动治疗

运动治疗在糖尿病的管理中占重要地位，适当的运动有利于减轻体重、提高胰岛素敏感性、改善血糖和脂代谢紊乱，还可减轻患者的压力和紧张情绪。运动治疗的原则是适量、持续性和个体化。应根据患者年龄、性别、体力、病情及有无并发症等安排适宜的活动，循序渐进，并长期坚持。具体内容参见本节七、护理中的运动护理。

（四）病情监测

病情监测包括血糖监测、其他CVD危险因素和并发症的监测。血糖监测包括空腹血糖、餐后血糖和HbA1c监测。指导患者应用便携式血糖仪进行自我血糖监测，指导治疗方案，自我血糖监测是日常管理的重要和基础手段。持续血糖监测（continuous glucose monitoring，CGM）可提供连续、全面、可靠的全天血糖信息，了解血糖波动的趋势，发现不易被传统监测方法所探测的隐匿性高血糖或低血糖，成为传统血糖监测方法的一种有效补充。HbA1c用于评价长期血糖控制情况，也是临床指导调整治疗方案的重要依据之一，患者初诊时都应常规检查，开始治疗后每3个月检查1次，血糖达标后每年也应至少监测2次。患者应定期测量血压，每年至少1次检查血脂，以及心功能、肾功能、神经、眼底和足部等。

（五）药物治疗

1. **口服降糖药**　主要包括促胰岛素分泌药、增加胰岛素敏感性药物、α-葡萄糖苷酶抑制药和钠-葡萄糖共转运蛋白2（SGLT-2）抑制药。

（1）促胰岛素分泌药：磺酰脲类、非磺酰脲类和二肽基肽酶-4抑制药（DPP-4抑制药）。

1）磺酰脲类（sulfonylurea，SU）：刺激B细胞分泌胰岛素，适用于机体尚保存一定数量有功能B细胞的患者。SU可以使HbA1c下降1.0%～2.0%。治疗应从小剂量开始，根据血糖水平逐渐增加剂量。常用药物包括：格列本脲（2.5～15.0mg/d，分1～2次）、格列吡嗪（2.5～30.0mg/d，分1～2次）、格列齐特（80～320mg/d，分1～2次）、格列喹酮（30～180mg/d，分1～2次）、格列吡嗪控释片（5～20mg/d，每天1次）、格列齐特缓释片（30～120mg/d，每天1次）、格列美脲（1～8mg/d，每天1次）等。磺酰脲类作为单药治疗主要应用于新诊断的T2DM非肥胖患者、用饮食和运动控制血糖不理想时。T1DM，处于某些应激状态或有严重并发症、B细胞功能很差的T2DM，儿童糖尿病、孕妇及哺乳期妇女，大手术围手术期，全胰腺切除术后，对SU过敏或有严重不良反应者等禁忌或不适用。不宜同时使用2种SU，也不宜与其他促胰岛素分泌药合用。

最主要的不良反应是低血糖，常发生于老年患者、肝肾功能不全或营养不良者，应用作用时间长的药物（如格列本脲和格列美脲）较易发生，且持续时间长、停药后可反复发生，还可导致体重增加、皮疹、胃肠道反应，偶见肝功能损害、胆汁淤滞性黄疸等。

2）非磺酰脲类：主要是格列奈类药物。作用机制也是直接刺激B细胞分泌胰岛素，可改善胰岛素第一时相分泌，降糖作用快而短，主要用于控制餐后高血糖。可使HbA1c下降0.3%～1.5%。常用药物包括：瑞格列奈（0.5～4.0mg，每天3次）、那格列奈（60～120mg，每天3次）、米格列奈（10～20mg，每天3次）。较适合于T2DM早期餐后高血糖阶段或以餐后高血糖为主的老年患者。禁忌证同磺酰脲类。可单独使用或与其他降糖药联合应用（促胰岛素分泌药除外）。

常见的不良反应是低血糖和体重增加，但低血糖的风险和程度较SU轻，肾功能不全的患者可以使用。

3）DPP-4抑制药：内源性GLP-1迅速被DPP-4降解而失活，因此可通过抑制DPP-4活性而减少GLP-1的失活，提高内源性GLP-1水平。可使HbA1c下降0.5%～1.0%。常用药物包括：西格列汀（100mg，每天1次）、沙格列汀（5mg，每天1次）、利格列汀（5mg，每天1次）、阿格列汀（25mg，每天1次）、维格列汀（50mg，每天1～2次）。

禁用于T1DM或DKA患者，以及对药物任一成分过敏者，慎用于孕妇、儿童和有胰腺炎病史的患者。肾功能不全的患者使用时，除利格列汀外，均应注意按照药物说明书减量。常见不良反应为头痛、转氨酶升高、上呼吸道感染等，多可耐受，整体心血管安全性良好。

（2）增加胰岛素敏感性药物：包括双胍类和噻唑烷二酮类。

1）双胍类：通过减少肝葡萄糖的输出和改善外周胰岛素抵抗而降低血糖，是T2DM患者控制高血糖的一线药物和药物联合中的基本用药，并可能有助于延缓或改善糖尿病血管并发症。可使HbA1c下降1.0%～2.0%，不增加体重。单独使用时不导致低血糖症，但与胰岛素或促胰岛素分泌药合用时可增加低血糖症发生的风险。目前临床上最常使用的双胍类药物是二甲双胍。通常剂量为500～2000mg/d，分2～3次口服。

常见不良反应有腹部不适、口中金属味、恶心、畏食、腹泻、皮肤过敏等。禁用于肝、肾功能不全，严重感染，缺氧，高热，外伤或接受大手术的患者；T1DM也不宜单独使用；80岁以上患者慎用；酗酒者、慢性胃肠疾病和营养不良患者不宜使用。长期使用可能导致维生素B_2缺乏，应定期监测，必要时补充。准备做静脉注射碘对比剂检查的患者，使用对比剂前后应暂停服用。

2）噻唑烷二酮（thiazolidinedione，TZD）类：主要作用是增强靶组织对胰岛素的敏感性，减轻胰岛素抵抗。可使HbA1c下降1.0%～1.5%。常用药物包括：罗格列酮（4～8mg/d，分1～2次口服）、吡格列酮（15～30mg，每天1次）。可单独或与其他降糖药合用治疗T2DM，尤其是肥胖、胰岛素抵抗明显者。目前临床不作为T2DM的一线用药。禁用于有心力衰竭、肝病、严重骨质疏松和骨折病史患者，T1DM患者、孕妇、哺乳期妇女和儿童慎用。主要不良反应为水肿、体重增加等，在与胰岛素合用时不良反应更加明显。

3）α-葡萄糖苷酶抑制药（α-glucosidase inhibitor，AGI）：食物中淀粉、糊精和蔗糖等的吸收需要小肠黏膜上皮细胞表面的α-葡萄糖苷酶。α-葡萄糖苷酶抑制药可抑制这类酶从而延缓碳水化合物的吸收，降低餐后血糖。可使HbA1c下降0.5%～0.8%，不增加体重。适用于以碳水化合物为主要食物成分和餐后血糖升高的患者。可作为T2DM的一线药物，尤其适用于空腹血糖正常或偏高而餐后血糖明显升高者。可单独或与SU、双胍类合用。T1DM患者若使用的胰岛素剂量较大而餐后血糖控制不佳，也可联合使用。常用药物包括：阿卡波糖（50～100mg，每天3次）、伏格列波糖（0.2mg，每天3次）、米格列醇（50～100mg，每天3次）。AGI应在进食第一口食物后立即服用。肝肾功能不全者慎用，不宜用于胃肠功能紊乱者、孕妇、哺乳期妇女和儿童。从小剂量开始，逐渐加量可减少胃肠道不良反应。单独服用不发生低血糖。服用后常有腹胀、排气增多等症状。

4）SGLT-2抑制药：通过抑制近端小管管腔侧细胞膜上的SGLT-2的作用，抑制葡萄糖重吸收，降低肾糖阈，促进尿葡萄糖排泄，从而达到降低血糖水平的作用。可使HbA1c下降0.5%～1.0%，还能减轻体重和降低血压。单独使用，或与其他口服降糖药及胰岛素联合使用治疗T2DM。常用药物包括：达格列净（5～10mg，每天1次）、坎格列净（100～300mg，每天1次）、恩格列净（10～25mg，每天1次）。

禁用于T1DM患者。中度肾功能不全的患者应减量使用，重度肾功能不全慎用。常见不良反应为低血压、酮症酸中毒、急性肾损伤和肾功能损害、生殖泌尿道感染，与胰岛素和促胰岛素分泌药合用可引起低血糖。

2. 胰岛素

（1）适应证：①T1DM。②各种严重的糖尿病伴急、慢性并发症或处于应激状态，如急性感染、创伤、手术前后、妊娠和分娩。③T2DM经饮食、运动、口服降糖药治疗后血糖控制不满意者，B细胞功能明显减退者，新诊断并伴有明显高血糖者，无明显诱因出现体重显著下降者。④新发病且与T1DM鉴别困难的消瘦糖尿病患者。

（2）制剂类型：胰岛素制剂一般为皮下或静脉注射。根据来源不同可分为动物胰岛素（猪、牛）、人胰岛素和胰岛素类似物3种。人胰岛素（如低精蛋白锌胰岛素）比动物胰岛素（如普通猪胰岛素）能更少地引起免疫反应。胰岛素类似物（如门冬胰岛素、赖脯胰岛素、甘精胰岛素）比人胰岛素更符合生理胰岛素分泌及作用模式。

按作用快慢和维持时间长短，胰岛素（包括人和动物）可分为短效、中效、长效和预混胰岛素，胰岛素类似物分为速（超短）效、长效和预混胰岛素类似物（表7-6-3）。速效和短效胰岛素主要控制餐后高血糖；中效胰岛素主要控制两餐后高血糖，以第二餐为主；长效胰岛素主要提供基础水平胰岛素；预混胰岛素为速效胰岛素或短效胰岛素与中效胰岛素的混合制剂。

表7-6-3　临床常用胰岛素和胰岛素类似物制剂（皮下注射）的特点

胰岛素制剂	起效时间	峰值时间	作用持续时间
胰岛素			
短效胰岛素（RI）	15～60分钟	2～4小时	5～8小时
中效胰岛素（NPH）	2.5～3.0小时	5～7小时	13～16小时
长效胰岛素（PZI）	3～4小时	8～10小时	长达20小时
预混胰岛素（H30R，HI70/30）	0.5小时	2～12小时	14～24小时
预混胰岛素（50R）	0.5小时	2～3小时	10～24小时
胰岛素类似物			
速效胰岛素类似物（门冬胰岛素）	10～15分钟	1～2小时	4～6小时
速效胰岛素类似物（赖脯胰岛素）	10～15分钟	1.0～1.5小时	4～5小时
速效胰岛素（谷赖胰岛素）	10～15分钟	1.0～1.5小时	3～5小时
长效胰岛素类似物（甘精胰岛素）	2～3小时	无峰	长达30小时
长效胰岛素类似物（地特胰岛素）	3～4小时	3～14小时	长达24小时
长效胰岛素类似物（德谷胰岛素）	1小时	无峰	长达42小时
预混胰岛素类似物（预混门冬胰岛素30）	10～20分钟	1～4小时	14～24小时
预混胰岛素类似物（预混门冬胰岛素50）	10～20分钟	1～4小时	14～24小时
预混胰岛素类似物（预混赖脯胰岛素25）	15分钟	30～70分钟	16～24小时
预混胰岛素类似物（预混赖脯胰岛素50）	15分钟	30～70分钟	16～24小时

注：因受胰岛素剂量、吸收、降解等多种因素影响，且个体差异大，作用时间仅供参考。

（3）使用原则和方法

1）使用原则：胰岛素治疗应在综合治疗基础上进行。胰岛素剂量取决于血糖水平、B细胞功能缺陷程度、胰岛素抵抗程度、饮食和运动状况等。一般从小剂量开始，根据血糖水平逐渐调整。应力求模拟生理性胰岛素分泌模式。

2）使用方法：①基础胰岛素治疗。继续原有口服降糖药治疗，不必停用促胰岛素分泌药，联合中效或长效胰岛素睡前注射。②强化治疗。对于HbAlc≥9.0%或空腹血糖≥11.1mmol/L的新诊断T2DM患者提倡早期使用胰岛素强化治疗，在短时间内将血糖控制在正常范围，这样可以改善高血糖毒性，保护B细胞功能，但应注意低血糖反应。2岁以下幼儿、老年患者、已有严重并发症者不宜采用。常用的强化治疗方案有3种：a.每天多次注射胰岛素，即基础＋餐时胰岛素，1～3次/天注射。b.预混胰岛素，包括预混人胰岛素和预混胰岛素类似物，可选择1～3次/天的注射方案。应停用促胰岛素分泌药。c.持续皮下胰岛素输注（continuous subcutaneous insulin infusion，CSⅡ），也称胰岛素泵，是一种更为完善的强化胰岛素治疗方式，以基础量和餐前追加量的形式，模拟生理胰岛素的分泌，保持体内胰岛素维持在一个基本水平，保证患者正常的生理需要。主要适用于T1DM、计划受孕和已孕的糖尿病妇女或需要胰岛素治疗的妊娠糖尿病患者、需要胰岛素强化治疗的T2DM患者等。CSⅡ治疗较其他强化治疗方案发生低血糖的风险减少，泵中只能使用短效胰岛素或速效胰岛素类似物。

（4）注意事项：①部分T1DM患者在胰岛素治疗后一段时间内B细胞功能得到部分恢复，胰岛素剂量可减少或完全停用，称为“蜜月期”，通常持续数周或数月，此期应密切关注血糖。②当从动物胰岛素改为人胰岛素或胰岛素类似物时，发生低血糖的危险性会增加，应密切观察。③胰岛素制剂类型、种类，注射技术和部位、患者反应差异性、胰岛素抗体形成等均可影响胰岛素起效时间、作用强度和维持时间。④采用强化治疗方案后，可能出现清晨空腹血糖升高，其原因可能是“黎明现象”或“索莫吉（Somogyi）反应”。“黎明现象”指夜间血糖控制良好，仅黎明短时间内出现高血糖，可能是清晨皮质醇、生长激素等胰岛素拮抗激素分泌增加所致，出现黎明现象的患者应该增加睡前胰岛素的用量。“Somogyi反应”指夜间低血糖未发现，导致体内胰岛素拮抗激素分泌增加，进而出现反跳性高血糖。出现“Somogyi反应”的患者应该减少睡前胰岛素的用量或改变剂型，睡前适量加餐。夜间多次（0、2、4、6、8时）血糖测定有助于鉴别清晨高血糖的原因。⑤采用强化治疗时，低血糖发生率增加，应注意避免诱因，及早识别和处理。

3. GLP-1受体激动药　通过激动GLP-1受体，以葡萄糖浓度依赖的方式增加胰岛素分泌、抑制胰高血糖素分泌，并能延缓胃排空，通过中枢性的食欲抑制来减少进食量。可使HbA1c降低1.0%～1.5%，且有显著的降低体重作用。临床常用艾塞那肽、利拉鲁肽、利司那肽和贝那鲁肽，给药方式为皮下注射。可单独使用或与其他口服降糖药合用，尤其是肥胖、胰岛素抵抗明显者。

常见不良反应为胃肠道症状（如恶心、呕吐），主要见于初始治疗时，随治疗时间延长逐渐减轻。慎用于T1DM或DKA的治疗，有胰腺炎病史者禁用。

（六）减重手术治疗

2009年，美国糖尿病学会正式将减重手术列为治疗肥胖伴T2DM的措施之一。2016年，国际糖尿病组织将减重手术纳入T2DM的临床治疗路径。

我国规定的减重手术适应证包括：①年龄在18～60岁，一般状况较好，手术风险较低，经生活方式干预和各种药物治疗难以控制的T2DM。②HbA1c＞7.0%，BMI≥32.5，有或无合并症的T2DM。手术禁忌证包括：①T1DM。②B细胞功能明显衰竭的T2DM。③BMI＜25等。目前，手术治疗肥胖伴T2DM在我国人群中的有效性和安全性尚有待评估。

（七）胰腺和胰岛细胞移植

该治疗方法可解除机体对外源性胰岛素的依赖，改善生活质量。治疗对象主要为T1DM患者。目前尚局限于伴终末期肾病的患者，或者经胰岛素强化治疗仍难达到控制目标且反复发生严重代谢紊乱者。但供体的来源、免疫抑制药的长期应用、移植后的效果等使该治疗方法受到限制，且移植后胰岛细胞的存活无法长期维持。近年来还发现采用造血干细胞移植等对治疗糖尿病具有潜在的应用价值，但处于临床前研究阶段。

（八）糖尿病急性并发症的治疗

1. DKA的治疗　对于早期DKA患者，仅需给予足量短效胰岛素及口服液体，严密观察病情，定期复查血糖、血酮，调节胰岛素剂量。对于严重DKA应立即抢救，具体措施如下。

（1）补液：输液是抢救DKA的首要和关键措施。只有在组织灌注得到改善后，胰岛素的生物效应才能充分发挥。补液基本原则为“先快后慢，先盐后糖”。通常先使用生理盐水，补液量和速度视失水程度而定。如患者无心力衰竭，开始时补液速度应快，在1～2小时内输入生理盐水1000～2000ml，前4小时输入所计算失水量1/3的液体，以后根据血压、心率、每小时尿量、末梢循环、中心静脉压，以及有无发热、呕吐等决定输液量和速度。24小时输液总量应包括已失水量和部分继续失水量。如治疗前已有低血压或休克，应输入胶体溶液并进行抗休克处理。鼓励患者喝水，昏迷患者可分次少量管喂温开水或生理盐水。

（2）小剂量胰岛素治疗：即按0.1U/（kg·h）的短效胰岛素加入生理盐水中持续静脉滴注或泵入，以达到血糖快速、稳定下降而又不易发生低血糖的效果，同时还能抑制脂肪分解和酮体产生。每1～2小时复查血糖，根据血糖情况调节胰岛素剂量。当血糖降至13.9mmol/L时，改输5%葡萄糖液或葡萄糖生理盐水并加入短效胰岛素（按每2～4g葡萄糖加1U胰岛素计算），此时仍需4～6小时复查血糖1次，调节液体中胰岛素比例。尿酮体消失后，根据患者尿糖、血糖及进食情况调节胰岛素剂量或改为每4～6小时皮下注射短效胰岛素1次，待病情稳定后再恢复常规治疗。

（3）纠正电解质及酸碱平衡失调：①治疗前已有严重低钾血症者应立即补钾，当血钾升至3.5mmol/L时再开始胰岛素治疗；在开始治疗后，患者每小时尿量在40ml以上，血钾低于5.2mmol/L即可静脉补钾。在整个治疗过程中，需定时监测血钾水平，并结合心电图、尿量，调整补钾量和速度。病情恢复后，仍需继续口服补钾数天。②轻、中度酸中毒经充分静脉补液及胰岛素治疗后可纠正，无须补碱。pH≤6.9的严重酸中毒者应采用1.4%碳酸氢钠等渗溶液静脉输入，一般仅给1～2次，且不宜过快，以避免诱发或加重脑水肿。同时，补碱后需监测动脉血气情况。

（4）防治诱因和处理并发症：包括休克、严重感染、心力衰竭、心律失常、肾衰竭、脑水肿、急性胃扩张等。

2. 高渗高血糖综合征的治疗　基本同DKA。严重失水时，24小时补液量可达到6000～10 000ml。治疗开始时用生理盐水，当血糖降至16.7mmol/L时，即可改用5%葡萄糖溶液加入短效胰岛素控制血糖。补钾要更及时，一般不补碱。根据病情可考虑同时给予胃肠道补液。休克患者应另予血浆或全血。密切观察患者意识状态，及早发现和处理脑水肿，积极消除诱因和治疗各种并发症。病情稳定后根据患者血糖、尿糖及进食情况给予皮下注射胰岛素，然后转为常规治疗。

（九）低血糖的治疗

反复发生低血糖或较长时间的低血糖昏迷可引起脑部损伤，一旦确定患者发生低血糖，应尽快补充糖分，解除脑细胞缺糖症状。具体处理方法见图7-6-1。

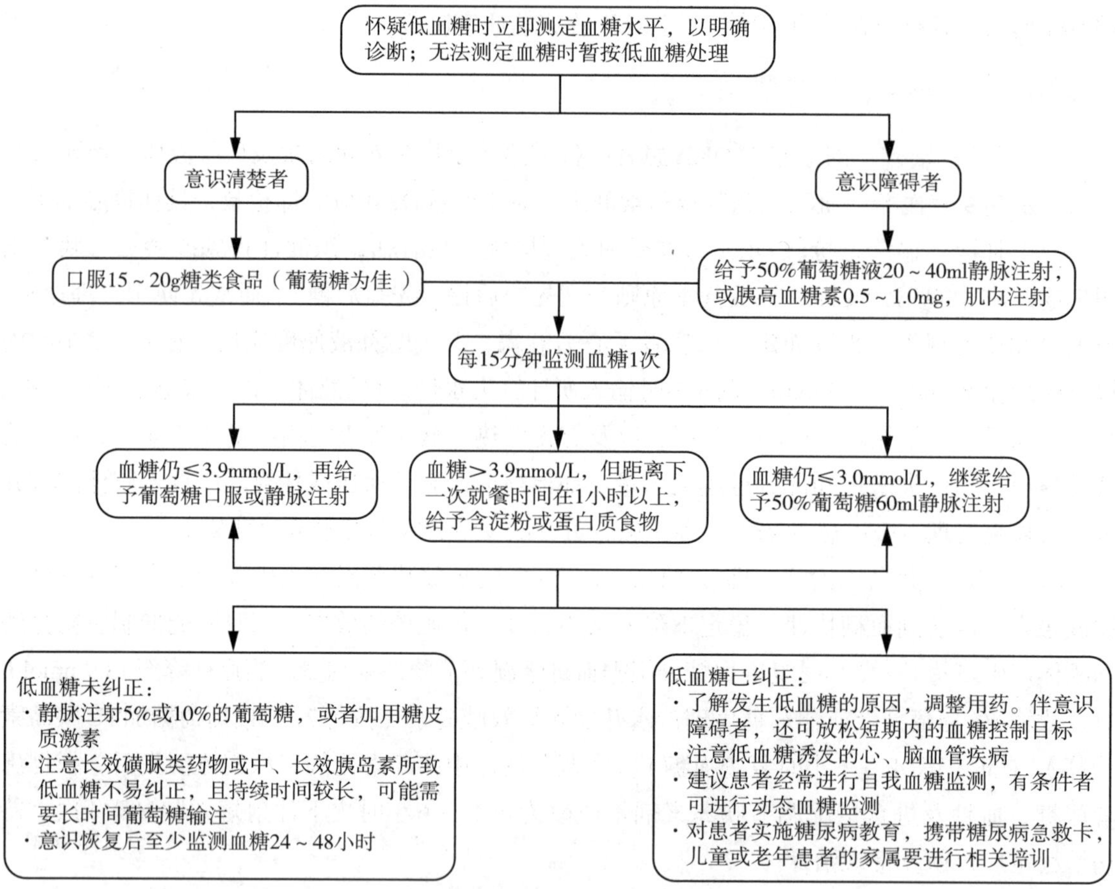

图7-6-1　低血糖诊治示意图

（十）糖尿病慢性并发症的治疗

1. 糖尿病足的治疗　需要在全身治疗的基础上，进行彻底清创、引流等创面处理。

（1）全身治疗：严格控制血糖、血压、血脂，改善全身营养状态和纠正水肿等。

（2）神经性溃疡的治疗：神经性溃疡常见于反复受压的部位，常伴有感觉缺失或异常。治疗的关键是制动、减压，特别要注意患者的鞋袜是否合适。

（3）缺血性溃疡的治疗：缺血性溃疡局部感觉正常，但皮温低，足背动脉和/或胫后动脉搏动明显减弱或消失。治疗的关键是解决下肢动脉病变。对轻度、中度缺血或没有手术指征者，可以采取内科保守治疗。有下肢动脉病变症状的患者，使用小剂量阿司匹林治疗，同时指导患者运动康复锻炼；出现间歇性跛行的患者，需使用血管扩张药和改善血液循环的药物。如患者有严重的下肢血管病变，内科保守治疗无效时，应尽可能行血管重建手术。当患者出现不能耐受的疼痛、肢体坏死或感染播散才考虑截肢。

（4）感染的治疗：有骨髓炎和深部脓肿者，必须早期切开排脓减压，彻底引流，切除坏死组织、不良肉芽、死骨等。彻底的糖尿病足溃疡清创，有利于溃疡的愈合。当清创到一定程度后，可选择溃疡局部负压吸引治疗，促进肉芽生长和足溃疡的愈合。根据创面的性质和渗出物的多少，选用合适的敷料。同时，选择有效的抗生素治疗。

2. 其他糖尿病慢性并发症的治疗　定期进行各种慢性并发症的筛查，以便早期诊断处理。防治策略是全面控制危险因素，包括积极控制血糖、血压、血脂，抗血小板治疗，调整生活方式，控制体重和戒烟等。

（1）糖尿病合并高血压、血脂紊乱和大血管病变：血压应控制在130/80mmHg以下。有明确心血管疾病的，低密度脂蛋白胆固醇应＜1.8mmol/L：无心血管疾病，低密度脂蛋白胆固醇应＜2.6mmol/L。首选他汀类药物并长期坚持使用。同时，常规使用小剂量阿司匹林作为心血管疾病的预防措施，对不适用者，可用氯吡格雷。

（2）糖尿病肾病：早期筛查微量蛋白尿及评估GFR。尽早应用血管紧张素转化酶抑制药（ACEI）或血管紧张素Ⅱ受体阻断药（ARB）。临床肾病期患者以优质蛋白为主，必要时可补充复方α-酮酸制剂。同时应尽早给予促红细胞生成素（EPO）纠正贫血。需要透析治疗者，应尽早治疗，以保存残余肾功能。

（3）糖尿病视网膜病变：定期检查，必要时使用激光光凝治疗和玻璃体切割手术等。还可使用抗血管内皮生长因子和非洛贝特等治疗。

（4）糖尿病神经病变：积极严格地控制高血糖并保持血糖稳定是预防和治疗糖尿病神经病变最重要的措施。可采用神经修复、抗氧化、改善微循环等对症治疗。常用药如甲钴胺、硫辛酸、前列腺素E_1等。对于痛性神经病变还可使用抗惊厥药（普瑞巴林、卡马西平）、抗抑郁药（度洛西汀、阿米替林）、阿片类药物（曲马多）等镇痛治疗。

（十一）妊娠糖尿病的治疗

妊娠对糖尿病、糖尿病对孕妇和胎儿均有复杂的相互影响。如妊娠早期呕吐易导致低血糖；妊娠中晚期，胰岛素拮抗激素如催乳素分泌增多易导致DKA；分娩后，多种胰岛素拮抗因素消失易导致低血糖。胎儿则容易出现畸形、流产、巨大儿或生长迟缓、新生儿低血糖等。因此，妊娠糖尿病病情控制至关重要。

多数妊娠糖尿病患者经严格的饮食及运动治疗，可使血糖得到满意控制。妊娠期血糖控制在空腹血糖≤5.3mmol/L，餐后1小时血糖≤7.8mmol/L，餐后2小时血糖≤6.7mmol/L。单纯饮食、运动控制不佳者，可采用胰岛素治疗，忌用口服降糖药。饮食治疗原则同非妊娠者，尽可能选择低血糖指数碳水化合物，少量多餐。整个妊娠期间均应监测血糖、血压、肾功能和眼底情况、胎儿的生长发育及成熟情况。根据胎儿和母亲的具体情况，选择分娩时间和方式。产后要注意新生儿低血糖症的预防和处理，以及产妇胰岛素用量的调整。患者应在产后4～12周重新评估糖代谢情况，并终身随访。

（十二）糖尿病患者围术期管理

择期手术者，围术期空腹血糖水平应控制在7.8mmol/L以下，餐后血糖水平控制在10.0mmol/L以下。口服降糖药治疗的患者在小手术术前当晚及手术当天应停用口服降糖药；大中型手术在术前3天停用口服降糖药，改为胰岛素治疗。急诊手术应及时纠正水、电解质和酸碱平衡紊乱。术中、术后密切监测血糖。

七、护理

（一）主要护理诊断

1. 营养失调　低于或高于机体需要量，与胰岛素分泌或作用缺陷有关。
2. 有感染的危险　与血糖增高、脂代谢紊乱、营养不良、微循环障碍等因素有关。
3. 潜在并发症　糖尿病足。
4. 潜在并发症　糖尿病酮症酸中毒、高渗高血糖综合征。
5. 潜在并发症　低血糖。

（二）其他护理诊断

1. 活动耐力下降　与严重代谢紊乱、蛋白质分解增加有关。
2. 生活自理缺陷　与视力障碍有关。
3. 知识缺乏　缺乏糖尿病的预防和自我管理知识。

（三）护理目标

1. 患者“三多一少”症状得到控制，血糖水平正常。
2. 患者体重恢复或接近正常。
3. 患者能够自我照顾及监测、胰岛素注射、足部预防，不发生急性并发症。

（四）护理措施

1. 营养失调　低于或高于机体需要量。

（1）饮食护理：总原则为控制总热量、平衡膳食、定时定量、合理餐次分配、限盐限酒，维持理想的体重。

1）制订总热量：首先根据患者性别、年龄、理想体重［理想体重（kg）＝身高（cm）－105］、工作性质、生活习惯计算每天所需总热量。成人休息状态下每天每公斤理想体重给予热量105～126kJ（25～30kcal），轻体力劳动126～147kJ（30～35kcal），中度体力劳动147～167kJ（35～40kcal），重体力劳动167kJ（40kcal）以上。儿童、孕妇、乳母、营养不良和消瘦、伴有消耗性疾病者，每天每公斤体重酌情增加21kJ（5kcal）；肥胖者，酌情减少21kJ（5kcal），使体重逐渐恢复至理想体重±5%。

2）食物的组成和主食的分配：具体如下。

食物的组成：①碳水化合物占饮食总热量的50%～65%，成年患者每天主食摄入量为250～400g，肥胖者酌情控制在200～250g。②脂肪占饮食总热量的20%～30%，饱和脂肪酸摄入量不应超过饮食总能量7%，单不饱和脂肪酸供能比宜达到10%～20%，且多不饱和脂肪酸不超过10%，适当增加富含ω-3脂肪酸的摄入比例。③肾功能正常的糖尿病患者蛋白质占15%～20%，其中优质蛋白比例超过1/3。有显性蛋白尿的患者蛋白质摄入量应限制在每天每公斤理想体重0.8g，已开始透析患者蛋白摄入量可适当增加。④胆固醇摄入量应在每天300mg以下。⑤多食富含膳食纤维的食物，每天饮食中膳食纤维含量在2.4～3.3g/kJ（10～14g/kcal）为宜。

主食的分配：应定时定量，根据患者生活习惯、病情和配合药物治疗安排。按每克碳水化合物、蛋白质产热16.7kJ（4kcal），每克脂肪产热37.7kJ（9kcal），将热量换算为食品后制订食谱。对病情稳定的糖尿病患者可按每天3餐分别为1/5、2/5、2/5，或各1/3分配；对注射胰岛素或口服降糖药且病情有波动的患者，可每天进食5～6餐，从3次正餐中分出25～50g主食作为加餐。

3）血糖指数和血糖负荷：血糖指数（glycemic index，GI）用于比较不同碳水化合物对人体餐后血糖的影响，定义为进食恒量的某种碳水化合物类食物后（通常为1份50g碳水化合物的食物），2～3小时内的血糖曲线下面积相比空腹时的增幅除以进食某种标准食物（通常为葡萄糖）后的相应增幅。GI≤55%为低GI食物，56%～69%为中GI食物，GI≥70%为高GI食物。糖尿病患者提倡低GI食物，包括燕麦、大麦、大豆、小扁豆、苹果、柑橘、牛奶、酸奶等。血糖负荷（glycemic load，GL）是GI值乘以碳水化合物的量。低血糖指数食物有利于血糖控制，但应同时考虑碳水化合物的量，才能控制血糖负荷。

4）其他注意事项：①超重者忌吃油炸、油煎食物，炒菜宜用植物油，少食动物内脏、蟹黄、虾子、鱼子等高胆固醇食物。②戒烟限酒。女性每天的酒精量不超过15g，男性不超过25g。每周饮酒不超过2次。③每天食盐＜6g。④严格限制各种甜食，包括各种食用糖、糖果、甜点心、饼干及各种含糖饮料等。可适当摄入非营养性甜味剂，如蛋白糖、木糖醇、甜菊片等。对于血糖控制接近正常范围者，可在两餐间或睡前加食水果，如苹果、橙子、梨等。⑤可根据营养评估结果适量补充维生素和微量营养素（铬、锌、硒、镁、铁、锰等）。⑥每周定期测量体重1次，如果体重增加＞2kg，进一步减少饮食总热量；如消瘦患者体重有所恢复，也应适当调整饮食方案，避免体重继续增加。

（2）运动护理

1）运动的方式：有氧运动为主，如快走、骑自行车、做广播操、练太极拳、打乒乓球等。最佳运动时间是餐后1小时（以进食开始计时）。如无禁忌证，每周最好进行2～3次抗阻运动。若有心脑血管疾病或严重微血管病变者，应按具体情况选择运动方式。

2）运动量的选择：合适的运动强度为活动时患者的心率达到个体60%的最大耗氧量（心率＝170－年龄）。活动时间为每周至少150分钟，每次30～40分钟，包括运动前准备活动和运动结束整理运动时间，可根据患者具体情况逐渐延长。肥胖患者可适当增加活动次数。用胰岛素或口服降糖药者最好每天定时活动。

3）注意事项：①运动前评估糖尿病的控制情况，根据患者年龄、病情及身体承受能力等决定运动方式、时间，以及运动量。②运动中需注意补充水分。③在运动中若出现胸闷、胸痛、视物模糊等应立即停止运动，并及时处理。④运动后应做好运动日记，以便观察疗效和不良反应。⑤运动前后要加强血糖监测。运动不宜在空腹时进行，防止低血糖发生。⑥运动禁忌证：空腹血糖＞16.7mmol/L、反复低血糖或血糖波动大、发生DKA等急性并发症、合并急性感染、增生型视网膜病变、严重肾病、严重心脑血管疾病等。待病情稳定后方可逐步恢复运动。

（3）心理护理：糖尿病管理团队成员应重视患者的心理健康状态，良好的心理状态有助于糖尿病的控制，提高患者的生活质量。在病情变化（如出现并发症）或存在不良心理社会因素影响时，应特别注意情绪评估。必要时由心理治疗师对患者进行心理评估，对存在抑郁、焦虑情绪的患者，提供必要的心理咨询和治疗服务。当患者诊断为抑郁症、焦虑症、人格障碍、药物依赖、认知功能障碍时，应转介至精神科医生给予治疗。

（4）口服用药的护理：护士应了解各类降糖药、降压药、降脂药的作用、剂量、用法、不良反应和注意事项，指导患者正确服用。

1）磺酰脲类药物的护理：普通片剂早餐前半小时服用，缓释片、控释片和格列美脲早餐前立即服用。严密观察药物有无引起低血糖反应。此外，还应注意水杨酸类、磺胺类、保泰松、利血平、β受体阻断药等可增强磺酰脲类降糖药作用；而噻嗪类利尿药、糖皮质激素等可降低磺酰脲类降血糖的作用。

2）非磺酰脲类药物的护理：瑞格列奈餐前15分钟服用，那格列奈餐前10分钟服用，米格列奈餐前5分钟内服用，每天3次。

3）双胍类药物的护理：餐中或餐后服药、从小剂量开始，可减轻胃肠道不良反应。

4）噻唑烷二酮类药物的护理：空腹或进餐时服用，密切观察有无水肿、体重增加、缺血性心血管疾病及骨折的风险等，一旦出现应立即停药。

5）α-葡萄糖苷酶抑制药类药物的护理：应与第一口淀粉类食物同时嚼服。如与促胰岛素分泌药或胰岛素合用可能出现低血糖，处理时应直接给予葡萄糖口服或静脉注射，进食淀粉类食物或蔗糖无效。

6）DPP-4抑制药和SGLT-2抑制药：服药时间不受进餐时间的影响。

（5）使用胰岛素的护理

1）胰岛素的注射途径：包括静脉注射和皮下注射两种。注射工具主要有胰岛素专用注射器、胰岛素笔和胰岛素泵3种。胰岛素注射装置的合理选择和正确的胰岛素注射技术是保证胰岛素治疗效果的重要环节。

2）使用胰岛素注射器、胰岛素笔的注意事项：①准确用药：熟悉各种胰岛素的名称、剂型及作用特点。准确执行医嘱，按时注射。对于每毫升40U和100U两种规格的胰岛素，使用时应注意注射器与胰岛素浓度的匹配。使用胰岛素笔时要注意笔与笔芯相互匹配，每次注射前确认笔内是否有足够剂量，药液是否变质等。②胰岛素的保存：未开封的胰岛素放于冰箱2～8℃冷藏保存，正在使用的胰岛素在常温下（不超过25～30℃）可使用28～30天，无须放入冰箱，但应避免过冷、过热、太阳直晒、剧烈晃动等，否则可因蛋白质凝固变性而失效。③注射部位的选择与轮换：胰岛素采用皮下注射时，宜选择皮下脂肪丰富部位，如上臂外侧、臀部外上侧、大腿外侧、腹部等。腹部胰岛素吸收最快，其次为上臂、大腿和臀部。如患者参加运动锻炼，不要选择在大腿、上臂等活动的部位注射胰岛素。注射部位要经常轮换，长期注射同一部位可能导致局部皮下脂肪萎缩或增生、局部硬结。尽量每天同一时间在同一部位注射，并进行腹部、上臂、大腿和臀部的“大轮换”，如餐时注射在腹部，晚上注射在上臂等；在同一部位注射时，也需要进行“小轮换”，即与每次注射点相距1cm以上，且选择无硬结、脂肪增生或萎缩的部位。④监测血糖：注射胰岛素的患者一般常规监测血糖，每天2～4次，如发现血糖波动过大或持续高血糖，应及时通知医生。⑤防止感染：

注射胰岛素时应严格无菌操作，针头一次性使用。

3）使用胰岛素泵的注意事项：①准确用药：适用的胰岛素为速效胰岛素类似物或短效人胰岛素，常规使用每毫升100U规格。②植入部位的选择与轮换：胰岛素泵系统包括泵主体、一次性储药器、一次性输注管路，以及相关配件。植入前，应评估植入部位，选择部位依次为腹部、上臂、大腿外侧、后腰、臀部，避开腹中线、瘢痕、皮下硬结、腰带位置、妊娠纹和脐周5cm以内。新的植入部位至少距离最近一次植入部位2～3cm。对于同时使用实时动态血糖监测的患者，管路植入部位距离7.5cm以上。使用胰岛素泵时应2～3天更换输注管路和注射部位以避免感染及针头堵塞。③常见问题处理：当胰岛素泵出现蜂鸣或震动的报警，应立即查找原因并处理。仪器报警主要包括电池相关问题、低剩余液量、无输注报警、静电等。胰岛素泵切勿暴露在强辐射和强磁场（X线、CT、MRI、伽马刀等）、高压环境和极端温度（气温＞42℃或＜1℃）。④胰岛素不良反应的观察及处理：a.低血糖反应，参见本节低血糖的治疗和护理。b.变态反应，表现为注射部位瘙痒或荨麻疹样皮疹，严重变态反应罕见。自人胰岛素广泛在临床应用后，变态反应发生减少。处理措施包括更换胰岛素制剂、使用抗组胺药和糖皮质激素，以及脱敏疗法等。严重者需停止或暂时中断胰岛素治疗。c.注射部位皮下脂肪萎缩或增生，采用多点、多部位皮下注射和针头一次性使用可预防其发生。若发生则停止该部位注射后可缓慢自然恢复。d.水肿，胰岛素治疗初期可因水钠潴留而发生轻度水肿，可自行缓解。e.视物模糊，部分患者出现，多为晶状体屈光改变，常于数周内自然恢复。

（6）监控血糖、血脂、血压、体重：将血糖、血脂、血压、体重控制在理想范围，能显著减少糖尿病大血管病变和微血管病变发生的风险。2型糖尿病的具体控制目标见表7-6-4。

表7-6-4　中国2型糖尿病的综合控制目标

测量指标	目标值
毛细血管血糖（mmol/L）	
空腹	4.4～7.0
非空腹	＜10.0
糖化血红蛋白（%）	＜7.0
血压	＜130/80
总胆固醇（mmHg）	＜4.5
高密度脂蛋白胆固醇（mmol/L）	
男性	＞1.0
女性	＞1.3
甘油三酯（mmol/L）	＜1.7
低密度脂蛋白胆固醇（mmol/L）	
未合并动脉粥样硬化性心血管疾病	＜2.6
合并动脉粥样硬化性心血管疾病	＜1.8
体重指数（kg/m^2）	＜24.0

2. 有感染的危险

（1）病情监测：观察患者体温、脉搏等变化。

（2）预防上呼吸道感染：注意保暖，避免与肺炎、上呼吸道感染、肺结核等呼吸道感染者接触。

（3）预防尿路感染：勤用温水清洗外阴并擦干，防止和减少瘙痒和湿疹的发生。因自主神经功能紊乱造成的尿潴留，可采用膀胱区热敷、按摩和人工诱导等方法排尿。导尿时应严格执行无菌技术。如无禁忌，每天饮水量≥2000ml。

（4）皮肤护理：保持皮肤的清洁，勤洗澡、勤换衣，洗澡时水温不可过热，香皂选用中性为宜，内衣以棉质、宽松、透气为好。洗衣服时内衣、袜子和其他衣物分开洗。皮肤瘙痒的患者嘱其不要搔抓皮肤。

3. 并发症　糖尿病足。

（1）评估患者有无足溃疡的危险因素：①既往有足溃疡史或截肢史。②有神经病变的症状或体征（如下肢麻木，刺痛尤其是夜间的疼痛，触觉、痛觉减退或消失）和/或缺血性血管病变的体征（如间歇性跛行、静息痛、足背动脉搏动减弱或消失）。③足部皮肤暗红、发紫，温度明显降低，水肿、趾甲异常、胼胝、皮肤干燥、足趾间皮肤糜烂，以及严重的足、关节畸形。④其他危险因素，如视力下降，膝、髋或脊柱关节炎，合并肾脏病变，鞋袜不合适，赤足行走等。⑤个人因素，如社会经济条件差、老年人或独居生活、拒绝治疗和护理等。

（2）足部观察与检查：每天检查双足1次，了解足部有无感觉减退、麻木、刺痛感；观察足部皮肤有无颜色、温度改变及足背动脉搏动情况；注意检查趾甲、趾间、足底部皮肤有无胼胝、鸡眼、甲沟炎、甲癣，是否发生红肿、青紫、水疱、溃疡、坏死等。定期做足部保护性感觉的测试，及时了解足部感觉功能。常用尼龙单丝测验（Semmes-Weinstein monofilament test）。必要时可行多普勒超声测踝肱动脉比值。

（3）保持足部清洁：指导患者勤换鞋袜。每天清洗足部1次，每次不超过10分钟，水温低于37℃，可用手肘或请家人代试水温，洗完后用柔软的浅色毛巾擦干，尤其是擦干趾间。皮肤干燥者必要时可涂油膏类护肤品，但不应涂抹在趾间。

（4）预防外伤：指导患者不要赤足走路，外出时不可穿拖鞋。应选择轻巧柔软、透气性好、前端宽大、圆头、有带或鞋袢的鞋子，鞋底要平、厚，最好是下午买鞋，需穿袜子试穿，新鞋第一次穿20～30分钟，之后再逐渐增加穿鞋时间。穿鞋前应检查鞋子，清除异物和保持里衬的平整。必要时可采用适合足部形状的治疗鞋或矫形器，适当减少足底压力。袜子选择以浅色、弹性好、吸汗、透气及散热性好的棉毛质地为佳，大小适中，不粗糙、无破洞，不穿过紧、有毛边的袜子或高过膝盖的袜子。应帮助视力不好的患者修剪趾甲，趾甲修剪与脚趾平齐，并锉圆边缘尖锐部分。避免自行修剪胼胝或用化学制剂进行处理，应及时寻求专业人员帮助。冬天不要使用热水袋、电热毯或烤灯保暖，谨防烫伤，同时应注意预防冻伤。夏天注意避免蚊虫叮咬。

（5）促进肢体血液循环：指导和协助患者采用多种方法促进肢体血液循环，如步行和腿部运动。应避免盘腿坐或跷“二郎腿”。

（6）积极控制血糖，说服患者戒烟：发生足溃疡的危险性及足溃疡的发展均与血糖密切相关，足溃疡的预防教育应从早期指导患者控制和监测血糖开始。同时要说服患者戒烟，防止因吸烟导致局部血管收缩而进一步促进足溃疡的发生。

4. 潜在并发症　糖尿病酮症酸中毒、高渗高血糖综合征。

（1）预防措施：定期监测血糖，应激状况时每天监测。合理用药，不要随意减量或停用药物。保证充足的水分摄入，特别是发生呕吐、腹泻、严重感染时。

（2）病情监测：严密观察和记录患者的生命体征、意识、瞳孔、24小时出入量等。遵医嘱定时监测电解质、酮体和渗透压等的变化。

（3）急救配合与护理：①立即开放两条静脉通道，准确执行医嘱，确保液体和胰岛素的输入。②绝对卧床休息，注意保暖，给予持续低流量吸氧。③加强生活护理，特别注意皮肤、口腔护理，预防压力性损伤和继发性感染。④昏迷者按昏迷常规护理。

5. 潜在并发症　低血糖。

（1）加强预防：护士应充分了解患者使用的降糖药，并告知患者和家属不能随意更改降糖药及其剂量。活动量增加时，要减少胰岛素的用量并及时加餐。容易在后半夜及清晨发生低血糖的患者，晚餐适当增加主食或含蛋白质较高的食物。速效或短效胰岛素注射后应及时进餐；病情较重者，可先进餐再注射胰岛素。初用各种降糖药时要从小剂量开始，然后根据血糖水平逐步调整药物剂量。

（2）症状观察和血糖监测：观察患者有无低血糖的临床表现，尤其是服用促胰岛素分泌药和注射胰岛素的患者。老年患者常有自主神经功能紊乱而导致低血糖症状不明显，除应加强血糖监测外，对老年患者血糖不宜控制过严。强化治疗应做好血糖监测及记录，以便及时调整胰岛素或降糖药用量。

（3）急救护理：一旦确定患者发生低血糖，应尽快按低血糖处理流程急救。同时了解低血糖发生的诱因，给予健康指导，以避免再次发生。

（五）护理评价

（1）患者代谢紊乱症状得到控制，血糖控制理想或较好，体重恢复或接近正常。

（2）无感染发生或发生时得到及时发现和控制。

（3）足部无破损、感染等发生，局部血液循环良好。

（4）无糖尿病急性并发症或低血糖发生或发生时得到及时纠正和控制。

（六）健康指导

（1）疾病预防指导：开展糖尿病社区预防，关键在于筛查出糖尿病前期人群，并进行干预性健康指导，倡导合理膳食、控制体重、适量运动、限盐、控烟、限酒、心理平衡的健康生活方式。18岁以上成人中糖尿病的危险因素包括：有糖调节受损史（IGT、IFG或两者同时存在），年龄≥40岁，超重或肥胖和/或向心性肥胖，静坐生活方式，一级亲属中有T2DM家族史，有GDM史，高血压或正在接受降压治疗，血脂异常或正在接受调脂治疗，动脉粥样硬化性心血管疾病，有一过性类固醇糖尿病病史，多囊卵巢综合征或伴有与胰岛素抵抗相关的临床状态（如黑棘皮征），长期接受抗精神病药和/或抗抑郁药治疗和他汀类药物治疗等。30～40岁以上人群健康体检或因各种疾病、术住院时应常规排除糖尿病。

（2）疾病知识指导：采取多种健康教育方法，包括大课堂教育、小组教育、个体教育和远程教育等，让患者和家属了解糖尿病的病因、临床表现、诊断与治疗方法，提高患者对治疗的依从性。教导患者外出时随身携带识别卡，以便发生紧急情况时及时处理。

（3）病情监测指导：指导患者每3～6个月复查HbA1c。血脂异常者每1～2个月监测1次，如无异常每6～12个月监测1次。每年全面体检1～2次，以尽早防治慢性并发症。指导患者学习和掌握监测血糖、血压、体重指数的方法，了解糖尿病的控制目标。

（4）用药与自我护理指导：①告知患者口服降糖药及胰岛素的名称、剂量、给药时间和方法，教会其观察药物疗效和不良反应。使用胰岛素者，应教会患者或家属掌握正确的注射方法，开始治疗后还需定期随访。②指导患者掌握饮食、运动治疗具体实施及调整的原则和方法，生活应规律，戒烟酒，注意个人卫生。③指导患者及家属掌握糖尿病常见急性并发症的主要临床表现、观察方法及处理措施。④掌握糖尿病足的预防和护理知识。⑤指导患者正确处理疾病所致的生活压力，保持良好的心理状态，树立战胜疾病的信心。

小结

思考题

1. 简述抢救糖尿病酮症酸中毒的补液方法。

2. 简述糖尿病患者低血糖的诱因。

3. 患者，男，62岁。患糖尿病9年，使用多种降糖口服药联合控制血糖，血糖波动在8～10mmol/L，1周前在家用热水泡脚后，左足出现水泡，患者自行挑破水泡后，皮肤出现感染流脓，疼痛异常，遂入院治疗。入院后给予门冬胰岛素注射，1日3次。今日晚餐前，患者因感左足疼痛难忍，注射胰岛素后晚餐进食仅半两，餐后半小时突然出现心悸、冷汗、意识模糊。测血糖3.0mmol/L，血压128/74mmHg，脉搏90次/分。

请问：

（1）该患者目前可能出现了什么情况？发生的原因是什么？

（2）如何对该患者进行紧急处理？

（3）为预防此类情况再次发生，应如何指导该患者使用胰岛素？

第七节　痛　风

一、概述

痛风是一种单钠尿酸盐（monosodium urate，MSU）沉积在关节所致的晶体相关性关节病，其与嘌呤代谢紊乱和/或尿酸排泄减少所致的高尿酸血症直接相关。除关节损害外，痛风患者亦可伴发肾脏病变及其他代谢综合征的表现，如高脂血症、高血压、糖尿病、冠心病等。临床上，痛风可分为原发性和继发性两大类，以原发性痛风占绝大多数。

痛风是全球性疾病，由于受地域、饮食习惯、民族的影响，痛风患病率差异较大。我国尚缺乏全国范围的痛风流行病学调查资料，根据不同时期、不同地区报告，我国痛风患病率为1%～3%，并呈逐年上升趋势，且患病年龄逐步年轻化，青少年患者亦不罕见。以男性多见，女性大多出现在绝经期后。

高尿酸血症和痛风是终生性疾病，无肾功能损害及关节畸形者早诊断、早治疗，大多数患者可正常工作、生活。急性关节炎和关节畸形会严重影响患者生活质量，伴有高血压、糖尿病、其他肾病及心血管疾病者预后欠佳。

二、病因与发病机制

（一）病因

原发性痛风属遗传性疾病，由先天性腺嘌呤代谢异常所致，大多数有阳性家族史，属多基因遗传缺陷，但其确切原因未明。继发性痛风可由肾病、血液系统疾病、某些药物及高嘌呤食物等多种原因引起。

（二）发病机制

当血尿酸浓度过高或在酸性环境下，尿酸可析出结晶，沉积在骨关节、肾和皮下组织等，造成组织病理学改变，导致痛风性关节炎、痛风石形成和痛风性肾病等。虽然高尿酸血症是痛风的基础，但高尿酸血症不一定发展为痛风，仅有5%～15%高尿酸血症者发展为痛风。痛风性关节炎是由尿酸盐结晶沉积引起的急性炎症反应。痛风石是由长期尿酸盐结晶沉积引起单核细胞、上皮细胞和巨噬细胞浸润，形成的异物结节。痛风性肾病也是痛风特征性病理变化之一，为持续高尿酸血症时尿酸钠结晶沉积在远端集合管和肾间质，进而引起肾小球高压力、慢性炎症反应、间质纤维化等病理改变，最终导致痛风性肾病。

三、临床表现

（一）无症状期

从血尿酸增高至症状出现的时间可长达数年至数十年，有些可终身不出现症状。但随着年龄增长，痛风的患病率增加，并与高尿酸血症的水平和持续时间有关。

（二）急性痛风性关节炎期及间歇期

中青年男性多见。初次发作常呈自限性，一般数天至2周内自行缓解，缓解后受累关节局部皮肤偶可出现脱屑和瘙痒。典型表现为突然发作的单个、偶尔双侧或多个关节红、肿、热、痛、功能障碍，可伴有关节腔积液、发热等全身反应。常在午夜或清晨突然发作，发作时关节剧痛，呈撕裂样、刀割样或咬噬样疼痛，难以忍受，数小时后受累关节出现红、肿、热、痛、功能障碍。最易受累部位是第一跖趾关节，其后依次为趾、踝、膝、腕、指、肘等关节。饮酒、劳累、关节受伤、手术、感染、寒冷、摄入高蛋白高嘌呤食物等为常见的诱发因素。秋水仙碱可迅速缓解急性关节炎发作的症状。间歇期指两次痛风急性发作之间的无症状期。

（三）慢性关节炎及痛风石

关节内大量沉积的痛风石可造成关节骨质破坏、关节周围组织纤维化等。临床表现为持续关节肿痛、压痛、畸形、关节功能障碍。痛风石是痛风的特征性损害，是由尿酸盐沉积所致。典型部位在耳郭，也常见于反复发作的关节周围及鹰嘴、跟腱、髌骨滑囊等处，外观为皮下隆起的大小不一的黄白色结节，破溃后排出白色粉状豆腐渣样或糊状物，破溃皮肤不易愈合。

（四）肾脏病变期

痛风与肾病之间存在密切关联，主要表现在以下三方面。

1. 急性尿酸性肾病　由于短时间内血和尿中尿酸浓度急剧上升，大量尿酸沉积在肾集合管、肾盂、肾盏及输尿管内，造成尿路阻塞从而引发急性肾衰竭。出现少尿或无尿，尿中可见大量尿酸晶体，这种情况多见于恶性肿瘤及其放化疗（即肿瘤溶解综合征）等继发原因引起，在原发性痛风中少见。

2. 慢性尿酸盐肾病　又称痛风性肾病。其起病隐匿，临床表现为尿浓缩功能下降，早期出现夜尿增多、低比重尿、蛋白尿等。晚期可出现高血压、水肿、尿素氮和肌酐升高等肾功能不全表现。

3. 尿酸性尿路结石　尿中尿酸浓度过饱和时在泌尿系统沉积并形成结石，10%～25%的痛风患者有尿酸性尿路结石，呈泥沙样，常无症状，较大者引起肾绞痛、血尿等。

（五）眼部病变

肥胖痛风患者常反复发生睑缘炎，在眼睑皮下组织中出现痛风石。部分患者可出现反复发作性结膜炎、角膜炎与巩膜炎。

四、辅助检查

（一）尿酸测定

正常男性血尿酸为208～416μmol/L；正常女性为149～358μmol/L，绝经期后接近男性。血尿酸存在反复波动，应多次监测。正常嘌呤饮食状态下，非同日两次空腹检测血尿酸均＞420μmol/L时，诊断高尿酸血症。

限制嘌呤饮食5天后，每日尿尿酸排出量＞3.57mmol（600mg），可认为尿酸生成增多。

（二）滑囊液或痛风石检查

关节腔穿刺/痛风石抽吸物MSU结晶检查，在偏振光显微镜下可见针形尿酸盐结晶，此为诊断痛风的金标准。

（三）其他

X线检查、超声检查、CT检查、关节镜等有助于发现骨、关节的相关病变或尿酸性尿路结石影。

五、诊断要点

正常嘌呤饮食状态下，非同日两次空腹检测血尿酸＞420μmol/L时，诊断高尿酸血症。中老年男性如出现特征性关节炎表现、尿路结石或肾绞痛发作，伴有高尿酸血症应考虑痛风，如关节液穿刺或痛风石活检证实为尿酸盐结晶可做出诊断。急性关节炎期诊断有困难者，秋水仙碱试验性治疗有诊断意义。

六、治疗要点

原发性高尿酸血症和痛风的防治目的：①控制高尿酸血症，预防尿酸盐沉积。②迅速终止急性关节炎发作，防止复发。③防止尿酸结石形成和肾功能损害。

（一）一般治疗

控制饮食总热量；限制高嘌呤食物摄入，禁烟限酒；规律运动、作息，增加新鲜蔬菜摄入，保持理想体重，防止超重和肥胖；每天饮水2000ml以上以增加尿酸的排泄；避免使用抑制尿酸排泄的药物，如噻嗪类利尿药；避免导致痛风急性发作的各种诱发因素，并积极治疗相关疾病等。

（二）急性痛风性关节炎期治疗

治疗目标是迅速终止急性关节炎发作，缓解关节症状。急性发作期不宜进行降尿酸治疗，但已服用降尿酸药者不需停用，以免引起血尿酸波动，导致发作时间延长或再次发作。秋水仙碱、非甾体抗炎药和糖皮质激素是急性痛风性关节炎治疗的一线药物，应尽早使用。

1. **秋水仙碱** 小剂量秋水仙碱（0.5毫克/次，每天3次）有效，且不良反应少，在12小时内使用效果更好。

2. **非甾体抗炎药** 可有效缓解急性痛风性关节炎症状。常用药物：双氯芬酸、依托考昔等。

3. **糖皮质激素** 短期口服或关节腔注射中等剂量糖皮质激素对急性痛风性关节炎有明显疗效，适用于秋水仙碱、非甾体抗炎药治疗无效或禁忌、肾功能不全者。

（三）发作间歇期及慢性关节炎期治疗

治疗目标是血尿酸＜360μmol/L并终身维持。对于有痛风石、慢性关节炎、痛风频繁发作者，治疗目标是血尿酸＜300μmol/L，但不应低于180μmol/L。目前降尿酸药主要有抑制尿酸生成、促进尿酸排泄两类药物。应在急性发作缓解2周后从小剂量开始，逐渐加量，根据血尿酸的目标水平调整至最小有效剂量并长期维持。如单一药物疗效不好、血尿酸明显升高、痛风石大量形成，可合用两类降尿酸药物，其他还有碱性药物和尿酸氧化酶等。降尿酸治疗初期使用小剂量秋水仙碱（0.5～1.0mg/d）3～6个月，可预防性减少降尿酸过程中出现痛风急性发作。

1. **抑制尿酸生成药物** 适用于尿酸生成增多者，可抑制黄嘌呤氧化酶，阻断次黄嘌呤、黄嘌呤转化为尿酸，从而降低血尿酸水平。

（1）别嘌醇（allopurinol）：从50～100mg/d开始，最大剂量600mg/d。不良反应包括胃肠道症状、皮疹、药物热、转氨酶升高、骨髓抑制等。有条件时在用药前可行*HLA-B*5801*检测。

（2）非布司他（febuxostat）：不完全依赖肾排泄，可用于轻至中度肾功能不全者。

2. **促进尿酸排泄的药物** 主要用于尿酸排泄减少型、对别嘌醇过敏或疗效不佳者，可抑制尿酸经肾小管重吸收，增加尿酸排泄，降低血尿酸。但有尿酸性尿路结石者不宜使用。

用药期间应碱化尿液并保持尿量＞2000ml/d。

（1）苯溴马隆（benzbromarone）：初始剂量25mg/d，最大剂量100mg/d，不良反应包括胃肠道症状、皮疹、肾绞痛、粒细胞减少等，罕见严重的肝毒性。

（2）丙磺舒（probenecid）：初始剂量0.5g/d，最大剂量2g/d。对磺胺过敏者禁用。

3. 碱性药物 常用碳酸氢钠，可碱化尿液，使尿酸不易在酸性的尿液中积聚形成结晶，促进尿酸排泄。

4. 新型降尿酸药物 尿酸氧化酶可将尿酸分解为可溶性产物排出，包括拉布立酶和普瑞凯希。

（四）伴发疾病的治疗

痛风常伴发一种或数种代谢综合征，如高血压、高脂血症、肥胖、2型糖尿病等，应积极治疗。降压药首选氯沙坦或氨氯地平，降脂药宜选非诺贝特或阿托伐他汀等。合并慢性肾病者应注意选择对肾功能影响小的降尿酸药，并在治疗过程中密切监测不良反应。

（五）继发性痛风的治疗

除治疗原发病外，对痛风的治疗原则同原发性痛风。

七、护理

1. 主要护理诊断

疼痛：关节痛，与尿酸盐结晶沉积在关节引起炎症反应有关。

2. 其他护理诊断

（1）躯体移动障碍：与关节受累、关节畸形有关。

（2）知识缺乏：缺乏与高尿酸血症和痛风有关的饮食知识。

3. 护理目标

（1）患者能描述引起疼痛的因素，能应用缓解疼痛的方法与技巧，疼痛减轻或消失。

（2）患者能最大限度地保持躯体活动水平。

（3）患者能知晓高尿酸血症和痛风有关的饮食知识并自觉遵守饮食原则。

4. 护理措施

疼痛：关节痛。

1）休息与活动：急性关节炎期，患者常出现关节红、肿、热、痛、功能障碍，还伴有发热等，应卧床休息，避免受累关节负重。可在病床上安放支架支托盖被，抬高患肢。待关节肿痛缓解72小时后，方可逐渐下床活动。

2）局部护理：受累关节应制动，如手、腕或肘关节受累时，可用夹板固定制动。同时，也可给予冰敷或25%硫酸镁湿敷受累关节，减轻关节肿痛。痛风石导致局部皮肤溃疡发生时，可给予无菌纱布包裹，避免发生感染。

3）饮食护理：酗酒和暴饮暴食被公认为与痛风相关，故应限制饮酒，尤其是啤酒和白酒。每天进食总热量应限制在1200～1500kcal。避免进食动物内脏、鱼虾类、蛤、蟹、肉类、菠菜、蘑菇、豌豆、浓茶等高嘌呤食物，蛋白质控制在1g/（kg·d）。饮食宜清淡、易消化，忌辛辣和刺激性食物，饮水量要充足，每日达2000ml，每日蔬菜摄取量不少于500g，奶及奶制品摄入在300ml以上。因果糖具有潜在诱发尿酸水平升高的作用，故应限制果糖含量高的食品，如含糖饮料、果脯蜜饯、果葡萄糖浆等，鼓励多进食碱性食物，如各类蔬菜（高嘌呤除外）、牛奶、鸡蛋、马铃薯、柑橘类水果等，使尿液的pH保持在7.0或以上，以减少尿酸盐结晶的沉积。

4）病情观察：①观察疼痛的部位、性质、持续时间、间隔时间，是否因午夜剧痛而醒等情况。②受累关节有无红、肿、热、痛、功能障碍。③有无过度劳累、寒冷、潮湿、紧张、饮酒、饱餐、扭伤等诱发因素。④有无痛风石的征象。⑤观察患者的体温变化，有无发热等。⑥监测尿酸的变化。

5）心理护理：患者常因疼痛影响进食、睡眠，病情反复发作导致关节畸形、肾功能受损，出现情绪低落，表现为精神萎靡、忧虑等，护理人员应对其进行痛风相关知识的讲解，并在精神上给予安慰、鼓励。

6）用药护理：指导患者遵医嘱正确用药，观察药物疗效，及时处理不良反应。①使用别嘌醇者除应注意皮疹、发热、胃肠道反应外，还应注意肝损害、骨髓抑制等不良反应的发生。②苯溴马隆等可有皮疹、发热、胃肠道反应等不良反应。使用期间嘱患者多饮水、必要时遵医嘱口服碳酸氢钠等碱性药。③秋水仙碱常有胃肠道反应。若患者一开始口服即出现恶心、呕吐、水样腹泻等严重胃肠道反应，应立即停药。④应用非甾体抗炎药时，宜饭后服用，注意有无消化道活动性溃疡或消化道出血发生。⑤使用糖皮质激素时，严格遵医嘱服用，观察其疗效及不良反应，密切注意有无症状的“反跳”现象。避免长期大量服用糖皮质激素。

5. 护理评价

（1）能知晓诱发疼痛的因素，正确运用减轻疼痛的方法及技巧，疼痛减轻或消失。

（2）能正确进行功能锻炼，保持躯体活动水平。

（3）知晓高尿酸血症和痛风有关的饮食知识。

6. 健康指导

（1）疾病知识指导：给患者和家属讲解痛风是终身性疾病，但经积极有效治疗，患者可正常生活和工作。应保持心情愉快，避免情绪紧张；生活要有规律；肥胖者应减轻体重；防止受凉、劳累、感染、外伤等诱发因素。指导患者严格控制饮食，避免进食高蛋白和高嘌呤的食物，禁饮酒，每天饮水2000ml以上，在服用排尿酸药时更应注意多饮水，有助于尿酸随尿液排出。

（2）保护关节指导：指导痛风患者在日常生活中应注意尽量使用大肌群，如能用肩部负重者不用手提，能用手臂者不要用手指；避免长时间持续进行重体力劳动；经常改变姿势，保持受累关节舒适。

知识拓展

*HLA-B*5801*基因与别嘌醇严重不良反应相关性

别嘌醇是一种抑制尿酸合成的药物，常常作为痛风发作间歇期及慢性关节炎期治疗的一线药物。其常见的副作用包括皮疹、胃肠道反应等。据报道，极少数人服用别嘌醇后可出现变态反应发生致死性剥脱性皮炎。研究显示：该变态反应与患者携带*HLA-B*5801*基因有关。而我国人群中*HLA-B*5801*基因阳性率为11.51%，华南地区甚至可达20.19%。为安全起见，应用别嘌醇前，在有条件的地区应进行*HLA-B*5801*基因检测，检测结果阳性的患者禁用别嘌醇，以避免致死性剥脱性皮炎的发生。

资料来源：徐东，朱小霞，邹和建，等. 痛风诊疗规范［J］. 中华内科杂志，2023，62（9）：1068-1076.

小结

思考题

1. 简述痛风患者急性关节炎期的临床表现。
2. 简述痛风患者的饮食护理。

更多练习

（毛　旭　刘其兰）

第八章　风湿性疾病患者的护理

教学课件

学习目标

1. 素质目标

（1）具备尊重生命、理解关爱患者、保护患者隐私的职业素养。

（2）培养学生科学严谨、慎独的职业精神。

2. 知识目标

（1）鉴别：风湿性疾病常见的症状和体征；判断本系统常见疾病的临床表现，可以正确对患者实施护理评估，分析护理诊断，实施护理措施及健康教育。

（2）识记：风湿性疾病的概念，常用其他检查的临床意义，诊断和治疗要点。

（3）知道：风湿性疾病的分类，系统性红斑狼疮、类风湿关节炎、强直性脊柱炎的病因、发病机制及病理特征。

3. 能力目标

能够观察和分析患者的病情，制订合理的护理计划，并且具备能够根据病情变化调整护理计划的能力。

案例

【案例导入】

患者，女，34岁。音乐教师。因面部水肿伴疲倦乏力10天、发热1天就诊。体格检查：体温38.5℃，鼻背和双颧颊处可见蝶形红斑。实验室检查：红细胞沉降率70mm/h，尿蛋白（++），抗核抗体（++），抗酸性核蛋白抗体（抗Sm抗体）（++）。血小板计数80×10^9/L。拟诊“系统性红斑狼疮”收入风湿免疫科。

【请思考】

1．为明确病情诊断，还需要做哪些辅助检查？

2．患者目前的主要护理诊断/问题是什么，与哪些因素有关？

【案例分析】

第一节 总 论

一、概述

风湿性疾病简称风湿病，根据发病机制、病理及临床特征可分为弥漫性结缔组织病、脊柱关节炎、退行性变等10种类型（表8-1-1）。其中，弥漫性结缔组织病（简称结缔组织病）是风湿性疾病的重要组成部分，属于自身免疫病的一个特殊类型，具有结缔组织病和血管慢性炎症的病理标志，可能导致多器官、多系统的受损。

表8-1-1 风湿性疾病的分类

疾病分类	疾病名称
1. 弥漫性结缔组织病	类风湿关节炎、红斑狼疮、硬皮病、多肌炎、抗磷脂综合征、血管炎病等
2. 脊柱关节炎	强直性脊柱炎、反应性关节炎、肠病性关节炎、银屑病关节炎、未分化脊柱关节炎等
3. 退行性变	原发性骨关节炎、继发性骨关节炎
4. 遗传、代谢和内分泌系统疾病相关的风湿病	马方综合征，先天或获得性免疫缺陷病；痛风，假性痛风；肢端肥大症，甲减、甲亢相关关节病等
5. 感染相关的风湿病	反应性骨关节炎、风湿热等
6. 肿瘤相关的风湿病	原发性（滑膜瘤、滑膜肉瘤等），继发性（多发性骨髓瘤、转移瘤等）
7. 神经血管疾病	神经性关节病、压迫性神经病变（周围神经受压、神经根受压等）、雷诺病等
8. 骨及软骨病变	骨质疏松、骨软化、肥大性骨关节病、弥漫性原发性骨肥厚、骨炎等
9. 非关节性风湿病	关节周围病变、椎间盘病变、特发性腰痛、其他疼痛综合征等
10. 其他有关节症状的疾病	周期性风湿病、间歇性关节积液、药物相关风湿综合征、慢性肝炎等

二、风湿性疾病的护理评估

在全面收集患者主、客观资料的基础上，对风湿性疾病患者进行护理评估应着重注意如下内容。

（一）病史

1. 发病及治疗过程

（1）发病过程：对于患者病程的具体情况需进行翔实询问，包括疾病的起始时间、起病急缓、是否有显著的诱因，以及主要的症状等。如对于出现关节疼痛的患者，应了解其起病方式，疼痛部位特点、持续时间、诱发因素，以及病情的变化过程。

（2）既往就医情况：是否曾经接受正规治疗，疗效如何，进行过哪些检查，以及检查结果等。同时，目前药物使用情况也需要加以了解，包括药物种类、剂量、用法、是否存在不良反应等，了解有无特定药物的使用史，如服用避孕药可能诱发红斑狼疮。

（3）目前病情与一般状况：关节疼痛、肿胀、活动障碍是否进行性加重；一般状况包括年龄、体重、营养状况及食欲、睡眠和大小便是否正常等。

2. 心理－社会状况

（1）疾病影响及其心理状况：了解病症对患者生活及工作的影响程度，包括是否存在敏感、多疑，易激惹、焦虑、抑郁、偏执及悲观等情绪，以及患者对这些情绪的应对程度。

（2）社会支持系统：评估患者家庭结构、经济状况、教育背景、家人对于患者疾病的理解程度和态度，患者所处的环境或单位可以提供的支持资源，出院后继续就医的医疗服务条件等。

3. 生活史与家族史

询问与疾病发生相关的因素，如出生地、职业及工作环境等，同时询问家庭成员中是否有人患有同类疾病。

（二）身体评估

1. **全身状态**　观察生命体征，精神状态及营养状况，了解患者是否存在消瘦或发热等表现。

2. **皮肤、黏膜**　观察患者是否存在红斑、皮疹或皮肤破损等，同时查看口腔黏膜是否有溃疡、皮下是否有结节，以及是否存在雷诺现象等。

3. **肌肉、关节及脊柱**　观察患者是否有肌肉萎缩、压痛、力量下降，受影响的关节是否有红、肿、热、痛、活动受限或畸形等，关节、脊柱的活动度是否正常。

4. **其他**　观察患者有无发音困难、吞咽障碍、眼部异常等问题，观察心率、心律是否正常，检查是否有肝、淋巴结肿大等情况。

（三）辅助检查

1. **常规检查**　血液、尿液、粪便常规检查，以及肝、肾功能检查。如白细胞计数变化、血小板计数减低、蛋白尿、溶血性贫血等均可能与风湿病有关。红细胞沉降率、C反应蛋白、球蛋白定量、补体检查有助于诊断并评估疾病的严重程度，也有助于药物选择，观察和监控药物疗效和相关的不良反应。

2. **自身抗体检测**　风湿性疾病患者血液中存在自身抗体，即对自身组织、器官、细胞及细胞成分产生的抗体，这是风湿性疾病的特征之一。自身抗体检测对于风湿病的诊断和鉴别诊断具有重要影响。然而结果的敏感性和特异性并不总是一致，因此必须结合患者的临床表现进行疾病的诊断。在自身抗体检查中，主要有五种广泛用于临床的自身抗体，包括抗核抗体（ANAs）、类风湿因子（RF）、抗中性粒细胞胞质抗体（ANCA）、抗磷脂抗体（APL）和抗角蛋白抗体。

3. **人类白细胞抗原（HLA）检测**　中轴关节受累的脊柱关节炎与HLA-B27密切相关。

4. 关节镜和关节液穿刺检查　关节镜可以直接观察关节内部，提供确诊和鉴别诊断的依据，并能够取得组织标本进行病理学检查。关节液通过穿刺取样，其白细胞计数和分类有助于区分炎症性、非炎症性关节炎及化脓性关节炎。如关节液出现尿酸盐结晶或细菌，则提示痛风性关节炎或感染性关节炎，为尿酸盐结晶或感染性关节炎提供诊断依据。

5. 影像学检查　是风湿病重要的辅助诊断检测手段，不仅可以帮助确定关节和骨骼的疾病，还可以评估其他脏器及系统的受累程度。常用的检查包括X线检查、超声检查、CT扫描、MRI、血管造影等。

三、风湿性疾病患者常见症状和/或体征的护理

风湿性疾病患者最常见的症状和/或体征为关节疼痛与肿胀，其特点和护理如下。

1. 特点　关节疼痛是关节受累最常见的首发症状，是风湿性疾病患者选择就诊的主要原因。评估关节疼痛的形式、部位、性质，以及临床表现，有助于确立疾病诊断和进行鉴别诊断。受疼痛影响的关节通常伴有肿胀和触痛、压痛，多由关节腔内积液或滑膜过度生长引起，是滑膜炎或周围炎症的重要体征。以类风湿关节炎和系统性红斑狼疮为例，关节受累的特点见表8-1-2。

表8-1-2　类风湿关节炎与系统性红斑狼疮的关节受累特点

关节	类风湿关节炎	系统性红斑狼疮
周围关节炎	有	有
起病	缓	不定
首发部位	近端指间关节、掌指关节、腕	手关节或其他部位
疼痛	持续、休息后加重	不定
肿胀	以软组织为主	以软组织为主
畸形	常见	偶见

2. 主要护理诊断

（1）疼痛：慢性关节疼痛。

（2）躯体活动受限。

（3）焦虑。

3. 护理措施

（1）疼痛：慢性关节疼痛。

1）休息与体位：视患者的全身状况，以及受累关节的伤害类型、位置、数量及范围，选择适宜的休息方法和体位。在急性期伴有发热、疲倦等症状时应适当卧床休息，帮助患者保持舒适的姿势，尽可能维持关节的功能状态，如有需要可以采用石膏支架、小型夹板进行固定。长时间休息可能导致肌力减弱、关节收缩、压力性损伤、骨质疏松、心肺耐力下降等，因此应根据病情的变化调整休息时长，并在必要时采用恰当的运动疗法减少或避免上述问题的发生。

2）指导和协助患者缓解疼痛：①营造适宜的环境，防止喧嚣、嘈杂或过于安静的环境，以免加重疼痛。②合理使用非药物镇痛措施，如松弛技巧、皮肤刺激疗法（冷敷、热敷、加

压、震动等）、分散注意力。③根据病情采用蜡疗、水疗、激光、超短波、红外线等物理疗法缓解疼痛，可以通过按摩肌肉、活动关节来防止肌肉痉挛和关节活动的障碍。④按医嘱服药，常用的非甾体抗炎药有洛索洛芬、美洛昔康、塞来西布等，提醒患者遵医嘱服药的重要性，并告知药物可能的不良反应。

（2）躯体活动受限

1）功能性训练：向患者及其家人解释活动对于恢复和维持关节功能的重要性，鼓励症状缓解期的患者参与各种力所能及的活动；根据受损关节的部位和损伤特性，指导患者定期进行有目的的功能性训练，注意结合日常家居生活的需求进行训练。增强训练需循序渐进，先通过适当的方式减轻关节疼痛，逐步增强关节活动范围，然后进行肌肉力量训练，最后加强耐力训练。患者在活动中感到短时间疼痛属正常反应；若活动后疼痛持续2小时以上，说明活动过度，应相应调整活动量，确保在患者可以承受的范围内。

2）日常生活活动能力锻炼：要鼓励患者独立完成日常生活活动。根据患者的日常生活需求选择适当的锻炼方式；从简单到复杂，从弱到强，注重有针对性的锻炼；训练时间应在不影响患者正常作息前提下进行选择。

（3）焦虑

1）心理支持：鼓励患者表达自己的感受，分析其产生焦虑的原因，并评估其焦虑水平。帮助患者了解自身的焦虑症状，同时，细心解释焦虑可能对身体健康的影响，帮助患者提高应对问题的能力，并强调在面临焦虑时应采取积极求助的应对策略。呼吁患者的家属多给予关爱、理解及心理支持。介绍成功案例及最新治疗进展，激励患者树立战胜疾病的信心。

2）采用缓解焦虑的策略：教授患者和家属使用音乐疗法、香味疗法、放松训练、指导性想象和按摩等减轻焦虑的措施。

3）病情观察及安全防护：要观察患者的精神状态是否正常，在面对情绪不稳定、精神障碍或意识不清的患者时，要做好安全防护。

知识拓展

精研风湿顽疾，传承国医经典

朱良春是中医临床大家，他始终关注临床疑难病及危重病，尤其是目前尚无法治愈或当下治疗方案副作用大、治疗费用昂贵的一些疾病。他发明了益肾蠲痹法治疗风湿性疾病的技术，针对类风湿关节炎、强直性脊柱炎等风湿性疾病的治疗，形成了系统的中医风湿性疾病诊疗方案。朱良春在《21世纪中医的任务及展望》中指出："中医药学是一门科学，应当随时代的发展而不断充实、创新。"朱良春以其严谨求实、精益求精的治学精神，勇闯难关，为患者解决了疾病痛苦。

小结

思考题

1. 简述风湿性疾病关节疼痛与肿胀的临床特点。
2. 简述风湿性疾病疼痛的护理措施。

第二节　系统性红斑狼疮

一、概述

系统性红斑狼疮（systemic lupus erythematosus，SLE），是一种慢性自身免疫病。患者出现多系统受损，血清出现以抗核抗体为代表的多种自身抗体。

SLE的患病率随地区、种族、性别、年龄而变化，全球平均患病率为（12～39）/10万，我国汉族SLE患病率为（30～70）/10万，位居全世界各种族第二。SLE以20～40岁的育龄期女性多见。

二、病因与发病机制

（一）病因

SLE的确切病因仍未明确，但多种因素的综合影响已被认为可能触发此疾病的发生，包括遗传因素、环境因素和雌激素。

（1）遗传因素：SLE并无明显遗传性，但研究统计表明，SLE患者的一代直系亲属中，发病率是非SLE家庭的8倍。对于单卵双胎，如果其中一人患有SLE，另一人患病的概率是正常人的5～10倍，远高于异卵双胎。这种现象表明，多个易感基因在特定环境条件下的相互作用可能导致免疫系统失调并引发SLE。现在发现的SLE相关基因也只能解释大约15%的遗传可能性。

（2）环境因素：在SLE的发病中也扮演了重要角色。例如，阳光中的紫外线可能导致皮肤上皮细胞出现凋亡，新的抗原暴露可能诱发自身免疫反应。长期使用肼屈嗪等药物可能出现狼疮样症状，而停用后症状则可能消失。

（3）雌激素：在SLE发病中可能起重要作用。育龄期女性与同龄男性SLE患病率的比例为9∶1，儿童及老年SLE患者中女性与男性患病率的比例为3∶1。妊娠可能触发或加重SLE症状，尤其是在孕早期和产后六周内发病或者病情加重，都指向雌激素可能是潜在的SLE风险因素。

（二）发病机制

SLE是身体的免疫系统对自身组织和器官产生攻击，引起人体B细胞活化。触发这种异常反应的常见因素是外来抗原（如病原体、药物）等。SLE发病机制如下。

（1）致病性自身抗体的形成：在易感患者中，B细胞的免疫耐受性减弱可能导致大量不同类型的自身抗体的产生，并引起组织损伤。例如，抗DNA抗体可能直接与肾组织结合导致肾损伤，抗血小板抗体和抗红细胞抗体可能导致血小板和红细胞破坏。

（2）致病性免疫复合物形成：这是SLE发病的主要机制。由自身抗体和相应自身抗原结合形成的免疫复合物在组织中沉积，引发组织损伤。

（3）T细胞和NK细胞功能失调：导致机体不断产生新的抗原，刺激B细胞持续产生自身抗体，使自身免疫持续存在。

三、临床表现

SLE可为暴发性、急性或隐匿性。初期可只波及1～2个器官，临床表现不典型，容易被误诊。随着疾病发展，可能对多个器官造成影响，临床表现可能复杂多变。大多数患者的疾病病程可能呈现波动性，症状缓解和发作交替出现。

1. 全身症状　活动期的患者，大部分会出现全身症状，包括发热（约90%）、疲劳、乏力、体重下降等。患者发热程度不一，多见低至中度发热，偶尔也有高热。出现发热时应排除感染因素，特别是在接受免疫抑制药治疗期间。

2. 皮肤、黏膜　80%的患者可能出现皮疹，多出现在日晒部位。鼻梁和颊部的蝶形红斑最具特征性。SLE特异性皮疹可分为3种类型：①急性颊部红斑。②亚急性皮肤型红斑狼疮。③慢性皮疹，如盘状红斑、狼疮性脂膜炎、黏膜狼疮、肿胀性狼疮、冻疮样狼疮等。非特异性皮疹可表现为光过敏、脱发、甲周红斑、网状青斑、雷诺现象等。

3. 肌肉和关节　关节痛是常见的一种症状，常发生在指、腕、膝关节，可出现对称性多关节疼痛、肿胀。大约10%的患者可能会因为周围肌腱受损而出现雅库（Jaccoud）关节病。

4. 浆膜炎　半数以上的患者在急性发作期可能出现多发性浆膜炎，包括双侧的少量到中量的胸膜积液和心包积液。

5. 肾　所有的SLE患者中有27.9%～70.0%在病程发展过程中会出现肾受累。

6. 心血管系统　心包炎最常见，可为纤维蛋白性心包炎或渗出性心包炎。

7. 肺　本病会导致肺间质发生变化，主要是急性或亚急性病变期的磨玻璃样改变和慢性期的肺纤维化。

8. 神经系统　神经精神狼疮（neuropsychiatric lupus，NP-SLE）也被称为狼疮脑病，可影响中枢神经系统和周围神经系统。

9. 消化系统　可能有食欲缺乏、腹痛、呕吐、腹泻等消化道症状。少数患者可发生急腹症，如胰腺炎、肠梗阻、肠坏死等。

10. 血液系统　活动性的SLE患者常常会有血红蛋白下降、白细胞和/或血小板减少。约10%患者有抗人球蛋白试验（Coombs试验）阳性的溶血性贫血。

11. 眼　大约15%的患者可能出现视网膜出血、视网膜渗出、视神经乳头水肿等眼底病变。

12. 其他　活动期患者可伴随继发性抗磷脂综合征（APS），约30% SLE患者伴有继发性干燥综合征，表现为口干、眼干等。

四、辅助检查

1. 一般检查　血常规表现为全血细胞减少或单纯性白细胞减少、血小板减少等。尿常规可能会出现蛋白尿、血尿，以及管型尿。红细胞沉降率可能会增快。还可能出现肝功能、肾功能异常等。

2. 免疫学检查

（1）抗核抗体谱：可能存在抗核抗体（ANA）、抗双链DNA（dsDNA）抗体，抗可提取性核抗原（ENA）抗体等阳性反应。

（2）其他自身抗体：包括抗磷脂抗体，抗组织细胞抗体、抗神经元抗体，少数患者可有抗中性粒细胞胞浆抗体。

3. 补体测定 常用的方法有总补体（CH50）、C3和C4的测定。补体的降低，特别是C3低下常常意味着SLE的活动。

4. 肾活组织病理检查 对狼疮性肾炎的诊断、治疗和预后估计均有价值，尤其对指导狼疮性肾炎的治疗意义重大。在SLE的病理过程中，可以观察到典型的“狼疮小体”和“洋葱皮状病变”。前者是细胞核受到抗体作用后变性形成的嗜酸性团块，是诊断SLE的病理特征。后者则是特指周围小动脉存在显著的向心性纤维组织增生的情况，尤其是明显的脾中央动脉部位及心瓣膜的结缔组织出现的纤维蛋白样改变。

5. 其他 CT、X线检查或超声心动图等检查可早期发现出血性脑病、肺部浸润，以及心血管病变等。

五、诊断要点

现行的SLE的分类标准为美国风湿病学会（ACR）在1997年提出的SLE分类标准（见表8-2-1）。这个分类标准包含11个要素，当患者满足其中4个或4个以上的条件，并在排除感染、肿瘤和其他结缔组织疾病的可能性后，可被诊断为SLE。

表8-2-1 SLE分类标准（美国风湿病学会，1997年）

分类	标准
1. 颊部红斑	固定红斑，扁平或高起，在两颧突出部位
2. 盘状红斑	片状高起于皮肤的红斑，黏附有角质脱屑和毛囊栓；陈旧病变可发生萎缩性瘢痕
3. 光过敏	对日光有明显的反应，引起皮疹，从病史中得知或医生观察到
4. 口腔溃疡	经医生观察到的口腔或鼻咽部溃疡，一般为无痛性
5. 关节炎	非侵蚀性关节炎，累及2个或更多的外周关节，有压痛、肿胀或积液
6. 浆膜炎	胸膜炎或心包炎
7. 肾脏病变	尿蛋白＞0.5g/24h或（＋＋＋），或有管型尿（红细胞管型、血红蛋白管型、颗粒管型或混合管型）
8. 神经病变	癫痫发作或精神病，除外药物或已知的代谢紊乱
9. 血液系统疾病	溶血性贫血，或白细胞减少，或淋巴细胞减少，或血小板减少
10. 免疫学异常	抗dsDNA抗体阳性，或抗Sm抗体阳性，或抗磷脂抗体阳性（包括抗心磷脂抗体，或狼疮抗凝物，或至少持续6个月的梅毒血清试验假阳性，三者中具备1项则为抗磷脂抗体阳性）
11. 抗核抗体	在任何时候和未用药物诱发“药物性狼疮”的情况下，抗核抗体效价异常

六、治疗要点

SLE至今尚无根治的办法，但通过适当的治疗，病情可以得到长期的缓解。SLE患者应及早进行诊断并开始治疗。在治疗过程中，根据病情的严重程度和受影响的器官，以及并发症的不同，选择适当的治疗方法。

1. 常规治疗　常规非药物治疗在治疗SLE中发挥重要作用，包括：①进行心理治疗以帮助患者积极对待疾病的治疗。②在病情急性活动期，患者应卧床休息，而在病情稳定的慢性期，患者则应避免过度劳累。③避免使用可能诱发狼疮的药物（肼屈嗪、普鲁卡因、异烟肼、氯丙嗪、卡马西平、避孕药等）。④及时治疗并发感染。

2. 药物治疗

（1）糖皮质激素：是目前治疗重度自身免疫病的首选药物，可以显著抑制炎症反应和抗原–抗体反应。治疗通常首选泼尼松或甲泼尼龙，鞘内注射时用地塞米松。

（2）免疫抑制药：可以更有效地控制SLE的活动，保护重要脏器的功能，降低复发的可能性，以及减少长期使用糖皮质激素的剂量和副作用。在有重要脏器受累的SLE患者中，诱导缓解期首选环磷酰胺（CTX）或硫唑嘌呤；在维持治疗期间，可以根据病情选择1～2种免疫抑制药长期使用。对于狼疮性肾炎的患者，使用糖皮质激素联合CTX治疗，可以显著降低肾衰竭的发生率。抗疟药主要聚集在皮肤，能抑制DNA和抗DNA抗体的结合，对于皮疹、关节痛及轻型患者十分有效；雷公藤总苷对本病有一定疗效，不良反应主要有对性腺的毒性、肝肾损害、胃肠道反应、骨髓抑制等。

（3）非甾体抗炎药：主要用于治疗发热、关节和肌肉疼痛、关节炎、浆膜炎等，适用于没有明显的内脏病变或血液病变，但这类药物可能导致肾小球滤过率降低、血肌酐升高，因此对于肾炎患者需要谨慎使用。常用的药物包括阿司匹林、吲哚美辛、布洛芬、萘普生等。

（4）其他药物治疗：生物制剂在SLE的治疗中逐渐显示出其价值。目前，在临床和临床试验中应用于治疗SLE的生物制剂有抗CD20单抗（利妥昔单抗）和贝利尤单抗（belimumab）。在面临一些严重病情，如并发全身性严重感染、重症血小板减少性紫癜等情况下，可以通过静脉注射大剂量免疫球蛋白进行治疗。对于危及生命的患者或经过多种治疗无效的患者，血浆置换可以迅速缓解病情。此外，多项研究已经证实，人造血干细胞移植可以使传统制剂治疗无效的患者病情得以缓解，其远期疗效仍需长期随访确认。

七、护理

1. 主要护理诊断

（1）皮肤完整性受损。

（2）疼痛：慢性关节疼痛。

（3）口腔黏膜完整性受损。

（4）焦虑。

（5）潜在并发症：慢性肾衰竭。

2. 其他护理诊断

（1）有感染的危险：与机体免疫功能缺失、抵抗力下降有关。

（2）潜在并发症：狼疮性脑病、多器官功能衰竭。

3. 护理目标

（1）患者受损皮肤面积缩小或完全修复。

（2）患者掌握皮肤的自我护理方法。

（3）主诉疼痛程度减轻或消失。

4. 护理措施

（1）皮肤完整性受损：给予持续的皮肤护理，防止皮肤由于压力而受损。还应该注意以下几点：①确保皮肤的清洁和干燥，每日用温水清洗或擦拭，避免使用碱性肥皂。②有皮疹、红斑或光敏感的患者，需注意避免阳光直射，避免使用可能刺激皮肤的化妆品或护肤品，如有需要，可遵医嘱使用药用软膏。对于存在潜在感染的伤口，需要遵医嘱使用抗生素。③避免接触刺激性物品，如各种烫发或染发剂、农药等。

（2）疼痛：慢性关节疼痛，根据患者情况，选择合适的休息方式与体位。可采用以下方式减轻疼痛，如提供适宜环境以避免刺激，应用非药物疗法（如松弛疗法），根据病情使用物理治疗（如热疗等），并按照医嘱服用药物。

（3）口腔黏膜完整性受损：在口腔黏膜受损的情况下，保持营养平衡，促进组织愈合并确保口腔清洁。如果患者有口腔溃疡，可使用冰硼散或锡类散涂于溃疡表面促进愈合；对于存在口腔感染的情况，需遵医嘱使用抗生素。

（4）焦虑：鼓励患者表达他们的感受，分析造成焦虑的原因，并对他们的焦虑程度进行评估。应用缓解焦虑的技术，如音乐疗法、放松训练等，注意患者的精神状态，对于可能存在自伤和意外受伤的风险做好预防和应急准备。

（5）潜在并发症：慢性肾衰竭，急性活动期应卧床休息，给予营养支持，采取低盐、优质低蛋白饮食，并限制水钠摄入。同时，对病情进行监测，观察生命体征、体重、尿液指标等，定期评估心血管疾病及相关危险因素，并依据医嘱进行药物治疗。

5. 护理评价

（1）患者能说出皮肤防护和预防血管收缩的方法，皮肤受损面积缩小并逐渐愈合。没有出现新的皮肤损害。

（2）疼痛程度减轻或消失。

6. 健康指导

（1）疾病知识指导：向患者和家属进行疾病知识指导，告知患者及时接受正确而有效的治疗，严格按照医嘱进行治疗，不得擅自改变药物剂量或中断用药。鼓励家属为患者提供精神支持和生活照顾，帮助患者保持良好的心理状态。

（2）妊娠指导：对于病情已在缓解期超过半年，无中枢神经系统、肾或其他重要器官严重损伤，且口服泼尼松剂量低于15mg/d的患者，一般能安全妊娠并分娩健康的婴儿。然而，非缓解期的患者，易发生流产、早产和死胎。因此，备孕阶段及妊娠期必须遵医嘱调整用药剂量或停药。

（3）接种疫苗指导：尽可能在疾病稳定期接种疫苗，并在计划接受免疫抑制治疗前接种。推荐接种灭活疫苗，避免使用减毒活疫苗。

知识拓展

SLE护理创新

SLE护理创新可采用跨专业团队护理，包括医生、护士、营养师、心理咨询师等，全面照顾患者。制订长期护理计划，融入生活习惯改善，旨在延缓疾病，提升患者生活质量。通过患者教育，增强患者及其家属的自我管理能力。定期心理咨询提供心理支持，提高患者应对疾病的精神韧性。各项新技术也被融入护理计划中，如利用智能手机APP、在线咨询等，在家中患者就能得到有效咨询、病情监测。在家护理能避免患者频繁往返医院，提高治疗依从性。这些创新更侧重全方位、个体化护理，旨在提高患者生活质量，减轻疾病负担。

思考题

1. 简述系统性红斑狼疮患者皮疹特点。
2. 简述系统性红斑狼疮患者的护理问题和护理措施。

小结

第三节　类风湿关节炎

一、概述

类风湿关节炎（rheumatoid arthritis，RA）主要以侵蚀性和对称性多关节炎的形式呈现，是一种慢性、全身性的自身免疫病。

RA的发病不受地域限制，是导致全球性劳动力丧失和致残的主要问题之一。大约80%的病例发病年龄在30～50岁，女性RA患者为男性的2～3倍。在我国，RA的患病率为0.32%～0.36%。

二、病因与发病机制

（一）病因

1. 环境因素　尽管未找到明确的感染因子能直接导致此病，但临床与实验研究数据均表明，某些细菌、支原体和病毒等感染能激活T细胞、B细胞等淋巴细胞，使其分泌炎症因子，形成自身抗体，从而影响RA的发病和病程进展。吸烟可能会明显提高RA发病的风险，与抗瓜氨酸化蛋白抗体（ACPA）阳性RA更相关。

2. 遗传因素 RA的发病与遗传因素有着显著的关系。家系研究指出，RA患者的一级亲属罹患RA的概率为11%。在双胞胎研究中，单卵双胎同患RA的概率为12%～30%，而异卵双胎的概率仅为4%。大量研究显示，*HLA-DRBI*等位基因突变与RA的发病有关。

（二）发病机制

免疫反应紊乱是RA的主要发病机制，浸润关节滑膜的主要是活化的CD_4^+ T细胞和MHC-Ⅱ型阳性的抗原提呈细胞（APC）。滑膜内的某些组分或体内产生的内源性物质可能被APC呈递给活化的CD_4^+ T细胞，启动特异性的免疫反应，从而导致关节炎症。在疾病进展过程中，由于体内外不同的抗原刺激，不同的T细胞克隆在T细胞库中活化并增殖，同时滑膜的巨噬细胞亦因抗原被激活，因而细胞因子如TNF-α、IL-1、IL-6、IL-8等增多，导致滑膜长期处于炎症状态。TNF-α进一步破坏关节软骨，可致关节畸形。而IL-1是引起低热、乏力、急性期反应蛋白合成增多等RA全身症状的主要细胞因子，也是C反应蛋白增多和红细胞沉降率加快的主要原因。此外，在免疫反应中，激活的B细胞分化为浆细胞，分泌大量免疫球蛋白（IgG），其中包括类风湿因子（RF）、抗环瓜氨酸肽抗体（抗CCP抗体）等多种自身抗体，IgG和这些抗体形成的免疫复合物，经补体激活可诱发炎症反应。Fas分子的过量或者Fas分子与Fas配体比例失衡会影响滑膜组织细胞的正常凋亡，进而导致RA滑膜炎的免疫反应持续。

三、临床表现

RA患者的发病多缓慢、隐匿，可在明显关节症状显现前出现数周的低热，少数患者出现高热、乏力、全身不适、体重减轻等症状，随后逐渐出现关节症状。部分病患可能急性起病，在数天内即出现多个关节症状。

1. 关节表现 RA症状典型为对称性多关节炎。主要影响小关节，以腕关节、近端指间关节和掌指关节最为常见，其次是足趾关节、膝关节、踝关节、肘关节和肩关节。远端指间关节、脊柱、腰骶关节很少受累。可以表现出滑膜炎和关节结构破坏的症状，前者经治疗可逆转，但后者难以逆转。具体表现如下。

（1）晨僵：大部分RA患者出现晨僵。受累关节充血、水肿，渗出液引发关节肿胀、僵硬、疼痛，患者不能握拳或搬重物，活动后症状可以缓解。持续时间超过1小时者意义较大。晨僵常被作为本病活动的指标之一，但主观性很强。晨僵时常存在，但与个体主观体验密切相关。其他原因的关节炎也可以出现晨僵，但症状没有RA明显和持久。

（2）关节痛与压痛：关节痛常为最初症状，早期可以是单一关节疼痛或者有游走性多关节炎征象，通常是对称性的、持久的，病情时好时坏，伴有压痛。受累关节皮肤可出现褐色色素沉积。

（3）关节肿胀：所有受累的关节都可能出现肿胀，多数因关节腔内积液和关节周围软组织炎症引起，长期疾病可能由慢性炎症后期肥大引起肿胀。常见部位包括腕关节、掌指关节、近端指间关节和膝关节等，多呈对称性。

（4）关节畸形：多发生于较晚阶段的患者，由于滑膜炎破坏软骨和软骨下骨质结构，使关节呈现纤维性或骨性强直。此外，关节周围肌肉萎缩、痉挛也会加剧关节畸形。最常见的关节畸形包括：腕关节和肘关节强直，掌指关节半脱位，手指呈“天鹅颈”样和“纽扣花”样畸形。重症病例关节会出现纤维性或骨性强直并失去关节功能，严重影响患者的日常自理能力。

（5）关节功能障碍：肿胀、疼痛和关节结构破坏等因素都会导致关节活动障碍。根据患者工作和生活受影响的程度，美国风湿病学会将其分为四级，其中Ⅰ级患者可正常进行日常生活及各项工作；Ⅱ级患者可进行日常生活和某些工作，但参与其他活动受限；Ⅲ级患者可进行日常生活，但参与工作或其他活动受限；Ⅳ级患者日常生活自理和工作能力均受限。

（6）特殊关节症状：包括颈椎的小关节和周围腱鞘，出现颈痛、活动受限，严重时可能因颈椎半脱位导致脊髓压迫。肩、髋关节周围局部疼痛和活动受限；约1/4的RA患者出现颞颌关节受累症状，早期表现为说话或咀嚼时疼痛加重，严重者张口受限。

2. 关节外表现

（1）类风湿结节：在RA患者中，20%～30%会出现类风湿结节，这常常表明疾病处于活动状态。类风湿结节常见于经常受压的皮下部位，包括前臂伸面、肘部鹰嘴突附近和枕部等处。类风湿结节的数量和大小各异，直径可以在几毫米到几厘米，结节质地坚硬，无压痛，并呈对称性分布。几乎所有器官，如心脏、肺、眼等都可能受累。

（2）类风湿血管炎：皮肤表现为瘀点、紫癜、网状青斑，严重者指甲下或指尖可能出现梗死，甚至出现下肢深大溃疡。眼睛受累可能出现巩膜炎，严重时巩膜软化可能影响视力。对于类风湿因子（RF）阳性的患者，可能出现无临床症状的类风湿血管炎，如皮肤和唇腺活检可有血管壁免疫物质的沉积，长期的疾病预后尚不明确。

（3）器官系统受累：①在呼吸系统方面，肺部受累较常见，多发于男性，有时可作为首发症状。侵犯肺部可能出现胸膜炎、肺间质性病变及肺动脉高压等。②在循环系统方面，心包炎是较为常见的病症，多数患者RF检测阳性，但通常没有明显的临床症状。通过超声心动图，可以发现约30%的患者存在少量心包积液。③在神经系统方面，神经受压是RA患者神经系统病变的常见原因，且受压的周围神经病变与相应关节滑膜炎的严重程度密切相关。例如，正中神经在腕关节处受压时，可能引发腕管综合征；胫后神经在踝关节处受压时，可能引起跗管综合征。脊髓受压表现为双手感觉异常和肌力减弱，腱反射亢进，病理反射阳性。手足麻木和多发性单神经炎多由小血管炎的缺血性病变引起。④在血液系统方面，RA患者的贫血程度通常与病情活动度（尤其是关节炎症程度）相关，多为正细胞正色素性贫血。如果患者出现小细胞低色素性贫血，可能是病变本身或因长期服用非甾体抗炎药（NSAID）导致胃肠道少量出血所致。在病情活动的RA患者中，血小板增多较为常见，这与疾病活动度有关，病情缓解后血小板计数可下降。部分RA患者可能伴有脾大、中性粒细胞减少，甚至出现贫血和血小板减少，这种情况被称为费尔蒂综合征。值得注意的是，费尔蒂综合征患者并非始终处于关节炎活动期，其中一些患者可能合并有下肢溃疡、色素沉着、皮下结节、关节畸形，以及全身症状如发热、乏力、食欲缺乏和体重下降等。

（4）其他：30%～40%的患者在病程的任何阶段均可出现干燥症，表现为口干、眼干、淋巴结肿大。RA患者罕见肾受累，长期RA患者有时见轻度膜性肾病、肾小球肾炎、肾内小血管炎及肾淀粉样变等。

四、辅助检查

1. 血液检查 RA患者通常存在轻至中度的贫血。一旦病情活跃，血小板数可能会升高。白细胞计数及分类通常正常，但病情活动期红细胞沉降率（ESR）加快，C反应蛋白（CRP）可能会上升。

2. 免疫学检查

（1）RF：是针对IgG Fc片段抗原的自身抗体，可见于RA患者血液中，其种类包括IgM、IgG和IgA。临床上，主要检测IgM型RF，其生成量通常与疾病活动和严重程度成正比。然而，RF并不是RA的特异性抗体，也可能在感染、肿瘤等其他疾病中出现，且约5%的健康人群可能会出现低水平的RF。RF阴性并不能排除RA诊断。

（2）抗瓜氨酸化蛋白抗体（ACPA）：有助于RA的早期诊断，尤其在血清RF阴性及临床症状不典型的患者中。ACPA包括抗核周因子抗体（APF）、抗角蛋白抗体（AKA）、抗聚角蛋白微丝蛋白抗体（AFA）、抗环瓜氨酸肽抗体（CCP），以及抗突变型瓜氨化波形蛋白抗体。抗CCP抗体可在75%的RA患者中出现，其特异性可达93%～98%，并可在疾病早期发现，与疾病预后有关。

3. 关节滑液检查 正常情况下，关节腔内的滑液量不超过3.5ml。当关节炎时，滑液量会增加，RA患者的滑液黏度较低、含糖量低于血糖，白细胞明显增多，中性粒细胞占优势。滑液检查可鉴别感染性关节炎和晶体性关节炎，但不能确诊。

4. 关节影像学检查 该方法对RA的确诊、关节病变分期及监测病变进展非常重要。初始诊断时，至少需要拍摄手指关节和腕关节的X线片，早期可能会显示关节周围软组织肿胀、关节端骨质疏松（Ⅰ期）；随后关节间隙变窄（Ⅱ期）；进一步关节面出现虫蚀样改变（Ⅲ期），晚期则可能出现半脱位和关节破坏后的纤维和骨性强直（Ⅳ期）。MRI对早期RA的诊断非常有帮助，可显示关节软组织病变、滑膜增生、骨破坏的先期表现和骨髓水肿等。高频关节超声检查可以显示滑囊积液、滑膜增生等，也可以引导关节穿刺和治疗。

5. 类风湿结节活检 结节典型的病理变化有助于RA的诊断。

五、诊断要点

当前，对RA疾病的诊断，通常遵循美国风湿病学会（ACR）在1987年所制定的RA分类标准，包括以下几点：①关节内或周围晨僵持续1小时及以上。②至少出现在3个以上关节区的软组织肿胀或积液。③手腕、掌指关节或近端指间关节中至少出现1个关节区域肿胀。④对称性关节炎。⑤存在类风湿结节。⑥血清RF阳性（使用的检测方法在正常人群中阳性不超过5%）。⑦X线片显示改变（至少有骨质疏松和关节间隙狭窄）。只要符合这7项中的4项，就可以诊断为RA（前4项的症状至少持续6周）。但这个标准可能会遗漏早期或非典型的病例，因此，应根据本病的特性，结合辅助检查进行全面综合诊断。2010年ACR和欧洲抗风湿病联盟（EULAR）提出了新RA分类标准（表8-3-1）。患者评分6分及以上可确诊RA，小于6分目前不能确诊RA，但患者有可能在将来满足诊断标准，需密切观察。

表8-3-1 2010年ACR/EULAR的新RA分类标准

项目	分数
关节受累情况（0～5分）	
1个中大关节	0分
2～10个中、大关节	1分
1～3个小关节	2分
4～10个小关节	3分
＞10个小关节	5分
血清学（0～3分）	
RF和抗CCP抗体均阴性	0分
RF或抗CCP抗体至少一项低效价阳性（＞正常上限）	2分
RF或抗CCP体至少一项高效价阳性（＞正常上限）	3分
急性期反应物（0～1分）	
CRP和ESR均正常	0分
CRP或ESR异常	1分
滑膜炎持续时间（0～1分）	
＜6周	0分
≥6周	1分

注：受累关节指关节肿胀、疼痛。小关节包括掌指关节、近端指间关节、第2～5跖趾关节、腕关节，不包括第1腕掌关节、第1跖趾关节和远端指间关节；大关节包括肩、肘、髋、膝和踝关节。

六、治疗要点

RA目前尚不能根治。治疗原则为早期介入，达到治疗标准，进行个体化治疗，监控病情变化，以降低疾病导致的残疾。治疗方式主要包括一般治疗、药物治疗及手术治疗，其中最重要的是药物治疗。

1. **一般治疗** 主要包括健康教育、休息、关节制动（在急性期）、关节功能锻炼（在恢复期）及物理疗法等。卧床休息主要适用于急性期、出现发热及严重脏器损害的患者。

2. **药物治疗** 根据药物的性质，治疗RA常用的药物可分为5类，包括非甾体抗炎药（NSAID）、缓解病情抗风湿药（DMARD）、糖皮质激素、生物DMARDs靶向药及植物药物。

（1）非甾体抗炎药（NSAID）：具有镇痛抗炎作用，是改善关节炎症状的常用药，但不能控制病情，须与缓解病情抗风湿药同服。一种NSAID在足量使用1～2周后无效再改用另一种，避免两种以上NSAID同时用药，因其疗效不叠加，而不良反应却会增多；老年人适宜选择半衰期短的NSAID，有消化性溃疡病史的老年人，宜服用选择性环氧化酶-2（COX-2）抑制药以减少胃肠道不良反应。

（2）缓解病情抗风湿药（DMARD）：起效慢，1～6个月后症状明显改善，能改善病情且有抗炎作用，常与NSAID联合使用。针对确诊的RA患者，都应该应用DMARD，其选择和应用方案应该根据病情程度和进展情况决定，可单药使用，也可合并使用多种药物。常选用甲氨蝶呤（MTX），并常作为联合治疗的基本药物。如MTX无效或不能耐受，可选用其他DMARD。其他常用DMARD有来氟米特、柳氮磺吡啶、羟氯喹、金制剂、硫唑嘌呤、环孢素、艾拉莫得等。

（3）糖皮质激素：治疗原则为小剂量、短疗程，必须和DMARD一起使用。低至中剂量的糖皮质激素和DMARD在初始阶段对控制病情有益，按临床情况需逐步下调糖皮质激素剂量至停用。伴心、肺、眼、神经系统等器官和系统受累的重症患者，根据具体情况给予中至大剂量糖皮质激素，症状控制后，需递减剂量。关节腔注射糖皮质激素有利于减轻关节炎症，但过于频繁的关节腔穿刺可能增加感染的风险并可能引发类固醇晶体性关节炎，一年内穿刺次数不宜超过3次。使用糖皮质激素时应注意补充钙和维生素D，警惕感染、高血压、高血糖等不良反应的发生。

（4）生物制剂靶向药：是RA治疗的革命性进展。包括TNF-α抑制药、IL-6受体阻断药、T细胞共刺激信号调节剂、JAK抑制药等。在DMARD初期治疗方案无效，或存在预后不良因素的情况下，应考虑加用生物DMARD靶向药。为了增加疗效和减少不良反应，通常与MTX联合使用。其主要不良反应包括注射部位局部的皮疹、感染，长期使用还可能增加肿瘤发生的风险。应用前应筛查结核病，活动性感染及肿瘤等。

（5）植物药物：雷公藤多苷、青藤碱、白芍总苷等对关节症状改善有一定效果，但需要注意可能引发的白细胞减少、肝损伤等不良反应。

3. 手术治疗　在晚期严重畸形且失去功能的关节，可通过关节置换来恢复关节功能。滑膜切除术能使病情有一定缓解，但当滑膜再次增生，病情可能复发，因此必须与DMARD联合使用。

七、护理

1. 主要护理诊断

（1）有失用综合征的危险：主要与关节疼痛和畸形导致的关节功能障碍有关。

（2）悲伤：通常发生在因疾病久治不愈、关节畸形可能致残和影响生活质量的患者。

2. 其他护理诊断

（1）疼痛：慢性关节疼痛，与关节炎症反应有关。

（2）生活自理缺陷：与关节功能障碍、疼痛、疲乏有关。

3. 护理目标

（1）患者的关节僵硬和活动受限程度减轻，没有明显的炎症活动表现或疾病低活动度。

（2）患者提高自理能力，能够独立或部分完成日常生活活动。

4. 护理措施

（1）有失用综合征的危险

1）休息与体位：在急性活动期，除了关节疼痛外，患者常伴有全身性症状如发热和乏力，这时患者应当卧床休息，以降低体力消耗，保护关节功能，并避免脏器受损。但需要注意患者不应长期卧床，同时也应限制受累关节活动，使关节保持在功能位置，如肩关节两侧可垫枕头等物，来防止肩关节的外旋。每天至少平卧2次，每次大约半小时，以预防髋关节的屈曲挛缩。夜晚休息时，肌肉处于松弛状态，容易加重畸形，患者可在睡前使用可塑夹板固定受累的关节。

2）病情观察：首先，需详细了解关节疼痛的具体部位、性质，关节肿胀和活动受限的程度，有无关节畸形，以及晨僵的严重程度，以便针对病情做出判断及有效疗效的评估。其次，需关注关节外的表现，如胸闷、心前区疼痛、腹痛、消化道出血、头痛、发热、咳嗽和呼吸困难等，这可能是病情严重的信号，应该尽早给予适当的治疗。

3）晨僵的护理：应鼓励患者在早晨起床后，进行温水浴，或用温水浸泡僵硬的关节，然后再活动关节。夜晚睡觉时，佩戴弹性手套保暖，可以降低晨僵的程度。

4）预防关节失用：为了保持关节功能，防止关节畸形和肌萎缩，应指导患者适度地锻炼关节。症状基本控制后，鼓励患者及早下床活动，必要时提供辅助工具（如滑轮、弹簧、沙袋）。训练手的灵活性、协调性，进行更衣、洗漱、进食、如厕等基本日常生活活动训练。进行肢体锻炼，如摸高、伸腰、踢腿及其他全身性伸展运动等，由被动活动渐进，活动强度以患者能承受为限。

（2）情绪性痛苦

1）心理护理：由于病情反复发作、关节疼痛的难以治愈、治疗效果不佳等，患者可能会出现情绪低落、忧虑、孤单，对生活失去信心等负性情绪。在与患者接触的过程中，应以和蔼的态度进行安抚，并采取解释、安慰、鼓励、疏导等方式进行心理护理。①认识和疏导负性情绪：重视患者的各种反应，如否认、孤独、抑郁、愤怒、恐惧、孤独等。提供合适环境使患者表达情绪，尽量减少外界刺激，并帮助患者认识负性情绪不利于疾病的康复，长期的低落情绪会造成机体内环境失衡，引起食欲缺乏、失眠等症状，从而加重病情。②鼓励患者自我护理：与患者一起制订康复重点目标，激发起患者对家庭和社会的责任感，鼓励自强，正确认识和对待疾病，积极与医护人员配合，提高治疗效果。有关节功能残障的患者，要鼓励发挥其健肢的作用，力求能够生活自理或参加力所能及的工作，以体现生存价值。③参与集体活动：组织患者集体学习疾病相关的知识，或进行定期座谈，相互启发、相互学习。鼓励患者积极参加集体娱乐活动，充实日常生活。

2）社会支持：嘱咐患者家属或亲友给予患者必要的支持和鼓励。家人和朋友的关心会帮助患者的情绪稳定，同时加强其战胜疾病的信心。

5. 护理评价

（1）患者学会关节活动的技术和方法，促进关节灵活性。

（2）患者关节疼痛减轻或消失。

（3）患者肌张力正常，能够最大限度保持躯体活动水平。

6. 健康教育

（1）疾病知识指导：对患者和家属进行疾病知识指导、用药指导和病情检测，帮助患者及其家人理解疾病的性质，了解疾病的进程及治疗方案。避免疾病可能的诱发因素，如感染和过度劳累。

（2）疾病康复指导：强调休息和治疗性锻炼的重要性，培养良好的生活方式和习惯，在疾病缓解阶段有计划地每天进行锻炼，提高身体抵抗疾病的能力，保护关节功能，减慢功能损伤的进程。向患者说明药物使用方法和注意事项，按照医生指示进行药物治疗，避免擅自停药、更换药品或改变药品剂量，坚持规范治疗以减少病情复发。密切观察治疗效果，以及可能出现的不良反应，定期进行血常规、尿常规检查，以及肝功能和肾功能检查，如果发现有严重的不良反应，应立即停用药物并尽快就医。疾病若有复发迹象，应及早就医，预防重要脏器损伤。

知识拓展

类风湿关节炎的非药物护理

在类风湿关节炎的非药物护理中，患者教育非常重要，通过患者教育可以帮助患者了解疾病的基本知识、症状、治疗方法，以及如何管理自己的健康，教育内容应包括如何根据疾病活动情况和合并症量身定制护理计划，尤其是在关节护理方面，如足部护理等。医疗团队与患者应共同参与治疗决策，确保每个患者根据自身的具体情况（如疾病严重程度、生活方式等）获得个性化的护理方案。非药物护理还包括鼓励患者养成健康的生活习惯，特别是适当的运动、减压和避免过度疲劳，这些都有助于改善患者的生活质量和减轻症状。运动疗法作为其中的重要组成部分，针对性地安排全身运动和关节专门训练，如手部、足部的运动，甚至水中运动等，都可以有效地改善关节功能，缓解疼痛并增强体力。此外，对于足部功能异常的患者，推荐使用足部矫形器、功能鞋垫或治疗性鞋类，以帮助减轻足部疼痛、改善步态。类风湿关节炎的非药物护理应依靠多学科团队合作，包括风湿病学专家、护士、物理治疗师和心理支持人员等，共同为患者提供全面的治疗，确保生理、心理和社会功能的全方位支持。

资料来源：Conley B，Bunzli S，Bullen J，et al. What are the core recommendations for rheumatoid arthritis care? Systematic review of clinical practice guidelines[J]. Clinical Rheumatol，2023，42（9）：2267-2278.

小结

思考题

1. 简述类风湿关节炎患者的典型关节表现。
2. 如何指导类风湿关节炎患者预防关节失用？

第四节　强直性脊柱炎

一、概述

强直性脊柱炎（ankylosing spondylitis，AS）是一种慢性进行性炎症性疾病，主要影响人体的骶髂关节、脊椎、脊柱附近的软组织，以及外周关节，并有可能涉及关节以外的部位，此病可导致患者的脊柱发生变形、强直。AS病症的早期迹象及典型特征改变之一为骶髂关节炎，特征性病理改变是附着点炎，而在脊柱感染晚期，“竹节样”变化被视为典型表现。AS是脊柱关节炎（spondyloarthritis，SPA）的主要形式之一。

我国的AS患病率约为0.3%，而患此病的男性和女性所占的比例为（2～4）：1。相较于男性，女性患此病的过程通常会较为缓慢且病情较轻。一般而言，此病症的患者年龄范围在15～40岁。

二、病因与发病机制

AS的确切病因仍不清楚，但对于强直性脊柱炎的流行病学调查已揭示出遗传和环境因素在疾病发生过程中具有重要影响。已经被证实，AS的发病与人类白细胞抗原B27（HLA-B27）有紧密的关联，并且存在显著的家族聚集性。在健康人群中，HLA-B27阳性率由于种族和地理位置的差异而存在差距。例如，在欧洲的白色人种群体中为4%～13%，而在我国则为6%～8%。然而，在我国AS患者中，HLA-B27阳性率在90%左右。此外，AS的发病可能还与某些肠道病原菌的感染有关，包括泌尿生殖道沙眼衣原体、志贺菌、沙门菌及结肠耶尔森菌等。这些病原菌和易感者的自体组织具备共同的抗原性，有可能引起异常的免疫反应，从而导致组织损害，从而在疾病的发生和发展过程中起到一定的作用。

三、临床表现

16岁之前发病被称为幼年型强直性脊柱炎，且临床呈现的病症相对典型；患者在40岁之后发病则被称为晚发型强直性脊柱炎，临床表现通常不典型。50岁以后和8岁以下儿童发病较少见。

1. 症状

（1）炎性腰背痛：这是强直性脊柱炎最常见及最典型的临床表现。疼痛更重的时间通常在早晨，而且睡觉或久坐时痛感加剧，活动之后疼痛可有所减轻。对非甾体抗炎药的反应良好。严重情况下可能导致痛醒，难以翻身，且疾病可能由腰椎向胸、颈椎发展，造成相应部位的疼痛和活动受限。

（2）起止点炎（跟腱）：可能表现为足跟疼痛、腊肠手指/趾，同样可能发生在膝关节、胸肋连接、脊椎骨突、髂嵴、大转子和坐骨结节。

（3）外周关节受累：有的患者首次发病症状为下肢大关节痛，此症状可能发作和缓解交替，可能伴有骨关节破坏。这种情况在幼年发病者中最常见。

（4）关节外症状：一部分患者可能反复出现葡萄膜炎或虹膜炎。某些患者可能出现肠道炎症。一些其他症状包括肾功能异常、上肺间质性肺炎、感觉异常等。

2. 体征　包括骶髂关节压痛，脊柱前屈、后伸、侧弯和转动受限，下肢“4”字试验阳性，胸廓活动度＜2.5cm，枕墙距＞0等。

四、辅助检查

1. 血液检查　由于没有独特性指标，血液检查无法确诊是否患强直性脊柱炎。然而，在活动期患者中，红细胞沉降率和C反应蛋白可能升高。另外，大约90%的患者人类白细胞抗原B27（HLA-B27）阳性。

2. 影像学检查　骶髂关节炎是诊断的核心依据，并用于评估疾病的严重程度。常规的骨盆正位影像学检查可以观察到骶髂关节的变化，并可识别髋关节、坐骨和耻骨联合等位置的病变。全脊柱尤其是腰椎是最早受到影响的部位，主要观察是否有韧带钙化、脊柱是否有“竹节样”变、椎体方形变及椎小关节和脊柱生理曲度改变等。根据普通X线片上的特征性影像学表现，可以将骶髂关节分为五个等级。0级为正常；Ⅰ级为疑似改变；Ⅱ级表示轻微的异常表现，Ⅲ级表示明显的异常表现，Ⅳ级表示严重的异常，如完全的关节强直。如果影像学检查结果显示，双侧骶髂关节至少到达Ⅱ级，或者单侧至少到达Ⅲ级，那么证明患者的影像学骶髂关节炎为阳性。

CT扫描具有较高的分辨率，能够发现骶髂关节细微的变化，这对于早期诊断十分有利。对于常规X线检查难以确定的病例，CT扫描有助于明确诊断。对于骶髂关节和脊柱的MRI检查，能显示关节和骨髓的水肿、脂肪变性等急、慢性炎症改变，以及周边韧带硬化、骨赘形成、骨质破坏、关节强直等结构改变。因此，MRI能比CT更早地发现骶髂关节炎。

五、诊断要点

采用的是1984年修订的纽约分类标准，其内容分为以下部分。

1. 临床标准　主要症状如下：①腰背痛、晨僵3个月以上，活动改善，休息无改善。②腰椎额状面和矢状面活动受限。③胸廓活动度低于相应年龄、性别的正常人。

2. 放射学标准　通过X线检查对骶髂关节炎进行分级，其中双侧至少达到Ⅱ级或者单侧达到Ⅲ、Ⅳ级。

3. 诊断原则　①确定为强直性脊柱炎：同时符合放射学标准及1项或以上临床标准。②可能为强直性脊柱炎：符合3项临床标准，或只符合放射学标准但无临床标准的情况。

对于暂时不符合上述标准的病例，可以参照2009年国际脊柱关节炎评估协会（ASAS）提议的中轴性脊柱关节炎分类标准，这个标准对于起病年龄小于45岁和腰背痛大于3个月的患者，加上满足以下一种标准：①影像学检查提示骶髂关节炎加上≥1个下述的SpA特征；②HLA-B27阳性加上≥2个下述的其他SPA特征。其中的影像学结果可以是MRI显示的骶髂关节活动性（急性）炎症，或1984年修订的纽约分类标准明确的骶髂关节炎影像学改变。脊柱关节炎特征包括：炎性背痛、关节炎、附着点炎（跟腱）、葡萄膜炎、指/趾炎、银屑病、克罗恩病/溃疡性结肠炎、对NSAID反应良好、SPA家族史、HLA-B27阳性、C反应蛋白（CRP）升高。

六、治疗要点

治疗方法主要包括非药物治疗、药物治疗及手术治疗。

1. 非药物治疗　对于延缓疾病进程和推进康复具有至关重要的影响，特别是对于脊柱、胸廓和髋关节活动的锻炼效果显著，包括患者教育、定时锻炼和物理治疗等措施。

2. 药物治疗　通过应用NSAID，可以迅速改善患者的腰背部疼痛和晨僵，减少关节肿胀和疼痛，提高活动范围。无论是早期或晚期的患者，NSAID均为首选治疗药物。并不推荐同时使用2种以上的NSAID。在判断某种NSAID是否有效时，应至少连续稳定使用该药物2周，并在用药过程中监测可能出现的不良反应，予以及时调整。对于NSAID治疗后病情仍持续的患者，应考虑使用生物制剂，当前用的有肿瘤坏死因子抑制药和白细胞介素-17抑制药。当2种以上的NSAID连续使用4周后，症状仍未缓解或出现不良反应，此时推荐使用生物制品。外周关节炎患者可以考虑使用柳氮磺吡啶。对于急性葡萄膜炎及肌肉关节炎症的患者，可予以局部注射糖皮质激素。

3. 手术治疗 对于髋关节病变引起的难治性疼痛或关节功能损害，并且有放射学依据提示存在结构破坏的患者，无论年龄大小，均应考虑进行全髋关节置换手术。脊柱严重畸形的晚期患者可选用脊柱塑形术。对于急性脊柱骨折的患者，应进行脊柱手术治疗。

七、护理

1. 主要护理诊断

（1）躯体移动障碍：与骶髂关节及脊柱附着点的炎症反应有关。

（2）疼痛：慢性关节疼痛，与骶髂关节炎逐渐向上影响到腰椎和胸椎有关。

2. 其他护理诊断

（1）有失用综合征的危险：与关节的疼痛、关节畸形及脊柱强直有关。

（2）生活自理缺陷：与关节功能障碍、关节疼痛、关节畸形有关。

3. 护理目标

（1）通过有效控制症状和炎症来最大限度地提高患者生活质量，避免远期关节畸形。

（2）维持并促进患者的社交能力。

4. 护理措施

（1）躯体移动障碍

1）姿势和体位：患者应睡在稍硬的床垫上，多采取卧位，避免采取促使关节屈曲畸形的体位。选择较低的枕头，一旦胸椎或颈椎出现发病症状，应停止使用枕头。长期采取不正确的姿势以缓解腰背的疼痛或疲劳，可能加速脊柱和关节的畸形。站立时，要尽量保持挺胸、收腹、双眼平视前方。身坐位时也需要保持胸部直立。

2）功能性锻炼：除了急性期出现严重疼痛的患者，其他患者应根据身体情况和关节疼痛程度，持之以恒地进行姿势矫正和关节功能锻炼，保持脊柱和关节活动度和灵活性，以防止关节挛缩造成畸形。设定每天进行关节活动度训练和拉伸练习，每周进行3次中等强度的有氧运动，每次运动30分钟。每周进行至少2次包含全身大肌肉群的肌力训练。进行深呼吸、扩胸、下蹲等运动锻炼，以及颈椎、胸椎、腰椎的前屈、后伸、侧弯、转动等锻炼和髋关节的弯曲与伸展锻炼。每次活动量要以不引起次日关节症状增加为度，运动前应该先按摩放松脊椎旁肌肉，以减轻疼痛，防止肌肉损伤，同时避免过度负荷和剧烈运动。

3）饮食护理：位于较冷地区的患者在冬季可适当饮用姜汤以驱除寒冷潮湿。应该多食富含植物蛋白和微量元素的食物，以提高肌肉、骨骼、关节、肌腱的新陈代谢，亦利于病症修复。

4）病情观察：需要密切观并评估晨僵和腰背痛等症状的程度和持续时间，注意活动受限的部位和范围，以及患者是否同时伴有发热、咳喘、呼吸困难等症状。如果有以上症状出现，应警惕其他脏器可能受累。

（2）疼痛：慢性关节痛。具体护理措施，参见本章第一节。

5. 护理评价

（1）患者能够描述并实践控制症状和炎症的策略，使关节畸形的风险降低。

（2）患者的社交活动参与度保持稳定或有所增加，社交能力得到保持或改善。

6. **健康教育** 参见本章第三节。

知识拓展

中性粒细胞在强直性脊柱炎中的病理性骨化研究

强直性脊柱炎是一种慢性自身免疫病，主要影响骨骼中轴。徐卫东教授团队通过研究发现了中性粒细胞在病理性骨化过程中的作用，这为揭示强直性脊柱炎的发病机制提供了新的视角。受强直性脊柱炎影响的患者，其髋关节、骶髂关节和脊柱会发生炎症，同时还会导致骨化，形成髋关节强直和脊柱驼背畸形。尽管生物制剂和非甾体抗炎药可以在短期内缓解疼痛，但是病理性骨化的过程仍在进行。徐卫东团队利用单细胞测序技术，解析了强直性脊柱炎原发病变部位的单胞转录图谱，并发现了一类与疾病进展高度相关的中性粒细胞。研究揭示了这类细胞在疾病发展中的关键作用，为精准治疗强直性脊柱炎提供了新的研究方向。

资料来源：张强，马可云．强直性脊柱炎精准治疗有了新思路［N］．科技日报，2024-01-03（008）．

小结

思考题

1．简述强直性脊柱炎患者的体位与姿势护理。

2．如何指导强直性脊柱炎患者进行功能锻炼护理？

更多练习

（李　颖）

第九章　神经系统疾病患者的护理

教学课件

学习目标

1. 素质目标

（1）具有爱伤观念，能够理解患者，耐心地帮助患者应对疾病带来的挑战。

（2）遵守护理伦理，尊重患者的权益和自主性。

2. 知识目标

（1）鉴别：神经系统疾病常见症状和体征；判断神经系统常见疾病的临床表现，可以应用专科护理评估方法对患者实施评估，分析护理诊断，实施护理措施及健康教育。

（2）识记：神经系统疾病的治疗要点、辅助检查内容。

（3）知道：神经系统常见病的病因、病理、发病机制、并发症。

3. 能力目标

（1）能够通过对患者的临床表现判断神经内科患者常见疾病，实施护理评估，并制订护理计划，对患者实施有效的护理措施及健康指导。

（2）能够使用生活活动能力评估量表及其他功能评定量表对患者进行评估。

案例

【案例导入】

患者，男，65岁。身高170cm，体重80kg。烟酒史20年，高血压病史15年，不规律服药。半年前开始间断反复发生右侧手臂突发麻木感，伴有眼前黑矇，每次2～5分钟恢复正常，未到医院就诊。今晨5时，突发右侧肢体不能活动，伴有呕吐，送至急诊室。入院后查体：神志清，T 36.8℃，P 76次/分，R 20次/分，BP 170/100mmHg。双侧瞳孔等大等圆，对光反射略迟钝，双眼向右凝视，感觉性失语，右侧肢体肌力0级，左侧肢体肌力5级。辅助检查：头颅CT未见出血灶。诊断：脑梗死。

【请思考】

1. 患者半年前间断反复发作的症状提示什么诊断？

2. 该病（第一个问题的诊断）有什么临床特点？

3．针对患者“躯体移动障碍”的问题，应该给予哪些生活护理措施？

4．针对患者目前“有失用综合征的危险”，应该如何保持良好的肢体位置？

【案例分析】

第一节 总　　论

一、神经系统的结构功能与疾病的关系

（一）神经系统分类

1. 按解剖结构分类　神经系统按解剖结构分为中枢神经系统（脑、脊髓）和周围神经系统（脑神经、脊神经）两部分，中枢神经系统分析综合内外环境传来的信息并做出反应，周围神经系统负责传导神经冲动。

2. 按功能分类　神经系统按功能分为躯体神经系统和自主神经系统，前者负责调整人体适应外界环境，后者负责稳定内环境。

（二）神经系统结构病损的症状

神经系统结构病损症状可分为四种，即缺损症状、刺激症状、释放症状和断联休克症状。

1. 缺损症状　指神经结构受损时，正常功能的减弱或消失。如一侧大脑内囊区梗死时，破坏了通过内囊的运动传导束和感觉传导束而出现对侧偏瘫和偏身感觉缺失；面神经炎时引起面肌瘫痪等。

2. 刺激症状　指神经结构受激惹后所引起的过度兴奋表现。如大脑皮质运动区受肿瘤、瘢痕刺激后引起的癫痫；腰椎间盘突出症引起的坐骨神经痛等。

3. 释放症状　高级中枢受损后，导致原来受其抑制的低级中枢因抑制解除而出现功能亢进。如上运动神经元损害后出现的锥体束征，表现为肌张力增高、腱反射亢进和病理征阳性；基底核病变引起的舞蹈症和手足徐动症等。

4. 断联休克症状　指中枢神经系统局部发生急性严重损害时，引起功能上与受损部位有密切联系的远隔部位神经功能短暂丧失。如较大量内囊出血急性期，患者出现对侧肢体偏瘫、肌张力减低、深浅反射消失和病理征阴性，称脑休克；急性脊髓横贯性损伤时，损伤平面以下出现弛缓性瘫痪，称脊髓休克。休克期过后，逐渐出现受损结构的功能缺损症状或释放症状。

（三）中枢神经系统

中枢神经系统（central nervus system，CNS）包括脑和脊髓，脑分大脑、间脑、脑干和小脑等部分，脊髓由含有神经细胞的灰质和含上、下行传导束的白质组成。不同的神经结构受损后，其临床症状各有特点。

1. **大脑半球**　大脑半球的表面由大脑皮质所覆盖，在脑表面形成脑沟和脑回，内部为白质、基底核及侧脑室。两侧大脑半球由胼胝体连接。每侧大脑半球借中央沟、大脑外侧裂和其延长线、顶枕沟和枕前切迹的连线分为额叶、顶叶、颞叶和枕叶，根据功能又有不同分区（图9-1-1）。两侧大脑半球的功能不完全对称，按功能分优势半球和非优势半球。优势半球为在语言、逻辑思维、分析综合及计算功能等方面占优势的半球，多位于左侧（图9-1-2），只有一小部分右利手和约半数左利手者可能在右侧。非优势半球多为右侧大脑半球，主要在

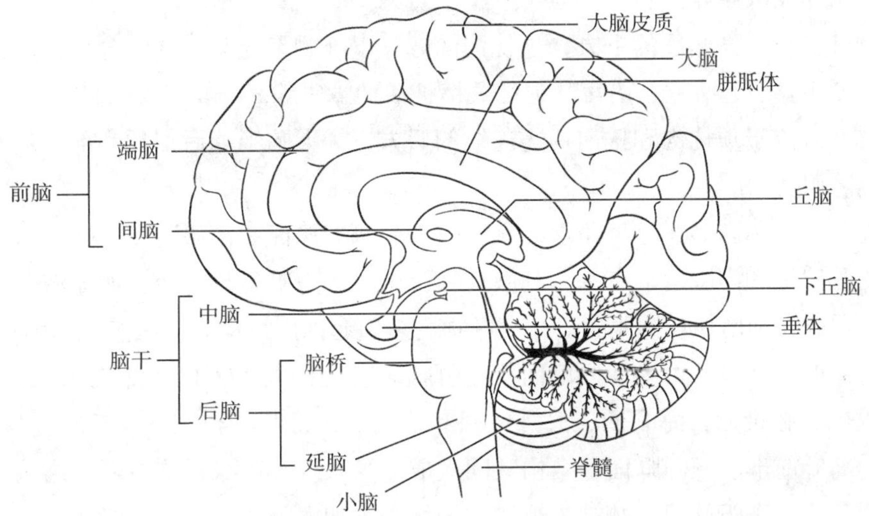

图9-1-1　大脑结构示意图

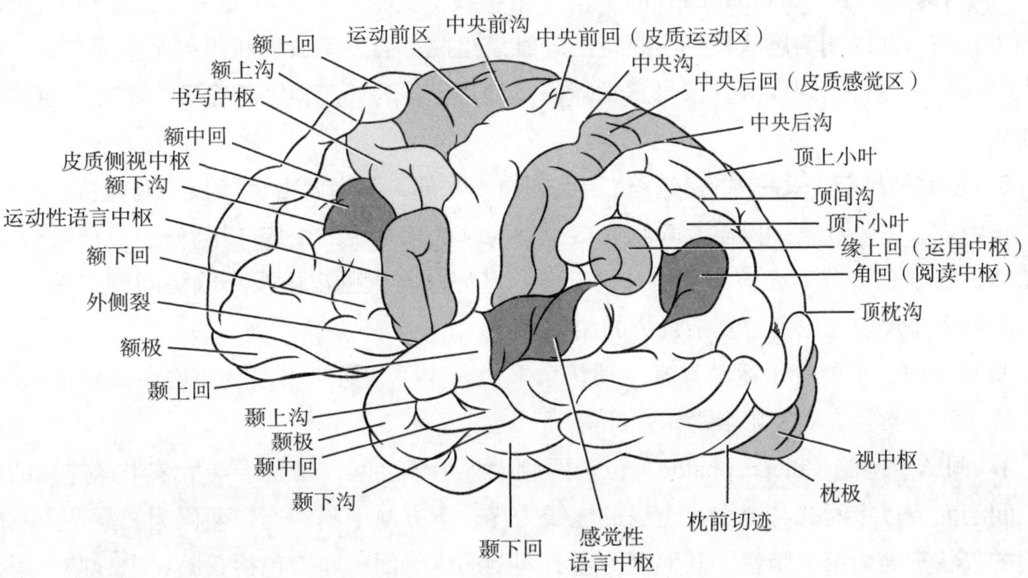

图9-1-2　左侧大脑半球外侧面结构及功能区示意图

音乐、美术、综合能力、空间、几何图形和人物面容的识别及视觉记忆功能等方面占优势。不同部位的损害产生不同的临床症状。

（1）额叶：占大脑半球表面的前1/3，位于外侧裂上方和中央沟前方，是大脑半球主要功能区之一。额叶的主要功能与精神、语言和随意运动有关。额叶前端为额极，外侧面以中央沟与顶叶分界，底面以外侧裂与颞叶分界，内侧面以扣带沟与扣带回分界。中央沟前有与之略平行的中央前沟，两沟之间为中央前回，是大脑皮质运动区。中央前回前方从上向下有额上沟及额下沟，将额叶外侧面的其余部分分为额上回、额中回和额下回。额叶病变时，按照病变部位不同可引起精神障碍症状，表现为记忆力和注意力减退、表情淡漠、反应迟钝等，思维和综合能力下降，可有欣快感或易激惹；上、下肢或面部的抽搐（Jackson癫痫）或继发全身性癫痫发作；肢体瘫痪；失语等症状。

（2）顶叶：位于中央沟后、顶枕沟前和外侧裂延线的上方。顶叶病变主要产生皮质性感觉障碍、失用和失认症等。

（3）颞叶：位于外侧裂的下方，顶枕沟前方。以外侧裂与额、顶叶分界，后面与枕叶相邻。颞叶病变主要引起听觉、语言、记忆及精神活动障碍等。

（4）枕叶：位于顶枕沟和枕前切迹连线的后方，为大脑半球后部的小部分。枕叶损害主要引起视觉障碍。

（5）岛叶：又称脑岛，呈三角形岛状，位于外侧裂深面，被额、顶、颞叶所覆盖。岛叶的功能与内脏感觉和内脏运动有关。刺激岛叶可以引起内脏运动改变，如唾液分泌增加、恶心、呃逆、胃肠蠕动增加和饱胀感等。岛叶损害多引起内脏运动和内脏感觉的障碍。

（6）边缘叶：边缘叶由半球内侧面位于胼胝体周围和侧脑室下角底壁的一圆弧形结构构成，包括隔区、扣带回、海马回、海马旁回和钩回。边缘叶与杏仁核、丘脑前核、下丘脑、中脑被盖、岛叶前部、额叶眶面等结构共同组成边缘系统。边缘系统与网状结构和大脑皮质有广泛联系，参与高级神经、精神（情绪和记忆等）和内脏的活动。边缘系统损害时可出现情绪及记忆障碍、行为异常、幻觉、反应迟钝等精神障碍及内脏活动障碍。

2. **内囊** 内囊（internal capsule）位于尾状核、豆状核及丘脑之间，其外侧为豆状核，内侧为丘脑，前内侧为尾状核，由纵行的纤维束组成，向上呈放射状投射至皮质各部。内囊受损时病灶对侧可出现偏瘫、偏身感觉障碍及偏盲，称为“三偏”综合征，多见于脑出血和脑梗死等。

3. **基底神经节** 又称基底核，位于大脑白质深部，其主要由尾状核、豆状核、屏状核、杏仁核组成，另外红核、黑质及丘脑底核也参与基底核系统的组成。尾状核和豆状核合称为纹状体，豆状核又分为壳核和苍白球两部分。基底核与大脑皮质及小脑协同调节随意运动、肌张力和姿势反射，也参与复杂行为的调节。

基底核病变主要产生运动异常（动作增多或减少）和肌张力改变（增高或降低），如遗传性舞蹈病、帕金森病和帕金森综合征等。

4. **间脑** 间脑（diencephalon）位于两侧大脑半球之间，是脑干与大脑半球连接的中继站。间脑前方以室间孔与视交叉上缘的连线为界，下方与中脑相连，两侧为内囊。左右间脑之间的矢状窄隙为第三脑室，其侧壁为左右间脑的内侧面。间脑包括丘脑、上丘脑、下丘脑和底丘脑四部分。各部分受损后的表现如下。

（1）丘脑：丘脑病变可产生丘脑综合征，主要为对侧的感觉缺失和/或刺激症状，对侧不自主运动，并可有情感与记忆障碍。

（2）下丘脑：下丘脑是调节内脏活动和内分泌活动的皮质下中枢，下丘脑的某些细胞既是神经元又是内分泌细胞。下丘脑对体温、摄食、水盐平衡和内分泌活动进行调节，同时也参与情绪活动。下丘脑损害可出现一系列十分复杂的症状和综合征。

1）视上核、室旁核及其纤维束损害：可产生中枢性尿崩症。原因是抗利尿激素分泌不足，表现为多饮烦渴、多尿、尿比重降低（一般低于1.006）。

2）下丘脑散热和产热中枢损害：可产生体温调节障碍。

3）下丘脑饱食中枢和摄食中枢受损：可产生摄食异常。表现为食欲亢进、食量增大，或表现为食欲缺乏、厌食、消瘦，甚至恶病质。

4）下丘脑视前区与后区网状结构损害：可产生睡眠觉醒障碍。表现为睡眠过度、嗜睡。

5）下丘脑腹内侧核和结节区损害：可产生生殖与性功能障碍。可出现性早熟、智力低下、向心性肥胖、性器官发育迟缓、男性睾丸较小、女性原发性闭经等。

6）下丘脑的后区和前区损害：可出现自主神经功能障碍。会出现血压不稳、心率改变、多汗、腺体分泌障碍及胃肠道功能失调等。

（3）上丘脑：上丘脑（epithalamus）位于丘脑内侧，第三脑室顶部周围。上丘脑的病变常见于松果体肿瘤，表现为瞳孔对光反射消失；眼球垂直同向运动障碍，特别是向上的凝视麻痹；神经性聋；小脑性共济失调。

（4）底丘脑：底丘脑（subthalamus）外邻内囊，位于下丘脑前内侧，是位于中脑被盖和背侧丘脑的过渡区域。丘脑底核损害时可出现对侧以上肢为重的舞蹈运动等。

5. 脑干　脑干（brain stem）上与间脑下与脊髓相连，包括中脑、脑桥和延髓。内部结构主要有神经核、上下行传导束和网状结构。在脑干网状结构中有许多神经调节中枢，如心血管运动中枢、血压反射中枢、呼吸中枢及呕吐中枢等，这些中枢在维持机体正常生理活动中起着重要的作用。脑干病变多出现交叉性瘫痪，即病灶侧脑神经周围性瘫痪和对侧肢体中枢性瘫痪及感觉障碍。脑干病变的特点如下。

（1）交叉性瘫痪：病变同侧脑神经的周围性麻痹、对侧肢体中枢性瘫痪和偏身感觉障碍，是由一侧运动、感觉神经核或传出神经纤维、传入神经纤维受到损害所致。

（2）意识障碍：昏迷不醒，由脑干网状结构上行激动系统受损或者网状结构至丘脑与皮质之间的环行通路受损所致。

（3）去大脑僵直：因病变损害，使大脑与中脑及脑桥间的联系中断，从而导致脑干网状结构易化区占优势，而网状结构抑制区处于弱势，出现伸肌紧张亢进的角弓反张状态。

（4）定位体征：如两侧瞳孔极度缩小呈针尖样，两眼球同侧偏斜提示脑桥损伤；循环、呼吸功能严重障碍提示延髓损伤。

6. 小脑　小脑（cerebellum）位于颅后窝，小脑幕下方，脑桥及延髓的背侧。小脑的中央为小脑蚓部，两侧为小脑半球。小脑主要维持躯体平衡，控制姿势和步态，调节肌张力和协调随意运动的准确性。小脑病变最主要的症状为共济失调。

7. 脊髓　脊髓（spinal cord）呈微扁圆柱体，位于椎管内，为脑干向下延伸部分。脊髓由含有神经细胞的灰质和含上、下行传导束的白质组成。脊髓发出31对脊神经分布到四肢和躯干；全长42～45cm，上端于枕骨大孔处与延髓相接，下端至第一腰椎下缘，占据椎管的上2/3。脊髓的31个节段，为8个颈节（C_1～C_8）、12个胸节（T_1～T_{12}）、5个腰节（L_1～L_5）、

5个骶节（S_1～S_5）和1个尾节（C_0）。同时也是神经系统的初级反射中枢。正常的脊髓活动是在大脑的控制下完成的。许多肌肉、腺体和内脏反射的初级中枢均在脊髓，脊髓对骨骼肌、腺体和内脏传入的刺激进行分析，通过联络神经元完成节段间与高级中枢的联系，支配骨骼肌、腺体的反射性活动。脊髓损害的临床表现主要为运动障碍、感觉障碍、反射异常及自主神经功能障碍，前两者对脊髓病变水平的定位很有帮助。

（四）周围神经系统

周围神经系统（peripheral nerve system）指脊髓及脑干软脑膜以外的所有神经结构，即除嗅、视神经以外的所有脑神经和脊神经。其中与脑相连的部分为脑神经，与脊髓相连的为脊神经。分布于体表、骨、关节和骨骼肌的为躯体神经；分布于内脏、血管、平滑肌和腺体的为内脏神经。多数周围神经为混合神经，包含感觉纤维、运动纤维、交感纤维、副交感纤维，还包被有结缔组织膜、血管及淋巴管等。

1. 脑神经　脑神经（cranial nerves）为与脑相连的周围神经，共12对。它们的排列序数是以出入脑的部位前后次序而定的，其中第Ⅰ、Ⅱ对脑神经属于大脑和间脑的组成部分，在脑内部分是其2级和3级神经元的纤维束，第Ⅲ对脑神经与脑干相连。脑干内有与各脑神经相应的神经核，一般运动核靠近中线，感觉核在其外侧，其中第Ⅲ、Ⅳ对脑神经核在中脑，第Ⅴ、Ⅵ、Ⅶ、Ⅷ对脑神经核在脑桥，第Ⅸ、Ⅹ、Ⅺ、Ⅻ对脑神经核在延髓。只有副神经的一部分从颈髓的上4节前角发出。

（1）嗅神经（Ⅰ）：鼻腔上部嗅黏膜中有双极嗅神经元，其中枢支（即嗅神经）穿过筛板和硬脑膜，终止于嗅球。嗅神经、嗅球、嗅束病变引起嗅觉丧失。

（2）视神经（Ⅱ）：视神经发源于视网膜的神经节细胞层，发自视网膜鼻侧一半的纤维，经视交叉后，与对侧眼球视网膜颞侧一半的纤维结合，形成视束，终止于外侧膝状体，在此处换神经元后发出纤维经内囊后肢后部形成视辐射，终止于枕叶的视中枢皮质，即纹状区。病损会引起视力障碍、视野缺损等症状。

（3）动眼神经（Ⅲ）、滑车神经（Ⅳ）、展神经（Ⅵ）：共同支配眼肌运动，故常合称为眼动神经。

1）动眼神经：分布于上睑提肌、上直肌、下直肌、内直肌、下斜肌、瞳孔括约肌和睫状肌，主要功能是提上眼睑，使眼球向上、下、内、外上方运动，使瞳孔缩小和晶体变厚。损伤可致眼外斜视、上睑下垂、瞳孔对光反射消失、瞳孔散大。

2）滑车神经：分布于上斜肌，主要功能是使眼球向外下方运动，损伤可致眼不能向外下斜视。

3）展神经：分布于外直肌，主要功能是使眼球外展，损伤可致眼内斜视。

（4）三叉神经（Ⅴ）：触觉、痛觉、温度觉纤维的周围支随眼支、上颌支、下颌支分布于头皮前部和面部皮肤，以及眼、鼻、口腔内黏膜（包括角膜及舌）。损伤可致头面部皮肤、口腔黏膜、鼻腔黏膜、牙及牙龈等部位的感觉障碍，角膜反射消失，咀嚼肌瘫痪、萎缩。

（5）面神经（Ⅶ）：包括运动纤维（主管面部表情运动）、味觉纤维和副交感纤维（支配舌下腺、颌下腺和泪腺）。上运动元损伤导致中枢性面神经麻痹，表现为病灶对侧下面部表情肌瘫痪；下运动神经元损伤导致周围性面神经麻痹，表现为病灶侧面部表情肌瘫痪。

（6）前庭蜗神经（Ⅷ）：分为蜗神经和前庭神经。蜗神经的主要功能是听觉，受损可致神经性聋和耳鸣；前庭神经受损可致眩晕、平衡障碍、眼球震颤。

（7）舌咽神经（Ⅸ）、迷走神经（Ⅹ）：彼此邻近，有共同的起始核，常同时受损，可引起声音嘶哑、吞咽困难、饮水呛咳、咽反射消失、软腭活动受限，称为延髓麻痹或球麻痹。

（8）副神经（Ⅺ）：分为延髓支及脊髓支。脊髓支分布于胸锁乳突肌（使头转向对侧）和斜方肌上部（抬肩）；延髓支返回至迷走神经，构成喉返神经，支配声带运动。损伤可致头无力转向对侧、肩下垂、抬肩无力。

（9）舌下神经（Ⅻ）：支配舌肌运动，只接受对侧皮质延髓束的控制。受损可致舌肌瘫痪、萎缩，伸舌时舌尖偏向患侧。

2. 脊神经　与脊髓相连的周围神经即脊神经，每对脊神经借前根和后根连于一个脊髓节段。前根属运动纤维，后根属感觉纤维，因此脊神经为混合性，一般含有躯体感觉纤维、躯体运动纤维、内脏传入纤维和内脏运动纤维4种成分。31对脊神经可分为5部分：8对颈神经、12对胸神经、5对腰神经、5对骶神经和1对尾神经。

脊神经在皮肤的分布有明显的节段性，尤其是颈神经和胸神经的分布。如T_2分布于胸骨角水平；T_4分布于乳头水平；T_6分布于剑突水平；T_8分布于肋弓下缘；T_{10}分布于脐水平；T_{12}和L_1分布于腹股沟水平。四肢的皮神经分布也有一定规律性。如分布到上肢臂丛中的C_5和T_1神经分布到上肢近端外侧和内侧，C_6～C_8神经分布于上肢远端及手部。这种分布规律对临床上判断损伤的节段定位具有重要的应用价值。

（五）脑与脊髓的血管

1. 脑的血管

（1）脑的动脉：脑的动脉来源于颈内动脉和椎动脉（图9-1-3）。以顶枕沟为界，大脑半球前2/3和部分间脑由颈内动脉分支供应，大脑半球后1/3及部分间脑、脑干和小脑由椎基底动脉供应。由此，脑的动脉分为颈内动脉系和椎基底动脉系。两系动脉又都可分为皮质支和中央支，前者供应大脑皮质及其深面的髓质，后者供应基底核、内囊及间脑等。

1）颈内动脉：起自颈总动脉，供应大脑半球前2/3和部分间脑。是动脉硬化的好发部位。主要分支有：眼动脉、后交通动脉、脉络膜前动脉、大脑前动脉、大脑中动脉。

2）椎动脉：起自锁骨下动脉，两椎动脉经枕骨大孔入颅后合成基底动脉，供应大脑半球后1/3及部分间脑、脑干和小脑。

3）大脑动脉（Willis）环：由两侧大脑前动脉起始段、两侧颈内动脉末端、两侧大脑后动脉借前、后交通动脉连通形成，使颈内动脉系与椎－基底动脉系相交通（图9-1-4）。正常情况下动脉环两侧的血液不相混合，当某一供血动脉狭窄或闭塞时，可一定程度通过大脑动脉环使血液重新分配和代偿，以维持脑的血液供应。后交通动脉和颈内动脉交界处、前交通动脉和大脑前动脉的连接处是动脉瘤的好发部位。

（2）脑的静脉：脑的静脉分为大脑浅静脉和大脑深静脉两组。

1）大脑浅静脉：分为大脑上静脉、大脑中静脉（大脑中浅静脉和大脑中深静脉）及大脑下静脉三组，收集大脑半球外侧面、内侧面及脑岛的血液，汇入脑各静脉窦，并与大脑内静脉相吻合。

2）大脑深静脉：包括大脑内静脉和大脑大静脉。大脑内静脉由脉络膜静脉和丘脑纹静脉合成，两侧大脑内静脉汇合成大脑大静脉，收集半球深部髓质、基底核、间脑和脉络丛等

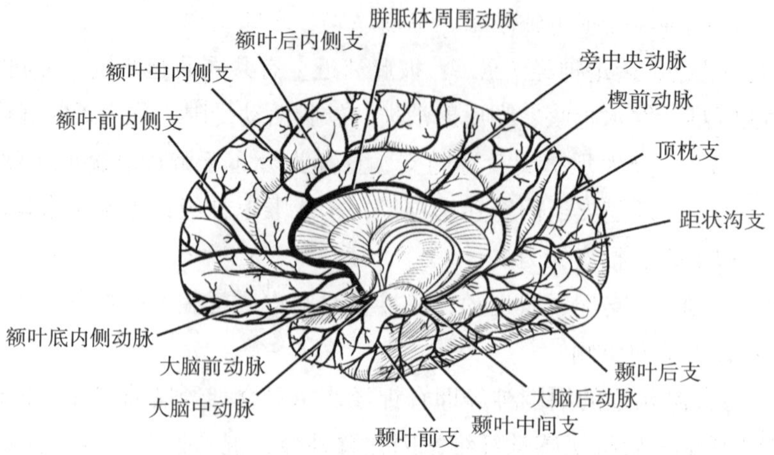

（a）内侧面观

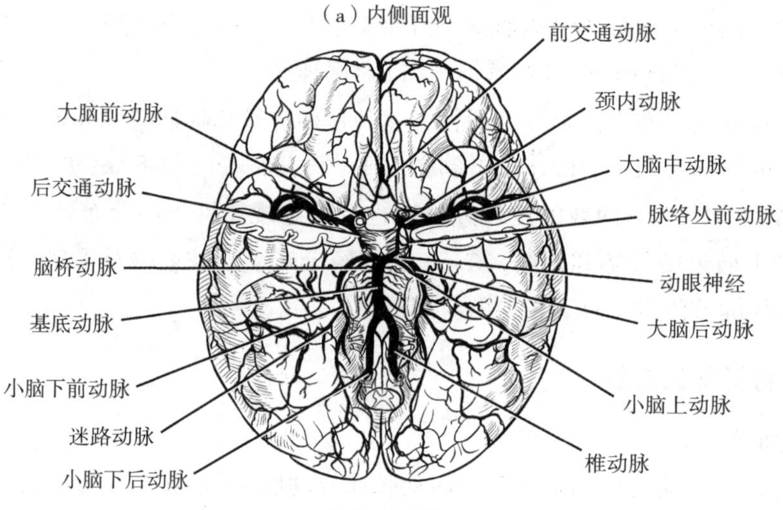

（b）底面观

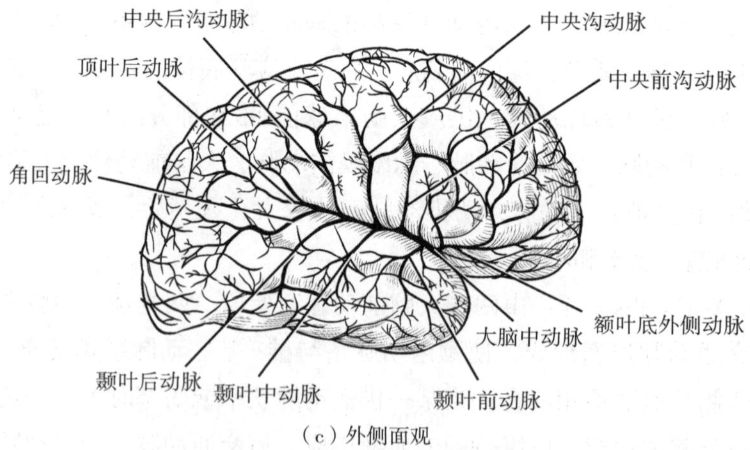

（c）外侧面观

图 9-1-3　脑的动脉供应示意图

处的静脉血，汇入直窦。

（3）脑的动脉和静脉病损表现：脑血管疾病以动脉受累的疾病居多，其症状繁多复杂，不同血管分支的病变因损害不同区域而表现各异。

1）颈内动脉主干受累：可出现患侧单眼一过性黑矇、患侧霍纳（Horner）征、对侧偏瘫、偏身感觉障碍和偏盲，优势半球受累可出现失语症，非优势半球受累可出现体象障碍。

2）大脑中动脉受累：三偏症状即病灶对侧中枢性面舌瘫及偏瘫、偏身感觉障碍、偏盲

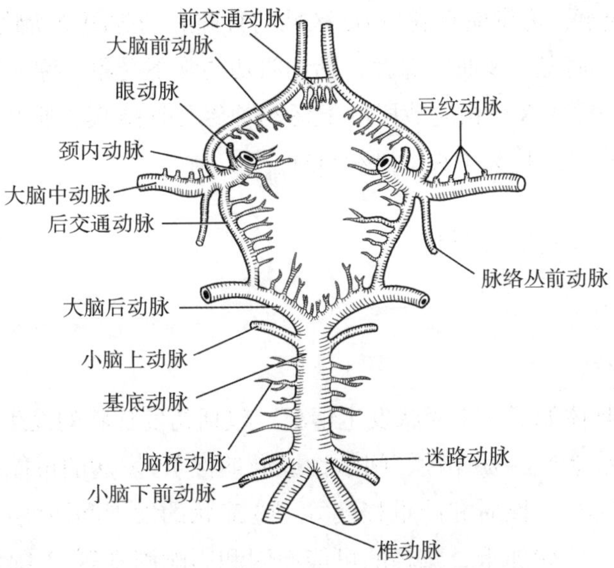

图9-1-4　Willis环的组成和分支示意图

或象限盲；优势半球受累可出现失语症，非优势半球受累可出现体象障碍；可有不同程度的意识障碍。

3）大脑前动脉受累：病灶对侧中枢性面舌瘫及偏瘫，可伴感觉障碍、尿潴留或尿急；精神症状；如优势半球受累可出现上肢失用，也可出现布罗卡（Broca）失语等。

4）大脑后动脉受累：出现对侧偏瘫、偏身感觉障碍及偏盲，丘脑综合征，优势半球病变可有失读、失语等。

5）基底动脉受累：可引起脑干广泛性病变，累及脑神经、锥体束及小脑，出现眩晕、呕吐、共济失调、瞳孔缩小、四肢瘫痪、肺水肿、消化道出血、昏迷和高热等，甚至死亡。基底动脉尖部受累时可出现基底动脉尖部综合征，表现为眼球运动及瞳孔异常；对侧偏盲，严重的记忆障碍；少数患者可有脑干幻觉和意识障碍。

6）椎动脉受累：椎动脉发出小脑下后动脉，此两动脉受累可出现瓦伦贝格（Wallenberg）综合征。

2. 脊髓的血管

（1）脊髓的动脉和静脉：脊髓的动脉供应来自椎动脉的脊髓前动脉和脊髓后动脉及根动脉（根前动脉和根后动脉）。在椎动脉下行过程中，不断得到根动脉的增强，共同为脊髓提供血液。脊髓的静脉主要由脊髓前静脉和脊髓后静脉引流至椎静脉丛，后者向上与延髓静脉相通，在胸段与胸内奇静脉及上腔静脉相通，在腹部与下腔静脉、门静脉及盆腔静脉多处相通。椎静脉丛内压力很低，没有静脉瓣，血流方向常随胸腔、腹腔压力变化（如举重、咳嗽、排便）而改变，是感染及恶性肿瘤转移入颅的可能途径。

（2）脊髓的动脉和静脉病损表现：脊髓血管可发生缺血性病变和出血性病变，常发生于脊髓动脉系统，而血管畸形可发生在动静脉系统。因脊髓内结构紧密，较小的血管病变就可造成严重的后果。

1）脊髓前动脉损害：为供应脊髓前2/3区域的脊髓前动脉发生闭塞所致，主要表现为病灶水平以下的上运动神经元性瘫痪、分离性感觉障碍（痛温觉缺失而深感觉正常）及膀胱直肠功能障碍，称为脊髓前动脉综合征。

2）脊髓后动脉损害：为供应脊髓后1/3区域的脊髓后动脉闭塞所致，主要表现为病变水平以下的深感觉障碍，痛温觉及肌力保存，括约肌功能常不受累，称为脊髓后动脉综合征。

3）根动脉损害：病变水平相应节段的下运动神经元性瘫痪、肌张力减低、肌萎缩，多无感觉障碍和锥体束损害，称为中央动脉综合征。

二、神经系统疾病的护理评估

（一）病史

1. 患病及治疗经过

（1）患病经过：具体如下。①症状发生情况：包括初发症状的发生时间、发病形式（急性、亚急性、慢性、隐袭性、发作性、间歇性或周期性），发病的可能诱因和病因。②症状的特点：包括症状的部位、性质和严重程度等。③症状的发展和演变：症状的加重、减轻、持续进展或无变化等。症状加重、减轻的可能原因和影响因素等。④伴随症状及相互关联：主要症状之外的伴随症状的特点、发生时间，以及相互影响。

（2）治疗经过：包括病程中各阶段检查的结果、诊断和治疗过程、具体的治疗用药或方法，以及疗效等。

2. 既往史和过敏史 因为神经系统症状很可能与某系统性疾病相关，所以应着重询问以下内容：①头部外伤、肿瘤及手术史等。②感染病史如脑炎、呼吸道感染、寄生虫感染等。③内科疾病史如心脑血管疾病、高血压、内分泌、风湿系统疾病等。④颈椎病等脊柱相关病史等。⑤过敏及中毒史等。此外，患者有无药物、食物等过敏史。

3. 目前使用药物 认真询问患者目前的服药情况非常重要，包括处方药和非处方药。许多药物都有很强的神经系统方面的副作用。如老年患者使用含有β受体阻断药的滴眼液后，就有可能出现意识模糊；许多药物都能导致头晕、头痛、感觉异常等不良反应。还包括目前正在服用的保健品等非处方药物。

4. 心理－社会状况评估

（1）心理及对疾病应对状况：了解患者对所患疾病的了解情况。性格特点如何、人际关系与环境适应能力怎样。患病后患者的生理、情绪等有无应激反应及做出的应对。

（2）社会支持系统：了解患者的家庭组成、经济状况、文化教育背景；家属对患者的关心、支持及认识程度；了解患者的工作单位或医疗保险机构所能提供的帮助或支持情况；患者出院后的继续就医条件，居住地的社区保健资源或继续康复治疗的可能性。

5. 个人史和家族史

（1）个人史：了解患者的生长发育史和主要经历，包括出生地、居住地、文化程度、性格特点、职业及工作性质，尤其要重点了解是否接触某种神经毒物、有无防护、工作环境、接触时间，以及与其共同工作的其他人患病的情况。是否到过疫区，有无疫水接触史等。了解患者的工作、学习、生活与睡眠是否具有规律性，日常生活活动的能力及其依赖照顾程度，是否需要提供辅助和辅助的性质，以及有无动物喂养与接触史等。有无特殊饮食方式与不良嗜好，如偏头痛可因进食某些食物及饮酒而诱发或加重，很多脑卒中患者有进食高脂、高糖、高钠等食物。询问有无烟、酒及槟榔嗜好，吸烟、饮酒的时间及数量。吸烟是脑卒中的独立危险因素，酗酒可诱发出血性脑血管疾病。槟榔可降低左旋多巴对帕金森患者的疗效。

（2）家族史：有相当部分的神经系统疾病是遗传性疾病或与遗传相关，发生在有血缘关系的家族成员中，如癫痫、周期性瘫痪、偏头痛等可能与家族遗传有关。

（二）身体评估

1. 一般状态　一般检查是对患者全身健康状况的概括性观察，是体格检查过程中的第一步，包括一般情况（性别、年龄、体重等）、生命体征（体温、呼吸、脉搏、血压）、发育和体型、营养状态、面容表情、体位、语言和构音、姿势与步态、皮肤黏膜、头颈部、胸腹部、躯干和四肢。

2. 意识状态　意识是大脑功能活动的综合表现，是人对自身及外界环境进行认识和做出适宜反应的基础。意识障碍是脑和脑干功能活动的抑制状态，表现为人对自身及外界认识状态，以及知觉、记忆、定向和情感等精神活动不同程度的异常。

（1）分类：意识障碍可根据以觉醒度改变为主（嗜睡、昏睡、昏迷）、以意识内容改变为主（意识模糊、谵妄状态）、以意识范围改变为主（朦胧状态、漫游性自动症），以及特殊类型（最低意识状态、去大脑皮质状态、植物状态）等进行分类。临床上常以觉醒度改变为主和以意识内容改变为主对意识障碍进行分类。

（2）体格检查：对于意识障碍的患者，采集病史要简明扼要，重点询问昏迷发生的缓急、昏迷前是否有其他症状，是否有外伤史、中毒史、药物过量，以及癫痫、高血压、冠心病、糖尿病、抑郁症或自杀史等。意识障碍时的神经系统查体主要包括以下几方面：眼征、对疼痛刺激的反应、瘫痪体征、脑干反射、锥体束征和脑膜刺激征等。

1）眼征：包括以下几个方面。①瞳孔：检查其大小、形状、对称性，以及直接、间接对光反射。观察瞳孔的直径大小，两侧是否等大、等圆，以及瞳孔对光反射是否灵敏。在普通光线下正常的瞳孔直径3～4mm，一般认为瞳孔直径＜2mm为瞳孔缩小，＞5mm为瞳孔散大，一侧瞳孔散大、固定提示该侧动眼神经受损；双侧瞳孔散大和对光反应消失提示中脑受损、脑缺氧和阿托品类中毒等；双侧瞳孔针尖样缩小提示脑桥出血、有机磷中毒和吗啡类中毒等；一侧瞳孔缩小见于Horner征，如延髓背外侧综合征或颈内动脉夹层等。②眼底：是否有视神经乳头水肿、出血。水肿见于颅内压增高等；玻璃体膜下片状或块状出血见于蛛网膜下腔出血等。③眼球位置：是否有眼球突出或凹陷。眼球突出见于甲亢、动眼神经麻痹和眶内肿瘤等；凹陷见于Horner征、颈髓病变及瘢痕收缩等。④眼球运动：眼球同向性偏斜的方向在肢体瘫痪的对侧提示大脑半球病变；眼球同向性偏斜在肢体瘫痪的同侧提示脑干病变；垂直性眼球运动障碍如双眼向上或向下凝视提示下丘脑病变；眼球向下向内偏斜见于丘脑损害；分离性眼球运动可为小脑损害表现。

2）对疼痛刺激的反应：用力按压眶上缘、胸骨检查昏迷患者对疼痛的运动反应，有助于定位脑功能障碍水平或判定昏迷的程度。出现单侧或不对称性姿势反应时，健侧上肢可见防御反应，病侧则无，提示瘫痪对侧大脑半球或脑干病变。观察面部疼痛表情时，可根据面肌运动，判断有无面瘫。疼痛引起去皮质强直，表现为上肢屈曲、下肢伸直，与丘脑或大脑半球病变有关；去大脑强直表现为四肢伸直、肌张力增高或角弓反张，提示中脑功能受损，较去皮质强直脑功能障碍程度更为严重，但这两种反应都不能精确地定位病变部位。

3）瘫痪体征：先观察有无面瘫，一侧面瘫时，可见该侧鼻唇沟变浅、口角低垂、睑裂增宽，呼气时面颊鼓起，吸气时面颊塌陷。通过观察自发活动减少可判定昏迷患者的瘫痪肢体，偏瘫侧下肢常呈外旋位，足底疼痛刺激下肢回缩反应差或消失，可出现病理征，急性昏迷瘫痪者瘫痪侧肌张力多降低。

坠落试验可检查瘫痪的部位：检查上肢时，将患者双上肢同时托举后突然放开任其坠落，瘫痪侧上肢迅速坠落而且沉重，无瘫痪肢体则向外侧倾倒，缓慢坠落；检查下肢时，将患者一侧下肢膝部屈曲提高，足跟着床，突然松手时瘫痪肢体不能自动伸直，并向外倾倒，无瘫痪肢体则呈弹跳式伸直，并能保持足垂直位。

4）脑干反射：可通过睫脊反射、角膜反射、反射性眼球运动等脑干反射来判断是否存在脑干功能损害。

5）锥体束征：肌张力检查、肌力检查、病理反射检查如Babinski征、霍夫曼征等、协调性检查、深腱反射检查。

6）脑膜刺激征：包括颈强直、克尼格（Kernig）征、布鲁津斯基（Brudzinski）征等，见于脑膜炎、蛛网膜下腔出血、脑炎及颅内压增高等，深昏迷时脑膜刺激征可消失。脑膜刺激征伴发热常提示中枢神经系统感染，不伴发热但合并短暂昏迷可能提示蛛网膜下腔出血。

7）意识障碍的其他体征：意识障碍者感知能力、对环境的识别能力及生活自理能力均发生了改变，尤其是昏迷者。由于患者的咳嗽、吞咽等各种反射减弱或消失，无自主运动，患者不能控制排便、排尿，以及留置导尿等多种因素，患者除生命体征常有改变外，可出现营养不良、肺部或尿路感染、大小便失禁、口腔炎、结膜炎、角膜炎、角膜溃疡和压疮等，久卧者还可发生关节僵硬和肢体挛缩畸形等。

（3）格拉斯哥（Glasgow）昏迷量表：国际上常用Glasgow昏迷量表评价意识障碍的程度（表9-1-1），从睁眼反应、言语反应、运动反应三方面评价意识障碍的程度。最高15分（无昏迷），最低3分，分数越低昏迷程度越深。通常8分以上恢复机会较大，7分以下预后不良，3～5分者有潜在死亡危险。但此量表有一定局限性：对眼肌麻痹、眼睑肿胀者不能评价其睁眼反应，对气管插管或切开者不能评价其语言活动，四肢瘫患者不能评价其运动反应。此后该量表被修订为格拉斯哥-匹茨堡（Glasgow-Pittsburgh）量表，增加了瞳孔对光反应、脑干反射、抽搐、自发性呼吸四大类检查，总分35分。在临床工作使用中要注意总分相同但单项分数不同者意识障碍程度可能不同，须灵活掌握量表的使用。

表9-1-1 Glasgow昏迷量表

检查项目	临床表现	评分（分）	检查项目	临床表现	评分（分）
A睁眼反应	自动睁眼	4	C运动反应	能按指令做动作	6
	呼之睁眼	3		对针痛能定位	5
	疼痛引起睁眼	2		对针痛能躲避	4
	不睁眼	1		刺痛肢体屈曲反应	3
B言语反应	定向正常	5		刺痛肢体过伸反应	2
	应答错误	4		无动作	1
	言语错乱	3			
	言语难辨	2			
	不语	1			

3. 认知障碍 全面评估患者是制订护理计划和措施的基础。评估内容应涵盖患者的整体健康状况，包括意识水平、认知能力、行为表现、心理状态和生活功能。同时，需考量患者的支持系统、决策能力、主要照料者的心理与生理健康，家庭的文化背景、信仰、语言和教育情况，以及家庭的决策过程。评估可以通过询问患者本人、主要照料者及与其有联系的亲友进行。对认知障碍患者，评估应至少每6个月进行1次，详细记录以下变化：①日常生活能力，包括进食、洗澡、穿衣、运动、如厕、财务管理及就医能力。②认知功能，如记忆、定向、计算和注意力。③精神行为症状，包括焦虑、抑郁、谵妄、幻觉等。④病情变化，包括突发生命体征变化、新出现的躯体症状，以及认知和日常活动能力的变化。⑤居住环境的舒适度和安全性，了解生活习惯和护理需求。⑥决策能力的评估，以判断是否需要代理人。⑦服药情况及护理需求，评估是否需制订临终护理计划。⑧家庭和社会支持系统的评估，确认主要照料者，并评价其心理与生理健康。

（1）病史：了解患者的记忆、视觉空间、执行、计算和理解、判断等能力发生障碍的主要症状及特点、发病时间、症状变化或演变情况；伴随症状的特点、发生时间；与认知障碍有关的其他疾病情况；病程中的一般情况，如睡眠、饮食、体重、精神状态及大小便情况等。了解患者的文化程度、职业、既往史、家族史等。评估患者对疾病的认识及社会支持情况。

（2）身体评估：可采用床边问诊、体格检查、相关量表评估患者认知障碍的程度、类型和残存能力等。

1）总体认知功能评估：评估工具包括多个认知领域的检测项目，能较全面地了解患者的认知状态及认知特征，可选择简易智能精神状态评价量表（MMSE）和蒙特利尔认知评估量表（MoCA）进行初步筛查，阳性者进行针对性标准化测验与系统评估。临床常用评估量表如下。①MMSE：用于痴呆的筛查，主要包括定向力、记忆力、注意力和计算力及语言能力的评估。②MoCA：用于轻度认知障碍的筛查，主要包括视空间与执行功能、命名能力、记忆力、注意力、定向力、语言能力等评估。③阿尔茨海默病评估量表（认知部分）：内容覆盖注意力、定向力、记忆力、语言和运用功能评估，可评价认知症状的严重程度和治疗变化，常用于轻、中度阿尔茨海默病的疗效评估。④临床痴呆评定量表：包括记忆、定向、判断和解决问题、工作及社交能力、家庭生活与爱好、独立生活能力6个项目评估。广泛用于痴呆分级与分期，并可用于评估阿尔茨海默病的进展。

2）记忆功能评估：临床记忆评估主要集中于情景记忆，包括听觉词语学习测验、韦氏记忆量表逻辑记忆分测验等。检查内容包括瞬时回忆、短时延迟回忆、长时延迟回忆和长时延迟再认检查。

3）注意/执行功能评估：注意的评估工具包括简易注意测验、韦氏记忆量表逻辑记忆分测验、日常注意测验、注意力变化测验和连线测验等。执行功能评估分别针对抽象概括能力、精神灵活性、信息处理速度、判断力、推理和转换能力、对干扰的抵制能力和解决问题能力等进行测验。注意/执行功能评估是鉴别皮质性痴呆和皮质下痴呆的重要依据。

4）语言功能评估：认知障碍患者都应进行语言功能评估，尤其对于进行性非流利性失语、少词性进行性失语、句子复述困难的言语障碍患者，应进行详细的语言功能评定。

5）视空间和结构功能评估：常用的视空间和结构功能测验包括气球划消测验、钟划消测验、本顿（Benton）面孔再认测验、复杂图形测验、画钟测验、积木测验等。

6）运用功能评估：①按照测试者指令进行手势命名、物品命名、手势判断与辨认。按照测试者指令做手势表演。②请患者模仿测试者动作，如刷牙、吹口哨等。③将所需物品及材料置于患者面前的桌上，请患者快递物品等。

7）非认知功能评估：应根据患者和知情者提供的信息进行日常生活活动能力、情绪、行为及社会功能等综合评估。

4. 脑神经检查

（1）嗅神经：检查嗅觉的辨别能力。

（2）视神经：检查视力、视野、眼底。

（3）动眼、滑车、外展神经：观察上睑有无下垂，检查眼球各方向运动是否充分、是否同步协调、是否出现复视、有无眼球震颤，检查瞳孔形态、大小、对光反射、调节和辐辏反射。

（4）三叉神经：检查咀嚼肌群的运动功能，面部皮肤的痛觉、触觉和温度觉，角膜反射、下颌反射。

（5）面神经：检查面肌的运动功能（两侧额纹、眼裂、鼻唇沟是否对称，睁闭眼、皱眉、示齿、鼓腮等动作是否正常完成），检查舌前2/3味觉。

（6）前庭蜗神经：检查听力、音叉试验；检查有无眩晕、呕吐、平衡失调、眼球震颤。

（7）舌咽、迷走神经：检查有无吞咽困难、饮水呛咳、声音嘶哑，观察双侧软腭位置是否对称及活动度是否正常，悬雍垂是否偏斜；检查舌后1/3味觉和软腭、咽后壁黏膜的一般感觉；检查咽反射。

（8）副神经：检查耸肩和转头动作。

（9）舌下神经：检查伸舌是否居中、有无舌肌萎缩及肌纤维颤动，检查舌肌力量。

5. 运动系统检查　包括观察肌容积、肌张力、肌力、不自主运动、共济运动、姿势和步态等。可检测患者主动运动或对抗阻力的能力，并观察肌肉的运动幅度和运动持续时间。

（1）肌容积：观察和比较双侧对称部位肌肉体积，有无肌萎缩、假性肥大，若有则观察其分布范围。除用肉眼观察外，还可以比较两侧肢体相同部位的周径，相差大于1cm者为异常。

（2）肌张力：是肌肉松弛状态的紧张度和被动运动时遇到的阻力。检查时嘱患者肌肉放松，触摸感受肌肉硬度，并被动屈伸肢体感知阻力。

1）肌张力减低：表现为肌肉弛缓柔软，被动运动阻力减低，关节活动范围扩大。见于下运动神经元病变（如多发性神经病、脊髓前角灰质炎）、小脑病变、某些肌源性病变，以及脑和脊髓急性病变的休克期等。

2）肌张力增高：表现为肌肉较硬，被动运动阻力增加，关节活动范围缩小，见于锥体系和锥体外系病变。前者表现为痉挛性肌张力增高，上肢屈肌和下肢伸肌张力增高明显，被动运动开始时阻力大，结束变小，称为折刀样肌张力增高；后者表现为强直性肌张力增高，伸肌与屈肌张力均增高，向各方向被动运动时阻力均匀，也称为铅管样肌张力增高（不伴震颤）或齿轮样肌张力增高（伴震颤）。

（3）肌力：指肌肉的收缩力，一般以关节为中心检查肌群的伸、屈、外展、内收、旋前和旋后等功能，适用于上运动神经元病变及周围神经损害引起的瘫痪。

肌力的评估和记录方式为六级肌力记录法（分为0～5级）：检查时让患者依次做有关肌肉收缩运动，检查者施予阻力，或嘱患者用力维持某一姿势时，检查者用力改变其姿势，以判断肌力（表9-1-2）。

表9-1-2　六级肌力记录法

分级	表现
0级	完全瘫痪，肌肉无收缩
1级	肌肉可收缩，但不能产生动作
2级	肢体能在床面上移动，但不能抵抗自身重力，即不能抬起
3级	肢体能抵抗重力离开床面，但不能抵抗阻力
4级	肢体能做抗阻力动作，但不完全
5级	正常肌力

（4）不自主运动：观察患者是否有不能随意控制的舞蹈样动作、手足徐动、肌束颤动、肌痉挛、震颤（静止性、动作性和姿势性）和肌张力障碍等，以及出现的部位、范围、程度和规律，与情绪、动作、寒冷、饮酒等的关系，并注意询问既往史和家族史。

（5）共济运动：首先观察患者日常活动，如吃饭、穿衣、系纽扣、取物、书写、讲话、站立及步态等是否协调，有无意向性震颤和语言顿挫等，然后再进行以下试验。

1）指鼻试验：嘱患者用示指尖触及前方距其0.5m处检查者的示指，再触自己的鼻尖，用不同方向、速度、睁眼与闭眼反复进行，两侧比较。小脑半球病变可见指鼻不准，接近目标时动作迟缓或出现意向性震颤，常超过目标（过指），称为辨距不良。

2）跟-膝-胫试验：取仰卧位，上举一侧下肢，用足跟触及对侧膝盖，再沿胫骨前缘下移。小脑损害者，抬腿触膝时出现辨距不良和意向性震颤，下移时摇晃不稳；感觉性共济失调者，闭眼时足跟难寻到膝盖。

3）轮替试验：嘱患者用前臂快速旋前和旋后，或一手用手掌、手背连续交替拍打对侧手掌，或用足趾反复快速叩击地面等。小脑性共济失调患者动作笨拙，节律慢而不协调，称为轮替运动障碍。

4）闭目难立征试验：患者双足并拢站立，双手向前平伸、闭目。闭眼时出现摇摆甚至跌倒为阳性，提示关节位置觉丧失的深感觉障碍。

（6）姿势与步态：检查者须从前面、后面和侧面分别观察患者的姿势、步态、起步情况、步幅和速度等。要求患者快速从坐位改为站立位，以较慢然后较快的速度正常行走，然后转身。要求患者足跟或足尖行走，以及双足一前一后地走直线。走直线时可令患者首先睁眼然后闭眼，观察能否保持平衡。站立时的阔基底和行走时的双足距离宽提示平衡障碍，可见于小脑和感觉性共济失调、弥漫性脑血管病变和额叶病变等。

6. 感觉系统检查　包括浅感觉（痛觉、触觉、温度觉）、深感觉（运动觉、位置觉、振动觉）、复合感觉（定位觉、两点辨别觉、图形觉、实体觉），检查顺序为自感觉缺失部位查向正常部位，自肢体远端查向近端，注意左右、远近端对比，必要时重复检查，避免暗示性提问，以获取准确的资料。

7. 反射检查　包括深反射（肌腱反射和关节反射）、浅反射（腹壁反射、提睾反射、跖反射）和病理反射［巴宾斯基（Babinski征）、强握反射等］。

Babinski征是经典的病理反射，检查方法是用竹签轻划足底外侧缘，自足跟向前划至小趾根部，阳性反应时踇趾背屈，可伴其他足趾扇形展开（图9-1-5），也称为伸性跖反射。巴宾斯基征阳性提示锥体束受损。

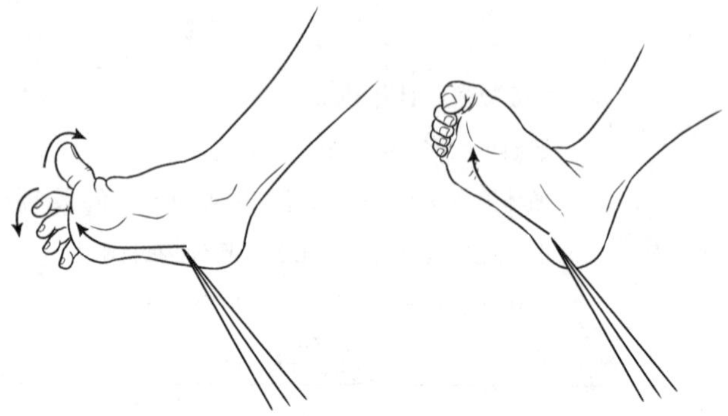

（a）阳性　　（b）阴性

图9-1-5　巴宾斯基阳性和阴性示意图

8. 脑膜刺激征检查　脑膜刺激征包括颈强直、克尼格征和布鲁津斯基征等。颈上节段的神经根受刺激引起颈强直，腰骶节段脊神经受刺激出现克尼格征和布鲁津斯基征。脑膜刺激征见于脑膜炎、蛛网膜下腔出血、脑炎、脑水肿及颅内压增高等，深昏迷时脑膜刺激征可消失。检查方法如下。

（1）屈颈试验：患者仰卧，检查者托患者枕部并使其头部前屈而表现不同程度的颈强，被动屈颈受限，称为颈强直，但需排除颈椎病。正常人屈颈时下颏可触及胸骨柄，部分患者和肥胖者除外。

（2）克尼格征：患者仰卧，一侧下肢与髋、膝关节处屈曲成直角，检查者一手扶住膝关节，另一手托住足跟，将小腿尽量上抬伸膝（图9-1-6），如伸直受限并出现疼痛，大小腿间夹角＜135°为克尼格征阳性。

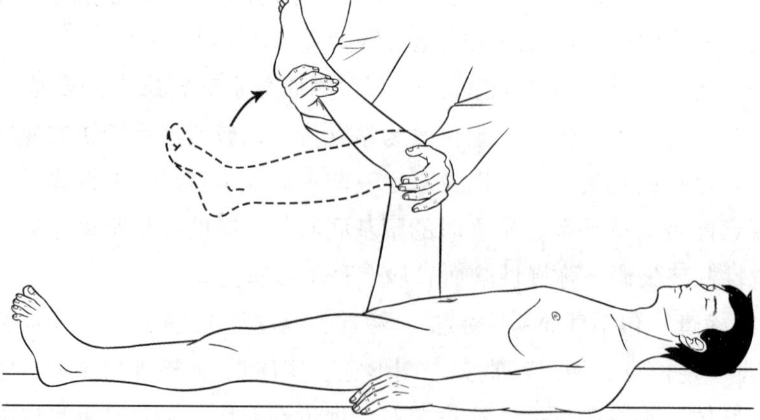

图9-1-6　克尼格征检查动作示意图

（3）布鲁津斯基征：患者仰卧屈颈时出现双侧髋、膝部屈曲，一侧下肢膝关节屈曲位，检查者使该侧下肢向腹部屈曲（图9-1-7），对侧下肢亦发生屈曲，均为布鲁津斯基征阳性。

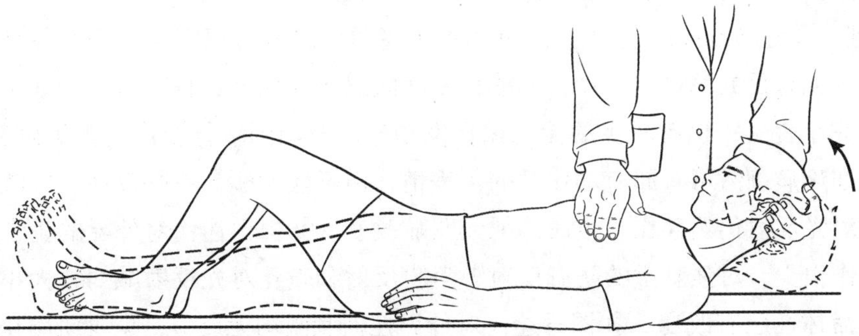

图9-1-7 布鲁津斯基征检查动作示意图

9. 自主神经检查 观察皮肤色泽、温度、汗液分泌和营养情况；观察有无多毛、脱发及毛发分布异常，有无指（趾）甲变形、变脆及失去光泽；有无排便异常、性功能障碍；自主神经反射可检查皮肤划痕试验、直立倾斜试验等。

（三）辅助检查

目前神经系统辅助检查种类很多，大体上可归纳为以下几类。①脑脊液检查：腰椎穿刺脑脊液压力、脑脊液常规、生化及其他检查。②结构影像学检查：X线平片、CT、常规MRI等。③功能影像学检查：单光子发射计算机断层成像（SPECT）、正电子发射计算机体层扫描术（PET）、功能磁共振成像（fMRI）等。④血管方面的检查：颈部血管超声检查、经颅多普勒超声（TCD）、计算机体层血管成像（CTA）、磁共振血管成像（MRA）和数字减影血管造影术（DSA）。⑤电生理检查：脑电图和脑磁图反映脑部电活动，肌电图和神经传导速度则检查周围神经和肌肉，而诱发电位既可检查中枢神经也可检查周围神经。⑥基因诊断：主要适用于遗传性疾病的诊断。⑦病理检查：主要用于其他检查难以明确诊断时。

血液检查对神经系统多种疾病如颅内感染、脑血管疾病、脑寄生虫病等的病因诊断有一定价值；血脂、血糖检测有助于脑血管疾病的病因诊断；乙酰胆碱受体抗体测定对重症肌无力的确诊有重要价值；血清肌酶学检测如肌酸磷酸激酶、乳酸脱氢酶等对肌肉疾病的诊断有重要意义；血钾检查对周期性瘫痪等有诊断价值。

三、神经系统疾病常见症状和/或体征的护理

（一）意识障碍

意识指个体对周围环境及自身状态的感知能力。意识障碍可分为觉醒度下降和意识内容变化两方面。前者表现为嗜睡、昏睡和昏迷；后者表现为意识模糊和谵妄等。

1. 意识障碍的分类及临床特点

（1）以觉醒度改变为主的意识障碍

1）嗜睡：嗜睡（somnolence）是意识障碍的早期表现。患者表现为睡眠时间过度延长，

但能被叫醒，醒后可勉强配合检查及回答简单问题，停止刺激后患者又继续入睡。

2）昏睡：昏睡（sopor）是一种比嗜睡更重的意识障碍。患者处于沉睡状态，正常的外界刺激不能使其觉醒，须经高声呼唤或其他较强烈刺激方可唤醒，对言语的反应能力尚未完全丧失，可做含糊、简单而不完全的答话，停止刺激后又很快入睡。

3）昏迷：昏迷（coma）是最为严重的意识障碍。患者意识完全丧失，各种强刺激也不能使其觉醒，无有目的的自主活动，不能自发睁眼。昏迷按严重程度可分为如下三级。①浅昏迷：意识完全丧失，仍有较少的无意识自发动作。对周围事物及声、光等刺激全无反应，对强烈刺激如疼痛刺激可有回避动作及痛苦表情，但不能觉醒。吞咽反射、咳嗽反射、角膜反射及瞳孔对光反射仍然存在。生命体征无明显改变。②中昏迷：对外界的正常刺激均无反应，自发动作很少。对强刺激的防御反射、角膜反射和瞳孔对光反射减弱，大小便潴留或失禁。此时生命体征已有改变。③深昏迷：对外界任何刺激均无反应，全身肌肉松弛，无任何自主运动。眼球固定，瞳孔散大，各种反射消失，大小便多失禁。生命体征已有明显改变，呼吸不规则，血压或有下降。

脑和脑干功能全部丧失时称为脑死亡，其确定标准是：患者对外界任何刺激均无反应，无任何自主运动，但脊髓反射可以存在；脑干反射（包括对光反射、角膜反射、头眼反射、前庭眼反射、咳嗽反射）完全消失，瞳孔散大、固定；自主呼吸停止，需要人工呼吸机维持换气；脑电图提示脑电活动消失，呈一直线。

（2）以意识内容改变为主的意识障碍

1）意识模糊：意识模糊（confusion）表现为注意力减退，情感反应淡漠，定向力障碍，活动减少，语言缺乏连贯性，对外界刺激可有反应，但低于正常水平。

2）谵妄：谵妄（delirium）是一种急性的脑高级功能障碍，患者对周围环境的认知及反应能力均有下降，表现为认知、注意力、定向、记忆功能受损，思维推理迟钝，语言功能障碍，错觉，幻觉，睡眠-觉醒周期紊乱等，可表现为紧张、恐惧和兴奋不安，甚至可有冲动和攻击行为。病情常呈波动性，夜间加重，白天减轻，常持续数小时和数天。引起谵妄的常见神经系统疾病有脑炎、脑血管疾病、脑外伤及代谢性脑病等。其他系统性疾病也可引起谵妄，如高热、中毒、营养缺乏，以及水、电解质紊乱和酸碱失衡等。

（3）特殊类型的意识障碍

1）去皮质综合征：多见于因双侧大脑皮质广泛损害而导致的皮质功能减退或丧失，皮质下功能仍保存。患者表现为意识丧失，但睡眠和觉醒周期存在，能无意识地睁眼、闭眼或转动眼球，但眼球不能随光线或物品转动，貌似清醒但对外界刺激无反应。对光反射、角膜反射，甚至咀嚼动作、吞咽、防御反射均存在，可有吸吮反射、强握反射等原始反射，但无自发动作。大小便失禁。四肢肌张力增高，双侧锥体束征阳性。身体姿势为上肢屈曲内收，腕及手指屈曲，双下肢伸直，足屈曲，有时称为去皮质强直。该综合征常见于缺氧性脑病、脑炎、中毒和严重颅脑外伤等。

2）去大脑强直：是病灶位于中脑水平或上位脑桥时出现的一种伴有特殊姿势的意识障碍。表现为角弓反张、牙关紧闭、双上肢伸直旋内、双下肢伸直跖屈，病理征阳性，多有双侧瞳孔散大、固定。随着病变损伤程度的加重，患者可表现为意识障碍的程度加深，去大脑强直较去皮质综合征凶险，其特殊姿势、呼吸节律、瞳孔改变成为二者临床鉴别的关键。

3）无动性缄默症：又称睁眼昏迷，由脑干上部和丘脑的网状激活系统受损引起，此时大脑半球及其传出通路无病变。患者能注视周围环境及人物，貌似清醒，但不能活动或言语，二便失禁。肌张力减低，无锥体束征。强烈刺激不能改变其意识状态，存在睡眠-觉醒周期。本症常见于脑干梗死。

4）植物状态：指大脑半球严重受损而脑干功能相对保留的一种状态。患者对自身和外界的认知功能全部丧失，呼之不应，不能与外界交流，有自发或反射性睁眼，偶可发现视物追踪，可有无意义哭笑，存在吸吮、咀嚼和吞咽等原始反射，有睡眠-觉醒周期，大小便失禁。持续植物状态指颅脑外伤后植物状态持续12个月以上，其他原因持续3个月以上。

2. 主要护理诊断

意识障碍：与脑组织受损、功能障碍有关。

3. 其他护理诊断

（1）活动耐力下降：与意识障碍和认知功能受损有关。

（2）营养不良：与意识障碍导致的吞咽困难或无法进食有关。

（3）有皮肤完整性受损的可能：与意识障碍导致卧床、皮肤抵抗力下降等有关。

（4）潜在并发症：坠积性肺炎、下肢深静脉血栓形成、尿路感染等。

（5）潜在护理安全问题：坠床、自伤、非计划拔管等。

4. 护理措施

意识障碍

1）生活护理与安全护理：应保持床单位的清洁和干燥，减少皮肤的机械刺激。定期为患者翻身、拍背，并按摩骨突部位。可提供气垫床，必要时使用防压疮敷料保护皮肤，保持肢体功能位并设置保护性床挡，以防坠床。对谵妄躁动患者，需适当约束并告知家属，避免自伤或他伤。要做好大小便护理，保持会阴部清洁，预防尿路感染。对于不能进食或禁食的患者，需每日进行2～3次口腔护理。体温不升或肢端发凉者应注意保暖，谨慎使用热水袋以防烫伤。如患者无法闭眼，应涂眼膏并用湿纱布覆盖，以防角膜干燥和感染。

2）饮食护理：对意识障碍患者，应综合评估其意识水平、营养风险、吞咽能力、并发症风险及预期病程，以合理选择饮食或营养方式。对于接受肠内营养的患者，应提供高维生素和高热量的饮食，并确保充足的水分摄入。定时进行喂食时，鼻饲需将床头抬高30°～45°，并在鼻饲后保持该体位超过30分钟，以防止呕吐或食物反流。此外，应注意加温输注，预防腹胀、恶心和呕吐等消化道反应，并可通过腹部按摩和热敷等方法改善胃肠功能。

3）保持呼吸道通畅：平卧头侧位或侧卧位，开放气道，取下活动性义齿，及时清除口鼻腔分泌物和气道痰液，防止舌根后坠、窒息、误吸和肺部感染。

4）病情监测：严密监测并记录生命体征及意识、瞳孔等变化；观察有无恶心、呕吐及呕吐物的性状与量；观察皮肤弹性及有无脱水现象；观察有无消化道出血和脑疝的早期表现。

5）预防并发症：预防压力性损伤、尿路感染、口腔感染和肺部感染；长期卧床者每天定时进行肢体被动运动，预防下肢深静脉血栓形成。准确记录出入量，预防营养失调和水、电解质平衡紊乱。

知识拓展

卒中单元

卒中单元（stroke unit）是一种专门为卒中患者提供的医疗模式，它通过组织化管理住院卒中患者的治疗和康复，显著降低了卒中患者的病死率和致残率。核心功能如下。

1. **早期康复** 注重早期康复，通过多学科团队合作，为患者提供肢体功能训练、语言训练、生活活动训练、认知训练、心理和健康教育等全面的管理。

2. **医疗团队** 通常由神经内科医生或神经康复医生领导，包括肢体康复治疗师、语言治疗师、康复护士等成员。

3. **重症监护** 对于重症卒中患者，卒中单元与重症监护病房（ICU）相结合，提供呼吸支持、血流动力学监测和管理等。

4. **监测和评估** 对患者进行系统的监测和评估，包括生命体征监测、临床神经功能监测、神经影像学检查等。

5. **护理和康复** 卒中单元提供专业的康复护理，包括皮肤管理、大小便功能管理、吞咽障碍的临床评估和吞咽康复指导、营养管理和进食管理技术训练、呼吸道管理和基本的呼吸功能康复技术等。

（二）认知障碍

认知指人脑接受外界信息，经过加工处理，转换成内在的心理活动，从而获取知识或应用知识的过程。它包括记忆、语言、视空间、执行、计算和理解判断等方面。认知障碍是上述几项认知功能中的一项或多项受损。当上述认知功能有二项或二项以上受累，并影响个体的日常或社会能力时，可考虑为痴呆。

1. 认知障碍的临床特点

（1）记忆障碍：记忆是信息在脑内储存和提取的过程，一般分为瞬时记忆、短时记忆和长时记忆三类。瞬时记忆为大脑对事物的瞬时映象，有效作用时间不超过2秒，所记的信息内容并不构成真正的记忆。瞬时记忆的信息大部分迅速消退，只有得到注意和复习的小部分信息才转入短时记忆中，短时记忆时间也很短，不超过1分钟，如记电话号码。短时记忆中的信息经过反复的学习、系统化，在脑内储存，进入长时记忆，可持续数分钟、数天，甚至终生。临床上记忆障碍的类型多是根据长时记忆分类的，包括遗忘、记忆减退、记忆错误和记忆增强等不同表现。

1）遗忘：遗忘是对识记过的材料与情节不能再认与回忆，或者表现为错误的再认或回忆。根据遗忘的具体表现可分为顺行性遗忘、逆行性遗忘、进行性遗忘、系统成分性遗忘、选择性遗忘和暂时性遗忘等多种类型，其中前两者最为重要。①顺行性遗忘：指回忆不起在疾病发生以后一段时间内所经历的事件，近期事件记忆差，不能保留新近获得的信息，而远期记忆尚保存。常见于阿尔茨海默病的早期、癫痫、严重的颅脑外伤等。②逆行性遗忘：指回忆不起疾病发生之前某一阶段的事件，过去的信息与时间梯度相关的丢失。常见于脑震荡后遗症、缺氧、中毒、阿尔茨海默病的中晚期、癫痫发作后等。

2）记忆减退：记忆减退指识记、保持、再认和回忆的能力普遍减退。早期往往是回忆减弱，特别是对日期、年代、专有名词、术语概念等的回忆发生困难，以后表现为近期和远期记忆均减退。临床上常见于阿尔茨海默病、血管性痴呆、代谢性脑病等。

3）记忆错误：具体如下。①记忆恍惚：包括似曾相识、旧事如新、重演性记忆错误等，与记忆减退过程有关。常见于颞叶癫痫、中毒、神经症、精神分裂症等。②错构：指患者记忆有时间顺序上的错误，如患者将过去生活中所经历的事件归之于另一无关时期，而患者并不自觉，并且坚信自己所说的完全正确。常见于更年期综合征、精神发育迟滞、乙醇中毒性精神病和脑动脉硬化症等。③虚构：指患者将过去事实上从未发生的事或体验回忆为确有其事，患者不能自己纠正错误。常见于科尔萨科夫综合征，可以由脑外伤、乙醇中毒、感染性脑病等引起。

4）记忆增强：记忆增强指对远事记忆的异常性增加。患者表现出对很久以前所发生的、似乎已经遗忘的时间和体验，此时又能重新回忆起来，甚至一些琐碎的毫无意义的事情或细微情节都能详细回忆。多见于躁狂症、妄想或服用兴奋药过量。

（2）视空间障碍：视空间障碍指患者因不能准确地判断自身及物品的位置而出现的功能障碍，表现为在行走时常常与物体相撞，尤其是边缘或障碍物。在绘制或构建图形时出现困难，表现为形状扭曲或比例不协调等。

（3）执行功能障碍：执行功能是确立目标、制订和修正计划、实施计划，从而进行有目的活动的能力，是一种综合运用知识、信息的能力。执行功能障碍时，患者不能做出计划，不能进行创新性的工作，不能根据规则进行自我调整，不能对多件事进行统筹安排。检查时，不能按照要求完成较复杂的任务。执行功能障碍常见于血管性痴呆、阿尔茨海默病、帕金森病性痴呆等。

（4）计算力障碍：计算能力取决于患者本身的智力、先天对数字的感觉和数学能力，以及受教育水平。计算力障碍指计算能力减退，简单计算无法正确作出。表现为日常生活中，患者买菜购物不知道该付多少钱，该找回多少。随着病情的进展，患者甚至不能进行简单的计算。

（5）失语：是在意识清楚，发音和构音没有障碍的情况下，大脑皮质语言功能区病变导致的语言交流能力障碍，是优势大脑半球损害的重要症状之一。表现为自发语言、听理解、复述、命名、阅读和书写6个基本方面能力残缺或丧失。

（6）失用：指在意识清楚、语言理解功能及运动功能正常情况下，患者丧失完成有目的的复杂活动的能力。临床上，失用可大致分为以下几种。

1）观念性失用：常由双侧大脑半球受累引起。观念性失用是对复杂精细的动作失去了正确概念，导致患者不能把一组复杂精细动作按逻辑次序分解组合，使得各个动作的前后次序混乱，目的错误，无法正确完成整套动作。常由中毒、动脉硬化性脑病和帕金森综合征等导致大脑半球弥漫性病变的疾病引起。

2）观念运动性失用：病变多位于优势半球顶叶。指在自然状态下，患者可以完成相关动作，可以口述相关动作的过程，但不能按指令去完成这类动作。如向患者发出指令命其张口，患者不能完成动作，但给他食物就会自然张口去咬。

3）肢体运动性失用：病变多位于双侧或对侧皮质运动区。主要表现为肢体（通常为上肢远端）失去执行精细熟练动作的能力，自发动作、执行口令及模仿均受到影响，如患者不能书写等。

4）结构性失用：病变多位于非优势半球顶叶或顶枕联合区。结构性失用是对空间分析和动作概念化的障碍。表现为患者绘制或制作包含有空间位置关系的图像或模型有困难，不能将物体的各个成分连贯成一个整体。

5）穿衣失用：穿衣失用病变位于非优势侧顶叶。穿衣失用指丧失了习惯而熟悉的穿衣操作能力。表现为患者穿衣时上下颠倒，正反及前后颠倒，扣错纽扣等症状。

（7）失认：指患者无视觉、听觉和躯体感觉障碍，在意识正常情况下，不能辨认以往熟悉的事物。临床上，失认可有以下几种。

1）视觉失认：病变多位于枕叶。患者的视觉足以看清周围物体，但看到以前熟悉的事物时却不能正确识别、描述及命名，而通过其他感觉途径则可认出，如患者看到手机不知为何物，但通过手的触摸和听到电话的来电立刻就可辨认出是手机。还包括物体失认，不能辨别熟悉的物体；面容失认，不能认出既往熟悉的人；颜色失认，不能正确地分辨颜色。

2）听觉失认：病变多位于双侧颞上回中部及其听觉联络纤维。听觉失认指患者听力正常但不能辨认以前熟悉的声音。

3）触觉失认：病变多位于双侧顶叶角回及缘上回。触觉失认即实体觉缺失，患者无初级触觉和位置觉障碍，闭眼后不能通过触摸辨别熟悉的物品。

4）体象障碍：病变多位于非优势半球顶叶。体象障碍指患者基本感知功能正常，但对自身躯体的存在、空间位置及各部位之间的关系失去辨别能力。

（8）轻度认知障碍和痴呆

1）轻度认知障碍：轻度认知障碍（mild cognitive impairment，MCI）是介于正常衰老和痴呆之间的一种中间状态，是一种认知障碍综合征。与年龄和教育程度匹配的正常人相比，MCI患者存在轻度认知功能减退，但日常能力没有受到明显影响。轻度认知障碍的核心症状是认知功能的减退，根据病因或大脑损害部位的不同，可以累及记忆、执行、语言、运用、视空间等其中的一项或一项以上，导致相应的临床症状，其认知功能减退必须满足以下两点。①认知功能减退符合以下任一条：主诉或者知情者报告的认知损害，客观检查有认知损害的证据或客观检查证实认知功能较以往减退。②日常基本能力正常，复杂的工具性日常能力可以有轻微损害。

2）痴呆：痴呆（dementia）是脑功能障碍产生的获得性、持续性智力损害综合征，可由脑退行性变（如阿尔茨海默病、额颞叶变性）引起，也可由其他原因（如脑血管疾病、外伤、中毒）导致。与轻度认知障碍相比，痴呆患者必须有两项或两项以上认知功能受损，并导致患者的日常或社会能力明显减退。痴呆患者除有以上认知症状（如记忆、语言、视空间、执行、运用、计算）外，还可以伴发精神行为的异常。精神情感症状包括幻觉、妄想、淡漠、意志减退、不安、抑郁、焦躁等；行为异常包括徘徊、多动、攻击、暴力、捡拾垃圾、藏匿东西、过食、异食、睡眠障碍等。有些患者还有明显的人格改变。

2. 主要护理诊断

（1）记忆受损：与轻度认知障碍或痴呆有关。

（2）生活自理缺陷：与认知障碍所致记忆、运用、执行、语言及日常生活活动能力减退有关。

3. 其他护理诊断

（1）沟通障碍：由于意识水平的降低，患者在表达或理解方面存在问题。

（2）潜在护理安全问题：走失、自伤、自杀等。

4. 护理措施

（1）记忆受损

1）非特异性干预：评估风险因子，管理可控因素如糖尿病、高血压、高胆固醇血症、抑郁等，积极控制危险因素是目前被广泛证实有效的干预措施。即使诊断为轻度认知障碍，只要通过积极、有效地干预，轻度认知障碍是可以逆转的。

2）调节生活方式：①指导患者进行适当的运动锻炼，因为运动能促进大脑血液循环，增加脑细胞树枝状突起的体积和数量，增强记忆力。②给予患者合理的饮食指导，可以食用对改善记忆力有帮助的食物，如菠菜、卷心菜等蔬菜，香蕉、菠萝等水果，可经常食用含有不饱和脂肪酸的鱼类食品。③为患者进行心理护理，告知患者保持乐观心态对大脑功能改善的重要性。

3）认知训练：使用记忆加强训练，指导患者多动脑如读书看报、下棋、与人交流等，帮助记忆功能的改善。

（2）生活自理缺陷

1）生活护理：可参照评估量表判定自理程度。做好进食护理，如果患者有吞咽障碍应做好相应护理，进食中观察患者的食欲、进食量、有无呛咳或噎食的表现，防止进食引起的不良事件发生。协助大小便患者定时如厕，做好会阴及肛周护理。如果患者有睡眠障碍，协助患者安排好白天活动。

2）安全护理：放置防止跌倒警示标识，采取相应预防措施。放置防止走失警示标识，患者随身配备带有患者和家属的标识卡片；有专人照护；有条件者佩戴GPS定位装置；护理人员加强巡视、交接班。防止患者受伤，管理好电源、热源、易碎物品和利器。

3）日常生活能力训练：定期评估患者的认知状况和日常生活能力，提供以患者为中心的康复训练计划，最大限度地利用和保存患者的残留功能。安排患者做力所能及的事情。对于轻度认知障碍患者，尽可能给予自我生活照料的机会，并进行生活技能训练，帮助维持和改善日常生活能力。

4）精神行为问题管理：观察患者精神症状、发生的频次，以及潜在的刺激因素和隐患，制定相应的应对策略。发生精神问题和行为时，首选非药物处理，以理解和接受的心态对患者进行疏导，避免强行纠正；防止患者发生自伤或自杀行为，必要时通知医生处理。

（三）头痛

头痛（headache）指外眦、外耳道与枕外隆突连线以上部位的疼痛。

1. 头痛的临床特点 头痛的主要临床表现为全头或局部的胀痛或钝痛、搏动性疼痛、头重感、戴帽感或勒紧感等，同时可伴有恶心、呕吐、眩晕和视力障碍等。临床上，多种疾病均可引起不同种类的头痛。根据头痛的发生速度、疼痛的部位、发生的持续时间、疼痛的程度、疼痛的性质及伴随症状等，可对头痛进行诊断和鉴别。头痛的部位和发病快慢对病灶的诊断有一定的参考价值，见表9-1-3和表9-1-4。

表9-1-3 头痛部位与疾病的可能关系

疼痛部位	病因
全头部	脑肿瘤、颅内出血、颅内感染、紧张性头痛、低颅压性头痛
偏侧头部	血管性偏头痛、鼻窦炎性头痛、耳源性头痛、牙源性头痛
前头部	颅内肿瘤、鼻窦炎性头痛、丛集性头痛
眼部（单侧或双侧）	高颅压性头痛、丛集性头痛、青光眼、一氧化碳中毒性头痛
双颞部	垂体瘤、蝶鞍附近肿瘤
枕颈部	蛛网膜下腔出血、脑膜炎、后颅窝肿瘤、高颅压头痛、颈性头痛、肌挛缩性头痛

表9-1-4 头痛发病快慢与疾病的关系

头痛的发病形式	病因
急性头痛	蛛网膜下腔出血、脑梗死、脑出血、脑炎、脑膜脑炎、癫痫、高血压脑病、腰椎穿刺导致的颅内压减低、青光眼、急性虹膜炎
亚急性头痛	颅内占位病变、良性颅内压增高、高血压性头痛
慢性头痛	偏头痛、丛集性头痛、紧张性头痛、药物依赖性头痛、鼻窦炎

2. 主要护理诊断

疼痛：头痛，与颅内外血管舒缩功能障碍或脑部器质性病变等因素有关。

3. 其他护理诊断

（1）焦虑：与疼痛或潜在原因导致恐惧、不安有关。

（2）无效的应对机制：与患者出现头痛症状时，未能有有效的应对措施有关。

4. 护理措施

疼痛：头痛。

1）病情观察：仔细观察头痛的部位、性质和强度，同时监测意识、瞳孔及生命体征的变化，注意是否伴随头晕、恶心、呕吐、复视、耳鸣或失语等症状。

2）对症护理：根据不同病因选择合适的缓解疼痛的方法。例如，对于偏头痛患者，可采用松弛疗法，包括局部按摩、热水浴、热敷、针灸和生物反馈等；三叉神经痛患者在洗脸、刷牙、剃须和咀嚼时需轻柔，建议食用软食并小口咽下；蛛网膜下腔出血的患者可使用镇痛药，若出现过度烦躁可适量应用镇静药；颅内压增高患者应卧床休息，床头抬高15°～30°，减轻脑水肿和颅内压，并避免咳嗽和打喷嚏；颅内压减低患者也应卧床休息，防止因站立而加重头痛。

3）避免诱因：建议患者尽量避免可能引发或加重头痛的因素，如情绪紧张、饮酒、剧烈活动及食用巧克力、奶酪等特定食物，保持环境安静、舒适，光线柔和。

4）心理护理：对于长期反复的头痛，患者可能出现焦虑和紧张，需给予理解和同情，耐心解释，适度诱导以缓解其顾虑，鼓励患者树立信心，积极配合治疗。

5）用药护理：指导患者遵医嘱正确用药，密切监测药物的疗效与不良反应，避免滥用镇痛药，以防引发药物过度使用性头痛。

（四）眩晕

1. 眩晕的临床特点　眩晕（vertigo）是一种运动性或位置性错觉，造成人与周围环境空间关系在大脑皮质中反应失真，产生旋转、倾倒及起伏等感觉。眩晕与头晕不同，后者表现为头重脚轻、步态不稳等。

（1）临床上按眩晕的性质，可分为真性眩晕与假性眩晕。存在自身或对外界环境空间位置的错觉为真性眩晕，而仅有一般的晕动感并无对自身或外界环境空间位置错觉称假性眩晕。

（2）按病变的解剖部位，可分为系统性眩晕和非系统性眩晕，前者由前庭神经系统病变引起，后者由前庭神经系统以外病变引起。

1）系统性眩晕：是眩晕的主要病因，按照病变部位和临床表现的不同又可分为周围性眩晕与中枢性眩晕。前者指前庭感受器及前庭神经颅外段（未出内听道）病变而引起的眩晕，眩晕感严重，持续时间短，常见于梅尼埃病、良性发作性位置性眩晕、前庭神经元炎、迷路卒中等病；后者指前庭神经颅内段、前庭神经核、核上纤维、内侧纵束、小脑和大脑皮质病变引起的眩晕，眩晕感可较轻，但持续时间长，常见于椎基底动脉供血不足、脑干梗死、小脑梗死或出血等病。

2）非系统性眩晕：临床表现为头晕眼花、站立不稳，通常无外界环境或自身旋转感或摇摆感，很少伴有恶心、呕吐，为假性眩晕。常由眼部疾病（眼外肌麻痹、屈光不正、先天性视力障碍）、心血管系统疾病（高血压、低血压、心律不齐、心力衰竭）、内分泌代谢疾病（低血糖、糖尿病、尿毒症）、中毒、感染和贫血等疾病引起。

2. 主要护理诊断

（1）舒适度减弱：与突发眩晕、恶心、呕吐有关。

（2）有受伤的危险：与眩晕发作时平衡失调、步态不稳有关。

3. 护理措施

（1）舒适度减弱

1）病情观察：密切关注患者眩晕发作的特征、持续时间及伴随症状，注意与头晕的区别。询问患者是否有恶心、呕吐、出汗、耳鸣、听力减退、心悸等表现，以及血压和脉搏的变化，观察眩晕的诱因及其与体位的关系。

2）心理支持与生活协助：在眩晕发作时，应陪伴患者，给予安慰和鼓励，保持环境安静，避免不良刺激。对于呕吐的患者，协助患者侧卧以保持呼吸道通畅，及时清理呕吐物。同时，协助患者进行日常护理，保持口腔卫生，注意补充水分和营养，以防止水和电解质失衡；指导位置性眩晕患者正确变换体位，并做好卧床患者的大小便护理。

（2）有受伤的危险

1）安全护理：当患者出现头晕、身体不适或不稳感等先兆时，应平卧休息。在急性发作期，应保持头部固定，避免搬动。在眩晕发作期间，患者不应独自上厕所、洗澡或接触热水瓶、茶杯等，以防跌倒、坠床或烫伤，活动时需有他人协助。

2）避免诱因：平卧时枕头高度应适中（建议15°～20°），并避免突然改变体位（如快速坐起、站立或从站立转为卧位）。在仰头、低头或转动头部时，应缓慢进行，且转动幅度不宜过大，以防诱发症状。对于慢性眩晕患者，应积极治疗原发病，以预防直立性低血压和低血糖。同时，应注意某些镇静药物及心血管药物等可能引发药源性眩晕，特别是老年患者在服用多种药物时要遵医嘱用药。

（五）言语障碍

1. 言语障碍的临床特点

言语障碍（language disorders）可分为失语和构音障碍。失语是由脑损害所致的语言交流能力障碍，构音障碍则是因为神经、肌肉的器质性病变，造成发音器官的肌无力及运动不协调所致。

（1）失语：是在意识清楚，发音和构音没有障碍的情况下，大脑皮质语言功能区病变导致的语言交流能力障碍，是优势大脑半球损害的重要症状之一。表现为自发语言、听理解、复述、命名、阅读和书写6个基本方面能力残缺或丧失。失语的主要类型如下。

1）布罗卡（Broca）失语：又称运动性失语或表达性失语，口语表达障碍为其突出的临床特点。系优势半球额下回后部（Broca区）受损所致。患者谈话为非流利型、电报式语言，只能讲一两个简单的词，讲话费力，找词困难，且用词不当，或仅能发出个别的语音。对别人的语言理解能力相对保留；对简单的词语和句子理解正常，但对结构复杂的句式理解有困难。复述、命名、阅读和书写均有不同程度的损害。常见于脑出血、脑梗死等可引起Broca区损害的疾病。

2）韦尼克（Wernicke）失语：又称感觉性失语或听觉性失语。听理解严重障碍为其突出特点。系优势半球颞上回后部（Wernicke区）病变引起。患者听觉正常，却不能听懂别人和自己所说的话。口语表达为流利型，发音清晰，语言流畅，但言语混乱而割裂，缺乏实质词或有意义的词句，严重时说出的话，别人完全听不懂，答非所问。常见于脑出血、脑梗死等可引起Wernicke区损害的疾病。

3）传导性失语：是由优势半球缘上回皮质或深部白质内的弓状纤维损害导致Wernicke区和Broca区之间的联系中断所致。患者表现为流利型口语，但语言中有大量错词，自身可以感知错误，在纠正时因口吃表现为语言不流畅，但表达短语或句子完整。听理解障碍较轻，复述障碍较自发谈话和听理解障碍重，两者损害不成比例为其最大特点。常同时伴有命名、阅读和书写不同程度的损害。

4）命名性失语：又称遗忘性失语，系优势半球颞中回后部病变所致。主要特点是命名不能，患者不能说出物件的名称，但可说该物件的用途及如何使用，当别人提示物件的名称时，能辨别是否正确。自发谈话为流利型，空话和赘话多，缺乏实质词。

5）完全性失语：又称混合性失语，其特点为所有语言功能均严重障碍或几乎完全丧失。多见于优势侧大脑半球较大范围病变，如大脑中动脉分布区的大片病灶。口语表达障碍明显，多表现为刻板性语言（只能发出无意义的"吗、吧、嗒"等声音），听理解、复述、命名、阅读和书写均严重障碍。

6）失写：指书写不能，为优势半球额中回后部病变引起。患者无手部肌肉瘫痪，但不能书写或者写出的句子常有遗漏、错误，却仍保存抄写能力。单纯的失写较少见，多伴有运动性或感觉性失语。

7）失读：由优势半球顶叶角回病变引起。患者尽管无失明，但由于对视觉性符号丧失认识能力，故不识文字、词句、图画。失读和失写常同时存在，因此患者不能阅读，不能自发书写，也不能抄写。

（2）构音障碍：是和发音相关的中枢神经、周围神经或肌肉疾病导致的一类言语障碍的总称。患者的语言形成及接受能力正常，仅表现为口语的声音形成困难，主要为发音不清，发声困难，声音、音调及语速异常，严重者不能发音。不同病变部位可产生不同特点的构音障碍。

1）下运动神经元病变：主要表现为发音费力和声音强弱不等，如面神经病变时可产生唇音障碍；迷走神经喉返支单侧损害时表现为声音嘶哑；舌下神经病变时表现为舌音不清、言语含糊。

2）上运动神经元病变：双侧皮质延髓束损害导致的假性延髓麻痹，表现为说话带鼻音、声音嘶哑、言语缓慢不清晰；单侧皮质脊髓束病变时，主要表现为辅音不清晰，发音和语音共鸣正常。

3）基底核病变：主要表现为说话缓慢而含糊，声调低沉，发音单调，音节颤抖样融合，言语断节及口吃样重复。

4）小脑病变：主要表现为构音含糊，音节缓慢延长，声音强弱不等，言语不连贯。

5）肌肉病变：发音和构音相关的肌肉病变时出现此类型构音障碍，表现类似下运动神经元损害，但多同时伴有其他肌肉病变，如重症肌无力、进行性肌营养不良和强直性肌病等。

2. 主要护理诊断

言语沟通障碍：与大脑语言中枢病变或发音器官的神经肌肉受损有关。

3. 护理措施

言语沟通障碍

1）沟通方法：针对不同患者及不同的失语类型，采取不同的沟通方式，了解并满足患者的身心需要，可以分别采用语言交流、自制图片、提供写字板、自编手语暗号等方式与患者沟通。保持安静的环境，在交流过程中说话速度要慢，给予患者充分的鼓励、理解和尊重；使用简单、通俗易懂的词语。 次尽量只问一个问题，多给患者考虑的时间，并注意患者的反应，这种方式适用于运动性失语和命名性失语的患者。良好的沟通方式不仅能满足患者的身心需要，而且能促进患者的康复。

2）心理护理：语言沟通障碍会给患者带来较大的心理负担，而且语言功能恢复的速度较慢，护士应鼓励并指导患者用非语言方式来表达自己的需求及情感；指导家庭成员积极参与患者的康复训练，同家属交谈时避免在患者面前谈论病情；鼓励或组织病友之间康复训练的经验交流；对于消极的患者，在病情允许下，可以适当安排患者进行户外活动，转移其注意力，帮助患者树立信心，积极配合治疗。

3）语言康复训练：一般康复训练的时间应该在疾病急性期过后，提倡早期开始康复，患者身体和精神状态稳定，至少能耐受集中训练30分钟以上时开始康复训练，最佳恢复时期为患病后3～6个月，而且要坚持训练和治疗。如果患者一般状态不佳、意识障碍等难以配合，要根据患者情况推迟训练。要由语言康复治疗师为患者制订个体化的语言康复计划，护士协助组织实施，主要目的是帮助患者恢复或提高语言理解和表达能力，康复训练遵循由易到难的原则。以运动性失语和感觉性失语为例：①运动性失语可通过训练患者的唇和舌运动来改善。训练内容包括唇的张合、前伸、缩回，以及舌的前伸、后缩、上举和左右移动等。患者可以对着镜子进行练习，以便模仿和纠正动作。训练时，每次持续数分钟，每日多次。此外，应进行发音训练，首先训练元音的发音，然后是辅音，辅音训练应从双唇音开始，掌握辅音后，再结合已学会的元音与辅音，最后过渡到单词和句子的发音。对于重度患者，可以用冰块刺激面部、唇和舌，并通过反复刺激腭弓来增强其运动能力。其他训练方式包括闭唇鼓腮、吹气运动、音调和韵律训练等。②感觉性失语可以采用许尔（Schuell）刺激疗法，利用神经系统的功能代偿与重组原理，重点在于多途径的刺激与重复输入。通过大量重复的词语强化患者的言语能力，并在治疗初期纠正其错误的语言模式。同时，结合其他治疗方法，如无创脑刺激、注意力提升的治疗、音乐疗法及传统针刺疗法等。

（六）躯体感觉障碍

1. 躯体感觉障碍的分类和临床特点 躯体感觉指作用于躯体感受器的各种刺激在人脑中的反映。一般躯体感觉包括浅感觉、深感觉和复合感觉。浅感觉，包括痛觉、触觉、温度觉；深感觉，包括运动觉、位置觉、振动觉；复合感觉，包括定位觉、图形觉、两点辨别觉、实体觉。感觉障碍时，可有抑制性和刺激性两类症状。

（1）抑制性症状：感觉径路破坏时功能受到抑制，出现感觉（痛觉、温度觉、触觉和深感觉）减退或缺失。一个部位各种感觉缺失，称为完全性感觉缺失。在意识清醒的情况下，某部位某种感觉障碍而其他感觉保存者称为分离性感觉障碍。患者深浅感觉正常，但无视觉参加的情况下，对刺激部位、物体形状、重量等不能辨别者，称为皮质感觉缺失。当一神经分布区有自发痛，同时又存在痛觉减退者，称为痛性痛觉减退或痛性麻痹。

（2）刺激性或激惹性症状：感觉传导路径受到刺激或兴奋性增高时出现刺激性症状，可分为以下几种。

1）感觉过敏：指在正常人中不引起不适感觉或仅有轻微感觉的刺激，而在患者中却引起非常强烈，甚至难以忍受的感觉。常见于浅感觉障碍。

2）感觉过度：一般发生在感觉障碍的基础上，具有以下特点。①潜伏期长：刺激开始后不能立即感知，必须经历一段时间才出现。②感受性降低，兴奋阈增高：刺激必须达到一定的强度才能感觉到。③不愉快的感觉：患者所感到的刺激具有暴发性，呈现一种剧烈的、定位不明确的、难以形容的不愉快感。④扩散性：刺激有扩散的趋势，单点刺激患者可感觉为多点刺激并向四周扩散。⑤延时性：当刺激停止后，在一定时间内患者仍有刺激存在的感觉，即出现"后作用"，一般为强烈难受的感觉，常见于烧灼性神经痛、带状疱疹疼痛、丘脑的血管性病变。

3）感觉倒错：指对刺激产生的错误感觉，如冷的刺激产生热的感觉，触觉刺激或其他刺激误认为痛觉等。常见于顶叶病变或癔症。

4）感觉异常：指在没有任何外界刺激的情况下，患者感到某些部位有蚁行感、麻木、瘙痒、重压、针刺、冷热、肿胀，而客观检查无感觉障碍。常见于周围神经或自主神经病变。

5）疼痛：指感觉纤维受到刺激时产生的躯体感受，属于机体的防御机制。临床上常见的疼痛类型如下。①局部疼痛：由局部病变引起的局限性疼痛，如三叉神经痛。②放射性疼痛：中枢神经、神经根或神经干受刺激时，疼痛不仅局限于病变部位，还扩散到相关神经的支配区域，如神经根受到肿瘤或椎间盘压迫时。③扩散性疼痛：疼痛由一个神经分支扩散至另一个神经分支，如牙痛可能扩散到三叉神经的其他分支。④牵涉性疼痛：内脏病变引起的疼痛出现在相应的体表区域，如心绞痛可导致左胸及左上肢内侧的疼痛，胆囊病变可能引起右肩疼痛。⑤幻肢痛：截肢后患者仍能感觉到被切除肢体的存在，并出现疼痛，这种现象与下行抑制系统的脱失有关。⑥灼烧性神经痛：表现为剧烈的烧灼感，常见于正中神经或坐骨神经损伤，可能是由损伤轴突表面的异位冲动或无髓鞘轴突之间的接触引起的。

2. 主要护理诊断

感知觉紊乱：与脑、脊髓病变及周围神经受损有关。

3. 护理措施

感知觉紊乱

1）生活护理与安全护理：保持床位的清洁与干燥，定期翻身，以避免感觉障碍部位长时间受压或遭受机械刺激。慎用热水袋和冰袋，以防烫伤或冻伤，尽量避免对感觉过敏患者的不必要刺激。对于深感觉异常和步态不稳的患者，活动时需提供搀扶，以防跌倒或碰撞。

2）心理护理：感觉障碍可能导致患者缺乏正确判断，产生紧张、恐惧或烦躁情绪，严重影响其运动能力和兴趣。应给予患者关心和体贴，主动协助其日常活动；与患者多沟通，建立信任，以帮助他们正确面对情况，积极配合治疗与训练。

3）感觉训练：应与运动训练相结合。可以通过拍打、按摩、理疗、针灸、被动运动及冷热电刺激等方法进行训练。每天用温水擦洗感觉障碍部位，促进血液循环；在进行被动关节活动时，适度挤压关节并牵拉肌肉和韧带，让患者观察受影响肢体并体会其位置、方向及运动感觉，闭眼寻找不同位置的患肢。通过重复训练，促进本体感觉恢复。对于上肢感觉功能训练，可以使用木钉盘，外裹砂纸、棉布、毛织物或铁皮等材料，让患者抓握时接受不同材质的刺激，提高中枢神经的感知能力。同时，进行患侧上肢的负重训练，以改善其感觉与运动功能。

（七）瘫痪

瘫痪（paralysis）指个体随意运动功能的减低或丧失，可分为神经源性、神经肌肉接头性及肌源性等类型（表9-1-5）。本节主要叙述神经源性瘫痪。

表9-1-5 瘫痪的分类

分类依据	类型
按瘫痪的原因	神经源性、神经肌肉接头性、肌源性
按瘫痪的程度	不完全性、完全性
按瘫痪的肌张力状态	痉挛性、弛缓性
按瘫痪的分布	单瘫、偏瘫、交叉瘫、截瘫、四肢瘫
按运动传导通路的不同部位	上运动神经元性瘫痪、下运动神经元性瘫痪

1. 瘫痪的分类和临床特点

（1）上运动神经元性瘫痪：上运动神经元性瘫痪也称痉挛性瘫痪，是由上运动神经元，即大脑皮质运动区神经元及其发出的下行纤维病变所致。其临床表现有。

1）肌力减弱：一侧上运动神经元受损所致瘫痪可表现为一侧上肢或下肢的瘫痪，称为单瘫；也可表现为一侧肢体的上下肢瘫痪，称为偏瘫。双侧上运动神经元受损时表现为双下肢瘫痪，称为截瘫；也可表现为四肢瘫。上述由上运动神经元受损导致的瘫痪一般只表现在受单侧上运动神经元支配的肢体，而一些双侧支配的运动可不受影响，如眼、下颌、咽喉、颈、胸和腹部等处的运动。该类型瘫痪还有一些特点：瘫痪时肢体远端肌肉受累较重，尤其是手指和面部等，而肢体近端症状较轻，这是由于肢体近端的肌肉多由双侧支配而远端多由单侧支配；上肢伸肌群比屈肌群瘫痪程度重，外旋肌群比内收肌群重，手的屈肌比伸肌重，而下肢恰好与上肢相反，屈肌群比伸肌群重。

2）肌张力增高：上运动神经元性瘫痪时，患侧肢体肌张力增高，可呈现特殊的偏瘫姿势，如上肢呈屈曲旋前，下肢则伸直内收。由于肌张力的增高，患肢被外力牵拉伸展时，开始时出现抵抗，当牵拉持续到一定程度时，抵抗突然消失，患肢被迅速牵拉伸展，称之为“折刀”现象。

3）腱反射活跃或亢进：上运动神经元性瘫痪时，腱反射可活跃甚至亢进。还可有反射扩散，如敲击桡骨膜不仅可引出肱桡肌收缩，还可引出肱二头肌或指屈肌反射。此外，腱反射过度亢进时还可有阵挛，表现为当牵拉刺激持续存在，可诱发节律性的肌肉收缩，

4）浅反射减退或消失：浅反射通路经过皮质，并通过锥体束下传，因此，上运动神经元性瘫痪时，损伤可导致浅反射的减退和消失，包括腹壁反射、提睾反射及跖反射等。

5）病理反射：正常情况下锥体束对病理反射有抑制作用，当上运动神经元性瘫痪时，锥体束受损，病理反射就被释放出来，包括Babinski征、戈登（Gordon）征、查多克（Chaddock）征等。

6）无明显的肌萎缩：上运动神经元性瘫痪时，下运动神经元对肌肉的营养作用仍然存在，因此肌肉无明显的萎缩。当长期瘫痪时，由于肌肉缺少运动，可表现为失用性肌萎缩。

（2）下运动神经元性瘫痪：又称弛缓性瘫痪，指脊髓前角的运动神经元，以及它们的轴突组成的前根、神经丛及其周围神经受损所致。脑干运动神经核及其轴突组成的脑神经运动纤维损伤也可造成弛缓性瘫痪。下运动神经元性瘫痪临床表现为：①受损的下运动神经元支配的肌肉肌力减退。②肌张力减低或消失，肌肉松弛，外力牵拉时无阻力，与上运动神经元性瘫痪时“折刀”现象有明显不同。③腱反射减弱或消失。④肌萎缩明显。上运动神经元性瘫痪和下运动神经元性瘫痪的比较见表9-1-6。

表9-1-6 上运动神经元和下运动神经元性瘫痪的比较

	上运动神经元性瘫痪	下运动神经元性瘫痪
瘫痪分布	整个肢体为主	肌群为主
肌张力	增高，呈痉挛性瘫痪	降低，呈弛缓性瘫痪
浅反射	消失	消失
腱反射	增强	减弱或消失
病理反射	阳性	阴性
肌萎缩	无或有轻度失用性肌萎缩	明显
皮肤营养障碍	多数无障碍	常有
肌束颤动或肌纤维颤动	无	可有
肌电图	神经传导速度正常，无失神经电位	神经传导速度异常，有失神经电位

2. 主要护理诊断

（1）躯体移动障碍：与大脑、小脑、脊髓病变及神经肌肉受损、肢体瘫痪或协调能力异常有关。

（2）有失用综合征的危险：与肢体瘫痪、僵硬、长期卧床/体位不当有关。

3. 护理措施

（1）躯体移动障碍

1）生活护理：①给予患者日常生活活动能力（activities daily living，ADL）评估：评估内容包括运动、自理、交流及家务活动能力，目前使用的是巴塞尔（Barthel）指数评定（表9-1-7）。总分100分，61 ～ 99分为轻度功能障碍，生活基本自理或少部分需要他人帮助；41 ～ 60分为中度功能障碍，日常生活大部分需要他人帮助；40分及以下为重度功能障碍，日常生活完全需要他人照护。确定患者的日常生活活动能力，并根据自理程度给予相应的协助。②皮肤护理：卧床及瘫痪患者应保持床单位整洁、干燥、无渣屑，减少对皮肤的机械性刺激；瘫痪患者用气垫床或按摩床，必要时使用防止压疮的敷料。患肢置于功能位并协助被动运动，预防压力性损伤。患者需在床上大、小便时，注意保护隐私，指导患者和家属学会和配合使用便器，使用时注意勿拖拉和用力过猛，以免损伤皮肤。③口腔及鼻饲护理：卧床患者每天口腔护理2 ～ 3次，保持口腔清洁；如果携带胃管，做好鼻饲管护理，保持鼻腔湿润，增加患者舒适感。

表9-1-7 Barthel指数评定内容及计分法 单位：分

ADL项目	自理	稍依赖	较大依赖	完全依赖
进食	10	5	0	0
洗澡	5	0	0	0
修饰（洗脸、洗头、刷牙、刮脸）	5	0	0	0
穿衣	10	5	0	0
控制大便	10	5	0	0
控制小便	10	5	0	0
如厕	10	5	0	0
床椅转移	15	10	5	0
行走（平地45m）	15	10	5	0
上下楼梯	10	5	0	0

2）安全护理：①主要目标是防止患者坠床或跌倒，确保其安全。床铺高度应适中，配备保护性床挡；呼叫器和常用物品应放置在患者触手可及的床头；走廊和厕所应安装扶手，方便患者起坐和行走；地面要保持平整、干燥，并防止滑倒，去除门槛；患者应穿防滑橡胶底鞋，避免穿带鞋带的鞋子。②衣物应宽松，优选棉布材质；避免与患者行走时擦身而过或从其面前经过，同时避免突然呼唤患者，以免分散其注意力。③对于上肢肌力较弱的患者，应避免自行操作水龙头或热水瓶，以防烫伤；对于步态不稳或走路困难的患者，应使用合适的辅助工具（如三角手杖），并确保有人陪伴，避免发生意外。

3）并发症预防：具体如下。①深静脉血栓形成：指导患者进行踝泵运动，密切观察下肢有无肿胀或疼痛，积极防止血栓形成。②坠积性肺炎：帮助患者调整卧位，定期翻身和拍背；对有吞咽困难者，提供适当的饮食照护，防止呛咳或噎食。③便秘：鼓励患者多饮水、均衡饮食，并培养定时排便的习惯；便秘者可适量运动或按摩下腹部，促进肠蠕动，保持排便顺畅。④尿路感染：保持会阴部清洁干燥；使用导尿管时，指导患者多饮水，并观察尿液的颜色、性质和排量，以减少导管相关感染的风险。

4）心理护理：向患者提供有关疾病、治疗和预后的准确信息；关心、尊重并与患者多沟通，鼓励其表达感受，帮助缓解焦虑和悲观情绪，适应角色变化。在协助患者进食、洗漱和如厕时，要保持耐心；对于康复训练中可能出现的注意力不集中或缺乏主动性等心理问题，给予支持并鼓励克服，帮助增强自我照护能力和自信心。创造一个和谐的亲情氛围，并建立医院、家庭与社区的支持网络。

（2）有失用综合征的危险

1）早期康复干预：向患者及其家属说明早期康复的重要性、训练内容及开始时间。早期干预有助于减少肢体痉挛、预防并发症、促进康复并提高生活质量。通常情况下，意识清楚且生命体征稳定的缺血性脑卒中患者在发病后48小时即可开始康复；脑出血患者一般在10～14天后可进行训练；其他运动障碍者也应尽早开始康复。

早期干预的内容如下。①加强患侧刺激：通过增加患侧的感觉、视觉和听觉刺激，帮助对抗感觉丧失。室内布置应使患侧自然接受更多刺激，除了输液外的护理活动应尽量在患侧进行，交流时握住患侧手，指导患者转头朝向患侧。②保持良好的肢体位置：正确的卧位能减轻痉挛和水肿，增加舒适感。患者应采取平卧位，避免不适的体位，保持肢体在功能位，使用适当的软枕支撑。③正确的体位变换：翻身是抑制痉挛和减少受压的重要活动，偏瘫患者每2～3小时翻身1次。确保患者在患侧卧位时肩关节外旋，保持关节的适当位置。④床上运动训练：根据患者的情况选择适合的运动方式，初期可从助力活动开始，逐步增加难度，进行肌力训练和关节活动训练。被动运动有助于预防关节僵硬和畸形。可以进行博巴斯（Bobath）握手、桥式运动和起坐训练等，以促进上肢和下肢的功能恢复。

2）恢复期运动训练：包括转移、坐位、站立、步行及日常活动的训练。上肢功能训练结合运动疗法与作业疗法；下肢功能训练重点为改善步态。训练应循序渐进，确保在康复师指导下进行。

3）综合康复治疗：根据病情，合理选择针灸、理疗和按摩等辅助疗法，以促进运动功能恢复。

四、神经系统疾病常用诊疗技术与护理

（一）腰椎穿刺和脑脊液检查

脑脊液（cerebro spinal fluid，CSF）为无色透明的液体，充满在各脑室、蛛网膜下腔和脊髓中央管内，对脑和脊髓具有保护、支持和营养作用。成人CSF总量平均为130ml，其生成速度为0.3～0.5ml/min，每日生成约500ml。正常情况下血液中的各种化学成分只能选择性地进入CSF中，这种功能称为血脑屏障（blood-brain barrier，BBB）。在病理情况下，BBB破坏和其通透性增高可使CSF成分发生改变。CSF生理、生化等特性的改变，对中枢神经系

统感染、蛛网膜下腔出血、脑膜癌和脱髓鞘等疾病的诊断、鉴别诊断、疗效和预后判断具有重要的价值。通常经腰椎穿刺采集CSF；诊断性穿刺还可注入对比剂和空气等进行造影；治疗性穿刺主要是注入药物或行内外引流术等。腰椎穿刺是神经内科应用非常普遍的辅助检查，对于疾病的诊断有重要价值，应正确掌握其适应证、禁忌证。

1. 适应证

（1）留取CSF做各种检查以辅助中枢神经系统疾病的诊断。

（2）怀疑颅内压异常。

（3）动态观察CSF变化以协助诊断、预后及指导治疗。

（4）注入放射性核素行脑、脊髓扫描。

（5）注入液体或放出CSF以维持、调整颅内压平衡。

（6）注入药物治疗相应疾病。

2. 禁忌证

（1）穿刺部位皮肤和软组织有局灶感染、脊柱结核或者开放性损伤，穿刺有可能将细菌带入蛛网膜下腔或脑内。

（2）颅内压明显增高，或已有脑疝迹象，特别是疑有后颅凹占位性病变者，腰椎穿刺能促使或加重脑疝形成，引起呼吸骤停或死亡。

（3）有明显出血倾向或病情危重不宜搬动者。

（4）脊髓压迫症特别是脊髓功能处于即将丧失的临界状态。

3. 操作方法

（1）体位：患者取弯腰侧卧位（多为左侧卧位），背齐床沿，屈颈抱膝，使脊柱尽量前屈，以增加椎间隙宽度。

（2）穿刺点：腰椎穿刺一般选择第3～4或第4～5腰椎棘突间隙。两侧髂嵴最高点连线与脊柱中线相交处为第4腰椎棘突，其上为第3～4腰椎间隙，其下为第4～5腰椎间隙。

（3）穿刺部位严格消毒（以穿刺点为中心，呈螺旋式消毒，范围10cm×10cm），术者戴无菌手套，铺巾，用2%利多卡因1～2ml，在穿刺点做皮内、皮下至韧带的浸润麻醉。

（4）将腰椎穿刺针（套上针芯）沿腰椎间隙垂直进针（针头斜面向上），推进4～6cm（儿童2～3cm）深度或感到阻力突然降低时，提示针尖已进入蛛网膜下腔，可拔出针芯，让脑脊液自动滴出，随后接上测压管进行测压。接紧测压管后让患者放松身体，缓慢伸直头部及下肢，脑脊液在压力管内随呼吸轻微波动，上升到一定高度时停止上升，此时的读数即为脑脊液初压，正常为80～180mmH_2O，＞200mmH_2O为颅内压增高，＜80mmH_2O为颅内压降低。如脑脊液压力显著高于正常（＞300mmH_2O），则一般不放脑脊液，防止发生脑疝。

（5）若需了解椎管内有无梗阻，可做压颈试验，又称奎肯施泰特（Queckenstedt）试验，但颅内压增高或疑有后颅窝肿瘤者，禁做此试验，以免发生脑疝。

（6）取所需量脑脊液于无菌试管中送检。

（7）术毕拔出穿刺针，穿刺处用聚维酮碘消毒后覆盖无菌纱布，并稍加压防止出血，再用胶布固定。

4. 护理

（1）术前护理

1）患者准备：评估患者的文化水平、合作程度，以及是否做过腰椎穿刺检查等；向患者解释腰椎穿刺的目的、特殊体位、过程与注意事项，消除患者的紧张、恐惧心理，征得患者和家属的同意并签字确认。用普鲁卡因局部麻醉（局麻）时先做好过敏试验。嘱患者排空大小便，在床上静卧15～30分钟。

2）用物准备：备好穿刺包、压力表包、无菌手套、所需药物、氧气等，备好急救药物，以防发生意外。

（2）术中护理

1）指导和协助患者保持腰椎穿刺的正确体位。

2）穿刺过程中应密切观察患者意识、瞳孔、呼吸、脉搏、血压及面色变化，询问有无不适感。如穿刺过程中出现脑疝征象，应立即停止放液，并向椎管内注入生理盐水10～20ml，或静脉快速滴注20%甘露醇250ml。如脑疝不能复位，或疑有颅后窝血肿者，可行脑室穿刺减压，或采取急救措施。

3）协助患者摆放术中测压体位，并协助医生测压。当接紧测压管后，将患者双下肢慢慢伸直，嘱其全身放松，伸直头颈自然侧卧。

4）协助医生留取并送检脑脊液标本。

（3）术后护理

1）指导患者去枕平卧4～6小时，卧床期间不可抬高头部，但可适当转动身体。

2）观察患者有无头痛、腰背痛、脑疝及感染等穿刺后并发症。穿刺后头痛最常见，也可有头晕、恶心或呕吐症状，直立和行走后加重，多发生在穿刺后1～7天，可能为脑脊液放出较多或持续脑脊液外漏所致颅内压降低。应指导患者多饮水，延长卧床休息时间至24小时，严重者遵医嘱静脉滴注生理盐水1000～1500ml。

3）颅内压增高者不宜多饮水，严格卧床，密切观察意识、瞳孔及生命体征变化。

4）保持穿刺部位的敷料干燥，观察有无渗液、渗血，24小时内不宜淋浴。

（二）数字减影血管造影

数字减影血管造影（digital substraction angiography，DSA）是将传统的血管造影与电子计算机相结合而派生的一项影像技术，具有重要的实用价值，尤其是在脑血管疾病的诊断和治疗方面。其原理是将X线投照人体所得到的光学图像，经影像增强视频扫描及数模转换，最终经数字化处理后，骨骼、脑组织等影像被减影除去，而充盈对比剂的血管图像保留，产生实时动态的血管图像。包括全脑血管造影术、脊髓血管造影术。DSA也是诊断颈动脉夹层的可靠手段。

常规脑血管造影常根据颅骨的自然标志来描述脑血管形态及走向。DSA已将颅骨及软组织影减去，仅显示脑血管影像，描述血管影像通常人为地将每条血管分成若干段。DSA被认为是血管成像的金标准，但其费用较昂贵，为有创性检查，有放射性辐射。DSA和其他血管成像技术如CTA、磁共振血管成像（MRA）具有一定的互补性。

1. 适应证

（1）脑血管疾病的诊断和疗效随访，如动脉瘤、动静脉畸形、硬脑膜动静脉瘘、烟雾病、大动脉狭窄或闭塞、静脉窦狭窄或阻塞等。

（2）了解肿瘤的血供情况，如脑膜瘤、血管母细胞瘤、颈静脉球瘤等。

（3）颈、面、眼部和颅骨、头皮及脊髓的血管性病变。

2. 禁忌证

（1）对对比剂和麻醉药严重过敏者。

（2）严重出血倾向或出血性疾病者。

（3）未能控制的严重高血压患者。

（4）严重心、肝、肾功能不全或病情危重不能耐受手术者。

（5）全身感染未控制或穿刺部位局部感染者。

（6）患者一般情况极差、生命体征不稳定、休克或濒死状态。

3. 操作方法

（1）选择穿刺点，在耻骨联合－髂前上棘连线的中点、腹股沟韧带下1～2cm股动脉搏动最强点进行穿刺。

（2）聚维酮碘消毒皮肤，利多卡因局部麻醉。

（3）将穿刺针与皮肤成30°～45°刺入股动脉，将导丝送入血管20cm左右，撤出穿刺针，迅速沿导丝置入导管鞘或导管，撤出导丝。

（4）在计算机屏幕监护下将导管送入头臂动脉。

（5）进入头臂动脉后注入少量对比剂确认动脉，然后造影。

4. 护理

（1）术前护理

1）评估患者的文化水平和对造影检查的知晓程度，指导患者及家属了解脑血管造影的目的、注意事项、造影过程中可能发生的危险与并发症，消除患者的紧张、恐惧心理，征得患者和家属的同意并签字确认。术前完善各项检查，如肝、肾功能，出、凝血时间，血小板计数；遵医嘱行碘过敏试验。

2）按外科术前要求在穿刺侧腹股沟部位备皮。术前4～6小时禁食、禁水，术前30分钟排空大小便，必要时留置导尿管等。

3）用物准备：备好对比剂、麻醉药、生理盐水、肝素钠、鱼精蛋白、股动脉穿刺包、无菌手套、沙袋及抢救药物等。

（2）术中及术后护理

1）密切监测患者的意识、瞳孔反应及生命体征变化，留意是否出现头痛、呕吐、抽搐、语言障碍、打哈欠、打鼾或肢体活动异常等症状，并及时向医生报告。对于儿童或情绪不安的患者，可使用镇静药或在麻醉下进行操作。

2）术后保持平卧姿势，穿刺部位压迫30分钟，传统方法是使用1kg沙袋压迫6～8小时，穿刺侧肢体应保持伸展状态，避免屈曲，静止2～4小时。目前，临床上使用手腕止血器缓慢放气止血，方便患者活动。一般术后8小时可侧卧，24小时内卧床休息并限制活动，若无异常可在24小时后起床。其间，协助患者完成基本生活护理。

3）注意观察术后可能出现的并发症，并及时报告医生。特别关注对比剂引发的变态反应，包括速发型变态和迟发型变态反应，如面部潮红、瘙痒、皮疹等，严重者可出现支气管痉挛、抽搐、意识丧失、心律失常或休克等。术后应监测肾功能，防范对比剂引起的肾损伤，指导患者增加饮水量，帮助对比剂排出。

4）仔细观察双侧足背动脉搏动、肢体远端皮肤的颜色和温度，预防动脉栓塞。检查穿刺部位是否有渗血或血肿，提醒患者在咳嗽或呕吐时按压穿刺部位，避免因腹压升高导致出血。

（三）脑血管内介入治疗

脑血管内介入治疗（cerebral intravascular interventional therapy）是在X线透视下，经血管途径借助导引器械（血管鞘、导管、导丝等）递送特殊材料进入中枢神经系统的血管病变部位，治疗各种颅内动脉瘤、颅内动静脉畸形、颈动脉狭窄、颈动脉海绵窦瘘及其他脑血管疾病。治疗技术分为血管成形术、血管栓塞术、血管内取栓术、溶栓治疗等。相比常规的开颅手术，脑血管内介入治疗具有创伤小、恢复快、疗效好的特点。

1. 适应证

（1）大动脉狭窄

1）颈动脉狭窄：无创性血管成像证实病变颈动脉狭窄超过70%者，如有症状，6个月内有过病变责任供血区非致残性缺血性脑卒中或TIA，血管造影证实病变颈动脉狭窄超过50%；无症状者，血管造影证实病变颈动脉狭窄超过60%。

2）颅内动脉狭窄：症状性颅内动脉粥样硬化性重度狭窄（70%～99%），规范性治疗无效。

3）颅外段椎动脉狭窄：药物治疗无效的症状性颅外段椎动脉重度狭窄（70%～99%）。

（2）急性脑梗死：急性缺血性脑卒中，无创性影像学检查证实为大动脉闭塞，静脉溶栓效果不佳者。

（3）出血性脑血管疾病：如脑动脉瘤、脑血管畸形等适合做介入治疗的情况。

（4）静脉性脑血管疾病：如静脉窦狭窄等。

2. 禁忌证

（1）活动性出血或已知有出血倾向者。

（2）凝血功能障碍或对肝素及抗血小板类药物有禁忌证者。

（3）近期内有过大的外科手术或胃肠道、泌尿系统出血者。

（4）药物无法控制的严重高血压。

（5）严重心、肝、肾功能不全或严重糖尿病者。

（6）预期生存期比较短者。

3. 操作方法

（1）血管成形术：在局麻或全麻下，选择合适的指引导管放置在靶动脉，将相应的指引导丝通过狭窄部位，沿指引导丝将适当的支架放置在狭窄部位，透视定位下位置满意后释放支架，再次造影评价治疗效果。

（2）血管栓塞术：将微导管插入靶灶内，放置相应的栓塞材料，将动脉瘤或畸形血管团栓塞。

（3）血管内取栓术：是一种治疗急性缺血性脑卒中的微创手术。从股动脉通过导管将器械送至脑血管堵塞部位。术中使用DSA确定血栓位置，并选择适合的取栓装置，如网状取栓器或吸引装置。网状取栓器通过展开捕捉血栓，再通过牵引将其移除；吸引装置则直接吸取血栓。

（4）溶栓治疗：将溶栓药注入闭塞血管的血栓形成处，溶解血栓、使血管再通，适用于脑血栓形成急性期的动脉溶栓。

4. 护理

（1）术前护理

1）评估患者的文化水平、心理状态，以及对该项治疗技术的认知程度；指导患者及家属了解治疗的目的、过程、可能出现的意外事件或并发症，征得家属和患者的同意并签字；为患者营造安静的休养环境，解除心理压力。

2）评估患者的基础状况，如一般状况、心肺功能、肾功能、出血风险等，以判断患者对手术的耐受性；对病变血管的评估有助于手术器材的准备及方案的设计；对脑血管储备力的差异性评估，有助于临床预后的判断。术前做好各项化验检查，如肝、肾功能，血型，血常规，出、凝血时间；遵医嘱行碘过敏试验。

3）遵医嘱执行围手术期用药，如抗血小板治疗、抗凝治疗、控制血压、他汀类药物治疗等。

4）用物准备：介入器材（血管鞘、导丝、导管、附件等）、注射泵、监护仪、栓塞物品或药品（甘露醇、尿激酶）等。

5）建立静脉通道，尽量减少穿刺，防止出血及瘀斑。遵医嘱备皮、沐浴及更衣。遵医嘱禁食、禁水：局麻者4～6小时，全麻者9～12小时。特殊情况留置导尿管或进行心电监护。

（2）术中护理

1）遵医嘱给药，并调节和记录给药时间、剂量、速度及浓度，根据患者血管情况及时更换所需器械、导管或导丝。遵医嘱输氧。保持各种管道通畅。

2）遵医嘱心电监护。密切观察患者意识状态和瞳孔变化，若术中出现烦躁不安、意识障碍或意识障碍程度加重，一侧瞳孔散大等，常提示患者脑部重要功能区血管栓塞或病变血管破裂，必须立即抢救。

3）注意观察患者全身情况，如有无言语沟通障碍、肢体运动及感觉障碍，有无寒战、高热等不良反应，有无皮肤受压等，发现异常及时报告医生处理。

（3）术后护理

1）严密观察意识、瞳孔及生命体征变化，每2小时监测1次，连续6次正常后停测；密切观察患者四肢活动、语言状况等，并与术前比较，发现异常立即报告医生，以及早发现颅内压增高、脑血栓形成、颅内血管破裂出血、急性血管闭塞等并发症。

2）术后平卧，穿刺部位按压30分钟，沙袋（1kg）压迫6～8小时，穿刺侧肢体继续制动（取伸展位，不可屈曲）2～4小时。一般于穿刺后8小时可行侧卧位；24小时内卧床休息，限制活动。术后休息2～3天，卧床期间协助生活护理。避免情绪激动、精神紧张和剧烈运动，防止球囊或钢圈脱落、移位。

3）密切观察对比剂相关并发症，如对比剂过敏、对比剂肾病、对比剂脑病等。护理措施同数字减影血管造影。

4）密切观察与操作相关的并发症，如穿刺部位及邻近组织损伤，可出现穿刺局部血肿、动脉夹层、假性动脉瘤、动静脉瘘及后腹膜血肿等；脑缺血事件发作，可出现突发一侧肢体麻木、无力或语言障碍，也可突发意识障碍、抽搐、肢体瘫痪，甚至危及生命；血管迷走反射，可出现突发性低血压及心率减慢，严重者可有一过性心搏骤停，甚至出现阿－斯综合征；脑过度灌注综合征，可发生于术后即刻或1周内，表现为手术侧头痛、呕吐、欣快感、癫痫、发热、局灶性神经功能障碍等；颅内出血是颅内血管治疗最严重的并发症之一，也是最主要的死亡原因，患者可以出现突发剧烈的头痛，轻者伴局灶性神经功能障碍或脑膜刺激征，重者可伴发恶心、呕吐及意识水平快速下降。

5）使用肝素和华法林时须监测凝血功能，注意有无皮肤、黏膜、消化道出血，有无发热、皮疹、哮喘、恶心、腹泻等药物不良反应。

6）术后患者注意预防随时间延长而发生的远期再狭窄。

小结

思考题

1. 简述失语的类型和语言康复训练方法。
2. 简述Glasgow昏迷量表的检查内容及临床意义。
3. 简述如何观察瞳孔。

第二节 脑血管疾病

一、概述

脑血管疾病（cerebrovascular disease，CVD）是脑血管病变导致脑功能障碍的一类疾病的总称。它包括血管腔闭塞或狭窄、血管破裂、血管畸形、血管壁损伤或通透性发生改变等各种脑血管病变引发的局限性或弥漫性脑功能障碍，但不包括血流动力学异常等因素导致的全脑缺血或缺氧所引发的弥漫性脑功能障碍。脑卒中（stroke）为脑血管疾病的主要临床类型，包括缺血性脑卒中和出血性脑卒中，以突然发病、迅速出现局限性或弥散性脑功能缺损为共同临床特征，为一组器质性脑损伤导致的。

脑血管疾病是危害患者身体健康和生命的主要疾病之一，给患者、家庭和社会带来沉重的负担和痛苦。脑卒中是目前导致人类死亡的第二位原因，它与心脏病、恶性肿瘤构成人类三大致死疾病。脑卒中也是成人首要的致残疾病，约2/3脑卒中幸存者遗留有不同程度的残疾。全世界每6个人中就有1个人患脑卒中；每6秒就有1个人死于脑卒中；每6分钟就有1个人因脑卒中而永久致残。

脑血管疾病的发病率、患病率和死亡率随着年龄的增长而增高。随着人口老龄化的加剧，脑血管疾病造成的危害日趋严重。我国脑血管疾病的发病呈现北高南低、东高西低的地理分布特征。与西方发达国家不同，我国脑卒中的发病率和死亡率明显高于心脏病。近年来脑卒中在我国全死因排名中的顺位明显前移。

（一）脑血管疾病的病因

各种原因如动脉硬化、血管炎、先天性血管病、外伤、药物、血液系统疾病，以及各种栓子和血流动力学改变都可引起急性或慢性的脑血管疾病。根据解剖结构和发病机制不同，可将脑血管疾病的病因归为以下几类。

1. 血管壁病变　以高血压性动脉硬化和动脉粥样硬化所致的血管损害最为常见，其次为结核病、梅毒、结缔组织病和钩端螺旋体病等所致的动脉炎，再次为先天性血管病（如动脉瘤、血管畸形和先天性脑血管狭窄）和各种原因（如外伤、颅脑手术、插入导管、穿刺）所致的血管损伤，另外还有药物、毒物、恶性肿瘤所致的血管损伤等。

2. 心脏病和血流动力学改变　如高血压、低血压或血压的急骤波动，以及心功能障碍、传导阻滞、风湿性或非风湿性心脏瓣膜病、心肌病及心律失常（特别是心房颤动）。

3. 血液成分和血液流变学改变　包括各种原因所致的血液凝固性增加和出血倾向，如脱水、红细胞增多症、高纤维蛋白原血症等高黏血症、应用抗凝药、抗血小板药、弥散性血管内凝血和各种血液系统疾病等导致的凝血功能异常。

4. 其他病因　包括空气、脂肪、癌细胞和寄生虫等栓子，脑血管受压、外伤、痉挛等。

（二）脑血液循环调节和病理生理

大脑是机体代谢最为活跃的器官，成人脑重约1500g，占体重的2%～3%。尽管脑组织在安静状态下的血液流量可达50～100ml/（100g·min），占心搏出量的20%，但其氧气消耗量为3.5ml/（100g·min），占全身耗氧量的20%～30%。同时，脑组织的葡萄糖消耗约为5mg/（100g·min），24小时总需求大约108g。大脑的主要能量来源为葡萄糖的有氧代谢，且几乎不具备能量储备，因此对缺血和缺氧的损伤极为敏感。

大脑皮质的血液供应最为丰富，接着是基底核和小脑皮质。脑血流具备自我调节功能，在正常情况下，动脉压在50～150mmHg时，脑血流保持稳定。然而，这一自我调节功能在许多病理状态下受到影响，例如，高血压患者脑血流的调节上限和下限均有所升高，从而减少了对低血压的耐受力；严重急性脑卒中的患者，脑血流调节的下限通常提高至120mmHg左右。因此，当血压低于180/100mmHg时，尤其是在颅内压增高情况下，无法保证足够的脑灌注压，导致脑缺血加剧。

如果脑部血供完全中断超过6秒，患者将立即失去意识，10秒内脑电活动消失，5分钟内最易受损的神经元将发生不可逆损伤。心搏骤停超过5～10分钟时，即使体温正常，也很难恢复意识；若心肺复苏超过10～20分钟，大脑皮质通常会出现广泛的选择性神经元坏死。

（三）脑血管疾病的分类

根据脑血管疾病的病因与发病机制、病变血管、病变部位及临床表现等因素，《中国脑血管疾病分类2015》将脑血管疾病归为13类（表9-2-1）。

表9-2-1 中国脑血管疾病分类2015（简表）

Ⅰ．缺血性脑血管疾病	Ⅱ．出血性脑血管疾病
1．短暂性脑缺血发作	1．蛛网膜下腔出血
（1）颈动脉系统	2．脑出血
（2）椎基底动脉系统	3．其他颅内出血
2．脑梗死（急性缺血性卒中）	Ⅲ．头颈部动脉粥样硬化、狭窄或闭塞（未导致脑梗死）
（1）大动脉粥样硬化脑梗死	Ⅳ．高血压脑病
（2）脑栓塞	Ⅴ．颅内动脉瘤
（3）小动脉闭塞性脑梗死	Ⅵ．颅内血管畸形
（4）脑分水岭梗死	Ⅶ．脑血管炎
（5）出血性脑梗死	Ⅷ．其他脑血管疾病
（6）其他原因所致脑梗死	Ⅸ．颅内静脉系统血栓形成
（7）原因未明脑梗死	Ⅹ．无急性局灶性神经功能缺损症状的脑血管疾病
	Ⅺ．脑卒中后遗症
	Ⅻ．血管性认知障碍
	XⅢ．脑卒中后情感障碍

（四）脑血管疾病的危险因素及其预防

1．脑血管疾病的危险因素　CVD往往是多种危险因素共同作用的结果，单一危险因素与CVD的发病并不一定有必然的因果关系。对任何个体来说，一个或多个危险因素存在，虽不能预测脑血管疾病的发病，但将增加脑血管疾病发病的概率。CVD的危险因素分为可干预危险因素和不可干预危险因素两大类，其中可干预危险因素是CVD预防的主要针对目标。

（1）不可干预的危险因素

1）年龄：脑血管疾病的发病率、患病率和死亡率均与年龄呈正相关。55岁以后发病率明显增加，每增加10岁，脑卒中发生率约增加1倍。

2）性别：流行病学资料显示，男性脑卒中的发病率高于女性。

3）遗传因素：父亲或母亲有卒中史的子女均增加脑卒中风险，其相对危险度分别是2.4和1.4。心源性脑栓塞家族史比其他类型脑卒中家族史增加脑卒中风险较少。某些遗传性疾病如伴皮质下梗死和白质脑病的常染色体显性遗传性动脉病。

4）种族：黑色人种比白色人种发生脑卒中的风险高，中国人和日本人发生脑卒中的风险也较高。

（2）可干预的危险因素

1）高血压：是最强的脑卒中可干预危险因素，收缩压和舒张压的升高都与脑卒中风险呈线性正相关，特别是当收缩压超过160mmHg或舒张压超过95mmHg时，脑卒中相对风险显著增加。

2）吸烟：通过多种机制（如促进血管硬化、升高血浆纤维蛋白原、血小板聚集）增加脑卒中风险。长期吸烟者的脑卒中风险显著提高，被动吸烟也会增加发生脑卒中的可能性。

3）糖尿病：是缺血性脑卒中的独立危险因素，糖尿病患者的脑卒中风险远高于非糖尿病患者。

4）心房颤动：是另一个重要的脑卒中独立危险因素，且其所带来的脑卒中风险在控制其他因素后依然显著增加。

5）其他心脏病：如心脏瓣膜问题、心肌梗死及其他心脏病都会增加缺血性脑卒中的风险，尤其是与血栓相关的栓塞性脑卒中。

6）血脂异常：总胆固醇升高与缺血性脑卒中的风险成正比，而高密度脂蛋白的升高则有助于降低脑卒中风险。低胆固醇水平与出血性脑卒中风险增加相关。

7）其他因素：无症状性颈动脉狭窄、镰状细胞贫血、雌激素替代疗法、日常蔬果摄入、运动、肥胖、饮酒等都与脑卒中的发生风险有关。尤其是适量运动能有效降低脑卒中风险，而过量饮酒则反而增加风险。

这些因素强调了脑卒中预防的多维度性，生活方式的调整，如控制血压、戒烟、合理饮食、适量运动等，对降低脑卒中发生风险具有重要作用。

2. 脑血管疾病的预防　循证医学证据表明，对CVD的危险因素进行早期干预，可以有效降低CVD的发病率。

（1）脑血管疾病的一级预防：指通过早期改变不健康的生活方式，控制可控危险因素，防止或推迟脑血管疾病的发生。预防措施如下。

1）高血压的管理：控制食盐摄入、减少脂肪、减重、适量运动、限酒和长期降压药治疗。一般高血压应保持在140/90mmHg以下，高危患者（如糖尿病或肾病）应控制在130/80mmHg以下。患者可降至150mmHg以下，若可耐受可进一步降低。

2）不良习惯的管理：吸烟者戒烟，必要时可使用尼古丁替代品或戒烟药物。饮酒者应适度，男性每日酒精摄入量不超过25g，女性减半。避免酗酒，非饮酒者不应通过少量饮酒预防脑血管疾病。肥胖者控制体重。

3）血脂管理：根据风险分层确定目标LDL-C水平，通常降至2.59mmol/L以下，心血管高危患者则应降至2.07mmol/L以下。生活方式改变为首选，药物治疗用于无效者。

4）糖尿病管理：通过控制饮食和增加运动来管理血糖，目标是糖化血红蛋白小于7%，确保血糖水平稳定。

5）心脑血管疾病患者的管理：心房颤动患者根据脑卒中风险和出血风险评估，选择合适的抗凝治疗。对于脑卒中高风险的颈动脉狭窄患者（狭窄超过70%且预期寿命超过5年），可在适合的医院考虑颈动脉内膜切除术。

6）阿司匹林的使用：对于脑卒中高风险者（10年心脑血管事件风险率6%～10%），推荐使用小剂量阿司匹林进行一级预防。

7）膳食和营养：饮食多样化，减少盐分和饱和脂肪，增加蔬果和低脂乳制品。每日盐摄入不超过6g，总脂肪应占总热量的30%以下，饱和脂肪应少于10%。

8）运动和锻炼：建议每周至少进行5天，每次30～45分钟的有氧运动，如快走、慢跑或骑自行车。脑卒中患者和高血压患者应在运动前进行血压等体格检查，量体裁衣。

（2）脑血管疾病的二级预防：指防止再次脑血管疾病的发生，通常将TIA患者作为脑卒中二级预防的对象。预防措施如下。

1）调控可干预的危险因素：与一级预防措施相似，但对于非心源性脑卒中且未合并冠心病的患者，建议加强他汀类药物治疗，目标是降低LDL-C至少50%，或使LDL-C水平低于1.81mmol/L（70mg/dl）。

2）抗血小板聚集治疗：非心源性脑卒中患者应使用抗血小板药，常用治疗包括单独使用阿司匹林（50～325mg/d）、氯吡格雷（75mg/d），或小剂量阿司匹林联合缓释双嘧达莫（分别为25mg和200mg，每日2次）。

3）抗凝治疗：对于已明确诊断为心源性脑栓塞或伴有心房颤动的脑梗死患者，一般推荐使用华法林进行抗凝治疗。

4）干预TIA：反复发作的TIA患者存在较高的脑卒中风险，需积极查找并治疗TIA的根本原因。

二、短暂性脑缺血发作

（一）概述

短暂性脑缺血发作（transient ischemic attack，TIA）是由局部脑或视网膜缺血引起的短暂性神经功能缺损，临床症状一般不超过1小时，最长不超过24小时，且无责任病灶的证据。凡神经影像学检查有神经功能缺损对应的明确病灶者不宜称为TIA。传统的TIA定义，只要临床症状在24小时内消失，且不遗留神经系统体征，而不管是否存在责任病灶。近来研究证实，对于传统TIA患者，如果神经功能缺损症状超过1小时，绝大部分神经影像学检查均可发现对应的脑部小梗死灶。因此，许多传统的TIA病例实质上是小卒中。

（二）病因与发病机制

TIA的发生与动脉粥样硬化、动脉狭窄、心脏病、血液成分变化及血流动力学变化等因素相关，主要涉及以下两种机制。

1. 血流动力学改变　当颈内动脉或椎基底动脉系统因动脉硬化、动脉炎等原因发生严重狭窄时，血压急剧波动或下降可导致依赖侧支循环供血的脑区出现一过性缺血。此类TIA症状较为典型，发作频繁且持续时间较短，通常不超过10分钟。

2. 微栓塞　来源于动脉粥样硬化斑块破裂、附壁血栓脱落、心源性栓子或胆固醇结晶等。栓子堵塞小动脉，导致局部脑组织缺血，随着栓子移位或溶解，血流恢复，症状缓解。微栓塞型TIA症状多变，发作间隔较长，每次发作持续时间较长。

（三）临床表现

1. 一般特点　TIA多见于中老年患者，男性较多，患者常伴有高血压、动脉粥样硬化、糖尿病和高血脂等脑血管疾病危险因素。发病突然，局部脑或视网膜功能障碍持续时间短，最长不超过24小时，且不留后遗症。微栓塞导致的脑缺血区域较小，神经功能缺损通常较为轻微且局限。TIA常反复发作，血流动力学改变型TIA因缺血部位一致，表现较为单一；而微栓塞型TIA则因栓子影响的血管不同，症状变化较大。

2. 颈内动脉系统TIA　神经功能缺损的中位持续时间为14分钟，症状与受累血管的供血区域相关。大脑中动脉供血区缺血可导致对侧肢体单瘫、偏瘫、面瘫、舌瘫，伴随偏身感觉障碍或同向偏盲。若影响优势半球，可能出现失语和失用；若影响非优势半球，可能表现为空间定向障碍。大脑前动脉供血区缺血可导致人格和情感改变、对侧下肢无力等。颈内动脉眼支供血区缺血常表现为视物模糊、灰暗感或短暂失明。颈内动脉主干供血区缺血则可导致眼动脉交叉瘫。

3. 椎基底动脉系统TIA　神经功能缺损的中位持续时间为8分钟，常见症状包括眩晕、平衡障碍、眼球运动异常和复视。可伴有单侧或双侧面部和口周麻木，或者对侧肢体瘫痪、感觉障碍，表现为典型或不典型的脑干缺血综合征。此外，椎基底动脉系统TIA还可能出现跌倒发作、短暂性全面遗忘症或双眼视力障碍等特殊症状。

（四）辅助检查

1. 影像学检查　发病1周内的患者建议就诊当天进行急诊脑CT平扫或MRI检查。脑CT平扫或MRI可以排除小量脑出血及其他可能存在的脑部病变，是最重要的初始诊断性检查。

2. 初始检查内容　血常规（包括血小板计数）、凝血功能、血糖、血脂、血电解质、肝功能、肾功能、心电图、经胸超声心动图、脑CT或MRI，以及无创性颅内、外血管病变检查（颈部血管超声、经颅多普勒超声、CTA或MRA）。初始检查项目一般要求在48小时内完成，最好24小时内完成。

（五）诊断要点

大多数TIA患者就诊时临床症状已消失，故诊断主要依靠病史。中老年患者突然出现局灶性脑功能损害症状，符合颈内动脉或椎基底动脉系统及其分支缺血表现，并在短时间内症状完全恢复（多不超过1小时），应高度怀疑为TIA。如果神经影像学检查没有发现神经功能缺损对应的病灶，临床即可诊断TIA。

（六）治疗要点

TIA是急症。TIA发病后2天或7天内为卒中的高风险期，对患者进行紧急评估与干预可以减少卒中的发生。协助医生提前做好有关的准备工作，一旦TIA转变成脑梗死，不要因等待凝血功能等结果而延误溶栓治疗。

1. 约物治疗

（1）抗血小板聚集：非心源性栓塞性TIA推荐抗血小板治疗。可减少微栓子的发生，预防复发。常用药物有阿司匹林、氯吡格雷、双嘧达莫等。对于卒中高复发风险和伴有症状性颅内动脉狭窄的TIA患者应尽早给予阿司匹林联合氯吡格雷治疗。

（2）抗凝治疗：心源性栓塞性TIA一般推荐抗凝治疗。可在神经影像排除脑出血后尽早开始实施。常用药物有肝素、低分子量肝素、华法林及新型口服抗凝药（如达比加群、利伐沙班）。

（3）扩容治疗：纠正低灌注，适用于血流动力型TIA。

（4）溶栓治疗：对于新近发生的符合传统TIA定义的患者，即使神经影像学检查发现有明确的脑梗死责任病灶，目前也不作为溶栓治疗的禁忌证。若TIA再次发作，临床有脑梗死的诊断可能，不应等待，应按照脑卒中指南积极进行溶栓治疗。

（5）其他：对有高纤维蛋白原血症的TIA患者，可选用降纤酶治疗。活血化瘀性中药制剂对TIA患者也可能有一定的治疗作用。

2. TIA的外科治疗和血管介入治疗　对适合颈动脉内膜切除术或颈动脉血管成形和支架置入术，最好在48小时之内手术。

3. 控制危险因素　参见本节“脑血管疾病的危险因素及其预防”。

（七）护理

1. 主要护理诊断

有跌倒的危险：与突发眩晕、平衡失调和一过性失明有关。

2. 其他护理诊断

（1）潜在并发症：脑卒中。

（2）知识缺乏：缺乏疾病的防治知识。

3. 护理目标

（1）预防脑卒中的发生。

（2）提供有效的教育和支持，控制危险因素，增强患者和家属的自我管理能力。

4. 护理措施

有跌倒的危险

1）安全护理：指导患者发作时卧床休息，枕头不宜太高（以15°～20°为宜），以免影响头部的血液供应。仰头或头部转动时应缓慢且转动幅度不宜太大。频繁发作者避免重体力劳动，沐浴和外出应有家人陪伴，以防发生跌倒和外伤。进行散步、慢跑、踩脚踏车等适当的体育运动，以改善心脏功能，增加脑部血流量，改善脑循环。

2）用药护理：指导患者遵医嘱正确服药，不可自行调整、更换或停用药物。告知患者所用药物的机制和不良反应。阿司匹林、氯吡格雷或奥扎格雷等抗血小板药主要不良反应有恶心、腹痛、腹泻等消化道症状和皮疹，偶可致严重但可逆的粒细胞减少症，用药期间定期检查凝血常规。肝素等抗凝药可致出血，用药过程中应注意观察有无出血倾向、皮肤瘀点和瘀斑、牙龈出血、大便颜色改变等，有消化性溃疡和严重高血压者禁用。

3）病情观察：对频繁发作的患者，应注意观察和记录每次发作的持续时间、间隔时间和伴随症状；观察患者肢体无力或麻木等症状有无减轻或加重，有无头痛、头晕或其他脑功能受损的表现，警惕完全性缺血性脑卒中的发生。

5. 护理评价

（1）患者发生脑卒中的风险降低。

（2）患者生活方式改善，对治疗的依从性提高，整体生活质量提高。

6. 健康指导　短暂性脑缺血发作（TIA）健康指导的主要目标是帮助患者减少复发风险、改善生活方式，以及提高对病情的认知。以下是针对TIA患者的健康指导要点。

（1）生活方式的调整

1）控制血压：保持血压在正常范围内，通常目标为＜140/90mmHg。高血压是TIA及脑卒中的重要危险因素，患者应遵循医生的治疗方案，适当减盐、减脂、保持适当体重、增加运动。

2）改善饮食习惯：采用低盐、低脂饮食，增加水果、蔬菜和全谷类食物的摄入，控制高糖和高脂肪食物的摄入量，保持健康体重。

3）戒烟和减少饮酒：戒烟，避免吸入二手烟。饮酒应适量，男性每日不超过25g酒精，女性不超过12.5g酒精。

4）适度运动：建议进行中等强度的有氧运动，如快步走、慢跑、游泳、骑自行车等。每周至少150分钟。运动可以改善心脏健康，改善血液循环。

5）保持心理健康：长期的精神紧张和情绪波动可能导致血压升高，增加心脑血管风险。

患者应学会管理压力，保持乐观心态，保持心态平衡。

6）改善睡眠质量：保证充足的睡眠，避免熬夜，养成规律的作息时间。

（2）用药指导

1）按医嘱用药：患者应坚持按照医生的指导服药，不擅自调整药物种类或剂量。常用的药物包括抗血小板药（如阿司匹林、氯吡格雷）和抗凝药（如华法林）。这些药物有助于预防血栓形成，减少复发风险。

2）定期检查：遵医嘱定期检查药物的效果及副作用，特别是抗凝药的凝血功能监测。

3）监测血糖、血脂：糖尿病和高血脂患者需要控制血糖和血脂水平，减少心脑血管疾病的发生风险。

（3）病情监测

1）及时就医：患者及家属应对TIA症状保持高度警觉。常见症状包括突发的单侧肢体无力、麻木、语言障碍、头晕、视物模糊等，若症状反复发作或持续超过几分钟，需尽早就医。

2）定期复查：患者应根据医生建议定期复查，如血压、血糖、血脂、脑血管影像学检查等，确保疾病得到有效控制。

3）知晓发病警示：患者和家属需了解TIA的早期信号，提前预防脑卒中的发生。及时就诊、接受治疗，有助于避免完全性脑卒中的发生。

（4）自我管理与健康教育

1）了解疾病：患者应了解TIA的危险因素、症状、治疗方法及预防措施，以便更好地参与到自身健康管理中。

2）教育家属：家属应了解TIA的相关知识，帮助患者进行疾病管理、遵医嘱用药，鼓励患者保持积极的生活态度，支持其健康行为的改变。

3）长期监测：定期监测自己的体征，如血压、体重、血糖等，并养成记录病情变化的习惯，随时向医生汇报，确保治疗方案的及时调整。

三、脑梗死

脑梗死（cerebral infarction）又称缺血性脑卒中，是由脑血管病变导致的脑部血液供应不足，造成局部脑组织缺血、缺氧并发生坏死，迅速出现相应的神经功能障碍。这是脑卒中中最常见的类型，占70%～80%。

根据局部脑组织缺血坏死的机制，脑梗死可分为三种主要类型：脑血栓形成、脑栓塞和血流动力学引起的脑梗死。脑血栓形成和脑栓塞均由脑供血动脉急性闭塞或严重狭窄引起，占所有急性脑梗死的80%～90%。脑血栓形成通常是由局部血管病变引发血栓形成，而脑栓塞则是由栓子阻塞正常或轻度病变的脑动脉。血流动力学机制所致的脑梗死并非因脑动脉急性闭塞或严重狭窄，而是由近端大血管的严重狭窄与血压下降所致的局部脑低灌注，进而引发缺血坏死，占急性脑梗死的10%～20%。

在分析脑梗死的病因时，国内外常采用TOAST分型，依据病因将其分为五类：①大动脉粥样硬化型。②心源性栓塞型。③小动脉闭塞型。④其他病因型，涵盖血管炎、血管畸形、夹层动脉瘤、肌纤维营养不良等少见病因。⑤不明原因型，指存在多种病因或检查未能明确病因的情况。尽管临床已进行全面评估，仍可能未能找出具体病因。以下重点讲述大动脉粥样硬化型脑梗死和心源性脑栓塞。

总体来说，心源性脑栓塞比其他类型脑梗死预后差，致残率高。这主要与来源于心房和心室腔的血栓较大有关。急性期病死率为5%～15%，多死于严重脑水肿、脑疝、肺部感染和心力衰竭。如栓子来源不能消除，10%～20%的脑栓塞患者可能在病后1～2周内再发，再发病死率更高。

（一）大动脉粥样硬化型脑梗死

1. 疾病概述　动脉粥样硬化是导致脑梗死的最常见病因。在一项针对43万例首次脑梗死的研究中，大动脉粥样硬化型脑梗死约占16%。在白人群体中，颅内动脉粥样硬化性狭窄较为少见，约2/3的病例由颈动脉病变引起。在中国，颅内动脉粥样硬化性狭窄相对更常见，甚至比颈动脉粥样硬化性狭窄更为普遍。

2. 病因与发病机制　脑动脉粥样硬化的主要病因是动脉粥样硬化，通常发生在管径超过500μm的动脉，尤其在动脉分叉部位最为常见。随着年龄的增长，动脉粥样硬化逐渐加重，而高血压、高脂血症、糖尿病和吸烟等是已知的危险因素。

脑动脉粥样硬化的病理变化包括内中膜增厚、粥样斑块形成及其逐渐增大，最终可能导致血管狭窄甚至闭塞。粥样硬化斑块分为稳定斑块和不稳定斑块（易损斑块）。不稳定斑块特征为斑块破裂、血栓形成、薄纤维帽、大脂质核等。斑块破裂后会导致血小板聚集并形成血栓，这也是脑梗死发生的关键机制。血管内皮损伤、血小板激活，以及血流缓慢都促进了血栓的形成。

3. 预后　急性脑卒中患者在发病30天内的病死率为5%～15%，致残率超过50%。幸存者中约40%会出现复发，且复发次数越多，病死率和致残率越高。预后受多种因素影响，包括年龄、基础疾病及是否发生合并症。

4. 临床表现

（1）一般特点：大动脉粥样硬化型脑梗死多见于中老年患者，常发生在安静或睡眠中。部分患者可能有TIA前驱症状，如肢体麻木或无力等。病灶的大小及位置，以及侧支循环的状况会影响临床表现。大多数患者在发作时意识清楚，但当基底动脉血栓或大面积脑梗死发生时，可能出现意识障碍，甚至危及生命。

（2）不同脑血管闭塞的临床特点：具体如下。①颈内动脉闭塞：症状多样，可能包括单眼一过性黑矇、永久性失明或Horner征。触诊可发现颈动脉搏动减弱或消失，严重狭窄时可闻及血管杂音。②大脑中动脉闭塞：可引起“三偏症状”：对侧偏瘫、偏身感觉障碍和偏盲。大面积梗死可能导致脑水肿和脑疝，甚至死亡。③大脑前动脉闭塞：症状依闭塞部位而异。若双侧动脉起源于同一主干，会导致双下肢截瘫、二便失禁等。④大脑后动脉闭塞：表现为对侧同向性偏盲和感觉障碍，少见偏瘫，脑干损伤时可导致特定的神经症状。⑤椎基底动脉闭塞：这种类型的闭塞通常引发脑干梗死，可能出现严重的神经症状，如眩晕、四肢瘫痪、共济失调等。

（3）特殊类型的脑梗死：具体如下。①大面积脑梗死：通常由颈内动脉或大脑中动脉主干的闭塞引起，常伴随脑水肿和颅内压增高，可能导致脑疝和死亡。②分水岭脑梗死：发生在相邻血管供血区交界处，多由血流动力学因素引起。症状较轻，治疗后通常能得到有效控制。③出血性脑梗死：发生在大面积脑梗死后，血管内的损伤引发血管壁破裂，导致出血，常见于大面积脑梗死患者。

5. 辅助检查

（1）常规检查：包括脑CT或MRI、血糖、全血细胞计数、凝血功能（PT、INR、APTT）、肝功能、肾功能、电解质、血脂、心肌损伤标志物、氧饱和度、心电图及胸部X线检查。

（2）影像学检查：急诊脑CT可以有效识别大多数颅内出血，并帮助区分脑肿瘤等非血管性病变。脑CT在发病24小时后可以显示低密度梗死灶，多数病例发病24小时后脑CT逐渐显示低密度梗死灶，发病后2～15日可见均匀片状或楔形的明显低密度灶。其他影像检查如多模式CT和MRI也能提供有价值的信息。

（3）血管检查：常用的血管检查方法包括颈动脉双功超声、经颅多普勒超声（TCD）、磁共振血管成像（MRA）、CT血管成像（CTA）及数字减影血管造影（DSA）。这些检查有助于评估血管狭窄、闭塞，以及微栓子和侧支循环等情况。

6. 诊断要点 根据以下临床特点可明确诊断：①中、老年患者，存在动脉粥样硬化、高血压、高血糖等脑卒中的危险因素。②静息状态下或睡眠中起病，病前有反复的TIA发作史。③偏瘫、失语、感觉障碍等局灶性神经功能缺损的症状和体征在数小时或数天内达高峰，多无意识障碍。④结合CT或MRI可明确诊断。应注意与脑栓塞和脑出血等疾病鉴别。

7. 治疗原则 挽救缺血半暗带与减少原发性脑损伤是急性脑梗死治疗的核心目标。强调“时间就是大脑”，对于符合条件的患者，应尽早实施再灌注治疗。

（1）一般处理：具体如下。①吸氧与通气支持：必要时为患者提供吸氧，确保氧饱和度保持在94%以上。对于脑干梗死或大面积脑梗死等危重患者，或有气道受累的患者，需要提供气道支持与辅助通气。②心脏监测与处理：急性脑梗死发生后24小时内，应进行常规心电图检查，条件允许的患者可进行24小时或更长时间的心电监护，及时发现阵发性心房纤颤及其他心律失常。同时，避免使用增加心脏负担的药物。③体温管理：体温升高会增加脑代谢与自由基生成，可能导致死亡率及致残率上升。对于体温超过38℃的患者，应及时采取退热措施。④血压控制：约70%的脑梗死患者在急性期血压升高。应根据患者的具体情况，谨慎并适度控制血压：若准备进行溶栓治疗，目标是控制收缩压在180mmHg以下、舒张压在100mmHg以下；发病后72小时内，若收缩压≥200mmHg或舒张压≥110mmHg，且伴有急性冠脉综合征等合并症，才考虑进行降压治疗，但降压幅度应控制在不超过原血压的15%。⑤血糖管理：急性期高血糖常见，可能是应激反应或原有糖尿病的表现。若血糖超过10mmol/L，应使用胰岛素治疗，并加强监测，避免低血糖的发生。⑥营养支持：卒中后常出现呕吐、吞咽困难等症状，容易导致脱水和营养不良，影响神经功能恢复。入院后7天内应开始肠内营养，营养不良或有营养不良风险的患者可使用补充剂。

（2）特异性治疗：具体如下。①静脉溶栓：目前最有效的恢复血流手段为静脉溶栓，常用的药物包括重组组织型纤溶酶原激活药（rt-PA）和尿激酶（UK）。a.rt-PA静脉溶栓：发病3小时内或3.0～4.5小时内，符合适应证的患者应尽早接受rt-PA治疗。用药方法为0.9mg/kg，最大剂量为90mg，其中10%在1分钟内静脉推注，其余部分持续静脉滴注1小时。在溶栓过程中及24小时内需严密监护，检查血压与神经功能。如出现严重头痛、恶心、呕吐或神经症状恶化，应停止用药并进行脑CT检查。b.尿激酶静脉溶栓：适用于发病6小时内的患者，且符合使用标准的患者。用法为100万至150万单位尿激酶溶于生理盐水中静脉滴注30分钟。

②血管内介入治疗：对于大血管闭塞、静脉溶栓无效的患者，可以在发病6小时内采取动脉溶栓、机械取栓等介入治疗。③抗血小板治疗：常用的抗血小板药包括阿司匹林和氯吡格雷。未进行溶栓治疗的急性脑梗死患者应在48小时内服用阿司匹林（150～325mg/d）。如对阿司匹林过敏，可使用氯吡格雷替代。通常在2周后，根据病情调整抗栓治疗方案。④抗凝治疗：急性期不推荐常规使用抗凝药，但对于高凝状态或有静脉血栓、肺栓塞风险的高危患者，可使用预防性抗凝治疗。对于合并心房颤动的患者，通常在发病后4～14天开始口服抗凝药进行二级预防。⑤脑保护治疗：脑保护剂如自由基清除剂、阿片受体阻断药、电压门控钙通道阻滞药等可通过减轻脑代谢、干预缺血性损伤机制来保护脑组织。⑥扩容治疗：适用于血流动力学引起的脑梗死，目的是改善脑灌注。⑦其他药物治疗：降纤治疗，如巴曲酶、降纤酶和安克洛酶等，但疗效尚不明确，需警惕出血风险；中药制剂，常见的有丹参、川芎嗪、三七等，这些药物通过活血化瘀改善症状，但缺乏大规模临床试验支持；针灸，中医用于治疗急性脑梗死，疗效尚需通过进一步的临床研究验证。

（3）急性期合并症处理：具体如下。①脑水肿与颅内压增高：治疗的目标是降低颅内压、确保足够的脑灌注（脑灌注压＞70mmHg）并预防脑疝发生。应将床头抬高20°～45°，避免及处理可能导致颅内压增高的因素，如头颈部过度扭曲、激动、用力、发热、癫痫、呼吸道不畅、咳嗽、便秘等。常用治疗包括静脉滴注20%甘露醇（每次125～250ml，每6～8小时1次），对于心肾功能不全患者可改用呋塞米（20～40mg，每6～8小时1次），同时可考虑甘油果糖（250～500ml，每日1～2次）或七叶皂苷钠及白蛋白辅助治疗。②梗死后出血：脑梗死后出血转化发生率为8.5%～30.0%，其中1.5%～5.0%为症状性出血。对于症状性出血，应停用抗栓药；对于无症状性脑出血患者，抗栓治疗通常可继续。若需要抗栓治疗，应在症状性出血稳定后数天或数周再开始，并根据患者情况调整治疗策略。对于低复发风险或全身情况较差的患者，可选择抗血小板药代替抗凝药。除非有心脏机械瓣膜，症状性脑出血后至少4周内应避免使用抗凝治疗。③癫痫：不推荐预防性使用抗癫痫药物。对于孤立性癫痫发作或急性期控制后的患者，不建议长期使用抗癫痫药物。若2～3个月内再发癫痫，应按常规进行长期抗癫痫药物治疗。④感染：脑卒中患者，尤其是有意识障碍的患者，急性期容易发生呼吸道和尿路感染，感染是加重病情的重要因素。应加强口腔卫生，降低肺炎发生风险，并采取适当体位、定期翻身、叩背等措施防止误吸。治疗方面，肺炎需要呼吸支持（如氧疗）及抗生素治疗；尿路感染多见于尿失禁或留置导尿，应尽量避免留置导尿，采用间歇导尿和酸化尿液以减少感染。一旦感染发生，应依据细菌培养结果及药敏试验选用敏感抗生素。⑤上消化道出血：对于高龄或重症脑卒中患者，急性期易发生应激性溃疡，建议常规应用静脉抗溃疡药。已发生消化道出血的患者可通过冰盐水洗胃、局部凝血药（如云南白药、凝血酶）进行治疗；若出血严重导致休克，可输注新鲜全血或红细胞成分，并在胃镜下或手术中进行止血。

（4）早期康复治疗：应制订短期和长期康复计划，针对患者的具体情况选择合适的治疗方法。在脑卒中发病24小时内避免进行大量运动。在病情稳定后，应尽早开始坐、站、走等活动，卧床患者应注意肢体位置，避免压疮。使用合适的床垫、坐垫等。康复治疗应涉及语言、运动和心理多方面训练，并定期进行脑卒中后抑郁筛查，必要时对患者进行抗抑郁治疗，尽可能恢复患者日常生活自理能力。

（5）早期开始二级预防：急性脑卒中的患者恢复期从发病2周后开始，对于病情稳定的患者，应尽早启动二级预防，并进行健康教育。

8. 主要护理诊断

（1）躯体移动障碍：与大脑、小脑、脊髓病变及神经肌肉受损、肢体瘫痪或协调能力异常有关。

（2）言语沟通障碍：与语言中枢损害有关。

（3）吞咽障碍：与意识障碍或延髓麻痹有关。

9. 其他护理诊断

（1）有失用综合征的危险：与意识障碍、偏瘫所致长期卧床有关。

（2）焦虑/抑郁：与瘫痪、失语、缺少社会支持及担心疾病预后有关。

（3）知识缺乏：缺乏疾病治疗、护理、康复和预防复发的相关知识。

10. 护理目标

（1）患者能掌握肢体功能锻炼的方法并主动配合进行肢体功能的康复训练，躯体移动能力逐步增强。

（2）能采取有效的沟通方式表达自己的需求，能掌握语言功能训练的方法并主动配合康复活动，语言表达能力逐步增强。

（3）能掌握恰当的进食方法，并主动配合进行吞咽功能训练，营养需要得到满足，吞咽功能逐渐恢复。

11. 护理措施

（1）躯体移动障碍

1）生活、安全及康复护理：参见本章第一节。

2）心理护理：偏瘫、失语，以及肢体和语言功能的恢复通常较为缓慢，这使患者在日常生活中依赖他人照顾，可能产生焦虑、抑郁等心理困扰，进而影响康复过程及生活质量。护理人员应关心并尊重患者，鼓励其表达情感，避免任何可能伤害患者的言行。应加强与患者和家属的沟通，耐心解答他们的问题，帮助缓解患者的心理压力。同时，鼓励患者及家属积极参与治疗和护理。

3）用药护理：护士应了解所用药物的药理作用、用药注意事项、不良反应和观察重点，确保严格按照医嘱用药。①溶栓治疗时，遵循患者入院至溶栓药给药时间应不超过60分钟的原则，确保药物准备快速完成，建立单独静脉通道并按医嘱给药。用药后应密切观察患者病情变化，如出现严重头痛、高血压、恶心、呕吐或神经功能恶化等症状，需及时与医生沟通是否继续使用溶栓药，并准备进行CT检查。同时，监测口鼻、呼吸道、消化道、皮肤或黏膜是否有出血现象，发现异常应立即报告医生处理。②使用20%甘露醇时，应选择较粗的静脉通道，确保药物可快速静脉滴注（125～250ml，15～30分钟内滴完）。治疗过程中，需密切观察患者的尿量和尿液颜色，并记录24小时的出入量。定期复查尿常规、血生化和肾功能，注意观察药物是否引起肾小管阻塞或急性肾损伤的表现（如少尿、血尿、蛋白尿）。同时，密切观察脱水引起的头痛、呕吐、意识障碍等低颅压综合征的症状，并与颅内压增高进行鉴别。

（2）言语沟通障碍　参见本章第一节。

（3）吞咽障碍

1）吞咽障碍的评估：吞咽障碍是脑卒中后患者发生误吸的独立危险因素，筛查与评估不只筛查有无吞咽障碍，还要评估吞咽的安全性和有效性方面存在的风险及程度，同时也要包括认知及精神心理因素所致行为异常引起的摄食吞咽障碍。常用的筛查评估方法和工具有洼田饮水试验（water swallowing test，WST）（表9-2-2）、标准吞咽功能评定量表（standardized swallowing assessment，SSA）、容积－黏度测试（volume-viscosity swallow test，V-VST）等。电视X线透视吞咽功能检查（video fluroscopic swallowing study，VFSS）能直接观察到受检者吞咽器官的活动状态，被认为是吞咽评估的金标准。主要介绍洼田饮水试验和标准吞咽功能评定量表。①洼田饮水试验：可以使用洼田饮水试验进行初步筛查，方法为患者取坐位或半卧位，嘱患者喝30ml温水，观察饮水过程，记录有无呛咳、饮水时间及饮水次数。洼田饮水试验Ⅲ级及以上说明存在吞咽障碍。②标准吞咽功能评定量表：也是一种简便的床旁吞咽功能检查方法，首先检查患者是否意识清楚及对言语刺激的反应；能否控制体位、维持头部位置；自主咳嗽能力、有无流涎、舌的活动范围、有无呼吸困难、构音障碍等。如上述指标均无异常，进一步行饮水试验。患者直立坐位下依次吞咽5ml水3次，60ml水1次，在患者每次吞咽水的过程中及吞咽后观察有无以下情况：水溢出口外，缺乏吞咽动作，以及咳嗽、呛咳、气促、吞咽困难、饮水后发音异常等。患者在上述检查过程中出现任意一项异常，即终止检查，确认SSA阳性，提示可能存在误吸。如上述检查项目均无异常，则认为SSA阴性，不存在误吸。文献报道显示，根据SSA阳性诊断误吸的灵敏度达到95%左右。

表9-2-2 洼田饮水试验

分级	表现
Ⅰ级	5秒内能顺利地1次将水咽下
Ⅱ级	分2次以上，能不呛咳地咽下
Ⅲ级	能1次咽下，但有呛咳
Ⅳ级	分2次以上咽下，但有呛咳
Ⅴ级	频繁呛咳，不能全部咽下

2）吞咽障碍导致误吸的预防：具体如下。①餐前准备：进餐的环境要安静、舒适，进餐时不要频繁讲话，要让患者尽量保持轻松、愉快的心情，以促进食欲，减少呛咳，增加进食的安全性。如果患者流涎较多，进食之前应该及时清除。②安全的进食体位：安全的进食体位即通过改变躯干或者头部姿势，从而改变食物经过的通路或者方向来减轻吞咽障碍的症状，减少吞咽过程中的误吸和残留，提高吞咽效率。躯干姿势的改变包括自然坐位、半坐卧位和侧卧位。患者生命体征平稳、病情允许时，采取最佳进食体位，即坐位90°，头部前屈，头颈部控制差的患者需垫一靠枕。不能坐位时应取舒适卧位。如果患者只能取仰卧位，则抬高床头至少30°。偏瘫侧患者可取健侧卧位，偏瘫侧肩部以枕垫起，喂食者位于患者健侧，避免因体位不适而使患者在进食时分散注意力。进食结束后，床头抬高30°～90°，保持30分钟，避免平躺和搬动。鼻饲的患者1小时内不要吸痰、翻身、拍背，防止食物反流和误吸的发生。③食物的选择：吞咽障碍患者宜选择密度均匀、黏性适当、有一定硬度、质地爽滑、易于变形通过咽部和食管的食物。糊状食物不易误吸，液状食物容易误吸，进食顺序是先糊状食物，吞咽功能明显改善后逐渐过渡到软饭等食物，最后可进食普通食物和液体食

物。容易吞咽的食物应符合以下要求：密度均匀、黏性适当、不易松散；有一定硬度，通过咽和食管时易变形且很少在黏膜上残留；稠的食物比稀的安全，因为它能较好地刺激触压觉和唾液分泌，使吞咽变得容易；还要兼顾食物的色、香、味及温度等。④餐具的选择：根据患者的功能情况尽量选用适宜、得心应手的餐具，有利于顺利地完成进食。a.勺：患者手抓握能力较差时，应尽量选用柄粗长、勺面小、难以黏上食物、边缘钝的勺，便于患者稳定握持。b.碗：如果患者使用单手舀碗中食物有困难，可选择广口平底碗或边缘倾斜的盘子等。也可在碗底放一块防滑垫，避免打翻。c.杯：用普通的杯子饮水时，因患者需向后仰饮水，则有增大误吸的可能。此时，可选用切口杯等杯口不会接触到患者鼻部的杯子，这样患者不用费力仰头就可以饮用，从而避免误吸。或使用带吸口/吸管的杯子。d.吸管：普通吸管因为短且细一般不适合吞咽障碍的患者。若患者需要吸管，在吸口部分应该改良。如在吸口或注射器上加上吸管等，要慎重调整一口量。此外，还可以采用挤压柔软容器，挤出其中的食物。⑤进食要点：最好把食物放在健侧舌后部或健侧部，这样有利于食物的吞咽。这种做法不仅适合部分或全部舌、颊、口、面部有感觉障碍的患者，也适合所有面舌肌肉力量弱的患者。控制进食速度及一口量：进食速度要缓慢。一口量即最适合吞咽的每次摄食入口量。对患者进行摄食训练时，如果一口量过多，食物将从口中漏出或引起残留导致误吸；过少，则会因刺激强度不够，难以诱发吞咽反射。正常人一口量为稀液体5～20ml，果冻或布丁5～7ml，浓稠泥状食物3～5ml，肉团平均为2ml。先以少量试之（稀液体1～4ml）。⑥吞咽技术与方法：指导患者在进食过程中采用吞咽技术与方法帮助患者安全进食。a.侧方吞咽：进食时分别左、右转头吞咽，目的是用于去除梨状隐窝内残留的食物。b.空吞咽：每次进食后，反复做几次空吞咽，然后再进食，目的是使滞留的食物全部咽下，然后再进食。c.交替吞咽：让患者交替吞咽固体食物和流食，或每次吞咽后饮少许水（1～2ml），既有利于激发吞咽反射，又能达到去除咽部滞留食物的目的。d.用力吞咽：吞咽时将舌头用力向后移动，帮助食物推进通过咽腔。e.点头样吞咽：吞咽时颈部尽量前屈形状似点头，同时做空吞咽动作。通过点头样动作可清除并咽下滞留的食物。进食前后口腔清洁对于吞咽障碍的患者预防肺部感染是一项重要的措施，进食前后痰液及分泌物的清理也能预防肺内感染。

3）康复护理策略：具体如下。①摄食训练：当患者吞咽功能改善就需要进行专业的摄食训练。条件是患者意识状态清醒，Glasgow评分≥12分，全身状态稳定，能产生吞咽反射，少量误吸能通过随意咳嗽咳出。对摄食训练时的体位、环境、喂食方式、工具、食物、一口量进行详细的规划和安排。②吞咽功能康复基本训练方法：包括口腔周围肌肉训练、吞咽反射改善训练、颈部放松训练及流涎多的应对训练等。

4）管饲导致误吸的预防：具体如下。①确保喂养管位置正确：放置鼻饲管后，每次间断喂养前或持续喂养每次换喂食物前均需检查鼻饲管位置。传统检查鼻饲管位置的方法有听诊、观察水下气泡、回抽胃内容物等。置管长度一般为45～55cm，相当于患者鼻尖至耳垂再至剑突的长度。目前临床为预防食物反流，建议将鼻饲管插入长度达55～70cm，要定时观察记录鼻饲管的位置。胃残余量过多可增加反流和误吸的危险，可通过回抽胃内容物来确定胃残余量。多数研究认为胃内容量不应大于或等于100ml或150ml，临床常用胃内容量150～200ml来诊断胃肠动力功能是否紊乱。②合适的体位：抬高床头至少30°以上，或将床头抬高30～80cm，并保持该体位30～60分钟，可减少误吸及并发症发生。③鼻饲期间密切观察病情：鼻饲时，常规抽取胃液，检查鼻饲管是否在胃内，判断是否有胃潴留。如果自上一次喂养后2小时，胃内容物有100ml，或1小时后有大约50%的喂养液残留在胃内，提示患者消化不良，有胃潴留，此时要暂停鼻饲或将胃内潴留物抽干净后，按常规减半进行鼻饲，必要时辅助促消化药。还应仔细观察患者痰液性状及量的变化，判断痰液是否与鼻饲有关，如果确定是胃内容物反流所致误吸，必须明确引起的原因并加以改正，必要时停止鼻饲，以免加重患者肺部感染，应根据痰液细菌培养，合理使用敏感的抗生素。

12. 护理评价

（1）患者掌握肢体功能锻炼的方法并在医护人员和家属协助下主动活动，肌力增强，生活自理能力提高，无压力性损伤和坠积性肺炎等并发症。

（2）能通过非语言沟通表达自己的需求，主动进行语言康复训练，语言表达能力增强。

（3）掌握正确的进食或鼻饲方法，吞咽功能逐渐恢复，未发生营养不良、误吸、窒息等并发症。

13. 健康指导

（1）疾病预防指导：对有发病危险因素或病史者，指导进食高蛋白、高维生素、低盐、低脂清淡饮食，多食新鲜蔬菜、水果、谷类、鱼类和豆类，保持能量供需平衡，戒烟、限酒；应遵医嘱规则用药，控制血压、血糖、抗血小板聚集，调节血脂；告知患者改变不良生活方式，坚持每天进行30分钟以上的慢跑、散步等运动，合理休息和娱乐；对有TIA发作史的患者，指导患者在改变体位时应缓慢，避免突然转动颈部，洗澡时间不宜过长，水温不宜过高，外出时有人陪伴，气候变化时注意保暖，防止感冒。

（2）疾病知识指导：告知患者和家属疾病的基本病因和主要危险因素、早期症状和及时就诊的指征；指导患者遵医嘱正确服用降压药、降糖药和调脂药，定期复查。

（3）鼓励生活自理：鼓励患者从事力所能及的家务劳动，日常生活不过度依赖他人；告知患者和家属功能恢复需经历的过程，使患者和家属克服急于求成的心理，做到坚持锻炼，循序渐进。嘱家属在物质和精神上对患者提供帮助和支持，使患者体会到来自多方面的温暖，树立战胜疾病的信心。同时，也要避免患者产生依赖心理，增强自我照顾能力。

知识拓展

容积－黏度测试

容积－黏度测试（V-VST）是20世纪90年代西班牙的佩雷·克拉韦（Pere Clavé）教授设计的。用于吞咽障碍安全性和有效性的风险评估，适用于洼田饮水试验评定吞咽障碍为4级以上者。帮助患者选择摄取液体量最合适的容积和稠度。选择的测试容积分别为少量（5ml）、中量（10ml）、多量（20ml）；稠度分别为低稠度（水样）、中稠度（浓糊状）、高稠度（布丁状），观察患者吞咽的情况。根据安全性和有效性的指标判断进食有无风险。

知识拓展

安全性方面的指标：①咳嗽，吞咽相关的咳嗽提示部分食团已经进入呼吸道，可能发生了误吸。②音质变化，吞咽后声音变得湿润或沙哑，提示可能发生了渗漏或误吸。③血氧饱和度水平下降，基础血氧饱和度下降5%，提示发生了误吸。

有效性方面的指标：①唇部闭合，闭合不全导致部分食团漏出。②口腔残留，提示舌的运送能力受损，导致吞咽效率低。③咽部残留，提示咽部食团清除能力受限。④分次吞咽，无法通过单次吞咽动作吞下食团，降低摄取有效性。

V-VST简单、安全；所需准备材料较少；敏感性94%，特异性88%，且可以重复多次检测。

（二）心源性脑栓塞

1. 概述 脑栓塞是各种栓子随血流进入脑动脉，使血管急性闭塞或严重狭窄，导致局部脑组织缺血、缺氧性坏死，而迅速出现相应神经功能缺损的一组临床综合征。脑栓塞栓子来源可分为心源性、非心源性和来源不明性三种类型。动脉粥样硬化性血栓栓子脱落导致脑栓塞比较常见，其他非心源性脑栓塞如脂肪栓塞、空气栓塞、癌栓塞、感染性脓栓、寄生虫栓和异物栓等均较少见。脑栓塞在临床上主要指心源性脑栓塞。近来研究表明，心源性脑栓塞较大动脉粥样硬化型脑梗死可能更常见，约占全部脑梗死的20%。

2. 病因与发病机制 心源性脑栓塞的栓子通常来源于心房、心室壁血栓及心脏瓣膜赘生物，少数来源于心房黏液瘤，导致脑栓塞的病因有心房颤动（房颤）、风湿性心脏病、急性心肌梗死、左心室血栓等。

非瓣膜性心房颤动是心源性脑栓塞最常见的病因，约占心源性脑栓塞的50%。栓子主要来源于左心耳。其主要发病机制是房颤导致血流缓慢淤滞，在低剪切率和其他因素作用下激活凝血反应，最后形成红细胞-纤维蛋白血栓（红色血栓），导致脑栓塞。风湿性心脏病患者有10%～20%发生脑栓塞，栓子主要成分为红色血栓和血小板-纤维蛋白血栓（白色血栓）。急性心肌梗死导致的脑栓塞约占心源性脑栓塞的10%。感染性心内膜炎约20%发生脑栓塞。非细菌性血栓性心内膜炎是导致脑栓塞的重要病因，主要见于癌症、系统性红斑狼疮和抗磷脂抗体综合征等高凝状态疾病。

约1/6的脑卒中是由房颤引起，房颤是80岁以上人群脑梗死的主要病因。在阵发性房颤患者中，脑栓塞的发生风险较高，而持续性房颤和永久性房颤的风险则相似。单纯的风湿性二尖瓣关闭不全引起脑栓塞较少见，而二尖瓣狭窄更容易引发脑栓塞，房颤引起栓子脱落是其主要原因。感染性心内膜炎常见于心脏瓣膜病、先天性心脏病、阻塞性肥厚型心肌病及长期使用糖皮质激素的风湿免疫病患者，脑栓塞通常发生在抗生素治疗前或治疗初期。

3. 临床表现 心源性脑栓塞可以发生在任何年龄段，其中风湿性心脏病引发的脑栓塞多见于年轻女性，而非瓣膜性心房颤动和急性心肌梗死导致的脑栓塞则主要发生在中老年人群。典型的脑栓塞通常在活动过程中急性发作，无明显前驱症状，且局部神经功能缺损会在几秒钟到几分钟内迅速达到高峰。

尽管临床表现和脑实质影像学特征与大动脉粥样硬化型脑梗死相似，但脑栓塞可能会同时影响多个血管供血区域。大多数栓子会阻塞大脑中动脉及其分支，临床表现为上肢严重瘫痪，而下肢瘫痪通常较轻，感觉和视觉功能障碍不明显。如果栓子最终阻塞皮质分支，可能会导致单纯失语或单纯偏盲等大脑皮质功能障碍。不同部位的血管栓塞会表现为相应的血管闭塞综合征。

患者在早期可能会出现意识障碍，但由于血管的再通，部分病例的症状会迅速缓解。相反，如果并发出血，症状可能会急剧恶化；如果栓塞复发，则之前有所好转的局灶症状可能会加重。发病时出现头痛或癫痫发作相对较为常见。

大部分心源性脑栓塞患者都有房颤、风湿性心脏病或急性心肌梗死等病史。约1%的心源性脑栓塞患者会出现全身性栓塞，表现为肾栓塞（如腰痛、血尿）、肠系膜栓塞（如腹痛、便血）和皮肤栓塞（如出血点或瘀斑）等。

4. 辅助检查

（1）常规检查：同大动脉粥样硬化型脑梗死。

（2）特殊检查：患者有发热和白细胞增高时，应进行血培养，排除感染性心内膜炎。感染性心内膜炎产生含细菌栓子，一般脑脊液白细胞数增高，蛋白多增高，发生出血性梗死时，脑脊液可呈血性或镜下检出红细胞。心电图检查可作为确定心肌梗死、房颤和其他心律失常的依据。阵发性房颤有时可能需要长时程连续动态心电图监测才能发现。

5. 诊断要点　既往有风湿性心脏病、心房颤动及大动脉粥样硬化、严重骨折等病史，突发偏瘫、失语等局灶性神经功能缺损，症状在数秒至数分钟内达高峰，即可做出临床诊断。头颅CT和MRI检查可确定栓塞的部位、数目及是否伴发出血，有助于明确诊断。本病应注意与脑血栓形成和脑出血等鉴别。

6. 治疗原则

（1）脑栓塞治疗：与大动脉粥样硬化型脑梗死的治疗原则基本相同。心源性脑栓塞急性期一般不推荐抗凝治疗，急性期的抗凝治疗不比抗血小板治疗更有效，但显著增加了脑出血和全身出血的风险。对大部分房颤导致的脑卒中患者，可在发病4～14天开始口服抗凝治疗，预防脑卒中复发。存在脑出血转化的高危患者（如大面积脑梗死、早期影像学脑出血转化表现、血压控制不佳或出血倾向），抗凝治疗一般推迟到14天以后。

（2）原发病治疗：针对性治疗原发病有利于脑栓塞病情控制和防止复发。有心律失常者，应予以纠正。对感染性栓塞应使用抗生素，并禁用溶栓和抗凝治疗，防止感染扩散；对非细菌性血栓性心内膜炎，口服抗凝药（如华法林）治疗其高凝状态的疗效欠佳，可采用肝素或低分子量肝素治疗。

7. 护理　同大动脉粥样硬化型脑梗死。

四、脑出血

（一）概述

脑出血（intracerebral hemorrhage，ICH）是非外伤性脑实质内出血，发病率为每年（60～80）/10万，在我国占全部脑卒中的20%～30%。虽然脑出血发病率低于脑梗死，但其致死率却高于后者，急性期病死率为30%～40%。

（二）病因与发病机制

1. 病因　最常见病因是高血压合并细小动脉硬化，其他病因包括动－静脉血管畸形、脑淀粉样血管病变、血液系统疾病（如白血病、再生障碍性贫血、血小板减少性紫癜、血友病、红细胞增多症和镰状细胞贫血等）、抗凝或溶栓治疗等。

2. 发病机制　高血压脑出血的主要发病机制是脑内细小动脉在长期高血压作用下发生慢性病变，进而破裂所致。颅内动脉具有中层肌细胞和外层结缔组织少及外弹力层缺失的特点。长期高血压可使脑细小动脉发生玻璃样变性、纤维素样坏死，甚至形成微动脉瘤或夹层动脉瘤，在此基础上血压骤然升高时易导致血管破裂出血。豆纹动脉和旁正中动脉等深穿支动脉，自脑底部的动脉直角发出，承受压力较高的血流冲击，易导致血管破裂出血，故又称出血动脉。非高血压性脑出血的病因不同，故发病机制各异。

（三）临床表现

1. 一般表现：常见于50岁以上患者，男性稍多于女性，寒冷季节发病率较高，多有高血压病史。多在情绪激动或活动中突然发病，发病后病情常于数分钟至数小时内达到高峰。少数也可在安静状态下发病。前驱症状一般不明显。患者发病后多有血压明显升高。由于颅内压升高，常有头痛、呕吐和不同程度的意识障碍，如嗜睡或昏迷等。

2. 局限性定位表现：取决于出血量和出血部位。

1）基底核区出血：具体如下。①壳核出血：占所有脑出血病例的50%～60%。常见症状包括对侧偏瘫、偏身感觉缺失及同向性偏盲。患者可能会出现双眼球向病灶对侧凝视障碍。若涉及优势半球，可能伴有失语症。②丘脑出血：占脑出血病例的10%～15%，由丘脑膝状体动脉和丘脑穿通动脉破裂引起。常表现为对侧偏瘫和偏身感觉障碍，感觉缺损较运动缺损为显著。深、浅感觉均可受损，且深感觉障碍尤为突出。

2）脑叶出血：占脑出血的5%～10%，常见于脑动静脉畸形、血管淀粉样变和某些血液系统疾病。顶叶是最常见的出血部位，其次为颞叶、枕叶和额叶，亦可见多发性脑叶出血。

3）脑干出血：具体如下。①脑桥出血：占脑出血的10%。通常由基底动脉脑桥支破裂引起，血肿多位于脑桥基底部与被盖部之间。大量出血时，可能导致昏迷、双侧针尖样瞳孔、呕吐、呼吸困难等症状。少量出血则可能表现为交叉性瘫痪、共济失调及眼球凝视障碍。②中脑出血：较少见，常伴有头痛、呕吐和意识障碍。轻度症状包括一侧或双侧动眼神经麻痹及共济失调；重症可迅速导致昏迷和四肢瘫痪，甚至死亡。

4）小脑出血：占脑出血的10%。主要由小脑上动脉分支破裂引起，典型症状包括头痛、呕吐、眩晕及共济失调。出血量较小时，症状集中在小脑功能受损，如共济失调和眼震。出血量较大时，尤其是小脑蚓部出血，可迅速发展为昏迷和脑干受压症状。

5）脑室出血：占脑出血的3%～5%。可分为原发性和继发性脑室出血，原发性通常由脉络丛血管或室管膜下动脉破裂引起，继发性则为脑实质出血扩展至脑室。常伴有头痛、呕吐和意识障碍，严重者出现深昏迷、四肢瘫痪等生命体征不稳定的症状。临床易误诊为蛛网膜下腔出血。

（四）辅助检查

1. CT和CTA检查　颅脑CT是诊断脑出血的首选方法，可清楚显示出血部位、出血量大小、血肿形态、是否破入脑室，以及血肿周围有无低密度水肿带和占位效应等。病灶多呈圆形或卵圆形均匀高密度区，边界清楚，脑室大量积血时多呈高密度铸型，脑室扩大。

2. MRI和MRA检查 对发现结构异常，明确脑出血的病因很有帮助。MRI对检出脑干和小脑的出血灶和监测脑出血的演进过程优于CT扫描，对急性脑出血诊断不及CT。

3. 脑脊液检查 脑脊液压力增高，血液破入脑室者脑脊液呈血性。重症依据临床表现可确诊者不宜进行此项检查，以免诱发脑疝。

4. DSA检查 可显示脑血管的位置、形态及分布等，易于发现脑动脉瘤、脑血管畸形及脑底异常血管网病等脑出血的病因。

5. 其他 包括血常规、血生化、凝血功能、心电图等，有助于了解患者的全身状态。重症脑出血急性期白细胞、血糖和血尿素氮明显增高。

（五）治疗原则

主要治疗措施为保持安静、卧床、脱水降颅压、调整血压、防治继续出血、加强护理防治并发症，以挽救生原则命，降低死亡率、残疾率和减少复发。

（1）内科治疗：具体如下。①一般处理：患者应卧床休息2～4周，保持安静，避免情绪激动和血压波动。对于有意识障碍或消化道出血的患者，应禁食24～48小时，必要时排空胃内容物。保持水、电解质平衡，预防吸入性肺炎，并积极控制感染。如果患者有明显头痛或过度烦躁，可考虑使用镇静药或镇痛药；便秘者可选用缓泻剂。②降低颅内压：脑水肿可导致颅内压升高，并可能引发脑疝，这对脑出血的死亡率和恢复有重要影响。因此，积极控制脑水肿、降低颅内压是急性期治疗的关键。避免使用激素治疗来减轻脑水肿。③调整血压：降压应首先通过脱水和降颅压治疗来实施。然而，过高的血压可能增加再出血风险，因此应仔细控制。调节血压时需要考虑患者的年龄、是否有高血压史、是否伴有颅内压增高、出血原因及发病时间等因素。当收缩压＞200mmHg或平均动脉压＞150mmHg时，应使用静脉降压药物迅速降低血压；当收缩压＞180mmHg或平均动脉压＞130mmHg，且有颅内压增高的症状时，应考虑监测颅内压并进行适当的降压治疗，同时保持脑灌注压在60～80mmHg。④止血治疗：止血药物如氨基己酸、氨甲苯酸、巴曲酶等对高血压引起的动脉硬化性出血效果有限。对于凝血功能障碍患者，可以根据情况使用相应止血药物，如使用鱼精蛋白治疗肝素引发的脑出血，或使用维生素K_1治疗华法林引起的出血。⑤亚低温治疗：作为一种辅助治疗方法，亚低温治疗可能有一定效果，可在临床中作为试用方案。

（2）外科治疗：在严重脑出血危及生命时，内科治疗可能无效，外科手术可能是拯救生命的唯一途径。然而，如果患者预期能够幸存，外科手术可能增加严重残疾的风险。常见的外科治疗方法包括去骨瓣减压术、小骨窗开颅血肿清除术、钻孔血肿抽吸术和脑室穿刺引流术等。

（六）护理

1. 主要护理诊断

（1）意识障碍：与脑出血、脑水肿有关。

（2）潜在并发症：脑疝、上消化道出血。

2. 其他护理诊断

（1）言语沟通障碍：与脑出血大脑语言中枢受损有关。

（2）躯体移动障碍：与脑出血引起的神经功能缺损有关，患者可能存在运动功能受限，影响日常生活和活动。

3. 护理目标

（1）患者不发生因意识障碍导致的误吸、窒息、感染和压力性损伤等并发症。

（2）配合药物治疗，预防脑疝发生，发生脑疝时能及时识别。

（3）预防上消化道出血，发生出血时能及时发现。

4. 护理措施

（1）意识障碍

1）生活护理：为患者提供气垫床，保持床单位清洁、干燥，减少皮肤刺激，定时翻身、拍背以防止压力性损伤。保持外阴部皮肤清洁，注意便秘并防止尿路感染。对于无法进食的患者，每日进行口腔护理，防止口腔感染。对于谵妄或躁动的患者，可加装床挡或适当约束，防止坠床及自伤、伤人。避免使用热水袋，以防烫伤。

2）饮食护理：提供高维生素、高热量饮食并补充水分，遵医嘱给予鼻饲流质，确保营养摄入。进食时应将床头抬高，防止食物反流。

3）呼吸道护理：保持呼吸道通畅，调整患者体位（如侧卧或平卧头侧位），取下活动性义齿并及时清理口鼻分泌物或吸痰，防止误吸及肺部感染。

4）病情监测：密切监测生命体征和意识、瞳孔变化，观察是否有恶心、呕吐等症状，准确记录出入水量，预防消化道出血或脑疝。

（2）潜在并发症：脑疝、上消化道出血。

1）脑疝：脑疝是脑出血的常见致死原因，通常由脑水肿等引起的颅内压升高导致。观察生命体征，尤其是瞳孔、意识变化，如出现剧烈头痛、呕吐、意识逐渐恶化或双侧瞳孔不等大等症状，应立即报告医生。患者一旦出现脑疝症状，立即吸氧并建立静脉通道，按医嘱给予甘露醇或呋塞米等药物。注意监测尿量及尿液颜色，避免药物外渗，观察可能出现的不良反应，定期复查电解质。

2）上消化道出血：观察患者的恶心、上腹部不适、呕血、黑便等症状。对于鼻饲患者，每次进食前抽吸胃液并观察其颜色，若为咖啡色或血性，提示可能有出血。监测大便颜色、性状，及时进行大便隐血试验。向患者及家属解释上消化道出血的常见原因，并安慰患者，帮助其减轻焦虑情绪，确保环境安静、舒适。遵医嘱禁食，待出血停止后可给予清淡、易消化、温凉、流质饮食，避免刺激性食物。根据医嘱使用H_2受体拮抗药或质子泵抑制药，减少胃酸分泌，必要时可用冰盐水或去甲肾上腺素止血。观察药物的不良反应，如奥美拉唑引起的转氨酶升高。

5. 护理评价

1）患者没有发生因意识障碍而并发的误吸、压力性损伤和感染等。

2）患者发生脑疝、上消化道出血时得到及时发现与抢救。

3）患者能适应长期卧床的状态，生活需要得到满足。

6. 健康指导　脑出血患者的健康指导应包括疾病预防指导、用药指导、康复指导、心理支持、生活方式调整和家庭护理支持。

（1）疾病预防指导：具体如下。①高血压管理：高血压是脑出血的主要危险因素。患者应遵医嘱定期测量血压，保持血压在正常范围内。避免剧烈情绪波动，如愤怒、焦虑等，以防止血压升高。②情绪管理：避免过度的情绪波动（如极度的喜悦、悲伤、愤怒等），保持心情平和，减少精神压力。可以通过放松训练、深呼吸等方式帮助情绪稳定。③饮食控制：建议低盐、低脂、高纤维的饮食。摄入足够的水果、蔬菜及全谷物，限制高胆固醇食物的摄入。避免过量食用刺激性食物和饮品（如咖啡、浓茶、辛辣食物等）。④戒烟限酒：吸烟和过度饮酒会增加脑出血的风险。应严格戒烟，并限制酒精摄入。⑤定期体检：定期进行体检，特别是检查血压、血糖、血脂等相关指标。及时发现糖尿病、高脂血症等与脑出血相关的其他疾病。

（2）用药指导：具体如下。①降压药物：遵医嘱按时服用降压药物，并定期检查血压。不要擅自停药或调整剂量。学会如何正确测量血压，并定期记录数据，便于医生调整治疗方案。②抗凝药物：如果因房颤或其他原因使用抗凝药物，患者应了解药物的副作用和注意事项，避免自行停药。出现任何出血症状（如牙龈出血、皮下淤血等）应立即就医。③药物不良反应监测：对于正在使用其他药物（如镇痛药、抗生素等）的患者，应监测药物的不良反应，并及时向医生报告不适反应。特别注意任何可能影响肝肾功能或血压的药物。

（3）康复指导：具体如下。①肢体功能训练：根据患者的恢复情况，进行肢体功能训练。可以开始进行被动或主动的关节活动训练，如翻身训练、抬腿训练等。随着康复的进展，逐步增加训练的强度和难度。②语言和吞咽训练：如果患者有语言障碍或吞咽困难，需进行专业的语言治疗和吞咽训练，避免误吸引发肺部感染。

（4）心理支持：脑出血患者常伴随情绪波动、抑郁等问题，建议提供心理支持，帮助患者调整心态，配合心理疏导，必要时可寻求专业心理咨询。

（5）生活方式调整：具体如下。①充足休息和睡眠：保证充足的睡眠和休息，有助于身体康复。避免过度劳累，避免长时间看电视、玩手机等活动。②适度运动：逐渐恢复适量的运动（如散步、太极等低强度运动）有助于提高心肺功能和整体健康状况。运动时应避免过度劳累，循序渐进。③防止便秘：脑出血患者因长期卧床或使用药物等因素，易出现便秘。建议多摄入富含膳食纤维的食物，保持大便通畅，并适当进行腹部按摩。

（6）家庭护理支持：具体如下。①家庭成员教育：家庭成员应了解脑出血的基础知识、护理技巧及可能的并发症，能够在患者康复过程中提供必要的支持和帮助。②营造良好的居家环境：家庭应为患者提供一个安全、舒适的居住环境，避免任何可能的摔倒或事故，确保患者能够安全活动。

五、蛛网膜下腔出血

（一）概述

颅内血管破裂，血液流入蛛网膜下腔，称为蛛网膜下腔出血（subarachnoid hemorrhage，SAH）。SAH分为外伤性和自发性两种情况。自发性SAH又分为原发性和继发性两种类型。原发性蛛网膜下腔出血为脑底或脑表面血管病变（如先天性动脉瘤、脑血管畸形、高血压脑动脉硬化所致的微动脉瘤等）破裂，血液流入蛛网膜下腔，占急性脑卒中的10%左右；继发性蛛网膜下腔出血为脑内血肿穿破脑组织，血液流入蛛网膜下腔。

SAH的预后与病因、出血量、出血部位、有无并发症及是否得到及时和适当治疗有关，而发病后的时间间隔和意识水平是影响预后最重要的因素。未经外科治疗者约20%死于再出血，且多发生于出血后最初数天；昏迷患者6个月时的病死率为71%（清醒患者为11%）。2/3的SAH患者可存活，但其中50%会遗留永久性残疾，主要是认知功能障碍。90%的颅内AVM破裂患者可以恢复，再出血风险较小。

（二）病因与发病机制

1. 病因

（1）颅内动脉瘤：是最常见的病因（占75%～80%）。其中囊性动脉瘤占绝大多数，还可见于高血压、动脉粥样硬化所致梭形动脉瘤、夹层动脉瘤及炎性动脉瘤等。

（2）血管畸形：约占SAH病因的10%，其中脑动静脉畸形（AVM）占血管畸形的80%。多见于青年人，90%以上位于小脑幕上，常见于大脑中动脉分布区。

（3）其他：如烟雾病（占儿童SAH的20%）、颅内肿瘤、垂体卒中、血液系统疾病、颅内静脉系统血栓和抗凝治疗并发症等。此外，约10%病因不明。

2. 发病机制

（1）颅内动脉瘤：囊性动脉瘤可能与遗传和先天性发育缺陷有关。尸检发现，约80%患者的基底动脉环动脉壁弹力层及中膜发育异常或受损，随年龄增长，由于动脉壁粥样硬化、高血压和血涡流冲击等因素影响，动脉壁弹性减弱，管壁薄弱处逐渐向外膨胀突出，形成囊状动脉瘤。体积从2mm至3cm不等，平均7.5mm。炎症动脉瘤是由动脉炎或颅内炎症引起的血管壁病变。

（2）脑动静脉畸形：是发育异常形成的畸形血管团，血管壁薄弱处于破裂临界状态，激动或不明显诱因可导致破裂。

（3）其他：如肿瘤或转移癌直接侵蚀血管，引起血管壁病变，最终导致破裂出血。

（三）临床表现

SAH临床表现差异较大，轻者可无明显的临床症状和体征，重者可突然昏迷，甚至死亡。

1. 临床特点

（1）可见于各年龄组，但以中青年发病居多。

（2）多有剧烈运动、过度疲劳、极度情绪激动、用力排便等明显诱因而无前驱症状。

（3）突发异常剧烈的头部胀痛或“爆裂样”疼痛、呕吐、脑膜刺激征阳性（是最具特征性的体征，以颈强直多见）。重者可有短暂意识障碍或烦躁、谵妄、幻觉等精神症状，少数出现部分性或全面性癫痫发作。严重头痛是动脉瘤性SAH的典型表现，可持续数天不变，2周后逐渐减轻。如头痛再次加重，常提示动脉瘤再次出血；局部头痛常可提示破裂动脉瘤的部位。部分患者发病前数天或数周有轻微头痛，是小量前驱出血或动脉瘤受牵拉所致。动静脉畸形破裂所致SAH头痛程度较轻。

（4）部分患者眼底玻璃体膜下片状出血、视神经乳头水肿或视网膜出血。眼底玻璃体膜下出血系急性高颅压和眼静脉回流受阻所致，在发病后1小时内即可出现，有助于疾病的诊断。

（5）发病后2～3天可出现发热。

（6）老年患者头痛、脑膜刺激征等临床表现不典型，而精神症状较明显。

2. 并发症　本病常见并发症为再出血、脑血管痉挛和脑积水。

（1）再出血：是SAH严重的急性并发症，系出血破裂口修复尚未完好而诱因存在所致。多见于起病4周内，约20%的患者病后10～14天可发生再出血。临床表现为在病情稳定和好转的情况下，再次出现剧烈头痛、恶心、呕吐、意识障碍加重、抽搐或原有症状和体征加重，CT和脑脊液检查提示新的出血。

（2）脑血管痉挛：20%～30%的SAH患者出现脑血管痉挛，引起迟发性缺血性损伤，继发脑梗死，出现局灶神经体征如轻偏瘫和失语等，是SAH患者死亡和伤残的重要原因。血管痉挛多于发生出血后3～5天开始，5～14天为高峰期，2～4周后逐渐减少。痉挛严重程度与出血量相关。

（3）脑积水：因蛛网膜下腔和脑室内血凝块堵塞脑脊液循环通路，15%～20%的患者于出血后1周内发生急性梗阻性脑积水。轻者表现为嗜睡、思维缓慢和近记忆损害，重者出现头痛、呕吐、意识障碍等，多随出血被吸收而好转。亚急性脑积水发生于起病数周后，表现为隐匿出现的痴呆、步态异常和尿失禁。

（四）辅助检查

1. 头颅CT检查　是确诊SAH的首选检查方法，表现为蛛网膜下腔出现高密度影像。CT还可确定有无脑实质或脑室出血及是否伴脑积水或脑梗死，并可初步判断颅内动脉瘤的位置。动态CT检查有助于了解出血吸收情况、有无再出血等。

2. DSA检查　是确诊SAH病因特别是颅内动脉瘤最有价值的检查方法。可清晰显示动脉瘤的位置、大小、与载瘤动脉的关系、有无血管痉挛等。宜在发病3天内或3周后进行，以避开脑血管痉挛和再出血的高峰期。

3. CT血管造影检查　主要用于有动脉瘤家族史或破裂先兆者的筛查，动脉瘤患者的随访及不能进行及时DSA检查的替代方法。CT血管造影快捷、创伤小，有望逐步取代DSA，成为诊断有无动脉瘤的首选方法。

4. 脑脊液检查　腰椎穿刺进行脑脊液检查对确诊SAH最具诊断价值和特征性。肉眼观察脑脊液呈均匀一致血性；脑脊液压力增高（$>200mmH_2O$）；镜检可见大量红细胞，数天后白细胞增加（出血致无菌性化学性脑膜炎）。

（五）诊断要点

患者于活动中或情绪激动时突发剧烈头痛、呕吐、脑膜刺激征阳性，无局灶性神经体征，头颅CT显示蛛网膜下腔和脑池高密度影像，或腰椎穿刺脑脊液呈均匀一致血性、压力增高，可确定诊断。

（六）治疗原则

治疗目的是防治再出血、脑血管痉挛及脑积水等并发症，降低死亡率和致残率。

1. 一般治疗　脱水降颅压，控制脑水肿，调整血压，维持水、电解质和酸碱平衡，预防感染。

2. 防治再出血

（1）安静休息：绝对卧床4～6周，避免一切可引起血压和颅内压增高的因素，烦躁不安者适当应用地西泮、苯巴比妥等镇静药。

（2）调控血压：去除疼痛等诱因后，如平均动脉压＞120mmHg或收缩压＞180mmHg，可在密切监测血压下应用短效降压药物，保持血压稳定于正常或起病前水平。可应用钙通道阻滞药、β受体阻断药或ACEI等。避免突然将血压降得过低。

（3）应用抗纤溶药物：抗纤溶药物可抑制纤溶酶形成，防止动脉瘤周围的血块溶解引起再出血。可酌情应用抗纤溶药（氨基己酸、氨甲苯酸等）。此类药物多与尼莫地平联合应用，有引起脑缺血性病变的可能。

3. 防治脑血管痉挛　一旦发生脑血管痉挛，尤其是后期的脑血管痉挛，很难逆转，所以重在预防。

（1）维持血容量和血压：避免过度脱水。在动脉瘤处理后，血压偏低者，应减少或停用脱水、降压药物，亦可予人血白蛋白、血浆等胶体溶液扩容升压，必要时应用多巴胺升压。

（2）应用钙通道阻滞药：尼莫地平片40～60mg，每天4～6次，连用21天。必要时静脉应用。

4. 防治脑积水　轻度的急、慢性脑积水可予乙酰唑胺口服，亦可用甘露醇、呋塞米等药物。药物治疗无效者可考虑脑室穿刺脑脊液引流术。

5. 手术治疗　消除动脉瘤是防止动脉瘤性SAH再出血的最佳方法，可采用血管内介入治疗或动脉瘤切除术。对于颅内血管畸形者，可采用AVM整块切除术、供血动脉结扎术、伽马刀治疗、血管内介入治疗等。

（七）护理

1. 主要护理诊断

（1）疼痛：头痛，与脑水肿、颅内压增高、血液刺激脑膜或继发性脑血管痉挛有关。

（2）潜在并发症：再出血。

2. 其他护理诊断

（1）生活自理缺陷：与长期卧床（医源性限制）有关。

（2）恐惧：与剧烈头痛、担心再出血和疾病预后有关。

3. 护理目标

（1）患者头痛缓解。

（2）患者配合药物治疗，预防再出血发生，及时发现再出血先兆。

（3）患者紧张、焦虑的情绪得到缓解。

4. 护理措施

（1）疼痛：头痛。

1）采用缓解疼痛的方法：如缓慢深呼吸、听音乐、转移注意力等，必要时遵医嘱应用镇痛、镇静药。

2）用药护理：甘露醇应快速静脉滴注，注意观察尿量，记录24小时出入量，定期复查电解质；尼莫地平可致皮肤发红、多汗、心动过缓或过速、胃肠道不适、血压下降等，应适当控制输液速度，密切观察有无不良反应发生。

3）心理护理：告知患者及其家属疾病的过程与预后，使患者及其家属了解DSA检查的目的等相关知识。耐心向患者解释头痛发生的原因及可能持续的时间，使患者了解随着出血停止和血肿吸收，头痛会逐渐缓解。告知患者DSA检查可明确病因，以指导治疗，使患者消除紧张、恐惧和焦虑心理，主动配合。

（2）潜在并发症：再出血。

1）活动与休息：强调绝对卧床4～6周并抬高床头15°～20°，告知患者及其家属绝对卧床休息的重要性，避免搬动和过早下床活动。保持病房安静、舒适，避免不良的声、光刺激，严格限制探视，治疗和护理活动集中进行。经治疗和护理1个月左右，患者症状好转、头颅CT检查证实出血基本吸收或DSA检查没有发现颅内血管病变者，可遵医嘱逐渐抬高床头、床上坐位、下床站立和适当活动。

2）避免诱因：告知患者和家属应避免导致血压和颅内压升高，进而诱发再出血的各种危险因素，如精神紧张、情绪激动、剧烈咳嗽、用力排便、屏气等，必要时遵医嘱应用镇静药、缓泻药等药物。

3）病情监测：SAH再出血发生率较高。颅内动脉瘤发病后24小时内再出血的风险最大，累计再出血率于病后14天为20%～25%，1个月时为30%。应密切观察患者在症状、体征好转后，有无再次剧烈头痛、恶心、呕吐、意识障碍加重、原有局灶症状和体征重新出现等表现，发现异常及时报告医生处理。

再出血的患者死亡率增加约1倍。入院时已出现昏迷、高龄、女性、收缩压超过170mmHg的患者发生再出血的风险较高，护理时应特别注意。

5. 护理评价

（1）经过治疗，患者头痛有所缓解。

（2）患者没有发生再出血，并及时发现再出血先兆。

（3）患者对于蛛网膜下腔出血的病因和治疗有所了解，减少了焦虑和恐惧。

6. 健康指导

（1）预防再出血：告知患者情绪稳定对疾病恢复和减少复发的意义，使患者能够遵医嘱绝对卧床并积极配合治疗和护理。指导家属关心、体贴患者，在精神和物质上对患者给予支持，减轻患者的焦虑、恐惧等不良心理反应。日常生活指导参见本章第二节。告知患者及其家属再出血的表现，发现异常，及时就诊。女性患者1～2年内避孕。

（2）疾病知识指导：向患者和家属介绍疾病的病因、诱因、临床表现、应进行的相关检查、病程和预后、防治原则和自我护理的方法。SAH患者一般在首次出血后3天内或3～4周后进行DSA检查，以避开脑血管痉挛和再出血的高峰期。应告知DSA的相关知识，使患者及其家属了解进行DSA检查以明确和去除病因的重要性，积极配合。

小结

思考题

1. 简述短暂性脑缺血发作的临床特点和健康指导。
2. 简述脑血管疾病的一级预防。
3. 简述脑梗死溶栓的护理配合。

第三节 偏 头 痛

一、概述

偏头痛（migraine）是临床常见的原发性头痛，其特征是反复发作性、多为单侧、中重度、搏动样头痛，一般持续4～72小时，常伴有恶心、呕吐，受声、光刺激或进行日常活动均可加重，处于安静环境、休息可缓解。

偏头痛是一种常见的慢性神经血管性疾病，根据2016年全球疾病负担（global burden of disease，GBD）研究，偏头痛是全球第二大常见的神经系统失能性疾病，其年患病率约为14.4%，其中女性患病率约为18.9%，男性约为9.8%，女性患病率显著高于男性。偏头痛的年患病率在40～49岁年龄段达到峰值，而在青少年及老年人中则相对较低，约为5%。在发病高峰年龄段，女性患病率是男性的2～3倍。偏头痛具有一定的家族聚集性，其遗传率为42%，我国研究显示，遗传率为46.0%～52.1%。部分发作频率较低的患者尚可忍受，而中重度的偏头痛经常导致患者失能，降低生产力，严重影响生活质量。

二、病因与发病机制

（一）病因

偏头痛的病因尚不明确，可能与以下因素有关。

1. 内因

（1）家族遗传：偏头痛有遗传易感性，具有家族史的人群出现偏头痛的风险是一般人群的3～6倍。

（2）基因与代谢：神经系统兴奋性相关的基因突变与偏头痛的常见类型相关，提示偏头痛与大脑神经细胞的兴奋性紊乱相关。月经期易发作，而妊娠期或绝经期后发作减少或停止，提示内分泌和代谢因素可能参与偏头痛的发作。

2. 外因

（1）环境因素：如强光及闪烁等视觉刺激、气味、天气变化、高海拔等可诱发偏头痛。

（2）食物因素：如食用含酪胺的奶酪、含亚硝酸盐肉类和腌制品、含苯乙胺的巧克力、含谷氨酸钠的食品添加剂及葡萄酒等可诱发偏头痛。

（3）药物因素：包括口服避孕药和血管扩张药（如硝酸甘油）等可引发偏头痛。

（4）精神因素：精神紧张、情绪波动、过度劳累、睡眠障碍、焦虑、抑郁等也是偏头痛的诱发因素。

（二）发病机制

偏头痛的发病机制尚不完全清楚，目前有以下学说。

1. 血管学说 该学说认为偏头痛是原发性血管疾病，发作由血管舒缩功能障碍引发。颅内血管收缩导致先兆症状，继而颅外和颅内血管扩张导致搏动性头痛。但新近的多个影像学研究显示偏头痛发作时并非一定存在血管扩张。目前认为，血管扩张只是偏头痛发生的伴随现象，而不是必要条件。

2. 神经学说 该学说认为偏头痛是原发性神经功能紊乱性疾病。偏头痛的先兆是由皮质扩展性抑制（cortical spreading depressing，CSD）引起。CSD是各种有害刺激引起的起源于大脑枕叶皮质的神经电活动抑制带缓慢向邻近皮质扩展，导致脑血流量减少而出现感觉异常。CSD能很好地解释偏头痛的先兆症状。另外，许多有效抗偏头痛药可作为中枢性5-羟色胺（5-HT）受体激动药或部分激动药起作用，也提示神经功能紊乱可能参与偏头痛的发作过程。

3. 三叉神经血管学说 该学说认为三叉神经节损害可能是偏头痛产生的神经基础。当三叉神经节及其纤维受刺激后，引起P物质、降钙素基因相关肽和其他神经肽释放增加，作用于邻近脑血管壁，引起血管扩张而出现搏动性头痛。

近年来，临床发现部分偏头痛患者可能与心脏卵圆孔未闭有关。偏头痛患者中，心脏卵圆孔未闭发生率为14.6%～66.5%，行介入封堵术取得了很好的疗效。其可能的发病机制如下。①潜在的心源性栓子及静脉系统代谢产物通过卵圆孔进入体循环，刺激三叉神经和血管诱发偏头痛。②卵圆孔反常分流所致的短暂性低氧血症引发脑的微血栓并触发偏头痛。

三、临床表现

偏头痛多起病于儿童和青春期，中青年期达发病高峰，女性多见，男女比例多为1∶（2～3），部分患者有家族史。国际头痛协会将偏头痛分为多种类型，主要类型的临床表现如下。

（一）无先兆偏头痛

无先兆偏头痛是最常见的偏头痛类型，约占80%。女性多见，患者常有家族史。临床表现为反复发作的一侧或双侧额颞部疼痛，呈搏动性，常伴恶心、呕吐、畏光、畏声、出汗、头皮触痛等症状。本型发作频率高，可严重影响患者工作和生活，常需要频繁应用镇痛药物治疗，易合并出现新的头痛类型——药物过度使用性头痛（medication overuse headache，MOH）。

（二）有先兆偏头痛

有先兆偏头痛约占偏头痛患者的10%。患者多有家族史，最主要的特点是患者头痛发作前数小时至数日有倦怠、注意力不集中、打哈欠等前驱症状，在头痛发生前或发生时可出现视觉、感觉和运动的缺损或刺激症状，如视物模糊或变形、闪光、暗点，一侧肢体和面部麻木、偏侧肢体感觉和运动障碍等。先兆症状持续5～20分钟，在头痛出现之前达高峰，消失后即出现一侧或双侧眶上、眶后或额颞部搏动性钝痛，程度逐渐增强，达最高峰后持续数小时或1～2天。疼痛时常伴面色苍白、恶心、畏光、出汗，重者伴呕吐；疼痛消失后常有疲倦、烦躁、无力和食欲缺乏，1～2天后好转。

（三）慢性偏头痛

每月头痛发作超过15天，持续3个月或以上，且每月至少有8天的头痛具有偏头痛的特点，并排除药物过量所致头痛，可考虑慢性偏头痛。慢性偏头痛多无先兆。

（四）很可能的偏头痛

当偏头痛样发作表现仅有1项不符合偏头痛各亚型诊断标准，且不满足其他类型头痛诊断时，应诊断为很可能的偏头痛。

（五）其他类型

如月经性偏头痛、前庭性偏头痛等。

（六）偏头痛并发症

可能与偏头痛相关的周期综合征包括3个亚型：反复胃肠功能障碍、良性阵发性眩晕、良性阵发性斜颈。需要注意的是，若某次发作持续时间超过72小时，头痛程度较重，且头痛或伴随症状使其日常活动能力下降，则可诊断为偏头痛持续状态；若患者有典型有先兆偏头痛病史，此次先兆持续时间超过60分钟，神经影像学检查证实责任病区存在新发梗死，则可诊断为偏头痛性脑梗死。

四、辅助检查

1. **影像学检查**　头颅CT、MRI检查，目的是排除脑血管疾病、颅内动脉瘤等颅内器质性疾病。

2. **其他特殊检查**　适时恰当的神经影像学或腰椎穿刺（腰穿）脑脊液检查能为颅内器质性病变的诊断提供客观依据。偏头痛疑似卵圆孔未闭的患者可以行经颅多普勒超声生理盐水发泡试验寻找或计数微栓子，也可以进行经食管心脏超声检查，以确定病因。

五、诊断要点

依据偏头痛发作类型、家族史、典型的临床特征、神经系统检查通常可做出临床诊断，头颅CT和MRI等影像学检查可排除脑血管疾病、颅内动脉瘤等颅内器质性疾病。对于慢性偏头痛患者，应重视识别和筛查偏头痛是否共病抑郁，推荐使用患者健康问卷-9（PHQ-9）进行常规筛查抑郁倾向。

六、治疗要点

治疗目的是减轻或终止头痛发作、缓解伴发症状和预防复发。根据治疗手段，治疗可分为药物治疗和非药物治疗，药物治疗可分为发作期药物治疗和预防性治疗。

（一）非药物治疗

患者的健康教育和生活方式调整是偏头痛管理的基石。寻找并避免偏头痛诱发因素，合理的压力管理，规律作息、定期锻炼、均衡营养、合理饮食、充足睡眠。可选择按摩、理疗、热敷、冷敷、放松训练、生物反馈治疗、气压治疗、音乐疗法及应激的认知行为干预等。

（二）药物治疗

1. 发作期药物治疗　应根据头痛发作的频率、严重程度、伴随症状、既往用药情况及患者个体情况等选择药物。应在头痛初期足量使用，否则将导致疗效减退、头痛复发及不良反应的比例增高。原则上建议使用非甾体抗炎药（NSAID）或对乙酰氨基酚治疗轻、中度的发作，此类药物越早应用效果越好，至疼痛完全缓解后停药；对于中重度发作或对非甾体抗炎药治疗效果不佳者，可选用含咖啡因的复方制剂（如阿司匹林＋对乙酰氨基酚＋咖啡因）或偏头痛特异性治疗药物（如曲普坦类）等。如有恶心、呕吐，必要时用镇吐药（甲氧氯普胺10mg肌内注射）。近年来热点研究的抗降钙素基因相关肽（CGRP）受体阻断药有望成为偏头痛急性发作安全有效的特异性药物。

2. 预防性治疗　目的是降低发作频率、持续时间，减轻发作程度、减少失能、增加急性发作期治疗的疗效，避免药物过度使用性头痛的发生。适用于偏头痛频繁发作严重影响生活质量，急性期治疗无效或因禁忌证等无法进行急性期治疗，以及可能导致永久性神经功能缺损的特殊变异性偏头痛患者。预防性治疗应从单药、小剂量开始，根据患者对药物的耐受程度，缓慢加量至推荐剂量或最大耐受剂量，同时需注意对每种药物应给予足够的观察期以评估疗效。可选用下列药物：氟桂利嗪、托吡酯、丙戊酸钠、普萘洛尔（长效缓释片）、美托洛尔、加巴喷丁及阿米替林、文拉法辛等。

七、护理

1. 主要护理诊断

（1）疼痛：头痛，与发作性神经-血管功能障碍有关。

（2）焦虑/抑郁：与偏头痛长期反复发作有关。

2. 其他护理诊断

睡眠型态紊乱：与头痛长期反复发作和/或焦虑等情绪改变有关。

3. 护理目标

（1）帮助患者头痛急性发作期快速持续镇痛、恢复患者功能、减少不良事件的发生、减少经济及医疗资源消耗。

（2）能够根据头痛的严重程度、伴随症状、既往用药和患者的个体情况，结合阶梯治疗或分层治疗原则选用急性期治疗药物，警惕发生急性镇痛药过度使用和药物过度使用性头痛的风险。

（3）经过评估，用药治疗和护理有效，包括：①服药2小时后无任何疼痛。②服药2小时后疼痛显著缓解，由中重度转为轻度或无头痛。③在治疗成功后的24小时内无头痛再发或无须再次服药，且没有或极少不良事件。④2小时内，最难以忍受的偏头痛伴随症状（如畏光、畏声、恶心和呕吐，以及体力活动受限等）缓解。

4. 护理措施

（1）疼痛：头痛。

1）避免诱因：告知患者根据天气变化及时加减衣物，避免感冒、喷嚏等可能诱发或加重头痛的因素；保持心情平稳、愉快，避免情绪紧张、悲伤、兴奋、用力性动作等；规律饮食，戒烟限酒，避免进食巧克力或奶酪等易诱发头痛的食物、频繁使用镇痛药等；保持环境安静、舒适、光线柔和，确保患者得到充足的睡眠和休息。

2）病情观察：50岁以上人群的新发偏头痛样头痛需警惕继发性头痛。动态评估患者头痛部位、性质、程度、规律，有无头晕、恶心、呕吐、复视、耳鸣、失语等先兆或伴随症状，以及疼痛时意识、瞳孔、情绪、睡眠和生命体征的变化。及时、合理、恰当地选取合适的评估工具进行头痛评估。偏头痛发作程度的评估可使用视觉模拟量表（visual analogue scale，VAS）、数字评定量表（numeric rating scale，NRS）、偏头痛残疾程度评估问卷（migraine disability assessment questionnaire，MIDAS）、头痛影响测评量表-6（headache impact test-6，HIT-6）等量表进行评估。一般认为，患者在最近1个月中偏头痛发作的天数≥8天或发作天数＜8天但满足：HIT-6评分≥60分或多于半数发作使患者丧失工作、家务、学习及娱乐能力者，视为重度偏头痛。

3）对症护理：采用松弛疗法，如缓慢深呼吸、听轻音乐、头部按摩、局部热疗、热水浴、针灸、生物反馈训练、引导式想象等放松神经，转移注意力。

4）心理护理：长期反复发作的头痛，患者可能出现焦虑、紧张心理，应选择合理的护理干预手段，如减轻患者负性情绪，改变不良行为方式，养成健康的生活习惯，解除其思想顾虑，鼓励患者树立信心，积极配合治疗。

5）用药护理：遵医嘱正确使用抗抑郁/焦虑和镇痛药，向患者解释所用药物的名称、剂量和使用方法等，强调不能自行加大药物剂量和长期用药，教会患者注意观察药物的疗效及不良反应，如胃肠道反应、皮疹等，指导勿滥用镇痛药，以免引起药物过度使用性头痛。

6）自我管理：包括避免触发因素和使用生物反馈、压力管理和适当的心理治疗。指导患者正确记录头痛日记，积极配合治疗；鼓励家属对患者提供情感支持。指导患者和家属学会观察发作的先兆表现，教会患者采取正确的自我护理方法，如出现黑矇、亮点等症状时不要过度紧张，卧床休息并保持安静，头痛严重者及时就诊或遵医嘱服用镇痛药。

（2）焦虑/抑郁：主要采取心理护理。偏头痛发作前的一侧肢体麻木无力，视物出现单侧闪光、暗点、水波纹等和发作时的头痛、恶心、呕吐、畏光、出汗、多尿和疲劳感等，会严重影响患者的生活和工作，使患者产生恐惧、失眠、焦虑、情绪低落等不良心理反应，甚至兴趣或乐趣丧失，产生绝望、轻生的念头。

应加强与患者及其家属的沟通交流，及时了解患者的心理状态，关心体贴患者，鼓励患者表达自己的心理感受，让患者了解沮丧、焦虑等情绪改变和睡眠不足均会诱发或加重头痛，帮助患者积极调整心态，消除精神紧张，减轻心理压抑，保持情绪稳定和心情舒畅，必要时进行沙盘干预、音乐疗法、心理介入疏导、叙事疗法等。

5. 护理评价

（1）镇痛效果良好，快速、持续地减轻患者痛苦，患者舒适度提高，患者焦虑、抑郁等不良情绪得到改善，患者正确掌握疼痛评估方法，合理选择镇痛药，未发生药物依赖，工作、生活基本恢复正常。

（2）住院期间未发生跌倒等不良事件，减少经济及医疗资源消耗。

6. 健康指导

（1）疾病预防指导：告知患者及其家属避免可能诱发或加重头痛的因素，如焦虑、精神紧张、进食含酒精饮料、巧克力、奶制品、富含硝酸盐等的食物、禁食、用力性动作、强光刺激、避孕药、血管扩张药等。必要时可在家庭使用辅助设施，如扶手、护栏，防止跌倒。

（2）疾病知识指导：如在行走时出现头晕、黑矇、下肢无力、步态不稳和不能移动，立即原地坐下或靠墙，呼叫他人帮助。头晕发作时起床应遵守“三部曲”：平躺30秒，坐起30秒，站立30秒，再行走，避免突然改变体位导致跌倒，如有需要，请使用拐杖、轮椅等辅助器具。严重头晕者应有人24小时陪护，必要时需卧床休息。对于精神紧张、焦虑不安的患者，给予心理安慰和支持。

知识拓展

非药物头痛缓解方法——神奇的“芳香疗法”

美国梅奥医学中心出版的《头痛小百科》指出：几乎每个人一生中或多或少都曾有过头痛。芳香疗法正是处理这些大多数头痛的最佳简易自我疗法。“芳香疗法”又称精油疗法，指使用精油或其他芳香植物复方进行的传统、代替、补充疗法。

除了缓解头痛外，多种文献证实“芳香疗法”也在慢性压力、焦虑、抑郁、失眠、肌肉关节痛、呼吸道感染、消化不良、经前期综合征等方面发挥重要作用，但一定要在专业人士的指导下正确适用。在西欧的某些地区，“芳香疗法”已经作为一种主流疗法用来防腐、抗细菌、抗病毒、抗真菌。

小结

思考题

1. 简述偏头痛的主要临床表现及其常见类型。
2. 简述偏头痛的预防措施及长期管理。

第四节　多发性硬化

一、概述

多发性硬化（multiple sclerosis，MS）是一种免疫介导的中枢神经系统慢性炎性脱髓鞘性疾病。病变具有时间多发（dissemination in time）与空间多发（dissemination in space）的特征。本病最常累及的部位为脑室周围、近皮质、视神经、脊髓、脑干和小脑。临床上呈反复发作、缓解的病程。其常见症状包括肢体运动障碍、肢体感觉障碍、共济失调、视力下降、复视、膀胱或直肠功能障碍等，往往表现为多部位受累的一种或多种复合临床表现，但早期亦可表现为孤立的视神经炎、脑干脑炎、脊髓炎或某个解剖部位受累后导致的临床事件。

本病世界各地均有发生，起病年龄多在20～40岁，10岁以下和50岁以上患者少见，男女患病比例约为1∶2，具有家族遗传易感性，在特定的家族及某些具有人类白细胞抗原亚型

（HLA-DR2）的人群中，本病的发病率较高。其发病率也与地区的纬度有密切关系，离赤道越远，发病率越高。

二、病因与发病机制

MS的病因与发病机制迄今不明，目前MS被认为是环境因素和遗传因素共同作用，导致机体丧失对自身蛋白（髓鞘抗原）耐受性所致的自身免疫病。

1. 内因

（1）自身免疫因素：细胞免疫和体液免疫共同参与了MS的发生，其组织损伤及神经系统症状被认为是直接针对髓鞘抗原的免疫反应所致。如针对自身髓鞘碱性蛋白产生的免疫攻击，导致中枢神经系统白质髓鞘的脱失，临床上出现各种神经功能障碍。

（2）遗传因素：MS有家族性倾向，患者直系亲属的患病率是正常人群的15倍；单卵双生者均罹患本病者占25%，明显高于异卵双生者。最近研究显示，编码细胞因子IL-2、IL-7受体的基因多态性与MS关系密切。HLA-DR多态性也与本病相关，其中*DR2*等位基因在增加MS发病风险中最显著。

2. 外因

（1）病毒感染：在MS患者血清或脑脊液中，可检测到人类疱疹病毒-6、内源性逆转录病毒、单纯疱疹病毒、水痘-带状疱疹病毒、巨细胞病毒、犬瘟热病毒、流行性腮腺炎病毒、冠状病毒等抗体效价升高，提示病毒感染在MS的发生发展中起着重要作用。

（2）环境因素：本病在寒温带多见，热带则较少；欧洲人发病率高于东方和非洲人。推测其发病可能与维生素D含量、阳光照射程度相关。

（3）其他因素：生活方式、食物和饮食习惯等，如吸烟增加MS患病和复发危险。

三、病理

MS病理表现为中枢神经系统多发髓鞘脱失，可继发神经细胞及其轴索损伤，MRI示病灶分布、形态及信号表现具有一定特征性。

局部发生脱髓鞘（斑块）改变时，常伴少突胶质细胞破坏、血管周围炎症及斑块内或周围构成髓鞘的脂质和蛋白的化学组分的改变。轴突损伤很常见，神经元细胞体也可能死亡或受损。

散布于中枢神经系统的脱髓鞘斑内存在胶质增生，主要发生于白质内，尤其是侧索和后索（特别是在颈髓）、视神经及脑室周围区域。中脑、脑桥和小脑的传导束也常常受累。大脑和脊髓灰质也可受累，但是受累程度较轻。

四、临床表现

（一）临床特点

MS以急性/亚急性起病多见，隐匿起病仅见于少数病例。可能与过度劳累和应激，压力、外伤、手术、感染、妊娠、分娩、精神紧张等因素有关。病灶的空间多发性与病程的时间多发性构成MS的临床特点。病灶的空间多发性指病变部位的多发，病程的时间多发性指缓解-复发的病程。整个病程可复发数次或十余次，均可残留不同程度的神经功能缺损，逐渐累积，直至病情加重。

（二）临床症状与体征

由于患者大脑、脑干、小脑、脊髓可同时或相继受累，故其临床症状和体征多种多样。MS的临床症状取决于中枢神经系统病变部位，主要特点如下。

1. **运动障碍** 以肢体无力最多见，大约50%的患者首发症状是一个或多个肢体无力，常表现为锥体束征，肢体瘫痪和肌痉挛。常见伴随症状是疲劳，有时稍微活动即感觉极度疲劳，可为MS首发症状之一。运动障碍一般下肢较上肢明显。瘫痪可为偏瘫、截瘫或四肢瘫，以不对称瘫痪较常见，腱反射早期正常，以后可发展为亢进，腹壁反射减低或消失，病理反射阳性。

2. **感觉异常** 一部分MS患者以感觉异常为首发症状。可能与脊髓神经根部的脱髓鞘病灶有关。感觉异常包括肢体、躯干或面部的针刺麻木感、异常的肢体发冷、蚁走感、瘙痒感，以及尖锐、灼烧样疼痛等浅感觉障碍和位置觉等深感觉障碍。

3. **眼部症状** 常表现为急性视神经炎或球后视神经炎，多为急性起病的单眼视力下降，有时双眼同时受累，眼球运动时常伴有疼痛。约30%的患者有眼肌麻痹、眼震、视震荡、复视，眼球震颤多为水平性或水平加旋转性。病变侵犯内侧纵束引起核间性眼肌麻痹，侵犯脑桥旁正中网状结构导致“一个半综合征”，即一种由脑桥被盖部病变引起的眼外肌运动障碍，主要表现为同侧眼球不能外展，对侧眼球不能内收，外展时有水平眼震。眼底检查早期可见视神经乳头水肿或正常，以后出现视神经萎缩。

4. **共济失调** 30%～40%的患者有不同程度的共济运动障碍，多以四肢为主。而Charcot三主征（眼震、意向性震颤和吟诗样语言）仅见于部分晚期MS患者。

5. **发作性症状** 是持续时间短暂、可被特殊因素诱发的感觉或运动异常。发作性神经功能障碍每次持续数秒或数分钟，可被频繁或过度换气、焦虑或维持肢体某种姿势所诱发。常见发作症状表现为强直痉挛、感觉异常、构音障碍、共济失调、癫痫和疼痛不适等。

6. **精神症状** 在MS患者中较常见，多表现为抑郁、脾气暴躁或易激惹，部分患者出现兴奋、欣快，也可表现为嗜睡、淡漠、强哭强笑、反应迟钝、智力下降、重复语言、猜疑和被害妄想等。长时间也可出现记忆力减退、注意力损害。

7. **其他症状** 膀胱功能障碍是MS患者的主要痛苦之一，包括尿频、尿急、尿潴留、尿失禁，常与脊髓功能障碍合并出现。此外，男性MS患者可出现原发性或继发性性功能障碍。

（三）临床分型

美国多发性硬化协会1996年根据病程将MS分为4种亚型（表9-4-1），不同分型与MS的治疗决策有关。国内也有指南将其分为临床孤立综合征（clinically isolated syndrome，CIS）、复发缓解型MS（relapsing remitting multiple sclerosis，RRMS）、继发进展型MS（secondary progressive multiple sclerosis，SPMS）、原发进展型MS（primary progressive multiple sclerosis，PPMS）。

表9-4-1　多发性硬化的临床分型

临床分型	临床表现
复发缓解型MS（RRMS）	最常见，80%～85%的MS患者最初表现为复发缓解病程，以神经系统症状急性加重，伴完全或不完全缓解为特征
继发进展型MS（SPMS）	约50%的RRMS患者在发病约10年后，残疾持续进展，无复发，或者伴有复发和不完全缓解
原发进展型MS（PPMS）	约占10%，发病时残疾持续进展，且持续至少1年，无复发
进展复发型MS（PRMS）	约占5%，发病时残疾持续进展，伴有复发和不完全缓解

注：复发型MS包括RRMS、PRMS及伴有复发SPMS。

五、辅助检查

1. MRI检查　MRI在MS诊断、病情监测和预后判断方面具有重要价值，是目前MS最可靠的辅助诊断工具。

2. 脑脊液检查　从脑脊液常规及生化检查、细胞学检查、IgG指数、寡克隆区带含量等进行MS诊断。

3. 其他检查

（1）诱发电位检查：包括视觉诱发电位（VEP）、脑干听觉诱发电位（BAEP）和躯体感觉诱发电位（SEP）等。

（2）光学相干断层扫描（optic coherence tomography，OCT）：通过视网膜神经纤维层（retinal nerve fiber layer）厚度来反映神经轴索损伤程度。OCT有助于帮助评价临床及亚临床病变，但是受很多因素影响，缺乏特异性。

六、诊断要点

诊断基于临床资料和辅助检查：①神经系统的症状或体征显示中枢神经系统白质内存在2个以上病灶。②年龄常见于20～40岁。③有缓解与复发交替的病史，每次发作持续时间超过24小时，或缓慢进展的病程至少1年。④脑脊液、诱发电位和MRI特点。应寻找病变的空间多发与时间多发证据，并同时排除其他可能疾病。

七、治疗要点

（一）急性发作期治疗

1. 糖皮质激素　大剂量甲泼尼龙冲击治疗是MS急性发作期的首选治疗方案，短期内能促进急性发病的MS患者神经功能恢复。治疗原则为大剂量，短疗程，不主张小剂量长时间使用。临床上常用方法：成人从1g/d开始，静脉滴注3～4小时，共3～5天。如临床神经功能缺损恢复不明显，可改为口服醋酸泼尼松或泼尼松龙60～80mg，每天1次，每2天减5～10mg，直至减停，原则上总疗程不超过3～4周。若在减量过程中病情再次加重或出现新的体征和/或新的MRI病灶，可再次给予甲泼尼龙冲击治疗。

2. 血浆置换　为二线治疗手段，适用于急性重症或对激素治疗无效者。

3. 大剂量免疫球蛋白治疗　缺乏有效证据，用于妊娠或哺乳期妇女不能应用糖皮质激素治疗，或对糖皮质激素治疗无效患者的一种备选治疗手段。

（二）缓解期治疗

以控制疾病进展为主要目标，推荐使用疾病修饰治疗。对已确诊的复发型MS患者可给予特立氟胺治疗。β干扰素能有效减少MS患者的发作次数及MRI病灶，减轻神经功能损害程度，延缓疾病进展。对进展复发型MS，一方面要控制复发；另一方面神经保护和神经修复药物治疗可能有效，用米托恩醌能延缓MS进展。

（三）对症治疗

1. 痛性痉挛　可应用卡马西平、替扎尼定、加巴喷汀、巴氯芬等药物治疗。

2. 慢性疼痛、感觉异常　可用阿米替林、普瑞巴林、选择性5-羟色胺等。

3. 乏力、疲劳　MS患者较明显的症状，可用莫达非尼、金刚烷胺治疗。

4. 膀胱功能障碍　尿潴留者可选用拟胆碱药，药物治疗无效或严重尿潴留者可采用间歇性导尿；尿失禁者宜选用抗胆碱药；严重便秘者间断灌肠。

（四）康复治疗

对伴有肢体运动、语言、吞咽等功能障碍的患者，应早期在专业医生的指导下进行相应的功能康复训练。

八、护理

1. 主要护理诊断

（1）生活自理能力缺陷：与肢体乏力、共济失调或精神、认知、视觉、触觉障碍有关。

（2）排尿异常：尿潴留/尿失禁，与MS所致膀胱反射功能障碍有关。

（3）知识缺乏：与疾病特殊性、进展隐匿性有关

2. 其他护理诊断

（1）疲乏：与肌肉消耗有关。

（2）焦虑：与脑部脱髓鞘损害、疾病多次复发、家庭和个人应对困难有关。

3. 护理目标

（1）急性发作期护理的核心目标是帮助患者快速掌握相关知识，进入疾病角色、配合用药、缩短病程、改善肢体残疾程度和视觉损害，预防并发症。

（2）缓解期护理的重点在于学会自我管理、积极康复、减少并发症、延缓残疾累积并提高生存质量、减少不良事件的发生、减少经济及医疗资源消耗。

4. 护理措施

（1）生活自理能力缺陷

1）安全护理：改善病房基础设施，有利于患者日常活动，如保持病房适度的灯光明暗；在走廊、卫生间和楼道设置扶手；保持病房和浴室地面平整，防止湿滑；确保活动空间无障碍物；夜间保持床位最低并设置护栏以确保安全；将呼叫器放置在床头便于患者触及，同时提供手杖、轮椅等辅助工具以增加活动安全性。日常用品如餐具、水杯、便盆和纸巾等放

置在床边，方便患者随时取用，告知患者跌倒的注意事项，引导患者在眼睛疲劳或出现复视时，闭眼休息或交替休息。

2）生活护理：急性期指导患者卧床休息，协助其保持舒适体位，改变体位有困难者协助翻身，防止局部长时间受压；为患者制订作息时间表，使其合理休息与活动，防止过度疲劳。

3）康复护理：通过组织多发性硬化患者参与康复活动，促进病患间交流，分享康复心得，康复训练师对患者进行积极鼓励和表扬，以提高其康复训练信心和配合度。对于卧床患者，特别是脊髓平面受损、肢体运动障碍的患者，应保持肢体功能位，指导其进行主动或被动运动。对于肌张力增高或共济失调的患者，应提供辅助支持，指导其进行步行训练。言语功能训练方面，可以进行经喉上提、声带内收等训练，刺激患者口腔肌肉功能，指导其进行字句表达，并通过吸吮训练提高其语言控制能力。对于吞咽功能训练，可以进行口腔训练，后保持后倾体位，进行吞咽技巧讲解，强化吞咽训练。在活动或康复训练时，应注意劳逸结合，避免受凉或体力活动过度。

4）饮食护理：给予高蛋白、低热量、低脂、富含ω-3脂肪酸的易消化吸收的清淡食物，如深海鱼类、奇亚籽、亚麻籽、海藻等，饮食中还应含有足量的纤维素，可预防便秘或减轻便秘的症状。饮食护理的同时，教会患者及其家属按摩腹部，养成定时排便的习惯从而防止便秘。

5）用药护理：急性期治疗的主要目标是减轻症状、缩短病程、改善残疾程度和预防并发症，而缓解期治疗的重点在于减少复发、减少病灶、延缓残疾累积并提高生存质量。患者应当遵循医嘱服药，不得擅自停药、减少药量、更换药物或者超量服用药物。用药过程中注意监测药物不良反应：①糖皮质激素是多发性硬化急性发作和复发的主要治疗药物，常采用大剂量短程疗法，易出现钠潴留、低钾、低钙等电解质紊乱，应加强监测血钠、血钾、血钙。②β干扰素可能会导致淋巴细胞减少、血小板减少和肝转氨酶水平升高等不良反应。因此，在治疗前和治疗期间，应定期监测全血细胞计数和肝功能。③米托恩醌常见不良反应有恶心、月经失调、尿路感染、腹泻等，严重时可导致心脏毒性，关注左室射血分数基线。④特立氟胺常见不良反应有腹泻、呕吐、头发稀疏、谷丙转氨酶（ALT）水平升高，因其有潜在致畸性，妊娠或正在计划妊娠患者禁用。

（2）排尿异常

1）评估排尿情况：护士应观察患者排尿的方式、次数、频率、时间、尿量与颜色，了解排尿是否困难，有无尿路刺激征，检查膀胱膨隆情况，行腹部触诊、叩诊，了解膀胱充盈程度，区分是尿潴留还是充盈性尿失禁。必要时行超声膀胱残余尿测定。

2）预防压力性损伤、失禁性皮炎的发生：尿失禁者容易导致局部潮湿，增加压力性损伤的发生风险，应保持床单位整洁、干燥，勤换、勤洗，保护会阴部和臀部皮肤清洁、干燥，必要时体外接尿或留置导尿管。

3）留置导尿管的护理：①严格掌握留置导尿管适应证，尽量减少导尿管的使用和留置时间。②留置导尿管时严格无菌操作，保持引流系统的密闭性，定期更换尿管和无菌接尿袋。③进行会阴护理，保持局部清洁，防止逆行感染。④鼓励患者多饮水，观察尿的颜色、性质与量，每周做尿常规检查。⑤每天评估留置导尿管的必要性，当膀胱功能恢复，残余尿量少于100ml时不再导尿，以防膀胱挛缩，体积缩小。⑥拔除留置导尿管后观察患者排尿情况。

（3）知识缺乏

1）疾病知识指导：向患者提供获取多发性硬化相关信息的途径，如网络信息、公众号、病友会等，使患者及家属认识到早期干预、坚持治疗的重要性，提高治疗依从性，保证治疗效果。①告知患者及家属可能诱发MS或引起MS复发的因素，如感冒、发热、外伤、妊娠、分娩、过劳、预防接种、寒冷刺激、长时间热水浴、热疗及药物过敏等。②急性复发期最常见的症状为疲劳，应保证足够的卧床休息，避免各种增加疲劳的因素；缓解期应注意营养均衡，合理安排工作和学习，坚持适当的功能锻炼，劳逸结合。③一般认为女性分娩后3个月左右容易复发，故女性患者在首次发作后2年内应避孕。哺乳期治疗的患者，不建议母乳喂养。

2）安全指导：督促患者及家属落实各项治疗及照护措施，如吞咽障碍的患者应选择合适的体位和一口量，并调节食物性状，预防误吸和窒息；视力障碍和平衡障碍的患者应防止跌倒、坠床；尿失禁的患者应注意会阴清洁，勤换洗，保持个人卫生，尿潴留或排尿困难的患者指导监测残余尿量，观察尿液的颜色和性质，预防尿路感染；精神障碍和认知障碍的患者应有专人看护，防止意外发生等。

3）照顾者指导：耐心对患者及家属进行宣教指导，MS病程长，迁延、易复发，患者容易丧失治疗信心，产生悲观厌世情绪和焦虑心理，指导家属和照顾者关心、体贴患者，给予精神支持和生活照顾，细心观察和及时识别病情变化和药物不良反应。协助患者落实基础护理，做好口腔、肺部、皮肤、泌尿道等护理，防止并发症的发生。协助家庭做好出院准备，当患者出现发热、上腹部疼痛、黑便、全身倦怠无力及视力障碍加重时，应考虑可能发生感染、应激性溃疡或合并低钾血症等，应及时就医。

5. 护理评价

（1）经过实施护理计划，落实护理措施，患者MS疾病相关知识增加，规律用药，建立正常的排尿、排便功能，舒适度提高，感觉、运动、协调及平衡能力逐渐提高，自理能力提高。

（2）住院期间未发生跌倒、压力性损伤、下肢静脉血栓形成等不良事件，家庭出院准备度良好，掌握疾病家庭管理和并发症的早期识别要点。

6. 健康指导

（1）疾病预防指导：避免高危诱发因素，如情绪激动、劳累、感染创伤、应激等。重视疾病缓解期家庭护理管理，自我减压，保持良好的心态，积极配合治疗，遵医嘱用药，定期复查多喝水，预防尿路感染和便秘，注意安全防护，防误吸和跌倒。

（2）疾病知识指导：注意早期肢体功能训练，外出要有人陪伴，要经常检查有无视觉及感觉障碍，保证安全。疼痛性强直性痉挛发作时，应保持室内安静，尽量减少不必要的声音和皮肤刺激，遵医嘱服药。发作期应卧床休息，避免冷、热和压力对皮肤的刺激，定时变换体位。恢复期鼓励做适当的体育锻炼，但不宜做剧烈运动。建议选择粗粮、全麦食物，减少碳水化合物中糖的摄入；多吃水果、蔬菜，提高食物中的纤维素成分。少吃肉，建议每周食用动物肉类2～3次；每天可摄入一些鱼油，对多发性硬化症的病情有一定的改善作用。

知识拓展

多发性硬化的疾病修饰治疗

目前，MS尚无治愈性药物面世，缓解期治疗方法主要为疾病修饰治疗（disease-modifying therapy，DMT）旨在减少复发和降低残疾进展的风险。近年来，越来越多DMT药物的获批给MS患者提供了更多治疗选择，2021年多发性硬化治疗共识组（Multiple Sclerosis Therapy Consensus Group，MSTCG）发布了《MSTCG：关于多发性硬化疾病修饰治疗的立场声明（白皮书）》（以下简称《白皮书》），《白皮书》中现有证据描述了MS患者DMT药物的关键问题和现状，旨在为临床提供实用指导，并为治疗决策提供科学依据。

《白皮书》建议：复发型MS患者接受DMT治疗的获益、MS患者早期接受DMT的获益、MS患者早期使用高效DMT的获益等。

思考题

1. 简述多发性硬化的基本概念及病因。
2. 简述多发性硬化的并发症预防。

小结

第五节 帕金森病

一、概述

帕金森病（Parkinson disease，PD）又称震颤麻痹，以静止性震颤、运动迟缓、肌强直和姿势步态异常为临床特征，是一种常见的中老年神经系统退行性疾病，主要病理改变是黑质多巴胺（DA）能神经元进行性退变和路易小体形成。

流行病学调查显示，我国65岁以上人群患病率为1700/10万，男性略多于女性，并随年龄增加而增高，80岁以上老年人群中PD的患病率高达4000/10万。预计我国帕金森病患者数将从2020年的250万人上升到2030年的500万人，几乎占全球帕金森病患者数的一半。PD病程在10年以上，疾病慢性进行性加重，后期大多数患者有严重失能、完全丧失劳动能力、吞咽困难，多死于压力性损伤、吸入性肺炎、继发感染或外伤等。

二、病因与发病机制

帕金森病与纹状体黑质神经元缺失、线粒体损伤及蛋白异常蓄积有关，但其病因和确切机制迄今尚不清楚。

（一）内因

1. 神经系统老化　本病多见于中老年人，提示年龄老化与发病有关，而且随年龄增长而升高，而40岁以前发病者甚少，提示神经系统老化与发病有关。研究发现30岁以后，黑质多巴胺能神经元在纹状体的含量进行性减少，但仅当黑质内DA能神经元数量减少了原来的50%以上，纹状体内多巴胺含量减少了原来的80%以上时，黑质纹状体系统中与DA功能拮抗的乙酰胆碱（ACh）作用相对亢进，DA与ACh平衡失调，临床上才会出现症状。但神经系统的生理退变其程度并不足以导致发病，老年人群中患病者也只是少数，所以神经系统老化只是帕金森病的促发因素。

2. 遗传因素　至今已发现有六种基因与常染色体显性或隐性帕金森病有关，其中最重要的是*PARK-1*基因，它与α突触核蛋白（α synuclein）有关，基因突变后，α突触核蛋白的功能丢失，形成具有特征性的路易（Lewy）小体。对帕金森病的组织学观察发现，患者存在一种遗传的对外界环境因子的易感性，导致多巴胺神经元损伤，致使多巴胺不足，胆碱能神经功能相对亢进，引起神经功能紊乱。

（二）外因

主要为环境因素，20世纪80年代初发现的一种嗜神经毒1-甲基-4-苯基-1,2,3,6-四氢吡啶（MPTP）在人和灵长类动物均可诱发典型的帕金森综合征。MPTP可导致黑质神经元死亡，出现Lewy小体样包涵体。因此，有学者认为环境中的某些物质，如杀虫药、除草剂、工业化学物质等与MPTP结构类似，并通过类似的机制致病，可能是帕金森病的病因之一。另外，患者黑质中复合物Ⅰ活性和还原型谷胱甘肽等抗氧化物质含量降低，导致多巴胺代谢产生的氧自由基不能得到有效清除，使得氧化应激增强，可能与帕金森病的发病和病情进展有关。

（三）多因素交互

目前认为帕金森病是多因素交互作用所致，少数患者由基因突变致病，基因易感性可使患病率增加，但并不一定发病，只有在环境、神经系统老化等因素的共同作用下，通过氧化应激、线粒体功能紊乱、蛋白酶体功能障碍、炎症反应和/或免疫反应、钙稳态失衡、兴奋性毒性、细胞凋亡等机制导致黑质多巴胺能神经元大量变性、丢失，才会导致发病。

三、病理

帕金森病的病理特征性肉眼改变是黑质和蓝斑脱色。光镜下，该处的神经黑色素细胞丧失，残留的神经细胞中有特征性的Lewy小体形成。该小体位于胞质内，呈圆形，中心嗜酸性着色，折光性强，边缘着色浅。

四、临床表现

本病多于60岁以后发病，起病隐匿、进展缓慢，逐渐加重。首发症状多为震颤（60%～70%），其次为步行障碍（12%）、肌强直（10%）和运动迟缓（10%）。

1. 运动症状

（1）静止性震颤：首发症状多为单手静止性震颤，早期常从一侧上肢远端开始，呈有规律的拇指对掌和手指屈曲的不自主震颤，类似"搓丸样"动作，逐渐累及同侧下肢，再波及对侧上肢及下肢，呈"N"形进展；晚期可波及下颌、唇、舌和头部。震颤频率为4～6Hz，具有静止时明显，随意运动时减弱或消失，睡眠时停止等特征，故称为静止性震颤；早期静止性震颤不容易检出，晚期患者即使在随意运动时也不能够减轻。嘱患者一侧肢体运动如握拳或松拳，可使另一侧肢体震颤更明显，该试验有助于发现早期轻微震颤。少数患者可不出现震颤，部分患者可合并轻度姿势性震颤。

（2）肌强直：由于协同肌与拮抗肌的肌张力均增高，出现屈肌和伸肌肌张力均增高，受累肢体运动缓慢，被动运动关节时有均匀的阻力，类似弯曲软铅管的感觉，故称"铅管样"肌强直。若合并震颤，被动伸屈关节时在均匀的阻力上出现断续停顿，如同转动齿轮感，称为齿轮样肌强直，这是由于肌强直与静止性震颤叠加所致。面部、颈部、躯干及四肢肌肉均可受累，可使患者出现特殊的屈曲体态，表现为头部前倾，躯干俯屈，肘关节屈曲，腕关节伸直，前臂内收髋及膝关节略为弯曲。肌强直严重者可引起肢体的疼痛，称为痛性痉挛。

（3）运动迟缓：表现为各种随意动作减少，主要是动作速度缓慢和幅度减小。疾病早期以手指精细动作障碍，如系裤带、鞋带，扣或解纽扣、持筷、拿物等精细动作缓慢；书写时出现"小写征"，即字体越写越小。面肌强直使面部表情呆板，双眼凝视和瞬目动作减少，笑容出现和消失减慢，造成"面具脸"。咽喉部肌肉的少动导致构音障碍、语速缓慢，语音低沉。同时，由于口咽部肌肉运动徐缓导致唾液咽下困难，出现流涎及吞咽障碍，逐渐发展成全面性随意运动减少、迟钝，晚期因合并肌张力增高，导致起床、翻身均有困难。

（4）姿势步态异常：表现为平衡功能减退、姿势反射消失，导致姿势步态不稳。由于肌肉僵直，患者出现头颈部前倾、躯干俯屈、肘关节屈曲前臂内收、髋及膝关节稍弯曲的特殊姿势。早期走路时患侧上肢摆臂幅度减小或消失，下肢拖拽；随病情进展，步伐逐渐变小变慢，启动、转弯时步态障碍尤为明显；晚期有坐位、卧位起立困难，有时行走中全身僵住，不能动弹，称为"冻结"现象；有时迈步后即以小碎步往前冲，越走越快，不能及时止步，称为"慌张步态"或"前冲步态"。

2. 非运动症状　也是十分常见和重要的临床症状，可以早于或伴随运动症状出现。

（1）睡眠障碍：60%～90%的患者伴有睡眠障碍，睡眠障碍是最常见的非运动症状。睡眠障碍主要包括失眠、快速眼动睡眠障碍、白天过度嗜睡，有些患者夜间睡眠可伴有不宁腿综合征、睡眠呼吸暂停。

（2）感觉障碍：最常见的感觉障碍包括嗅觉减退、疼痛或麻木。90%以上的患者存在嗅觉减退，且多发生在运动症状之前多年。40%～85%的帕金森病患者伴随疼痛，其中肌肉、骨骼疼痛最常见。

（3）精神和认知障碍：约50%的患者出现抑郁，常伴有焦虑症状。15%～30%的患者在疾病晚期出现视幻觉、认知障碍，甚至痴呆。晚发型帕金森病患者的认知障碍具有发生率高、程度重、进展快的特点。

（4）自主神经功能障碍：包括顽固性便秘，可能与肠系膜神经丛的神经元变性导致胆碱能功能降低，胃肠道蠕动减弱有关；尿频、排尿不畅、尿失禁，勃起功能障碍；交感神经功能障碍导致直立性低血压；汗液分泌增多或减少；头面部皮脂分泌增多呈“油脂面容”，伴有脂溢性皮炎倾向。

五、辅助检查

主要用于排除其他疾病和鉴别诊断，尚无可用于确诊的特异性检查。

1. **血液、唾液、脑脊液检查** 常规检查一般无异常，唾液和脑脊液中α突触核蛋白、DJ-1蛋白含量有改变，少数患者可有血DNA基因突变。

2. **嗅觉测试及经颅多普勒超声检查** 嗅觉测试可发现早期的嗅觉减退；大多数帕金森病患者经颅超声检查，可探测到黑质回声异常增强（单侧回声面积＞$20mm^2$）。

3. **分子影像学检查（PET或SPECT检查）** 脑内多巴胺准运摄取率低、多巴胺转运体摄取率降低、多巴胺递质合成减少等，对疾病早期诊断、鉴别病情有一定的价值，但非临床诊断所必需和常用。

4. **病理学检查** 外周组织，如胃窦部和结肠黏膜、下颌下腺、周围神经等部位，可见α突触核蛋白异常聚积。

六、诊断要点

根据患者的临床表现，一般可以做出帕金森病的临床诊断。①中年以后发病，病程进展缓慢。②单侧起病，表现为静止性震颤、运动迟缓、肌强直和姿势步态异常（至少包括前两项其中之一）。③左旋多巴治疗效果好。注意与其他原因导致的帕金森综合征鉴别。

七、治疗要点

对帕金森病应采取综合治疗，包括药物治疗、手术治疗、运动疗法、心理干预等。其中药物治疗为首选，且为帕金森病患者的主要治疗手段，手术治疗是药物治疗的一种有效补充。

1. **药物治疗**

（1）用药原则

1）一般原则：以达到有效改善症状、避免或降低不良反应、提高生活质量和工作能力为目标，坚持“剂量滴定”，以最小剂量达到满意的临床效果。

2）强调个体化特点：根据患者的发病年龄、疾病特点和疾病严重程度、就业状况、有无共病、个人意愿及经济承受能力、药物不良反应等综合选择，尽量避免、推迟或减少药物不良反应及运动并发症的发生。

3）不能突然停药，特别是使用左旋多巴及大剂量多巴胺受体激动药时，以免发生恶性撤药综合征。

（2）常用药物

1）复方左旋多巴：左旋多巴是治疗帕金森病的标准疗法，是帕金森病药物治疗中最有效的对症治疗药物，目的是提高黑质-纹状体内的多巴胺水平。由于多巴胺不能透过血脑屏障进入脑内，对脑部多巴胺缺乏的替代疗法需应用其前体左旋多巴。常用左旋多巴与外周多巴脱羧酶抑制剂制成复方制剂，以增强左旋多巴的疗效和减少其外周不良反应。常用药物有苄丝肼左旋多巴、卡比多巴左旋多巴，初始剂量每次62.5～100.0mg，每天2～3次口服，视症状控制情况，缓慢增加其剂量和服药次数，至疗效满意和不出现不良反应为止，餐前1小时或餐后1.5小时服药。长期服用的常见并发症有症状波动、异动症及精神障碍等。

2）多巴胺受体激动药：是直接激动纹状体突触后膜上的多巴胺受体的药物，分麦角类多巴胺受体激动药和非麦角类多巴胺受体激动药两种类型。其中，由于麦角类多巴胺受体激动药可能引起瓣膜病变的严重不良反应，临床已不主张使用，非麦角类多巴胺受体激动药为早发型患者的首选药物，这类长半衰期制剂能避免对纹状体突触后膜多巴胺受体产生“脉冲样”刺激，产生类似多巴胺的作用，可以减少或推迟运动并发症的发生。多巴胺受体激动剂大多有嗜睡和精神不良反应发生的风险，应从小剂量开始，逐渐增加至满意疗效而不出现不良反应为止。常用药物有普拉克索、罗匹尼罗、吡贝地尔、罗替高汀等。

3）抗胆碱药：通过对乙酰胆碱的抑制而使多巴胺的作用相对增强，维持纹状体的神经递质平衡，适用于有震颤的患者，而对无震颤的患者不推荐应用。常用药物有苯海索，每次1～2mg，每天3次，口服；青光眼、前列腺肥大者禁用。对60岁以下的患者，需告知长期应用可能会导致认知功能下降，所以要定期筛查认知功能，一旦发现认知功能下降则应停用；对60岁以上的患者尽可能不用或少用；若必须应用则应控制剂量。因影响记忆功能，老年患者慎用。

4）金刚烷胺：能促进神经末梢释放多巴胺，并阻止其再吸收。有常释片和缓释片两种剂型，对少动、肌强直、震颤有一定疗效，可与左旋多巴等药物合用。每次50～100mg，每天2～3次，口服，末次应在下午4时前服用。

5）儿茶酚-氧位-甲基转移酶（COMT）抑制药：通过抑制左旋多巴在外周的代谢，使血浆左旋多巴浓度保持稳定，使其进入脑内的药量增加。单用无效，通常与复方左旋多巴制剂合用，可增强其疗效，改善症状波动。常用药物有恩他卡朋和托卡朋，托卡朋每日首剂与复方左旋多巴同服，此后可以单用，一般每间隔6小时服用，但需严密监测肝功能。

6）单胺氧化酶B（MAO-B）抑制药：通过降低脑内多巴胺的代谢，增加脑内多巴胺浓度，延长多巴胺的有效时间，改善帕金森病患者的运动症状。与复方左旋多巴制剂合用可增加疗效，同时对多巴胺能神经元有保护作用。常用药物有司来吉兰、雷沙吉兰，使用司来吉兰时勿在傍晚或晚上应用，以免引起失眠。

7）其他：针对自主神经障碍、认知障碍及精神障碍患者，可使用通便药、抗精神病药物及胆碱酯酶抑制药等。抗精神病药物多采用口服喹硫平或氯氮平治疗，不同于其他抗精神病药物（如利培酮，奥氮平，其他典型的精神病药物），不加重帕金森症状。

2. 手术及干细胞治疗　随着疾病的进展，药物疗效明显减退，或并发严重的症状波动或异动症，这时可以考虑手术治疗。但手术只是改善症状，不能根治，术后仍需药物治疗。手术方法有立体定向神经核毁损术和脑深部电刺激术（DBS）。DBS因其相对无创、安全和可控性而作为主要手术选择。目前正在探索采用干细胞移植结合基因治疗的新疗法。

3. 中医、康复与运动疗法　中医、康复与运动疗法作为辅助手段对改善症状可起到一定的作用。康复与运动疗法建议应用于帕金森病患者的全病程。临床上，可以根据不同的患者特点制定个体化和适应性康复和运动训练计划；同时需要确保长期依从性，若能每日坚持，则有助于提高患者的生活自理能力，改善运动功能，并能延长药物的有效期。

4. 心理干预 对帕金森病患者的神经-精神症状应予有效的心理干预治疗，与药物应用并重，以减轻身体症状，改善心理精神状态，达到更好的治疗效果。

八、护理

1. 主要护理诊断

（1）躯体移动障碍：与黑质病变、锥体外系功能障碍所致震颤、肌强直、体位不稳、随意运动异常有关。

（2）营养失调：低于机体需要量，与吞咽困难、饮食减少和肌强直、震颤所致机体消耗量增加等有关。

（3）睡眠障碍：与失眠、多梦、易醒等有关。

（4）自尊低下：与震颤、流涎、面肌强直等身体形象改变和言语障碍、生活依赖他人有关。

（5）知识缺乏：缺乏疾病相关知识。

2. 其他护理诊断

（1）便秘：与消化功能障碍或活动量减少等有关。

（2）言语沟通障碍：与咽喉部、面部肌肉强直，运动减少、减慢有关。

（3）潜在并发症与跌倒、压力性损伤、深静脉血栓形成、感染等有关。

3. 护理目标

（1）帮助患者及其家属掌握疾病及药物的相关知识，学会自我管理、积极康复锻炼，促进患者功能恢复。

（2）重视跌倒、误吸、压力性损伤的管理，减少并发症和不良事件的发生、延缓残疾累积并提高生活质量。

4. 护理措施

（1）躯体移动障碍

1）一般护理措施：加强巡视，主动了解患者的需要，指导和鼓励患者自我护理；可根据巴塞尔（Barthel）指数评分确定患者的日常生活活动能力，并根据自理程度给予相应的基本生活协助和做好安全防护；增进患者的舒适，预防并发症。

2）生活护理：①对于出汗多、皮脂腺分泌亢进的患者，要指导其穿柔软、宽松的棉质衣服；经常清洁皮肤，勤换被褥、衣服，勤洗澡，卧床患者应协助床上擦浴，每天1～2次。②预防压力性损伤：卧床患者使用气垫床，保持床单位整洁、干燥，定时翻身、拍背，必要时对骶尾部及足跟等骨突处给予减压贴保护。③提供生活方便：保证床的高度适中（以坐位足能着地为佳）；提供无须系鞋带的鞋子、易穿脱的衣物、粗柄牙刷、吸水管、固定碗碟的防滑垫、大手柄的餐具等；呼叫器和经常使用的物品应置于床头患者伸手可及之处，以方便患者取用。

3）采取有效沟通方式：对有言语不清、构音障碍的患者，应耐心倾听患者的主诉，了解患者的生活需要和情感需要，可指导患者借助符号、图片、表情、手势、交流板、交流手册等沟通方式与他人交流；沟通过程中，态度要和蔼、诚恳，注意尊重患者。

4）保持大小便通畅：对于顽固性便秘者，应指导其多进食纤维素丰富的新鲜蔬菜瓜果，多饮水，按摩腹部，促进肠蠕动；还可指导其适量进食蜂蜜、麻油等帮助通便；必要时遵医嘱口服缓泻药，或给予开塞露、灌肠、人工排便等。对于排尿困难的患者，应及时评估尿潴留和尿路感染的症状、体征，可指导患者腹部按摩、热敷以刺激排尿；膀胱充盈无法排尿时，给予留置导尿管。

5）安全护理：①重点是防止坠床和跌倒，确保安全。床铺应有保护性床挡；运动场所宽敞、明亮，无障碍物阻挡，建立“无障碍通道”；走廊、厕所安装扶手，以方便患者起坐、扶行；地面保持平整、干燥，防湿、防滑，去除门槛。②患者穿防滑软橡胶底鞋，衣着应宽松、舒适。上肢震颤未能控制、日常生活动作笨拙的患者，避免独自使用开水，防止烫伤；步态不稳者应使用三角手杖等适当辅助具，并有人陪伴以防受伤。③有幻觉、错觉、抑郁等精神障碍的患者需专人陪护。护士应保管药物，确保患者按时服药，避免错服或漏服；禁止患者自行使用锐利器械和危险品；认知障碍患者应安置在严密监控区域，以防自伤或走失等意外。④直立性低血压者应增加盐和水摄入，睡觉时抬高头位，穿弹力袜，改变体位时应缓慢进行。

6）康复运动：告知患者及家属早期康复的目的是防止和推迟关节强直与肢体挛缩，预防并发症，维持身体的灵活性，保持并增强自我照顾能力，提高生活质量。应与患者和家属共同制订具体锻炼计划。①疾病早期：起病早期患者主要表现为震颤，应指导患者维持和增加业余爱好，鼓励患者积极参与家居活动和社交活动，坚持适当运动，注意保持身体和各关节的活动强度与最大活动范围。②疾病中期：已出现某些功能障碍或起坐已感到困难的患者，应有计划、有目的地锻炼，避免放弃生活自理。每天做完一般运动后，反复多次练习困难动作。起步困难者可以在患者脚前放置一个小的障碍物作为视觉提示，帮助起步，或指导患者先向后退一步再向前走，也可使用有明显节拍的音乐进行适当的听觉提示，练习走路；步行时要目视前方，避免目视地面，以保持步行的幅度与速度；鼓励患者步行时双腿尽量保持一定距离，双臂要摆动，以增加平衡；转身时要以弧线形式前移，尽可能避免在原地转弯；提醒患者应集中注意力，避免边步行边讲话、碎步急速移动、起步时拖着脚走路、穿着拖鞋行走等，防止跌倒；护士或家人在协助患者行走时，勿强行拉患者向前行走。③疾病晚期：患者出现显著的运动障碍而卧床不起时，应帮助患者采取舒适体位，被动活动关节，定期翻身、按摩四肢肌肉，做好皮肤管理，注意动作轻柔，以免造成患者疼痛、骨折、压力性损伤。

（2）营养失调：低于机体需要量。

1）吞咽功能评估：对患者进行吞咽功能评估，了解患者有无吞咽障碍及其程度，正确选择食物种类和进食方式，预防误吸、窒息、吸入性肺炎及营养失调的发生。

2）饮食护理：根据饮食治疗的原则及目的，合理选择饮食内容，合理安排进餐和服药时间及采用正确的进食、营养支持方法。①饮食原则：给予高热量、高维生素、高纤维素、低盐、低脂、适量优质蛋白的易消化饮食，并根据病情变化及时调整和补充各种营养素，戒烟、酒。避免盲目给予过多的蛋白质，以免降低左旋多巴类药物的疗效，避免食用降低抗胆碱药疗效的食物，如槟榔。②食物种类：主食以五谷类为主，多选粗粮，多食新鲜蔬菜、水果，多喝水（每天2000ml以上），防止便秘，减轻腹胀；摄入适当的奶制品（2杯脱脂奶）和畜肉类（全瘦）、家禽（去皮）、蛋、豆类；少吃油、盐、糖。钙质有利于预防骨质疏松，每天应补充1000～1500mg钙质。③进食方法：进食或饮水时抬高床头，保持坐位或半坐位，头部前屈；给予患者充足的时间和安静的进食环境，保持注意力集中，不催促、打扰患者；给予易消化、易咀嚼的细软、无刺激性的软食或半流质食物，少量多餐，避免吃坚硬、滑溜及圆形的食物（如果冻等）；对于进食困难、饮水呛咳的患者，要及时插胃管给予鼻饲，防止经口进食引起误吸、窒息或吸入性肺炎；进食后保持同样体位，保持30分钟左右，避免发生呕吐或反流。④营养支持：根据病情需要给予鼻饲流食、经皮胃管（胃造口术）进食或静脉置管［经外周静脉置入的中心静脉导管（peripherally inserted central catheter，PICC）和植入式静脉输液港（implantable venous access port，IVAP）］胃肠外营养；遵医嘱静脉补充足够的营养，如葡萄糖、氨基酸、脂肪乳等。⑤营养监测：评估患者饮食和营养状态，注意每天进食量和食品的组成；每周监测体重，动态了解患者体重变化，评估患者的精神状态、皮肤、尿量及实验室检查指标情况等。

（3）睡眠障碍

1）环境准备：提供安全的睡眠环境是帕金森病伴有快速眼动睡眠障碍患者的首要措施，包括床边设置围栏或放置柔软地毯、移除尖锐或易碎物品、固定窗户，若患者病情允许，建议患者单独就寝或使用独立卧室，并保持环境安静、舒适、光线柔和，护士加强巡视和观察。

2）习惯调整：鼓励患者养成良好的睡眠习惯，建立规律的睡眠模式；睡前避免过度思考，避免过饥过饱，避免饮酒、浓茶和大量的咖啡，应排空小便。帕金森病伴有睡眠呼吸障碍患者须改变生活习惯，包括侧卧抬高床头，停止或减少饮酒与吸烟。

3）非药物干预：白天适当的运动有助于改善帕金森病患者的睡眠障碍，可采用中－高强度运动，锻炼形式有阻力训练、心血管训练、平衡训练及与锻炼相结合的多模式训练。认知行为干预治疗为帕金森病患者睡眠障碍的首选非药物治疗方案，包括睡眠卫生教育、刺激控制治疗、限制睡眠、矛盾意念、放松疗法、音乐疗法等。光照治疗也是一种改善帕金森病患者睡眠障碍的有效干预措施。气道正压通气治疗是帕金森病伴有睡眠呼吸障碍患者的首选治疗措施。

4）用药指导：不建议帕金森病睡眠障碍患者使用含有苯海拉明和其他抗组胺药物帮助睡眠，因其有增加帕金森病患者胆碱能副作用和不宁腿综合征恶化的风险。详细核查抗帕金森病药物的种类、剂量及给药时间，睡前避免使用可能影响睡眠的药物，如司来吉兰勿在傍晚或晚上应用，防止引起睡眠障碍。

（4）自尊低下

1）心理护理：帕金森病患者早期动作迟钝笨拙、表情淡漠、语言断续、流涎，患者往往产生自卑、暴躁及忧郁心理，回避人际交往，拒绝社交活动，整天沉默寡言、闷闷不乐；随着病程延长，病情进行性加重，患者丧失劳动能力，生活自理能力也逐渐下降，会产生焦虑、恐惧，甚至绝望心理。护士应观察患者心理反应并倾听其述说，给患者讲解病情，并解释其疑虑，给患者提供正确的信息和引导。帮助患者适应和改善状态，培养兴趣爱好和保持心态，引导家属关心，提供家庭支持。

2）自我修饰指导：帮助患者保持良好的个人卫生和自我形象，如进食后及时清洁口腔，随身携带纸巾擦净口角溢出的分泌物，保持个人卫生和着装整洁等。

（5）知识缺乏

1）介绍疾病相关知识：应指导患者及其家属了解本病的临床表现、病程进展和主要并发症，帮助患者及其家属掌握疾病相关知识和自我护理方法，积极寻找和去除任何使病情加重的因素，制订切实可行的照护计划并督促落实。

2）家属照护指导：本病无法根治，而且总的趋势是病情越来越重，病程长达数年或数十年，家庭成员身心疲惫，经济负担加重，容易产生无助感。医护人员应关心照顾者及患者家属，倾听他们的感受，理解他们的处境，尽力帮他们解决困难、走出困境，以便给患者更好的家庭支持。应指导照顾者关心体贴患者，协助其进食和日常生活的照顾；细心观察，积极预防并发症，及时识别病情变化；当患者出现发热、外伤、骨折、吞咽困难或运动障碍、精神智力障碍加重时，应及时就诊。

3）药物指导：及时向患者及家属介绍药物作用、服药注意事项及不良反应的观察与处理。督促、协助患者遵医嘱正确服药，防止错服、漏服。患者长期服药过程中可能会突然出现某些症状加重或疗效减退，应熟悉“开-关现象”“剂末现象”和“异动症”的表现形式及应对方法。①用药原则：从小剂量开始，逐步缓慢加量直至有效维持；服药期间尽量避免使用维生素B_6、氯氮平、利血平、氯丙嗪、奋乃静等药物，以免降低药物疗效或导致直立性低血压。②疗效观察：服药过程中要仔细观察震颤、肌强直和其他运动功能、语言功能的改善程度，观察患者起坐的速度、步行的姿态、讲话的音调与流利程度、写字、梳头、扣纽扣、系鞋带及进食动作等，以确定药物疗效。③症状波动的观察：“开-关现象”，指症状在突然缓解（开期，常伴异动症）与加重（关期）两种状态之间波动，一般“关期”表现为严重的帕金森症状，持续数秒或数分钟后突然转为“开期”。多见于病情严重者，可应用长效多巴胺受体激动药，或微泵持续输注左旋多巴甲酯或乙酯。“疗效减退”或“剂末现象”，指每次服药后药物作用时间逐渐缩短，表现为症状随血药浓度发生规律性波动，可适当增加每天服药次数或增加每次服药剂量，或改用缓释剂，或加用雷沙吉兰或恩他卡朋，也可加用多巴胺受体激动药。④异动症的观察：异动症又称运动障碍，表现为舞蹈症或手足徐动症、肌强直或肌阵挛，可累及头面部、四肢和躯干，有时表现为单调刻板的不自主运动或肌张力障碍。主要有3种表现形式：剂峰异动症，常出现的血药浓度高峰期（用药1～2小时），与用药过量或多巴胺受体超敏有关，减少复方左旋多巴的单次剂量（若此时运动症状加重可加用多巴胺受体激动药或COMT抑制药），加用金刚烷胺或氯氮平；或将复方左旋多巴控释剂换为常释剂，避免控释剂的累积效应。双相异动症，指剂初和剂末异动症，将复方左旋多巴控释剂换为常释剂，最好换用水溶剂，可以有效缓解剂初异动症；加用长半衰期的多巴胺受体激动药或COMT抑制药，可以缓解剂末异动症。微泵持续输注多巴胺受体激动药或左旋多巴甲酯或乙酯更有效。肌张力障碍，表现为足或小腿痛性肌阵挛，多发生于清晨服药之前，睡前加用复方左旋多巴控释剂或长效多巴胺受体激动药，或在起床前服用弥散型多巴丝肼或标准片；发生于“关期”或“开期”的肌张力障碍可适当增加或减少复方左旋多巴用量。

4）药物不良反应及处理：帕金森病常用药物的作用、可能出现的不良反应及用药注意事项见表9-5-1。

表9-5-1 帕金森病常用药物的作用、不良反应及注意事项

药物	作用	不良反应	用药注意事项
多巴丝肼、卡左双多巴控释片（息宁）	补充黑质纹状体内多巴胺的不足	恶心、呕吐、便秘、眩晕、幻觉、异动症、开-关现象	需服药数天或数周才有效；避免嚼碎药片；出现开-关现象时最佳服药时间为餐前1小时或餐后1.5小时；避免与高蛋白食物一起服用；避免突然停药
普拉克索、吡贝地尔	直接激动纹状体，使之产生和多巴胺作用相同的药物效应，减少和延缓左旋多巴的不良反应	恶心、呕吐、眩晕、疲倦、口干、直立性低血压、嗜睡、幻觉与精神障碍	首次服药后应卧床休息；如有口干舌燥可嚼口香糖或多喝水；避免开车或进行机械操作；有轻微兴奋作用，尽量在上午服药，以免影响睡眠
恩他卡朋	抑制左旋多巴和多巴胺的分解，增加脑内多巴胺的含量	恶心、呕吐、神志混乱、不自主运动、尿黄	与多巴丝肼或卡左双多巴控释片一起服用
司来吉兰	阻止脑内多巴胺释放，增加多巴胺浓度	恶心、呕吐、眩晕、疲倦、多梦、不自主运动	有轻微兴奋作用，尽量在上午服药，以免影响睡眠；消化性溃疡患者慎用
盐酸苯海索（安坦）	抗胆碱药，协助维持纹状体的递质平衡	恶心、呕吐、眩晕、疲倦、视物模糊、口干、便秘、小便困难	不可立即停药，需缓慢减量；闭角型青光眼及前列腺肥大者禁用
盐酸金刚烷胺	促进神经末梢释放多巴胺并阻止其再吸收	下肢网状青斑、踝部水肿、不宁腿、意识模糊	尽量在黄昏前服用，避免失眠；肾功能不全、癫痫、严重胃溃疡、肝病者慎用；哺乳期妇女禁用

5. 护理评价

（1）患者及其家属对疾病知识增加，焦虑感有所缓解，能够积极主动参与治疗和护理积极康复锻炼，规律用药，日常生活自理能力提高，住院期间的生理需求得到满足。

（2）营养供给满足机体需要和消耗，患者不出现营养失调。

（3）患者未发生足下垂、关节僵硬、肌萎缩等并发症，能够积极配合预防跌倒管理的措施实施，能说出当前肢体肌力不足的危险因素及预防措施；患者及其家属能清楚关节运动功能的重要性，增强肌肉力量。

6. 健康指导

（1）居家护理指导：保持皮肤卫生，卧床患者勤翻身，防止压疮。坚持主动运动与被动运动。必要时可在家庭使用辅助设施，如扶手、护栏，防止跌倒。保持大便通畅。进食困难、饮水呛咳者及时插胃管，防止误吸。不能有效咳嗽者，定时翻身拍背，防止肺炎、感染等并发症。

（2）疾病知识指导：遵医嘱服药，不可擅自停药或随意增减剂量。运动锻炼时要保持良好的姿势，集中注意力于前方，转头时应缓慢。最好有陪护者，行走时不可强行拉着患者过快行走。鼓励患者进行力所能及的劳动，培养和维持其兴趣爱好。穿着柔软的棉质衣服，生活用品和设施应保持整洁，专人陪护，防止意外发生。应选择质软、易于咀嚼和吞咽的食物，避免食用大块或黏性的食物，防止误吸和堵塞食管。同时，要注意饮食环境的安全，避免过热或过冷的食物，保障患者的饮食安全。

知识拓展

帕金森病精准诊疗的现状和展望

随着“精准医疗”概念的提出与发展，以基因为首的多组学技术结合临床特征的精准分型，不仅有助于帕金森病的早期诊断与鉴别诊断，也有助于判断治疗疗效和不良反应、疾病进展和预后，为帕金森病患者的个体化精准治疗提供最大获益，尤其是针对基因的靶向药物的开发，为特殊基因型患者延缓或逆转疾病带来了新的希望。

基因组学在帕金森病药物治疗中的研究多集中于多巴胺能药物的反应与代谢。多巴胺受体基因多态性与多巴胺能药物疗效密切相关。不同基因变异类型帕金森病患者具有不同临床表型，同样为其个体化药物选择提供了依据。尽管帕金森病相关药物基因组学研究数量迅速增加，然而目前研究由于种族差异、样本量小及相互作用考虑不完善等因素，研究结果尚不能推广应用。未来应利用不同人种大样本的前瞻性帕金森病队列，详细收集药物基因组学数据，尤其是老年患者罹患多种疾病，需要注意不同药物间相互作用的影响，制定出基于药物基因组学数据的适用于不同人群的药物治疗指南。

思考题

1. 简述帕金森病患者如何预防跌倒。
2. 简述帕金森病患者的临床表现。

小结

第六节　癫　痫

一、概述

癫痫（epilepsy）是一组由大脑神经元异常放电所致的短暂中枢神经系统功能失调为特征的慢性脑部疾病，表现为短暂的感觉、运动、意识、行为、自主神经、认知等障碍。癫痫具有发作性、短暂性、重复性和刻板性的临床特点。临床上癫痫每次发作或每种发作的过程称为痫性发作，一个患者可有一种或数种形式的痫性发作。诊断癫痫至少需要1次的痫性发作。

全球有大约5000万癫痫患者，癫痫为全球范围内最常见的神经系统疾病之一。癫痫的发病率随年龄不同呈现出明显的双峰样分布。癫痫好发于儿童和老年人，50岁以上人群随年龄增加发病率呈稳定上升趋势，大于75岁人群发病率最高。癫痫年发病率为（50～70）/10万，患病率约为5‰。全球有超过5000万人患有癫痫，其中近80%生活在中低收入国家，占全球疾病总负担6%。我国癫痫患者达900万以上，每年有65万至70万新发病例。

二、病因与发病机制

（一）病因

癫痫不是独立的疾病，而是一组疾病或综合征。引起癫痫的病因非常复杂，不同类型的癫痫病因如下。

1. 症状性癫痫（symptomatic epilepsy） 又称继发性癫痫，是由各种明确的中枢神经系统结构损伤或功能异常引起，如脑外伤、脑血管疾病、脑肿瘤、脑寄生虫病、中枢神经系统感染、遗传代谢性疾病、皮质发育障碍、神经系统变性疾病、药物和毒物等。

2. 特发性癫痫（idiopathic epilepsy） 又称原发性癫痫。病因不明，未发现脑部存在足以引起痫性发作的结构性损伤或功能异常，可能是由基因突变和某些先天因素所致，与遗传因素密切相关。多在儿童或青年期首次发病，具有特征性临床及脑电图表现。

3. 隐源性癫痫（cryptogenic epilepsy） 临床表现为疑似症状性癫痫，但现有的检查手段不能发现明确的病因。其占全部癫痫的60%～70%。

（二）发病机制

癫痫的发病机制非常复杂，至今尚未能完全阐明。

1. 痫性放电的起始 神经元异常放电是癫痫发病的电生理基础。正常情况下，神经元自发产生有节律的电活动，但频率较低。致痫灶神经元的膜电位与正常神经元不同，它在每次动作电位之后会产生高幅高频的异常放电。神经元异常放电可能由于各种病因导致离子通道蛋白和神经递质或调质异常，出现离子通道结构和功能改变，引起离子异常跨膜运动所致。

在癫痫发病机制中，对于神经元异常放电的起源需区分以下两个概念。①癫痫病灶：是癫痫发作的病理基础，指可直接或间接导致痫性放电或痫性发作的脑组织形态或结构异常，CT或MRI通常可显示病灶，有的需要在显微镜下才能发现。②致痫灶：是脑电图出现一个或数个最明显的痫性放电部位。痫性放电可因病灶挤压、局部缺血等导致局部皮质神经元减少和胶质增生。研究表明，直接导致痫性发作的并非癫痫病理灶而是致痫灶。单个病灶（如肿瘤、血管畸形等）产生的致痫灶多位于病灶边缘，广泛癫痫病灶（如颞叶内侧硬化及外伤性瘢痕等）所致的致痫灶常包含在病灶内，有时可在远离癫痫灶的同侧或对侧脑区。

2. 痫性放电的传播 异常高频放电反复通过突触联系及强直后的易化作用诱发周边及远处神经元同步放电，从而引起异常电位的连续传播。异常放电局限于大脑皮质的某一区域时，表现为部分性发作；若异常放电在局部反馈回路中长期传导，表现为部分性发作持续状态；若异常放电通过电场效应和传导通路，向同侧其他区域甚至一侧大脑半球扩散，表现为杰克逊（Jackson）发作；若异常放电不仅波及同侧大脑半球还同时扩散到对侧大脑半球，表现为继发性全面性发作；若异常放电的起始部分在丘脑和上脑干，并仅扩及脑干网状结构上行激活系统时，表现为失神发作；若异常放电广泛投射至两侧大脑皮质并使网状脊髓束受到抑制时，则表现为全面强直阵挛发作。

3. 痫性放电的终止 目前机制尚未完全明确，可能机制为脑内各层结构的主动抑制作用，即痫性发作时，癫痫灶内产生巨大突触后电位，后者激活负反馈机制，使细胞膜长时间处于过度去极化状态，从而抑制异常放电扩散，同时减少癫痫灶的传入性冲动，促使痫性发作放电的终止。

（三）影响癫痫发作的因素

1. **年龄** 特发性癫痫与年龄密切相关。如婴儿痉挛症在1岁内起病，儿童失神发作发病高峰在6～7岁，肌阵挛发作在青春期前后起病。各年龄段癫痫的常见病因不同，0～2岁多为围生期损伤、先天性疾病和代谢障碍等，2～12岁多为急性感染、特发性癫痫、围生期损伤和热性惊厥等，12～18岁多为特发性癫痫、颅脑外伤、血管畸形和围生期损伤等，18～35岁多为颅脑外伤、脑肿瘤和特发性癫痫等，35～65岁多为脑肿瘤、颅脑外伤、脑血管疾病和代谢障碍等，65岁以后多为脑血管疾病、脑肿瘤、阿尔茨海默病等。

2. **遗传因素** 可影响癫痫易患性，在特发性和症状性癫痫的近亲中，癫痫的患病率分别为1%～6%和1.5%，高于普通人群。儿童失神发作患者的兄弟姐妹在5～16岁期间有40%以上出现3Hz棘慢波的异常脑电图，但仅1/4出现失神发作。有报告单卵双胎儿童失神和全面强直阵挛发作的一致率很高。

3. **睡眠因素** 癫痫发作与睡眠-觉醒周期关系密切：如全面强直阵挛发作常发生于晨醒后，婴儿痉挛症多于醒后和睡前发作，伴中央颞区棘波的良性儿童癫痫多在睡眠中发作等。

4. **内环境改变** 睡眠不足、疲劳、饥饿、便秘、饮酒、情绪激动等均可诱发癫痫发作；内分泌失调、电解质紊乱和代谢异常均可影响神经元放电阈值，导致痫性发作。如少数患者仅在月经期或妊娠早期发作，为月经期癫痫和妊娠性癫痫；部分患者仅在疲劳、睡眠缺乏、饥饿、闪光、饮酒、便秘、感情冲动等特定条件下发作，称为反射性癫痫。

三、临床表现

癫痫发作有其共性特征和个性特征。

1. **共性特征** ①发作性：即症状突然发生，持续一段时间后迅速恢复，间歇期正常。②短暂性：即每次发作持续时间为非常短，通常为数秒或数分钟，除癫痫持续状态外，很少超过30分钟。③重复性：即第一次发作后，经过不同间隔时间会有第二次或更多次的发作。④刻板性：即每次发作的临床表现几乎一样。

2. **个性特征** 即不同临床类型癫痫所具有的特征，是一种类型的癫痫区别于另一种类型癫痫的主要依据。癫痫发作的共性特征和个性特征是诊断癫痫的重要依据。

（一）癫痫发作

依据发作时的临床表现和脑电图特征可将癫痫发作分为不同临床类型。目前应用最广泛的是国际抗癫痫联盟（ILAE）1981年癫痫发作分类（图9-6-1），2017年ILAE对癫痫发作分类做了较大改动（图9-6-2）。

1. **部分性发作（partial seizures）** 是源于大脑半球局部神经元的异常放电，包括单纯部分性发作、复杂部分性发作、部分性发作继发全面性发作三类。前者为局限性发作，无意识障碍；后两者放电从局部扩展到双侧脑部，出现意识障碍。

（1）单纯部分性发作（simple partial seizures）：发作时程短，一般不超过1分钟，发作

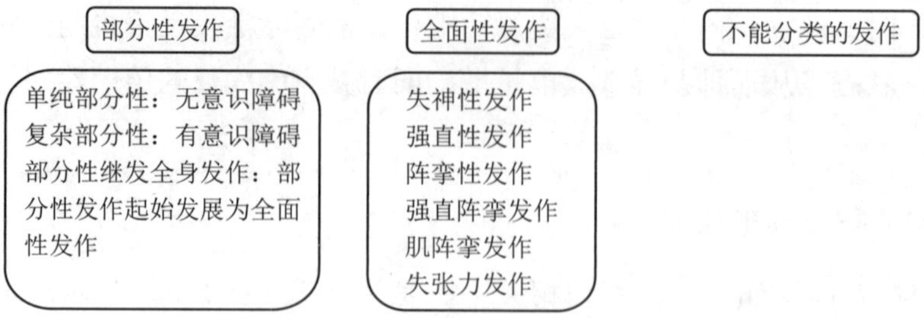

图9-6-1　国际抗癫痫联盟癫痫发作分类（1981年）

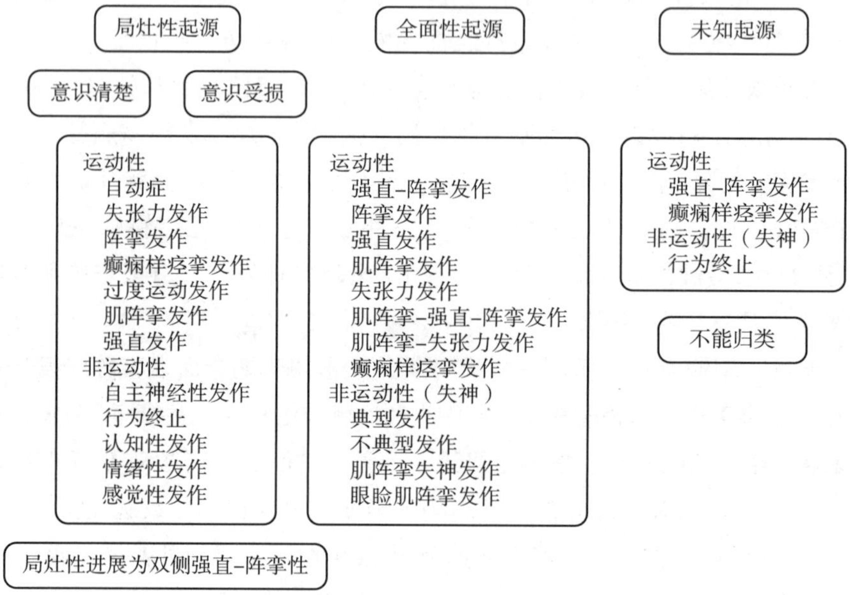

图9-6-2　国际抗癫痫联盟癫痫发作分类（2017年）

起始与结束均较突然，无意识障碍。可分为以下四种类型。

1）部分运动性发作：表现为身体的某一局部发生不自主抽动，多见于一侧眼睑、口角、手指或足趾，也可波及一侧面部或肢体，病灶多在中央前回及附近，常见以下几种发作形式。①Jackson发作：发作从局部开始，沿大脑皮质运动区移动，临床表现抽搐自手指→腕部→前壁→肘→肩→口角→面部逐渐扩展，称为Jackson发作；严重部分运动性发作患者发作后可遗留短暂性（30分钟至36小时内消除）肢体瘫痪，称为Todd麻痹。②旋转性发作：表现为双眼突然向一侧偏斜，继之头部不自主同向转动，伴有身体的扭转，但很少超过180°，部分患者过度旋转可引起跌倒，出现继发性全面性发作。③姿势性发作：表现为发作性一侧上肢外展、肘部屈曲、头向同侧扭转、眼睛注视着同侧。④发音性发作：表现为不自主重复发作前的单音或单词，偶可有语言抑制。

2）部分感觉性发作：躯体感觉性发作常表现为一侧肢体麻木感和针刺感，多发生于口角、舌、手指或足趾，病灶多在中央后回躯体感觉区；特殊感觉性发作可表现为视觉性（如闪光和黑朦）、听觉性、嗅觉性和味觉性发作；眩晕性发作表现为坠落感、飘动感或水平/垂直运动感等。

3）自主神经性发作：出现苍白、面部及全身潮红、多汗、立毛、瞳孔散大、呕吐、肠鸣、腹痛、烦渴和欲排尿感等，病灶多位于岛叶、丘脑及周围（边缘系统），易扩散出现意识障碍，成为复杂部分性发作的一部分。

4）精神性发作：可表现为各种类型的记忆障碍（如似曾相识、似不相识、强迫思维、快速回顾往事）、情感障碍（无名恐惧、忧郁、欣快、愤怒）、错觉（视物变形、变大、变小、声音变强或变弱）、复杂幻觉等。精神性发作虽可单独出现，但常为复杂部分性发作的先兆，也可继发全面性强直阵挛发作。

（2）复杂部分性发作（complex partial seizures，CPS）：占成人癫痫发作的50%以上，又称精神运动性发作，病灶多在颞叶，故又称颞叶癫痫，也可见于额叶、嗅皮质等部位。由于起源、扩散途径及速度不同，临床表现有较大差异，主要分以下三种类型。

1）仅表现为意识障碍：一般表现为意识模糊，意识丧失较少见。由于发作中可有精神性或精神感觉性成分存在，意识障碍常被掩盖，表现类似失神。成人“失神”几乎毫无例外是复杂部分性发作，但在小儿应注意与失神性发作鉴别。

2）表现为意识障碍和自动症：自动症（automatisms）是在癫痫发作过程中或发作后意识模糊状态下出现的具有一定协调性和适应性的无意识活动。自动症均在意识障碍的基础上发生伴有遗忘，可表现为反复咀嚼、噘嘴、舔舌、舔牙或吞咽（口、消化道自动症），或反复搓手、拂面、不断穿衣、解衣扣、摸索衣服（手足自动症），也可表现为游走、奔跑、无目的的开门、关门、乘车、上船，还可出现自言自语、唱歌或机械重复原来的动作。

3）表现为意识障碍和运动症状：发作开始即出现意识障碍和各种运动症状，特别是在睡眠中发生，可能与放电扩散较快有关。运动症状可为局灶性或不对称强直、阵挛和变异性肌张力动作，各种特殊姿势（如击剑样动作）等，也可为不同运动症状的组合或先后出现，与放电起源部位及扩散过程累及区域有关。

（3）部分性发作继发全面性发作：单纯部分性发作可发展为复杂部分性发作，单纯或复杂部分性发作均可泛化为全面性强直阵挛发作。

2. 全面性发作（generalized seizures） 最初的症状和脑电图提示发作起源于双侧脑部，多在发作初期就有意识丧失。

（1）全面强直阵挛发作（generalized tonic-clonic seizure，GTCS）：意识丧失、双侧强直后出现阵挛为此型的主要临床特征，可由部分性发作演变而来，也可在疾病开始就表现为全面强直阵挛发作。早期出现意识丧失、跌倒，随后的发作过程分为三期。

1）强直期：表现为全身骨骼肌持续收缩。眼肌收缩致眼睑上牵，眼球上翻或凝视；咀嚼肌收缩出现张口，随后猛烈闭合，可咬伤舌尖；喉肌和呼吸肌强直性收缩致患者尖叫一声，呼吸停止；咽喉肌收缩使唾液不能咽而排出口外，出现口吐白沫；颈部和躯干肌肉的强直性收缩使颈和躯干先屈曲，后反张，上肢由上举后旋转为内收前旋，下肢先屈曲后伸直。常持续10～20秒后进入阵挛期。

2）阵挛期：肌肉交替性收缩与松弛，呈一张一弛交替性抽动，阵挛频率逐渐减慢，松弛期逐渐延长，在一次剧烈阵挛后发作停止，进入发作后期。本期可持续30～60秒或更长。

以上两期均可发生舌咬伤，并伴呼吸停止、心率增快、血压升高、瞳孔散大及对光反射消失、唾液和支气管分泌物增多等，巴宾斯基（Babinski）征可为阳性。

3）发作后期：此期尚有短暂阵挛，以面肌和咬肌为主，导致牙关紧闭，可发生舌咬伤。本期全身肌肉松弛，括约肌松弛，尿液自行流出可发生尿失禁。呼吸首先恢复，随后瞳孔、血压、心率渐至正常。肌张力松弛，意识逐渐清醒。从发作开始至意识恢复历时5～15分钟。醒后患者常感头痛、全身酸痛、嗜睡，部分患者有意识模糊，此时强行约束患者可能发生自伤或伤人。

（2）强直性发作（tonic seizure）：多见于弥漫性脑损害的儿童，睡眠中发作较多。表现为与强直阵挛发作中强直期相似的全身骨骼肌强直性收缩，常伴有明显的自主神经症状，如面色苍白或潮红、瞳孔散大等，发作时处于站立位者可突然倒地。发作持续数秒至数十秒。典型发作期脑电图（EEG）为暴发性多棘波。

（3）阵挛性发作（clonic seizure）：几乎都发生在婴幼儿，特征是重复阵挛性抽动伴意识丧失，之前无强直期。双侧对称或某一肢体为主的抽动，幅度、频率和分布多变，为婴儿发作的特征，持续1分钟至数分钟。EEG缺乏特异性，可见快活动、慢波及不规则棘慢波等。

（4）失神发作（absence seizure）：分典型和不典型失神发作，临床表现、脑电图背景活动及发作期改变预后等均有较大差异。

1）典型失神发作：儿童期起病，青春期前停止发作。特征性表现是突然发生短暂的（5～10秒）。意识丧失和正在进行的动作突然中断，双眼茫然凝视，呼之不应，可伴简单自动性动作，如擦鼻、咀嚼、吞咽等，或伴失张力如手中持物坠落或轻微阵挛，一般不会跌倒，事后对动作全无记忆。每天发作数次至数百次不等。发作后立即清醒，无明显不适，可继续先前动作。醒后不能回忆。发作时EEG呈双侧对称3Hz棘慢综合波。

2）不典型失神发作：起始和终止均较典型失神缓慢，除意识丧失外，常伴肌张力降低，偶有肌阵挛。EEG显示较慢的（2.0～2.5Hz）不规则棘慢波或尖慢波，背景活动异常。多见于有弥漫性脑损害患儿，预后较差。

（5）肌阵挛发作（myoclonic seizure）：表现为快速、短暂、触电样肌肉收缩，可遍及全身，也可限于某个肌群或某个肢体，常成簇发生，声、光刺激可诱发。可见于任何年龄，常见于预后较好的特发性癫痫患者，如婴儿良性肌阵挛性癫痫；也可见于罕见的遗传性神经变性病及弥漫性脑损害。发作期典型EEG改变为多棘慢波。

（6）失张力发作（atonic seizure）；是姿势性张力丧失所致。部分或全身肌肉张力突然降低导致垂颈（点头）、张口、肢体下垂（持物坠落）或躯干失张力跌倒或猝倒发作和跌倒。持续数秒至1分钟，时间短者意识障碍可不明显，发作后立即清醒和站起。EEG示多棘慢波或低电位活动。

3. 癫痫持续状态（status epilepticus，SE） 又称癫痫状态，传统定义是癫痫连续发作之间意识尚未完全恢复又频繁再发，或癫痫发作持续30分钟以上未自行停止。目前认为，如果患者出现全面强直阵挛发作持续5分钟以上，即应考虑癫痫持续状态。癫痫持续状态最常见原因为不规范的抗癫痫药物治疗（如自行停用抗癫痫药物），或因急性脑病、脑卒中、外伤、感染、肿瘤、药物中毒、孕产、精神紧张、过度疲劳及饮酒等，个别患者原因不明。任何类型的癫痫均可出现癫痫持续状态，其中全面强直阵挛发作最常见，危害性最大。严重者会发展为难治性癫痫持续状态，难治性癫痫持续状态指使用足够剂量的抗SE发作药物2～3种（通常为苯二氮䓬类药物后续另一种剂量的抗癫痫药物）后仍无法终止发作，且脑电图上显示为痫样放电。

4. 难治性癫痫 根据癫痫发作类型，合理选择并正确使用至少2种耐药性好的抗癫痫发作药物，单药或联合使用后，患者无发作持续时间未达到治疗前，最长发作间隔的3倍或1年。

（二）癫痫综合征

癫痫综合征分类指依据癫痫的病因、发病机制、临床表现、疾病演变过程、治疗效果等综合因素进行的分类。目前临床上应用较多的是国际抗癫痫联盟（ILAE）1989年癫痫综合征分类。

1. 与部位有关的癫痫

（1）伴中央颞部棘波的癫痫：3～13岁起病，9～10岁为发病高峰，男孩多见，部分有遗传倾向，多为良性儿童癫痫。通常为局灶性发作，表现为一侧面部或口角的短暂的运动性发作，常伴有躯体感觉症，多在夜间发作，发作有泛化倾向，使患儿易惊醒。发作频率稀疏，每月或数月1次，少有短期内发作频繁者，多数青春期自愈。

（2）伴枕区放电的癫痫：好发年龄为1～14岁。多为良性癫痫，发作开始表现为视觉症状、呕吐，随之出现眼肌阵挛、偏侧阵挛，也可合并全面强直阵挛发作及自动症。

（3）原发性阅读性癫痫：较少见，由阅读诱发，无自发性发作，临床表现为阅读时出现下颌阵挛，常伴手臂痉挛，如继续阅读会出现全面强直阵挛发作。

（4）颞叶癫痫：起于颞叶，表现为单纯部分性发作、复杂部分性发作、继发全身性发作或这些发作形式组合。常在儿童或青年期起病，40%有高热惊厥史，部分患者有阳性家族史。典型发作持续时间长于1分钟，常有发作后朦胧，事后不能回忆，逐渐恢复。

（5）额叶癫痫：可发病于任何年龄，表现为单纯或复杂部分性发作，常有继发全面性发作。发作持续时间短，形式刻板性，通常表现为强直或姿势性发作及双下肢复杂的自动症，易出现癫痫持续状态。可仅在夜间入睡发作。

（6）顶叶癫痫：可发病于任何年龄。常以单纯部分性发作开始，而后继发全面性发作，主要表现为感觉刺激症状，偶有烧灼样疼痛。

（7）枕叶癫痫：表现为伴有视觉症状的单纯部分性发作，可有或无继发性全身性发作。常和偏头痛伴发作。

2. 全面性癫痫和癫痫综合征

（1）与年龄有关的特发性癫痫

1）良性家族性新生儿惊厥：常染色体显性遗传。出生后2～3天发病，表现为阵挛或呼吸暂停，EEG无特征性改变，约14%患者以后发展为癫痫。

2）良性新生儿惊厥：生后5天左右起病，表现为频繁而短暂的阵挛或呼吸暂停性发作，发作不反复，精神运动发育不受影响。

3）良性婴儿肌阵挛癫痫：1～2岁发病，男性居多，特征为短暂暴发的全面性肌阵挛。

4）儿童失神性癫痫：发病高峰6～7岁，女孩多见，有明显的遗传倾向。表现为频繁的失神发作，可伴轻微的其他症状，但无肌阵挛性失神。预后良好，大部分痊愈，少数病例青春期后出现GTCS，但少数还有失神发作。

5）青少年失神癫痫：青春期发病，男女间无差异，发作频率少于儿童失神癫痫，80%以上出现全面强直阵挛发作。

6）青少年肌阵挛癫痫：好发于8～18岁，表现为肢体的阵挛性抽动，多合并全面强直阵挛发作和失神发作，常为光敏性，对抗癫痫药物反应良好，但停药后常有复发。

7）觉醒时全面强直阵挛癫痫：好发于10～20岁，清晨醒来或傍晚休息时发病，表现为全面强直阵挛发作，可伴有失神或肌阵挛发作。

（2）隐源性或症状性：推测其是症状性，但病史及现有检测手段未能发现病因。

1）韦斯特（West）综合征：又称婴儿痉挛症，出生后1年内发病，3～7个月为发病高峰，男孩多见。肌阵挛性发作、智力低下和脑电图高度节律失调构成了本病特征性的三联征，典型肌阵挛发作表现为快速点头状痉挛、双上肢外展，下肢和躯干屈曲，下肢偶可为伸直。症状性多见，一般预后不良，5岁之前60%～70%发作停止，40%转变为其他类型发作。

2）伦诺克斯-加斯托（Lennox-Gastaut）综合征：好发于1～8岁，少数出现在青春期。强直性发作失张力发作、肌阵挛发作、非典型失神发作和全面强直阵挛发作等多种发作类型，精神发育迟缓、EEG示棘慢复合波和睡眠中10Hz的快节律是本病的三大特征，易出现癫痫持续状态。

3）肌阵挛失张力发作性癫痫：又称肌阵挛猝倒性癫痫，2～5岁发病，男孩多于女孩，首次发作多为全面强直阵挛发作，持续数月后，出现肌阵挛发作、失神发作和每日数次的跌倒发作，持续1～3年。

4）伴有肌阵挛失神发作的癫痫：约在7岁起病，男孩多见，特征性表现为失神伴随严重的双侧节律性阵挛性跳动。

（3）症状性或继发性

1）无特殊病因：具体如下。①早发性肌阵挛性脑病：起病于出生后3个月以内，初期为非连续的单发肌阵挛（全面性或部分性），然后为怪异的部分发作，大量的肌阵挛或强直痉挛。病情严重，第一年即可死亡。②伴暴发抑制的婴儿早期癫痫性脑病：又称为大田原综合征，发生于出生后数月内，常为强直性痉挛，可以出现部分发作，肌阵挛发作罕见。预后不良，可出现严重的精神运动迟缓及顽固性发作，常在4～6个月时进展为West综合征。③其他症状性全面性癫痫。

2）特殊综合征：癫痫发作可并发于许多疾病，包括以癫痫发作为表现或为主要特征的疾病，包括畸形（胼胝体发育不全综合征、脑回发育不全等）和证实或疑为先天性代谢异常的疾病（苯丙酮尿症、蜡样脂褐质沉积病等）。

3. 不能确定为部分性或全面性的癫痫或癫痫综合征

（1）新生儿癫痫：多见于未成熟儿，临床表现常被忽略。

（2）婴儿重症肌阵挛性癫痫：又称德拉韦（Dravet）综合征。出生后1年内发病，初期表现为全身或一侧的阵挛发作，以后有从局部开始的、频繁的肌阵挛，部分患者有局灶性发作或不典型失神，从2岁起精神运动发育迟缓并出现其他神经功能缺失。

（3）慢波睡眠中持续棘慢复合波癫痫；由各种发作类型联合而成，通常是良性病程，但常出现神经精神紊乱。

（4）获得性癫痫性失语：又称兰道-克勒夫纳（Landau-Kleffner）综合征，发病年龄为3～8岁，男性发病多于女性，隐匿起病，表现为语言听觉性失认及自发言语的迅速减少，本病罕见，15岁以前病情及脑电图均可有缓解。

（5）未能确定为全面性或部分性癫痫：包括所有临床及脑电图发现不能归入全面或部分性明确诊断的病例，如许多睡眠大发作的病例。

4. 特殊综合征 包括热性惊厥、孤立发作或孤立性癫痫状态和出现在急性代谢或中毒情况下（乙醇、药物中毒、非酮性高血糖性昏迷）的发作。

四、辅助检查

1. 脑电图检查　是本病的主要检查，可描记大脑皮质的电活动，是癫痫诊断中重要的辅助检查，目前临床应用最多的是非侵袭性的头皮脑电图。EEG对发作性症状的诊断有很大的价值，有助于明确癫痫的诊断及分型和确定特殊综合征。典型表现是棘波、尖波、棘慢或尖慢复合波。常规头皮脑电图仅能记录到49.5%患者的痫性放电，重复3次可将阳性率提高至52%，采用过度换气、闪光刺激等方式可提高阳性率。近年来广泛应用的24小时长程脑电监测和视频脑电图，使发现痫性放电的可能性极大提高，后者可同步监测记录患者发作情况及相应的脑电图改变，可明确发作性症状及脑电图变化间的关系。

2. 神经影像学检查　包括CT和MRI，可确定脑结构异常或病变，对癫痫及癫痫综合征诊断和分类有帮助，可发现脑部器质性改变、占位性病变、脑萎缩等。功能影像学检查如SPECT、PET等能从不同角度反映脑局部代谢变化，辅助癫痫灶的定位。

五、诊断要点

癫痫诊断需遵循三步原则：首先明确发作症状是否为癫痫发作，其次是哪种类型的癫痫发作或癫痫综合征，最后明确发作的病因。完整和详尽的病史对癫痫的诊断、分型和鉴别诊断都具有非常重要的意义。详尽病史结合脑电图检查可诊断。在明确癫痫诊断后应区别癫痫发作的类型或癫痫综合征，并通过神经系统检查、生化检查、脑血管造影、CT和MRI等进一步明确病因。

六、治疗要点

目前仍以药物治疗为主。治疗目的：控制发作或最大限度地减少发作次数，长期治疗无明显不良反应，使患者恢复或保持其生理、心理和社会功能状态。

（一）病因治疗

有明确病因者首先进行病因治疗，如药物治疗寄生虫感染，纠正低血糖、低钙血症，手术切除颅内肿瘤等。

（二）发作时治疗

立即协助患者就地平卧；保持呼吸道通畅，吸氧；防止外伤及其他并发症；应用地西泮或苯妥英钠预防再次发作。

（三）发作间歇期治疗

主要为服用抗癫痫药物。药物治疗一般原则如下。①确定是否用药：一般半年内发作2次以上者，一经诊断即应用药；首次发作或间隔半年以上发作1次者，应在充分告知的情况下，根据患者及其家属意愿，酌情选择。②正确选择药物：根据癫痫发作类型和药物不良反应等情况选择药物，70%～80%新诊断癫痫的患者可以通过服用一种抗癫痫药物控制发作。③用药方式：取决于药物作用原理、代谢特点及不良反应出现规律等，因而差异很大。④严密观察药物不良反应：大多数抗癫痫药物都有不同程度的不良反应，应用抗癫痫药物前应检查肝、肾功能和血、尿常规，用药后还需定期监测。⑤尽可能单一用药：抗癫痫药物治疗的基本原则是从小剂量开始，缓慢增量至能最大限度控制癫痫发作且无不良反应或不良反应很轻的最低有效剂量。⑥合理联合用药：应在尽可能减少不良反应的基础上，最大限度地控制发作。⑦增减药物、停药及换药原则：控制发作后应遵医嘱坚持服药，必须逐一增减，不宜随意减量或停药。一般强直性发作、阵挛性发作、全面强直阵挛发作完全控制4～5年后，失神发作停止半年后可考虑停药，且停药前应有缓慢的减量过程，1.0～1.5年无发作者方可停药。

传统抗癫痫药物包括卡马西平、苯巴比妥、苯妥英钠、丙戊酸钠、氯硝西泮等。部分性发作、强直性发作和部分性发作继发全面性发作首选卡马西平，典型失神、肌阵挛发作、阵挛性发作、全面强直阵挛发作首选丙戊酸钠。新型抗癫痫药物有托吡酯、拉莫三嗪、加巴喷丁、奥卡西平、左乙拉西坦、唑尼沙胺等，可单一药物或与传统抗癫痫药物联合应用。

（四）药物难治性癫痫的治疗

多项研究证实，尽管予以合理的药物治疗，仍然会有30%左右的患者癫痫发作迁延不愈，称为难治性癫痫。对于各种抗癫痫药物治疗2年以上、血药浓度在正常范围、每月仍有4次以上发作的抗癫痫药物耐药者，可考虑手术治疗来减少患者的发作，减轻发作对患者躯体、心理及智力的损害。

（五）癫痫持续状态的治疗

目前认为，全面强直阵挛发作持续5分钟以上即可能发生神经元损伤，因此对于GTCS患者癫痫发作持续时间超过5分钟，就应考虑癫痫持续状态，并须使用抗癫痫药物紧急处理。治疗目标：心肺支持，维持生命体征；迅速终止癫痫发作，减少发作对脑神经元的损害；寻找并尽可能去除病因及诱因；处理并发症。

1. **对症治疗** 保持呼吸道通畅，牙关紧闭者放置牙套；吸氧，吸痰，必要时行气管插管或气管切开。迅速建立静脉通道，予以心电和脑电的监测，关注血气和血液生化指标变化，查找并去除癫痫发作的原因与诱因等。

2. **控制发作** 迅速终止发作是治疗癫痫持续状态的关键。①地西泮治疗：首先静脉注射地西泮10～20mg，2～5mg/min，再将60～100mg地西泮溶于5%葡萄糖生理盐水中，于12小时内缓慢静脉滴注。密切观察有无呼吸和心血管抑制，做好辅助呼吸和应用呼吸兴奋药的准备。②地西泮加苯妥英钠：首先用地西泮10～20mg静脉注射取得疗效后，再用苯妥英钠加入生理盐水缓慢静脉滴注。部分患者也可单独使用苯妥英钠。③10%水合氯醛20～30ml加等量植物油保留灌肠：每8～12小时1次，适合肝功能不全或不宜使用苯妥英钠治疗者。④咪达唑仑：具有起效快、使用方便，对血压和呼吸抑制作用比传统药物小的特点，有望成为治疗难治性癫痫持续状态的标准疗法。

3. **防治并发症** 脑水肿者用20%甘露醇125ml快速静脉滴注，感染患者应用抗生素控制感染，高热患者予以物理降温，代谢紊乱患者纠正低血糖、低钠血症、低钙血症、酸中毒，营养不良者加强营养支持治疗。

（六）手术治疗

常用方法有前额叶切除术和选择性杏仁核、海马切除术，癫痫病灶切除术，额叶以外的脑皮质切除术，以及迷走神经刺激术、慢性小脑电刺激术、脑立体定向损毁术等。

七、护理

1．主要护理诊断

（1）有受伤的危险：与癫痫发作时脑实质神经元异常放电不受控制的强直性痉挛有关。

（2）知识缺乏：缺乏疾病及正确服药的相关知识。

（3）恐惧：与癫痫发作的不可预知和困窘有关。

2．其他护理诊断

（1）有误吸的危险：与发作时气道痉挛、口鼻分泌物增多有关。

（2）潜在并发症：脑水肿，水、电解质和酸碱平衡紊乱。

（3）精神症状：愤怒、焦虑，与精神运动性发作有关。

3．护理目标

（1）通过密切监护，最大限度减少癫痫发作所导致的机体损伤。

（2）患者了解饮食的重要性，能定时定量自行进食。通过药物治疗及减少诱发癫痫发作的不良因素，以达到减少癫痫发作次数，保证夜间充足睡眠。

（3）逐渐恢复自理能力，心理状态良好，配合医护人员的治疗、护理，能对自身疾病和住院有正确的认识，能安心住院。

4．护理措施

（1）有受伤的危险

1）发作期安全护理：①告知患者有前驱症状时立即平卧，采取保护措施；当活动状态发作时，迅速脱离危险环境如火源、水源等，并移开易造成伤害的物品，防止患者受伤。②保持呼吸道通畅。松开衣领，取下领结、腰带等造成约束的外在因素，取下活动性义齿，将患者头偏向一侧，使口腔分泌物自行流出，及时清理口腔分泌物及痰液，防止分泌物误入气道，防止窒息的发生，必要时建立人工气道。③体位管理。癫痫发作时，将患者放到床上或就地平面上，取头低侧卧位或平卧位，并将头偏向一侧；在其头部下放置软物，防止患者因抽搐而伤及头部。④预防舌咬伤，不要将任何坚硬物品放入患者口中。⑤病情观察。密切观察并记录发作的类型、频率、起始及持续时间；观察发作停止后患者意识完全恢复的情况，有无头痛、疲乏及行为异常等。关注生命体征及意识、瞳孔变化，注意发作过程中有无心率增快、血压升高、呼吸减慢或暂停、瞳孔散大、牙关紧闭、大小便失禁等。⑥患者抽搐时，不可强行按压其肢体，以免造成韧带撕裂、关节脱臼，甚至骨折等损伤。不要指掐人中穴，不要强行给其喂水、喂食、喂药。癫痫持续状态、极度躁动或发作停止后意识恢复过程中，有短时躁动的患者，应由专人守护，加保护性床挡。

2）发作间歇期安全护理：给患者创造安全、安静的休养环境，保持室内光线柔和，无声、光刺激；将患者安置在带床挡的病床；床旁桌上不放置热水瓶、玻璃杯等危险物品。对于有癫痫发作史并有外伤史的患者，随时做好防止发生意外的准备。

（2）知识缺乏

1）疾病知识教育：向患者及其家属讲解疾病及治疗的相关知识及自我护理方法。指导患者应充分休息，环境安静适宜，养成良好的生活习惯，注意劳逸结合。告知患者疲劳、睡眠不足、饥饿、饮酒、便秘、情绪激动、强烈的声光刺激、惊吓、心算、阅读、书写、下棋、长时间看电视、洗浴等都是诱发因素，应尽量避免。鼓励家属督促、管理患者治疗行为，保证患者坚持治疗，从而减少癫痫发作。

2）饮食宣教：避免辛辣刺激性食物和酒精。不宜摄入辣椒、芥末、咖喱等刺激性食物，富含酒精的饮料、咖啡、浓茶和可乐。避免肥甘厚腻食物，因其可能增加脑动脉硬化风险，影响脑部血液循环，导致癫痫发作。

3）用药护理：向患者及其家属介绍用药原则、所用药物常见的不良反应及注意事项。用药前进行血、尿常规和肝、肾功能检查，用药期间需监测血药浓度、观察药物疗效并定期复查，及时发现肝损伤、神经系统损害、智力和行为改变等严重不良反应。癫痫患者需要遵医嘱长期甚至终身用药，漏服药物是诱发癫痫持续状态最重要的危险因素，避免随意用药、增减剂量或停药。常用抗癫痫药物及常见不良反应见表9-6-1。

表9-6-1 常用抗癫痫药物及常见不良反应

药物	不良反应
苯妥英钠（PHT）	胃肠道症状、眩晕、头痛、巨幼细胞贫血、皮疹、肝毒性
卡马西平（CBZ）	胃肠道症状、头晕、头痛、共济失调、复视、嗜睡、皮疹
苯巴比妥（PB）	嗜睡、叶酸缺乏、共济失调、认知与行为异常、低钙血症
丙戊酸钠（VPA）	头晕、头痛、恶心、贫血、肥胖、低钠血症、嗜睡、震颤
加巴喷丁（GBP）	嗜睡/镇静、头晕、焦虑、失眠、恶心、易激惹
拉莫三嗪（LTG）	胃肠道症状、皮疹、头晕、嗜睡、失眠、震颤、攻击行为、易激惹
托吡酯（TPM）	胃肠道症状、嗜睡、疲乏、眼球震颤、头晕、体重减轻
奥卡西平（OXC）	疲劳、无力、恶心、呕吐、头晕、头痛、皮疹
咪达唑仑（MDZ）	低血压、心悸、谵妄、幻觉、皮疹、过度换气

（3）恐惧

1）加强疾病知识教育：癫痫发作的不可预测性，家属及目击者的无助，给患者和/或家庭带来恐惧和冲击。癫痫的诊断影响患者、家庭及其社会关系。应加强癫痫知识教育，提高患者及其家属对癫痫诊断、发作先兆或诱因、发作类型、药物作用及不良反应、安全自护措施、发作危险因素和发作结果的认识，帮助他们接受和适应患有癫痫的生活，消除患者自卑心理，使其建立战胜疾病的自信心，增强自我管理能力。

2）心理护理：在提供心理护理时应考虑患者的文化背景、健康素养、信息和支持需求，仔细观察患者的心理反应，关心、理解和尊重患者，鼓励患者表达自己的心理感受，提高患者、家属及社会对癫痫及相关知识的了解，减少误解，以减轻患者的病耻感，减轻患者对癫痫发作的恐惧。

5. 护理评价

（1）护理过程中安全、及时、准确地识别患者现有护理问题护理诊断。

（2）患者癫痫发作均未导致舌咬伤、骨折、误吸等损伤；脑水肿，水、电解质和酸碱平衡紊乱未进一步恶化。

（3）后期患者情绪稳定，能自行进食，营养状况得到改善；夜间睡眠较前有所好转。未出现皮肤完整性受损。

（4）患者知晓规律服药的重要性，生活基本自理，掌握出院后疾病管理的重点。

6. 健康指导

（1）疾病预防指导：告知患者饮食以清淡易消化为主，少食多餐，避免刺激性食物，戒烟酒。养成良好的生活习惯，按时休息，保证充足睡眠，避免过度劳累，避免受凉、淋雨及用过冷或过热的水淋浴。尽量避免某些特发因素，如闪光、音乐、惊吓等，减少声光刺激，如使用窗帘、滤声器，不去歌厅等嘈杂场所，保持环境安静，防止诱发。

（2）疾病知识指导：患者须坚持服药，不能间断，为防止遗忘，可固定地方放置药物，并于每日固定时间规律服药，不能私自停药。遵医嘱定期复查，定期检查脑电图。

（3）安全与婚育指导：告知患者外出时随身携带写有姓名、年龄、所患疾病、住址、家属联系方式的信息卡。在病情未得到良好控制时，户外活动或外出就诊时应有家属陪伴。患者不应从事攀高、游泳、驾驶等在发作时有可能危及自身和他人生命的工作。特发性癫痫且有家族史的女性患者，婚后不宜生育；双方均有癫痫，或一方有癫痫，另一方有家族史者不宜结婚；育龄女性患者应在医生指导下计划妊娠。

知识拓展

终止癫痫持续状态发作的专家共识

癫痫持续状态（status epilepticus，SE）是癫痫学及神经重症医学中最常见的危急重症之一。除意外死亡外，大多数癫痫患者的死亡都发生在此期，但给予合理的治疗能改善SE患者的预后。尽管SE的治疗涉及多个方面，但快速终止发作仍是治疗的重点。

国际抗癫痫联盟总结了能引起SE的164种病因，涉及神经内科、神经外科、精神科、儿科、感染科及重症医学科等。随着对SE认识的加深及多学科临床实践的广泛开展，亟须制定一个可操作的终止SE的共识。为此，中国抗癫痫协会药物治疗专业委员会利用自身多学科的优势，组织神经内科、神经外科、儿科、精神科、感染科及重症医学科的专家，并邀请国际同行参与，共同制定了《终止癫痫持续状态发作的专家共识》，以期为我国诊治SE的临床实践提供一种可操作的方法。该共识推荐按下列顺序选择治疗方法：地西泮或劳拉西泮→氯硝西泮→苯巴比妥、丙戊酸、左乙拉西坦→咪达唑仑→异丙酚→氯胺酮→联合用药→生酮饮食→亚低温→电休克治疗。

小结

思考题

1. 简述癫痫患者的药物治疗护理要点。
2. 简述癫痫患者持续状态预防受伤和窒息的护理要点。

第七节　周围神经疾病

一、总述

（一）概述

周围神经（peripheral nerve）是中枢神经以外的神经。周围神经疾病是由多种病因引起的周围神经系统结构或功能损害的疾病。周围神经包括运动、感觉和自主神经，由交感和副交感神经构成，主要调节内脏、血管、平滑肌及腺体的活动和分泌。本章主要介绍三叉神经痛、特发性面神经麻痹、吉兰-巴雷综合征。

三叉神经痛常见于成人及老年人，其中70%～80%病例在40岁以后发病，女性患病比例略高于男性，通常为单侧发病。特发性面神经瘫痪年发病率为（10～34）/10万，在不同地区和人群间存在差异，城市地区人口密集、生活压力大，发病率高于农村地区。男女发病比例大致相当。吉兰-巴雷综合征任何年龄任何季节均可发病，通常在发病前1～3周会出现呼吸道或消化道感染的症状，或者有疫苗接种史。多为急性起病，单相病程，大部分患者症状常于2周左右达高峰。

三叉神经痛预后较好，但极少自愈。病程呈周期性发作，缓解期可数天至数年。特发性面神经麻痹的治愈率较高。大部分患者在发病后2～4周开始逐渐恢复，3～4个月后完全康复。对于面部肌肉完全麻痹的患者，即使未采取任何治疗措施，仍有高达70%的患者，在发病6个月后实现完全康复。部分患者可能会遗留面肌无力、面部肌肉联带运动痉挛或鳄鱼泪现象。吉兰-巴雷综合征具有自限性，大多患者预后良好，通常在病情稳定后2～4周开始逐步恢复，大部分病例2个月至1年内可完全或接近痊愈状态，10%的患者可遗留较严重的后遗症。预后不良的危险因素包括：年龄大于60岁，病情进展迅速并需辅助呼吸及运动神经波幅下降。吉兰-巴雷综合征死亡率约为5%，主要死因为呼吸肌麻痹、肺部感染及心力衰竭等。

（二）病因与发病机制

周围神经疾病病因复杂，可能与营养代谢、药物、中毒、血管炎、肿瘤、遗传、外伤或机械压迫等因素有关。其发病机制主要涉及神经元的变性坏死、轴索脱髓鞘、炎症反应。各种原因导致的神经元损伤，会引起神经元的变性坏死，从而影响神经冲动的传导。髓鞘是包裹在神经纤维轴突外面的脂质层，对神经冲动的传导起重要作用，当髓鞘受损时，会导致神经传导速度减慢或神经冲动传导中断。周围神经疾病在发病过程中，常伴有局部或全身的炎症反应，炎症反应会进一步加重神经元的损伤，形成恶性循环。

（三）临床表现

1. **症状** 感觉障碍和运动障碍是周围神经疾病的典型特征，感觉障碍主要表现为感觉缺失、感觉异常、疼痛、感觉共济失调，运动障碍包括运动神经刺激导致的异常兴奋（表现为肌束震颤、肌纤维颤搐、痛性痉挛等）和麻痹症状（肌力减退或丧失、肌萎缩）。

2. **体征** 常伴有腱反射减弱或消失。

3. **并发症** 可有自主神经受损，表现为无汗、竖毛障碍和直立性低血压，严重者可出现无泪、无涎、勃起功能障碍和膀胱直肠功能障碍等。

（四）辅助检查

1. **神经传导测定（nerve conduction studies，NCS）** 用于评定周围神经传导功能的一项诊断技术，通常包括运动神经传导速度和感觉神经传导速度的测定。

2. **肌电图（electromyogram，EMG）** 是研究或检测肌肉生物电活动，借以判断神经肌肉系统功能及形态学变化，并有助于神经肌肉系统的研究或提供临床诊断的工具。

这两项检查对周围神经疾病的诊断有重要的价值。通过周围神经组织活检可确定周围神经损伤部位，明确病变类型。

（五）治疗要点

周围神经疾病的治疗首先是病因治疗；其次是对症处理，如给予镇痛药和B族维生素等；患者病情稳定后，可积极开展物理疗法，如康复训练、针灸、按摩等方式，有助于预防肌肉挛缩和关节变形。

二、三叉神经痛

（一）概述

三叉神经痛（trigeminal neuralgia）是在三叉神经分布区发作的一种反复出现且发作时间短暂的剧烈疼痛，根据病因与发病机制可分为原发性和继发性三叉神经痛。

（二）病因与发病机制

原发性三叉神经痛的病因尚未完全确定，病变位于三叉神经半月节及其感觉神经根内，与血管压迫、岩骨部位骨质畸形等对神经的机械性压迫、牵拉和营养代谢障碍等有关。而继发性三叉神经痛的发病原因相对明确，主要是由大脑桥部的小脑角区域附近的肿瘤、炎症反应、创伤或三叉神经分支损伤引起的。目前尚未明确发病机制，有研究者认为是由多种原因导致三叉神经部分失去髓鞘而产生异常冲动后，邻近轴索纤维形成伪突触或产生短路，使轻微的疼痛刺激通过短路传入中枢，中枢传出的冲动也通过短路传播，最终导致三叉神经痛的发作。三叉神经周围支见图9-7-1。

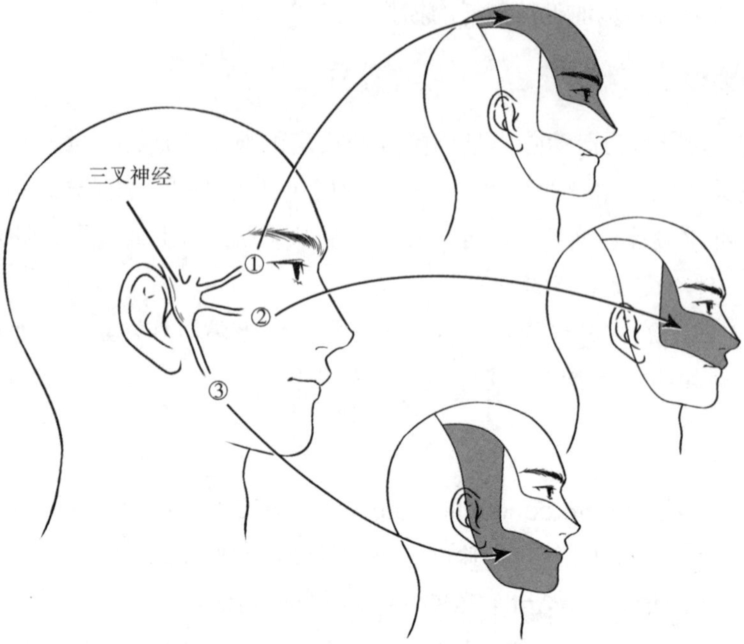

图9-7-1　三叉神经周围支示意图

注：①为眼支（第一支），②为上颌支（第二支），③为下颌支（第三支）。

（三）临床表现

1. 症状

（1）面部剧痛：疼痛常集中于三叉神经1或2支分布区，多见于上颌支、下颌支。发作时表现为面颊上下颌剧烈的疼痛，如电击样、针刺样、刀割样或撕裂样，持续数秒或1～2分钟，每次发作疼痛的性质及位置固定，突然开始又迅速结束，间歇期完全正常。发作时患者常常紧握双拳、握物，用力按压疼痛部位，或用手摩擦疼痛部位，以缓解疼痛。

（2）疼痛的扳机点：口角、鼻翼和面颊等部位最敏感，轻触、轻叩即可引发痛觉，故被称为“触发点”或“扳机点”。严重者，即使是简单的日常行为，如洗漱、谈话或进食都可引起剧烈疼痛，甚至不能完成日常活动，导致个人卫生差、面色憔悴、情绪低落。

（3）周期性发作：发作可持续数天、数周或数月，随着病情的进展，发作频率逐渐增加，发作时间延长，间歇期缩短，甚至演变成连续性的发作，极少自然痊愈。继发性三叉神经痛发作时间通常较长，或为持续性疼痛、发作性加重，多无“扳机点”。

2. 体征　原发性三叉神经痛者，其神经系统的检查结果并未显示阳性症状。继发性三叉神经痛常伴有其他脑神经及脑干受损的症状和体征。

（四）辅助检查

1. 神经电生理检查　运用神经电生理检查方法，对三叉神经分支进行电刺激，并观察眼轮匝肌和咀嚼肌的表面电活动，以评估三叉神经的传入情况和脑干三叉神经中枢路径的功能，主要用于排除继发性三叉神经痛。

2. 影像学检查　头颅MRI检查可排除因器质性病变引起的继发性三叉神经痛，如颅底肿瘤、多发性硬化、脑血管畸形等疾病。

（五）诊断要点

根据疼痛发作的典型症状和分布范围，排除牙痛、偏头痛、颈椎病等其他有面部疼痛表现的疾病，结合神经系统检查及必要的影像学检查（如MRI、CT），排除颅内病变，可诊断为三叉神经痛。

（六）治疗要点

迅速且有效镇痛是治疗本病的关键，首选药物治疗，如果药物治疗无效或失效，可选用其他疗法。

1. 药物治疗　卡马西平是本病的首选药物，初始用量设定为每日2次，每次0.1g，然后逐日递增，直至达到缓解疼痛的目标，最大剂量不超过1.0g/d。有效用药剂量维持治疗2～3周后，逐渐减至最小有效剂量，维持数月。此外，还可以选择苯妥英钠、加巴喷丁、普瑞巴林等其他替代药品。

2. 封闭治疗　药物治疗无效者可行无水乙醇或甘油封闭三叉神经分支或半月神经节，以破坏感觉神经细胞，从而产生镇痛效果。注射后可出现注射区面部感觉缺失的不良反应。

3. 经皮半月神经节射频电凝疗法　采用射频电凝治疗是有效的治疗方法，可减轻疼痛并持续数月至数年。但可引发面部感觉异常、角膜炎、复视、咀嚼无力、带状疱疹等并发症。

4. 手术治疗　可选用三叉神经感觉根部分切断术或伽马刀治疗，镇痛效果明显，或行显微血管减压术。

（七）护理

1. 主要护理诊断

疼痛：面颊上下颌疼痛，与三叉神经受损有关。

2. 其他护理诊断

焦虑：与疼痛反复、频繁发作有关。

3. 护理目标

（1）患者能叙述诱发或加重疼痛的因素，并能设法避免。

（2）患者能正确运用缓解疼痛的方法，疼痛发作的次数减少或程度减轻。

（3）患者保持情绪稳定，积极配合治疗。

4. 护理措施

疼痛：面颊上、下颌疼痛。

1）避免发作诱因：①保持室内光线柔和，周围环境安静、安全，避免因周围环境造成的刺激而产生焦虑。②保持规律作息和充足的睡眠，保持情绪稳定。③进食、漱口、说话、刷牙、洗脸动作宜轻柔，避免用过冷、过热的水洗漱和清洁面部。④食物宜软，忌生硬、油炸、辛辣食物，以免刺激“触发点”而引起疼痛。⑤注意头面部保暖，避免局部受凉或潮湿。

2）疼痛护理：①观察患者疼痛的部位、触发点、敏感区、性质、严重程度、持续时间、发作频率及伴随症状，了解疼痛产生的原因及相关因素。②评估患者疼痛情况，为治疗和护理提供依据，并且可根据其反馈给出建议。③引导患者使用如幻想、转移注意力和肌肉松弛法等方法来缓解疼痛感，同时也激励他们通过自我暗示、聆听轻松音乐或阅读书籍等方式来分散注意力，以此降低焦虑水平。经上述方法无效时遵医嘱给予镇痛药治疗。

3）用药护理：指导患者遵医嘱正确服药，不可擅自更换或停药，用药期间密切观察药物不良反应，以防止不良事件的发生，如卡马西平可导致头晕、嗜睡、口干、恶心、步态不稳、精神症状、皮疹、肝功能损害、白细胞减少等，通常在数日后自行消退；氯硝西泮可导致嗜睡、步态不稳；加巴喷丁可导致头晕、嗜睡等。

5. 护理评价

（1）患者能说出诱发或加重疼痛的因素。

（2）患者能有效运用减轻疼痛的方法，疼痛减轻或缓解。

（3）患者能够采用有效减压方法以保持情绪稳定，积极配合治疗。

6. 健康指导

（1）疾病知识指导：告知患者本病的临床特点与诱发因素，指导患者避免诱因。保持生活规律、适时休息和娱乐，保持情绪稳定和积极的心态，培养多种兴趣爱好，适当分散注意力。饮食偏清淡，营养丰富，疼痛严重时可适量给予半流质饮食。

（2）用药指导与病情监测：遵医嘱合理用药，教会患者如何识别药物的不良反应，服用卡马西平者每1～2个月检查1次肝功能和血常规，如出现皮疹、白细胞减少和共济失调等情况，需立即停药并及时就医。

知识拓展

三叉神经痛诊疗专家共识

典型原发性三叉神经痛的自然恢复几乎是不可能的，药物治疗的效果可能是部分缓解、完全缓解与复发交替出现，因此，鼓励患者根据发作的频率来调整药物剂量。当药物治疗的疗效减退或出现患者无法耐受的药物副作用而导致药物治疗失败时，可以尽早考虑手术治疗。手术方式有多种，包括经皮三叉神经半月神经节射频温控热凝术、梅克尔（Meckel）囊球囊压迫术、Meckel囊甘油注射、伽马刀治疗及微血管减压术。

资料来源：刘清军.《三叉神经痛诊疗中国专家共识》解读［J］. 中国现代神经疾病杂志，2018，18（9）：643-646.

三、特发性面神经麻痹

（一）概述

特发性面神经麻痹（idiopathic facial palsy）又称面神经炎（facial neuritis）或贝尔麻痹（Bell palsy），是因茎乳孔内面神经非特异性炎症而导致的周围性面瘫。

（二）病因与发病机制

本病的病因尚未明确。相关研究表明，其可能与嗜神经病毒感染有关。通常情况下，患者在受凉或上呼吸道感染后发病。发病机制是由于骨性面神经管只能容纳面神经通过，当该部位发生缺血或水肿时，就会对神经造成压迫。病毒感染可导致局部神经的自身免疫反应及营养血管痉挛，神经缺血、水肿，进而引发面肌瘫痪。早期病理改变主要表现为神经水肿和脱髓鞘，严重者可有轴索变性，以茎乳孔和面神经管内部分尤为显著。面神经解剖见图9-7-2。

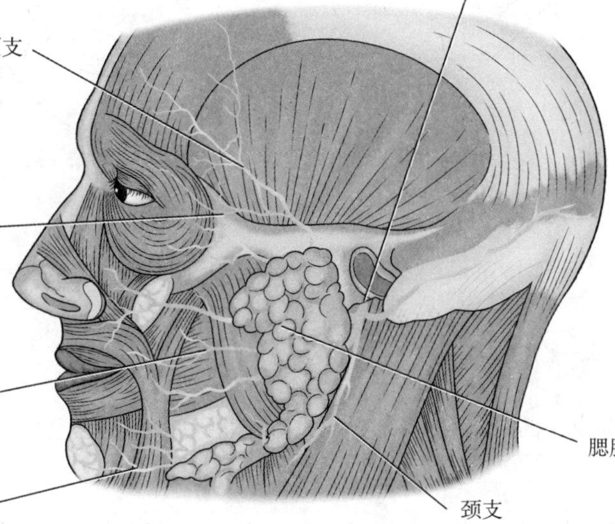

图9-7-2 面神经解剖示意图

（三）临床表现

1. 发病情况 本病在任何年龄、任何季节均可发病，多见于20～40岁，男性患病率高于女性。

2. 起病形式 一般为急性发病，通常在数小时或1～3天内症状达到高峰。

3. 临床症状与体征（图9-7-3）

（1）症状：表情肌瘫痪，多见于单侧，主要表现为患侧面部肌肉无力，额纹消失，不能皱额蹙眉；眼裂不能闭合或闭合不全；患侧闭眼时双眼球向外上方转动，露出白色巩膜，称为贝尔征（Bell sign）；患侧鼻唇沟变浅，口角歪向健侧（露齿时更明显）；口轮匝肌瘫痪，会出现吹口哨、鼓腮漏气；颊肌瘫痪，食物易滞留于患侧齿龈，口水或汤水可从患侧口角漏出等症状。

（2）体征：部分患者发病前1～2天可出现患侧耳后持续性疼痛或乳突部压痛；如面神经病变在中耳鼓室段者，可导致说话时回响过度和病侧舌前2/3味觉缺失。当膝状神经节受累时，除上述症状外，还可出现患侧乳突部疼痛，耳郭与外耳道感觉减退，外耳道或鼓膜出现疱疹，称为亨特（Hunt）综合征。

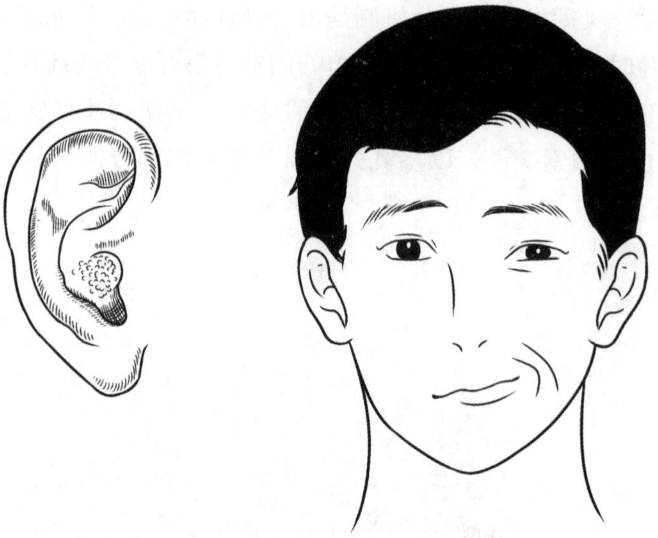

（a）　　（b）

图9-7-3　特发性面神经麻痹临床典型表现示意图

（四）辅助检查

通过肌电图检测和面神经传导的测定，来判断面神经是否受损。

（五）诊断要点

如果出现急性起病、临床表现为周围性面瘫，无其他神经系统阳性体征，并且排除颅内器质性病变，即可确诊。但需注意与吉兰－巴雷综合征、耳源性面神经麻痹、后颅窝肿瘤、脑膜炎等疾病引起的面神经麻痹进行鉴别。

（六）治疗要点

治疗原则是改善局部血液循环，减轻面神经水肿，缓解神经受压，促进神经功能恢复。

1. 药物治疗

（1）糖皮质激素：急性期应尽早服用糖皮质激素，常选用泼尼松30～60mg/d，每日1次，连续服用5日，之后7日内逐渐停用。

（2）神经营养药：如维生素B_1 100mg/d、维生素B_{12} 500μg/d，通过肌内注射，促进神经髓鞘恢复。

（3）抗病毒治疗：对于急性期的患者，可以尽早采用抗病毒治疗，包括联合使用抗病毒药物和糖皮质激素，尤其是对于面肌无力症状严重或完全瘫痪者，但不推荐独立使用抗病毒药物治疗，可口服阿昔洛韦每次0.2～0.4g，每日3～5次，连服7～10日。

（4）眼部保护：对于眼睑不能闭合者，可根据情况选择使用眼膏或滴眼液等方式来预防感染，从而保护角膜。

2. 物理治疗　急性期可在茎乳口附近行超短波透热疗法、红外线照射或局部热敷等物理治疗措施，以促进局部血液循环，减少神经水肿的发生。

3. 恢复期治疗　可进行面肌运动训练，或采用碘离子透入疗法、针刺或电针治疗等方式。发病后1年以上仍未恢复者，可考虑进行整容手术或对面－舌下神经或面－副神经吻合术。

（七）护理

1. 主要护理诊断

体象障碍：与面神经麻痹所致口角歪斜等有关。

2. 其他护理诊断

疼痛：下颌角或乳突部疼痛，与面神经病变累及膝状神经节有关。

3. 护理目标

（1）患者能够正视自身形象的改变，减少消极情绪，并逐渐接受和适应这种变化。

（2）患者掌握恢复和改善自我形象的方法，并能够自主应对因形象改变而带来的问题。

（3）患者能正确运用缓解疼痛的方法，疼痛发作的次数减少或程度减轻。

4. 护理措施

体象障碍

1）一般护理：急性期需注意休息和保暖，以防止面部受寒，避免直吹冷风，以免引发感冒。外出时可戴口罩、系围巾来保护面部的皮肤。患侧面部可用湿热毛巾外敷，水温50～60℃，每日3～4次，每次15～20分钟；早晚可自行按摩患侧皮肤，动作应轻柔、适度，部位准确。

2）饮食护理：饮食要避免辛辣、酸、干、硬、粗糙食物。患者进食后口腔患侧常有食物残渣滞留，进食前后应做好口腔护理，如指导患者漱口、清洁口腔等。

3）心理护理：患者突然出现面部肌肉瘫痪、口角歪斜等影响容貌和生活的情况，使他们承受巨大的心理压力，容易出现急躁不安、拒绝配合治疗等消极情绪。因此，护士应给予患者适当的心理支持和疏导，帮助患者克服焦虑情绪，正确看待疾病，积极配合治疗。

4）预防眼部并发症：眼睑不能闭合或闭合不全者应减少用眼频率，可使用眼罩、眼镜来防护，或使用滴眼液来预防感染，保护角膜的健康。

5）功能锻炼：指导患者尽早进行面部肌肉的主动与被动运动，可对着镜子做一些表情动作，如皱眉、举额、闭眼、露齿、鼓腮和吹口哨等，每日数次，每次5～15分钟。

5. 护理评价

（1）患者保持积极乐观心态，正视疾病。

（2）患者掌握护理人员给予的相关知识，能够了解疾病，改变并适应因疾病给自身带来的变化和问题。

（3）能有效运用减轻疼痛的方法，疼痛减轻或缓解。

6. 健康指导

（1）疾病知识指导：病毒感染或自主神经功能失调均可引起局部血管痉挛、神经缺血、水肿而发生本病，因此，患者应保持积极的心态，生活规律，避免面部长时间吹冷风、受凉或感冒。饮食清淡易消化，确保口腔卫生，预防口腔感染；保护角膜，防止角膜溃疡；当面瘫未完全恢复时，要注意使用围巾或高领风衣来适当遮挡和装饰。

（2）康复指导：遵医嘱进行物理治疗或针灸；掌握面肌功能训练的技巧，坚持每日数次面部按摩和运动。

知识拓展

面神经麻痹的中医认知

面神经麻痹是以口角向一侧歪斜、眼睑闭合不全为主症的病症。《黄帝内经》将面瘫称之为“口㖞”“僻”“卒口僻”。《金匮要略》将面瘫记录为“㖞僻”,《诸病源候论》则将面神经麻痹称之为“口眼㖞斜”,《三因极一病证方论》名之为“吊线风”。

《金匮要略·中风历节病脉证并治》中记载:“脉络空虚,贼邪不泻,或左或右,邪气反缓,正气即急,正气引邪,㖞僻不遂”。《诸病源候论·妇人杂病诸候·偏风口㖞候》中记载:“偏风口㖞,是体虚受风,风入于颊口之筋也。足阳明之筋,上夹于口,其筋偏虚而风因乘之,使其经筋偏急不调,故令口㖞僻也。”明确指出患者脉络空虚,面部经筋易感受外邪,筋肉纵缓不收,而发为面瘫。

资料来源:陈强林,庄展铁,罗馨媚,等. 针刺结合肺俞拔罐治疗特发性面神经麻痹疗效观察[J]. 实用中医药杂志,2024,40(8):1634-1635.

四、吉兰-巴雷综合征

(一)概述

吉兰-巴雷综合征(Guillain-Barré syndrome,GBS)是一种由免疫介导引起的急性炎性周围神经疾病。临床特征是急性起病,临床症状大约在2周内达到高峰,表现为多发神经根及周围神经受损,常伴有脑脊液蛋白-细胞分离现象,病程多为单时相自限性,静脉注射免疫球蛋白(intravenous immunoglobulin,IVIg)和血浆置换治疗有效。GBS发病率为(0.4～2.5)/10万,其中急性炎性脱髓鞘性多发性神经病(acute inflammatory demyelinating polyneuropathy,AIDP)和急性运动轴突性神经病(acute motor axonal neuropathy,AMAN)是GBS中最常见的两种亚型。主要病理改变为周围神经组织小血管周围淋巴细胞及巨噬细胞浸润,神经纤维脱髓鞘,严重情况下可出现轴突变性。

(二)病因与发病机制

1. **病因** 大量的研究结果提示,GBS为免疫介导引发的周围神经疾病。临床及流行病学资料显示,GBS发病可能与空肠弯曲菌感染有关,以腹泻为前驱症状的GBS患者的空肠弯曲菌感染率高达85%,常在腹泻停止后发病。此外,其发病还可能与巨细胞病毒、EB病毒、水痘-带状疱疹病毒、肺炎支原体、乙型肝炎病毒、HIV感染有关。另外,白血病、淋巴瘤、器官移植后使用免疫抑制药或患有系统性红斑狼疮、桥本甲状腺炎等自身免疫病者常合并GBS。

2. **发病机制** 分子模拟学说认为,病原体某些成分与周围神经某些成分的结构相似,机体免疫系统发生识别错误,自身免疫细胞和自身抗体对正常的周围神经组分进行免疫攻击，导致周围神经脱髓鞘。

（三）临床表现

AIDP是GBS中最常见的类型，又称典型GBS，主要病变表现为多发性神经根和周围神经的节段性脱髓鞘。

1. **弛缓性瘫痪** 首发症状通常为肢体对称性迟缓性无力，病情可从远端向近端发展或自近端向远端加重，常由下肢逐渐累及躯干肌和脑神经，重症病例还可累及肋间肌及膈肌，造成呼吸麻痹。四肢腱反射常常减弱，但少数情况下正常或活跃。

2. **感觉障碍** 发病时多有肢体感觉异常，如烧灼感、麻木、刺痛和不适感等症状，可先于或与运动症状同时出现。感觉缺失或减退相对较轻，呈手套－袜套样分布。有少数患者肌肉可有压痛感，尤其以腓肠肌压痛较常见。

3. **脑神经损害** 以双侧周围性面瘫最为常见，部分患者以脑神经损害为首发症状来就诊。延髓麻痹以儿童多见，偶尔出现视神经乳头水肿的情况。

4. **自主神经症状** 包括多汗、皮肤潮红、手足肿胀及营养障碍。严重者可出现心动过速和直立性低血压。但直肠和膀胱括约肌功能多无明显影响。

（四）辅助检查

1. **腰椎穿刺脑脊液检测** 脑脊液改变细胞计数正常，而蛋白质含量明显增高（为神经根的广泛炎症反应所致），称蛋白－细胞分离现象，是本病的重要特征。通常在发病后2～4周最为突出。

2. **神经电生理测试** 可见F波传导速度减慢或出现率下降，提示周围神经存在脱髓鞘病变。

（五）诊断要点

有先驱感染病史，急性起病并逐步加重，四肢呈现对称性和弛缓性瘫痪，可能存在脑神经损伤，常见脑脊液蛋白－细胞分离现象，可诊断本病。

（六）治疗要点

1. **免疫治疗**

（1）血浆置换（plasma exchange，PE）：可迅速降低血浆中抗体和其他炎症因子，有条件者应尽早应用。每次置换量为30～50ml/kg，根据病情严重程度，在1～2周内治疗3～5次。禁忌证包括严重感染、心律失常、心功能不全和凝血功能障碍等。GBS症状出现后的7日内使用血浆置换疗效较佳，但在发病30日内PE治疗仍然有效。

（2）静脉注射免疫球蛋白：可与大量抗体竞争性阻止抗原与淋巴细胞表面抗原受体结合，从而达到治疗疾病的作用。在出现呼吸麻痹前，应尽早使用大剂量的免疫球蛋白静脉滴注治疗，可获得与血浆置换治疗相类似的效果，且更安全。成人剂量0.4g/（kg·d），连用5日。

（3）糖皮质激素：国内外对糖皮质激素治疗GBS仍有争议，但慢性GBS对糖皮质激素仍有良好的反应。早期发病重症患者可用甲泼尼龙500mg/d，静脉滴注，连用5日后逐渐减量；或用地塞米松10mg/d，静脉滴注，7～10日为1个疗程。

2. 辅助呼吸　呼吸麻痹是GBS的主要危险症状，呼吸麻痹的抢救是提高本病治愈率、降低病死率的关键。因此，需密切观察患者病情，对呼吸困难者及时进行气管插管、气管切开和人工辅助呼吸。

3. 其他治疗　对于有胃肠道空肠弯曲菌感染者，可用大环内酯类药物治疗。可选用B族维生素，如维生素B_1、维生素B_2等营养神经的补充剂。病情稳定后，可早期进行正常的神经功能康复训练，包括主动或被动运动、针灸及按摩等方式，以预防失用性肌萎缩和关节挛缩等问题的出现。

（七）护理

1. 主要护理诊断

（1）躯体移动障碍：与肌力下降有关。

（2）低效性呼吸型态：与周围神经损害、呼吸肌麻痹有关。

2. 其他护理诊断

（1）恐惧：与呼吸困难、濒死感或害怕气管切开有关。

（2）吞咽障碍：与脑神经受损所致延髓麻痹，咀嚼肌无力及气管切开等有关。

（3）清理呼吸道无效：与肌麻痹致咳嗽无力、肺部感染所引起分泌物增多等因素有关。

（4）潜在并发症：外伤、压力性损伤、深静脉血栓形成、营养失调。

3. 护理目标

（1）确保患者的呼吸道无分泌物堵塞，通过定期吸痰、湿化呼吸道等措施，保持呼吸道通畅。

（2）采取适当的体位调整、呼吸训练等措施，提高患者的呼吸效率，改善呼吸功能，预防并发症发生。

（3）患者能够适应进食、穿衣、沐浴或卫生自理缺陷的状态。

（4）患者能接受护理人员的照顾，生活需要得到满足。

（5）患者不发生外伤、压力性损伤、深静脉血栓形成、营养失调等并发症。

4. 护理措施

（1）躯体移动障碍

1）饮食护理：指导患者进食高蛋白、高维生素、高热量且易消化的软食；多食水果、蔬菜；多饮水，补充足够的水分。对于存在吞咽困难、气管切开或依靠呼吸机辅助呼吸者，应及时给予鼻饲饮食，以确保机体获得足够的营养，维持水、电解质平衡。

2）预防并发症：重症GBS因瘫痪、气管切开和机械通气，需长时间卧床，导致机体免疫力下降，引起肺部感染、压力性损伤、营养失调等问题，也可导致下肢深静脉血栓形成、肢体挛缩和肌肉失用性萎缩、排便困难和尿潴留等症状。指导患者定时翻身、拍背、咳嗽以保持呼吸道畅通，鼓励其多做运动以锻炼四肢，必要时穿弹力长袜，进行灌肠或导尿等。

3）用药护理：护士应指导患者遵医嘱正确服药，告知药物的作用、不良反应、使用时间、方法及注意事项。如使用糖皮质激素治疗时，可能出现应激性溃疡所致消化道出血，需观察是否有胃痛或柏油样便等症状，对于留置鼻胃管的患者，应定期检查胃部情况，包括胃液颜色、性质；使用免疫球蛋白治疗时，可导致发热、面红的情况，通过减慢输液速度可缓解症状；部分镇静催眠类药物可引起呼吸抑制问题，不能轻易使用，以免掩盖或加重病情。

4）生活护理、安全护理及康复护理：措施见本章第一节瘫痪。

（2）低效性呼吸型态

1）氧疗护理：持续低流量给氧，并保持输氧管道的通畅和氧气湿化。当患者动脉血氧饱和度降低时，应增加氧流量。

2）保持呼吸道通畅：引导患者采用半坐卧位，鼓励其深呼吸和有效咳嗽，协助其进行翻身、拍背或体位引流，以促进分泌物的流出，及时清除口腔、鼻腔和呼吸道的分泌物，必要时吸痰。

3）准备抢救用物：床头通常配备吸引器、气管切开包及机械通气装置，以便随时进行抢救。

4）病情监测：动态监测患者生命体征，观察其吞咽情况、运动障碍和感觉障碍的程度和范围。必要时给予重症监护，密切观察患者的意识、血压、脉搏、呼吸、动脉血氧饱和度及情绪变化。询问患者有无胸闷、气短、呼吸费力等症状，注意其呼吸困难的程度和动脉血气分析的指标变化。当患者烦躁不安时，应区分是否为早期缺氧的表现；当出现呼吸费力、出汗、口唇发绀等缺氧症状时，应立即通知医生建立人工气道，使用呼吸机辅助呼吸。

5）心理护理：本病发病急，进展快，患者意识清楚，常因对疾病相关知识缺乏了解，易产生沮丧和失望的心理，护士应与患者及其家属多沟通交流，同时进行疾病相关知识的健康宣教，使患者能更好地理解病情，及时了解患者心理状态，增强其战胜疾病的信心，积极配合治疗。

5. 护理评价

（1）患者呼吸道保持通畅，分泌物得到有效清除，无呼吸困难、发绀等症状。

（2）患者呼吸频率、节律、深度等指标有所改善，无并发症发生。

（3）患者能适应运动障碍的状态，情绪稳定。

（4）患者能接受护理人员的照顾，舒适感增强，生活需要得到满足。

（5）患者未发生外伤、压力性损伤、深静脉血栓形成、营养失调等并发症。

6. 健康指导

（1）疾病知识指导：指导患者及其家属了解本病的病因、进程、常见并发症及预后；保持情绪稳定和健康心态；加强营养，增强体质和机体抵抗力，避免淋雨、受凉、疲劳和创伤等诱因，防止病情再次复发。

（2）康复指导：加强肢体功能锻炼和日常生活技能训练，防止并发症，促进康复。肢体被动和主动运动均应保持关节达到最大活动度；在锻炼过程中应有家人陪同，以免发生意外伤害。由于GBS恢复期长，通常会持续数周或数月，所以家属应充分理解和关心患者，鼓励他们坚持锻炼。

（3）病情监测指导：教会患者及家属监测生命体征，特别是在吞咽、运动及感觉方面疾病的发展情况，当患者出现咳嗽、咳痰、发热、呼吸困难、烦躁、胃部不适、腹痛、柏油样便、肢体肿胀及疼痛等症状时，应及时就诊。

小结

思考题

1．患者，女，58岁。退休教师。主诉：右侧面部阵发性剧痛3个月，尤其在洗脸、刷牙时加重。3个月前，患者开始出现右侧面部疼痛，初时疼痛较轻，未予重视。后疼痛逐渐加重，尤其在洗脸、刷牙、咀嚼时更为明显，疼痛呈电击样、刀割样，每次持续数秒至数分钟不等。曾就诊于当地医院，诊断为“三叉神经痛”，给予药物治疗，但效果不佳。体格检查：右侧面部三叉神经分布区域无明显红肿、皮疹等异常，触诊时患者诉疼痛加剧。

请问：

（1）根据上述检查，该患者的诊断是什么？治疗原则是什么？

（2）针对该患者的三叉神经痛，应采取哪些具体护理措施？

（3）在接受治疗期间，如何评估该患者的治疗效果？

2．患者，男，40岁。公司职员。主诉：突发左侧面部肌肉无力，伴有口角歪斜、眼睑闭合不全等症状，持续3天。既往体健，发病前无明显诱因。体格检查：左侧面部额纹消失，眼睑闭合不全，口角向右歪斜，鼓腮漏气，不能完成皱眉、闭眼等动作。闭目时眼球向上外方转动，显露白色巩膜（Bell征阳性）。诊断为特发性面神经麻痹（左侧）。

请问：

（1）特发性面神经麻痹的主要临床表现有哪些？

（2）针对该患者的特发性面神经麻痹，应采取哪些护理措施？

（3）该患者在康复期间的注意事项有哪些？

3．患者，女，27岁。因“双侧肢体麻木无力、疼痛感2个月，加重8天”就诊。患者于半年前因偶感风寒后，自行服用风寒感冒颗粒、退热药后好转，后双侧肢体逐渐出现麻木无力感，偶尔会有疼痛，8天前无明显诱因出现腹泻，发热，体温38.6℃，轻度胸闷、憋气，饮水困难，来院就诊。腰椎穿刺检查：腰椎穿刺结果显示蛋白细胞分离现象。肌电图：F波传导速度减慢。

请问：

（1）该患者存在哪些主要护理诊断？

（2）针对上述护理诊断，应该采取哪些护理措施？

（3）该疾病治疗要点有哪些？

第八节　神经肌肉接头疾病和肌肉疾病

一、概述

神经肌肉接头疾病是神经肌肉接头间传递障碍所引起的疾病，主要包括重症肌无力（myasthenia gravis，MG）和兰伯特-伊顿（Lambert-Eaton）肌无力综合征等。肌肉疾病是骨骼肌自身病变引起的疾病，主要包括周期性瘫痪、多发性肌炎、进行性肌营养不良和线粒体肌病等。临床表现主要为肌萎缩、肌无力、不耐受疲劳、肌肥大与假肥大、肌肉疼痛和肌压痛、肌强直、肌肉不自主运动。本节主要介绍重症肌无力和周期性瘫痪。

骨骼肌是执行人体运动功能的主要器官，同时也是人体能量代谢的主要部位。人体的骨骼肌重量占体重的30% ～ 40%，供血量占心脏总输出量的12%，耗氧量占全身的18%，受运动神经的支配。运动单元是一个运动神经元所支配的范围，包括脊髓和脑干的运动神经细胞的胞体、周围运动神经、神经肌肉接头和所支配的肌纤维，是运动系统的最小单位。不同肌肉包含的运动单位数量不同。神经肌肉接头由突触前膜（突入肌纤维的神经末梢）、突触后膜（肌膜的终板）和突触间隙构成，其结构与功能见图9-8-1。组成突触前膜的神经末梢呈杵状膨大，无髓鞘包绕，通过“胞钠作用”摄取细胞外液的胆碱，合成乙酰胆碱（ACh），进入突触囊泡储存。突触后膜由肌膜表面的终板所构成，肌膜向肌浆内垂直凹陷形成皱褶样，每个皱褶表面分布着乙酰胆碱受体（AChR）。突触间隙的细胞外液内含乙酰胆碱酯酶可降解ACh。神经肌肉接头的传递过程是电学和化学传递相结合的复杂过程，当神经冲动抵达神经末梢时，突触前膜的突触小泡将ACh释放入突触间隙，约1/3的ACh与AChR结合，另2/3被突触间隙的胆碱酯酶破坏或被突触前膜重新摄取。ACh与AChR结合后引起突触后膜对钾离子、钠离子通透性的改变，钠离子大量向细胞内移动，肌细胞去极化和形成终板电位（EPP），达到一定幅度时产生动作电位（AP）引起肌肉的收缩；而后与AChR结合的ACh很快被突触间隙的乙酰胆碱酯酶水解，肌膜的离子通透性与膜电位相继恢复正常，肌肉放松。整个过程中任何一个环节的异常均可导致肌肉收缩与舒张障碍，引发神经肌肉接头疾病和肌肉疾病。

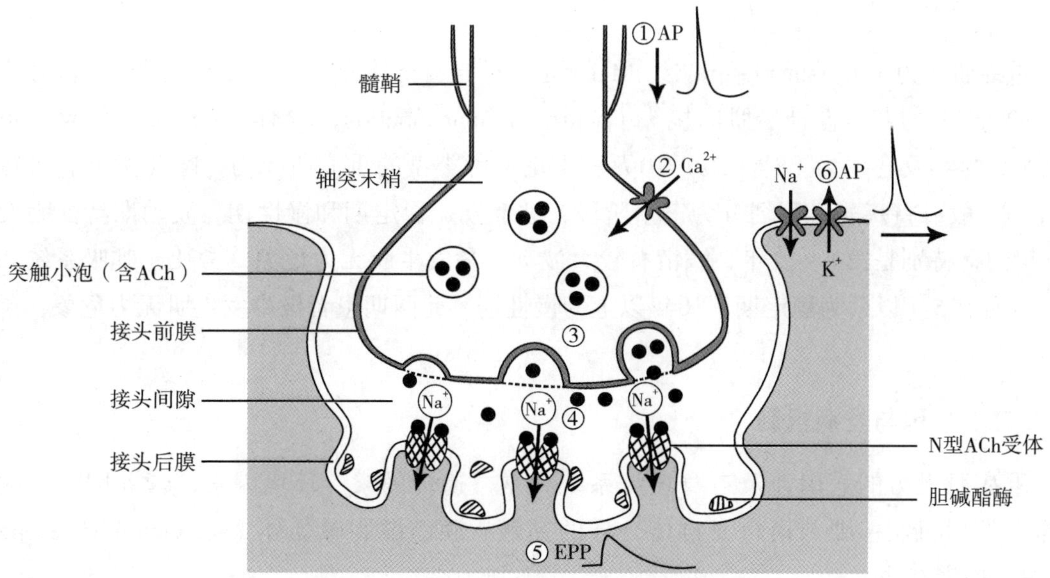

图9-8-1 神经肌肉接头结构与功能示意图

肌肉收缩与舒张所需的能源来自三磷酸腺苷（ATP），由线粒体氧化代谢活动提供。肌纤维经组织化学染色可分为Ⅰ型与Ⅱ型，前者主要分布在躯干，富于氧化活动，与姿势维持等功能有关；而后者富于酵解活动，主要分布在肢体与快速活动部位，收缩速度快。

神经肌肉接头疾病和肌肉疾病的发病机制涉及上述各环节。如肉毒梭菌中毒、癌性类重症肌无力综合征等可引起突触前膜病变，造成ACh合成和释放障碍；有机磷中毒可使突触间隙内乙酰胆碱酯酶活性降低，使ACh作用过度延长，导致突触后膜过度去极化，产生肌强直、肌束颤动和肌无力；重症肌无力是由突触后膜AChR受损导致的自身免疫病；周期性瘫痪的发病机制是终板电位下降而引起去极化阻断；进行性肌营养不良和多发性肌炎直接损坏肌纤维；线粒体肌病的发病机制是线粒体缺乏某些酶或载体而导致能量代谢障碍。

知识拓展

关注罕见病群体，加强社会保障

重症肌无力于2018年被纳入我国《第一批罕见病目录》。但由于社会对该疾病的认识不足，重症肌无力患者在学习、工作和生活中仍面临诸多困难。2023年两会期间，全国政协委员、台盟江西省委会主委、江西省人大教育科学文化卫生委员会副主任委员吕少军递交提案，建议加强对这一患者群体的社会保障和关心关爱，包括加大针对性的中医治疗研究，加强对青少年患病群体的心理辅导，完善社会保障和医保报销制度等内容。吕少军从看病就医、心理辅导、社会保障等多角度，提出了一系列针对性建议。

二、重症肌无力

（一）概述

重症肌无力（myasthenia gravis，MG）是一种自身抗体介导的主要累及神经肌肉接头突触后膜AChR的获得性神经肌肉接头（neuromuscular junction，NMJ）传递障碍的自身免疫病。MG的年发病率为（8～20）/10万。不论何种类型的重症肌无力，除儿童可有自行缓解外，一般可将疾病进程划分为三个阶段：波动期、稳定期和慢性期。波动期特征为发病后5年内，特别是第1～2年，病情有较大波动，易发生肌无力危象，常死于呼吸系统并发症；病程在5年以后为稳定期，10年以上为慢性期，此两期患者极少发生肌无力危象，预后较好。

（二）病因与发病机制

重症肌无力的病因涉及自身免疫系统异常、遗传因素、环境因素、营养因素、胸腺异常。发病机制主要与由自身抗体介导的突触后膜乙酰胆碱受体（acetylcholine receptor，AChR）损害有关。

（三）临床分型

1. 成年型（Osserman分型）

Ⅰ型（单纯眼肌型）：占15%～20%。病变仅限于眼外肌，表现为上睑下垂和复视。

Ⅱa型（轻度全身型）：占30%。可累及眼、面和四肢肌肉，呼吸肌常不受影响，生活能自理，无重症肌无力危象出现。

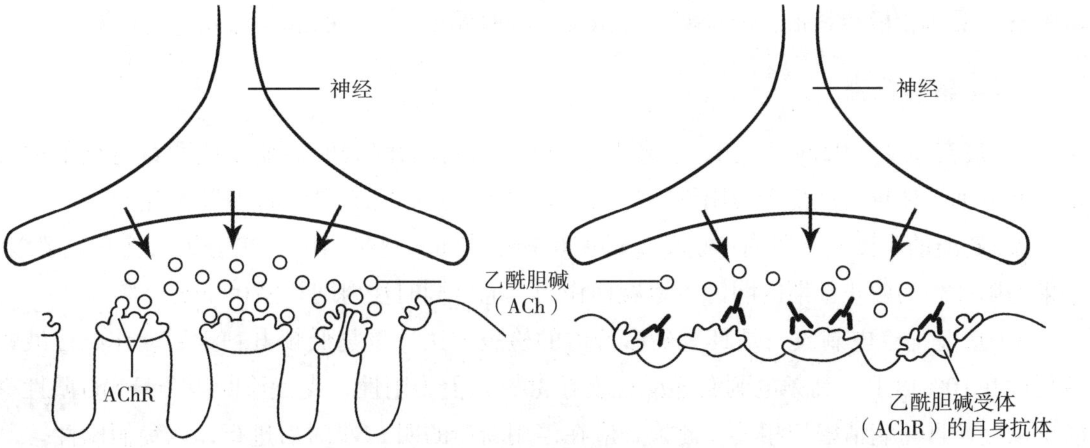

图9-8-2　重症肌无力发病机制示意图

Ⅱb型（中度全身型）：占25%。四肢肌群受累明显，常伴眼外肌受累，并有咀嚼、吞咽困难及构音障碍，呼吸肌受累不明显，生活自理有一定困难，无重症肌无力危象出现。

Ⅲ型（急性进展型）：占15%。发病急，常在首次症状出现数周内发展至延髓肌、肢带肌、躯干肌和呼吸肌，有重症肌无力危象，需行气管切开，死亡率高。

Ⅳ型（迟发重症型）：占10%。病程达2年以上，常由Ⅰ、Ⅱa、Ⅱb型发展而来，症状同Ⅲ型。常合并胸腺瘤，死亡率高。

Ⅴ型（肌萎缩型）：较早伴有明显的肌萎缩表现。

2. 儿童型　约占我国MG患者的10%。多数患者仅限于眼外肌麻痹，交替出现双睑下垂。约1/4可自然缓解，少数患者累及全身骨骼肌。

3. 少年型　14岁后至18岁前起病，多为单纯眼外肌麻痹，部分伴吞咽困难及四肢肌无力。

（四）临床表现

主要特征包括局部或全身骨骼肌无力和极易疲劳，活动后症状加重，休息和应用胆碱酯酶抑制药治疗后症状缓解。多数起病隐匿，呈进展性或缓解与复发交替性发展。部分初发或复发患者有感染、精神创伤、过度劳累、手术、妊娠和分娩等诱因。

1. 受累肌的分布和表现　全身骨骼肌均可受累。其中，眼外肌最易受损，主要表现为对称或非对称性上睑下垂和/或双眼复视，是MG最常见的首发症状，见于80%以上的MG患者。面肌受累可导致眼睑闭合无力、鼓腮漏气、鼻唇沟变浅、苦笑或肌病面容。咀嚼肌受累可致咀嚼困难。咽喉肌受累可引起构音障碍、吞咽困难、鼻音、饮水呛咳及声音嘶哑等。颈肌受累可出现抬头困难或不能。肢体无力以近端为主，表现为抬臂、梳头、上楼梯困难，感觉正常。呼吸肌无力可致呼吸困难。肌无力常从一组肌群开始，逐渐累及到其他肌群，直到全身肌无力。部分患者短期内病情可出现迅速进展，发生重症肌无力危象。

2. 累及骨骼肌病态疲劳　肌肉连续收缩后出现严重肌无力甚至瘫痪，休息后症状缓解；晨起肌力正常或肌无力症状减轻，下午或傍晚肌无力明显加重，此种波动称为“晨轻暮重”，是MG重要的临床特征。

3. 重症肌无力危象　指呼吸肌受累时出现咳嗽无力，甚至呼吸困难，严重时需用呼吸机辅助通气，是致死的主要原因。口咽肌和呼吸肌无力者易发生重症肌无力危象，可由呼吸道感染、手术、精神紧张、全身疾病等诱发，心肌偶可受累，引起突然死亡。

（五）辅助检查

1. 疲劳试验（Jolly试验） 嘱患者用力眨眼30次后眼裂明显缩小或两臂持续平举后出现上臂下垂，休息后恢复者为阳性。适用于病情不严重，尤其是症状不显著者。

2. 新斯的明试验 肌内注射新斯的明0.5～1.0mg，观察10～20分钟后症状显著缓解，结果为阳性。为防止新斯的明的毒蕈碱样作用，通常同时注射阿托品0.5mg。

3. 重复神经电刺激 是具有确诊价值的检查方法。重复低频电刺激后动作电位波幅递减程度在10%以上，高频电刺激递减程度在30%以上为阳性，支持诊断。全身MG阳性率在80%以上，且与病情密切相关。此检查应在停用新斯的明17小时后进行，以免假阳性。

4. AChR抗体浓度测定 对MG的诊断有特征性意义。85%以上全身重症型患者血清中AChR抗体浓度增高。但眼肌型患者的AChR抗体升高不明显，且抗体效价与临床症状的严重程度并不完全一致。

5. 胸腺CT、MRI检查 可发现胸腺增生或胸腺瘤。

（六）诊断要点

根据病变所累及骨骼肌在活动后出现疲劳无力，休息或胆碱酯酶抑制药治疗可以缓解，肌无力表现为“晨轻暮重”的波动现象，肌疲劳和新斯的明试验结果阳性，血清中AChR抗体浓度增高，重复神经电刺激提示波幅递减，可做出诊断。行胸腺CT、MRI检查确定有无胸腺增生或胸腺瘤。

（七）治疗要点

1. 药物治疗

（1）胆碱酯酶抑制药：通过抑制胆碱酯酶的活性，减少ACh的水解，改善神经肌肉接头间的传递，增加肌力。可作为单药长期治疗轻型MG患者，但常与免疫抑制药联合应用。胆碱酯酶抑制剂应从小剂量开始，逐渐加量，以能维持日常起居为宜。溴吡斯的明是大多数MG患者治疗的首选，剂量应根据症状个体化，可缓解绝大部分MG患者的症状。用法：每次60～120mg，每日3～4次，餐前30～40分钟服用，口服2小时达高峰，作用时间6～8小时，作用温和、稳定、不良反应小。若发生毒蕈碱样症状，可用阿托品拮抗。氯化钾、麻黄碱等辅助药物可增强胆碱酯酶抑制药的作用。胆碱酯酶抑制药治疗有效是MG一个重要的临床特征。

（2）糖皮质激素：可抑制自身免疫反应，降低AChR抗体的生成并促进运动终板的再生和修复，改善神经肌肉接头的传递功能，是免疫治疗一线药物的首选。糖皮质激素可使70%～80%患者的症状得到明显改善。适用于各种类型的MG。

1）冲击疗法：适用于危重症患者，特别是已经进行气管插管或使用呼吸机者。甲泼尼龙1000mg静脉滴注，每日1次，连续3～5日，随后每日剂量减半，即500mg、250mg、125mg，继之改为口服泼尼松50mg，当病情稳定后再逐渐减量。可用地塞米松10～20mg静脉滴注，每日1次，连续7～10日，临床症状稳定后停用地塞米松，改为泼尼松口服60～100mg隔天顿服。症状明显减轻或消失后逐渐减量，维持量一般在5～15mg/d，至少

1年以上。部分患者在应用大剂量激素治疗的短期内可能出现病情加重，甚至发生肌无力危象。所以，凡应用大剂量糖皮质激素治疗者必须住院，并做好抢救准备。

2）小剂量递增法：从小剂量开始，隔日每晨顿服泼尼松20mg，每周递增10mg，直至隔日每晨顿服60～80mg，待症状改善稳定4～5日后，逐渐减量至隔日5～15mg，维持数年，此法可避免用药初期病情加重。

（3）免疫抑制药：适用于不能耐受大剂量糖皮质激素或糖皮质激素疗效不佳的MG患者。临床常用环磷酰胺、硫唑嘌呤、环孢素、甲氨蝶呤、他克莫司等。

2. 胸腺摘除和放射治疗 主要用于胸腺肿瘤、胸腺增生和肥大。对于大部分患者，胸腺切除是最佳的治疗方法，放射治疗主要用于少数不能进行手术或术后复发者。

3. 血浆置换 适用于肌无力危象和难治性MG。通过正常人血浆或血浆代用品置换患者的血浆，清除其血液中AChR抗体、补体及免疫复合物。该治疗起效快，疗效持续时间短，维持1周至2个月。血浆置换量为每次2000ml，1～3次/周，连用3～8次。

4. 免疫球蛋白 大剂量注射外源性IgG，0.4g/（kg·d），静脉滴注，5天为1个疗程，作为辅助治疗可缓解病情。

5. 危象前状态和肌无力危象的处理 危象前状态是国际共识中提出的新概念，有助于提醒医护人员密切关注患者呼吸困难的变化。危象分3种类型：①肌无力危象，最常见，多由胆碱酯酶抑制药药量不足引起，注射新斯的明后显著好转。②胆碱能危象，非常少见，系胆碱酯酶抑制药药物过量引起。患者肌无力加重，且出现肌束震颤及瞳孔缩小、多汗、唾液增多等毒蕈碱样症状。注射新斯的明后症状加重时应立即停药，待药物排出体外后可重新调整剂量。③反拗危象，是对抗胆碱酯酶药物不敏感而出现的严重呼吸困难，新斯的明试验无反应，此时应停药，待运动终板功能恢复后再重新调整药物剂量。

危象是重症肌无力患者最危急的状态，不论何种危象均应保持呼吸道通畅，一旦发生呼吸肌麻痹，应立即行气管插管或切开，利用呼吸机辅助呼吸，依据危象的不同类型采取相应的应对措施：对于肌无力危象者，应加大新斯的明使用量；对于胆碱能危象和反拗危象者，应暂停抗胆碱酯酶药物的应用并对症治疗。

（八）护理

1. 主要护理诊断

（1）生活自理缺陷：与全身肌无力致运动、语言等功能障碍有关。

（2）潜在并发症：重症肌无力危象。

2. 其他护理诊断

（1）营养失调：低于机体需要量，与食物摄入量不足、咀嚼不畅或吞咽困难导致的进食量下降有关。

（2）恐惧：与呼吸肌麻痹和气管切开有关。

（3）潜在并发症：呼吸衰竭、吸入性肺炎。

3. 护理目标

（1）患者能够适应进食、穿衣、沐浴或卫生自理缺陷的状态，接受护理人员的照顾，生活需要得到满足。

（2）密切观察患者的病情变化，及时发现并处理重症肌无力危象的先兆症状，保持患者的呼吸道通畅，预防肺部感染，降低重症肌无力危象的发生率。

（3）为患者提供营养均衡的饮食，确保患者获得足够的营养支持。

（4）了解患者的恐惧来源，提供针对性的心理支持和安慰，通过解释病情、介绍治疗方法和预后情况，减轻患者的恐惧心理。

（5）保持患者的呼吸道通畅，预防呼吸衰竭、吸入性肺炎的发生。对于已经出现并发症的患者，及时采取治疗与护理措施，确保患者的生命安全。

4. 护理措施

（1）生活自理缺陷

1）生活护理：指导患者充分休息，活动宜选择清晨、休息后或肌无力症状较轻时进行，并应根据个体情况调节活动量，以不感到疲劳为原则。评估患者日常生活活动能力，症状显著时，需协助患者进行洗漱、进食、穿衣、个人卫生等活动；鼓励患者尽可能地自理生活。当患者有咀嚼无力、吞咽困难等症状时，需调整饮食计划，安排患者在用药后15～30分钟药效强时进餐，重症患者可鼻饲流质饮食。给予高维生素、高蛋白、高热量、富含营养的食物，必要时遵医嘱静脉营养。

2）有效沟通：鼓励患者采取有效方式向医护人员和家属表达自己的需求，耐心倾听患者的表述。为存在构音障碍的患者提供纸、笔、画板等交流工具，指导患者采用文字形式和肢体语言来表达自己的需求。

（2）潜在并发症：重症肌无力危象。

1）病情观察：密切观察患者呼吸频率、节律与深度的变化，观察有无呼吸困难加重、发绀、咳嗽无力、腹痛、瞳孔变化、出汗、唾液或喉头分泌物增多等症状。

2）症状护理：鼓励患者咳嗽和深呼吸，抬高床头，及时清除口腔和鼻腔分泌物，遵医嘱给予氧气吸入。备好新斯的明、呼吸机等抢救药品和设备，必要时做气管插管或切开，使用呼吸机。

3）用药护理：注意常用药物的服用方法、不良反应与注意事项，避免因用药不当而诱发重症肌无力危象。①胆碱酯酶抑制药：小剂量开始，以保证最佳效果和维持进食能力为度。需严格掌握用药剂量和时间，以防用药不足或过量导致肌无力危象或胆碱能危象。如出现恶心、呕吐、腹痛、腹泻、出汗、流涎等不良反应，应立即报告医生，并遵医嘱对症处理。②糖皮质激素：通常从大剂量开始。用药开始的2周内可导致病情短暂性加重，甚至发生危象，需严密观察患者的呼吸变化，并做好气管切开和使用人工呼吸机的准备。长期服药者，须注意有无消化道出血、骨质疏松、股骨头坏死等并发症，可采取抗溃疡治疗、补充钙剂等措施，并定期检测血压、血糖和电解质。③免疫抑制药：定期检查血象、肝肾功能，并注意有无发热和皮疹等不良反应。若出现血白细胞减少、血小板减少、胃肠道反应或出血性膀胱炎等症状，应立即停止药物治疗。同时应加强对患者的保护性隔离，减少医源性感染的风险。④注意禁用和慎用药物：美国食品药品监督管理局提示，禁用泰利霉素及环丙沙星、莫西沙星、左氧氟沙星等喹诺酮类抗生素，避免使用新霉素、多黏菌素、巴龙霉素等可加重神经肌肉接头传递障碍的氨基糖苷类抗生素，禁用奎宁、D-青霉胺、肉毒毒素等可降低肌膜兴奋性、诱发肌无力加重的药物，慎用普萘洛尔等β受体阻断药、他汀类药物、吗啡、地西泮、苯妥英钠等药物。

5. 护理评价

（1）患者接受护理人员的照护后舒适感增强，生活需要得到满足。

（2）及时发现患者出现重症肌无力危象的先兆症状，患者肺部感染情况得到及时有效控制，降低重症肌无力危象的发生率。

（3）患者的体重、营养状况等指标得到改善。

（4）患者的心理状态得到改善，对治疗充满信心，能够积极配合医护人员的工作，恐惧情绪有所减轻。

（5）观察患者的呼吸频率、节律等指标，无呼吸困难、发绀等症状。呼吸衰竭得到有效控制，抢救措施成功。

6. 健康指导

（1）疾病知识指导：帮助患者认识疾病，指导患者建立健康的生活方式，规律生活，保证充分休息和睡眠，保持积极乐观的生活态度。避免受凉感冒，防止感染、外伤、疲劳和精神创伤等诱发肌无力危象的因素。育龄女性应避孕。

（2）病情监测与用药指导：向患者及其家属说明本病的临床过程和治疗要求，教会患者及其家属观察病情的方法。介绍所用药物的名称、剂量、常见不良反应等，指导患者遵医嘱正确服用胆碱酯酶抑制药，避免漏服、自行停服和更改药量，防止因用药不足或过量导致危象发生或加重病情。因其他疾病就诊时应主动告知患有本病，以避免误用药物而加重病情。

（3）饮食指导：应给予高蛋白、高热量、高维生素，富含钾、钙的饮食。告知患者和家属避免食用干硬、粗糙食物；用餐时尽量取坐位；用餐前充分休息或在服药后15～30分钟产生药效时进餐。指导患者掌握正确的进食方法，并安排充足的用餐时间，告知患者如果用餐时感到咀嚼困难，应适当休息后再继续进食。当出现吞咽困难、饮水呛咳时，不要强制服药和进食，以免导致窒息或吸入性肺炎。必要时留置胃管，以确保患者正常服药和获得营养。教导患者及其家属如何自我观察营养状况，一旦出现食量摄入明显减少、体重下降、消瘦、精神不振、皮肤弹性减退等营养不良表现，及时就诊。

知识拓展

《中国重症肌无力诊断和治疗指南2015》

随着免疫抑制治疗在重症肌无力的广泛应用，绝大部分患者预后得到了明显改善，肌无力危象发生率和死亡率明显降低。许多靶向免疫系统不同组分的生物制剂，如靶向B细胞和补体的单克隆抗体，使少数难治性重症肌无力的病情得到有效控制。胸腺切除在非胸腺瘤乙酰胆碱受体抗体阳性的全身型重症肌无力（AChR-GMG）治疗中获得了更多研究证据的支持，将成为此类患者的治疗选择之一。早期免疫抑制治疗可防止眼肌型重症肌无力（OMG）继发全身化，有望成为高转化风险OMG的标准化治疗。

资料来源：中华医学会神经病学分会神经免疫学组，中国免疫学会神经免疫学分会. 中国重症肌无力诊断和治疗指南2015［J］. 中华神经科杂志，2015，48（11）：934-940.

三、周期性瘫痪

（一）概述

周期性瘫痪（periodic paralysis）是以反复发作的骨骼肌弛缓性瘫痪为特征的一组疾病，与血钾代谢异常有关。发作时肌无力可持续数小时或数天，发作间歇期完全正常。根据发病时血清钾的浓度，分为低钾型、高钾型和正常钾型3类，临床上以低钾型多见。部分病例为继发性，由甲状腺功能亢进症（甲亢）、肾小管酸中毒、醛固酮增多症、肾衰竭或代谢性疾病所引起。周期性瘫痪预后良好，随年龄增长发作次数逐渐减少。下面重点介绍低钾型周期性瘫痪。

低钾型周期性瘫痪（hypokalemic periodic paralysis）为周期性瘫痪中最常见的类型，以发作性肌无力、血清钾降低、补钾后症状迅速缓解为特征。本病包括原发性和继发性，原发性低钾型周期性瘫痪系常染色体显性遗传，同一家族中数代均有发病，又称家族性周期性麻痹，但我国多为散发；继发性低钾型周期性瘫痪多由甲亢等上述疾病所引起。

（二）病因与发病机制

1. 病因　低钾型周期性瘫痪为常染色体显性遗传，其致病基因位于1号染色体长臂（1q31-32），系编码骨骼肌细胞钙离子通道α1亚单位的基因突变而致。α1亚单位基因的蛋白产物位于横管系统，是二氢吡啶复合受体的一部分，具有调节钙通道和肌肉兴奋-收缩耦联的作用。肌无力在饱餐或剧烈活动后休息中易发作，注射胰岛素、肾上腺素或大量葡萄糖也能诱发，与葡萄糖进入肝细胞和肌肉细胞合成糖原，钾离子内流进入细胞使血钾降低有关。发作的常见诱因包括疲劳、寒冷、饱餐、酗酒、感染、创伤、焦虑、月经前期、精神刺激及注射胰岛素、肾上腺素、糖皮质激素或大量输注葡萄糖。

2. 发病机制　目前发病机制尚不清楚，可能与钾离子浓度在骨骼肌细胞内、外的波动有关。正常情况下，肌膜内钾离子浓度高，而肌膜外低，当两侧保持正常比例时，肌膜才能维持正常的静息电位，为ACh的去极化产生正常反应。本病患者的肌细胞膜经常处于轻度去极化状态且不稳定，电位稍有改变即产生钠离子在膜的通道受阻，导致电活动的传播障碍。在疾病发作期间，受累肌肉对一切电刺激均不起反应，处于瘫痪状态。

（三）临床表现

1. 前驱症状　发病前可出现肢体疼痛、麻木、面色潮红、多汗、尿少、口渴、恶心、嗜睡、恐惧等前驱症状。

2. 症状　常于饱餐后夜间睡眠或清晨起床时出现肢体肌肉不同程度的对称性无力或完全瘫痪，且下肢重于上肢、近端重于远端；也可从下肢逐渐累及上肢。瘫痪肢体肌张力降低，腱反射减弱或消失，但无病理反射。可伴肢体酸胀或针刺感。一般无意识、呼吸、眼球运动、吞咽、咀嚼、发音和大小便障碍。个别严重病例出现呼吸肌麻痹、血压下降、心动过速或过缓、心律失常等情况，甚至发生室颤导致死亡。

3. 持续时间和发作频率　发作持续时间数小时至数天不等，最先受累的肌肉最先恢复。发作频率因个体而异，一般数周或数月1次，个别频繁者每天均有发作，也有数年，甚至终身仅发作1次者。发作间期一切正常。继发性周期性瘫痪发作频率较高，而且每次发作持续时间较短，多在数小时至1天内结束。甲亢等原发病控制后，发作频率明显减少或停止发作。

（四）辅助检查

1. **血液检查**　发作期血清钾常低于3.5mmol/L，间歇期正常。

2. **心电图检查**　呈典型的低钾性改变，表现为U波出现且明显、T波低平或倒置、ST段压低、PR间期和QT间期延长、QRS波群增宽等（图9-8-3）。

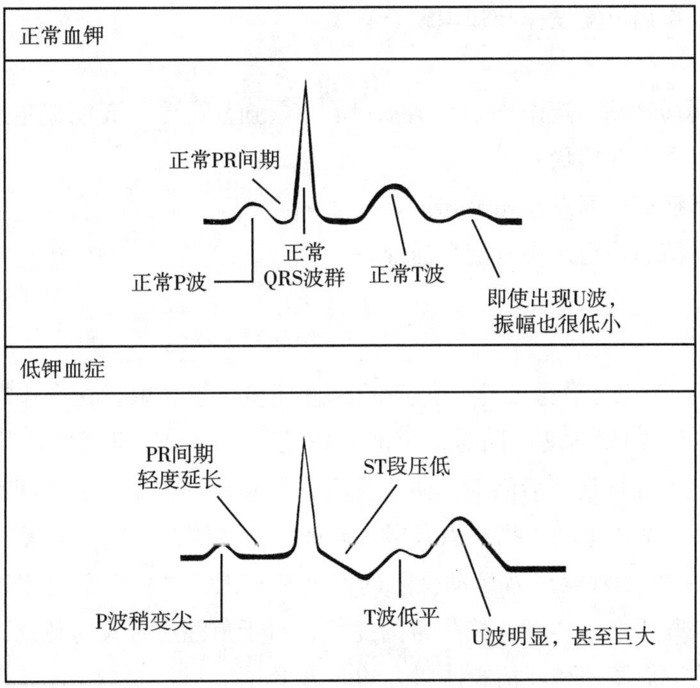

图9-8-3　不同血钾状态心电图表现示意图

3. **肌电图检查**　运动电位时限短、波幅低；完全瘫痪时运动单位电位消失，电刺激无反应，膜静息电位低于正常。

（五）诊断要点

根据肢体近端弛缓性瘫痪的周期性发作，若血清钾低于3.5mmol/L，心电图呈低钾性改变，且补钾后症状明显好转，则可做出诊断，若有家族史者，可进一步支持诊断。同时需要进行相关检查项目，以确定病因为原发性或是继发性。

（六）治疗要点

1. **发作期**　症状较轻者，给予10%氯化钾或10%枸橼酸钾溶液40～50ml顿服，24小时内总量为10g，分次口服。症状较重时，10%氯化钾加入生理盐水或林格液静脉滴注。出现呼吸肌麻痹者予呼吸机辅助呼吸，严重心律失常者应在心电监护下积极救治。

2. **间歇期**　发作频繁者，在发作间歇期应每日口服钾盐，每日3次，每次1g，长期口服预防。亦可口服乙酰唑胺或螺内酯预防。低钠高钾饮食有助于减少发作。

3. 避免诱发因素　如避免过度劳累、受凉、精神刺激，低钠饮食，忌摄入过多高碳水化合物等。

（七）护理

1. 主要护理诊断

活动耐力下降：与钾代谢紊乱致肢体瘫痪有关。

2. 其他护理诊断

（1）知识缺乏：与疾病发作和预防复发相关的知识有关。

（2）焦虑：与疾病反复发作和知识缺乏有关。

3. 护理目标

（1）患者主诉活动耐力逐渐增加，活动时心率、血压正常，无明显不适。观察是否存在呼吸肌麻痹和心律失常的症状。

（2）患者掌握疾病反复发作相关知识。

（3）患者保持情绪稳定，积极配合治疗。

4. 护理措施

活动耐力下降

1）生活护理：为患者营造安全、舒适的休息环境，指导患者在发作期卧床休息，肌力恢复初期避免急促及剧烈活动；同时，协助肢体乏力、限制活动或卧床休息的患者进行洗漱、服药和个人卫生等日常生活活动，防止发生跌倒和意外损伤。发作间期鼓励其正常工作和生活，劳逸结合，适当运动。指导患者摄入高钾、低钠饮食，少量多餐。

2）病情监测：密切观察患者运动受阻的程度和范围；注意呼吸频率、节律及深度的变化；观察是否存在呼吸肌麻痹和心律失常的症状，对于重症患者及时建立人工气道，保持呼吸道通畅；定时检测血清钾和评估肢体肌力的改善情况。

5. 护理评价

（1）患者能根据自身耐受能力，完成活动计划，主诉活动耐力增加，活动时无明显不适。

（2）患者掌握疾病相关知识，避免诱因，复发率下降。

（3）患者能够采用有效减压方法以保持情绪稳定，积极配合治疗。

6. 健康指导

（1）疾病知识指导：指导患者建立健康的生活方式，坚持适当运动。避免受凉、剧烈运动、降低感染和创伤的风险。告知患者紧张、恐惧心理或焦虑、抑郁情绪均可诱发本病。向患者解释发作时病情和预后，使患者了解随着年龄增长，疾病发作的频率会逐渐降低，帮助患者解除心理压力，树立治疗信心，保持乐观的心态。

（2）饮食指导：告知患者日常饮食中应避免摄入高碳水化合物食物，忌饮酒，限制钠盐摄入，适当增加富钾食物。

（3）用药指导与病情监测：告知患者及其家属疾病发作前的前驱症状和发作期及间歇期常用治疗药物，如出现口渴、出汗、肢体酸胀、疼痛、麻木感，以及嗜睡、恐惧、恶心等前驱症状，应及时就医。告知患者应在医护人员指导下选择用药，勿自行购买和服用药物。

思考题

小结

1. 患者，女，30岁。因双侧眼睑下垂、视物重影2年就诊，后逐渐累及四肢肌肉，感觉全身乏力，在劳动后及傍晚时更明显，清晨及休息后可以减轻。曾做新斯的明试验阳性。六天前，患者上感发热，出现咳嗽无力、气短、呼吸困难、言语声低、吞咽困难等症状。查体：T 38.0℃，P 72次/分，R 30次/分，BP 150/90mmHg；神清，重病容，双侧上睑下垂，睁目困难，伸舌居中，颈软，抬头无力；四肢肌张力减低，四肢肌力Ⅲ级，双侧下肢病理征阴性，深浅感觉正常；深吸气后连续报数到“13”，患者声低但尚清晰，呼吸急促、浅弱，口唇及四肢末端有青紫。血常规：WBC 15.6×10^9/L，中性粒细胞比例0.87，淋巴细胞比例0.11。胸片：双侧肺纹理增多，右膈略抬高，心影大小正常，余未见异常影。

请问：

（1）该患者的诊断是什么？

（2）简述该病的发病机制和病理生理。

（3）该患者的重症肌无力危象是如何诱发的？应该为该患者提供哪些护理措施？

2. 患者，男，21岁。因白天参加运动会长跑比赛，晚上饱餐后入睡，翌日晨起时感四肢乏力，上下楼困难，梳头吃力。查体显示神清，颅神经正常，四肢近端肌力Ⅲ级，腱反射迟钝，肌张力正常，病理征阴性，针刺觉正常对称，共济运动因肌力差而无法完成。急诊查血清钾降低，心电图示U波出现。

请问：

（1）该患者最可能的诊断及诊断依据是什么？

（2）周期性瘫痪在临床上分为哪些类型？各自的特点是什么？

（3）针对该患者的护理措施有哪些？

更多练习

（赵　冰　林海燕　汪亚男）

参考文献

［1］贾建平，陈生弟. 神经病学［M］. 8版. 北京：人民卫生出版社，2018.

［2］葛俊波，徐永健，王辰. 内科学［M］. 9版. 北京：人民卫生出版社，2018.

［3］尤黎明，吴瑛. 内科护理学［M］. 7版. 北京：人民卫生出版社，2022.

［4］中华医学会神经病学分会神经免疫学组，中国免疫学会神经免疫学分会. 中国重症肌无力诊断和治疗指南2015［J］. 中华神经科杂志，2015，48（11）：934-940.

［5］中华医学会神经病学分会，中华医学会神经病学分会神经肌肉病学组，中华医学会神经病学分会肌电图与临床神经电生理学组. 中国特发性面神经麻痹诊治指南［J］. 中华神经科杂志，2016，49（2）：84-86.

［6］刘清军.《三叉神经痛诊疗中国专家共识》解读［J］. 中国现代神经疾病杂志，2018，18（9）：643-646.

［7］周冀英，贺维. 头痛的诊断思路与方法:《国际头痛分类第三版》的应用［J］. 重庆医科大学学报，2021，46（7）：773-776.

［8］罗正祥. 周围神经减压术，糖尿病周围神经病变新疗法［J］. 江苏卫生保健，2021，（5）：15.

［9］刘宝东.《重症肌无力外科治疗中国临床专家共识》解读［J］. 中国临床新医学，2023，16（6）：531-535.

［10］崔悦，顾素莲，韦方宁. 全面优化护理在古兰-巴雷综合征患者康复中的应用价值［J］. 现代中西医结合杂志，2024，33（22）：3186-3188+3193.

［11］陈强林，庄展铁，罗馨媚，等. 针刺结合肺俞拔罐治疗特发性面神经麻痹疗效观察［J］. 实用中医药杂志，2024，40（8）：1634-1635.